Lehrbuch der Bäder- und Klimaheilkunde

Bearbeitet von

W. Amelung - Königstein i. T. · A. Bacmeister - St. Blasien · K. Büttner - Kiel
A. Evers - Bad Nenndorf · C. Friedrich † - Bad Liebenwerda · R. Kampe-Bad Ems · G. Knetsch - Bonn · J. Kühnau - Wiesbaden · H. Pfleiderer - Kiel
K. Seifert - Bad Liebenstein · H. Vogt - Breslau · B. Wagner - Bad Salzbrunn
E. Wollmann - Berlin · W. Zörkendörfer - Breslau

Herausgegeben von

Professor Dr. H. Vogt
Direktor der Reichsanstalt für das deutsche Bäderwesen
Universität Breslau

Mit 393 Abbildungen und 4 farbigen Bäderkarten

Erster Teil

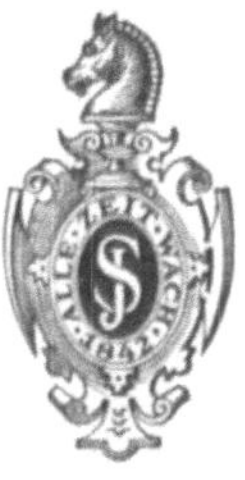

Berlin
Verlag von Julius Springer
1940

ISBN-13: 978-3-642-89148-9 e-ISBN-13: 978-3-642-91004-3
DOI: 10.1007/978-3-642-91004-3

Dem tatbereiten Förderer der Bäderwissenschaft

Staatssekretär

HERMANN ESSER

Präsident des Reichsfremdenverkehrsverbandes

widmen dieses Werk

die Verfasser

Vorwort.

Zum ersten Male wird der Versuch gemacht, ein Werk der Bäder- und Klimaheilkunde, das das gesamte Gebiet möglichst gleichmäßig berücksichtigt, in neuzeitlicher Form vorzulegen. Gemäß der Stellung der Balneologie zwischen beschreibender Naturwissenschaft und Biologie, zwischen naturnaher und klinischer Medizin und in Anbetracht der reichen Beziehungen, die sie im Laufe ihrer geschichtlichen Entwicklung zu vielen ihr heute unveräußerlich verbundenen Gebieten aufgenommen hat, Geologie und Hydrologie, Chemie und Physik, technische Wissenschaften, Pharmakologie, innere Medizin, Diätlehre usw., muß ein Lehrbuch dieses Gebietes es sich zur Aufgabe machen, Herkunft, Naturgeschichte und Beschaffenheit des natürlichen Heilgutes, seine Technik und Behandlung ebenso zur Darstellung zu bringen, wie die Anwendung und Wirkungsweise der Trinkwässer, Badewässer, der Moore und des Klimas, wie die gesamte biologische Seite des Faches, die spezielle Therapie der einzelnen Krankheiten in Bädern und Kurorten und die sog. Kurortwissenschaft mit den einschlägigen Fragen der Organisation.

Die bisher geleistete Arbeit war vielfach in der naturwissenschaftlichen, medizinischen, technischen und naturheilkundlichen Literatur verstreut, ihre Zusammenführung in den einheitlichen Raum, wohin sie gehört, ist vom Standpunkte eines geschlossenen medizinischen Fachgebietes nützlich und notwendig.

So wird die Stellung der Balneologie als eines besonderen Zweiges der Medizin erkennbar. Sie hat zu ihrer Grundlage ebenso die gewissensgebundene und ehrwürdige Erfahrung langer Generationen von Badeärzten wie die wissenschaftliche und praktische Medizin, vor allem den als physikalische Therapie bezeichneten Teil, und die im Laboratorium forschende Wissenschaft. Waren es doch vor allem pharmakologische und physiologische Institute, die, dem Wandel der Zeit vorauseilend, in immer wieder neuformulierten Fragestellungen seit Jahrzehnten, nicht zahlreich aber tief, die Gedankengänge der heutigen Balneologie vorbereitet haben.

Die moderne Balneologie hat aber eine weitere Wurzel in dem immanenten Drang der nach Gesundung und Erholung strebenden leidenden Menschheit, die, unabhängig von dem geistigen Wandel der Jahrhunderte und hinüber über kommende und versinkende Geschlechter, immer wieder den Weg zu den Heilquellen gesucht und gefunden hat. Demgegenüber zeigt die Geschichte der Medizin neben Perioden der Vergessenheit immer wieder die Rückkehr zu den Quellen der Heilung spendenden Natur. In unserer Zeit, gekennzeichnet durch den Gegensatz einer immer weiter fortschreitenden Mechanisierung und Technisierung des Lebens auf der einen Seite, des Hinstrebens des Menschen zur Natur und zum Boden der Heimat auf der anderen Seite, mußte im Rahmen der naturnahen Medizin auch die Wissenschaft von den Quellen, Bädern, Mooren und den heilklimatischen Zonen neu erstehen und den Volksärzten aus der Kenntnis dieser Dinge ein neuer Aufgabenbereich erwachsen.

In diesen Raum stellt sich das vorliegende Buch. Die Methoden einer neuzeitlichen hochgearteten Technik und Medizin lösen allmählich den Brunnengeist in dosierbare Größen auf, die wir dem Arzt zum Besten seiner Schutzbefohlenen in die Hand geben können. Über alledem bleibt aber der Zauber erhalten, den die Naturverbundenheit einer Kur im Raum der Quellen und Bäder, der in Sonne getauchten Landschaft, der Bergwinde und der brandenden Küste vermittelt.

Der Arzt, der in diesem Kreise wirkt, muß daher über sein Können und Wissen hinaus eines lebendig in sich tragen: tiefste Naturverbundenheit. Denn wie für den Kranken, der an den Quellen und Bädern und in den heilklimatischen Zonen Heilung und Erholung sucht, die Hingegebenheit an die Kräfte der Natur zu den Vorbedingungen eines Erfolges gehört, so für den Arzt die Fähigkeit seine Schutzbefohlenen in diesen Kreis einzuführen.

Die Nutzbarmachung des großen Heilgutes eines damit reich gesegneten Landes stellt die Arbeit des Arztes in engste Verbindung mit den organisatorischen und Verwaltungsstellen, mit der Reiselenkung, mit Werbefachleuten und Technikern. Alle diese Kreise verfolgen als ihr ideales Ziel die Nutzung des natürlichen Heilgutes für die erholungsuchende und leidende Menschheit, die Heranbringung der Wässer und Moore in ihrer bestmöglichen Form an den Menschen, der ihrer bedarf, die Erstellung von Einrichtungen für Behaglichkeit und Lebensfreude, die den Aufenthalt in Bädern und Kurorten zu einer wirklichen Stätte der Gesundung und der Entspannung machen. So wendet sich auch dieses Buch mit seinem naturwissenschaftlichen und technischen Teil und seinen Beziehungen zur Kurortwissenschaft und Organisation an alle diejenigen, die an diesem volksgesundheitlich und soziologisch so bedeutungsvollen Gebiet mitarbeiten.

Die Darstellung des gesamten Gebietes in naturwissenschaftlicher und medizinischer Beziehung ist am deutschen Beispiel durchgeführt worden. Das mußte um so mehr als gegeben und selbstverständlich erscheinen, weil das Großdeutsche Reich an natürlichen Heilschätzen der Quellen, Moore und heilklimatischen Zonen mit ungewöhnlichem Reichtum ausgestattet ist; es fehlt kaum ein natürliches Heilgut, das nutzbar gemacht werden kann für die Erholung und für die Behandlung von Krankheiten. Dazu kommt die große Zahl der wissenschaftlichen Institute und die technische Ausstattung der deutschen Bäder.

Wenn es heute überhaupt möglich war, ein Buch wie das vorliegende in Arbeit zu nehmen, so ist auch dies nur dem nationalsozialistischen Deutschland zu verdanken, das der Entwicklung der naturnahen Medizin, der Hinlenkung des Menschen zum Boden und zur Landschaft seiner Heimat und der Förderung der praktischen und wissenschaftlichen Bäder- und Klimaheilkunde dauernd das größte Interesse schenkt und alle diese Aufgaben mit reichen Mitteln in geistiger und materieller Beziehung laufend unterstützt.

Allen Mitarbeitern wuchs die ungeahnte Fülle des Stoffes bei der Arbeit unter den Händen. Der Verlagsbuchhandlung sind wir nicht nur für die Übernahme und Betreuung des Werkes, sondern auch dafür zu Dank verpflichtet, daß sie diesem Umstand in großzügiger Weise Rechnung getragen hat.

So tritt das Buch seinen Weg an mit dem Wunsche und in der Erwartung, daß es allen denen ein brauchbarer Führer sein soll, die an den ärztlichen und wissenschaftlichen, an den verwaltungsmäßigen, technischen und organisatorischen Aufgaben des Bäder- und Kurortwesens tätigen Anteil haben.

Das Buch erscheint in schwerer Zeit; es ist im Frieden begonnen, im Kriege vollendet. Möge es an seinem bescheidenen Teil Zeugnis ablegen von dem unbeugsamen deutschen Willen, zu leben und zu arbeiten.

Breslau, im März 1940.

H. Vogt.

Inhaltsverzeichnis.

Erster Teil.

Zweiter Teil.

Bäderkarten:

I. Geologie und Naturgeschichte der Mineralwässer und Moore.

Von

R. KAMPE-Bad Ems und G. KNETSCH-Bonn a. Rh.

Mit 16 Abbildungen.

1. Geologische Grundlagen der Balneologie.

A. Aufbau der Erde.

„Tales sunt aquae quales terrae per quas fluunt". Dieser Ausspruch des griechischen Arztes GALENOS herrscht noch heute in der Wissenschaft von der Entstehung der Mineralquellen. Das Wasser hat bei seiner unterirdischen Zirkulation die Möglichkeit, mit den verschiedensten Gesteinen und Mineralstoffen in Berührung zu kommen. Wollten wir bloß diese aufzählen und beschreiben, so wäre dem Balneologen, der in das Wesen der Heilquellen eindringen will, wenig gedient. So willkürlich ein Blick auf die geologische Karte scheinbar den Aufbau der Erdoberfläche erscheinen läßt, auch er ist das Ergebnis einer nach Naturgesetzen fortschreitenden Entwicklung.

Die Beschreibung des Kindesalters unseres Erdplaneten fällt in das Gebiet des Astronomen, dem die Unzahl von Weltkörpern des Raumes in allen Altersstufen die Möglichkeit bietet, durch Analogieschlüsse die ersten Entwicklungsstadien der Erde aneinanderzureihen. Sehr wahrscheinlich war die Erde einmal ein heißer, rotierender Gasball, der sich von der Sonnenmasse abspaltete oder neben dieser aus einer größeren Masse entstanden ist (CLOOS, KAYSER). Seine Oberflächentemperatur dürfte einige 1000° C betragen haben. Die zahlreichen Elemente dieser Gasmasse ordneten sich unter dem Einflusse der Gravitation; an der Oberfläche sammelten sich die leichtesten Atome und Atomgruppen, gegen den Mittelpunkt zu immer schwerere.

Zwei Faktoren waren seither vorwiegend für die Gestaltung des Erdballes bestimmend: einerseits die unaufhörliche Ausstrahlung von Wärme in den Weltenraum, andererseits der Empfang von Strahlungsenergie aus der Sonne. Die Abkühlung durch Strahlung führte beim Sinken unter den kritischen Temperaturdruckpunkt zur Bildung einer flüssigen Zone nahe der Oberfläche und einer zentrischen Masse flüssiger Schwermetalle. Es entstand ein von einer Atmosphäre umgebener Erdkörper (GOLDSCHMIDT). Den Hauptbestandteil schon seiner ersten Flüssigkeitshaut bildeten kieselsaure Salze. Der fortschreitende Temperaturabfall führte endlich zum Übergang aus dem flüssigen in den festen Zustand. Die Bildung der ersten Erstarrungskruste an der Oberfläche dürfte bei ungefähr 1700° C eingesetzt haben (TAMMANN). Diese erste Kruste mag noch oft durch Wärmeströmungen von unten aufgeschmolzen und durch Gaseruptionen durchstoßen worden sein, bis sich ein äußerlich stabiler Zustand einstellte. Auch während des Erstarrungsprozesses fand eine Schichtung nach spezifischen Gewichten statt, die aber in dem Maße erschwert wurde, als die zunehmende Zähigkeit des Magmas das Absinken der schwereren Erstarrungsprodukte hemmte. Dies macht es erklärlich, daß sich in der Erdrinde Stoffe verschiedenen Gewichtes und verschiedenster Zusammensetzung nebeneinander finden. TAMMANN zeigte, daß die Krystallisation der inhomogenen Schmelze in verschieden tiefen Zonen einsetzen konnte, so daß sich der Erstarrungsfortschritt von der Oberfläche nach abwärts und aus der Tiefe herauf vollzog und schließlich große Magmareste in der Rinde eingeschmolzen wurden, die „peripherischen Herde", deren Bestehen den heute tätigen Vulkanismus erklären läßt. Denn der überwiegende Teil der Erdmasse muß heute auf Grund von Berechnungen aus der Fortpflanzungsgeschwindigkeit der Erdbebenwellen als fest angenommen werden.

Demnach besitzt die Erdmasse bereits in 100 km Tiefe die Starrheit des Stahles, als Ganzes aber das $2^1/_2$fache dieses Wertes, eine Festigkeit, mit der sich die keines bekannten Stoffes vergleichen läßt. Allerdings ist es bis heute nicht gelungen, transversale Erschütterungswellen aufzufangen, die ihren Weg durch den innersten Erdkern (s. S. 1) genommen haben, ein Umstand, der auf einen flüssigen Zustand hinweisen würde. Die krystalline Schale reicht demnach wahrscheinlich bis zu 2900 km Tiefe. Doch stehen die Massen unterhalb dieser Grenze unter so hohem Drucke —, im Erdmittelpunkt beträgt dieser mindestens 2000000 Atmosphären, — daß sich die Atome hier möglicherweise in einer uns noch unbekannten Lagerung befinden.

Daß die Dichte der Erdmasse von der Oberfläche gegen das Erdinnere zunehmen muß, geht aus dem Vergleich der Dichte der uns bekannten Erdrinde (= rd. 2,6) mit jener der Erde als Ganzes (= 5,52) hervor. Die Dichte im Erdmittelpunkt muß deshalb den mittleren Wert von 5,52 erheblich übersteigen. Die Dichtezunahme mit der Tiefe erfolgt nicht stetig, sondern sprungweise. Das Vorhandensein von konzentrischen Unstetigkeitsflächen des spezifischen Gewichtes, die gleichzeitig Grenzflächen der stofflichen Zusammensetzung sein müssen, ist aus der Beobachtung von Erdbebenwellen erwiesen, deren Richtung beim Überschreiten dieser Flächen gebrochen wird. Diese Untersuchungen lassen vor allem eine Dreiteilung des Erdkörpers scharf hervortreten. Der Kern mit 3470 km Radius besteht vorwiegend aus Eisen, mit Nickel, Kobalt und Platin, mit einer Dichte von 9,6 (vgl. die Eisenmeteorite!). Ihn umschließt eine 1700 km dicke Schale von Zwischenschichten mit der Dichte 6,4, die man sich aus Sulfiden und Oxyden (zu etwa 70% Schwefeleisen) zusammengesetzt denkt. Das Ganze umhüllt endlich ein Mantel von 1200 km Dicke mit der Dichte 3,4, bestehend aus krystallinen Erstarrungsgesteinen.

Außer diesen besonders hervortretenden Grenzflächen machen sich noch solche sekundärer Bedeutung bemerkbar. So trennt unter anderem eine solche in 120 km Tiefe nach GOLDSCHMIDT die „Silicathülle" und darunterliegende „Eklogitschale" (Eklogit ist ein dichtes, aus Omphacit und Granat bestehendes Gestein).

Schon die erste Erstarrung schuf keine glatte Oberfläche. Die Silicatmassen schieden sich in solche, die vorwiegend aus Aluminiumsilicaten bestehen („Sal") und andererseits in Magnesiumsilicate („Sima"). Das leichtere Sal schwamm auf dem Sima und bildete, vielfach noch gestört durch Gaseruptionen, Wiederaufschmelzen usw., die salischen Kontinente. Durch ungleiche Wärme- und Dichtezustände im Magma hervorgerufene Strömungen übten drückende, zerrende und scherende Kräfte auf die Salschollen und stauchten, falteten und zerrissen dieselben. So entstand eine vertikal gegliederte Oberfläche, und das durch die fortschreitende Abkühlung aus der Atmosphäre kondensierte Wasser erfüllte vor allem die Mulden zwischen den Salschollen und bildete die Ozeane.

Im folgenden nimmt die Wirkung der überstrahlten Sonnenenergie großen Einfluß auf die Gestaltung der Erdrinde. Der Kreislauf des Wassers setzt ein. Das von den Höhen fließende Niederschlagswasser transportiert die Verwitterungsprodukte der massigen Gebirgsgesteine in die Mulden und schafft durch seine Erosion, unterstützt vom Wind und Temperaturwechsel immer neue solche

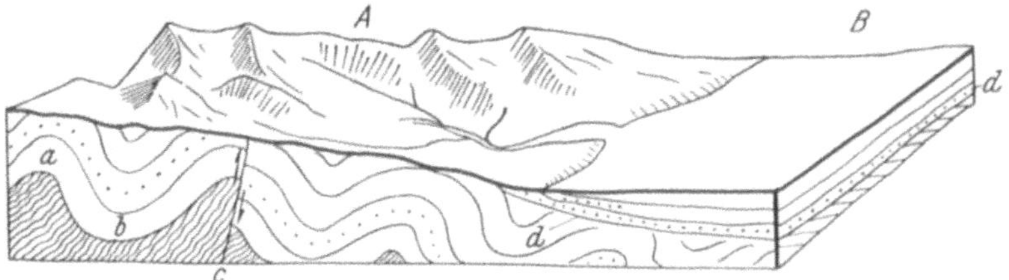

Abb. 1. Oberflächenformen und Untergrund. Ein Hochgebiet dient als Liefergebiet (Abtragungsgebiet) für ein Tiefgebiet (Aufschüttungs- oder Sedimentgebiet). Alte Sedimente (mit auf dem Bild nicht eingetragenen) vulkanischen Eindringungskörpern werden aus ihrer ursprünglichen Lage verschoben, gefaltet, zerbrochen, gehoben und gesenkt. Die Abtragung (Erosion) versucht, die gestörte Oberfläche des Erdkörpers (Geoids) wieder auszuheilen und nimmt hier weg und schüttet dort auf. *A* Abtragungsgebiet, *B* Sedimentraum. Kleinformen: *a* Sattel, *b* Mulde, *c* Verwerfung, *d* Diskordanz (ungleichförmige Auflagerung junger Schichtgesteine auf alte gefaltete Gesteine).

Produkte. Gleichzeitig kommen immer neue Gesteine ans Licht und in die vorderste Front mit ihren zerstörenden Bedingungen. In den Ozeanen häufen sich diese Ablagerungen und es kommt zur Bildung der Schichtgesteine, die heute fast die gesamte Erdoberfläche bedecken (Abb. 1).

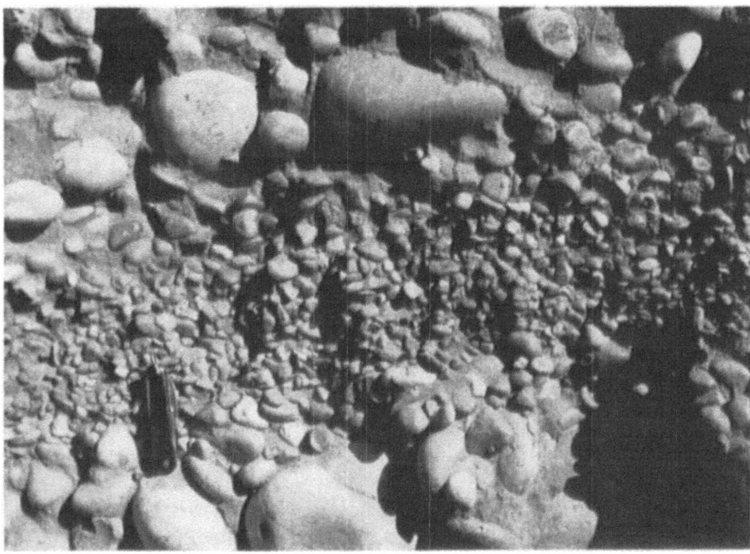

Abb. 2. Verschieden grobe Lagen im Schichtgestein (hier Konglomerat) zeugen von einer Änderung der Ablagerungsbedingungen im weiteren Sinn. Sie können durch den Unterschied der Porengröße der Wasserbewegung im Untergrund verschiedene Bedingungen bieten.

Bei der Ablagerung der Verwitterungsprodukte der Gesteine durch das Wasser vollzieht sich ein natürlicher Sortierungsvorgang. Die Fließgeschwindigkeit des abströmenden Niederschlagswassers nimmt von den Gebirgen gegen die Ozeane allmählich ab. Je langsamer das Wasser fließt, um so kleiner sind die Gesteinspartikel, die es mit sich führen kann. Es sedimentiert daher auf seinem Wege zunächst die gröberen Teile, dann immer kleinere, an den Meeresküsten setzt sich der feinkörnige Sand ab und in die Tiefen gelangt nurmehr der als feinste Trübung verteilte „Ton". Hier auf den Meeresboden sinken auch nach dem Entstehen der Lebewesen unaufhörlich die kalkigen oder kieseligen Schalen der abgestorbenen mikroskopisch kleinen Organismen. Es bilden sich daher gleichzeitig grobkörnige und anderenorts feinkörnige Gesteine (Abb. 2). Aber auch am selben Ort kommt es bei Änderung der Verhältnisse nacheinander zur Ablagerung unterschiedlichen Materiales. Dieser einfachen Aufschüttung folgen dann die Setzungs-, Entwässerungs-, Verkittungsprozesse, die Diagenese, die aus dem lockeren Sediment das uns vertraute Gestein machen. Es ist klar, daß dieses Schema nur in ganz groben Zügen gilt und durch tausend Einzelfaktoren, vielfach klimatischer Art, abgewandelt werden kann. Insbesondere hat die Entwicklung des organischen Lebens im Laufe der Erdgeschichte hier langsam aber gründlich veränderte Bedingungen geschaffen.

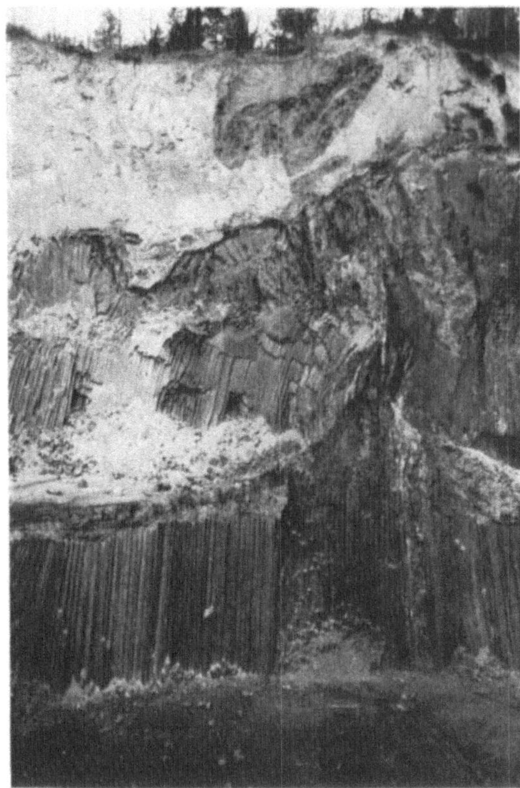

Abb. 3. Säulenbildung im Eruptivgestein. Die flüssige Schmelze des aufgedrungenen Gesteinsbreies erstarrt nach erheblicher Gasabgabe an der Erdoberfläche oder in geringer Tiefe unter ihr. Dabei tritt eine Volumveränderung ein, die die typische Absonderungsform oberflächennaher Schmelzgesteine hervorrief. Der Unterschied der Wanderungsmöglichkeit für Oberflächenwässer gegenüber Schichtgesteinen geht aus dem Bild hervor.

Nur zeit- und stellenweise durchbrechen noch glutflüssige Massen aus den peripherischen Herden die Decke und erstarren schnell zu feinkörnigen Ergußgesteinen analog dem Basalt (Abb. 3) oder bleiben als langsam erkaltende Tiefengesteine in der Sedimenthülle stecken. Dabei entwickelten sie eine grobkrystalline Tracht, analog dem Granit. Solche vulkanische Ereignisse können wiederum neue Reliefunterschiede schaffen. Doch entsteht die Mehrzahl der Gebirge immer wieder unter der Wirkung von Spannungen in der festen Erdkruste, über deren Ursache man die verschiedensten Erklärungen heranzog. Die Anschauung, daß die durch Abkühlung bewirkte Volumverminderung der Erdkugel eine Stauchung der „zu groß gewordenen" Erdrinde nach sich zieht, wurde fallengelassen; denn seit Bildung der festen Erdrinde produzieren die radioaktiven Stoffe mindestens ebensoviel oder mehr Wärme als die Erde in den Weltenraum ausstrahlt. Doch können z. B. Stauungen in diesem Wärmestrom zum Abschmelzen der Salschollen und Einsinken derselben führen, der umgekehrte Prozeß zu Erhebungen der Schollen. Hierbei mußten gewaltige tangentielle Spannungen in der Erdrinde auftreten.

Tatsächlich finden wir nur selten ältere Gesteinsschichten in ihrer ursprünglichen ungestörten Lagerung, d. h. mit horizontalen Lagerflächen. Mit den

Lagerungsverhältnissen der gestörten Gesteinsmassen beschäftigt sich die *tektonische* Geologie. Je nach der Intensität des Tangentialdruckes und dem Widerstand der Gesteinsmassen finden wir sanft wellenförmig gebogene bis eng gefaltete, stellenweise zu hohen Gebirgen aufgetürmte Schichtpakete. Eine solche Faltung setzt sich aus einem System von Faltenmulden oder Synklinen und Faltensätteln oder Antiklinen zusammen (Abb. 4). Durch Umkippen der Falten wird die chronologische Reihenfolge der Schichten gestört, so daß ältere Sedimente auf Schichten zu liegen kommen, die später abgelagert wurden, d. h. jünger sind als jene.

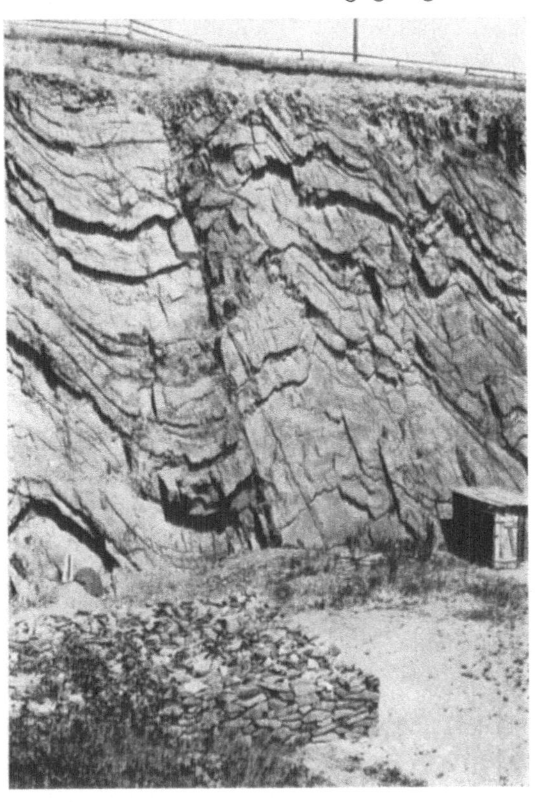

Abb. 4. Stark gefaltetes, ursprünglich horizontal abgelagertes Schichtgestein (vgl. Abb. 7), durch eine Gebirgsbildung (in der Carbonzeit) in seiner Lagerung gestört. Rheinisches Schiefergebirge.

Vielfach erreichte die Spannung die Bruchgrenze der Gesteine; dann rissen Spalten auf und trennten die Erdkruste in Schollen. Spalten, längs welcher die Schollen Verschiebungen vollführten, bezeichnet der Geologe als Sprünge, Brüche, Verwerfungen, der Bergmann als Verwerfer (Abb. 5, 7, 15). Verschoben sich die Schollen an den Bruchflächen in vertikaler Richtung, so kam es zur Bildung von Horsten und Senkungsfeldern. Bei stufenförmigem Absinken der Schollen zwischen parallelen Brüchen entstehen Staffelbrüche. Zwischen zwei symmetrisch gegeneinander einfallenden Brüchen oder Staffelbrüchen bildet sich ein Graben (z. B. der Rheingraben zwischen dem

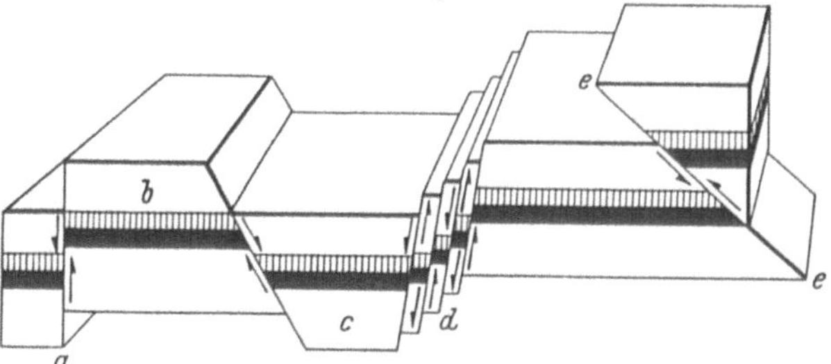

Abb. 5. Schema von Brüchen, die weniger mobiles Gesteinsmaterial an Stelle der im beweglichen Untergrund auftretenden Faltung betreffen. Durch den Bruch erfolgt ein Spannungsausgleich. *a* Verwerfung, *b* Horst, *c* Graben, *d* Staffelbrüche, *e* Aufschiebung.

Schwarzwald und den Vogesen, der „böhmische Grabenbruch“) (Abb. 15). Durch Überschieben der Schollen bei sehr flach fallenden Bruchflächen wird gleichfalls die ursprüngliche Schichtenfolge gestört.

B. Historische Geologie.

Es ist die Aufgabe der Historischen Geologie, die Mannigfaltigkeit dieser Sedimente und Ergußgesteine zeitlich zu ordnen. Naturgemäß kamen zu gleicher Zeit an verschiedenen Orten der Erdoberfläche verschiedene Gesteine zur Ablagerung, hier Tiefseesedimente (Ton, Kalk usw.), dort Süßwasserablagerungen (Schotter, Sande, Kalke usw.), an anderer Stelle vom Wind angewehte Böden (Sand, Löß); auch durch die Tätigkeit der Binnenlandvereisung entstandene Ablagerungen sind bekannt. Man spricht dann von einer verschiedenen „Facies" ein und derselben Formation.

Von größter Bedeutung für die chronologische Einordnung aller dieser Schichten ist das Vorkommen versteinerter (fossiler) Tier- und Pflanzenspuren, die bei näherer Erforschung einen langsamen Wechsel und gleichzeitig eine stetige Entwicklung erkennen lassen und unter den nötigen Vorsichtsmaßregeln als sog. Leitfossilien ein genaues Datieren der Schichtgesteine ermöglichen. Wo solche Lebensspuren fehlen, müssen petrographische Momente und der Lagerungsverband aushelfen. Die Einschaltung von vulkanischen Ergußgesteinen, die Ganggefolgschaften der Tiefengesteinskomplexe ermöglichen uns vielfach auch hier die Festlegung des Alters.

Diese Altersbestimmung war zunächst eine rein relative, d. h. es wurde festgestellt, daß das eine Gestein, die eine Formation, jeweils älter oder jünger ist als eine andere. Dabei lagen die größten Schwierigkeiten naturgemäß in der Datierung der ältesten Schichten, aus denen sich nur wenige Lebensspuren erhalten haben, sei es daß die Tiere damals weniger erhaltungsfähige Körper besaßen, sei es daß diese alten Gesteine so durchbewegt und verändert wurden, daß sich die zarten Abdrücke und Schalen usw. nicht erhalten haben. Vielfach benötigt man hier schon zur Unterscheidung, ob es sich um ein Sediment oder Erstarrungsgestein handelt, das Mikroskop. Diese alten Schichten, die zum Teil stark umgewandelt als Gneise und Glimmerschiefer vorliegen, sind uns heute dort zugänglich, wo sie durch gebirgsbildende Bewegungen an die Oberfläche gebracht und durch Abtragung von ihrer jüngeren Überdeckung befreit worden sind. Die Gesteine der auf jene alte Zeit folgenden Epochen treten uns in der Regel in weniger veränderter Gestalt entgegen, sie sind es im wesentlichen, die den größten Teil von Deutschland bedecken; die Bildungen der Erdneuzeit endlich liegen meist unverfestigt vor. Wir kennen sie z. B. aus der Überdeckung des norddeutschen Flachlandes und den Sand- und Schotterlagern an unseren Flüssen.

Erst in jüngster Zeit lieferte die Entdeckung des Atomzerfalls gewisser Elemente (s. S. 17) ein Mittel zur absoluten Altersbestimmung der Formationen. Die Erkenntnis, daß dieser Zerfall unter Bildung neuer Elemente durch keinerlei äußere Einwirkung beeinflußbar, regelmäßiger als jede Uhr und Zeitmessung überhaupt, erfolgt, ermöglichte es, aus dem Mengenverhältnis eines Elementes zu seinen Zerfallsprodukten in einem Mineral, die Frist zu errechnen, die seit der Bildung dieses Minerals verflossen ist. Auf diese Weise gelang es, vornehmlich aus dem Bleigehalt von Uranmineralien, das ungefähre Alter der einzelnen Formationen zu errechnen.

Im folgenden findet sich eine Zeittafel der geologischen Formationen. Für die Geologie der Heilquellen hervorzuhebende Momente sind in besonderer Rubrik angeführt. Sie liegen nicht im Alter der Schichten, sondern in Anreicherungen bestimmter leichtlöslicher Bestandteile in einzelnen Formationen, und weiter darin, daß einzelne Gesteine weitreichende Bodenwasserhorizonte bilden können, die man erfahrungsgemäß kennt, in der Häufung tektonischer oder vulkanischer Vorgänge usw.

Tabelle 1. Geologische Formationen.

Formation	Berechnetes Alter (Millionen Jahre)	Stufe	Für die Heilgutbildung wesentliche Faktoren
Quartär	55—65	Alluvium	Exhalationen des ersterbenden Vulkanismus. Auslaugung von Salzlagerstätten. Moorbildung.
		Diluvium	Eiszeitliche Lockerbildungen, Moorbildung. Vulkanismus der Eifel und im Sudetengau.
Jung T. Tertiär Alt T.		Pliocän Miocän Oligocän Eocän Paläocän	Salzlagerstätten, Karpathen und im Rheintal. Braunkohle. Vulkanismus in der Eifel, Vogelsberg, Schlesien, Sudetenland, Süddeutschland. Hauptgebirgsbildung (Alpen usw.).
Kreide	135—180	Obere Kreide Untere Kreide	Bituminöse Gesteine, Kalke, Sandsteine usw., Steinsalz, Gips. Beginn der alpinen Faltung. Bruchfaltung nördlich der Alpen.
Jura		Oberer (weißer) Jura (Malm) Mittlerer (brauner) Jura (Dogger) Unterer (schwarzer) Jura (Lias)	
Trias		Keuper Muschelkalk Buntsandstein	Steinsalz, Gips usw. Bunte Schichtgesteine.
Perm	360—540	Zechstein Rotliegendes	Steinsalz, Gips, Mergel, Dolomit. Porphyrvulkanismus, Rote Gesteine.
Steinkohlenform (Carbon)		Obercarbon Untercarbon	Steinkohlenbildung. Varistische Gebirgsbildung, Granitintrusionen.
Devon		Oberdevon Mitteldevon Unterdevon	Kalkige und sandige, schiefrige und grobe Gesteine (Grauwacken), Diabasvulkanismus.
Silur		Obersilur Untersilur	Wie vorher und nachher, meist dunkle Gesteine.
Cambrium		Obercambrium Mittelcambrium Untercambrium	Quarzite, Kalke, Eruptiva (klüftige Gesteine), milde Schiefer (zum Teil phyllitisch).
Archaicum, Eozoicum	bis 1750	Archäozoicum, Eozoicum Proterozoicum, Algoncium Archaicum	Kristalline Schiefer, Phyllite, Gneise (aus Schicht- und Schmelzgesteinen entstanden).
zusammen	2300—2535		

Die Namen der Formationen sind meist von der Gegend, in der die Schichten des betreffenden Zeitalters zuerst eingehend erforscht wurden, übernommen (Silur, Devon, Jura usw.); andere wurden durch ihre Unterabschnitte, bzw. deren Zahl gekennzeichnet (Trias usw.) Gesteinsnamen, die auf Formationen übertragen wurden, sind meist irreführend, wie z. B. Kreide.

C. Geochemie.

Im folgenden sei der chemische Aufbau der Erdkruste behandelt, aus welcher die Mineralquellen den weitaus größten Teil ihres Mineralgehalts schöpfen. Es sei hierbei besonders auf die mannigfaltigen chemischen Umsetzungen hingewiesen, welche die mit Mineralstoffen beladenen Wässer bei dem während ihrer Wanderung dauernd veränderten Druck und der veränderten Temperatur erleiden, und die in einzelnen Fällen selbst dann noch nicht beendet sind, wenn das Wasser dem Arzt als Heilmittel in die Hände gelangt.

Die Untersuchungen über die chemische Zusammensetzung der Erdkruste beziehen sich auf Gesteine, die bis in Tiefen von etwa 17 km vorkommen. Die untersuchten Gesteine wurden der eigentlichen Erdoberfläche bzw. den uns

Tabelle 2.

Lithosphäre					Hydrosphäre		Atmosphäre	
Eruptivgesteine		Schiefer	Sandstein	Kalkstein				
(88,41%)		(3,72")	(0,70%)	(0,23%)	(6,91%)		(0,03%)	
SiO_2	59,12	58,11	78,31	5,19	H_2O	96,24	N	75,77
Al_2O_3	15,34	15,40	4,76	0,81	Cl	2,07	O	22,96
Fe_2O_3	3,08	4,02	1,08	0,54	Na	1,14	A	1,23
FeO	3,80	2,45	0,30					
MgO	3,49	2,44	1,16	7,89	Mg	0,14	H_2O	0,27
CaO	5,08	3,10	5,50	42,57	Ca	0,05	CO_2	0,04
Na_2O	3,84	1,30	0,45	0,05	K	0,04		
K_2O	3,13	3,24	1,32	0,33	SO_4	0,27		
H_2O	1,15	4,99	1,63	0,77	Br	0,008		
CO_2	0,102	2,63	5,04	41,54	C	0,008		
TiO_2	1,050	0,65	0,25	0,06	J	0,00018		
SrO_2	0,039							
P_2O_5	0,299	0,17	0,08	0,04				
Cl	0,048			0,02				
F	0,030							
SO_3		0,65	0,07	0,05				
S	0,052			0,09				
$(CeY)_1O_3$	0,020							
Cr_2O_3	0,055							
V_2O_3	0,026							
MuO	0,124							
MiO	0,025							
BaO	0,055	0,05	0,05					
SrO	0,022							
Li_2O	0,007							
Cu	0,010							
Zn	0,004							
Pb	0,002							
C		0,80						

zugänglichen Teilen der Erdkruste entnommen, und man kann mit Sicherheit annehmen, daß kaum eines von ihnen in seiner heute vorliegenden Form je tiefer als 20 km gelangt ist. Es sind bei solchen Untersuchungen sowohl Einzelanalysen von Hunderten von Gesteinsproben gemacht worden, andererseits sind Proben von ebenso vielen verschiedenen Gesteinen sorgfältig gemischt worden, um einen Durchschnittswert für die in der Erdkruste enthaltenen Stoffe zu erzielen, man darf also auf Grund dieser oft wiederholten Analysen annehmen, eine näherungsweise Kenntnis von der Zusammensetzung der Erdrinde zu besitzen.

Nach Clarke enthalten die etwa 93% Lithosphäre (der Ozean und die Lufthülle machen etwa 7% des Gesamtgewichtes der uns zugänglichen Teile der Erdkruste aus) 95% Eruptivgesteine und 5% Sedimente, und zwar 4% Schiefer, 0,75% Sandstein, 0,25% Kalkstein.

Die folgende, Berg entnommene Tabelle gibt uns die Zusammensetzung der bekannten Teile der Erde, Atmosphäre und Hydrosphäre eingeschlossen. Die weitaus meisten Mineralquellen leiten ihre Bestandteile aus diesen Komponenten ab.

Die chemischen Elemente sind nach Berg an der Zusammensetzung des uns bekannten Teiles der Erdrinde wie folgt beteiligt:

Tabelle 3.

Sauerstoff	49,42%	Blei	0,8 Tau-	Scandium	75 Millionstel %
Silicium	25,75%	Molybdän	0,72 sendstel %	Cäsium	70 „
Aluminium	7,51%	Lanthan	0,6 „	Antimon	23 „
Eisen	4,70%	Samarium	0,6 „	Europium	20 „
Calcium	3,39%	Gadolinium	0,6 „	Cadmium	11 „
Natrium	2,64%	Dysprosium	0,6 „	Jod	6 „
Kalium	2,40%	Ytterbium	0,6 „	Uran	5 „
Magnesium	1,94%	Brom	0,6 „	Silber	4 „
	97,85%	Zinn	0,6 „	Miob	4 „
		Arsen	0,55 „	Wismut	3,4 „
Wasserstoff	0,88%	Erbium	0,5 „	Quecksilber	2,7 „
Titan	0,58%	Beryllium	0,5 „	Selen	2,5 „
Chlor	0,188%	Praseodym	0,4 „	Tantal	1,2 „
Phosphor	0,12%	Argon	0,36 „	Indium	0,9 „
		Cassiopeium	0,14 „	Neon	0,5 „
	99,62%	Terbium	0,1 „	Helium	0,42 „
		Holmium	0,1 „	Gold	0,1 „
Kohlenstoff	0,087%	Thulium	0,1 „	Gallium	0,1 „
Mangan	0,080%	Zink	5,7 „	Thallium	85 Milliardstel %
Schwefel	0,048%	Yttrium	5,5 „	Tellur	60 „
Barium	0,047%	Wolfram	5,5 „	Krypton	20 „
Chrom	0,033%	Lithium	5,0 „	Platin	8 „
Stickstoff	0,030%	Rubidium	3,4 „	Germanium	3 „
Fluor	0,027%	Cäsium	2,7 „	Xenon	2,4 „
Zirkonium	0,023%	Thorium	2,5 „	Osmium	0,6 „
Nickel	0,018%	Fafnium	2,0 „	Iridium	0,3 „
Strontium	0,017%	Kobalt	1,8 „	Rhodium	90 Billionstel %
Vanadium	0,016%	Neodym	1,7 „	Palladium	85 „
Kupfer	0,010%	Bor	1,4 „	Ruthenium	23 „
	99,96%		99,99%	Radium	2 „

Es zeigt sich, daß in der Erdrinde die Elemente mit niedrigem Atomgewicht vorwiegen (Fersmann). Darunter finden sich auch die hauptsächlichen Bauelemente der organischen Lebewesen, die ja an der Grenze von Stein und Luft leben müssen. (Sauerstoff 49%, Wasserstoff 0,88%, Natrium 2,64%, Magnesium 1,94%, Calcium 3,39%, Eisen 4,70%, Kalium 2,40%, Kohlenstoff 0,087%, Chlor 0,188%, Phosphor 0,12%, Schwefel 0,048%, Stickstoff 0,03%, Fluor 0,027%.)

Das Zusammenvorkommen der Elemente ist im wesentlichen durch ihre gegenseitige Verwandtschaft bestimmt. Ohne Zweifel bestehen bestimmte Gesetzmäßigkeiten im Vorkommen einzelner Gruppen von Elementen. In der Erdkruste trat eine Sonderung vielfach schon während des Auskrystallisierens der Magmen ein (magmatische Differentiation). Die Magmen stellten ursprünglich einheitliche Schmelzflüsse dar, die sich aber im Laufe der Zeit nach verschiedenen Eigenschaften einzelner Komponenten sonderten. So krystallisieren z. B. die einzelnen Bestandteile eines Schmelzflusses nicht gleichzeitig, sondern nacheinander aus, und zwar in ganz bestimmter, von Druck und Temperatur abhängiger Reihenfolge (NIGGLI). Auf die angedeutete Weise entstehen im wesentlichen die verschiedenen Erstarrungsgesteine (grob gesprochen „saure", d. h. kieselsäurereiche und „basische", d. h. kieselsäurearme), mit ihren restlichen, zum Teil fern vom eigentlichen Magmakörper abgelagerten Sonderprodukten in der Gestalt von Erzgängen, Pegmatiten u. a. vielfach gangförmigen Vorkommen (vgl. auch BERG 1929). Die uns heute vorliegenden Gesteine haben einen wesentlichen Teil ihres ursprünglichen Bestandes durch die entwichenen flüssigen und gasförmigen Spaltungsprodukte verloren. Man unterscheidet bei diesen Schmelzgesteinsbildungen nach NIGGLI „intramagmatische Bildungen", d. h. Erscheinungen, die dem eigentlichen Magmaherd angehören, „perimagmatische", an die unmittelbare Peripherie gebundene und „apomagmatische Erscheinungen", das sind durch Aufsteigen von Lösungen gebildete, die aber noch auf magmatischen Einfluß zurückgeführt werden können. Zu den letztgenannten gehören die rein juvenilen Quellen (d. h. Wässer, die als Spaltungsprodukte des Schmelzflusses zum erstenmal in den Kreislauf eintreten) und Gasexhalationen (BERG 1929).

Sicher haben alle in den Heilquellen vorhandenen Stoffe einmal irgendwie am magmatischen Geschehen teilgenommen, mittelbar oder unmittelbar. Nebenbei sei noch auf die große Rolle hingewiesen, die die sog. Metasomatose bei der Mineralquellenbildung spielt, d. h. Vorgänge, im Verlauf derer von Gasen oder Lösungen durchwanderte Gesteine bestimmte Komponenten dieser Lösungen binden können, oder gegen andere auszutauschen in der Lage sind. Hierbei kann sich der Charakter der Lösung grundlegend ändern. Daß solche Umwege zu Fehlschlüssen betreffs ihrer Herkunft Anlaß bieten können, ist verständlich.

Der Wasserkreislauf, und zwar der unterirdische wie der obertägige, hat an den mitgeführten Mineralbestandteilen sowohl durch mechanische Tätigkeit als auch infolge chemischer Umsetzungen vielfach eine gewisse Sortierungsarbeit geleistet; die Mineralbestandteile der zerstörten Erstarrungsgesteine wurden nicht wieder in dem gleichen Mischungsverhältnis abgelagert oder ausgeschieden, in welchem sie das Muttergestein zusammensetzten. Es entstanden vielmehr einheitliche Sandsteinformationen, mächtige Kalk-, Gips- und Salzlager, um ein paar der schärfsten Sonderungsprodukte zu nennen. Auch die sog. Zementationszone der Erzlagerstätten und die Quellsinterbildungen gehören hierher. Alles das sind zeitliche Ruhepunkte im anorganischen Kreislauf (LINK).

Angesichts des langen und oft komplizierten Weges, den ein Wasser im unterirdischen Kreislauf zurücklegen kann, wobei es mit den verschiedensten Gesteinen in Berührung tritt und seine Mineralisation mannigfache Änderungen erleiden kann, ist ein Schluß auf die Herkunft der gelösten Stoffe oft schwierig und erheischt jedenfalls Vorsicht.

KNETT bringt folgende Zusammenstellung aller bisher aus Mineralquellen bekanntgewordenen Stoffe:

I. In den Mineralwässern.

a) Kat-Ionen. NH_4, H, Li, Na, K, Rb, Cs, Be, Mg, $MgHCO_3$, Ca, Sr, Ba, Ra (isotop), MsTh, Mn, Fe, Co, Ni, Cu, Zn, Cd, Ag, Au, Hg, Ge, Sn, Pb, Th, Al, Cr, Fe, Ga, Y, Tl, Bi, V oder VO, U oder UO_2.

b) An-Ionen. F, Cl, Br, J, HSO_4, SO_4, S_2O_3, SeO_4, NO_2, NO_3, H_2PO_4, HPO_4, PO_4, H_2AsO_4, $HAsO_4$, AsO_4, AsO_2, H_2SbO_4, $HSbO_4$, SbO_4, SbO_2, HCO_3, CO_3, $HSiO_3$, SiO_3, B_4O_7, HS, HO, ferner organische Säure-Ionen.

c) Nichtionisierte Stoffe. HBO_2, $HAsO_2$, H_2CO_3, H_4SiO_4, H_2SiO_3, H_2TiO_3, H_2ZrO_3, H_2SnO_3, HVO_3, $HNbO_3$, $HTaO_3$, H_2MoO_4, H_2WoO_4.

Magnesium, der wesentliche Bestandteil der echten Bitterquellen, ist in den Wässern nicht in dem Maße vertreten, wie man es nach der Verbreitung seiner Verbindungen, in der Silicathülle der Erde umgelagert, z. B. im Dolomit (einem überaus häufigen Doppelsalz der Carbonatreihe, das aus Kalk und Magnesia sich aufbaut) erwarten sollte. Anscheinend geht auch in Gesteinen, die mehr Mg als Ca enthalten, das Calcium leichter in Lösung als das Magnesium. Reine Magnesiumquellen sind sehr selten. Das Magnesium legt einen ähnlichen Weg wie das Calcium zurück, es wird aber seltener als Carbonat (Magnesit, $MgCO_3$) ausgeschieden, vielfach als Sulfat gelöst (Bitterwasser) und bleibt größtenteils in der Hydrosphäre (BERG).

Eisen ist eines der häufigsten Ionen in Mineralwässern. Abgesehen von direkten magmatischen Abscheidungen ist ein primärer Eisengehalt in zahlreichen Silicaten vorhanden. Eisen in Form fein verteilter Erze findet sich zudem in vielen Eruptivgesteinen (Schwarzfärbung der basischen Gesteine). Das weitverbreitete Vorkommen von Eisenverbindungen in Sedimentgesteinen aller Formationen zeigt sich schon durch die charakteristische Färbung. Das Eisen neigt zur Wanderung in der Erdrinde (BERG). In den Verwitterungslösungen wandert es meist in Gestalt von Eisenbicarbonat, es finden sich aber auch sulfatische Lösungen (Vitriolquellen). Das in den Mineralquellen gelöste Eisen hat fast stets die Form des zweiwertigen Ferro-Ions (Fe..) (FRESENIUS). Bei der Ausfällung des Eisens im Sediment färbt das Ferro-Ion die Gesteine dunkelbläulich oder grau, doch ist diese Form unter den an der Erdoberfläche herrschenden Bedingungen nicht stabil, es bildet sich durch Oxydation Ferrihydroxyd, das die Gesteine rot oder braun färbt.

Bei der Ausscheidung von Eisen aus wässerigen Lösungen wirken vielfach Eisenbakterien mit (BERG), die den Eisenbicarbonaten Kohlensäure entziehen und das Eisen unter dem Einfluß des im Wasser vorhandenen Sauerstoffs als Hydroxyd zur Ausfällung bringen (Brauneisenstein). Nach ADLER sind die wichtigsten, in unseren Heilwässern auftretenden Eisenbakterien: Leptothrix ochracea Kützung, Leptothrix crassa Cholodny, Leptothrix trichogenes Cholodny, Gallionella ferruginea Ehrenberg. Insgesamt 17 Gattungen mit 42 Arten nach DORFF. Sehr häufig wird das Eisen aber auch auf rein chemischem Wege ausgeschieden. Vielfach mit dem Eisen vergesellschaftet findet sich das

Mangan, das eigentlich nur in den Schichten der äußeren Erdkruste deutlich in Erscheinung tritt. In den Schmelzgesteinen ist es in den Eisen-Magnesiasilicaten als isomorpher Bestandteil enthalten, es findet sich aber auch als Manganphosphat in Pegmatiten (Manganspat, $MnCO_3$ kommt als Gangbildung vor). Bei der Verwitterung manganhaltiger Gesteine scheidet sich Mangan etwas leichter aus den Lösungen aus als Eisen, es kommt aber im allgemeinen mit ihm zusammen vor.

Aluminium ist trotz seiner enormen Verbreitung in der Erdrinde relativ selten in Mineralquellen enthalten, es findet sich nur in Quellen, in denen Hydrocarbonat- und Hydrophosphat-Ion fehlen, denn nur in solchen können sich höhere Konzentrationen zeigen, so bei bestimmten Vitriolquellen (Alaunquellen). Primär tritt Aluminium meist in Form von Silicaten auf (Feldspat, Glimmer, zersetzt und umgelagert Kaoline und Tone), nur einige Verbindungen des Aluminiums sind leichter angreifbar, wie z. B. Aluminiumphosphat, Zeolithe usw. Seltener auftretende Kationen s. S. 14.

b) Anionen. Das *Chlor*-Ion ist eines der wichtigsten der in den Mineralquellen enthaltenen Anionen. Wir kennen Chloride primär in dem noch unter Fluor und Phosphor zu nennenden Apatit und in magmatischen Restkrystallisationen (BERG 1929). Ferner tritt es in Erscheinung bei dem durch Anwesenheit von CO_2 und warmen Wässern beschleunigten Zerfall von bestimmten Mineralien

Magnesium, der wesentliche Bestandteil der echten Bitterquellen, ist in den Wässern nicht in dem Maße vertreten, wie man es nach der Verbreitung seiner Verbindungen, in der Silicathülle der Erde umgelagert, z. B. im Dolomit (einem überaus häufigen Doppelsalz der Carbonatreihe, das aus Kalk und Magnesia sich aufbaut) erwarten sollte. Anscheinend geht auch in Gesteinen, die mehr Mg als Ca enthalten, das Calcium leichter in Lösung als das Magnesium. Reine Magnesiumquellen sind sehr selten. Das Magnesium legt einen ähnlichen Weg wie das Calcium zurück, es wird aber seltener als Carbonat (Magnesit, $MgCO_3$) ausgeschieden, vielfach als Sulfat gelöst (Bitterwasser) und bleibt größtenteils in der Hydrosphäre (Berg).

Eisen ist eines der häufigsten Ionen in Mineralwässern. Abgesehen von direkten magmatischen Abscheidungen ist ein primärer Eisengehalt in zahlreichen Silicaten vorhanden. Eisen in Form fein verteilter Erze findet sich zudem in vielen Eruptivgesteinen (Schwarzfärbung der basischen Gesteine). Das weitverbreitete Vorkommen von Eisenverbindungen in Sedimentgesteinen aller Formationen zeigt sich schon durch die charakteristische Färbung. Das Eisen neigt zur Wanderung in der Erdrinde (Berg). In den Verwitterungslösungen wandert es meist in Gestalt von Eisenbicarbonat, es finden sich aber auch sulfatische Lösungen (Vitriolquellen). Das in den Mineralquellen gelöste Eisen hat fast stets die Form des zweiwertigen Ferro-Ions (Fe..) (Fresenius). Bei der Ausfällung des Eisens im Sediment färbt das Ferro-Ion die Gesteine dunkelbläulich oder grau, doch ist diese Form unter den an der Erdoberfläche herrschenden Bedingungen nicht stabil, es bildet sich durch Oxydation Ferrihydroxyd, das die Gesteine rot oder braun färbt.

Bei der Ausscheidung von Eisen aus wässerigen Lösungen wirken vielfach Eisenbakterien mit (Berg), die den Eisenbicarbonaten Kohlensäure entziehen und das Eisen unter dem Einfluß des im Wasser vorhandenen Sauerstoffs als Hydroxyd zur Ausfällung bringen (Brauneisenstein). Nach Adler sind die wichtigsten, in unseren Heilwässern auftretenden Eisenbakterien: Leptothrix ochracea Kützung, Leptothrix crassa Cholodny, Leptothrix trichogenes Cholodny, Gallionella ferruginea Ehrenberg. Insgesamt 17 Gattungen mit 42 Arten nach Dorff. Sehr häufig wird das Eisen aber auch auf rein chemischem Wege ausgeschieden. Vielfach mit dem Eisen vergesellschaftet findet sich das

Mangan, das eigentlich nur in den Schichten der äußeren Erdkruste deutlich in Erscheinung tritt. In den Schmelzgesteinen ist es in den Eisen-Magnesiasilicaten als isomorpher Bestandteil enthalten, es findet sich aber auch als Manganphosphat in Pegmatiten (Manganspat, $MnCO_3$ kommt als Gangbildung vor). Bei der Verwitterung manganhaltiger Gesteine scheidet sich Mangan etwas leichter aus den Lösungen aus als Eisen, es kommt aber im allgemeinen mit ihm zusammen vor.

Aluminium ist trotz seiner enormen Verbreitung in der Erdrinde relativ selten in Mineralquellen enthalten, es findet sich nur in Quellen, in denen Hydrocarbonat- und Hydrophosphat-Ion fehlen, denn nur in solchen können sich höhere Konzentrationen zeigen, so bei bestimmten Vitriolquellen (Alaunquellen). Primär tritt Aluminium meist in Form von Silicaten auf (Feldspat, Glimmer, zersetzt und umgelagert Kaoline und Tone), nur einige Verbindungen des Aluminiums sind leichter angreifbar, wie z. B. Aluminiumphosphat, Zeolithe usw. Seltener auftretende Kationen s. S. 14.

b) Anionen. Das *Chlor*-Ion ist eines der wichtigsten der in den Mineralquellen enthaltenen Anionen. Wir kennen Chloride primär in dem noch unter Fluor und Phosphor zu nennenden Apatit und in magmatischen Restkrystallisationen (Berg 1929). Ferner tritt es in Erscheinung bei dem durch Anwesenheit von CO_2 und warmen Wässern beschleunigten Zerfall von bestimmten Mineralien wie Skapolith, Sodalith usw. Das ist deshalb zu erwähnen, weil hier vielleicht ein Hinweis darauf liegt, warum im kochsalzfreien mittleren Rheingebiet zusammen mit CO_2 eine ganze Menge Cl in den Mineralwässern auftritt, das auf die genannte Weise im tieferen Untergrund der an vulkanischen Erscheinungen reichen Gegend frei geworden sein mag, andererseits natürlich auch unmittelbar magmatischer Herkunft sein kann. Also kennen wir es in vulkanischen Exhalationen als auch durch Verwitterung gebildet und sedimentär, und zwar meist als NaCl chemisch angereichert in den großen Salzlagerstätten. Aus diesen stammt im wesentlichen das in den Solquellen enthaltene Chlor, das wegen der Löslichkeit (100 Teile Wasser lösen bei 5° C 35,63, bei 100° C 39,61 Teile NaCl) der häufigsten seiner Verbindungen eine Verbreitung im Wasser (besonders ausgedehnt in dem großen Sammelbecken des Meeres) besitzt, die ihm nach seinem Anteil am Aufbau der Lithosphäre nicht zukäme. [Über die Verbreitung der Salzlagerstätten (LOTZE) und ihre Entstehung s. S. 29.]

Die das Steinsalz begleitenden sog. Abraumsalze enthalten mannigfach zusammengesetzte Verbindungen und führen neben dem Chlornatrium auch Chlorkalium, Chlormagnesium, Chlorrubidium und Bromverbindungen, sowie Borate und Jod. Das Vorkommen aller dieser oder eines Teiles dieser Verbindungen in Mineralquellen weist aber nicht notwendigerweise auf das Vorhandensein von Salzlagerstätten hin. Das Salz, das von den Niederschlägen mitgebracht wird und das besonders in Küstennähe beträchtlich ist, spielt gleichfalls eine gewisse Rolle, zum mindesten beim Chlorgehalt der Süßwässer, endlich ist die Möglichkeit der schon erwähnten juvenilen Herkunft in Betracht zu ziehen. GOLDSCHMIDT sieht die drei Halogenelemente Chlor, Brom und Jod als atmophil an, die wahrscheinlich schon in der ursprünglichen Dampfhülle der Erde angereichert waren. Bei der Kondensation der Hydrosphäre seien Chlor und Brom meist in das Meerwasser aufgenommen worden, Jod zum Teil durch Adsorption vom Erdboden und bestimmten Gesteinen gebunden worden.

Die *Sulfate* stammen außer aus der Zersetzung von sulfidischen Mineralien oder Erzen, die bei Sauerstoffzutritt in Sulfate übergehen (aus dem dabei freiwerdenden überschüssigen Schwefel bildet sich Schwefelwasserstoff oder auch Schwefelsäure, die Kalk in Gips und Ton in Alaun verwandeln kann) im wesentlichen aus den Gipslagerstätten. Wie stark der Gips der Lösung durch Wasser unterworfen ist, zeigt sich an dem häufigen Vorkommen von Orten, wo ein ursprünglich vorhandener, heute ausgelaugter Gipsgehalt sich durch Erdfälle, Dolinen und ähnliche typische Landschaftsformen kundgibt. Auch in vielen Trinkwässern Mitteldeutschlands zeigt sich ein gewisser (bis 1000 mg/l) Calciumsulfatgehalt, der als sog. bleibende Härte unangenehm empfunden wird. Gips selbst entsteht meist aus Anhydrit ($CaSO_4$) unter der Einwirkung von Tagwässern (Gips $= CaSO_4 \cdot 2\,H_2O$). Bitterwässer in engerem Sinne bilden sich gern in Formationen, die Gips führen. Ihre Entstehung ist so zu erklären, daß das Hydrocarbonat-Ion, das aus der Lösung des häufig mit Gips zusammen auftretenden Dolomits ($MgCO_3$) hervorgegangen ist, mehr zu einer Vereinigung mit Calcium neigt, als mit dem Magnesium-Ion, das eine nähere Verwandtschaft zum Sulfat-Ion besitzt.

SO_3 kann übrigens auch als juveniler Bestandteil in die Wässer gelangt sein (s. S. 16).

Außerordentlich wichtig sind fernerhin die *Carbonate* der Alkalien, der alkalischen Erden und des Eisens (KEILHACK). Zu ihrer Bildung ist die Anwesenheit von Kohlensäure erforderlich. Wir wissen, daß das Vorkommen von gelöstem Kalk auch im gewöhnlichen Brunnenwasser eine Rolle spielt und hier die sog. temporäre oder Carbonathärte des Wassers hervorruft. Die Fähigkeit kohlensäurehaltigen Wassers, z. B. Kalke und Dolomite anzugreifen, ist bekannt.

Reines Wasser löst 14 mg, schon Regenwasser mit seinem geringen Gehalt an Kohlensäure 40 mg $CaCO_3$.

c) Seltener auftretende Stoffe. Außer den weiter oben angeführten finden sich in Mineralwässern auch andere Schwermetalle, wenn die Wässer auf ihrem Wege mit Erzanreicherungen in Berührung gekommen sind. KEILHACK nennt Blei-, Kupfer- und Zinkverbindungen (vgl. auch BERG 1929). MIHOLIC hat versucht, auf Grund der in den einzelnen Mineralquellen vorkommenden Schwermetalle genetische Schlußfolgerungen zu ziehen und spezifiziert Wässer, die durch ihren Anteil an 1. Nickel und Kobalt, 2. Zinn, 3. Blei und Zink charakterisiert werden. Doch liegt eine große Schwierigkeit in der Frage, wo die Wässer sich angereichert haben, und ob ihr Gehalt primärer oder sekundärer, juveniler oder vadoser Natur ist. Oft lassen sich solche Beimischungen nicht in den Mineralwässern selbst nachweisen, weil sie mengenmäßig zu geringfügig sind, man findet sie aber in den Sintern der Mineralquellen angereichert.

Es sei darauf hingewiesen, daß die meisten Metalle in wässeriger Lösung deutliche biologische Wirkungen entfalten, ohne daß man sie immer chemisch quantitativ oder selbst qualitativ nachweisen könnte (DEGKWITZ). So scheinen, chemisch gesehen, einzelne Stoffe im Mineralwasser nur die Rolle von akzessorischen Bestandteilen zu spielen, während sie in Wirklichkeit für die Heilwirkung von großer Bedeutung sind.

Lithium ist entweder ein juveniler Bestandteil des Wassers oder es stammt aus der hydrolytischen Aufspaltung von Lithiumsilicaten, ist dann also ein Auslaugungsprodukt (vgl. auch BERG 1929). Primär sammelt es sich beim Krystallisieren des Schmelzflusses in den Mutterlaugen der Silicatschmelzen. Sein Vorkommen in Salzlagerstätten ist gering (HERMANN). Dagegen enthält der Untere und Obere Muschelkalk in der Umgebung von Würzburg Lithium, ebenso nach LINSTOW die Dolomite des Frankenjuras und der Geschiebemergel in Ostpreußen; auch pflanzliche Organismen können Lithium anreichern.

Strontium und *Barium* finden sich als isomorphe Beimischungen von Calciumsilicat. Das verbreitetere Barium ist mehr an kalihaltige Gesteine (BERG 1929) geknüpft; aus Barium enthaltender Verwitterungslösung bildet sich beim Zusammentreffen mit Schwefelsäure Baryt (Schwerspat). Dieser findet sich vielfach in Gangform, ebenso in kleinen Mengen, aber gelegentlich weit verbreitet, in den Verwitterungslockerprodukten und Sedimenten (z. B. im Buntsandstein) wie auch in Quellsintern. Strontium geht gleichfalls in Lösung und wird meist als Carbonat bis in den Ozean fortgeführt, wo es nach SAMOILOFF von bestimmten Organismen zum Aufbau ihrer Skelete benutzt wird, die im Verlauf der Entwicklung wiederum in den Bereich des Wasserkreislaufs der Lithosphäre gelangen können.

Auch *Phosphorsäure* findet sich in Mineralquellen. Sie stammt wohl meist aus der Verwitterung von Calciumphosphat, das in Eruptivgesteinen und krystallinen Schiefern als Apatit ($Ca_3(Po_4)_3$ 1/3 CaF_2) eine ziemlich große Verbreitung besitzt.

Borsäure ist meist juvenil und somit an vulkanischen Gasquellen zu beobachten, aus denen sie in Wasser übertritt. Der Borgehalt der Aachener Quellen mag sich daraus ableiten. BERG leitet einen geringfügigen Teil des in Verwitterungslösungen auftretenden Bors aus der Zersetzung von Turmalin ab, einem komplizierten Borosilicat, das sich aber schwer zersetzt und nur in den Randteilen von Granitgebieten, auch in Gneis- und Glimmerschiefern usw. in größerer Häufigkeit vorkommt, in Schichtgesteinen aber nur in sehr feiner Verteilung gefunden wird.

Arsen kennen wir in Spuren (allerdings weit verbreitet) in Sedimenten, primär als Sulfid in Erzgängen (Arsenkies) sowie als akzessorischen Bestandteil in eruptiven und krystallinen Gesteinen. Es kann in relativ starker Konzentration in Quellwässern erscheinen, wenn diese Arsenerzlagerstätten oder mit Arsenerzen fein imprägnierte Gesteine passiert haben. Als Kuriosität mag betrachtet werden, daß z. B. in Reichenstein (Schlesien) sich Nutzwässer besonders stark in alten arsenkieshaltigen Halden einer Zeit angereichert haben, in der man die Arsenerze als damals unverwertbares Begleiterz eines nutzbaren Minerals auf Halde stürzte. Übrigens hat der gesamte dortige Boden nach LINSTOW einen Gehalt von 0,026 bis 1,426% Arsen in seiner Oberkrume.

Brom kommt meist aus Lösungen, die den sog. Abraumsalzen der Salzlagerstätten entstammen (s. S. 29).

Jod findet sich in Gesteinen, die über einen reichen Anteil von organischen Bestandteilen verfügen. Es ist besonders häufig in Wässern, die Erdöllagerstätten begleiten (ROMAN). Es stammt hier aus den zerfallenen Körpern der Planktonorganismen und ist sozusagen ein „Nebenprodukt der Erdölbildung" (KREJCI-GRAF 1935). Auch der Posidonienschiefer soll Jod enthalten. Zudem findet es sich in geringen Mengen in fast allen Eruptivgesteinen (LUNDE) und hat überhaupt bei einer geringen Konzentration eine weite Verbreitung (WETZEL). Seine relativ leichte Nachweisbarkeit läßt es noch in Erscheinung treten, wenn andere Elemente ihre Gegenwart nicht mehr verraten. In welcher Form das Jod in Eruptivgesteinen vorkommt, ist noch nicht klar, es konnte aber in mehreren Graniten und krystallinen Schiefern in einer Menge bis zu 0,4 mg im kg Gestein nachgewiesen werden. Bei der Verwitterung des Gesteins wird ein Teil des Jods in lösliche Form übergeführt, deren Hauptmenge von den Bodenkolloiden adsorbiert wird. Dasselbe erfährt auch das Jod des im Boden versickernden Wassers, das Jod aus der Luft mitbringen kann. Auch die Pflanzen entnehmen anscheinend der Luft Jod, das sie beim Verwesen dem Boden zuführen. Humose Böden sind im allgemeinen jodreich (WETZEL). Diese Tatsache läßt daran denken, daß die Jodanreicherung z. B. in Mooren, die CAUER nachwies, nicht direkt aus der Luft erfolgt, sondern auf dem Umweg über die Pflanzenbewachsung. Auch im württembergischen Muschelkalk und schwäbischen Juragesteinen (s. d. obenerwähnten Posidonienschiefer) sollen nach v. LINSTOW verhältnismäßig erhebliche Mengen von Jod vorkommen.

Fluor wird gelegentlich in Quellen beobachtet, es kann aus pneumatolytischen Mineralparagenesen stammen (BERG). Das wichtigste der fluorhaltigen Mineralien ist Flußspat (CaF_2). Es ist auch in kleinen Mengen verhältnismäßig weit verbreitet, namentlich in Eruptivgesteinen, auch Organismen können es anreichern (s. S. 35). v. LINSTOW leitet den vielfach in Pflanzen gefundenen Fluorgehalt allerdings weniger auf dieses Mineral, als auf den öfter Fluor enthaltenden Apatit zurück (LINSTOW, Pflanzen).

Kieselsäure (Silicium) ist nach der im Anfang dieses Abschnittes über die Häufigkeit der Verbreitung gegebenen Tabelle einer der häufigsten Mineralstoffe der Erdkruste; nach CLARKE beträgt allein der Quarzanteil der gesamten Lithosphäre 12,6%. Dazu kommen die zahllosen SiO_2-Verbindungen, von denen besonders die häufigen Alumosilicate bei bestimmten Zersetzungsvorgängen Kieselsäure freigeben. Auch in der organischen Natur ist das Vorkommen von SiO_2 nichts Seltenes. Es sei nur an den SiO_2-Gehalt der Gräser und Schachtelhalme erinnert, an die Kieselskelete der Diatomeen und Kieselschwämme und den Kieselsäuregehalt der Vogelfedern. Diese Häufigkeit ihrer Verbreitung und die Tatsache, daß zumal heißes alkalihaltiges Wasser, wie es sich in zahlreichen Thermalquellen findet, Kieselsäure löst, erklärt die Häufigkeit ihres Auftretens in Mineralwässern. In größeren Quantitäten findet sich SiO_2 allerdings nur in heißen Quellen, an denen sie nach ihrem Ausfallen oft großartige Sinterterrassen bildet. HEFFERNAN gibt folgende Zahlen über den Kieselsäuregehalt einiger Quellen: Opal Spring (Yellowstone Nat. P.) 764 mg/l, Großer Geysir (Island) 509 mg/l stehen weitaus an der Spitze. Über den Zustand der Kieselsäure in den Mineralwässern kommt FRESENIUS zu dem Schluß, daß sie in den meisten Fällen molekulardispers gelöst und meist als Di-Kieselsäure vorhanden ist.

Quellgase. Von den Quellgasen hat der *Wasserdampf* der wärmeren Quellen und der vulkanischen Aushauchungen zu einer erheblichen Diskussion geführt, da man sich über die primäre oder sekundäre Natur des im Magma enthaltenen Wassers nicht einigen konnte. Heute ist die Frage zugunsten derer entschieden, die ein primäres Vorhandensein von H_2O im Magma annehmen (eine Zusammenfassung bringt SAPPER, ein Teil der wichtigeren Arbeiten über dieses Kapitel wird weiter unten auf S. 26 besprochen).

Die in den Mineralquellen auftretenden Gase (v. WOLFF) sind zum großen Teil juvenil. Nur geringe Mengen Sauerstoff, Stickstoff oder Kohlensäure, die aber äußerlich in den Quellen nicht näher in Erscheinung treten, müssen Vorgängen zugeschoben werden, die sich in und auf den obersten Teilen der Erdrinde vollziehen. So mag der Stickstoff aus der Luft stammen, wie auch der geringe Prozentsatz von Kohlensäure und Sauerstoff, der sich in den meisten Quellen findet. Bei der Kohlensäure kommt noch die Herkunft aus der Zersetzung organischer Substanzen in Betracht, außerdem theoretisch auch eine Entstehung durch chemische Umsetzungen in Sedimentgesteinen in größeren Tiefen. Die Hauptmenge der in den Säuerlingen auftretenden Kohlensäure ist jedoch zweifellos juveniler Herkunft und stammt aus einem alternden Vulkanismus. An einwandfrei juvenilen Gasen haben sich bisher in vulkanischen Exhalationen nachweisen lassen (RITTMANN): H_2C, HCl, H_2S, H_2, CO_2, Cl_2, F_2, HF, SiF_4. Wahrscheinlich aus beigemischter Luft stammen N_2, A, durch Reaktionen des Luftsauerstoffs mit magmatischen Gasen entstanden: SO_2, SO_3. Dazu kommen in kleinen Mengen gelegentlich: CH_4, COS, HCNS, NH_3. Diese Exhalationen können auch noch in einem späteren Stadium der vulkanischen Erscheinungen auftreten, die z. B. Deutschland in hohem Maße während des Tertiärs und zum Teil noch später erschüttert haben. Bei zunehmender Abkühlung der Magmen werden die Gase frei, die teilweise in den Schmelzflüssen gebunden oder ihnen auch mechanisch beigemischt waren. Man kann das außer durch Beobachtungen in noch tätigen Vulkangebieten auch beim Erhitzen der verschiedenartigsten vulkanischen Gesteine unter Luftabschluß beobachten. Wenn dieses Experiment auch keine direkten Schlüsse auf die Gasentwicklungen bei der Erstarrung von magmatischen Körpern zuläßt (da diese ja schon den größten Teil ihres Gasgehaltes abgegeben hatten), so gibt es uns doch ein Bild von dem Gasgehalte solcher Gesteine, der ja letzten Endes im wesentlichen aus dem ursprünglichen Magma stammen muß und wieder in Erscheinung treten kann, wenn z. B. derartige alte erstarrte Schmelzflüsse durch tektonische Vorgänge wiederum in Tiefen versetzt werden, in denen neue Erhitzung erfolgt. Diese Gesteine geben nach CHAMBERLIN von einer bestimmten Temperatur ab erhebliche Mengen von Gasen ab. Es ergab sich, daß selbst bei Temperaturen unter 400° C Kohlensäure aus dem Gestein ausgeschieden wird. Feinkörnige Gesteine geben mehr Gas ab als grobe, und ältere Laven mehr als jüngere; Diabas, Basalte, metamorphe Schiefer standen an der Spitze (Nach Ansicht von GAUTHIER stammt der größte Teil des angeblich juvenilen Wassers aus solchen wiedererhitzten Gesteinen.) Auch aus Kalksteinen, die in erhöhte Temperaturen gebracht werden, wird bei etwa 400° schon CO_2 in Spuren frei. Über die Art der Bindung von CO_2 in den Mineralwässern findet sich Näheres bei der Besprechung der Kohlensäurewässer (s. S. 47).

Die überwiegende Menge des Kohlensäuregases entstammt den „Herden“ des Oberflächenvulkanismus, d. h. auf dem Weg vom Ursprung des betreffenden Magmas zur Erdoberfläche steckengebliebenen und langsam erkaltenden Magmareservoiren. Das Gas kann in Verbindung mit Wasser an die Erdoberfläche kommen, aber auch allein als Gasbläser (Mofette). Die letztgenannten Gasaustritte können in Gegenden liegen, in denen es an Bodenwasser mangelt, das Gas kann aber auch einen oder mehrere gesättigte Wasserstockwerke durchlaufen haben.

Schwefelwasserstoff kann sowohl das Exhalationsprodukt tätiger Vulkane sein als auch durch die reduzierende Wirkung organischer Reste auf Calciumsulfatlösungen, sowie durch die Einflüsse von Mikroorganismen entstehen. So bildet sich z. B. im Schwarzen Meer Schwefelwasserstoff durch die Tätigkeit von Schwefelbakterien, die übrigens auch in europäischen Küstengewässern wie im Süßwasser ziemlich häufig vorkommen.

Nach Hintz und Grünhut kommen noch folgende Gase in Heilquellen vor: Kohlenoxysulfid (COS), Stickstoff, der sich in jedem Wasser in gewisser Menge befindet und von den Mineralquellen wohl erst im obersten Teil ihres Weges aufgenommen wurde. Ferner finden sich die Edelgase: Argon, Krypton, Xenon, Neon, zudem Helium und (das früher Radiumemanation genannte) Radon. Für die beiden letztgenannten vgl. auch S. 18 und 19; sie sind nicht allein als Zerfallsprodukte des Radiums, sondern auch anderer radioaktiver Elemente zu deuten (Lepape, Nasini).

Außerdem kennen wir in Mineralquellen noch Sauerstoff, der wohl meist einen Bestandteil der im Wasser enthaltenen Luft darstellt, Wasserstoff als gelegentlich in kleinen Mengen frei aufsteigendes Gas und Kohlenwasserstoffe (Methan CH_4 und Äthan C_2H_6), die wohl in den meisten Fällen ihre Herkunft aus bituminösen Sedimenten (Kampe) oder Erdöllagerstätten herleiten dürften.

Organische Verbindungen zeigen oft eine unerwünschte Verbindung des Quellgebietes mit Oberflächenwässern an, sie spielen jedoch in dem zu Heilzwecken verwandten Moor und Schlamm eine große Rolle (s. S. 48).

Die Grundlage für die Wirkung der sog. *radioaktiven* Quellwässer bilden die radioaktiven Stoffe und ihre Zerfallsprodukte. Die meisten gewöhnlichen Wässer verfügen über eine gewisse Radioaktivität, selbst das Niederschlagswasser (auch Schnee) besitzt beim Auftreffen auf die Erde schon Spuren von radioaktiven Substanzen. Dabei handelt es sich um die kurzlebigen Zerfallsprodukte des Radons, um eine induzierte Aktivität. Emanation selbst wurde in den Niederschlägen nicht gefunden (Priebsch). Die Aktivierung erfolgt wahrscheinlich während des Schwebens der Tröpfchen oder Krystalle in der Wolke infolge einer Durchwehung von emanationsreicher Luft von der Erde her. Daran zeigt sich die weite Verbreitung radioaktiver Stoffe. Besonders angereichert finden sie sich in der Bodenluft und in Wässern an bestimmten Stellen, auf die wir bei der Besprechung der Radiumquellen noch einzugehen haben (s. S. 45). Nach den Untersuchungen von Israel ist der Gehalt der freien Luft, mit 1 bis $1^1/_2 \cdot 10^{-16}$ Curie, 1000 bis 10000mal kleiner als derjenige der Bodenluft, bei der ein gewisser, verhältnismäßig konstanter Wert in der Tiefe von 2 m erreicht wird. Man denkt heute daran, diesen besonders in der Nähe tektonisch zerrütteter Gebiete oft beträchtliche Stärke erreichenden Radongehalt der Bodenluft therapeutisch zu verwerten, indem man Inhalationskammern im Erdboden anlegt oder Bodenluft ansaugt und dem Patienten zuführt (Israel-Köhler).

Das Radium und seine Zerfallsprodukte bzw. das Thorium und Aktinium sind die natürlichen Strahlungsquellen von drei Arten von Strahlen. Davon sind die α- und β-Strahlen Corpuscularstrahlen, die γ-Strahlen dagegen eine

Wellenstrahlung. Die α-Strahlen sind positiv geladene Helium-Ionen, die β-Strahlen negativ geladene Elektronen, die γ-Strahlen elektromagnetische Strahlen von sehr kurzer Wellenlänge. Die α-Strahlen werden mit hoher Geschwindigkeit vom Atomkern des radioaktiven Elementes (es gibt deren 41) abgeschleudert. Sie bestehen aus 4 Protonen und 2 Elektronen, dem Atomkern des Heliumatoms. Die ebenso abgeschleuderten β-Strahlen stellen masselose negative Elektrizitätsatome dar. Näher kann auf diese physikalischen Grundlagen an dieser Stelle nicht eingegangen werden. Eine knappe Zusammenstellung der wesentlichen Tatsachen, die für die Heilquellengeologie von Bedeutung sind, findet sich bei ÄCKERLEIN.

Die Ausgangselemente bewirken durch den eben angedeuteten Zerfall ihrer Körper alle Erscheinungen, die wir als Radioaktivität bezeichnen. Bei diesem Zerfall ist die andauernde Strahlungsemission die für uns wichtigste Erscheinung. Das häufigste unter ihnen, das Uran, zerfällt verhältnismäßig langsam (über die Zerfallsreihen s. den Chemischen Teil). Seine Halbwertszeit, d. h. die Zeit, in der sich die Hälfte seiner Substanz umgewandelt hat, beträgt $5000 \cdot 10^6$ Jahre. Der Weg des Zerfalls ist durch folgende neue Stoffe gekennzeichnet: Uran, Uran-X, Ionium, Radium, Radon und zuletzt nach einigen anderen Zwischenstufen das Uranblei und Helium, als stabile und nicht mehr radioaktive Endprodukte. Die Halbwertszeiten aller dieser Zerfalls- oder Umwandlungsprodukte sind sehr verschieden. Geologisch spielen nach BERG (1929) nur Uran und Thorium unter den radioaktiven Elementen eine Rolle.

In den Quellen kann das Radon, die Emanation des Radiums, primär aufgenommen sein oder aber auch laufend als sog. Restaktivität des Wassers erzeugt werden, wenn sich noch einige seiner radioaktiven Vorläufer im Wasser befinden. Sobald sich Radon im Wasser nachweisen läßt, finden sich auch seine Zerfallsprodukte. Bei gasführenden radioaktiven Quellen enthält das Gas jeweils ein mit der Temperatur steigendes Vielfaches der Radonmenge des Wassers.

Die Gesteine enthalten im Durchschnitt (unter Ausschluß der uranreichen) nach ÄCKERLEIN $2 \cdot 10^{-12} \frac{\text{g Ra}}{\text{g Gestein}}$, oder $5 \cdot 10^{-12} \cdot \frac{\text{g Ra}}{\text{ccm Gestein}}$. 1 kg Uranpecherz mit 60% Uranoxyd (U_3O_8) enthält nach SCHUMACHER rd. 0,2 mg Radiumelement, das Meerwasser nach ÄCKERLEIN $2 \cdot 10^{-15} \frac{\text{g Ra}}{\text{ccm Wasser}}$.

Eine Zusammenstellung des Radiumgehaltes von Granit, Quarzporphyr, Diorit, Gabbro und Norit, Basalt, Vesuvlava, Sandsteinen, Ton Kalk und anderen Gesteinen gibt KIRSCH. Danach sind saure (kieselsäurereichere) Erstarrungsgesteine reicher an radioaktiven Substanzen als basische, von den sauren Gesteinen wiederum die Granite am reichsten. Das heißt mit anderen Worten, daß Radioaktivität bzw. ihre Ursachen wie diese sauren Gesteine auf die alleräußerste Erdkruste beschränkt sein muß (BERG 1929, nach JOLY 1905).

Das oft genannte Uranpecherz ist das wichtigste Radiumerz. Es findet sich in (Kali-) Pegmatiten, und besonders auf sulfidischen Erzgängen.

Die Quellen haben das in ihnen enthaltene Radon beim Durchsickern durch radiumhaltige poröse Gesteine gelöst, es können aber auch Radiumsalze in ihnen enthalten sein (s. Abschn. III. Chemie der Heilwässer usw.). In sulfathaltigen Wässern wird Ra als unlösliches Sulfat ausgefällt.

Da sich bei der ständigen Entstehung von Heliumgas bei der Umwandlung der radioaktiven Substanzen im Laufe der Zeit größere Mengen von Helium in der festen Erdkruste angesammelt haben müssen, ist die weite, wenn auch jeweils sehr spärliche Verbreitung dieses Gases nicht verwunderlich.

Aus dem Vorhergehenden wird es verständlich, daß das Vorkommen radioaktiver Wässer nicht an das Auftreten bestimmter Radiumerze gebunden zu sein braucht, sondern auch durch fein verteilte Zerfallsprodukte radioaktiver Elemente verursacht sein kann, die wir sogar in Sedimenten finden können. Hier ist allerdings das Thorium häufiger vorhanden als das Uran, da es schwerer als dieses in wässerige Lösung übergeht.

Die stärksten radioaktiven Quellen erscheinen nach dem bisher Gesagten vielfach an saure Erstarrungsgesteine bzw. deren Randzonen oder auch Kontakthöfe (Eibenstocker Granitmassiv, Fichtelgebirge u. a.) gebunden (GENSER). In diesen zeigen besonders die Glimmer Radioaktivität. Bei der Untersuchung der Entstehung einiger stark radioaktiver Wässer ergab sich, daß entweder Radon führende Kohlensäure mit gewöhnlichen Grundwässern zusammentraf, oder auf Spalten zirkulierende Wässer ihren Radongehalt von dem „hochaktiven" Belag der Spalten erhielten. Es scheint in vielen Fällen noch sehr schwierig zu sein, die Radioaktivität einzelner Quellwässer auf bestimmte Ursachen zurückzuführen.

Die Herkunft des gelegentlich im Petroleum auftretenden Heliums kann durch die Fähigkeit niederer Organismen, die verschiedenartigsten Elemente in sich aufzuspeichern, erklärt werden (VERNADSKI). Das Petroleum bildet sich aus den Resten von Meeresorganismen, welche Gelegenheit haben, das im Meerwasser enthaltene Radium zu speichern. Auf ähnliche Weise ist die Herkunft des Bleies (bzw. des Heliums) im Steinsalz und Sylvin zu erklären, indem das Blei als Endprodukt der radioaktiven Zerfallsreihe mischkrystallartig von Chlornatrium wie Chlorkalium aufgenommen wird (es ist nicht möglich, dieses Blei durch Umkrystallisieren aus den Chloriden zu entfernen [HAHN]).

Ausscheidung gelöster Mineralstoffe am Quellort. Sinterbildung. Bei der Bestimmung der in den Heilwässern vorhandenen selteneren Stoffe geben unter Umständen die an der Quellmündung ausgeschiedenen Mineralbestandteile (Sinterbildungen) wichtige Hinweise. In ihnen finden sich gelegentlich Anreicherungen von Stoffen, die in den Wässern selbst chemisch nicht mehr nachweisbar sind.

Die Abscheidung solcher Sinter erfolgt durch Temperaturerniedrigung, durch Druckverminderung, durch Kohlensäureverlust und durch die Berührung mit dem Sauerstoff der Luft (KEILHACK). Bei Abscheidungen in den Fassungsanlagen von Heilquellen spielt zudem noch die Einwirkung des zur Fassung verwandten Materials eine Rolle, das nicht immer den verschiedenen Wässern gegenüber indifferent ist. Auch Organismen vermögen in den Wässern gelöste Stoffe auszuscheiden. Abscheidung und Auflösung sind beständige Vorgänge in den Wässern auf ihrem gesamten Weg, sie machen auch nicht Halt, wenn die Wässer die Lithosphäre verlassen, sondern erhalten durch die Berührung mit der Atmosphäre nur neuen Anstoß.

Die bekanntesten solcher Sinter sind die *Niederschläge von Eisenverbindungen*, die wir an vielen Quellen beobachten können. Wir treffen sie auf Schritt und Tritt in Gegenden an, in denen sich Eisenlösungen fast in jedem Brunnen- oder Quellwasser finden, als dünne irisierende Häutchen auf stagnierenden Wässern oder als braunflockige oder gelatinöse Massen am Grunde von Quellbächen und in Wasserleitungen, die durch sie vollständig verstopft werden können. Der Vorgang, der zumeist die Ausfällung des Eisens bewirkt, ist die Abgabe von Kohlensäure aus dem im Wasser gelösten Eisenbicarbonat unter dem Einfluß des Luftsauerstoffes. Ferriphosphate und Ferriarsenate pflegen sich regelmäßig in diesen Sintern zu finden, Calciumcarbonate usw. sind meist mit ihnen verknüpft (HINTZ und GRÜNHUT). Lokal werden auf diese Weise entstandene Ockerlagerstätten auch abgebaut. GÜMBEL beschreibt einen derartigen Fall von Oberebersbach bei Kissingen. Lästig ist die Bildung von Eisenniederschlägen in Mineralwässern, die in Flaschen gefüllt versandt werden sollen.

Bei den Vitriolquellen fallen nach der Oxydation der Ferro- zu Ferri-Ionen unter der Einwirkung des Sulfat-Ions basische Eisensulfate aus (Hintz und Grünhut).

Kalksinter sind gleichfalls weit verbreitet (Abb. 6). Wir finden solche Kalktuffe vielfach an den Austrittsstellen von Wässern, die Kalkbänke oder auch kalkhaltige Sandsteine durchlaufen haben, ohne eigentlich Mineralwässer zu sein. Ihre Entstehung erklärt sich dadurch, daß das Calciumhydrocarbonat, von den Sickerwässern unter Beihilfe geringer Mengen von CO_2 gebildet, beim Zutagetreten einen Teil der Kohlensäure abgibt. Dabei fällt unlösliches Calciumcarbonat aus. Diese Erscheinung wird durch unruhige Wasserbewegung gefördert. In heißem Wasser scheidet sich im allgemeinen Aragonit, im kalten Kalkspat aus. Die bekannten, als Bausteine verwandten süddeutschen Kalktuffe sind Sinterabsätze der Quellen der Cannstatt-Stuttgarter Gegend; auch die berühmten Sinterterrassen der „Mammoth Hot Springs" im Yellowstone-Park (Lindgren) und der römische Travertin, der allerdings aus Süßwässern ausgeschieden wird und der bekannte Erbsenstein und Sprudelstein (Karlsbad) gehören hierher. Der Erbsenstein setzt sich aus konzentrischschalig aufgebauten Kugeln zusammen, die dadurch entstanden, daß sich der Aragonit um Gasbläschen oder Sandkörner oder andere im Wasser schwebende und bewegte Teilchen herumlagerte. Die in den Fassungen, Rohrleitungen und Behältern abgelagerten Sintermassen bereiten so mancher Quellenverwaltung Sorgen und Kosten. Sie können die Lichtweite mit der Zeit derart verengen, daß die Quelle eine schädliche Drosselung und Ergiebigkeitseinbuße erleidet. Andererseits haben sich Quellen durch einen im Laufe langer Zeiträume abgelagerten Sinterpanzer gegen das Zusitzen von süßem Grundwasser geschützt; diese Bildungen sind dann sorgsam vor Verletzungen zu behüten. So haben sich die Schwefelthermen von Baden bei Wien durch Verkittung des Schotters des Schwechatflusses gegen das Grundwasser desselben eine Schutzschicht aus einem schwarzen Konglomerat („Thermalschale") gebaut. O. Hackel fand in dem Bindemittel dieses Konglomerates reinen kohlensauren Kalk. Da eine Abscheidung von Calciumcarbonat aus den Quellen selbst nicht in Betracht kommt, muß dieser aus dem dolomitischen Schotter herrühren (Waagen).

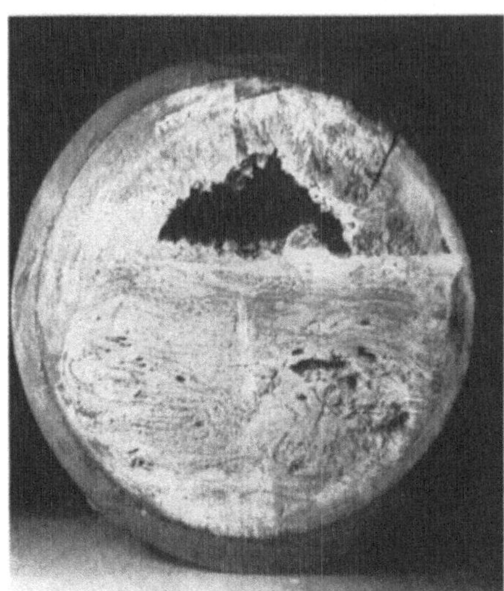

Abb. 6. Kalksinter in einer Rohrleitung (durchschnitten).

Kieselsinter kennen wir entsprechend dem Vorkommen von Kieselsäure in Mineralwässern (s. S. 15) in großen Mengen nur von Geysiren und heißen Quellen, er kann aber auch bei unseren deutschen Thermen bei der Auskleidung kleinerer Spalten im Verlauf der Quellwege eine Rolle spielen (Warmbrunn). Lokal kann in geringer Menge im Quellwasser enthaltene Kieselsäure auch Kalksinter verkieseln und primär entstandene Kieselsinter vortäuschen. Zusammenvorkommen der verschiedenen Sinterarten sind nichts Ungewöhnliches. Es gibt Kieselsinter von heißen Quellen, die Anreicherungen von Quecksilber, Blei, Kupfer und Arsenverbindungen enthalten, wie sie Lindgren z. B. von den Steamboat Springs in Nevada anführt. Schwefelabsätze führt KEILHACK von Schwefelquellen an, an deren Austritt der Schwefelwasserstoff unter Abspaltung des Schwefels oxydiert wird. KNETT (zitiert bei HINTZ und GRÜNHUT) berichtet aus Karlsbad von Sintern gediegenen Schwefels und von Pyrit.

Fluorit (Flußspat) wird gelegentlich als Sinterbildung angetroffen, die Karlsbader Sinter enthalten auch Phosphate und Baryt. LINDGREN nennt weiterhin Gips, Siderit und Pyrit neben Spuren von Strontium, Gold, Silber usw. Ein Teil der schon oben angeführten Mineralneubildungen stammt wahrscheinlich aus primären (juvenilen) Beimischungen, eine sichere Bestimmung darüber ist jedoch nicht möglich, da auch vadose Wässer unter Mithilfe von CO_2, Druck und hoher Temperatur imstande sind, schwer angreifbare Mineralstoffe zu lösen und an entfernten Stellen wieder auszuscheiden. Sinter und Ocker von Quellen mit *Restaktivität* übernehmen einen großen Teil derselben, so daß diese Sinter oft hoch radioaktiv sind. Die Anreicherung geschieht nach EBLER und FELNER durch Adsorption, insbesondere stark bei kolloidaler Kieselsäure und Manganperhydroxyd. So ist die hohe Aktivität des Gasteiner Minerals Reissacherit zu erklären, dessen Radiumgehalt $^1/_{20}$ desjenigen der Pechblende betragen soll, desgl. die der in den Karlsbader Quellspalten gefundenen Barytkrystalle.

Aus dem deutschen Bäderbuch entnehmen wir die folgenden Analysen der beiden Quellsinter aus Bad Pyrmont (die Prozentgehalte der einzelnen Stoffe sind hier weggelassen):

Quellsinter der Hauptquelle. Ca, Sr, Ba, Mg, Fe, Mn, Co, Al, SO_4, PO_4, AsO_4, CO_2, O, SiO_2, Ton und Sand, Wasser und org. Subst. Daneben Spuren von Zink, Kobalt, Nickel, Antimon, Titandioxyd.

Quellsinter der Helenenquelle. Ca, Mg, Fe, Mn, Co und Ni, Cu, Al, SO_4, PO_4, AsO_4, CO_2, O, SiO_2, Ton und Sand, Wasser und org. Subst. Daneben Spuren von Strontium, Baryum, Zink, Antimon, Titanoxyd.

D. Geologische Vorbedingungen für die Wasserbewegung in der Erde. Der Wasserkreislauf in seinen Beziehungen zur Heilquellenbildung.

Der Kreislauf des Wassers spielt sich nicht nur an und über der Erdoberfläche ab; das Wasser dringt auch in die Erdrinde ein und erfüllt in strömender Bewegung die Hohlräume der Gesteine. Die grobporigen Sedimente: mehr oder weniger verfestigte Schotter, Kiese und Sande durchfließt es in ausgedehnter Front als „Grundwasser", wobei sein Strom diese „Grundwasserträger" bis zur nächst tieferen („im Liegenden" befindlichen) wasserundurchlässigen Schicht erfüllt. Es gibt auf dem Festlande weit größere Mengen an Grundwasser als an offenem Wasser (KOEHNE). Praktisch wasserundurchlässig sind die massigen und krystallinen Gesteine und jene feinstkörnigen Sedimente, die zwar ein großes Porenvolumen besitzen, das Wasser aber durch Adhäsionskräfte (Kapillarität) festhalten (Ton, Lehm). Man nennt diese undurchlässigen Gesteine „Wasserstauer".

Die Grundwasserströme können analog den Wasserläufen der Oberfläche einen „freien", an die Porenluft grenzenden Spiegel besitzen (der meist von einem Capillarsaum begleitet ist), sie können aber auch, unter Druck stehend, den Raum zwischen je einer undurchlässigen Schicht im „Liegenden" und im „Hangenden" ausfüllen. Solches „gespanntes" Grundwasser (KELLER) steigt, wenn es durch Bohrung angefahren wird, entsprechend seinem Drucke im Bohrloch hoch.

Diesem in breiter Masse und vorwiegend schichtenweise mit geringer Geschwindigkeit strömenden Grundwasser steht jenes Bodenwasser gegenüber, welches sich auf Klüften und Spalten und anderen Hohlräumen der Gesteine bewegt („Unterirdische Wasserläufe"). Längs der Spalten, die oft bis zu großer Tiefe aufrissen, wenn die Spannungen in der Erdkruste ihre Festigkeit überstiegen, kam es häufig zu Verschiebungen der Schollenteile („Verwerfungen") (Abb. 5). Dabei wurden vielfach die Gesteine beiderseits der Verwerfung zertrümmert und zum Teil mitgeschleift. So entstanden Verwerfungszonen oder Ruschelzonen, die dem Bodenwasser vielfach zum Wege dienen. Andererseits füllten die Gesteinstrümmer als „Reibungsbrekzie" die Spaltenhohlräume mehr oder weniger aus (Abb. 8) und engten im Verein mit Ablagerungen aus dem Wasser selbst die Wasserzirkulation auf schmale Wege ein („Wasseradern").

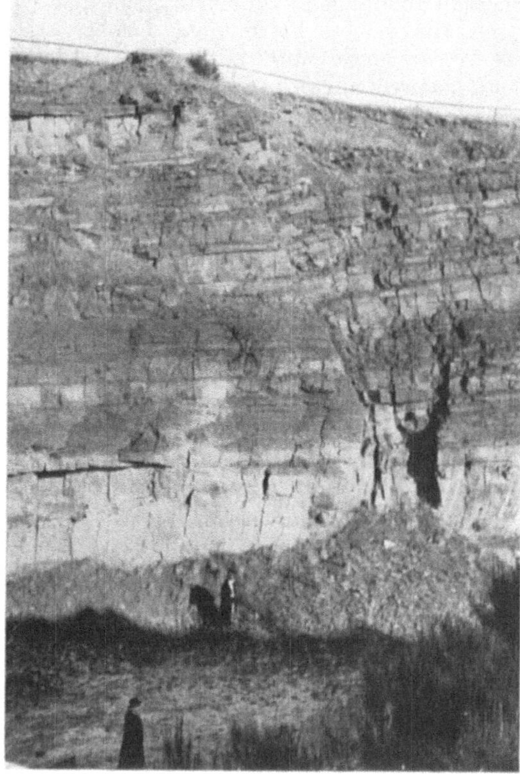

Abb. 7. Kleine Verwerfung in fast flach liegendem Schichtgestein. Der rechte Flügel ist ein wenig abgesunken und stört die früher durchgehende Verbindung der einzelnen Lagen in den beiden Flügeln.

In Gesteinen mit größerer Wasserlöslichkeit (z. B. Gips, Kalk) erweitert das strömende Bodenwasser die Klüfte und schafft so stellenweise Raum für mächtige unterirdische Wasserläufe.

Der Fließzustand dieser beiden Formen des unterirdischen Wassers ist ein grundsätzlich verschiedener. Die Stromlinien des *Grundwassers* sind im kleinen an die durch die Bodenporen (Abb. 2) gebotenen unregelmäßigen Wege gebunden, im großen folgen sie aber frei den durch das Druckgefälle vorgeschriebenen Bahnen. Die vom Grundwasser benetzte Oberfläche der Teilchen des Grundwasserträgers ist im Verhältnis zur Wassermenge sehr groß und die „äußere Reibung" längs dieser großen Benetzungsfläche im Verein mit den zahlreichen Querschnittsänderungen und Richtungswechseln der einzelnen Stromfäden ruft einen namhaften Bewegungswiderstand hervor, der infolge seiner gleichmäßigen Verteilung im gesamten „Grundwasserkörper" ähnliche Erscheinungen zeitigt wie eine große „innere Reibung". Das Grundwasser bewegt sich daher mit verhältnismäßig geringer Geschwindigkeit, ähnlich den Flüssigkeiten mit hoher Viscosität oder dickflüssigen Medien.

Die *unterirdischen Wasserläufe* bewegen sich, im Gegensatze zum Grundwasser, in Hohlräumen von verhältnismäßig größerem Querschnitte, Spalten, Klüften oder durch Auswaschung oder Lösung des Gesteines entstandenen Kanälen und Schloten. Die Bewegung dieser Bodenwässer ist im Prinzip der Strömung in offenen Gerinnen oder in Rohrleitungen zu vergleichen. Die Bahn des einzelnen Stromfadens besitzt hier zwar eine gewisse Freiheit, benachbarte Bahnen daher einen gewissen Parallelismus, der ganze Strom ist aber hinsichtlich seiner Bewegungsrichtung und Geschwindigkeit an die Form, Querschnitts- und sonstigen Widerstandsverhältnisse des Wasserweges gebunden. Das Wasser besitzt nur die seinem geringen Zähigkeitskoeffizienten entsprechende kleine innere Reibung, es treten daher bei relativ kleinen Druckgefällen größere Geschwindigkeiten auf.

Natürlich finden sich auch alle möglichen Übergänge zwischen Grundwasser und unterirdischen Wasserläufen.

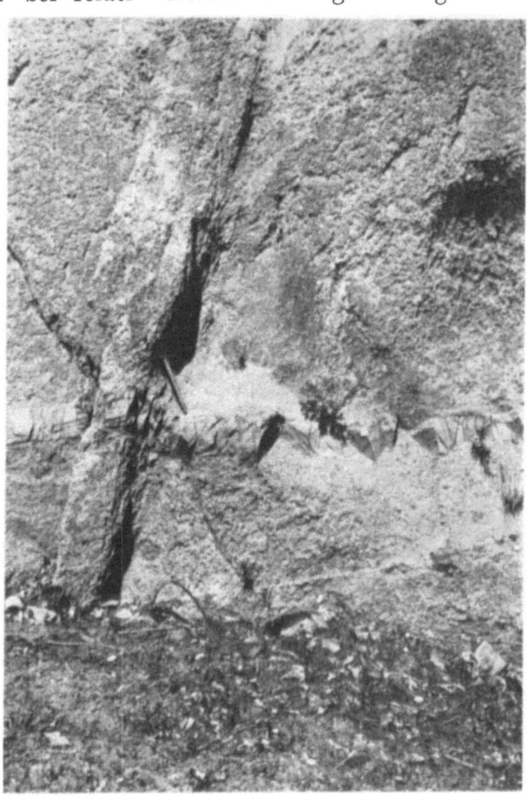

Abb. 8. Kleine Verwerfung im Massengestein (Granit). Der Granit entstand aus einer kieselsäurereichen (sauren) Schmelze, die in einiger Tiefe langsam abkühlen konnte und dabei grob krystallin erstarrte. Bei und nach den Abkühlungsvorgängen erfolgten Volumveränderungen, die — wie beim Basalt die Säulenform, beim Granit andere Absonderungsformen, unter anderem auch diesen kleinen Sprung hervorriefen. Der Sprung wird durch eine Ruschelzone (zermahlenes Gestein) begleitet.

Für die Kunde von dem im Boden zirkulierenden Wasser ist es von Wichtigkeit, bis zu welcher Tiefe solche Hohlräume in der Erdrinde führen können. Hierfür sind die Temperatur- und Druckverhältnisse im Boden bestimmend.

a) Temperaturverhältnisse. Der Wärmeausstrahlung des Erdkörpers entspricht ein Temperaturgefälle von innen zur Oberfläche. Nur die oberste Zone der Erdrinde macht die Schwankungen der Außentemperatur mit. Ihre Wirkung nimmt mit der Tiefe ab und verschwindet bei normalen Verhältnissen in rd. 10 bis 15 m Tiefe, wo ständig die mittlere Jahrestemperatur der Oberfläche herrscht. Von dieser „neutralen Zone" abwärts setzt das erwähnte Temperaturgefälle ein. Messungen in tiefen Bohrlöchern und Schächten ergaben, daß die Temperaturzunahme nicht allerorts die gleiche ist. Man fand für die „Geothermische Tiefenstufe", das ist der Tiefenfortschritt, der einer Temperaturzunahme von 1° C entspricht, Werte von 11 bis gegen 70 m/° C. Man rechnet für Europa mit dem Mittelwert von 33 m/° C, für Nordamerika mit 42 m/° C. Die verhältnismäßig geringe Tiefenzone, die der direkten Messung zugänglich ist (weniger als $^1/_{3000}$ des Erdradius) verbietet es, aus diesen Messungen durch Extrapolation auf die Temperatur in größeren Tiefen zu schließen. Jedenfalls ist die Tiefenstufe dort eine weitaus größere.

Man neigt heute zu der Ansicht, daß in der verhältnismäßig geringen Tiefe von einigen Hundert Kilometern die Höchsttemperatur von 1500 bis 2500° C erreicht werde und darunter konstante Temperatur herrsche. Für die kritische Temperatur des Wassers (365° C) errechnet sich die ungefähre Tiefe von 12000 m; bis dorthin könnte sich demnach theoretisch die Zirkulation flüssigen Wassers erstrecken, da hier ein Druck von über 3200 Atm. errechnet wird und der kritische Druck des Wassers 200,5 Atm. beträgt. In größeren Tiefen könnte sich Wasser nurmehr im kritischen Zustande befinden.

b) Druckverhältnisse. Die Druckverhältnisse im Untergrunde lassen sich nur unter der Annahme annähernd errechnen, daß sich die Gesteine in großen Massen wie Flüssigkeiten verhalten. Auf diese Weise errechnet sich, unter Voraussetzung der erwähnten Temperaturen, die Tiefenzone, in der die Gesteine nicht mehr spröde, sondern plastisch umformbar sein müssen. Nach ADAMS und KING muß sich diese Plastizität bei ungefähr 28 km Tiefe bemerkbar zu machen beginnen. Doch sollen offene Hohlräume nach diesen Autoren noch bis 34 km Tiefe möglich sein. Wir müssen daher annehmen, daß Wasser möglicherweise bis zu diesen Tiefen vorhanden sein kann.

Am oberirdischen Kreislauf nehmen jährlich rd. 360000 km^3 Wasser teil, wovon nach Berechnungen von E. BRÜCKNER nicht ganz ein Zehntel auf die feste Erdoberfläche niederfallen. Kaum ein Fünftel dieser Niederschlagsmenge versickert im Boden und tritt als Bodenwasser den unterirdischen Wasserkreislauf an. Ein Großteil dieses Bodenwassers bewegt sich nahe der Oberfläche, zumeist als Grundwasser unter dem Einflusse der Gravitation und mündet schließlich in die Oberflächengewässer. Die große Ausdehnung dieser Grundwasserkörper und ihre geringe Fließgeschwindigkeit bewirken eine Retention, die das periodisch aufgenommene Niederschlagswasser in gleichmäßigem Strome zurückgibt. Man bezeichnet das Gebiet dieses kurzen unterirdischen Kreislaufes als „*Fließwasserzone*“. Ein Teil des versickerten Wassers gelangt jedoch auf Klüften und Spalten in größere Tiefen zu Bodenwasserhorizonten, in denen die Bewegung infolge der großen Widerstände ungemein langsam vor sich geht („*Standwasser*“, nach K. A. WEITHOFER, oder „*profundes* Wasser“ nach BERG). Die innige Berührung dieses Tiefenstandwassers mit dem Muttergestein während sehr langer Zeiträume, oft unterstützt von Umständen, welche seine Lösungsfähigkeit erhöhen, wie hoher Druck, höhere Temperatur, aufgenommene Kohlensäure, schafft dann ein Lösungsgleichgewicht und eine Mineralisierung, wie sie in der Fließwasserzone nie erreicht werden kann. Solches Tiefenstandwasser ist jedenfalls an der Speisung zahlreicher Mineralquellen beteiligt. Es sind dann tiefreichende Spaltensysteme, die durch ihre Verästelungen das Mineralwasser sammeln und den Weg zur Oberfläche bieten. Das für die Aufwärtsbewegung zur Oberfläche erforderliche hydrodynamische Druckgefälle kann durch die Höhenlage des Einzugsgebietes gegeben sein, es kann aber auch durch Verminderung des spezifischen Gewichtes des Quellgutes infolge Erwärmung oder Vermischung mit Gasen geschaffen werden.

All diesen, wenn auch zum Teil auf Umwegen, am allgemeinen Kreislauf beteiligten Bodenwässern stellte ED. SUESS Wasser gegenüber, das als Exhalation erkaltender und erstarrender vulkanischer Magmamassen aus der Tiefe strömt, und bisher noch nicht an der Zirkulation teilgenommen hatte. Er bezeichnet es als *juvenil* und demgegenüber alles übrige Wasser, unter Benützung eines früher von POSEPNY geprägten Ausdruckes als *vados*.

„Vadose Quellen“, sagt E. SUESS, „nennen wir jene, die aus der Infiltration von Tagwässern hervorgehen; die Bezeichnung juvenil gilt für jene, welche als Nachwirkungen vulkanischer Tätigkeit aus den Tiefen des Erdkörpers aufsteigen, und deren Wässer zum ersten Male an das Tageslicht treten.“

Die SUESSsche Theorie vom Vorkommen juvenilen Wassers fand zahlreiche Gegner und wurde Gegenstand einer bis heute währenden Diskussion. Man bestritt das Vorhandensein von Wasserdampf in den vulkanischen Exhalationen. Doch haben unter anderem die sorgfältigen Beobachtungen von DAY und SHEPHERD in den Gasen des Kilauea-Magma außer N, Co_2, SO_2, H, S, Cl, F auch Wasser nachgewiesen. Die chemisch-physikalische Erforschung des Erstarrungsprozesses der Magmen ergab eine Produktion von Wasserdampf in solcher Menge, daß die Speisung von Quellen durch juveniles Wasser durchaus nicht unwahrscheinlich ist. Nach Berg spielt sich beim Erkalten der Magmen nacheinander eine Erst-, Haupt- und Restkrystallisation ab. Ein großer, oft der weitaus größte Teil des Krystallisationsrestes besteht aus Wasser, so daß die Restkrystallisation niemals zu voller Erstarrung führt. Bei der Erstarrung unter schneller Abkühlung und unter geringem Drucke besteht der Rest fast nur aus Gas und Wasserdampf. Ist die innere Dampfspannung des Magma gering gewesen, so entstehen lang anhaltende Abscheidungen heißer Wässer, die vulkanischen Thermen. Berg nimmt an, daß sich dieses juvenile Wasser aufsteigend mehr oder weniger mit Tiefenstandwässern vermischt und damit vielfach seinen chemischen Charakter verändert. Andererseits sei ein guter Teil der Mineralquellen unzweifelhaft vulkanisch oder tiefenmagmatisch bedingt.

Es sei in diesem Zusammenhange erwähnt, daß die Petrographen in zahlreichen Erzgängen und Mineralvorkommen hydrothermale Bildungen erkannt haben, also Absätze aus wahrscheinlich juvenilen wässerigen Lösungen und Thermen.

Zahlreiche Mineralquellen besitzen eine so hohe Auslauftemperatur, daß sie im Falle großer Schüttungsmenge unaufhörlich bedeutende Wärmemengen aus der Tiefe an die Oberfläche bringen[1]. Wir pflegen eine Quelle, deren Temperatur sich dauernd über 20° C hält, als *Therme* zu bezeichnen. Es handelt sich hierbei um eine auf unsere klimatischen Verhältnisse zugeschnittene konventionelle Festsetzung, obwohl es bekannt ist, daß sich in wärmeren Klimaten gewöhnliche Quellen finden, deren Temperatur kaum je unter diese Grenze sinkt, und die dort als kühle Wässer empfunden werden.

Für den Wärmereichtum der Thermen kommen folgende Ursprungsmöglichkeiten in Betracht:

1. Wärmeerzeugende chemische Prozesse.
2. Reibungswärme des strömenden Bodenwassers.
3. Der Wärmevorrat des Erdinneren.

Früher führte man den Wärmegehalt der Thermen gern auf chemische Umwandlungen im Boden zurück. Diese Erklärungen versagen aber angesichts der angeführten großen Wärmemengen. Die beim Durchströmen enger Gesteinsporen unter Druck entstehende Reibungswärme kann nach Versuchen Adams wohl zur Erhöhung der Wassertemperatur beitragen. Sie ist von solcher Größenordnung, daß sie wenigstens den Abkühlungsverlust ersetzen könnte.

Ohne Zweifel bildet aber der Wärmegehalt des Erdinnern die Hauptquelle des Wärmeinhalts der Thermen. Die Tiefenstandwässer müssen ihre Temperatur dem nach der geothermischen Tiefenstufe in ihrem Horizonte herrschenden Wärmegrad angleichen. Der ständige Abtransport von Wärme würde allerdings eine allmähliche Abkühlung der Tiefengesteine im Quellherde zur Folge haben, die durch den Wärmestrom aus dem Erdinnern zur Oberfläche ausgeglichen werden müßte, sollte anderenfalls die Temperatur der Thermen nicht rasch abnehmen; letzteres wird aber nicht beobachtet. So würden beispielsweise die Thermen von Bad Nauheim den gesamten Wärmestrom von 37,5 km^2 benötigen (Kampe). Es ist daher sehr wahrscheinlich, daß bei derart ergiebigen Thermen außer dem normalen Wärmestrom noch andere besondere Wärmequellen tätig sind. In vulkanischen Gebieten ist an die Wärmeabgabe noch nicht abgekühlter peripherischer Magmaherde zu denken. Es war auch naheliegend,

[1] Der Wiesbadener Kochbrunnen bringt täglich rd. 36000000 Cal., der Karlsbader Sprudel rd. 200000000 Cal. und die Gasteiner Thermen rd. 210000000 Cal. an die Erdoberfläche.

in der — unzweifelhaft solchen Herden entstammenden — Kohlensäure den Überbringer der Wärmemengen zu vermuten. Bezügliche Berechnungen (KAMPE) zeigten aber, daß infolge der geringen spezifischen Wärme des Kohlensäuregases unwahrscheinlich große Mengen desselben zur Übertragung notwendig wären. Es erscheint hingegen sehr wahrscheinlich, daß die Wärmeübertragung in vielen Fällen durch juvenilen Wasserdampf erfolgt. Infolge der hohen Kondensationswärme des Wasserdampfes[1] genügen schon verhältnismäßig geringe Mengen kondensierten juvenilen Wasserdampfes zur Erzeugung der bekannten Temperaturen der Thermen. Es erscheint also, daß juveniles Wasser bei weit mehr Thermen, als man früher anzunehmen geneigt war, beteiligt ist.

Nach SOSMANN liefert eine Magmaintrusion von 1000 m Mächtigkeit mit 5 Gewichtsprozenten Wassergehalt, wenn ihre Abkühlung 1 Million Jahre dauert, während dieser Zeit auf je 10 km^2 Erdoberfläche 23,8 Minutenliter juvenilen Wassers. Denkt man das juvenile Wasser im Verhältnis 1:9 mit vadosem gemischt, so wäre es imstande, heiße Quellen von je 238 Minutenliter Ergiebigkeit, je $6^1/_2$ km voneinander entfernt gelegen, zu speisen.

Die Frage der Herkunft der großen Wärmemengen in den Thermen steht also in innigem Zusammenhange mit der Theorie des juvenilen Wassers (vgl. auch BRUN und THORODDSEN).

Mit diesen Fragen beschäftigt sich eine im Jahre 1924 veröffentlichte Sammlung von Arbeiten amerikanischer Geologen (Symposium). Sie behandelt neben rein theoretischen Erwägungen die heißen Quellen von Lassen National Park (Kalifornien), Yellowstone National Park, heiße Quellen in Nevada, Utah, Idaho, Quellen aus dem bekannten „Tal der zehntausend Dämpfe“ in Alaska, in Virginia, Carolina und Georgia, aus Haiti, also ein Material, wie es in dieser Reichhaltigkeit in Europa nicht zur Verfügung steht. Die Arbeiten verdienen es, im einzelnen ihrer Punkte hier angeführt zu werden.

Bei den Untersuchungen im Lassen National Park stellte sich heraus, daß die Hauptmenge der Wässer vadosen Ursprunges ist. Die Temperaturschwankungen der Quellen sind ziemlich groß. Auch wurde nachgewiesen, daß der Mineralgehalt des Wassers aus der Zone über dem normalen Grundwasserspiegel stammt, während die Wärme an Wasserdampf gebunden, aus einem unterlagernden Magmakörper, zugeführt wird. Die Bearbeiter der Quellen des Yellowstone Parks kommen zu dem Schluß, daß auch hier zum mindesten die Wärme vulkanischen Ursprunges sei, d. h. wahrscheinlich von einem in etwa 2000 m Tiefe liegenden Magmakörper herrühre. Die Quellen von Nevada, Idaho und Utah hängen, wie übrigens sämtliche der obengenannten, mit größeren Verwerfungen zusammen, zeigen oberflächlich keine Verbindung zu rezenten Eruptiven, aber zu größeren Arealen tertiärer Eruptivgesteine. Im „Tal der zehntausend Dämpfe“ finden sich Fumarolen mit Temperaturen von 97 bis 645° C. Die hier zutage tretenden heißen Quellen leiten sich aus einer Mischung vadoser und juveniler Elemente her. Interessant ist der Nachweis, auch von SCHNEIDER schon früher erbracht, daß die verschiedenen Stadien vulkanischer Exhalationen von der Fumarole bis zur Therme in einem eng begrenzten Gebiete vorkommen können, und daß sie unter Umständen vom Stande des Grundwassers oder anderen äußeren Faktoren abhängig sind. (SCHNEIDER konnte in Island durch Abdrosselung eines Gliedes einer Reihe von in Verbindung stehenden Fumarolen, Solfataren, Thermen, Schlammvulkanen die anderen beeinflussen.) In dem genannten amerikanischen Gebiet

---

[1] Die Verdampfungsmenge des Wassers beträgt bei 1 Atm. Druck 539,7 Cal. Bei 20 Atm., also in rd. 200 m Tiefe, gibt 1 kg kondensierender Wasserdampf 457,9 Cal. ab, wobei Kondenswasser von 211,3° C entsteht. Unter solchen Verhältnissen würde z. B. ein Gehalt von 2,5% juvenilen Wassers die Temperatur der Nauheimer Thermen erklären.

läßt sich aber deutlich die Entwicklung des Abklingens derartiger vulkanischer Erscheinungen zu einem Gebiet warmer Quellen nachweisen. Auch für die heißen Quellen von Arkansas und Haiti wird eine Verbindung mit tiefreichenden Verwerfungen nachgewiesen und aus der lokalen Geologie auf eine magmatische Herkunft der Wärme geschlossen.

Die Erwärmung durch Reibung des Wassers beim Aufsteigen in engen Klüften erscheint den genannten Autoren ebenso unwahrscheinlich wie die Herkunft der Wärme aus chemischen Prozessen oder aus dem Zerfall radioaktiver Substanzen.

Bei den Untersuchungen der (etwa 200) Thermen des Yellowstone Parkes fand man, daß diese schon in präglazialer Zeit tätig waren, also weit über 20000 Jahre alt sind. Sie fördern noch heute täglich eine Gesamtmenge von 352 Tonnen gelöster Stoffe über die Erdoberfläche (ALLEN und DAY).

Der Zusammenhang der Thermen mit vulkanischen Erscheinungen zeigt sich auch in der Tatsache, daß sich Thermen in den Hauptschwächezonen der Erdrinde besonders häufig vorfinden, die sich vielfach durch eine noch bestehende oder erst kürzlich erloschene vulkanische Tätigkeit kennzeichnen; so z. B. die Randgebiete des Stillen Ozeans, unter anderem Japan, das über unzählige heiße Quellen verfügt, die alle in direktem oder indirektem Zusammenhang mit vulkanischen Erscheinungen stehen (FUJINAMI KOICHI). Insgesamt sind es weit über 1000 Thermen, von denen der größte Teil stark mineralisiert ist (HÄRTEL). Besonderes Interesse haben die japanischen heißen Quellen zur Zeit dadurch gewonnen, daß man — anscheinend mit einem gewissen Erfolg — versucht hat, Gesetzmäßigkeiten zwischen ihrem Auftreten bzw. ihrem Verhalten und Vertikal- und Horizontalbewegungen der Erdkruste zu finden (TORADE-MIYABE).

2. Balneogeologie.

A. Beziehungen der Heilquellen zum Bau des Bodens, bearbeitet am Beispiel Deutschlands.

Der Untergrund Deutschlands besteht aus einem System von einzelnen Schollen[1], die im Verlauf der Erdgeschichte vielfach gegeneinander in horizontaler wie vertikaler Richtung verschoben wurden (Abb. 9). Die großen Störungslinien, die meist in ganz bestimmten Richtungen angeordnet sind (NO-SW, NW-SO, NNO-SSW), sind auch vielfach die Hauptlinien tiefgreifender Wasserwege, soweit sie nicht Pressungsgebiete darstellen und ohne winklig auf der Hauptfläche stehende Querspalten fest verschlossen sind. Diese Fälle sind aber Ausnahmeerscheinungen, meist haben sich an den Spaltenbündeln und Ruschelzonen Wege für die Wasserbewegung geöffnet und erhalten.

Gestützt und in ihrer Bewegung gehemmt, wurden die beweglicheren Schollen durch die alten Faltengebirgsrümpfe, die als starre Rahmen den Bau durchziehen. Im einzelnen ist auch deren Bau für die Bewegungsmöglichkeit des Wassers bedeutsam.

KEILHACK hat in einer sehr gründlichen Zusammenstellung eine Liste der deutschen Heilquellen unter Anführung der Schichten, aus denen sie jeweils entspringen, gegeben. Er fand nur bei einzelnen Kategorien Gesetzmäßigkeiten, so z. B. bei den warmen Quellen, von denen die Hälfte krystallinen Gesteinen entspringt, den Kochsalzquellen, von denen ein Viertel im Zechstein, 12% im mittleren Muschelkalk ihren Ursprung nehmen und den Bitterquellen, von

[1] Einen sehr guten, faßlichen und kurzen Abriß der Geologie Deutschlands gibt v. BUBNOFF 1936.

denen 66% dem Muschelkalk entstammen, ebenso den Schwefelquellen, die sich zu 90% aus jüngeren Formationen ableiten. Seit dieser Aufstellung Keilhacks aus dem Jahre 1916 sind aber eine ganze Reihe von Quellen erbohrt worden, die schon durch die Tatsache ihrer künstlichen Erschließung das Bild trüben müssen.

Eine Abhängigkeit bestimmter Quelltypen von bestimmten Gebieten ergibt sich bei den Wässern, welche zweifelsfrei juvenile Bestandteile in größerer Menge enthalten, insbesondere den Säuerlingen, die in Deutschland an die

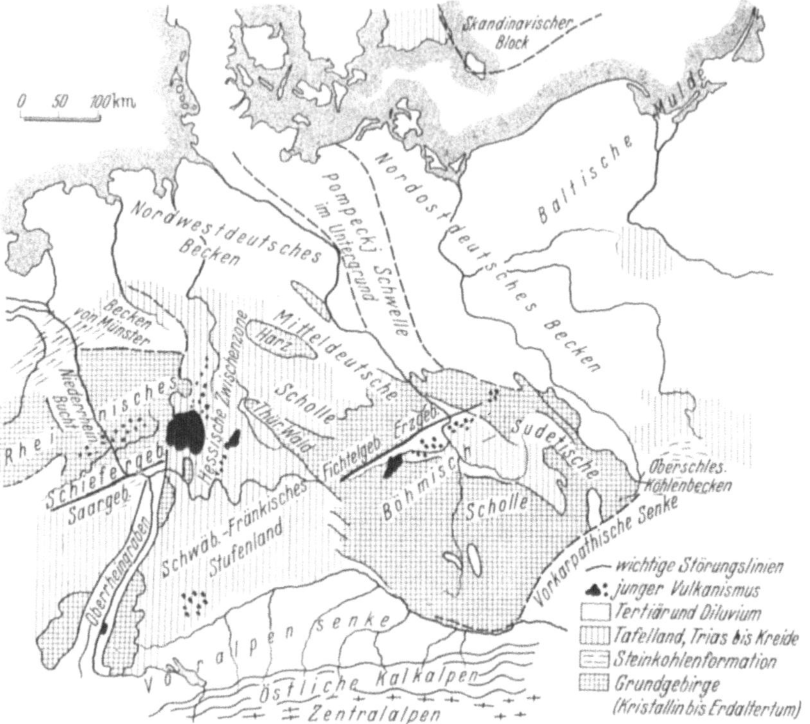

Abb. 9. Schollengliederung Deutschlands (vgl. Text, S. 27). (Nach Bubnoff.)

Gebiete jungvulkanischer Erscheinungen bzw. an besonders tiefreichende Spalten gebunden sind. Bei der Betrachtung des Zusammenhangs jungvulkanischer Gebiete mit CO_2-Austritten muß allerdings beachtet werden, daß heute, solange nach dem Aufhören des eruptiven Stadiums, Kohlensäureexhalationen mehr an die randlichen und tiefliegenden, dem Auge verborgenen Zonen der nicht an die Erdoberfläche durchgedrungenen Magmareservoire gebunden erscheinen, als an die alten Zentren, in denen der Oberflächenvulkanismus vorherrschte (Abb. 10).

Hummel hat diese Gebundenheit in einer großangelegten Arbeit bewiesen. Die Kohlensäurequellen treten in der Hauptsache in zwei Gürteln auf, die sich im Gebiet der unteren Lahn kreuzen und die tektonisch bedingt sind. Auch die alkalischen Quellen finden sich in der Mehrzahl in demselben Gebiet, nur mehr an die Zentren des ehemaligen Vulkanismus gebunden (Abb. 10).

Die deutschen *Solquellen oder Kochsalzwässer* (Abb. 11) besitzen einen gewissen Anschluß an das Auftreten verschiedener salzführender Formationen; in besonderer Zahl aber finden sie sich im Gebiete der Salzlagerstätten des Zechsteins. Diese Salzlager bildeten sich in einem von den Ozeanen abgeschnürten

Meeresbecken unter der Wirkung eines die Verdunstung stark fördernden Klimas. Bei dauernd steigender Konzentration schieden sich am Grunde solcher Becken zunächst Gips, später Steinsalz und zuletzt die leichtest löslichen Salze aus. Gut wasserabdichtende Deckschichten und vielfach mächtige Überlagerungen konservierten einen großen Teil dieser Salzlager bis heute[1].

Unter dem Drucke der Überlagerung zeigt das Steinsalz eine bemerkenswerte Plastizität. Es „fließt" in der Richtung geringeren Widerstandes und bildet

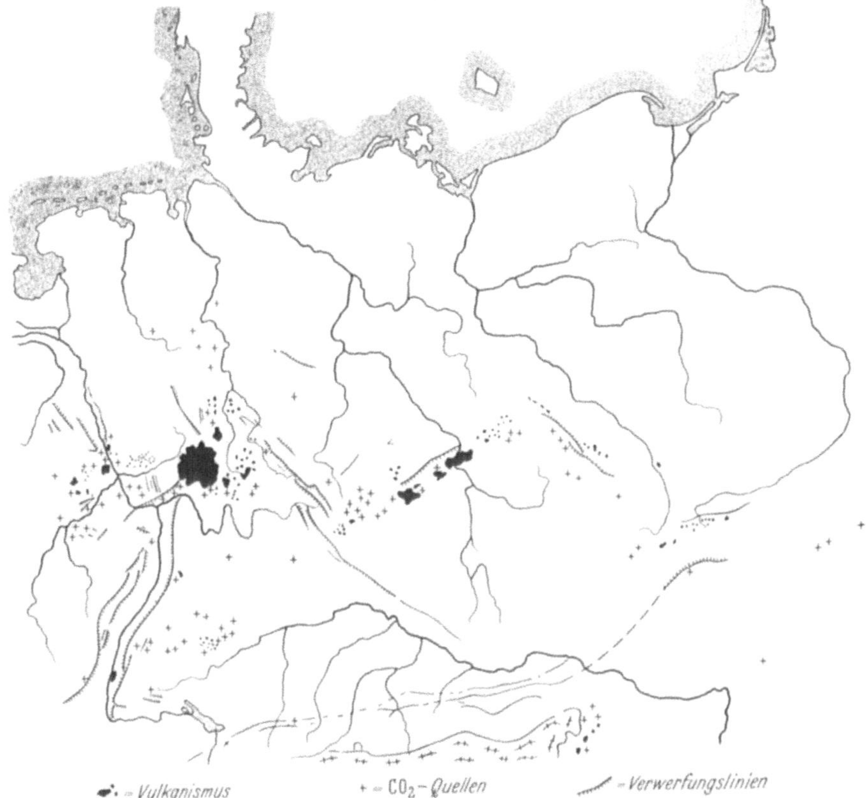

Abb. 10. Verbreitung des tertiären und diluvialen Vulkanismus in Deutschland und die Abhängigkeit der CO_2-Quellen davon.

sog. Ekzeme, Salzdome, -horste oder -stöcke (Abb. 12). Solche Bildungen sind in Störungszonen, Sattelachsen usw. vielfach bis nahe an die heutige Erdoberfläche emporgedrungen. Ihr Aufsteigen scheint stellenweise noch anzudauern, kann aber durch von oben erfolgende Ablaugung kompensiert werden. Geophysikalische Messungsmethoden erlauben heute, ihre Lage im Untergrund genau festzustellen; man kennt derselben nahezu 100 in Norddeutschland. Sie haben insofern besondere Bedeutung, als das Vorkommen von Erdöl vielfach mit ihnen verknüpft ist. Von ihrer Gestalt gebe das beifolgende Bild einen Begriff.

Auch andere Horizonte mit einer mehr- oder minder großen Salzführung finden sich (s. S. 7), an solche sind besonders die süddeutschen Kochsalzwässer sowie diejenigen der Ostmark geknüpft. Horizontale Wanderungen der Solen

[1] Eine sehr vollständige und ausgezeichnete Darstellung gibt F. LOTZE 1937.

können die Abhängigkeit von bestimmten Formationen verwischen. Auch in Gebieten, in denen die eigentlichen Salzlagerstätten schon ausgelaugt und

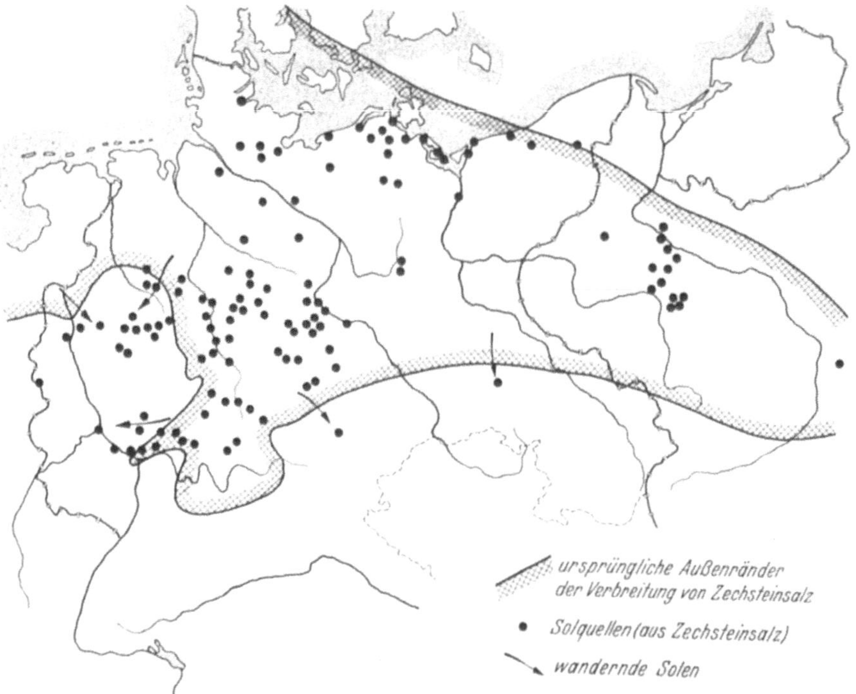

Abb. 11. Kartenskizze der Verbreitung von Zechsteinsalzen und sich aus ihm ableitenden Solquellen in Deutschland. (Nach LOTZE 1937.)

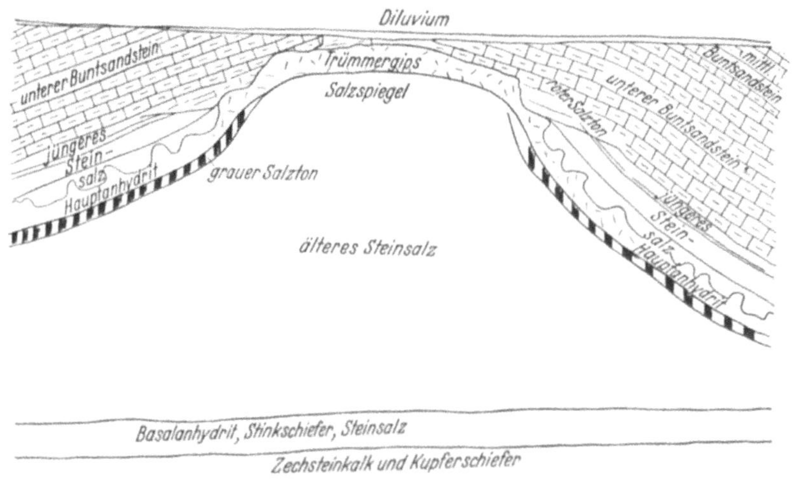

Abb. 12. Schnitt durch einen Salzhorst oder Salzdom. (Nach FULDA. Aus LOTZE 1937.)

verschwunden sind, vermögen sich ausgedehnte Solehorizonte noch längere Zeit zu erhalten.

Gewöhnliche Auslaugungswässer sind zumeist an primäre (z. B. Arsenerzlagerstätten) oder sekundäre (z. B. Salzlagerstätten) Anreicherungen des den

Charakter bestimmenden Minerals gebunden, „Reaktionswässer" (KNETT) sind hingegen komplizierterer Herkunft.

Vadose Thermen finden sich nur in Gegenden mit tiefreichenden Spalten, und da diese wiederum an ganz bestimmte Verhältnisse gebunden sind, vielfach in Gebieten alter krystalliner, oder durch Faltung starr gewordener Gesteine (Schwarzwald, Riesengebirge, Zentralalpen).

Günstige Punkte für das Auftreten von Mineralquellen sind Schnittpunkte größerer Störungszonen mit tief eingeschnittenen Tälern, wie sie z. B. häufig im mittleren Rheintal (Abb. 13), oder bei den Kohlensäuerlingen der Grafschaft Glatz oder im Sudetenland zu finden sind.

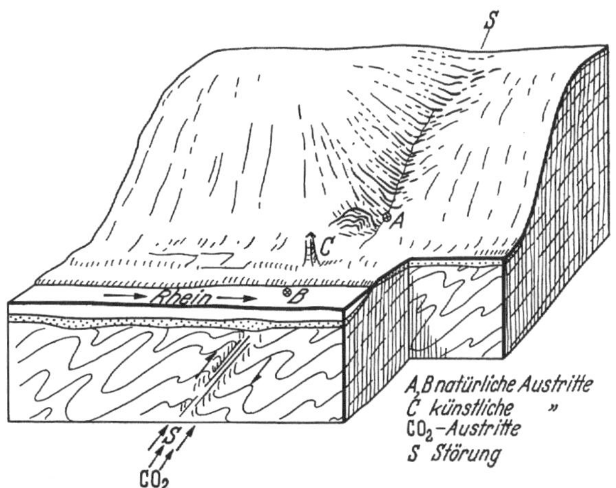

Abb. 13. Blockbild einer CO_2-führenden Störung am Mittelrhein.

Allgemein läßt sich sagen, daß die Mineralquellen vorwiegend an Zonen jüngerer Gebirgsbildung (BEYSCHLAG) geknüpft sind, während sich in ungestörten und flach liegenden Schichten seltener Mineralquellen finden. Eine Verbindung tief reichender Wasserwege mit vulkanischen Entgasungszonen stellt die günstigsten Bedingungen für Heilquellenentstehung dar.

Die Verteilung der Heilquellen auf den deutschen Raum läßt sich aber nicht direkt aus dem bunten Bild einer geologischen Karte ablesen. Man muß berücksichtigen, daß die jeweiligen Oberflächengesteine zwar die Austrittsgesteine der Quellen sind, daß deren Herkunft aber in anderen und nicht zwangsläufig geologisch älteren Horizonten zu suchen ist.

Bei einer regionalen Betrachtung des deutschen Raumes ergibt sich etwa folgendes Bild:

Unter dem einförmigen Tuch der eiszeitlichen Bildungen im norddeutschen Flachlande lagern ältere Schichten, die stärker gestört sind als die Deckschichten, das bunte Bild Mitteldeutschlands mit seinen regelmäßig angelegten großen Störungslinien setzt sich unter diesem verhüllenden Mantel fort[1], der aber viel weniger und eintönigere Quelltypen an die Oberfläche gelangen läßt.

Doch werden auch hier vielfach Kochsalzwässer erbohrt. Dabei läge es nahe, in den Küstengebieten an eine marine Herkunft der dort im Untergrund auftretenden Solen zu denken. Dies wird jedoch durch die Analysen der verschiedenen Salzwässer, die (im Nordsee- wie im Ostseegebiet) meist einen höheren Salzgehalt als das Meerwasser zeigen, widerlegt. Da eine Anreicherung der Salze bei diesen Wässern ausgeschlossen erscheint, müssen wir nach einem anderen Ursprung suchen. (Es gibt vom Meer her eingedrungene Salzlösungen, sie liegen aber alle in relativ geringen Tiefen und zeigen eine ungefähr dem Meerwasser entsprechende bzw. mehr oder weniger stark *verdünnte* Zusammensetzung.)

Wir kennen z. B. eine stärkere Sole aus dem Untergrund von Bremen (etwa 200 m tief), Kolberg und andere Orte zeigen ähnliche Verhältnisse. Diese

[1] Das wurde sowohl theoretisch festgestellt, als auch durch die neuen großzügigen geophysikalischen Untersuchungen bestätigt.

Salzwasserhorizonte liegen unter Süßwasserhorizonten und leiten sich fast alle aus Zechsteinsalzen (vielleicht auch unterpermischen Salzen) ab. Die Verbreitung der Zechsteinsalzlagerstätten (Abb. 11) umfaßt einen großen Teil Nord- und Mitteldeutschlands, lokal finden sich noch Restsolen (WOLFF), wie z. B. in Westfalen, dessen Salzwässer zunächst als ,,connate" Wässer angesehen wurden (WEGNER), bis sich herausstellte, daß es sich entweder um Restsolen, oder um vom Norden herbeigeführtes Wasser handelt, das mit Zechsteinsalzen in Berührung gekommen ist (Krefeld, Alstaden bei Mülheim (Ruhr), Königsborn usw.).

Im norddeutschen Flachland liegen auch die ausgedehntesten Vorkommen von *Moor*, das ja gleichfalls ein wichtiges Heilgut ist. Wir finden es in den ausgedehnten Moorbezirken im Nordwesten sowohl als auch in Nordostdeutschland, die ebenso vom Untergrund wie vom Klima begünstigt sind. Wir werden weiter unten (s. S. 49) die zur Moorbildung führenden Bedingungen kennenlernen, die namentlich in dem Gebiet jungglazialer Aufschüttungen östlich der Elbe herrschen. Wir können beobachten, wie mit der im allgemeinen abnehmenden Luftfeuchtigkeit und dem wechselnden und stärkeren Relief der älteren Landschaftsformen in Mitteldeutschland die Häufigkeit und Verbreitung der Moore nach Süden abnimmt.

Südlich beginnt dann das Mittelgebirge, d. h. alte Rümpfe von heute fast abgeschliffenen Gebirgen, die meist in der Steinkohlenzeit gefaltet und gehoben wurden (s. S. 7), Gebirgsbruchstücke, die heute höher liegen, als ihre Nachbargebiete. Zwischen ihnen liegen die mehr oder weniger eben lagernden (Tafelländer) Schichten jüngerer Zeit, die nach der Zerstörung der alten Gebirge neue Schichten aus dem umgelagerten Schutt entstehen ließ. Solche verschieden alten Rümpfe sind z. B. das Rheinische Schiefergebirge, Vogesen und Schwarzwald, der Harz, der Thüringer Wald, das Fichtelgebirge, das Erzgebirge[1], die Sudeten, die zwischen den eine Decke jüngerer Schichten tragenden Schollen der hessischen, thüringischen, fränkischen, schwäbischen und schlesischen Landschaft sich hinziehen. An den Rändern der alten Leisten finden sich häufig Quellenlinien, die an die Störungen gebunden sind, so z. B. am NO-Rand des Harzes, am Thüringer Wald, am Taunus usw. (Abb. 14.)

Besondere Anreicherungszonen von Mineralquellen sind fernerhin (um einige jüngere Leitlinien herauszugreifen) die Pyrmonter Achse, ein Leitzug, in dessen höheren Teilen sich Austrittsstellen für die Kohlensäureexhalationen von Magmen befinden, die nicht bis zur Oberfläche durchgebrochen sind, wie das in weiter südlich gelegenen Gebieten geschehen ist. Die Gase bringen hier stellenweise die im Untergrund angetroffenen Wässer mit sich an die Oberfläche. Ähnliche Verhältnisse liegen auch an der benachbarten Osning-Achse vor, an der neben anderen Mineralquellen (MESTWERDT) die bekannten Meinberger Mofetten auftreten.

Nach Süden schließt sich dann der ost-westliche Kohlensäuregürtel (eigentlich aus zwei Teilen bestehend) an (s. S. 46), die an die großen Schollenränder gebundenen Quellen, wie die Taunusrandquellen (s. S. 33), diejenigen am Rand des Thüringer Waldes und am Harz, am Südostrand des Erzgebirges, dann das süddeutsche Quellengebiet, das seinen Mineralgehalt im wesentlichen aus Muschelkalk und Keuper bezieht (Triasschichten), aus den Salzlagerstätten des Tertiärs und den Erdölbegleitwässern, wie endlich die Quellen des Alpenrandes (s. S. 44).

Von den Quellphänomenen der Ostmark gehört (KNETT) ein ansehnlicher Teil den Ostalpen an, hier besonders dem krystallinen Teil und seiner Hülle, ein anderer tritt an den Alpenrändern zutage, dort wo das Gebirge Bruchränder

[1] Die vier letztgenannten als nordwestliche Fortsetzung der böhmisch-sudetischen Scholle (v. BUBNOFF).

gegen die Senkungsgebiete aufweist. „Eine der bekanntesten Dislokationen, bzw. Verwurfflächen ist die Wiener Thermenlinie, die von Saubersdorf bei

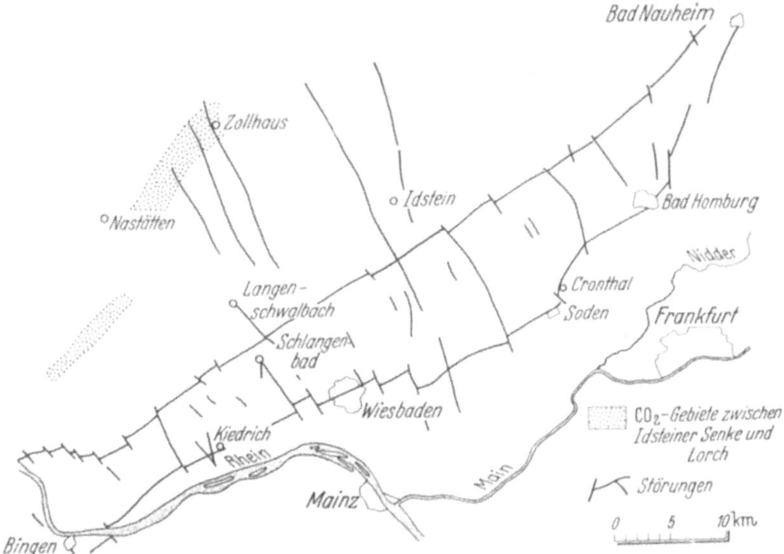

Abb. 14. Kartenskizze des Taunusrandes, seiner Störungen und Mineralquellen. (Etwas verändert nach MICHELS.)

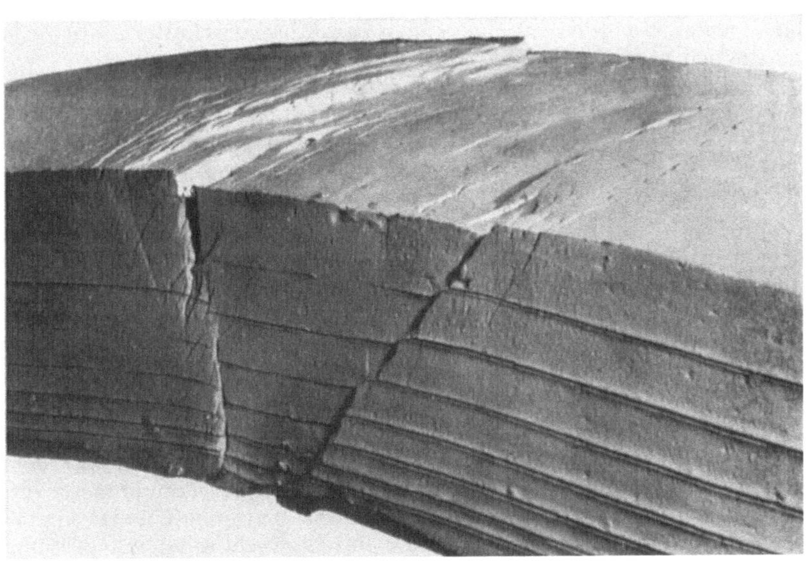

Abb. 15. Tonmodell einer komplexen Störungszone, eines Scheitelgrabens. Der Versuch bestand in der Aufwölbung eines Tonkuchens, der die dadurch entstehende Spannung durch gesetzmäßiges Zerreißen ausgleicht. Es kommt den natürlichen Verhältnissen etwa des Rheintalgrabens sehr nahe (Vordergrund rechts Schwarzwald, links Wasgenwald, dazwischen das Rheintal bei Freiburg i. Br.). Die Grenzflächen des Grabens lassen die Wanderwege tiefreichender Wässer und aufsteigender Gase typisch und gut erkennen (Versuch: CLOOS).

Wiener Neustadt über zahlreiche habituelle Stoßpunkte und Quellenorte wie Fischau, Vöslau, Baden gegen Meidling und unter Wien hindurchzieht“, sich auch noch nördlich von Wien (KNETT) nachweisen läßt.

Das an wertvollen Mineralquellen reiche Sudetenland gehört geologisch zu einer Bruchzone innerhalb und am NW-Rand der böhmischen Masse. Namentlich die Ränder dieser alten, starren mit jüngeren Graniten durchwirkten Scholle sind in vielfache Leisten zerbrochen (BUBNOFF), als Antwort auf Bewegungen, die in schmiegsameren Gebieten Faltung hervorriefen (Abb. 4). Bei den Störungen, die diese Urgebirgsscholle zuletzt in der Tertiärzeit erlitt, senkte sich unter anderem zwischen dem heutigen Erzgebirge und dem Kaiserwaldgebirge eine Reihe von Schollen wechselnder Breite gegenüber den genannten stehengebliebenen Horsten bis zu 300 m Tiefe (bzw. es hoben sich die heute höher liegenden Teile). In den zertrümmerten Randzonen dieses „böhmischen Grabenbruches" kam es vielenorts zu magmatischen Äußerungen, und heute ist das Gebiet reich an zum Teil hochwertigen Mineralquellen und zahllosen Säuerlingen. Es seien nur die Karlsbader Thermen und jene von Teplitz-Schönau erwähnt, ferner die Quellen von Marienbad und Franzensbad, endlich die weltbekannten Tafelwässer von Gießhübl, Krondorf und Bilin herausgegriffen.

In der Formationstabelle auf der S. 7 wurden bereits die Beziehungen der einzelnen Zeitepochen geologischen Geschehens zur Bildung der deutschen Heilquellen und Heilgüter angedeutet.

B. Die Heilquellen des Deutschen Reiches

(an Hand einzelner Beispiele)[1].

Man bezeichnet heute mit „Heil*quelle*" nicht bloß Heilwässer, die in Form von Quellen im allgemeinen quellenkundlichen Sinne an die Oberfläche treten. Es kann sich auch um flächenhafte Wasserhorizonte handeln, die in einem Bohrloch angefahren wurden, oder um eine wasserführende Kluft, die auf gleiche Weise zugänglich gemacht oder erschürft wurde.

Als Grenzwerte zwischen gewöhnlichen Trinkwässern und Mineralwässern gelten im allgemeinen noch die von GRÜNHUT 1911 angegebenen Zahlen als Mindestwerte der Gesamtmenge der in Lösung befindlichen festen Stoffe. Sie sind jedoch in der Folgezeit vielfach ergänzt worden. Eine Zusammenstellung hat 1933 FRESENIUS gegeben, genaue Angaben finden sich im Abschn. III, Chemie der Heilwässer usw. Es sei erwähnt, daß diese Grenzwerte keinen internationalen Charakter tragen.

Den Namen *Heil*quelle tragen die betreffenden Wässer der Wirkung wegen, die sie erfahrungsgemäß auf den Organismus haben.

Ein *Mineral*wasser braucht noch kein *Heil*wasser zu sein, andererseits sind keineswegs alle *Heil*wässer auch *Mineral*wässer im eigentlichen Sinne; so besitzen z. B. manche Wildbäder (Akratothermen) einen außerordentlich geringen Mineralgehalt, während andere, nicht therapeutisch verwertbare Wässer eine Menge gelöster Mineralbestandteile mit sich führen können.

Aus den vorhergehenden Kapiteln ging hervor, daß die Mineralwässer ihren Mineralgehalt nur selten als primären Bestandteil (juvenile Wässer) mit sich führen. Die juvenilen Wässer können wir im einzelnen sehr selten mit Bestimmtheit erkennen, da wir ja wissen, daß die im Wasser enthaltenen Stoffe auf den verschiedensten Wegen in das Wasser gelangen konnten.

Weitaus die meisten Heilwässer sind vadoser Entstehung, d. h. sie leiten sich aus Wässern des oberflächlichen Wasserkreislaufes her, der sich in Atmosphäre, Hydrosphäre und Lithosphäre vollzieht und dem nach der Tiefe durch

[1] Es ist unmöglich, im Rahmen dieses Buches eine korrekte Aufzählung und — soweit überhaupt schon möglich — geologische Deutung jedes einzelnen Heilbrunnens Großdeutschlands zu geben. Das muß einem neuen Bäderbuch vorbehalten bleiben.

die zunehmende Temperatur und den allmählich alle Risse verschließenden Druck eine Grenze gesetzt ist (Abb. 16). Diese vadosen Wässer nehmen auf ihrem mehr oder weniger weiten Weg durch die mannigfachen Gesteine der Erdrinde die Stoffe in sich auf, die sie zu lösen imstande sind, um so mehr, als sich schon das Regenwasser stark mit atmosphärischen Gasen angereichert hat.

Daß dazu keineswegs besondere Umstände, höhere Temperatur oder beispielsweise ein besonders starker Kohlensäuregehalt nötig ist, zeigt sich in den Trockengebieten der Erde, in denen alljährlich nur eine geringe Menge Regen fällt, der oft nur wenige Meter tief in den Boden eindringt und infolge der raschen Verdunstung auf capillarem Wege wieder an

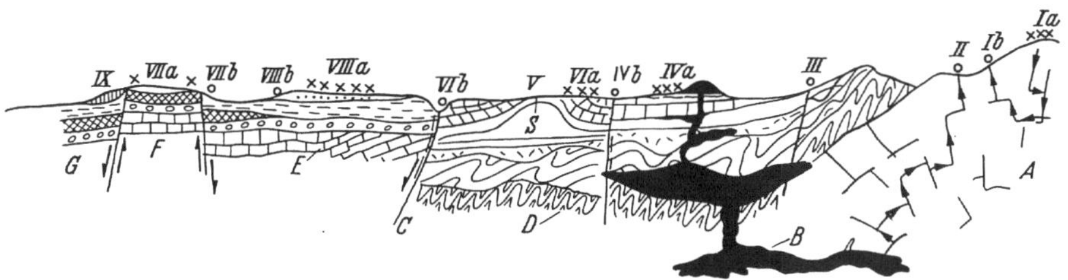

Abb. 16. Mineral- und Heilquellentypen, geologisch gesehen.

Geologisches.

A Klüftiges Massengestein mit unregelmäßigen Wasserwegen.
B Junges, eingedrungenes Schmelzgestein, in den tieferen Partien noch nicht erstarrt und je nach seiner Temperatur verschiedene Gase bzw. mineralische Stoffe ausscheidend, die teilweise an die Erdoberfläche dringen.
C Verwerfung (Abschiebung).
D Alte, stark gefaltete Schichten, darüber weniger stark gefaltetes Gebirge, das erst nach der Faltung des Liegenden abgelagert und später gefaltet wurde.
E Schwach verbogene Schichten des Erdmittelalters (außerhalb der Alpen). Darüber horizontale Schichten der Erdneuzeit.
F Stehengebliebener Horst, zweite Schicht von oben Braunkohle.
G Abgesunkene Scholle.

Quellen.

Ia Einzugsgebiet, Ib Austrittsgebiet } einer vadosen Therme (tief reichender Wasserweg).
II Austrittspunkt einer juvenilen Quelle (Wasser usw. aus jungem magmatischem Herd).
III Einfache, an Verwerfung austretende Quelle, deren Sammelgebiet im unmittelbaren, höheren Hinterland liegt.
IVa Einzugsgebiet, IVb Austrittspunkt } eines einfachen Säuerlings (Wasser vados, Gas aus der Tiefe).
V Bohrloch in einem Salzstock (*S*).
VIa Einzugsgebiet, VIb Austrittspunkt } einer einfachen Solquelle.
VIIa Einzugsgebiet, VIIb Austrittsstelle } einer Vitriolquelle (Braunkohlenwasser).
VIIIa Einzugsgebiet, VIIIb Austrittspunkt } einer einfachen eisenhaltigen Quelle, die sich in lockeren jungen Schottern angereichert hat.
IX Quellmoor.

die Oberfläche zurückkehrt. Im Laufe einer oft nur einige Jahrzehnte betragenden Zeit bilden sich dicht unter der Oberfläche, wo der Rest der Feuchtigkeit verdunstet, zunächst eine Rinde, später oft dicke Schichten bestimmter, im Ab- und Wiederaufstieg gelöster und wieder ausgefällter Mineralbestandteile. Dabei handelt es sich nicht nur um Kalk und Gips, sondern auch um Eisenkrusten, sogar Kieselgesteine, die in Form von Chalcedonkrusten wieder ausgeschieden werden (Blanck).

Ganz unlösliche Mineralien gibt es nicht, wenn auch fallweise nur sehr geringe Mengen in Lösung gehen. Die Natur verfügt jedoch über Zeiträume, wie sie unseren Chemikern nicht zur Verfügung stehen. Wieweit diese Löslichkeit geht, sehen wir daran, daß Organismen diese in gelöster Form erworbenen Stoffe anreichern können (s. S. 15). Es ist also eigentlich verwunderlich, daß wir nicht mehr Mineralwässer finden als es tatsächlich gibt. Das liegt aber daran, daß in unseren Zonen der Wasserablauf verhältnismäßig schnell und glatt vor sich geht, und daß ferner der unterirdische Weg des Wassers meist kurz ist und sich noch dazu in oberflächlichen Schichten bewegt, die fast immer zu einem beträchtlichen Teil (soweit sie Wasserträger sind) relativ grobporig sind; dabei findet das Wasser nicht Zeit, sich merklich mit löslichen Stoffen zu beladen. Die erwähnten Sedimente haben zudem durch ihre mehrfache Umlagerung schon einen hohen Prozentsatz der am leichtesten löslichen Stoffe verloren, so daß den vadosen Wässern nicht viel zu lösen übrig bleibt. Gilt es doch als Regel, daß „mit der Zunahme der Unangreifbarkeit und Schwerlöslichkeit eines Gesteins seine Gegenwart und Verbreitung an der Erdoberfläche zunimmt" (BLANCK).

Anders verhält es sich in oberflächlichen Ablagerungen besonderer Art, die bald nach ihrer Sedimentation einen Prozeß chemischer Verwitterung durchmachten, der einen Teil der schwerlöslichen Komponenten in leichter lösliche Form überführte oder neue lösliche Mineralstoffe erstehen ließ, wie das z. B. in Mooren der Fall ist, in denen die Wässer nicht nur an Humussäuren angereichert werden, die sie leichter in Stand setzen, chemische Angriffe zu entwickeln, sondern wo sich auch gelegentlich durch Zersetzung von Schwefelkies freie Schwefelsäure bildet, die dem Sickerwasser eine größere Angriffsfähigkeit verleiht (komplizierte Verwitterung) (KNETT).

Man findet häufig im Liegenden von Braunkohlenlagern, also alten Torfmooren eine sehr tiefgründige Gesteinszersetzung, die unter besonderen Umständen etwa Kaolinlager entstehen lassen konnte (vgl. S. 56).

Über die Art, wie die Lösung bei den Gesteinskomponenten vor sich geht, sind wir ziemlich genau unterrichtet. Vielfach läßt sie sich experimentell nachahmen. Die Schwierigkeit einer genetischen Erklärung der Summe der in den Mineralquellen gelöst enthaltenen Stoffe liegt darin, daß diese Bestandteile nicht als komplexe Verbindungen in der Lösung enthalten sind. Bei dem Lösungsvorgang zerfielen sie in positiv oder negativ elektrisch geladene Teilchen [Ionen (s. S. 11f)]. Es läßt sich daher nicht immer nachweisen, aus welchen Verbindungen die einzelnen Bestandteile ursprünglich stammen, ob der gesamte Mineralgehalt aus den durchwanderten Schichten kommt und mit dem Verlauf der Wanderung immer stärker konzentriert wurde, oder ob ein Teil der Stoffe in Wechselwirkung mit neu hinzugekommenen Lösungen, bzw. dem durchwanderten Gestein wieder ausgefällt wurde, oder ob dem vadosen Wasser beigemischte Wässer einer apomagmatischen Restlauge vorliegen, deren überwiegende Bestandteile bereits in größerer Tiefe mit abnehmender Temperatur und abnehmendem Druck auskrystallisierten. Alle diese Schwierigkeiten lassen die Versuche einer rein geologisch orientierten Einteilung der Mineralquellen ablehnen. Die bisher gebräuchliche, auf chemischer Grundlage vorgenommene Einteilung ist für uns nach wie vor die zweckmäßigste. Sie nimmt weitgehend auf das Verhältnis der gelösten Stoffe zueinander Rücksicht.

Bekanntlich ist diese konventionelle Einteilung aber gleichfalls bis zu einem gewissen Grade willkürlich und elastisch. Voraussetzung für sie ist die Konstanz der chemischen Zusammensetzung des Quellwassers, und diese pflegt in Zeiträumen menschlicher Beobachtung — wenigstens soweit der allgemeine Charakter der Quelle in Frage kommt — bemerkenswert zu sein (HINZ und KAISER).

Man unterscheidet folgende Heilquellentypen (die genau Definition befindet sich im Abschn. III, Chemie der Heilwässer usw.:

1. Alkalische Quellen.
2. Erdige Quellen.
3. Kochsalzquellen.
4. Erdmuriatische Quellen.
5. Glaubersalzquellen.
6. Bitterwässer.
7. Gipswässer.
8. Eisenquellen.
9. Arsenquellen.
10. Schwefelquellen.
11. Jodquellen.
12. Radioaktive Quellen.
13. Säuerlinge.
14. Thermen.
15. Einfache kalte Quellen.
16. Gasquellen.

Bei den *alkalischen Quellen* herrscht der Gehalt an Hydrocarbonat-Ionen und Alkali-Ionen vor. Fast alle vadosen Wässer enthalten eine gewisse Menge an Alkalien oder Erdalkalien, ohne aber deshalb Mineralwässer zu sein. Je nach ihren sonstigen Bestandteilen werden die eigentlichen alkalischen Quellen in Untergruppen wie z. B. alkalisch-muriatische (bei besonders hohem Chlor-Ionenbestand) oder alkalisch-salinische (bei stärkerem Sulfat-Ionenbestand) usw. eingeteilt.

Ein bekanntes Beispiel eines alkalisch-erdig-muriatischen Säuerlings ist der Inselsprudel zu Namedy, der 1904 in 343 m Tiefe in devonischen Schichten erbohrt wurde.

Das Bemerkenswerte an dieser Quelle ist jedoch weniger die chemische Zusammensetzung des Wassers als vielmehr das periodische Springen des Wassers. Die Quelle bildet einen sog. Gasgeysir (ALTFELD).

Ein anderer alkalisch-muriatischer Säuerling ist der von Niederselters, der nach dem deutschen Bäderbuch etwa an der Grenze von Mitteldevon und Unterdevon (also aus der gleichen Formation wie der oben genannte) tritt.

Auch die anderen im Rheinischen Schiefergebirge gelegenen alkalischen Quellen (Daun, Ems, Gerolstein, Godesberg, Fachingen, Honnef, Rhens und zahlreiche andere) (die Bertricher Bergquelle gehört zu den Glaubersalzwässern) gruppieren sich um die Gebiete jüngsten Vulkanismus, dem sie auch ihre zum Teil erhöhte Temperatur verdanken (KAISER). KAISER führt ihre chemische Zusammensetzung auf die Feldspatverwitterung in den klastischen Gesteinen des Devons zurück, die dadurch möglich wird, daß sich die warmen Wässer schon in großer Tiefe mit CO_2 mischen. CADISH (vgl. auch HUMMEL) gibt andere Erklärungsmöglichkeiten (HARRASSOWITZ).

Die Salzbrunner Quellen (Oberbrunnen, Mühlbrunnen, Louisenquelle und Wilhelmsquelle) entspringen dem Kulm. Den Zubringer ihrer Kohlensäure bildet ohne Zweifel der mächtige Sprung, der den östlich vom Salzbrunn stehenden Gneishorst des Eulengebirges im Süden abschneidet und dessen fast geradliniger Verlauf noch durch eine Reihe weiterer Säuerlinge gekennzeichnet ist. Der Schnittpunkt dieser Verwerfungszone mit dem Tale des Salzbaches bietet dem aufsteigenden Gaswassergemisch den geringsten Ausfließwiderstand.

Die in der unmittelbaren Nähe der Quellorte ausstreichenden Gesteine sind Konglomerate, Sandsteine und Tonschiefer (DATHE), die in Wechsellagerung vorkommen und gegeneinander zum Teil gut abgegrenzte Wasserwege ermöglichen. Der jeweilige Unterschied im Mineralgehalt mag sich durch eine mehr oder minder starke Beimischung von Grundwässern erklären. FRECH schließt aus dem Nebeneinandervorkommen von Süßwasser- und Mineralwasseraustritten auf einen Mulden- und Sattelbau des Gesteins, der in den einseitig geneigten Mulden Süßwasser des nächsten Versickerungsgebietes führe, in den Ausstrichen der Sattellinien jedoch tieferen Wasserhorizonten in Verbindung mit Kohlensäure den Austritt ermögliche.

Aus der Ostmark sei Gleichenberg in der Steiermark mit muriatisch-alkalischen Säuerlingen genannt; auch hier geben zahlreiche Andesit- und Basaltdurchbrüche und deren Tuffe in der näheren Umgebung eine Erklärung für das Auftreten von CO_2.

Der Sudetengau ist besonders reich an alkalischen Quellen. Neben Karlsbad dessen alkalische Quellen wir bei den Thermen besprechen, verdienen die alkalischen Säuerlinge von Bilin, Gießhübl-Sauerbrunn, Krondorf und Klösterle der Erwähnung. Sie liegen im und am Rande des böhmischen Grabenbruches und stehen wiederum mit dem tertiären Vulkanismus im Zusammenhang, dessen Magmen hier die mächtigen Basaltmassen des Duppauer Gebirges und die zahlreichen Basalt- und Phonolithberge des böhmischen Mittelgebirges geschaffen haben.

Die *erdigen Quellen* sind fast alle Säuerlinge (s. Abschn. III, Chemie der Heilwässer usw.). Sie enthalten mehr als 1 g gelöste feste Bestandteile (Deutsches Bäderbuch), unter deren Anionen die Hydrocarbonat-Ionen, unter deren Kationen die nebeneinander auftretenden Calcium- und Magnesium-Ionen vorherrschen, die das Na der alkalischen Quellen ersetzen.

Bekannt ist der Brunnen von Selters bei Weilburg, der nach seinem Versiegen (durch eine Störung des Grundwassergleichgewichts) heute in geringer Tiefe in schiefrigem Diabas aus einem Bohrloch gewonnen wird.

Diabas ist ein Ergußgestein des Erdaltertums. Der Mineralgehalt des Wassers geht wahrscheinlich zum großen Teil auf die Zersetzung der Natronkalkfeldspate dieses Gesteins zurück.

Geologisch gehören eine Reihe der erdigen Säuerlinge mit zu dem Kranz der alkalischen Quellen, von dem weiter oben berichtet wurde (s. S. 37). Ihre Genese ist so zu deuten, daß sich die CO_2 erst in relativ geringer Tiefe mit dem Wasser mischt (Hummel).

Die Quelle in Malmedy entspringt Konglomeraten des Oberrotliegenden, denen sie wahrscheinlich im wesentlichen ihren Mineralgehalt entnimmt.

Die Reihe der Wildunger erdigen Säuerlinge entquellen verschiedenen Spalten und Verwerfungssystemen im stark gestörten und geologisch bunten Gebiet am Kellerwald.

Altheide und Reinerz gehören zu den Säuerlingen der Grafschaft Glatz, die ihren Mineralgehalt unter dem Einfluß der beigemischten CO_2 wahrscheinlich zum größeren Teil aus dem krystallinen Grundgebirge (Frech, Meister), zum Teil aus Kreideschichten beziehen (einige dieser Quellen werden gelegentlich auch unter den Eisenquellen geführt).

Die Pyrmonter Quellen (Hauptquelle und Helenenquelle) entspringen einer Verwerfung zwischen mittlerem und oberem Buntsandstein (Grupe) im Bereich der Pyrmonter Achse, auf die wir weiter oben schon hingewiesen haben (s. S. 32). Die Herkunft der gelösten Bestandteile ist im wesentlichen im Zechstein zu suchen.

Die *Kochsalzquellen* enthalten unter den Anionen einen hohen Anteil von Chlor und unter den Kationen einen solchen von Natrium. Bei der näheren Einteilung gilt dasselbe Prinzip wie bei den anderen Quellgruppen, als man sulfatische und erdige Kochsalzquellen sowie Kochsalzsäuerlinge unterscheidet. Man spricht von Solquellen, wenn der Gehalt an Kochsalz mehr als 1,5% beträgt (s. auch den Chemischen Teil).

Das Auftreten der Kochsalzquellen ist auf Gebiete beschränkt, in denen salzführende Schichten im Untergrund oder in nicht allzu großer Entfernung anstehen. In solchen Bezirken häufen sie sich dann gern, wie z. B. die Quellen im Vorlande des Harzes, wo äußerst salzreiche Wässer auftreten, wie z. B. die Solen von Salzgitter, die 307 g Salz in 1 kg Wasser enthalten. Die Mehrzahl der Salze dieser Quellen stammen aus den ausgedehnten Salzlagerstätten der Zechsteinformation, und zwar häufen sie sich nach Lotze (1937, S. 554f.) an den Randgebieten der „Salzbecken", in denen das Salz besonders leicht der Auflösung unterliegt. Als Beispiel dafür nennt er den Randgürtel des fränkischen Salzbeckens mit: Salzungen, Schmalkalden, Neuhaus a. S., Kissingen, Soden b. S., Orb, Gelnhausen, Büdingen, Sodenthal, Bad Nauheim, Homburg usw. und für den Nordrand des Thüringer Beckens Salza b. Nordhausen, Auleben, Frankenhausen, Artern, Bottendorf, Roßleben, Wendelstein usw., die ja nicht alle Bäder sind, aber doch Solquellen besitzen (vgl. Abb. 11).

Diese Salzlager, die im allgemeinen in Norddeutschland in einer Tiefe liegen, die sie uns sehr schwer erreichbar machen würde, streichen an tektonisch besonders gestalteten Zonen bis dicht unter die Erdoberfläche und kommen hier nicht nur in Reichweite des

Bergbaues, sondern auch unter den auslaugenden Einfluß des Grundwassers, das die gelösten Salze an die Oberfläche bringt. In diesen Gebieten findet sich meist ein weit verbreiteter Horizont salziger Wässer, die die Salzlager bis auf eine bestimmte Tiefe (den sog. „Salzspiegel") ausgelaugt haben. An die Oberfläche treten die Wässer meist unter dem Einfluß von aufsteigender Kohlensäure an Verwerfungen. Es sei hier noch einmal auf die diese Verhältnisse sehr begünstigende Bildung der sog. Salzstöcke hingewiesen (s. S. 29 u. Abb. 11), die übrigens nicht auf Deutschland beschränkt sind [in Ländern großer Niederschlagsarmut stehen solche Salzgebirge ungestört über Tag an (FULDA), z. B. in Persien]. Schon in Rumänien kommen oberirdische Salzausbisse vor und besonders häufig Seen, die als Boden einen Salzspiegel besitzen und balneotherapeutisch verwendet werden (STURZA).

Die natürlichen Austrittsstellen der Grundwasserströme, die diese Salzgebiete berührten und gelegentlich recht weit wandern können, sind meist von alters her bekannt und fallen durch ihre charakteristische Flora auf, wenn sie noch nicht von Menschenhand nutzbar ausgestaltet oder gefaßt sind. In früheren Zeiten wurden sie oft zur Salzgewinnung benutzt.

Die Kochsalzquellen sind aber nicht auf das Gebiet des Vorkommens der Zechsteinformation beschränkt. Wir kennen sie auch in anderen Gebieten, wo sich ihr Salzgehalt aus Formationen ableitet, welche weniger bedeutende, vielfach als solche nicht bauwürdige Salzvorkommen besitzen, eine gute Übersicht gibt LOTZE (1937, S. 332f.).

Ursprünglich enthält jedes im Meere abgelagerte Sediment eine bestimmte Quantität Salz. Im allgemeinen sind aber die Bedingungen der eigentlichen Gesteinsbildung (Diagenese) dergestalt, daß in der der Ablagerung folgenden Zeit durch Hebung oder ähnliche Vorgänge das junge Sediment dem Einfluß des Meeres entrückt wird, so daß selbst, wenn es durch eine Serie anderer Gesteine überdeckt wird, genügend aus dem Niederschlagswasser stammende Feuchtigkeit durch die jungen Schichten hindurchwandern kann, um fast den ganzen Salzgehalt aus dem in Bildung befindlichen Gestein auszuspülen (bleibt ehemaliges Sedimentwasser in den Schichten zurück, so nennt man es „konnates" Wasser. Es kommt in der Nähe und in Verbindung mit Erdöllagerstätten gelegentlich vor). Nur an besonders günstig gelegenen Stellen haben sich Salzhorizonte erhalten, die meist durch undurchlässige Schichten geschützt waren.

Solche Vorkommen wurden z. B. durch v. LINSTOW in seiner Arbeit über die ostpreußischen Solquellen gezeigt, in der er nachwies, daß zwar die Salzquellen in Mecklenburg, Pommern, Posen sich auf Zechsteinsalze des tieferen Untergrundes zurückführen ließen, andere jedoch, zumal ostpreußische Solquellen, deren Auftreten vorher gelegentlich auf das Vorkommen von konnaten Wässern zurückgeführt worden war (TORNQUIST), ihren Salzgehalt aus devonischen Schichten bezogen haben mußten. Immerhin blieb diese Ansicht nicht unbestritten.

Gerade diese letztgenannten Solquellen, oder doch ihr weitaus größter Teil findet keine Nutzung, weil das aus diesen Solen gewonnene Salz einen zu starken Magnesiumanteil besitzt. Der Unterschied von den Zechsteinsolquellen ist so stark, daß sich aus Vergleichsanalysen in diesem Grenzgebiete zwischen den permischen Salzvorkommen Norddeutschlands und den devonischen Westrußlands fast immer die Herkunft der Salze nachweisen ließ. Das salzführende Devon besteht hier petrographisch aus Sandsteinen, die das Salz als feine Imprägnation enthalten. LOTZE (1937) gibt eine umfassende Übersicht über die Salzvorkommen in den geologischen Formationen. Er nennt solche aus dem Kambrium (Indien und Sibirien und Persien), Silur (Sibirien, Amerika, Baltikum), Devon, Carbon (Amerika, Asien), Perm, Trias, Jura (Amerika), Kreide (Amerika, Europa). Andere Formationen wurden weiter oben schon genannt, zum Teil finden sie sich im folgenden.

So weist z. B. WAGNER nach, daß das Salz der erdmuriatischen Kochsalzquellen in den Bädern Münster a. Stein, Kreuznach und verschiedenen Quellen im Pfälzer Bergland aus den unteroligocänen salz- und bitumenhaltigen Schichten des Rheintals kommt. Die Solen haben von dort aus ihre Wanderungen auf Klüften nach dem unteren Nahetal angetreten. Dieser Weg ist durch eine Störungszone vorgezeichnet; die Austrittsstellen finden sich in zerklüfteten Quarzporphyren, auch die Quellgase dieser fast sulfatfreien Quellen sollen aus dieser rd. 50 km entfernten Gegend stammen (ASCHOFF). Diese mehr oder minder große Sulfatfreiheit ist ein Charakteristicum von Erdölbegleitwässern, die dafür vielfach einen höheren Gehalt an Jod, Brom und Kali haben (Kauenhoven). Baden-Baden, Heidelberg, Dürkheim (Arsensolquelle) (Röhrer) beziehen ihre Sole möglicherweise gleichfalls aus diesen Schichten.

In Württemberg liefert der Keuper Sole, ebenso der mittlere Muschelkalk (s. weiter unten). Lotze (1937) bestreitet die Herkunft der Salze aus dem Muschelkalk bei Mülhausen i. Th. und Langensalza (Kaiser), sowie die Herkunft aus dem oberen Buntsandstein bei den Quellen von Neuhaus a. d. S. (Mestwerdt). Aus der alpinen Trias stammen unter anderem die Solen von Reichenhall (vgl. S. 32).

Eine weitere Möglichkeit der Anreicherung an Natriumchlorid besteht auf dem Wege der juvenilen Beimischung. So wird z. B. der Mineralgehalt der Karlsbader Thermen als juvenil angesehen, eine Annahme, die nach unserer bisherigen Kenntnis der geologischen Verhältnisse des in Frage stehenden Gebietes wahrscheinlicher erscheint, als die Heranführung der Lösungen aus weiter Ferne. Als weiteres Beispiel einer juvenilen Herkunft von Kochsalz in deutschen Quellen nennt Mestwerdt den Chlornatriumanteil der alkalischen Quellen des mittleren Rheinlandes, deren Salzgehalt jedoch von anderen Autoren auf Auslaugung älterer Salzimprägnationen zurückgeführt und von dritter Seite durch weite Zuwanderung auf Klüften erklärt wird.

Es sollen noch einige deutsche Kochsalzquellen besprochen werden, um einen kurzen Abriß über die mannigfachen Erscheinungsformen ihrer Wege und Austritte zu geben.

Die Cannstatter Quellen entspringen Keuperschichten, sie scheinen sich im Muschelkalk und in den Rötmergeln angereichert zu haben. Aus dem Muschelkalk beziehen unter anderem auch Schwäbisch-Hall, Kreuzburg, Stetternheim ihre Sole, ebenso Dürrheim, Sulz a. N., die Solquellen bei Wimpfen i. Hessen. Bentlage bekommt seine Sole aus dem Jura, Bad Essen desgl.

Die Quellen in Goczalkowitz und Jastremb beziehen ihren Salz-, Jod- und Bromgehalt aus marinem Miocän, also aus dem Tertiär, wie die zahlreichen Solen und Salzvorkommen in Galizien (Lotze, 1937, S. 646f.) und die weiter oben angeführten Bäder Münster a. Stein und Kreuznach; ebenso die spanischen Salzquellen, wie auch die überaus zahlreichen rumänischen Solquellen und Salzseen, die zum Teil sogar aus quartären Schichten stammen (Sturza).

Die kalten erdigen Kochsalzsäuerlinge Homburgs v. d. Höhe und die kohlensäurereichen erdigen Kochsalzthermen Bad Nauheims verdanken ihre Sole derselben Transportlinie einer von Osten nach Westen verlaufenden Solezufuhr am Taunusrand entlang (vgl. S. 33).

Nach den zahlreichen Untersuchungen, die auf Grund von Vergleichsanalysen, Bohrungen in und um den Vogelsberg und genauen geologischen Spezialaufnahmen angestellt wurden, steht heute ziemlich fest, daß ihr Salzwasser aus Zechsteinsalzen abgeleitet werden kann, deren Existenz etwa bis in die Gegend der Nidder im Untergrund nachgewiesen werden kann (Michels). Von da aus dient den Wässern, die sich neben ihrem Kochsalzgehalt noch besonders durch die Anwesenheit von Sulfat-Ionen auszeichnen (was sie von den weiter südlich gelegenen Quellen der Nahegegend unterscheidet), „das große den Taunussüdrand entlang SW-NO verlaufende Spaltensystem“, das auf einer von Michels entworfenen und etwas geänderten Karte (s. S. 33) wiedergegeben sei, als Weg (Abb. 14). Die Sole tritt namentlich da aus (Abb. 14), wo Querspalten diese Hauptspalte kreuzen (an diesen Stellen steigt auch die juvenile Kohlensäure auf). Im Verlauf dieses Weges zeigt sich die durch die Beimischung gewöhnlicher Wässer verursachte Abnahme der festen Bestandteile, die aus der gleichfalls der Arbeit von Michels entnommenen Tabelle ersichtlich ist.

Tabelle 4.

Mineralquelle	Temperatur	Feste Bestandteile	Freie Kohlensäure
Nauheim (warme Kochsalzsäuerlinge)	bis 34,4°	bis 33,63 g	bis 3,311 g
Homburg (Kochsalzsäuerling)	„ 9,40°	„ 19,286 g	„ 0,688 g „ 2,300 g
Soden (warmer erdiger Kochsalzsäuerling) . . .	„ 32,0°	„ 17,8 g	„ 2,5 g
Wiesbaden (warme einfache Kochsalzquelle) . .	„ 67,5°	„ 8,6 g	„ 0,33 g
Kiedrich (warme einfache Kochsalzquelle) . . .	„ 24,3°	„ 8,83 g	„ gering
Aßmannshausen (warme alkalische Kochsalzquelle)	„ 31,1°	„ 1,1 g	gering

Bemerkenswert sind die unter Mestwerdts Leitung erbohrten kohlensäurereichen Kochsalzthermen in Salzuflen, wo ein Bohrloch eine Tiefe von 1023 m erreicht. Mestwerdt nimmt an, daß sich außer CO_2 noch andere juvenile Bestandteile in diesen Wässern finden. Im Verlauf der Bohrungen wurden in durchlässigen Schichten des Buntsandsteins zwei Speicherhorizonte der Sole bei 800 und 1000 m Tiefe durchfahren. Darüber liegt ein weiterer Speicher im Muschelkalk (Mestwerdt). Aus den Salzen der Unteren Alpinen Trias speisen sich Reichenhall, Aussee, Ischl, Altenau.

Es mag hier am Platze sein, darauf hinzuweisen, daß auch außerdeutsche Länder einen großen Vorrat an Solquellen speisenden Salzlagerstätten besitzen, z. B. Rumänien (Sturza), das besondere Verhältnisse aufweist. Zum Teil entstammen hier die Salze marinen quartären Tonen; die Wässer sind im allgemeinen sehr sulfatreich im Gegensatz zu den älteren, meist in Zusammenhang mit Erdöl und Erdgas auftretenden Wässern des Karpathenlandes, die dafür einen hohen Jod- und Bromgehalt aufweisen. Wichtig sind auch die rumänischen Salzseen, die sich oft auf dem Ausbiß der flachliegenden Salzstöcke (Tertiär) finden. Diese Salzseen werden als sog. „Solarthermen" benutzt, da sie die Eigenschaft haben, sich unter einer dünnen Bedeckung von Süßwasser sehr stark (bis 62° C) zu erwähnen, wobei sich zwischen zwei relativ kühlen Wasserschichten eine sehr warme bildet. Die Konzentration dieser Salzseen ist sehr ungleichmäßig und kann bis über 22% ansteigen (vgl. auch Lotze 1937, S. 62f.).

Ähnliche Erscheinungen sind auch aus Norwegen und Sibirien bekanntgeworden. Im Grunde genommen sind diese Seen „Solbäder", bei deren Gebrauch zugleich verschiedene Konzentrationsstärken auf den Organismus zur Einwirkung kommen (Sturza). Erwähnt werden mögen von außereuropäischen Solquellen noch einige in Tunis (aus Trias) und vielerorts sonst in Nordafrika, in Kamerun (am Croß-Fluß), in Deutsch-Ostafrika (östl. von Tanganyikasee), um einige Quellen der deutschen Schutzgebiete zu nennen.

Auch die *Jodquellen* sind zumeist Kochsalzquellen. Der Grenzwert, den Jodwässer aufweisen müssen, um als solche zu gelten, ist 1 mg/kg Wasser. Gelegentlich taucht auch unter einer anderen Mineralquellenklasse eine Jodquelle auf (s. Abschn. III, Chemie der Heilwässer usw.).

Jod kommt selten in eigentlichen Anreicherungen vor, sondern ist meist in den verschiedensten Gesteinen der Erde, wie auch in der Luft fein verteilt. In organogenen Gesteinen ist es stärker vertreten. Es stammt zunächst aus vulkanischen Exhalationen (so wird z. B. der Jodgehalt der Quellen von Schuls-Tarasp erklärt), wird, — soweit in Gestein gebunden — bei der Gesteinsverwitterung herausgespült und kann in Wassertieren und Pflanzen gespeichert werden, durch die es wieder in die Gesteinshülle zurückkehrt. Steinsalzlager scheinen im wesentlichen jodfrei zu sein, dagegen pflegen die Erdöllagerstätten begleitende Wässer Jod angereichert zu enthalten. Aus ihnen scheinen sich die meisten Jodquellen herzuleiten, z. B. Kreuznach, Wiessee (wahrscheinlich aus der Molasse, vielleicht auch aus der Trias), ebenso Tölz. Die Herkunft der Salze von Wels und Bad Hall ist umstritten (Lotze 1937).

Beim Zurücktreten von Na und stärkerem Hervortreten der Erdalkalien rechtfertigt sich die Charakterisierung von *erdmuriatischen Quellen*, von deren

Vertretern Fürth genannt sei, dessen Quellbestandteile aus dem Buntsandstein (oder dem liegenden Zechstein) stammen, in dem die Wässer erbohrt wurden. Am Rand des Thüringer Waldes liegt Suhl, das zu einem großen Quellbezirk gehört, der auch Salzschlirf, Salzhausen, Bad Soden bei Salmünster speist. Die Herkunft der in den Quellen gelösten Stoffe liegt in Mergelschichten des oberen Zechsteins. Die Gegend von Cannstatt besitzt 22 CO_2-Quellen, die zusammen 18000000 Liter Wasser mit 1200 Zentnern fester Bestandteile pro Tag schütten. Muschelkalk und Röt liefern die Mineralbestandteile (Die schwäbischen Mineralquellen usw.). Die Quellen von Oeynhausen stammen aus Bohrlöchern, die mit Ausnahme des Jordansprudels im unteren Muschelkalk stehen.

Bei den *Glaubersalzquellen* überwiegt unter den Kat-Ionen das Na, Ca tritt nur bei schwächerer Gesamtkonzentration hervor. Die Übergänge zu Gipsquellen, Eisenquellen, alkalischen und Kochsalzwässern sind im Abschn. III, Chemie der Heilwässer usw. näher ausgeführt, die Grenzziehung erfolgt vielfach nach therapeutischen Gesichtspunkten. Hierher gehören der heiße Karlsbader Sprudel und die Quellen von Marienbad und Franzensbad im Sudetenlande. Das Quellensystem von Marienbad besitzt Einzelquellen von erheblich verschiedenem chemischem Charakter. WINTER führt dies auf den unterschiedlichen geologischen Charakter der Muttergesteine der einzelnen Quelladern zurück. In Franzensbad wurden hochkonzentrierte, kohlensäureführende Glaubersalzquellen erbohrt.

Die warme Glaubersalzquelle in Bertrich (Bergquelle) wurde schon auf S. 37 erwähnt, sie gehört geologisch zu der rheinischen Gruppe der alkalischen Quellen. Der Lullusbrunnen in Hersfeld wurde im Plattendolomit des Zechsteins erbohrt, Windsheim stammt aus dem mittleren Muschelkalk, der Anhydritgruppe, die sich durch das Auftreten von Dolomiten, Kalken, Salz- und Gipslagern auszeichnet (LOTZE 1937 hält es für möglich, daß das Windsheimer Wasser sich aus dem Keuper ableitet).

Salinische Kochsalzquellen, also Übergangsformen zu Kochsalzquellen sind Mergentheim, Orb, Salzschlirf, letztere gehören zu einem schon gekennzeichneten Bezirk, der sich aus Zechsteingesteinen (Salz, Gips, Mergeln) ableitet (HARRASSOWITZ), Mergentheim stammt wie vielleicht auch Fürth aus dem Buntsandstein. Salzuflen (Paulinenbrunnen) liegt, wie Oeynhausen im Bereich der Pyrmonter Achse (s. S. 32). Die Quellbohrungen trafen verschiedene Wasserhorizonte, der Hauptquellhorizont liegt im unteren Muschelkalk. Schmalkalden gehört zu derselben Gruppe wie Suhl und Orb (Zechstein), Schwäbisch-Hall bezieht sein Wasser aus dem Muschelkalk.

Bei den echten *Bitterwässern* müssen unter den Anionen Sulfat-Ionen stark vertreten sein, die Magnesium-Ionen wiegen unter den Kationen vor. Übergänge zu den Gipswässern, Kochsalzquellen und Glaubersalzwässern sind häufig.

MESTWERDT charakterisiert die Bitterquellen folgendermaßen:

„Der entscheidende Bestandteil der Bitterquellen ist das Magnesiumsulfat oder Bittersalz, ein leichtlösliches Salz, das man in der Natur nur bei Abwesenheit von Wasser als festes Salz ausgeschieden findet. Es entsteht unter der Wechselwirkung von Calciumsulfat und Magnesiumcarbonat in ihren wässerigen Lösungen. Das Calciumsulfat ist als Gips weit verbreitet, und mit gipsführenden Schichten kommt fast überall auch Dolomit oder Magnesiumcarbonat vor. In den Lösungen hat das Hydrocarbonat-Ion eine nähere Verwandtschaft zum Calcium-Ion, das Sulfat-Ion eine nähere zum Magnesium. Das Calciumhydrocarbonat bleibt gelöst oder scheidet sich als Kalk aus, das neu gebildete Magnesiumsulfat macht die Lösung zu Bitterwässern.“

Hierher gehören: Friedrichshall (erhält seinen Mineralgehalt aus dem Gipskeuper), Püllna und Saidschitz im Sudetengau.

Gipswässer finden sich in den Solquellengebieten Deutschlands häufiger. Sie werden nur zum geringen Teil therapeutisch verwandt, es seien hier die Gipswässer des Harzes genannt (HARRASSOWITZ), die wie in Gernrode direkt aus dem Gips des Zechsteins stammen.

Hüsede, das hierher gehört, bezieht seine Quelle aus der Münder Mergelstufe des obersten Jura, Lippspringe und Bünde aus dem Zechstein. Anklänge an die echten Bitterwässer finden sich häufig.

Eisenquellen enthalten mehr als 0,01 g Ferri- oder Ferro-Ionen in 1 kg Wasser. Dabei kann das vorwiegende Anion SO_4 sein oder HCO_3, man spricht dann von Vitriolquellen (bei diesen wird das Eisen zum Hauptkation) oder von Eisencarbonatquellen (früher fälschlich „Stahlquellen" genannt). Die weitere Unterteilung erfolgt nach dem Vorwiegen einzelner charakteristischer Bestandteile (Eisensäuerlinge, erdige, alkalische usw.). Es wurde schon auf S. 12 darauf hingewiesen, daß Eisenquellen zu den häufigsten Quellen gehören, weil sich Eisen in einer außerordentlichen Verbreitung in den Gesteinen der Erdrinde befindet.

Wohl kann der Eisengehalt der Quellen magmatischen Ursprungs sein, es zeigt sich aber bei näherer Untersuchung, daß er meist vadoser Herkunft ist, bei CO_2-Quellen z. B. unter dem Einfluß der Kohlensäure aus den durchflossenen Gesteinen gelöst, andere Anreicherungsmöglichkeiten wurden schon erwähnt (s. S. 12). HUMMEL weist auch auf die Anreicherungsmöglichkeit aus eisenhaltigen Zechsteinsalzen hin und führt als Beispiel Alstaden im Ruhrgebiet an.

Häufig findet sich mit dem Eisen-Ion zusammen Mangan-Ion.

Neben der Anreicherung der Wässer mit Eisen in Sedimentgesteinen (auch bei der Zersetzung des in bituminösen Gesteinen, z. B. in Braunkohlenlagern vorkommenden Schwefeleisens geht Eisen in Lösung), aus der Auflösung älterer Eisenniederschläge kann der Eisengehalt auch noch aus der Oxydation von Ferroverbindungen, wie Sulfaten oder Carbonaten entstehen.

KEILHACK charakterisiert die Eisenquellen treffend folgendermaßen: „Sie verteilen sich auf alle Gaue des Vaterlandes, entspringen aus Diluvium und Tertiär, aus Kreide und Buntsandstein, Rotliegendem, Devon, Silur und Präcambrium, aus Kiesen, Mergeln, Sandsteinen, Kalken, Braunkohlen, Alaun- und Tonschiefern, Gneisen und Phylliten, aus Schicht- und Ergußgesteinen. Sie sind gepaart mit Säuerlingen, alkalischen, erdigen, sulfatischen und muriatischen Bestandteilen, enthalten gelegentlich auch seltene Elemente, wie Jod, Borsäure, Cäsium, Lithium und Mangan."

Als einzelne Beispiele der großen Anzahl solcher Eisenwässer nennen wir hier nur Altheide, Elster, Pyrmont, als erdige und alkalische Eisensäuerlinge; das erste leitet seinen Eisengehalt wahrscheinlich aus dem krystallinen Grundgebirge ab, das letzte aus sedimentären Gesteinen des tieferen Untergrundes.

Augustusbad und Flinsberg entspringen aus Gneis, Überlingen aus Molassesandstein, alle drei sind Eisencarbonatquellen. Als Vitriolquellen seien genannt Lausigk, Linda (das auch als Arsenquelle geführt wird), Muskau; die Quellen des ersten und letzten stammen aus Braunkohlenflözen, die von Linda aus Moor. Durch die Angliederung des Sudetenlandes gewann Deutschland die Eisenquellen von Franzensbad, Konstantinsbad, Königswart, Johannisbrunn und Karlsbrunn.

Arsenquellen haben als Grenzwert 0,7 mg As (s. Abschn. III, Chemie der Heilwässer usw.). Es ist jedoch in geringeren Mengen kein seltener Gemengteil der deutschen Heilquellen. Als Arsenquellen gelten: Der Kochsalzsäuerling in Kronthal; die Eugenquelle in Kudowa (alkalischer Eisensäuerling) hat seinen Arsengehalt wahrscheinlich aus fein verteilten Erzen in krystallinen Gesteinen, ferner die erdmuriatische Kochsalzquelle von Dürkheim, deren Arsengehalt möglicherweise juvenilen Ursprungs ist (diese Quelle schüttet pro Tag neben 2 kg Arsenik (EBLER) auch rd. 10 kg Kieselsäure).

Die *Schwefelquellen* zeichnen sich durch ihren Gehalt an Hydrosulfid-Ionen und freien Schwefelwasserstoff aus (s. Abschn. III, Chemie der Heilwässer usw.). Die Unterteilung erfolgt auch hier wieder wie in den anderen Heilquellenkategorien in reine, muriatische, alkalische, erdige Schwefelquellen und Schwefelwasserstoff-Bitterquellen usw. Schwefelthermen heißen die Quellen, wenn wie bei den anderen warmen Quellen die Temperatur 20° C überschritet. Der Schwefelgehalt rührt zumeist aus reduzierten Calciumsulfatlösungen her.

Die Reduktion erfolgt beim Zusammentreffen solcher Lösungen mit organischen Stoffen. Das brauchen nicht notwendigerweise Pflanzen oder Tierreste der Jetztzeit zu sein, die Reduktion kann auch beim Zusammentreffen mit bitumenhaltigen Gesteinen erfolgen.

So werden die Gipslösungen der Quellen von Nenndorf, Eilsen und Bentheim auf den schon genannten Münder-Mergel zurückgeführt (MESTWERDT, BEYSCHLAG und GRUPE), die beim Aufstieg mit den bituminösen Serpulitkalken oder auch dem bituminösen Schiefer des „Wealden" (unteres Neokom) in Berührung kommen. GRUPE erklärt so die Reihe der Schwefelquellen am Deister und dem Weserbergland, wo der Serpulit besonders reich an Bitumen ist, während am Süntel, Osterwald und Hils der Münder Mergel seine Rolle übernimmt. Die Herkunft des Wassers leitet er aus ganz geringen Tiefen ab und nimmt an, daß die Wässer längere Zeit im Serpulit zirkulieren. An anderen Stellen erfolgt die Reduktion der austretenden Gipswässer in Quellmooren, zumeist wohl unter Mithilfe von Schwefelbakterien. In den letztgenannten Fällen entstehen dann Schwefelmoore und Schwefelschlamme, die meist gleichfalls als Heilgüter ausgenützt werden. MESTWERDT weist auf die Möglichkeit der Entstehung der Schwefelquellen hin, daß bei der Zersetzung des vielfach verbreiteten, als Einsprengling wie auch in Lagerstätten vorkommenden Pyrits und Markasits Eisen als kohlensaures Oxydul in Lösung geht, während der Schwefel zu Schwefelsäure oxydiert und durch Bitumen reduziert wird.

Auf diese Weise erklärt er die Entstehung der Quellen von Boll und Sebastiansweiler, bei denen das Wasser mit den bei der Zersetzung der in *bituminösen* Schiefern enthaltenen Schwefelkiese in Lösung gegangenen Ionen unmittelbar in demselben Gestein schon mit dem *Reduktionsmittel* in Berührung kommt. Die Ähnlichkeit dieser Vorgänge mit denjenigen der Entstehung der Schwefelwässer in Braunkohlen und in bitumenhaltigen Tonen und Mergeln liegt auf der Hand. Verschiedene bayerische Schwefelbäder müssen die Entstehung ihrer Quellen auf die letztgenannten Schichten zurückführen.

Die Aachener Quellen entspringen am Nordrand des rheinischen Schiefergebirges, der im Gegensatz zum Südrand sonst quellenarm ist, mit verschiedenen Temperaturen (bis 74,6° C) auf zwei parallelen Sätteln devonischen Kalkes.

Die Temperaturunterschiede erklären sich aus verschieden langem Lauf in oberflächlichen Schichten. Die Aachener Quellen sind alkalisch-muriatische Schwefelthermen. Die Frage, ob sie aus der Zersetzung von Schwefelerzen stammen, ist noch nicht geklärt, möglicherweise sind sie auch juvenilen Ursprungs (DANNENBERG). Die Quellen jeweils eines Sattels stehen untereinander in Verbindung, von einer Verbindung zwischen beiden Sätteln ist nichts bekannt. Sie ist jedoch in größerer Tiefe anzunehmen.

Einen anderen Typ der Schwefelquelle repräsentiert die alkalisch-muriatische Schwefelquelle zu Wiessee am Tegernsee, eine Therme von einer Temperatur von 21,2° C. Bemerkenswert ist neben ihrem hohen Gehalt an Schwefel das Vorkommen von Borsäure, Brom-Ion und Jod-Ion (HINTZ).

Die Tölzer Jod-Schwefelwässer scheinen sich, wie wahrscheinlich auch die vorhergenannten aus dem Eocän abzuleiten und stellen nach BODEN ein echtes Ölsalzwasser dar, also einen Begleiter erdölführender Schichten.

Von Schwefelquellen der Kalkalpen, die an die gipsführenden Raibler Schichten gebunden sind, seien Kreuth und Oberdorf bei Hindelang genannt (Boden). Mit der Ostmark kamen unter anderem die bekannten Schwefelthermen von Baden bei Wien zu Deutschland. Sie treten aus Spalten des obertriadischen Hauptdolomits aus, der die westliche Begrenzung des Wiener Beckens bildet (s. S. 33).

Radiumquellen. Die Radioaktivität der meisten deutschen Radiumbäder ist auf das Vorkommen von Radon zurückzuführen (Oberschlema, Brambach, Steben, Landeck, Flinsberg, Gastein, Joachimsthal, Kreuznach), nur in Einzelfällen liegen Radiumsalze in den Wässern gelöst vor (Heidelberg). Schumacher hat in einer gedrängten Übersicht eine Beschreibung der auch von Genser bearbeiteten radioaktiven Quellen des Erzgebirges gegeben. Schiffner und Weidig behandeln die radioaktiven Wässer Sachsens. Die Herkunft der Radioaktivität wird zum Teil aus Uranmineralien, die auf Klüften und Spalten abgeschieden sind, abgeleitet. Die Grubenwässer von St. Joachimsthal im Sudetengau mit seinen reichen Gängen von Uranpechblende erreichen Radioaktivitäten bis 5000 ME. In der Vogtländischen Radiumprovinz (Brambach) haben sich Verhältnisse gefunden, die noch keinen sicheren Schluß auf die Herkunft der Radioaktivität erlauben. Schumacher nimmt an, daß sich auch hier in tiefen Horizonten der Quellklüfte Uranmineralien finden, die dem vorbeifließenden Wasser seine Emanation verleihen. Die stärksten Radiumquellen der Welt sind Oberschlema, Brambach und Joachimsthal, bei der Hindenburgquelle in Oberschlema wurden bis 13000 ME gemessen.

Zu den Radiumbädern Landeck, Steben, Münster a. Stein wäre folgendes zu sagen: Die letztgenannte Quelle tritt aus Porphyr aus, die Stebener aus Diabas, Landeck aus Gneis. Woher letzten Endes der Radongehalt kommt, ist nicht bekannt, vielleicht stehen im Untergrund granitische Gesteine an, die die Erdoberfläche nicht erreichen.

Steht das radioaktive Quellwasser mit Begleitgasen in Berührung, so verteilt sich der Radongehalt, und zwar in Abhängigkeit von der Temperatur in beide Komponenten. Mit dem Wasser im Gleichgewichte stehende Luft enthält 1,96 (bei 0° C) bis 9,26 (bei 100° C) mal soviel Radon wie das Wasser. So führen beispielsweise die Heilwässer von Pyrmont nur einen geringen Radongehalt, während in der sog. „Dunsthöhle", einer Kohlensäuremofette, 10,9 ME gemessen werden.

Die *Säuerlinge* sind Wässer, die reich sind an freiem Kohlendioxyd, wovon sie mehr als 1 g enthalten (s. Abschn. III, Chemie der Heilwässer usw).

Ihre Entstehung ist meist so zu deuten, daß sich ein Kohlensäurebläser, eine Mofette, d. h. eine Austrittsstelle freier Kohlensäure mit einem unterirdischen Wasserlauf oder einem Grundwasserstrom trifft. Je längere Wege die Quelle nach der Vereinigung noch zurücklegt, um so größere Mengen von Mineralbestandteilen können in Lösung gehen. Das Wasser ist in den meisten Fällen vadoser Herkunft. Die Kohlensäure selbst ist fast stets magmatischen Ursprungs. Die Theorien, die sie aus Vorgängen während der Metamorphose (Tiefenumwandlung) von Sedimentgesteinen herleiten wollen, ermangeln meist der geologischen Grundlagen, obwohl theoretisch eine solche Entstehung möglich wäre.

Wenn nicht schon aus den nachgewiesenen Kohlensäureexhalationen tätiger Vulkane erhellte, daß tatsächlich Kohlensäure im Magma enthalten ist, ginge es daraus hervor, daß die sehr zahlreich in den Quarzen mancher Tiefengesteine enthaltenen Gasblasen zum Teil sehr geringer Größe, die aber durch ihre Häufigkeit wettgemacht wird, zum größeren Teil aus CO_2 bestehen. Damit ist aber keineswegs der Kohlensäuregehalt des Gesteins erschöpft; denn es hat sich gezeigt, daß beim Erhitzen von vulkanischen Gesteinen im Vakuum gewisse Mengen von CO_2 frei werden. (Dabei entweichen bei zunehmender Wärme zunächst H_2O, dann CO_2, dann CO, Methan, Stickstoff usw.). Feinkörnige Gesteine geben dabei mehr Gas ab als grobkörnige, Diabase, Basalte und basische metamorphe Gesteine liegen bei der Gasabgabe an der Spitze. Im flüssigen Magma sind nach den Arbeiten von R. T. CHAMBERLIN Gase entweder mechanisch eingeschlossen oder sie bilden einen Teil der magmatischen Lösung.

CO_2 tritt als vulkanische Exhalation besonders häufig an Stellen auf, an denen die Temperatur und Aktivität des Magmas gesunken ist, daß kein Wasserstoff und keine ausgesprochen giftigen Gase mehr entwickelt werden, d. h. meist in Temperaturen, die um 400° liegen. Diese Abgabe von CO_2 kann auch eintreten, wenn alte vulkanische Gesteine auf die genannten Temperaturen neu erhitzt werden.

Am deutlichsten wird uns aber die Gebundenheit der Kohlensäureexhalationen an vulkanischen Erscheinungen, wenn wir uns das Vorkommen von Kohlensäurequellen oder Mofetten in ihrer jeweiligen geologischen Umgebung betrachten. Solche Vorkommen sind fast stets auf die Nähe oder auf das unmittelbare Gebiet jungvulkanischer Erscheinungen beschränkt (Abb. 10). In Deutschland in erster Linie auf das Gebiet des zonenhaft angeordneten tertiären Vulkanismus (HUMMEL).

Diese Gebiete liegen z. B. auf einem großen Bogen am Nordrand des rheinischen Schildes (CLOOS) von der Südeifel über Westerwald-Vogelsberg-Rhön bis nach Nordbayern, im Süden dieser geologischen Einheit im Gebiet der schwäbischen Vulkanembryonen, in der Oberpfalz, im „böhmischen Grabenbruch“, in den schlesischen Bergen und an anderen Orten. HUMMEL stellt in seinen Untersuchungen zwei sich kreuzende Kohlensäuregürtel Deutschlands fest, einen O-W verlaufenden, vom Mittelrhein bis nach Schlesien, einen N-S verlaufenden von Oeynhausen-Pyrmont bis nach Cannstatt. Das Zentrum trifft mit dem Zentrum des jungen Vulkanismus zusammen. Wo die Verbindung mit diesem Oberflächenvulkanismus fehlt, wie an vielen Säuerlingen der krystallinen Zone der Alpen, liegen die CO_2-Austritte auf sehr tiefreichenden Spalten.

Fragen wir nach den Wegen, auf denen die Kohlensäure aus den zum Teil wohl ziemlich tiefliegenden (zwischen 2 und 6 km), langsam erkaltenden Magmaherden aufsteigt, so finden wir, daß das Gas nicht den alten Ausbruchsröhren der Vulkane folgt, sondern vielfach andere Wege suchte, die sich später boten und die ihm einen leichteren Aufstieg zur Erdoberfläche ermöglichten, als die genannten, oft durch Pfropfen erkalteten Schmelzflusses dicht verschlossenen Schlote. Bei diesen Wegen kann es sich um tiefreichende Verwerfungen handeln, die nicht immer lotrecht von der Erdoberfläche bis in die Zonen hinabreichen müssen, in denen die Kohlensäure frei wird, sondern um Bündel von Spalten, Zerrüttungszonen, an denen die Gase von einer Spalte zur anderen sich ihren Weg suchen müssen, oft in schräger Richtung durch die mächtigen und verwickelten Sedimente hindurch, die den obersten Teil der Erdkruste bilden. Das sind Wege, wie wir sie auch für die tiefreichende Wasserzirkulation in Anspruch nehmen. Ihnen kommen oft tief eingeschnittene Täler entgegen. So erklärt HUMMEL das gehäufte Auftreten von CO_2-Quellen im Rheintal zwischen Bingen und Bonn, auch in der Grafschaft Glatz trifft das für eine Reihe der dortigen Säuerlinge zu (MEISTER). Zu der regionalen Verteilung der Säuerlinge ist zu beachten, daß vielfach in den alten Mittelpunkten des Vulkanismus das Gestein nahe der Erdoberfläche schneller erkaltete und entgaste, als in den tiefer liegenden randlichen Zonen, an welche die Kohlensäureaustritte heute vielfach in Deutschland gebunden erscheinen.

Das Gas vermag auf seinen Wanderungen ganze Gebiete zu imprägnieren, wenn es auf Gesteine trifft, die dazu geeignet sind, wie z. B. im niederschlesischen Kohlengebiet, dessen Flöze stellenweise Kohlensäure unter hohem Druck führen, so daß eine Entgasung beim Abbau der Kohlen erwartet werden muß. Auch aus Frankreich sind solche Fälle bekanntgeworden, ebenso aus den Kalisalzlagern in der Gegend von Salzungen (Thüringen) (Beyschlag). Die in den Quellen auftretende CO_2 kann also theoretisch auch aus einer sekundären Lagerstätte des Gases stammen. Es ist dann nicht leicht, den primären Ursprungsort der Kohlensäure anzugeben.

Es gibt z. B. auch zu Täuschungen Anlaß, wenn man findet, wie die Kohlensäure zum Aufstieg besonders klüftige Gesteine bevorzugt, wie z. B. Porphyr, auf deren in ziemlich gerader Linie aus einer beträchtlichen Tiefenzone der Erde heraufreichende Schlote oder Gänge das Gas trifft und in denen es dann einen großen Teil seines Aufstiegweges zurücklegt, um an manchen Stellen bei vermindertem Druck und in größerer Klüftigkeit des Nebengesteins in höheren Zonen in benachbarte Gesteine überzutreten oder gar im Porphyr selbst die Oberfläche zu erreichen. Da dieser gleichfalls ein Eruptivgestein ist, läge es nahe, die Herkunft der Kohlensäure auf eine Entgasung des Porphyrs zurückzuführen. Die Ausbrüche des Porphyrs liegen aber zeitlich soweit zurück, daß er mit Sicherheit selbst in größeren Tiefen keinen Abkühlungserscheinungen mehr unterliegt. Es wird sich dann in den meisten Fällen zeigen, daß sich in der näheren oder weiteren Nachbarschaft, wenn auch oft geringfügige Zeugen eines jüngeren Vulkanismus finden.

In den Mineralwässern tritt die Kohlensäure in Form von mechanisch beigemengten Gasblasen auf, ferner gelöst, chemisch gebunden oder halbgebunden (vgl. den Chemischen Teil, Abschn. III).

Die Mechanik des Aufsteigens ist ausführlich von Kampe beschrieben, ebenso von Koehne, wir kommen im technischen Teil noch darauf zurück (s. S. 65).

Auf eine Aufzählung der CO_2-Wässer soll hier verzichtet werden, sie findet sich im Abschn. III, Chemie der Heilwässer usw.

Bei den *warmen Quellen* (Thermen), unter denen wir auch wieder solche ganz verschiedenen Charakters kennzeichnen können, findet sich eine Klasse, die sog. Akratothermen, die durch ihre Mineralarmut ausgezeichnet ist. Ihre unbestreitbare Heilwirkung läßt sich nicht auf ihre Wärme allein zurückführen, doch kennen wir heute noch nicht ihre Ursache. Wenn wir nach dem oben Gesagten (S. 25) noch mit der Möglichkeit der Erwärmung von Thermen in der Tiefe durch den zur Oberfläche fließenden Wärmestrom rechnen wollen, so käme diese Erklärung besonders für die Akratothermen in Betracht; denn ihre Mineralarmut macht die Anwesenheit juveniler Bestandteile unwahrscheinlich. Dabei darf nicht vergessen werden, daß die geothermische Tiefenstufe, mit der mittleren Jahrestemperatur beginnend, von der Erdoberfläche nach abwärts zählt, daß demnach die isothermalen Flächen keineswegs Flächenscharen von der Form des idealen Geoids darstellen, sondern den Unebenheiten der Erdoberfläche in nicht allzu großen Tiefen noch annähernd parallel verlaufen. Es können also im Inneren der Gebirgsmassen im Niveau der eingeschnittenen Talsohlen hohe Temperaturen herrschen, wie es sich bei Tunnelbauten tatsächlich gezeigt hat.

Nachstehend geben wir ein Bild der geologischen Verhältnisse einiger deutscher Akratothermen.

In Schlangenbad (28 bis 31° C), treten am Schnittpunkt einiger großer Verwerfungen, von denen die eine Taunusquarzit und unterdevonische Tonschiefer trennt, die Warmquellen aus. Sie sickern von dem festen Gestein bzw. aus den Störungszonen zwischen den beiden Gesteinstypen in die angehäuften Verwitterungslockermassen des Tals, aus denen sie entspringen. Michels erklärt ihre Entstehung durch das Eindringen von Sickerwässern auf eine Tiefe von mindestens 6 bis 700 m unter die Quellenaustrittsstelle. Er weist darauf hin, daß der Taunusquarzit ein stark zu Zerklüftungen neigendes Gestein ist.

Diese Annahme der Entstehung der Quellen von Schlangenbad hat viel für sich, da bei weiterer Wanderung oder Zusitzen von juvenilen Komponenten der Mineralgehalt der Quellen wahrscheinlich höher wäre.

Auch bei den Nauheimer und Wiesbadener Quellen wird die Herkunft des Warmwasseranteils vielfach auf dieselbe Weise erklärt. Bei diesen Quellen sind aber in der Kohlensäure schon juvenile Elemente im Spiel und man könnte für die Wärme die gleiche Herkunft annehmen.

Der Ursprung der Warmbrunner Thermen ist nach FRECH auf den Höhen des Riesengebirges zu suchen. Die Niederschlagswässer dringen auf steilen Klüften des Granits bis in beträchtliche Tiefen und kommen auf einem kürzeren Schenkel ihres Wasserweges in Warmbrunn wieder an die Tagesoberfläche. Es ist nicht ausgeschlossen, daß das Wasser unter dem anscheinend eine Tafel bildenden Granit (CLOOS) durch alte, stark metamorphe Gesteine gestaut wird; hierfür spricht auch der wenn auch geringe Mineralgehalt des Wassers.

Auch die Gasteiner Thermen werden von GÜMBEL auf Tagwässer zurückgeführt.

Die Thermen in Wildbad (34 bis 39° C), scheinen gleichfalls die gelösten Mineralbestandteile aus den durchflosssenen Gesteinen (wahrscheinlich nur Granit), herzuleiten. Sie sind sehr gering mineralisiert. Ob die Wässer selbst als juvenil anzusehen sind, oder mindestens juvenile Beimengungen erhalten, ist schwer zu entscheiden.

Wir sehen aus den angeführten Beispielen, daß die Verhältnisse bei unseren deutschen Wildbädern nicht eindeutig genug sind, um im Einzelfall einen sicheren Schluß auf die Herkunft ihrer Wärme oder ihres Wassers zuzulassen. In allen Fällen sind beide Möglichkeiten offen, wobei die Wahrscheinlichkeit des Vorhandenseins eines größeren Anteils juveniler Komponenten bei einigen rheinischen Thermalquellen (s. auch S. 37) immerhin größer zu sein scheint. Von den wahrscheinlich juvenilen oder zum mindesten teilweise juvenilen Thermen des Deutschen Reiches ist als klassisches Beispiel der Karlsbader Sprudel im Sudetengau zu nennen. Das Wasser der Karlsbader Thermen steigt auf einer fast vertikal einfallenden Verwerferzone im Karlsbader Granitgebirge auf und erreicht in den Hauptaustrittsstellen die Oberfläche mit einer Temperatur von 72° C. Die nahegelegenen Eruptivmassen des Duppauer Gebirges, insbesondere ein Basaltkegel direkt im Streichen der Verwerfung, lassen auf den Zusammenhang mit diesen vulkanischen Ereignissen schließen. Das mit dem Thermalwasser gemischt zutage tretende Gas (rd. 6000 l/min) ist fast chemisch reines Kohlensäuregas und unzweifelhaft vulkanischen Ursprunges; desgleichen die in Lösung befindlichen Anionen. Der Karlsbader Sprudel fördert jährlich 650 Tonnen Chlor und 1700 Tonnen Sulfat-Ion, Stoffe, die sich im Untergrunde des weitesten Umkreises nicht vorfinden. Jahrzehnte währende exakte Ergiebigkeitsmessungen lassen keinerlei Parallelismus zwischen den Niederschlagsmengen und der Ergiebigkeit der Karlsbader Thermen erkennen. Die Eigenart dieser Quelle war es, die den Geologen E. SUESS zu der Aufstellung der Theorie juvenilen Wassers veranlaßte, die er erstmalig bei der Versammlung deutscher Naturforscher und Ärzte im Jahre 1902 in Karlsbad vortrug. Die bekannten Thermen von Teplitz-Schönau im Sudetengau sind alkalische Quellen mit über 46° C Temperatur. Sie entspringen einem Porphyrstock, dürften jedoch ihre Wärme einer postvulkanischen Exhalation der nahen tertiären Magmen verdanken.

C. Moor und Schlamm.

(Peloide[1].)

Über die Wirkungsweise der zu Heilzwecken verwandten Moore und Schlamme, ihre chemischen Verhältnisse und physikalischen Eigenschaften im

[1] Peloid ist nach BENADE (Der Rheumatismus, Bd. 10. Dresden u. Leipzig 1938) eine Substanz, „die in der Natur durch geologische Vorgänge entstanden ist und die in fein aufgeteiltem Zustand mit Wasser gemischt in Form von Bädern und Packungen in der medizinischen Praxis Verwendung findet“.

frischen, abgelagerten und gebrauchsfähigen Zustand wird im chemischen Teil berichtet. Hier seien nur die geologischen Gesichtspunkte erörtert, soweit sie für den Balneologen von Interesse sind.

Die Terminologie der Balneologen und Geologen (s. auch WASMUND 1930), deckt sich nicht ganz.

Im folgenden sollen nach Möglichkeit die Gegensätzlichkeiten in den Bezeichnungsweisen der beiden Disziplinen einander genähert werden.

Das Wort „Moor“ ist eine Bezeichnung, die der Balneologe als Kennzeichnung des Materials benutzt, aus dem er seine Bäder und Packungen herstellt, während es im geologischen (und ursprünglichen) Sprachgebrauch die Lagerstätte als geologischen und geographischen Begriff umreißt, also ein Moorlager oder Moorgebiet, wie es der konsequente Balneologe nennen müßte. Das Material, welches aus diesem Moor gewonnen wird, um in der balneologischen Praxis Verwendung zu finden, ist Torf bzw. Moorerde.

Soweit Moore, Schlamme und ähnliche Bildungen für balneologische Zwecke in Frage kommen, handelt es sich um die folgenden Typen, die der neu geschaffenen Nomenklatur für Unterwasserablagerungen usw. entnommen sind; wir geben im folgenden den Auszug BENADES.

Heilsedimente. — Unterwasserablagerungen.

Biolithe: Aus organischem Material oder unter Beteiligung von Organismen gebildet. Organogen.

Kaustobiolithe: Aus organischem, überwiegend pflanzlichem Material. Brennbar im Trockenzustand. Enthalten organischen Kohlenstoff neben mehr oder weniger Mineralsubstanz.

Torf:	Organismenschlamm:	
	Sapropel:	Gyttja,
Flachmoortorf, Waldmoortorf, Hochmoortorf, Moorerde: Verwitterter mineralreicher erdiger Torf.	z. B. Bad Bentheim; zum Teil Limanschlamm.	z. B. Schollen Pelose.

Akaustobiolithe: Biogene, vorwiegend anorganische Produkte, zum Teil unter Beteiligung von Lebewesen gebildet. Nicht brennbar im Trockenzustand. Kein organischer Kohlenstoff mehr oder nur in untergeordneter Menge vorhanden.

Schlick:	Quellenschlamm:	Kreide und Kalk:	Erze:	Guren:
Wattenschlick (z. B. Wilhelmshaven), Flußschlick.	Quellen-Thermalsedimente (z. B. Battaglia, Pistyan).	z. B. Seekreide, Riffkalk (Rügen)	z. B. Ocker, Val Sinestra, Pyritsand, Teufelsbad.	Kieselgur.

Abiolithe: Durch Sedimentation von Mineralsubstanz entstanden. Minerogen.

Sedimentton.	Sand, Kies.
Bezeichnung erfolgt nach der Korngröße. (Vgl. Din-Vornorm 4022 und 1179.)	
z. B. salziger Schieferton von Ischl.	z. B. Seesand.

Im folgenden werden die einzelnen genetisch außerordentlich verschiedenen Materialien vom geologisch-genetischen Standpunkt aus betrachtet.

Torf ist ein organogenes Sediment (ausführliches in BÜLOW 1931), das seiner Lagerstätte, dem Moor, entnommen ist. PIA definiert das Moor folgendermaßen:

„Moor ist ein Gelände, das von einer mächtigeren Masse von Resten an Ort und Stelle gewachsener Pflanzen bedeckt ist, deren vollständige Zersetzung durch das Vorhandensein von Wasser verhindert wird. Man bezeichnet diese Masse als Moortorf. Die Grundbedingung für die Bildung von Torf ist genügende Feuchtigkeit, damit die Pflanzenreste durch eine Wasserschicht vom Sauerstcff der Luft geschützt werden. Diese Feuchtigkeit kann unter einem entsprechenden Klima einfach durch reichliche Niederschläge gewährleistet sein. Sie kann aber auch auf hohem Grundwasserstand beruhen.“

Die Bildung von Mooren hat in allen uns bekannten geologischen Formationen stattgefunden, soweit in ihnen die Vegetation überhaupt eine Rolle spielte. Allerdings sind uns die alten Moortorfe nicht in der Form unserer jungen Moorlager erhaltengeblieben, sondern sie sind auf dem Wege chemischer Umwandlung (der sog. Inkohlung), in deren Anfangsstufe sich unsere Torfe befinden, weiter fortgeschritten und haben sich ihrem Alter entsprechend und den geologischen Vorgängen, die sie im Verlauf dieser Zeiten beeinflußt haben, weiter umgewandelt. Das uns sicher bekannte Endstadium dieser Entwicklung ist der Anthrazit, möglicherweise lassen sich aber auch Graphitlager in sehr alten Gesteinen genetisch durch eine weitere Fortsetzung dieser Entwicklung (Torf-Braunkohle-Steinkohle-Anthrazit) erklären.

Zur Bildung eines Torfmoores bedarf es genügender Feuchtigkeit und einer günstig geformten Unterlage, wie sie z. B. in den sanft gewellten Gebieten gegeben ist, die wir in den jungen eiszeitlichen Aufschüttungsgebieten Norddeutschlands kennen, deren einzelne Niederungen keinen Anschluß an heutige Entwässerungssysteme gefunden haben. Diese Formen sind im Ostseegebiet in der Zone der jüngsten eiszeitlichen Aufschüttungen häufiger als in Nordwestdeutschland, das von der letzten Eisbedeckung nicht mehr erreicht wurde und dessen Oberflächenformen älter und verwischter sind. Gelegenheiten zur Bildung von Mooren finden sich weiter in Altwässern von Flüssen, an Gefällsbrüchen von Wasserläufen, an Berghängen und in den Hohlformen der Gebirge. Die Versuche einer Festlegung von Provinzen und Unterprovinzen der deutschen Moore sind noch nicht scharf genug, um hier schon gebracht zu werden. (Vgl. dazu v. BÜLOW S. 260ff.). Man unterscheidet genotypisch unter den Mooren:

Staumoore, Quellmoore, Grundwassermoore, Gehängemoore (meist an Berglehnen liegende Quellmoore).

Die Einteilung nach ihrem Phänotypus umfaßt:

Flachmoore (Niederungsmoore), Hochmoore.

Die gelegentlich ausgeschiedenen Zwischenmoore sind so wenig charakteristische Gebilde, mehr oder weniger Übergangsformen des Flach- in das Hochmoor, daß ein tatsächliches Bedürfnis für ihre Ausscheidung nicht vorliegt. Auch die bei BÜLOW verwandte von POSTsche Untergliederung muß hier übergangen werden.

Die größte Mächtigkeit, die von deutschen Mooren bekannt ist, beträgt 27 m.

Am günstigsten für die Entstehung von Moor ist ein gemäßigtes Klima, in dem der Niederschlag größer ist als die Verdunstung (genaue Angaben über Moorbildung finden sich bei K. v. BÜLOW.)

Flachmoore sind an das Vorhandensein mineralhaltigen Wassers gebunden. Es sind *eutrophe* Bildungen unterhalb des Grundwasserspiegels (also Unterwassermoore) für ihre Bildung sind geschlossene Mulden, also wassersammelnde Landschaften mit mehr oder weniger durchlässigem Boden notwendig. Der Boden muß entweder besonders viel lösungsfähige Mineralstoffe besitzen, oder einem Grundwasserstrom, der nährstoffreiche Lösungen heranführen kann, nicht allzuviel Widerstand entgegensetzen. Es ist typisch für Flachmoorbildungen, daß die Moorbildung auch in den Untergrund eingreift dadurch, daß der Boden durch die Beeinflussung seines Mineralgehalts „vermoort“. Flachmoortorf bezeichnet BÜLOW als Hartwassertorfe. Ihr Aschegehalt kann nach demselben Autor 10% übersteigen.

Hochmoore sind oligotrophe Bildungen oberhalb und nur selten unterhalb des Grundwasserspiegels (also zumeist Überwassermoore). Für sie ist das Vorhandensein einer undurchlässigen Schicht zwischen der Unterseite der Moore und dem liegenden Gestein notwendig, falls das liegende Gestein diese Bedingung nicht selbst erfüllt. Ihr Torf wird als Weichwassertorf (VON BÜLOW) bezeichnet, der Aschegehalt beträgt nur, wenn anorganische Einwehungen vorhanden sind, mehr als 2%.

Die Gestalt der Flachmoore ist meist linsenförmig, ihr Übergang in das Nebengestein, zumal wenn junger sedimentärer Untergrund vorliegt, meist verzahnt. Ihre Oberfläche ist flach, der Torf relativ aschereich.

Bei Hochmooren, bei denen die Grenze gegen das Liegende (falls sie nicht aus Flachmooren hervorgegangen sind) meist scharf ist, ist die Oberfläche gewölbt, Gehängemoore zeigen fast immer bei mehr oder weniger konvexer Oberfläche eine einseitige Neigung.

Beim Hochmoor erfolgt die Ausdehnung stets radial, so daß die randlichen Teile jünger sind als die Mitte, sie können sowohl auf Mineralboden entstehen, wie auch auf Wasserflächen unter der Voraussetzung, daß beide nährstoffarm sind. Auf Gesteinsuntergrund können Hochmoore wegen ihres Säuregehalts eine besonders kräftige Einwirkung ausüben. Bei Flachmooren ist der Kohlensäuregehalt des sonst mehr alkalisch reagierenden Materials besonders wirksam. Der Unterschied erklärt sich dadurch, daß in Hochmooren wegen des geringen vorhandenen Mineralgehalts die Humussole nicht sofort ausgefällt werden, daher sind Hochmoorwässer auch meist dunkelfarbig, während Flachmoorwässer klar erscheinen.

Die Flora der Flachmoore ist üppig und anspruchsvoll, sie kann Wiesen, Sümpfe und Wälder bilden, die nach Pia von Erlen, aber auch von Eichen, Fichten und Birken bestanden sein können.

Die Hochmoore werden von anspruchsloseren Pflanzengesellschaften aufgebaut, bei denen die Sphagnumarten überwiegen. Von Bäumen kommen nur Krüppelkiefern vor.

Ihr Hauptverbreitungsgebiet sind die flachen, verwascheneren Formen der Nordseeküste und des westlichen Norddeutschlands, wo die Böden durch eine längere Durchwaschung der hier vorliegenden älteren glazialen Schichten nährstoffärmer sind.

Die Entwicklung eines Hochmoores aus einem Flachmoor über den etwas vagen Begriff des Zwischenmoors ist sehr wohl möglich, wenn sich entweder der Mineralgehalt des Wassers verändert, oder die Bewachsung Formen annimmt, die kein mineralreiches Grundwasser mehr in die oberen Teile des Moores gelangen läßt, das dann ausschließlich auf das nährstoffarme Niederschlagswasser angewiesen ist.

Die Entwicklung kann auch wieder rückläufig werden, wenn eine Änderung der Niederschlagsverhältnisse (evtl. auch die reichliche Zuwehung von mineralischem Staub) oder des Grundwasserstandes neue Salze oder kolloid-disperse Stoffe (namentlich Kalk und Eisenverbindungen) an die höheren Lagen des Moores heranbringt.

Der *Torf* ist nach der Definition von Stadmikoff, der zu dieser Bestimmung die Unterteilung zahlreicher früherer Autoren benutzt hat: ,,Ein Konglomerat von Bitumina, Huminsäure, deren Salzen, verschiedenen anderen Produkten der Zersetzung des organischen Materials bei Luftabschluß und von noch nicht zersetzten Formelementen der Pflanzen (Blätter, Zweige, Wurzeln).“ Seine Farbe ist meist dunkel, die Struktur mehr oder weniger richtungslos. Nach Bülow schwankt das spezifische Gewicht des trockenen Torfes zwischen 0,21 und 1,4, während sein Porenvolumen bis zu 70% betragen kann. Das im Torf (und analog auch in den anderen Peloiden) enthaltene Wasser besteht nach Oswald (zitiert in Bülow) aus:

1. Okklusionswasser, in Hohlräumen von mehr als 1 mm ⌀,
2. Capillarwasser, in offenen, geschlossenen, konvexen oder konkaven Hohlräumen,
3. Kolloidwasser, gebunden an Humus, Huminsäure und an Gele,
4. osmotisch gebundenem Wasser,
5. chemisch gebundenem Wasser.

Die Wasserführung kann weit über 80% betragen und nach Bülow beträgt die Aufnahmefähigkeit des lufttrockenen Torfes 20 bis 40 Vol.-%.

Bei der Entstehung des Torfes, die letzten Endes nichts weiter als eine Bodenbildung unter besonderen Umweltsbedingungen ist, nimmt der Kohlenstoffgehalt der organischen Teile zu, der Sauerstoffgehalt ab. Der Torf selbst ist, wie gesagt, eine Zwischenstufe zwischen der frischen Pflanzensubstanz und der Braunkohle.

Unter den Torfen selbst unterscheidet BÜLOW die folgenden Arten:

A. Autochthone Torfe.

1. Reine Moortorfe: Sphagnumtorf (Weißmoostorf), Braunmoostorf, Graumoostorf.
2. Moosmischtorfe: Wollgrasmoostorf, Scheuzeriamoostorf, Heidemoostorf, Riesmoostorf.
3. Holzführende Torfe: Nadelholztorf, Laubholztorf, Reisertorfe.
4. Glumiflorentorfe (Riedtorfe): Cyperaceentorfe (Riedgräsertorfe), Gramineentorfe.

B. Allochthone Torfe.

I. Primär-allochthone Torfe (Schwemmtorfe): Häxeltorf, Driftholztorf, Laubtorf (Übergänge zu Bruchwaldtorfen und Mudden).

II. Sekundär-allochthone Torfe (Torfe an zweiter Lagerstätte). Fertiger umgelagerter Torf.

C. Trockentorfe, Produkt der Zersetzung unter ungünstigem Klima, vom Grundwasser unabhängig.

D. Halbtorfe, wenn die eigentliche Torfsubstanz weniger als 60% der Gesamtmasse ausmacht, der Rest aus Mineralien besteht. Kieselige Beimengungen führen auf dem Wege über aschereichen Torf zur Moorerde.

Die *Moorerde* ist ein Torf, in dem mehr als 40% mineralische Beimischungen vorhanden sind, meist wird es sich dabei um Sand und Ton handeln, der von den Seiten hineingeschwemmt worden ist.

Schon daraus geht hervor, daß es sich bei solchen Bildungen meist um Flachmoore handelt, bei Hochmooren kann allerdings Sand und Staub zugeweht werden, so daß auch bei diesen Moorerdebildung denkbar ist.

An Moormineralien kennen wir (wenn wir von dem verhältnismäßig seltenen Fall absehen, in dem eine Mineralquelle in das Moor einmündet bzw. erst den Grund zur Entstehung des Moores gebildet hat) Eisenverbindungen, Carbonate, Hydroxyde, Sulfide, Sulfate und Phosphate.

Es handelt sich bei den wichtigsten um die folgenden: Brauneisen, Eisenocker, Siderit ($FeCO_3$), Vivianit ($Fe_3(PO_4)_2 + 8\,H_2O$), Doppelt-Schwefeleisen (Pyrit, Markasit, FeS_2). Das Eisen tritt im Moor meist in Form von Ferroverbindungen auf. Wenn solche Verbindungen oxydiert werden, dann finden sich die zahlreichen roten Niederschläge, die man so häufig in Moorprofilen sieht. Der Vivianit (Blaueisenerz oder Eisensulfat) bildet sich wahrscheinlich größtenteils bei der Zersetzung von Apatit. Wiesenerze bilden sich dadurch, daß die Eisenlösungen an die Oberfläche wandern und bei der Berührung mit dem Luftsauerstoff ausfallen. Ähnlich geht es dem als Hydrocarbonat in Lösung befindlichem Kalk. Auch Gips, sogar freier Schwefel kann entstehen, wenn Kalk bei der Zersetzung von Pyrit zugegen ist, bei der sich Ferrosulfat und freie Schwefelsäure bilden. Glaubersalz kann beim Zusammentreffen von FeS_2 und NaCl entstehen.

Ein Teil der Umsetzungen, namentlich die Ausscheidung von Eisen und Kalk, geht unter Mitwirkung von Organismen vonstatten.

Moortorf mit reichlicher Beimischung von Kalk nennt man Moormergel.

An organischen Moormineralien führt BÜLOW an: Liptobiolithe, Fimmenit, der sich im wesentlichen aus Zusammenschwemmungen von Pollen und Sporen gebildet hat, Fichtelit, Dopplerit, der Humus in seiner reinsten Form darstellt (VON BÜLOW).

Die heute im Gebrauch befindlichen Torflagerstätten, die Moore, aus denen durch eine gewisse Aufbereitung die Moorbäder und Moorpackungen hergestellt werden, sind im wesentlichen nacheiszeitlicher Entstehung. Ihre Bildung geht langsam vonstatten, und zwar hat man auf Grund von Funden von Moorleichen und prähistorischen Werkzeugen feststellen können, daß seit etwa 2000 Jahren rd. 2 m Torf abgelagert wurden, d. h. etwa 1 mm im Jahr. Eine ganze Anzahl dieser Moorlager (die, wie schon gesagt, bis 30 m mächtig werden können, Moore älterer Epochen, so z. B. des Tertiärs, die uns heute als Braunkohlen erhalten sind, müssen zum Teil bis beinahe 200 m mächtig gewesen sein), wachsen heute nicht mehr weiter, weil teils die klimatischen Bedingungen ungünstiger geworden sind, wie z. B. bei den Mooren auf dem Riesengebirgskamm (RUDOLPH und

FIRBAS) oder der Mensch sie entweder kultiviert hat, oder doch das Wasser so weit senkte, daß er sie in irgendeiner Weise nutzen kann.

Die erwähnten Moormächtigkeiten entstanden dadurch, daß entweder bei langsamen Landsenkungen das Torfmoor entsprechend dem Ansteigen des Grundwasserspiegels wuchs, also Schritt halten konnte mit der Überschwemmung seiner tieferen Lagen (auf diese Weise reichen heute die Unterseiten verschiedener Moore in Norddeutschland bis unter den Meeresspiegel) oder aber sie entstanden dadurch, daß bei sog. Verlandungsmooren (die heute die Stelle ehemaliger Seebecken einnehmen) die oberflächliche Humusdecke in den sie unterlagernden Faulschlamm durch ihr eigenes Gewicht tiefer und tiefer eingepreßt wurde, wobei der Faulschlamm verdichtet und dabei bis zu einem gewissen Grade entwässert wurde.

Es mag noch erwähnt werden, daß nach den Arbeiten von CAUER sich in Mooren aus der Atmosphäre stammendes Jod anreichern kann.

Als nächste Rubrik der Tabelle nennt BENADE die *Organismenschlamme*, und zwar unterscheidet er Sapropel und Gyttja, die beide durch Fäulnisprozesse unter alkalischen Bedingungen entstanden sind, der erstgenannte unter völligem Luftabschluß (Reduktion), der letzte unter teilweisem Luftabschluß (teilweise oxydiert) (WASMUND).

Als *Sapropel* wird ein meist dunkler Unterwasserboden gekennzeichnet, der sich in stagnierenden Gewässern unter Fehlen von Sauerstoff und unter weitgehender Mitwirkung anaerober Bakterien gebildet hat. Dabei bildet sich Schwefelwasserstoff, der eine deutliche Abgrenzung gegen Gyttjenbildung erlaubt (WASMUND). Zu diesen Sapropelen gehört z. B. der in Bad Bentheim verwandte Schlamm (den BENADE anführt). Es zeigt sich aber schon hier, daß Übergänge zu anderen Klassen bestehen, wie sich aus der genaueren Untersuchung eben dieses Bentheimer Schlamms ergibt.

Der Bentheimer Schwefelschlamm ist ein Teichschlamm, der sich aus einem hohen Prozentsatz von anorganischen Bestandteilen zusammensetzt. Die Beimengung von organischen Bestandteilen ist gering. Der Schwefelgehalt kommt erst durch die Bereitung der Bäder mit Schwefelwasser und einem geringen Zusatz von Schlamm aus einem Schwefelwasserstaubecken.

Der Sapropel BENADEs (mit bis 40% organischer Substanz), deckt sich teilweise mit den „Mudden“ v. BÜLOWs.

Diese sind nach ihm junge sedimentäre Ablagerungen limnischer Natur. Ihre Zersetzung geht auf dem Wege einer regulären Fäulnis vor sich. Ihre Hauptbestandteile sind kolloider Natur, der Aschegehalt ist hoch.

BENADE erwähnt als einen typischen Vertreter des Sapropels den Limanschlamm. Es ist daher am Platz, hier einiges über dieses vielleicht am längsten gebrauchte peloide Heilmittel zu sagen. Die Limane des Schwarzen Meeres sind im wesentlichen ertrunkene Flußmündungen, die im Laufe der Zeit gänzlich (oder doch den größten Teil des Jahres über) von der Verbindung mit dem offenen Meer abgeschlossen wurden. Einzelne ihrer Vertreter haben bis etwa 30 km Länge bei einer Breite von rd. 2 bis 3 km und sind im Durchschnitt bis 10 m tief. Durch fortdauernde Verdunstung entsteht in ihnen eine starke (aber dadurch, daß sie gelegentlich durch Flußwasser verdünnt wird, labile) Salzlauge, die auf den mächtigen Schichten von Schlamm lagert, die selbst bis zu 16 m Mächtigkeit erreichen können. Die Wassertemperatur schwankt in den Sommermonaten von 19 bis 31° C, Temperatur wie Konzentration nehmen jedoch nach der Tiefe hin zu. Sie stellen mäßig konzentrierte Solen mit bedeutendem Gehalt an schwefelsauren Alkalien dar (STURZA). Der Boden ist stark mit organischen Resten angereichert. Unter der Bakterienflora ragen die Schwefelbakterien hervor. Der Schlamm ist schwarz, sehr plastisch, reagiert alkalisch, hat eine hohe Wasserkapazität und riecht stark nach H_2S (ALEXANDROFF). STURZA charakterisiert den Limanschlamm als „cremeartige, plastische Masse von schwarzer Farbe, von fauligem schwefelwasserstoffartigem Geruch und scharfsalzigem, bitterem und herbem Geschmack“.

Der zweite Typ dieser Rubrik ist *Gyttja* (ein schwedisches Wort für Schlamm), der in eutrophen Gewässern [mittlere Tiefe in unseren Breiten > 18 m (Wasmund)] aus Plankton gebildet wird. Übergänge zu Torf können auftreten. Der Luftabschluß bei der (vorwiegend hoprogenen) Zersetzung ist nicht vollkommen. Benade bezeichnet Gyttja als Halbfaulschlamm. Als typisch ist das Vorhandensein zahlreicher tierischer Reste angegeben. Ein Übergang zu Sapropel ist möglich. Die Unterabteilungen decken sich zum Teil mit der Bülowschen Einteilung. Benade unterscheidet: Grobdetritusgyttja und Feindetritusgyttja, nach dem überwiegend charakterisierenden Material unterscheidet er Algengyttja, Chitingyttja, Schalengyttja usw. Darin kommt schon zum Ausdruck, daß die Gyttjen anorganische Beimengungen enthalten können (z. B. Kalkgyttja und Tongyttja). Die Übergänge sind also auch hier reichlich verschwommen. Der Hauptunterschied der Gyttjen gegenüber dem Sapropel ist der geringere Gehalt an Schwefel.

Als Beispiel wird die Schollener Pelose angeführt, ein Sediment eines Süßwassersees, das zum größten Teil aus Pflanzenresten besteht. Die mineralischen Bestandteile sind meist toniger Natur und eingeschwemmt.

Der Schollener See birgt eine mächtige Schlammschicht unter seinem flachen Wasser, auf dem mit Bäumen bestandene Inseln treiben. (Hess, Potonié und Benade).

Übrigens ist die besprochene „Pelose“ nicht die einzige Vertreterin dieser Gattung von Sedimenten in Deutschland.

Als erste Rubrik der sog. Akaustobiolithe, deren Charakteristica am Kopf der Tabelle (s. S. 49) angegeben sind, wird der *Schlick* angeführt. Hier überwiegen die anorganischen Bestandteile bei weitem (nur 1 bis 2% organischer Kohlenstoff). Übergänge zu der vorhergehenden Klasse sind naturgemäß häufig, ebenso wie zu den minerogenen Sedimenten. Als Beispiel wird *Flußschlick* und *Wattenschlick* angeführt.

Heute ist die Anwendung des letzteren ziemlich verbreitet und namentlich in nordischen Ländern beliebt. Es handelt sich meistens um Ablagerungen geschlossener oder fast geschlossener Buchten (Analogien und Übergänge zum Limanschlick, s. S. 53, können vorkommen). Seeschlamm und Seeschlick werden heute in Deutschland und England in besonders ausgedehntem Maße zu Heilzwecken verwandt. Bei dem deutschen Material handelt es sich unter anderem um den Wilhelmshavener und Cuxhavener Heilschlick.

Das Material bildet sich aus den Einschwemmungen der ins Meer fließenden Flüsse, die unter dem Einfluß des höheren Elektrolytgehaltes des Meerwassers ihre Suspension ausflocken lassen, die sich an Stellen ansammelt, an denen eine relativ geringe Strömung herrscht. Die Herkunft des Materials ist teils organischer, teils anorganischer Natur. Die organischen Bestandteile werden hauptsächlich von den Grenzgebieten zwischen Süß- und Salzwasser geliefert, in denen die Süßwasserfaunen und -floren absterben. In den sedimentierten Schichten finden unter Mitwirkung von Organismen chemische Umsetzungen aller Art statt. Dabei handelt es sich meist um Umsetzungen von Schwefel- und Eisenverbindungen, wie um Fäulnisprozesse der organischen Substanzen. Der Anteil der anorganischen Substanzen ist aber höher. Er enthält unter anderem schwefel- und kohlensauren Kalk, Hydrate von Aluminium und Eisen, Schwefel- und Phosphorsäure, Kieselsäure und Schwefeleisen, dazu alle im Nordseewasser enthaltenen löslichen Salze (Fresenius).

Eine Zusammenstellung brauchbaren, aber noch nicht verwandten Materials von deutschen Küsten und aus deutschen Binnengewässern findet sich bei Lamcke.

Es bleiben schließlich die fast rein mineralischen Schlamme, die therapeutische Verwendung finden.

Der von alters her bekannteste unter den sog. *Quellenschlammen* ist der sog. „Fango“ von Battaglia, einem Ort in den Euganeen (in Norditalien). Der Schlamm der dortigen heißen Quellen stammt aus einer mechanischen und zum Teil wohl auch chemischen Aufbereitung der dort anstehenden Tuffe und Aschen, die, wie die heißen Quellen, die diese Aufbereitung besorgen, die Zeugen eines vorzeitlichen Vulkanismus sind. Die Verwitterungsprodukte dieser jungen vulkanischen Gesteine werden von den Thermen kräftig durchspült. Dabei findet nicht nur eine Anreicherung löslicher mineralischer Substanzen auf chemischem Wege statt, sondern anscheinend auch durch die in den Quellteichen enthaltenen Organismen. Eine nähere Darstellung dieser Verhältnisse findet sich bei HYNIE.

Kreide und *Kalke* folgen als nächste Nummer der Nomenklatur. Die Verwendung der Kreide hat von Rügen aus ihren Ausgang genommen. Dieser Kalkstein besteht im wesentlichen aus den Gehäusen abgestorbener Foraminiferen und anderer kleiner Tiere (BENADE). Die Seekreide ist ein Material, das zu den kalkigen Gyttjen überleitet. Dabei handelt es sich um sinterartige, zum Teil unter Mithilfe von Organismen (meist Pflanzen) ausgefällte dichte Kalke, wie wir sie in Verbindung mit feuchten Wiesen, Mooren, an den Einmündungen kalkreicher Bäche in größere Seebecken usw. finden, die Prozessen ihre Entstehung verdanken, die sich im Prinzip nicht wesentlich von der Bildung der Quellsinter unterscheiden.

Als nächste Gruppe werden *Erze* genannt, als Beispiele dienen der in Val Sinestra als Badezusatz verwandte Ocker, ein meist durch Mithilfe von Organismen aus wässeriger Lösung ausgefälltes Eisenhydroxyd (vgl. S. 19), das in seiner Entstehung dem unter Quellabsätzen behandelten ähnelt. Der Pyritsand der Gewerkschaft Teufelsbad (HARRASOWITZ) wird in seiner Entstehung auf die Umwandlung von Eisenhydrosulfid in Magnetkies, Markasit und Pyrit zurückgeführt.

Die unter *Guren* angeführte Kieselgur ist eine Ablagerung stagnierender Gewässer, in denen sich ein reiches Diatomeen- und Spongienleben entfalten konnte; die Schalen der abgestorbenen Tiere können mächtige Schichten bilden.

Die *Abiolithe* oder minerogenen Sedimente sind die feinkörnigsten der sog. klastischen, d. h. Trümmersedimente, die bei der Verwitterung und Abtragung entstehen, abtransportiert werden und meist in ruhigem Wasser, gelegentlich aber auch im Windschatten äolisch sedimentiert werden.

Dabei kann ein großer Prozentsatz echten Tones in den Sedimenten enthalten sein, d. h. wasserhaltige Tonerdesilicate.

Als Heilerden bezeichnet BENADE die durch Verwitterung entstandenen Verwitterungstone, Lehme, Mergel, Lösse, Lößlehme. Dabei ist allerdings zu bemerken, daß auch die unter Wasser abgelagerten Sedimente ihren Ursprung meist aus der Verwitterung herleiten, andererseits aber auch einige der genannten Heilerden transportiert wurden. Um es geologisch auszudrücken, handelt es sich bei diesen im wesentlichen um subaërische eluviale und alluviale Bildungen. Physikalische und chemische Verwitterung reichen sich bei ihrer Bildung die Hand, die chemische Verwitterung spielt aber die Hauptrolle.

BENADE unterscheidet bei den Tonen Verwitterungstone von den Sedimenttonen, also 1. eluviale und 2. alluviale Tone, 1. solche die am Ort ihrer Entstehung liegenblieben und oft noch die Struktur des Ursprungsgesteins aufweisen, und 2. solche, die verschwemmt und in einer Hohlform abgelagert wurden. Auch auf primärer Lagerstätte kann Ton ziemliche Mächtigkeiten annehmen, wenn die Verwitterung tief genug in das Ausgangsgestein eingreifen konnte.

Nach BERG bilden Aluminium, Kieselsäure und Eisen neben den unlöslichen Mineralien einen erheblichen Bestandteil des Verwitterungsrückstandes der Gesteine. Es genügt uns zu wissen, daß ein überwiegender Anteil des Tons aus Aluminiumoxyd besteht, das zumeist aus Verwitterung von Silicaten, in den allermeisten Fällen von Feldspäten, auch Glimmern, hervorgegangen ist. Chemisch sind die Tone ein „Aluminium-Eisen-Kieselsäure-Komplex" (BERG). Sehr reiner Ton im obigen Sinne ist Kaolin ($H_4Al_2Si_2O_9$).

Dabei ist auch hier wieder zu bemerken, daß sich die Begriffsbestimmungen für Ton nicht ganz decken, insofern als die Mineralogen die obengenannten Verbindungen und Verbindungskomplexe als Ton bezeichnen, während der Geologe im allgemeinen als Ton ein sehr feinkörniges Gestein (einen Alphitit) betrachtet, wobei die chemische Reinheit und Zusammensetzung oft vernachlässigt wird. Es wird sich für den Balneologen empfehlen, sich, wie das bisher auch geschehen ist, mehr an den geologischen Sprachgebrauch zu halten.

So ist z. B. der in Bad Homburg verwandte Tonschlamm nach den Arbeiten von BEŇADE, MICHELS und HELMERS durch Zersetzung von Basalt und sericithaltigem Schiefer entstanden. Er besteht aus etwa 30% Kaolinsubstanz mit Beimengungen von sehr feinkörnigen Mineralien, wie Feldspat, Quarz, Olivin, Titaneisen usw.

Bei der *Kaolin*bildung ist der wesentlichste Faktor, daß die das Ausgangsgestein angreifenden Lösungen imstande sind, Eisen und die ein- und zweiwertigen Elemente wegzuführen, ohne aber Kieselsäure und Ton wesentlich anzugreifen (BERG). Kaolin ist im wesentlichen ein Feldspatrestton.

Er hat sich vielfach im Tertiär am Untergrund der großen Moore gebildet, die uns als Braunkohlenlager erhalten sind. Wir kennen ihn jedoch auch als ein oberflächliches Verwitterungsprodukt, sowie als Produkt der Einwirkung von Mineralwässern. Er dient bekanntlich zur Herstellung von Porzellan, wird aber auch als „Bolus alba" therapeutisch benutzt. Zu Bade- oder Packungszwecken findet er anscheinend keine Verwendung.

Liegt ein sehr unreiner Ton vor, der stark durch Eisen, Sand usw. verunreinigt ist, so spricht man von einem Lehm, bei Gegenwart von kohlensaurem Kalk von Mergel. Lehm findet gelegentlich zu Badezwecken Verwendung.

So z. B. im Felkebad in Diez. In diesem Fall handelt es sich um einen Lößlehm, der aus umgelagerten und zusammengeschwemmten Lössen besteht mit eingeschwemmten Lagen feinen Sandes. Löß ist ein äolisches Sediment. Er wurde aus dem Schlamm der während des Zurückweichens der Gletscher in der Eiszeit gebildeten zahllosen Flüsse und Wasserrinnen in Trockenperioden ausgeblasen und auf dem trockenen Lande in Form lockerer feinster Sandmassen, Ton und etwas $CaCO_3$ abgelagert.

Zu den künstlichen Heilsedimenten gehört auch der sog. Posidofango, oder Posidoheilschlamm, der aus gemahlenem Posidonienschiefer hergestellt wird, einer stark bituminösen Ablagerung des Jurameeres, die einen gewissen Schwefelgehalt besitzt und auch Jod enthalten soll (vgl. S. 15). Ebenso kann man gemahlene vulkanische Lockerprodukte hierherrechnen (Eifelfango u. dgl.).

Über die Radioaktivität, deren angebliches Vorhandensein in solchen Heilschlämmen sehr oft angeführt wird, ist noch nicht viel bekannt. Bei der Verbreitung schwach radioaktiver Erscheinungen im Wasser, Bodenluft und Gesteinen ist aber anzunehmen, daß alle diese Materialien einen gewissen Grad von Radioaktivität besitzen.

Zum Schluß soll noch eine Verwendung von Erden erwähnt werden, die zwar mit der Balneologie nicht viel zu tun hat, aber doch unter das Kapitel „Heilkräfte des Bodens" fällt, die bewußte Verwendung von Bodenarten als innerliches Heilmittel. Wir beschränken uns hier auf die Ergebnisse der jüngsten Untersuchungen über solche Heilerden von KUNZE und VOGEL.

Bei den heute gebräuchlichen Arten handelt es sich um Verwitterungsprodukte, und zwar um „mechanische Sedimente", Löß, ein feinsandiges Material, dessen Entstehung weiter oben geschildert wurde (s. S. 56), der zum Teil unverändert, zum Teil nach einer gewissen Aufbereitung verwandt wird, Kaolin (s. S. 56), der gleichfalls in geschlämmten, also aufbereitetem Zustand Verwendung findet und um verschiedene „Steinmehle", über deren Herstellung Näheres nicht bekannt ist. Die chemische Zusammensetzung dieser Heilmittel hängt jeweils von dem entnommenen Gestein oder Verwitterungsprodukt ab und muß dementsprechend wechseln.

Die Geophagie der Naturvölker kann hier keine Berücksichtigung finden.

Literatur.

ADAMS: J. of Geol. **1923**. — ADAMS and KING: J. of Geol. **1923**. — ADLER: Z. Kurortwiss. **1**, 144 (1931/32). — ALEXANDROFF: Arch. of med. Hydrol. Mai **1929**. — ALLEN and DAY: Washington 1936. — ALTFELD: Z. prakt. Geol. **1918**. — ASCHOFF: Die Radioaktivität der Kreuznacher Solquellen. Kurverwaltung 1904.

BEHREND-BERG: Chemische Geologie. Stuttgart 1927. — BENADE: Balneologe **4** (1937). — BENADE, MICHELS u. HELLMERS: Jb. preuß. geol. Landesanst. **57** (1936). — BERG: (1) Z. prakt. Geol. **1918**. — (2) Z. prakt. Geol. **1923**. — (3) Vorkommen und Geochemie der mineralischen Rohstoffe. Leipzig 1929. — BERG in BEHREND-BERG: Chemische Geologie. Stuttgart: Ferdinand Enke 1927. — BEYSCHLAG: Z. Baln. **6** (1913/14). — BLANCK: Handbuch der Bodenkunde. Berlin 1930/32. — BODEN: Geologisches Wanderbuch für die Alpen. Stuttgart 1930. — BRUN: Recherches sur l'exhalaison volcanique. Genf 1911. — BUBNOFF, S. v.: Geschichte und Bau des deutschen Bodens. Berlin: Gebrüder Bornträger 1936. — BÜLOW, v.: (1) Handbuch der Moorkunde. Berlin 1929. — (2) Alluvium. Handbuch der vergleichenden Stratigraphie Deutschlands. Berlin: Gebrüder Bornträger 1931.

CADISH: Jber. naturforsch. Ges. Graubünden **56** (1928). — CAUER: Balneologe **3**, 180 (1936). — CHAMBERLIN: Gases of Rocks. Washington 1908. — CLARKE: The Data of Geochemistry. Washington 1916. — CLOOS: (1) Der Gebirgsbau Schlesiens. Berlin 1922. — (2) Einführung in die Geologie. Berlin: Gebrüder Bornträger 1936. — (3) Beulen — Gräben — Vulkanismus. Stuttgart 1939.

DANNENBERG: Z. Bäderkde **1927**. — DATHE: Die Salzbrunner Quellen in ihren geologischen Beziehungen. Berlin 1901. — DAY and SHEPERD: Bull. Geol. Soc. Amer. **1913**. — DEGWITZ: Klin. Wschr. **1929 I**. — Deutsches Bäderbuch. Leipzig 1907. — Die schwäbischen Mineralquellen. Stuttgart 1935. — DORFF: Die Pflanzenforschung, Bd. 16. Jena 1934.

EBLER: Die chemischen Verhältnisse der Maxquelle zu Bad Dürkheim. Karlsruhe 1910. — EBLER u. FELNER: Z. anorg. u. allg. Chem. **1911**. — ÄCKERLEIN: Physik. Z. **38**, 362 (1937).

FERSMANN: Geochemische Wanderungen der Elemente. Abh. prakt. Geol. **18** (1929/30). FRECH: Schlesiens Heilquellen in ihren Beziehungen zum Bau der Gebirge. Berlin 1912. — FRESENIUS: (1) Z. Kurortwiss. **1**, 58 (1931/32). — (2) Arch. of med. Hydrol. **1932**. — (3) Veröff. Z.stelle Baln., N. F. **35** (1933). — (4) Balneologe **1935**. — FUJINAMI KOICHI: Hot Springs in Japan, Board of Tourist Industry. Jap. Gov. Railw. **1936**. — FULDA: Z. med. Chem. **4** (1926).

GAUTIER: Theorie des Volcans. Bull. Soc. belg. Geol. **17**, 555f. (1903). — GENSER: Geol. Rdsch. **23**, 188 (1932). — GOLDSCHMIDT: (1) Videnskap. Selskapet Skrifter **1922**, Nr 11. — (2) Beitr. Geophysik **15** (1926). — GRÜNHUT: Z. Baln. **4** (1911/12). — GRUPE: Jb. preuß. geol. Landesanst. **53** (1932). — GÜMBEL: Sitzgsber. bayer. Akad. Wiss., Math.-naturwiss. Kl. **19** (1889/91).

HÄRTEL: Balneologe **2** (1935). — HAHN: Forschgn u. Fortschr. 8 (1932). — HARRASSOWITZ: (1) Z. Kurortwiss. **1932**. — (2) Z. prakt. Geol. **41** (1933). — (3) Z. prakt. Geol. **42** (1934). — HARRASSOWITZ in SCHRÖDER: Der Harz als Kurgebiet. Braunschweig 1936. — HEFFERNAN: Arch. of med. Hydrol. **1929 II**. — HEIM: Die Quellen. Basel 1885. — HERMANN: Metallbörse **24** (1934). — HESS: Balneologe **1936**, H. 6. — HINTZ: Z. Baln. **1912**. — HINZ u. GRÜNHUT: Handbuch der Balneologie. — HINZ u. KAISER: Z. Baln. **1915**. — HUMMEL: Z. prakt. Geol. **1930**. — HYNIE, O.: Geologie der wichtigsten Schlammarten Europas. Tschech. Verlag 1933.

ISRAEL: Z. Geophysik **10** (1934). — ISRAEL-KÖHLER: Klin. Wschr. **1936 I**.

KAISER: (1) Allg. dtsch. Bäderztg **1907**. — (2) Jb. preuß. geol. Landesanst. **23**. — KAMPE: Handbuch der Hydrologie, herausgeg. von PRINZ-KAMPE. Berlin: Julius Springer 1934. — KAUENHOVEN: Zbl. Min. etc., Abt. B **1927**. — KAYSER: Lehrbuch der Geologie. Stuttgart 1923. — KEILHACK: (1) Lehrbuch der Grundwasser und Quellenkunde. Berlin 1935. — (2) Med. Welt **1935**. — KELLER: Gespannte Wässer. Halle 1928. — KIRSCH, G.: Geologie und Radioaktivität. Berlin: Julius Springer 1936. — KNETT: (1) Österr. Bäderb. **1928**. — (2) Wien. med. Wschr. **1934**. — KOEHNE: (1) Grundwasserkunde. Stuttgart 1928. — (2) Z. dtsch. geol. Ges. **85** (1933). — (3) In GUTENBERGS Handbuch der Geophysik. 1933. — (4) Petermanns Mitt. **82** (1936). — KREJCI-GRAF: Jb. Min. etc., Abt. B **73** (1935). — KUNZE u. NAGEL: Balneologe **1936**, H. 2.

LAMCKE: Geologie der Meere und Binnengewässer, Bd. 3. 1939. — LEPAPE: Les Gaz des eaux minerales. Verh. 14. internat. Congr. med. Hydrol. **1933**. — LINDGREN, W.: Mineral Deposits. New York u. London 1933. — LINK: Kreislaufvorgänge in der Erdgeschichte. Jena 1912. — LINSTOW, v.: Arch. Lagerst.-Forsch. **42** (Berlin 1929). — LOTZE: Steinsalz und Kalisalze. Berlin: Gebrüder Bornträger 1937. — LUNDE: Naturen **1927**.

Meister: Sitzgsber. preuß. geol. Landesanst. **53** (1932). — Mestwerdt: (1) Z. Bäderkde **3** (1928/29). — (2) Balneologe **3** (1936). — Michael: Über Steinsalz und Sole in Oberschlesien, 1913. — Michels: 56. Ber. Senckenberg naturforsch. Ges. 1926. — Michler: Z. Kurortwiss. **7** (1932). — Miholic: Chemie der Erde. Jena 1933.

Nasini: Rapport sur les Gaz rares des eaux minerales. Verh. 14. internat. Congr. med. Hydrol. **1933**. — Niggli: Die leichtflüchtigen Bestandteile im Magma. Leipzig 1920. — Niggli u. Bergeat: 1919.

Pia, J.: Pflanzen als Gesteinsbildner. Berlin: Gebrüder Bornträger 1926. — Posepny: Berg- u. hüttenm. Jb. **47** (1895). — Potonié u. Benade: Med. Welt **1936**, H. 10. — Priebsch: Beitr. Geophysik **36** (1932). — Prinz u. Kampe: Handbuch der Hydrologie. Berlin: Julius Springer 1934.

Rittmann: Vulkane und ihre Tätigkeit. Stuttgart: Ferdinand Enke 1936. — Röhrer: Z. Bäderkde **1930**. — Roman: In Gmelins Handbuch der anorganischen Chemie, Bd. 8. 1931. — Rudolph u. Firbas: Beih. Bot. Zbl. **43** (1927).

Samojloff: Zbl. Mineralogie **1924**, 59. — Sapper: Vulkankunde. Stuttgart: Engelhorn 1927. — Schiffner u. Weidig: Radioaktive Wässer in Sachsen. Freiberg 1909. — Schneider: Geol. Rdsch. **4** (1913). — Schumacher: Balneologe **1936, H. 3.** — Sieberg: Geologische Einführung in die Geophysik. Jena 1927. — Stadnikoff u. Oswald: Neuere Torfchemie. Dresden: Theodor Steinkopff 1930. — Sturza: Die Kochsalzwässer Rumäniens. Wien 1930. — Suess: Verh. Ges. dtsch. Naturforsch. Karlsbad. **1903**. — Symposium: J. of Geol. **1924**.

Tammann: Z. Geophysik **1924**. — Thoroddsen: Mem. Acad. Sci. Lettr. Copenhague, Sect. Sci. **9** (1912). — Torade-Miyabe: Bull. Earthqu. Res. Inst. Tokyo, Imp. Univ. **13**. 3 (1935). — Tornquist: Geologie von Ostpreußen. Berlin 1910.

Vernadski, W. J.: Geochemie. Leipzig: Akad. Verlagsanst. 1930.

Waagen: Z. prakt. Geol. **1914**. — Wagner: Notizbl. Ver. Erdk. u. hess. geol. Landesanst. Darmstadt **5**, 6 (1923). — Wasmund: Geologiska Föreningens in Stockholm Förhandlingar, 1930. — Wegner: Z. prakt. Geol. **30** (1922). — Weithofer: Z. dtsch. geol. Ges. **88** (1936). — Wetzel: In Stutzers Lagerstätten der Nichterze, Bd. 5. Berlin 1933. — Winter: Die Heilquellen Marienbads, 1932. — Wolff, v.: (1) Der Vulkanismus. Stuttgart 1914. — (2) Z. Bäderkde **4** (1930).

II. Die Technik des Bäderwesens.

1. Quellentechnik.

Von

R. Kampe, Bad Ems.

Mit 36 Abbildungen.

A. Weg und Bewegung des Quellgutes.

a) Einteilung.

Als *Quelle* bezeichnet man allgemein den dauernden natürlichen Übergang von Bodenwasser in Oberflächenwasser. Der Balneologe erweitert den Quellbegriff auch auf künstlich (durch Schürfung oder Bohrung) erschrotene Austritte unterirdischen Wassers. Ein künstlich aus der Tiefe gehobenes Mineralwasser ist keine Quelle; man bezeichnet es richtiger als Mineralbrunnen. Die Speisung der Quellen kann durch Grundwasser oder durch unterirdische Wasserläufe erfolgen (s. S. 22).

Die Einteilung der Quellen geschieht nach verschiedenen Gesichtspunkten. Bei allen Gruppierungsprinzipien finden sich Übergangs- und Mischtypen der einzelnen Gruppen. Heim sagt mit Recht:

„Die Quellen sind unendlich mannigfaltig. Jeder einzelne Fall will studiert sein. Sie sind so individuell verschieden, daß man fast so wenig zwei Quellen von ganz gleichem Charakter als zwei Menschen von ganz gleichem Gesichte findet, und jede Gegend hat wieder ihre besonderen Typen.“

Die Herkunft ihres Wassers teilt die Quellen in *vadose* und *juvenile* (s. S. 24). Die Form des Bodenwassers, von welchem die Quelle gespeist wird, läßt sie in solche von Grundwasser gespeist und Quellen, die ihr Wasser aus unterirdischen Wasserläufen beziehen, unterscheiden. Die Teilung in Süßwasser- und Mineralquellen wird im chemischen Teile dieses Buches behandelt.

Nach der Eigenart des natürlichen Quellmechanismus unterscheiden wir:

1. Absteigende, 2. Überlaufquellen, 3. aufsteigende Quellen.

Das Wasser der *absteigenden* Quellen fließt vom Einzugsgebiete zum Quellorte vorwiegend nach abwärts. Es gelangt auf seinem Wege selten in Tiefen,

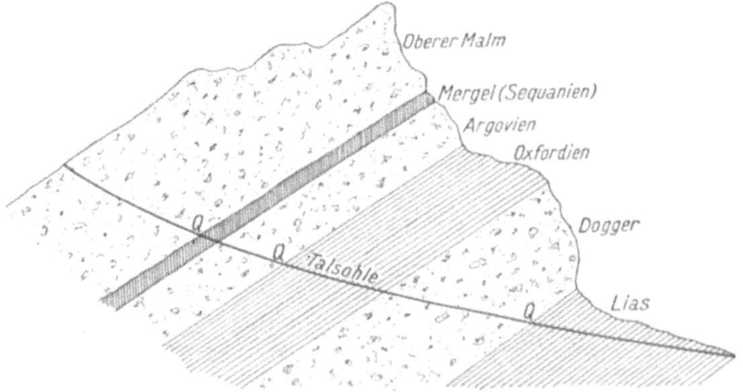

Abb. 17. Absteigende Quellen: Schichtquellen im gefalteten Jura. (Nach HEIM.)

in welchen infolge des Temperaturgefälles der Erdrinde höhere Wärmegrade als an der Oberfläche herrschen. Die Speisung dieser Quellen erfolgt zumeist durch Grundwasser oder unterirdische Wasserläufe mit luftberührtem Spiegel. Daher gleicht sich ihre Temperatur mehr oder weniger der Lufttemperatur an. Man kann sie wieder unterteilen in:

a) Durch Endigung des Wasserträgers bedingte Quellen. Hierher zählen die häufigen absteigenden Schichtquellen am „Ausbiß" einer wasserführenden Schicht, wenn ihre Lagerfläche auf dem undurchlässigen Liegenden gegen den Ausbiß geneigt ist; als Sonderfall die Lavaquellen am Ende erstarrter klüftiger Lava- und Tuffmassen, die Schuttquellen, aus den großen Gebirgsschuttkegeln am Fuße hoher Gebirge austretend, endlich die absteigenden Spalten- und Kluftquellen (Abb. 17).

b) Quellen, deren Entstehungsursache die Abnahme des Leitungsvermögens des Wasserträgers bildet. Die Leitfähigkeit des Bodens kann durch Verringerung des Porenvolumens, des Schichtquerschnittes oder des Gefälles vermindert werden.

2. Die *Überlaufquellen* nehmen eine Mittelstellung zwischen den ab- und aufsteigenden Quellen ein. Sie werden zumeist von echtem Grundwasser gespeist, dessen Stromlinien in den Quellort teils abfallend, teils aufsteigend einmünden. Im Schrifttum findet man sie vielfach zu den absteigenden Quellen gezählt, doch hat LEHMANN mit Recht die Sonderstellung dieser „Überfließquellen" betont. Die Überlaufquellen werden von einem durch die besondere Form des Grundwasserstauers beckenförmig gestalteten Bodenwasserkörper

gespeist, der bei steter Ergänzung die überschüssige Wassermenge an den tiefsten Stellen des Beckenrandes als Quelle abgibt (Abb. 18). Hierbei nimmt nicht bloß der über dem Quellhorizont gelegene Teil des Grundwasserkörpers an der Fließbewegung teil; das Druckgefälle bewirkt auch ein Fließen des im Muldentiefen befindlichen Wassers, also mit vertikaler Bewegungskomponente.

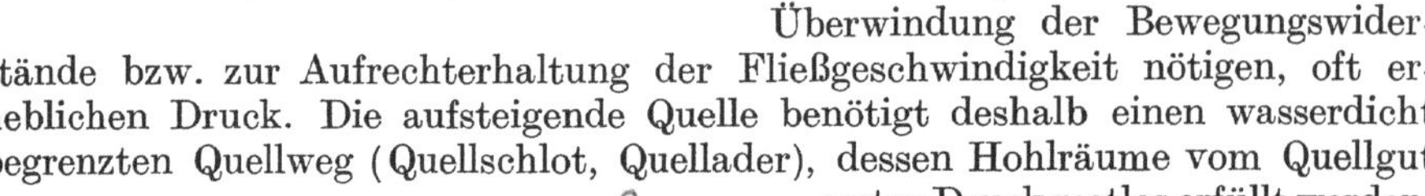

Abb. 18. Überlaufquelle: Erlenbachquelle. (Nach LEPPLA.)

3. In den *aufsteigenden* Quellen vollführt das Wasser im letzten Teile seines Weges bis zur Quelle eine Bewegung mit vertikaler Komponente. Es steht an allen Punkten des Quellschlotes unter dem statischen Druck der bis zum Quellort gemessenen Wassersäule, vermehrt um den zur Überwindung der Bewegungswiderstände bzw. zur Aufrechterhaltung der Fließgeschwindigkeit nötigen, oft erheblichen Druck. Die aufsteigende Quelle benötigt deshalb einen wasserdicht begrenzten Quellweg (Quellschlot, Quellader), dessen Hohlräume vom Quellgut unter Druck restlos erfüllt werden.

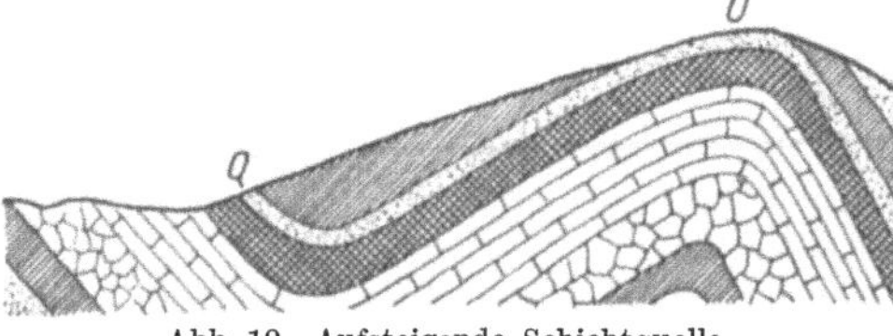

Abb. 19. Aufsteigende Schichtquelle.

Die aufsteigenden *Schicht*quellen werden von Grundwasser gespeist, das in den Poren einer durch die Gebirgsfaltung aufgerichteten durchlässigen Schicht emporsteigt; die aufsteigenden *Spalten- und Verwerferquellen* bewegen sich auf diesen Gebirgsstörungen zumeist in der Form von unterirdischen Wasserläufen zutage. Die Temperatur dieser, aus tieferen Erdschichten emporsteigenden Quellen ist, je nach der Länge des Weges zwischen Einzugsgebiet und Quellort, von der Oberflächentemperatur mehr weniger unabhängig. Der Wärmegrad der aufsteigenden Quellen, deren Schlot in größere Tiefen hinabreicht, kann die mittlere Jahrestemperatur des Quellortes übersteigen (Abb. 19 u. 20).

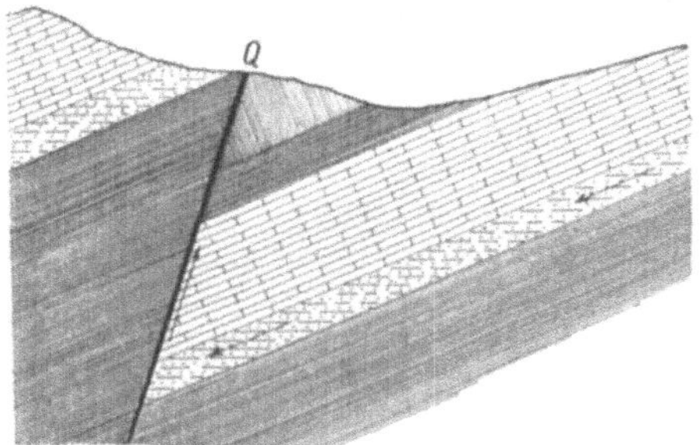

Abb. 20. Schichtverwurfquelle. (Nach KEILHACK.)

Je nach der Ursache des Drucküberschusses, der in der aufsteigenden Quelle die Aufwärtsbewegung erzeugt, unterscheiden wir folgende Gruppen:

a) Der Überdruck hat seinen Grund in der Niveaudifferenz zwischen Einzugsgebiet und Quellort: *Artesische* Quellen.

b) Der Überdruck wird durch Wasserdampf oder periodische Gaseruptionen verursacht: *Geiser.*

c) Durch Vermischung mit Gasen wird das spezifische Gewicht des Quellgutes im aufsteigenden Quellschlot verringert und hierdurch ein Druckgefälle zum Quellort erzeugt: *Gasführende* Quellen.

b) Mineralquellensysteme.

Den absteigenden Weg dürfte das Wasser der vadosen Quellen oder der vadose Anteil der Mineralquellen zumeist in der Form von Grundwasser oder zahlreicher kleiner, in stark zerklüftetem Gestein langsam zirkulierender Wasserläufe vollführen. Hierbei steht das Wasser durch lange Zeit in größeren Flächen mit den Bodengesteinen in Berührung, wodurch die Lösungsvorgänge und chemischen Prozesse zur Bildung der Mineralwässer begünstigt werden.

Die Aufwärtsbewegung bis zutage hingegen findet wohl vorwiegend in der Form von unterirdischen Wasserläufen, also Spaltenwasser statt, welches bei verhältnismäßig geringeren Widerständen quer durch die Schichtenlagerung und durch ansonsten undurchlässige krystalline und Massengesteine aus großer Tiefe rasch zur Oberfläche zu steigen vermag. Dies kommt auch in der topographischen Anordnung der Mineralquellen zum Ausdruck. Im ungestörten Flachlande selten, häufen sie sich in gebirgigen Gebieten mit tektonischen Störungen, insbesondere aber in Gegenden, die in geologisch jüngeren Epochen Umwälzungen erfahren haben. Wenn diese tektonischen Ereignisse von vulkanischen Eruptionen begleitet waren, bieten die zum Teil noch offenen Spalten günstige Wege für das Emporsteigen juveniler Gase und der mit ihnen vermischten Wässer.

Größere Störungen der Gebirgsmassen können gleichzeitig die Entstehungsursache einer Anzahl von Quellen sein. Die Gesamtheit dieser Quellen nennt man ein *Quellensystem.* Sitzen die einzelnen Quellen am Ausbiß eines Verwerferspaltes, so bilden sie eine *Quellinie.* Dienen die sich unregelmäßig scharenden Spalten einer Zertrümmerungszone dem Wasser zum Aufstieg und Austritt, spricht man von einem Quell*gebiet.*

Die einzelnen Quellindividuen eines Systems können in gegenseitiger hydraulischer Abhängigkeit stehen. Vermehrt man in solchem Falle die Ergiebigkeit einer Quelle des Systems, z. B. durch Tieferlegung des Auslaufniveaus, so zeigen die Nachbarquellen Abnahme ihrer Schüttung. Dann spricht man von Quellsystemen im *engeren Sinne.* Zeitweise tritt bei solchen auch ohne äußeren Eingriff ein Ergiebigkeitsaustausch ein („Vikariieren" der Quellen). Er kann durch natürliche Veränderungen in den Quelladern, Sinterabsatz, Ausspülung usw. erklärt werden. Gasführende Quellen (s. unten) neigen besonders zum Vikariieren, indem sich die Verteilung des freien Gases an einer Gabelung des Quellschlotes, und damit auch die Teilung der Wassermenge ändert. Im allgemeinen weisen die Quellen eines Systems engeren Sinnes nur geringe Unterschiede in der chemischen Beschaffenheit auf. Gewöhnlich handelt es sich dann um Unterschiede in der Konzentration oder, bei Thermen geringe, durch die Temperaturdifferenzen bedingte Verschiedenheiten (z. B. in der Gaslösung). Doch kennt man auch engere Quellsysteme, deren Quellindividuen erhebliche Unterschiede im chemischen Charakter zeigen, z. B. die Quellen von Marienbad im Sudetenlande. Hier resultiert der chemische Charakter aus dem Zusammenfluß mehrerer verschiedener Komponenten und die Unterschiede der Quellen sind auf wechselnde Mischungsverhältnisse derselben zurückzuführen (s. auch S. 79).

Auf einer tektonischen Störung von langer Erstreckung können Quellschlote bestehen, die untereinander keinen hydraulischen Zusammenhang und verschiedenen chemischen Charakter besitzen. Es handelt sich dann um Quellsysteme im „*weiteren Sinne*". Doch ist eine scharfe Trennung nicht möglich. Manche dieser Systeme würden, wenn größere Eingriffe als gewöhnlich vorgenommen werden, einen Zusammenhang zeigen. Dies ist für den Quellenschutz (s. S. 95) wichtig. Als Beispiel für ein Quellensystem im engeren Sinne seien die *Karlsbader* Thermen genannt, die auf einer Verwurfzone emporsteigen, welche das Karlsbader Granitgebirge NNW—SSO streichend und fast vertikal einfallend durchschneidet. Die einzelnen Individuen, die teils auf der Hauptspalte, teils auf Nebenspalten und endlich, in der Hauptmenge aus einem von dem Thermalwasser geschaffenen, eigentümlichen Sinterbau, der „Sprudelschale" entspringen, stehen nicht nur in wechselseitiger deutlicher hydraulischer Abhängigkeit, sondern zeigen auch das erwähnte Vikariieren. Die zahlreichen Quellen längs des Südabfalles des böhmischen Erzgebirges, der sog. „böhmischen Thermalspalte" bilden ein Quellsystem im weiteren Sinne.

Die Thermen von *Aachen* sowie jene von *Burtscheid* stellen jede für sich Systeme engeren Sinnes dar, zusammen bilden sie, aus den Scheitelzonen zweier paralleler Teilfalten des Aachener Sattels entspringend, ein System im weiteren Sinne (BEISSEL).

c) Der Mechanismus der aufsteigenden Quellen.

Druck und Ergiebigkeit. Die überwiegende Zahl der Mineralquellen sind aufsteigende Quellen, das sind solche, denen das Quellgut im letzten Teile

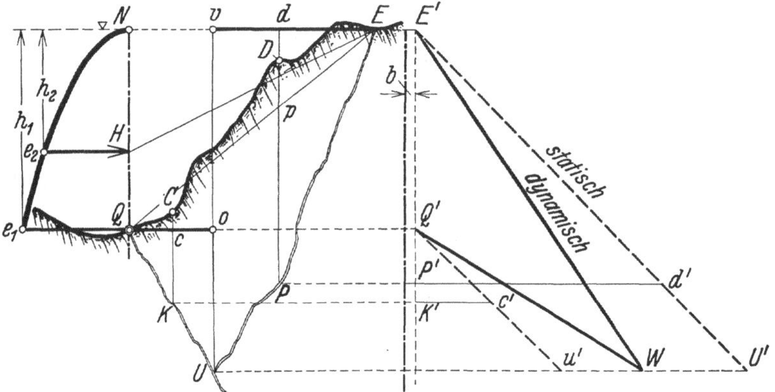

Abb. 21. Druck- und Ergiebigkeitsverhältnisse bei einer vadosen aufsteigenden Quelle.

seines Weges vertikal aufwärts zuströmt. Nur selten finden sich absteigende Mineralquellen. Es handelt sich dann meist um Mineralgrundwässer, die aus Brunnenfassungen gehoben werden.

Zum Verständnis des Mechanismus der aufsteigenden Quellen und damit ihres Verhaltens bei beabsichtigten Eingriffen und ungewollten Störungen ist die Kenntnis der Druck- und Fließzustände in ihren Quellwegen von Wert. Daher sei an der Hand der Abb. 21 der einfachste Fall einer solchen Quelle behandelt. Die bei Q („Quellort") zutage tretende Quelle besitze ihr Einzugsgebiet in E; es handelt sich also um eine vadose Quelle. Von E bewegt sich das Wasser auf Klüften über P bis zum tiefsten Niveau U („absteigender Ast") und über K nach Q („aufsteigender Ast", Quellschlot). Denken wir uns den Quellweg bei U geschlossen, so stünden beide seiner Äste unter dem hydrostatischen Drucke ihrer Wassersäulen. In jeder auf den absteigenden Ast abgestoßenen Bohrung müßte das Wasser nach dem Gesetze der kommunizierenden Gefäße bis zum Niveau E aufsteigen (z. B. bei der Bohrung D bis zum Punkte d). In Bohrlöchern, die den aufsteigenden Ast treffen, stiege das Wasser bis zum Niveau des Quellortes Q (z. B. bei C bis zum Punkte c). $E — v$ und $Q — o$ stellen also die *statischen* Drucklinien der beiden Äste dar (mit Rücksicht auf die räumliche Ausdehnung der Quellwege müßte man richtiger von Druckebenen sprechen). Eine andere Darstellung der Druckverhältnisse findet sich im rechten Teile der Abbildung. Hier ist in jeder Tiefe der statische Druck von einer lotrechten Bezugsachse aus waagerecht aufgetragen. So erhält man die statischen Drucklinien E'—U' des absteigenden und u'—Q' des aufsteigenden Astes. Es müssen gerade Linien sein, weil der Druck in einer Wassersäule proportional ihrer lotrecht gemessenen Höhe ist. Die Niveaudifferenz v—o bestimmt als Wassersäule mit ihrem Bodendruck die Druckdifferenz U'—u, die bei unserem Denkexperiment zwischen dem Wasser vor und hinter der gedachten Absperrung bei U herrschen würde. Diese Druckdifferenz ist die treibende Kraft, welche das beständige Fließen der Quelle hervorruft.

Wäre die Quelle bei Q dicht gefaßt und mit Steigrohren versehen, so stiege das Wasser (die Absperrung bei U wieder weggedacht) nach dem Gesetze der kommunizierenden Gefäße bis N. N ist das „piezometrische Niveau" der Quelle, jenes Niveau, bis zu welchem angestaut („gespannt"), die Quelle abflußlos steht („stagniert"). Schneiden wir das Standrohr unterhalb N ab, z. B. bei H, so fließt die Quelle entsprechend der Niveaudifferenz N—H, daher um so rascher, d. h. ergiebiger, je tiefer wir das Rohr abschneiden. Bestehen die Quellwege aus offenen Klüften, so ähnelt die Bewegung jener in Rohrleitungen und es gilt das Gesetz, daß das Quadrat der Ergiebigkeit proportional ist der Druckdifferenz, also

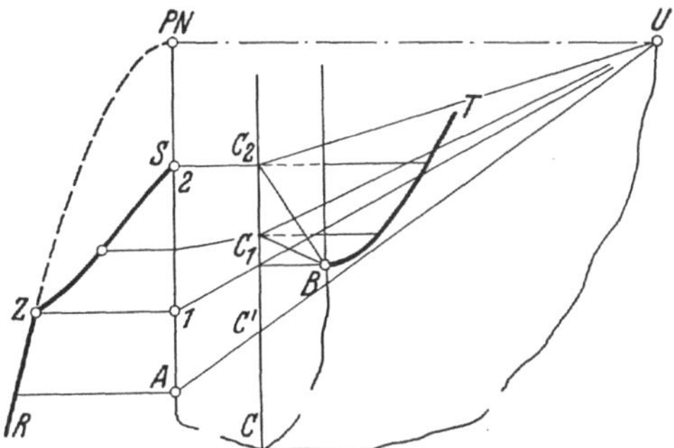

Abb. 22. Einfluß eines wilden Austrittes auf die Ergiebigkeitskurve.

$$e^2 = c \cdot h.$$

Die Konstante c ist dabei von den Bewegungswiderständen des gesamten Quellweges abhängig. Tragen wir die Quellergiebigkeiten in jedem Spannungsniveau als Abszisse auf, so erhalten wir die „Ergiebigkeitskurve" der Quelle. Nach dem obigen Fließgesetze ist sie eine Parabel mit dem Scheitel in N (s. Abb. 21). Fließt der Speisungsstrom der Quelle auch nur in Teilstrecken des Weges als Grundwasser, so vermindert sich der Exponent von e, die Ergiebigkeitskurve nähert sich mehr und mehr der Geraden. In der Natur, wo meist viel verwickeltere Verhältnisse herrschen, weicht die Linie von diesen Normfällen mehr oder weniger ab.

Es ist empfehlenswert, bei jeder gut gefaßten Quelle ein Teilstück dieser Ergiebigkeitslinie empirisch zu bestimmen. Mindestens sollte bekannt sein, in welchem Ausmaße sich die Schüttung der Quelle bei Hebung und Senkung des Auslaufniveaus um 1 m ändert. Dieser „Änderungswert" der Ergiebigkeit ist eine wichtige, zur Charakteristik des Quellindividuums gehörende Konstante.

Im normalen Fließzustand der Quelle treten an Stelle der statischen (s. S. 62) Drucklinien die „dynamischen" E—Q bzw. e'—W—Q'. Der hydrodynamische Druck ist im absteigenden Aste kleiner, im aufsteigenden größer als der statische. Der jeweilige lotrechte Abstand der Linie E—Q von dem Niveau E—N bedeutet den bis zu diesem Punkte zur Überwindung der Bewegungswiderstände verbrauchten Druck. Die wirkliche Form der dynamischen Drucklinie ist demnach von dem geometrischen Bau der Quellwege abhängig und kommen in ihr die Querschnittsverhältnisse, Krümmungen, die Rauhigkeit der Schlotwandungen usw. zum Ausdruck. In der Abbildung wurde sie schematisch als Gerade gezeichnet.

Wenn sich beim Höherspannen des Auslaufniveaus einer Quelle Nebenaustritte bilden, oder solche beim Absenken des Auslaufes versiegen, so verläuft die Ergiebigkeitslinie unstetig. Abb. 22 zeigt diesen Fall.

d) Geiser und gasführende Quellen.

Das dynamische Druckgefälle, die Voraussetzung des Fließens der Quelle, muß nicht immer durch eine positive Niveaudifferenz zwischen Einzugsgebiet und Quellort bedingt sein; es kann auch durch andere Ursachen hervorgerufen oder wenigstens verstärkt werden. Der Druck einer Flüssigkeitssäule ist von ihrer vertikalen Höhe und vom spezifischen Gewichte der Flüssigkeit abhängig. Es kann daher eine Druckdifferenz zwischen dem absteigenden und aufsteigenden Aste der Quelle auch durch einen Unterschied im Volumgewichte der Flüssigkeiten entstehen. So findet sich z. B. in der Literatur die Ansicht, daß das spezifische Gewicht im aufsteigenden Ast durch die Erwärmung des Wassers derart vermindert werden könne, daß ein Druckunterschied hervorgerufen wird. Doch ergibt die rechnerische Untersuchung, daß hierdurch vielleicht fallweise eine geringe Erhöhung der Fließgeschwindigkeit bedingt wird, als alleinige Ursache der Fließbewegung kann aber die Erwärmung kaum in Betracht kommen. Übrigens würde hierbei die Verminderung der Zähigkeit des Wassers, und damit seines inneren Widerstandes, durch die Erwärmung, insbesondere in der Form echten Grundwassers, weit mehr in Erscheinung treten als die Gewichtsabnahme.

Den Gewichtsunterschied zwischen schwächerer und stärkerer Sole zieht Kegel als Ursache des Fließens der Solquellen auf der Quellinie Salzkotten-Königsborn heran.

Eine Verminderung des spezifischen Gewichtes des Quellgutes durch Gasabsorption, gleichfalls im Fachschrifttum als Ursache des Druckgefälles erwähnt, kommt gerade bei dem Gase, das in den meisten Fällen das Mineralwasser begleitet, der Kohlensäure, nicht in Betracht. Die Lösung dieses Gases vermehrt das spezifische Gewicht. Wenn aber ein überschüssiger, nicht gelöster Teil der Gase in Blasenform im Quellgute schwebend verteilt ist, kann die hierdurch bewirkte Gewichtsverminderung so bedeutend sein, daß hierdurch allein das Fließen der Quelle verursacht wird, selbst in Fällen, bei welchen das Einzugsniveau tiefer liegt als der Quellort. In diesen „Gasführenden Quellen" leistet die in dem Gase in der Tiefe aufgespeicherte potentielle Druckenergie durch die Expansion beim Aufsteigen die Hebungsarbeit.

Geiser. Die Geisertätigkeit ist immer periodisch. Die Eruption beginnt schwach, nimmt allmählich zu, erreicht einen Höhepunkt und fällt dann rasch ab, worauf eine bei den einzelnen Geisern verschieden lange Pause eintritt, bis sich der Vorgang wiederholt.

Den Mechanismus der *Dampf*geiser hat schon Bunsen richtig erklärt: Der vom Bodenwasser gespeiste Inhalt eines Schlotes (wohl ehedem der Schlot einer vulkanischen Dampfquelle) (Griggs) wird durch vulkanische Wärme erhitzt. Dies kann durch Wärmeübergang vom Gestein, oder wahrscheinlich häufiger durch vulkanischen Dampf geschehen. Infolge der in der Tiefe herrschenden Drücke steigt die Wassertemperatur weit über 100°, ohne daß zunächst Dampfbildung eintritt. Bunsen stellte im großen isländischen Geiser Temperaturen bis 127,5° C fest. Sobald an einer Stelle des Schlotes das Sieden einsetzt, hebt der entstehende Dampf die Wassersäule und bringt die überhitzten Wassermassen in Zonen geringeren Druckes. Hierdurch greift der Siedeprozeß immer weiter und die plötzlich erzeugten großen Dampfmengen schleudern das Wasser über die Oberfläche.

Als Beispiele seien die Geiser der Insel Island und die Dampfgeiser des Yellowstone-Parkes in den Staaten Wyoming und Montana der Vereinigten Staaten erwähnt.

Die *Gas*geiser beruhen auf dem periodischen Abblasen eines gasgefüllten unterirdischen Hohlraumes, der von einer Gasquelle kontinuierlich gespeist wird. Als treibende Gase kommen hauptsächlich Kohlensäure und Kohlenwasserstoffe in Betracht. ALTFELD erklärt ihre Wirkungsweise gelegentlich der Beschreibung des erbohrten Namedygeisers bei Andernach a. Rh. wie folgt: Das Bohrloch wird durch kleine Zuflüsse gespeist, welche zu seiner Füllung mehrere Stunden benötigen. Übrigens münden in das Bohrloch Kohlensäure führende Spalten, deren Druck in größerer Tiefe durch einen engen Querschnitt abgedrosselt ist. Bei entleertem Bohrloch bläst der gesamte Gasinhalt der Kohlensäurespalten, einschließlich eventueller kommunizierender Hohlräume oberhalb der Drosselstelle, bis zu niederem Drucke ab. Das den Schlot füllende Wasser dringt nun in die Gaswege ein und sperrt sie ab. Der Gasdruck oberhalb der Drosselstelle nimmt infolge der steten Zuströmung allmählich zu, doch hält ihm die ansteigende Wassersäule während der Pause noch das Gleichgewicht. Die schließlich einsetzende Gasausströmung vermindert durch Wasserverdrängung den Druck im Bohrloch, die gasgefüllten Hohlräume beginnen daher zu expandieren und es kommt zur Eruption. ALTFELD hat die Richtigkeit seiner Theorie experimentell bewiesen.

Gasführende Quellen. Eine große Zahl wertvoller Heilquellen sind gasführende Quellen. Die genaue Kenntnis dieses Quelltypus ist daher von praktischem Wert. Zwischen den gasführenden Quellen und den Gasgeisern besteht ein prinzipieller Unterschied. Aus den Geisern wird das Wasser durch die Dampf- oder Gasexpansion gleich einem Geschoß aus dem Geschützrohre gestoßen, wobei die Schlotwände und -basis den Rückstoß aufnehmen. Auch mit dem heftigen Überströmen einer ungekühlten Seltersflasche läßt sich die Geisereruption vergleichen. Die gasführenden Quellen fließen kontinuierlich. Das im Quellgut verteilte Gasvolumen wirkt durch die Verminderung des spezifischen Gewichtes, die Expansionsarbeit des Gases erzeugt und vergrößert dieses Volumen, ohne daß von dem expandierenden Gase ein Reaktionsdruck auf eine Schlotbasis ausgeübt wird; eine solche ist nicht vorhanden. Die gasführenden Quellen haben ihr Analogon in den „Mammuthpumpen", in welchen die Flüssigkeit durch Einpressen von Luft in das Steigrohr von niederem zu höherem Niveau gehoben wird.

In dem aufsteigenden Schlote der gasführenden Quellen bewegt sich ein mechanisches Gemisch von Wasser und Gasblasen, für dessen Bildung es zwei Möglichkeiten gibt: In den steigenden Ast einer aufsteigenden Quelle mündet eine Gasquelle; das Wasser absorbiert entsprechend Druck und Temperatur einen Teil des Gases, während sich der Überschuß mechanisch beimengt. In dieser Weise dürfte sich die Bildung der meisten Kohlensäuerlinge vollziehen. Das Gas kann aber auch ursprünglich mit dem Wasser aus der Tiefe aufsteigen (z. B. bei den juvenilen gasführenden Quellen). Es ist dann infolge des hohen Druckes in der Tiefe völlig gelöst und scheidet sich durch die Druckabnahme beim Aufsteigen allmählich aus der Lösung.

In den überwiegenden Fällen gasführender Quellen bildet *Kohlensäure* den gasförmigen Bestandteil. In Naphthagebieten finden sich auch gasführende Quellen und Gasgeiser mit Kohlenwasserstoffen als gasförmigen Teil, zumeist künstlich erschroten beim Bohren auf Petroleum.

Infolge des geringen spezifischen Gewichtes des Quellgutes der gasführenden Quellen nimmt der Druck in ihren Schloten nach der Tiefe viel langsamer zu als im Wasser. Hierdurch entsteht der Druckunterschied vom absteigenden zum aufsteigenden Ast, selbst dann, wenn Einzugsgebiet und Quellort in gleicher Höhe, oder ersteres sogar tiefer liegt. Das Gesetz der Druckzunahme in Gasflüssigkeitsgemischen wurde vom Verfasser im Jahre 1913 erstmalig entwickelt. Es wird wesentlich beeinflußt durch das „Voreilen" der Gasblasen gegenüber dem Wasser. Je größer diese durch den „Auftrieb" bewirkte Eigenbewegung des Gases, um so geringer seine gewichtsvermindernde Wirkung. Die vielfach im Fachschrifttum verbreitete Ansicht, die besondere Steigkraft der gasführenden Quellen beruhe auf dem Auftrieb des Gases, ist daher ein schwerer Irrtum; im Gegenteil, die Auftriebswirkung vermindert die Steigfähigkeit der Quelle [Kampe]. In künstlichen Steigschloten, Bohrungen, Hochleitungen gasführender Quellen, ist man daher bestrebt, die „Voreilgeschwindigkeit" der Gasblasen herabzusetzen, z. B. durch Verwendung enger Steigrohre. Dies führt zu einem „günstigsten Querschnitt" für jede Quelle in jedem Niveau [Kampe].

Von den weiteren interessanten Eigenschaften der gasführenden Quellen, deren eingehende Erörterung den Zweck dieses Buches außer acht lassen würde, sei nur noch kurz das „Gesetz vom Minimum der Schüttung" erwähnt: Bei einer gewöhnlichen aufsteigenden Quelle kann man durch allmähliches Höherspannen des Auslaufniveaus, oder durch Drosseln die Schüttung stetig bis zu Null herabsetzen („piezometrisches Niveau", s. St. 63). Unterwirft man eine gasführende Quelle ähnlichem Versuche, so bricht ihre Schüttung bei einem bestimmten, für die Quelle charakteristischen Wert plötzlich ab, wonach ihr Spiegel tief unter das letzte Auslaufniveau absinkt. Dies erklärt auch die Erfahrung, daß viele erbohrte gasführende Quellen eines einmaligen Ansaugens bedürfen, um dann immerwährend zu fließen. Einzelne Quellenorte benützen diese Erscheinung, um ihre Bohrquellen während des Winters durch Aufpumpen einer Süßwassersäule zur Ruhe zu bringen („Zudecken" der Quelle).

e) Erbohrte Mineralquellen.

Eine große Zahl therapeutisch wertvoller Mineralquellen wurde durch Tiefbohrung erschlossen. Zumeist wurden diese Bohrungen an Orten abgestoßen, wo bereits Mineralquellen bestanden. Andere Bohrungen wurden mit Erfolg auf Grund der genauen Kenntnis der geologischen Verhältnisse des Untergrundes angesetzt. Endlich wurden auch Bohrungen mit wertvollem Mineralwasser fündig, deren Zweck die Erschürfung nutzbarer Mineralien gewesen war.

Eine in der Nähe natürlicher Quellausläufe richtig angesetzte Bohrung kann die bestehenden Verhältnisse in mehrfacher Hinsicht bessern. Die natürlichen Quellwege bieten dem aufsteigenden Mineralwasser meist sehr große Bewegungswiderstände. Selbst in klaffenden Spalten findet man den Quellweg gewöhnlich durch Gesteinsdetritus und Quellsedimente auf einen dünnen Schlot eingeengt, und diese „Quellader" nimmt, gleich den auf ebener Talsohle strömenden Flüssen und wohl aus ähnlichen mechanischen Ursachen wie diese, „mäandrierend" einen vielfach gekrümmten und geschlungenen Weg, der überdies durch die rauhe Wandung und die beständigen Querschnittsveränderungen sehr viel Druckgefälle verzehrt.

An je tieferer Stelle man die Quellader mit der Bohrung trifft, ein um so längeres Stück des widerstandsreichen Weges schaltet man aus und ersetzt es durch glatte, gerade Rohre des Bohrloches. Die Quelle setzt das hierdurch gewonnene Druckgefälle in Geschwindigkeit um, d. h. sie gewinnt an Ergiebigkeit. Der Gewinn kann zum Teil auch auf Kosten unbekannter wilder Austritte zählen, die auf das verminderte Druckgefälle abnehmend reagieren. In Abb. 23 ist die Wirkung der Bohrung schematisch dargestellt. Die Quelle besitze das piezometrische Niveau N. Beim natürlichen Auslauf in Q bildet sich in der

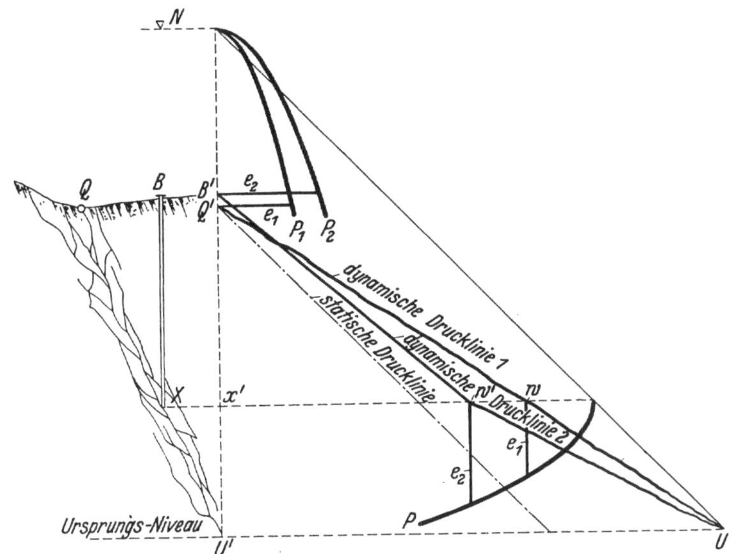

Abb. 23. Ergiebigkeitsvermehrung einer aufsteigenden Quelle durch Bohrung.

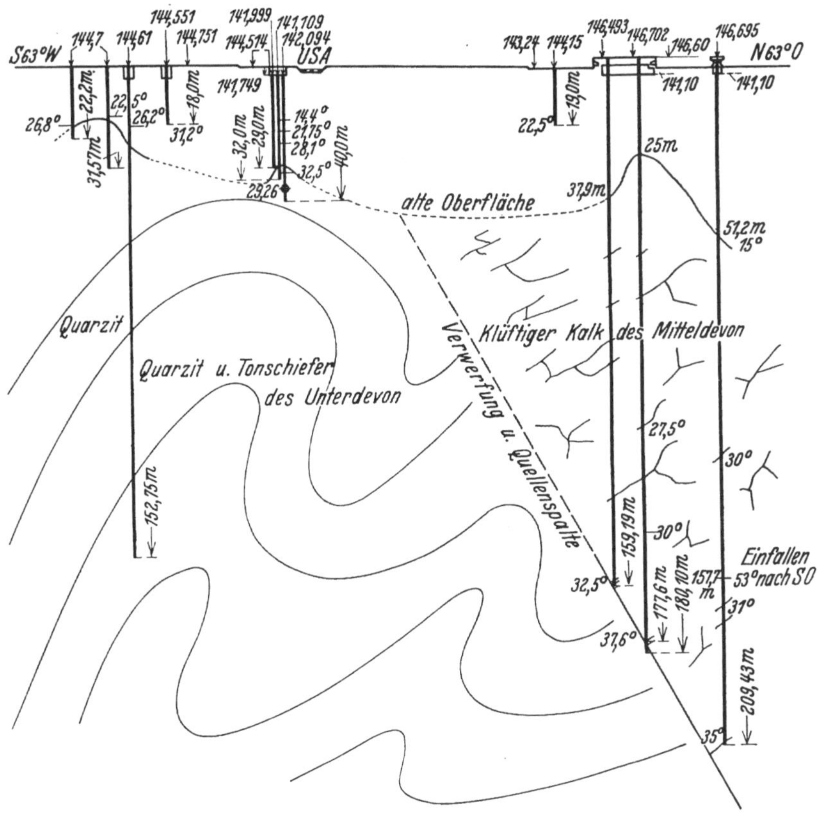

Abb. 24. Die Bohrungen von Bad Nauheim.
(Aus Grundwasser- und Mineralquellen-Tagung der deutschen geol. Ges. in Frankfurt, 1933.)

Quellader der dynamische Druckabfall $U-w-Q'$. Im Bohrloch $B-X$ schwenkt die Drucklinie wegen der geringen Widerstände trotz der höheren Geschwindigkeit nach $B'-w'$, so daß die neue Drucklinie in w' einen Knick macht und das Druckgefälle unterhalb zunimmt. Die Bohrung hat ein Ausschwenken der Ergiebigkeitshöhenlinie im Sinne größerer Schüttungen zur Folge. Neu erbohrte Quellen benötigen eine gewisse Zeit, bis sich ein Beharrungszustand im Fließen einstellt. Die Dauer dieses Überganges ist von einer Reihe von Faktoren abhängig, individuell und läßt sich nicht vorausbestimmen, sondern nur beobachten.

Die Schüttungsmenge eines Mineralquellensystems läßt sich nicht durch Vermehrung der Bohrungen beliebig steigern. Die Erfahrung lehrt, daß mit jeder Neuerschrotung eine Ergiebigkeitsabnahme der schon bestehenden Quellen einhergeht und die Gesamtzunahme mit der Anzahl der Bohrungen sinkt. Es ist daher eine gewisse Sparsamkeit am Platze, und der Drosselschieber, ein bei Quellen, die durch Schürfung gefaßt sind, verpöntes Armaturstück, kann bei Tiefbohrquellen nützliche Dienste leisten. Badeorte mit ausgesprochener Sommersaison, welche einige Monate des Jahres einen Spitzenbedarf an Mineralwasser haben, können, wenn die Erfahrung ein gewisses Speicherungsvermögen der Bohrquellen ergeben hat, durch Abdrosseln in der Zwischensaison die Quellen „erholen" lassen (s. auch „Ansaugen" und „Zudecken" gasführender Quellen S. 66).

Ein klassisches Beispiel erfolgreicher Bohrungen von Mineralwasser, basierend auf geologischer Forschung, bilden die Thermen von Bad Nauheim (Steuer, Lepsius). Im Jahre 1816 wurde hier die erste Bohrung angesetzt, der eine Reihe weiterer mit wechselndem Ergebnis folgten (Abb. 24). Interessant ist die Eruption des Bohrloches VII im Jahre 1846, $5^1/_2$ Jahre nach dem Aufgeben der Bohrung. Hier hatte eine außergewöhnliche barometrische Depression die Aufgabe des Ansaugens übernommen (s. S. 66). 1899 stieß Lepsius das Bohrloch XIV ab, welches in 209,43 m Teufe wasserfündig wurde.

f) Mineralquellen und süßes Bodenwasser.

Häufig durchdringt die aufsteigende Quelle im letzten Teile ihres Weges unter der Oberfläche eine Zone süßen Bodenwassers. Die Quellen einer Quellinie liegen stets an den tiefsten Punkten des Spaltenausbisses, das ist insbesondere dort, wo er von Erosionstälern geschnitten wird. In den Schottern dieser Täler findet sich stets ein Grundwasserstrom. So kann das Spaltensystem, dem die Quelle im Aufsteigen folgt, von der Ausbißzone herab mit Süßwasser gespeist werden.

Im Falle eines derartigen Kontaktes von Süß- und Mineralwasser bestehen zwei Möglichkeiten: An der Kontaktstelle besteht Druckgefälle vom Mineral- zum Süßwasser oder umgekehrt. Im ersten Falle gibt die Quelle beständig Mineralwasser an das süße Bodenwasser ab, im zweiten Falle sitzt der Quelle Grundwasser zu und vermindert ihre Konzentration. Da der dynamische Druck immer größer ist als der statische gleicher Wassersäulenhöhe, ist die Quelle gegen das Eindringen süßen Wassers noch geschützt, wenn ihr Auslaufniveau in der Spiegelhöhe des Bodenwassers liegt. In gasführenden Quellen hingegen, in welchen der Druck mit der Tiefe langsamer wächst (s. S. 65), ist die Gefahr des Zusitzens von Süßwasser größer.

Bei der Fassung von Mineralquellen, deren Muttergestein von mächtigen Alluvionen überlagert ist, gelingt es in manchen Fällen trotz sorgfältigster Arbeit nicht, alle Ausbisse von Seitenspalten abzudichten. Verlegt man dann die Auslaufhöhe der Quelle über Oberfläche, so erleidet sie an den nicht abgedichteten Spaltenausbissen Verluste, es bilden sich unsichtbare „wilde" Austritte im Untergrund. Liegen diese unter dem Grundwasserspiegel, so haben sie den Druck der Grundwassersäule zu überwinden, was ihrer Spannung auf Grundwasserspiegel gleichkommt. Dann vermindert steigender Grundwasserspiegel die Schüttung der wilden Austritte zugunsten der gefaßten Quelle. Man macht daher häufig die Beobachtung, daß mit steigendem Pegelstand des benachbarten Gewässers (steigendem Grundwasserspiegel) die Ergiebigkeit der gefaßten Quelle zunimmt, ohne an Konzentration einzubüßen (s. S. 75).

Nach dem Gesagten muß es wundernehmen, daß die Mineralquellen nicht in höherem Maße durch Bodenwasser verdünnt und qualitativ geschädigt werden, als dies wirklich wahrgenommen wird. Die Ursache liegt vielfach in einem gewissen Selbstschutz der Quellen. Viele Mineralquellen, und besonders Thermen, scheiden unter dem Einfluß der Druckverminderung (Entgasung) und Abkühlung im obersten Teile ihres Schlotes Sedimente, „Sinter", ab (s. S. 19). Diese Sinter, deren Abscheidung durch die Berührung mit dem kalten Bodenwasser noch gefördert wird, bilden mit der Zeit eine dichte Trennungswand zwischen den beiden Wässern und verhindern den weiteren Kontakt („Sprudelschale" der Karlsbader, „Thermalschale" der Badener Quellen usw.) (WAAGEN).

B. Quellenbeobachtung.

Der individuelle Charakter der einzelnen Mineralquelle stellt keineswegs etwas absolut Konstantes dar. Ihre Eigenschaften unterliegen in der Zeit mehr oder weniger starken Änderungen und vollführen Schwankungen. Art und Größe dieser Schwankungen bilden selbst wieder eine charakteristische Eigenschaft der Quelle. Es wäre daher schon aus hydrologisch wissenschaftlichen Gründen interessant, diese Schwankungen nach Größe und zeitlichem Verlaufe festzustellen und womöglich ihre Ursachen zu ergründen. Doch hat diese „Quellenbeobachtung" auch für den praktischen Balneologen großes Interesse; eine richtige Dosierung bei der Ordination der Mineraltrinkquelle hat die Kenntnis der Schwankungen in ihrem Chemismus und in den physikalischen Eigenschaften zur notwendigen Voraussetzung. Der mit einer Neufassung oder Sanierung der Quelle beauftragte Ingenieur muß sie genau kennen. Verfolgen doch diese Maßnahmen des öfteren den Zweck, übermäßige Schwankungen in der Konzentration oder Schüttung zu beheben.

Außer den normalen Schwankungen können aber auch ungewöhnliche Änderungen an der Quelle eintreten, verursacht durch natürliche Ereignisse oder infolge störender Eingriffe durch Menschenhand. Das bekannte Bild der normalen Schwankungen bietet dann eine Vergleichsbasis, ermöglicht das rechtzeitige Erkennen solcher Störungen und bildet damit ein wichtiges Behelfsmittel des Quellenschutzes.

Aus allen diesen Gründen ist es notwendig, alle chemischen und physikalischen Eigenschaften der Mineralquellen durch fortlaufende periodische Beobachtung zu kontrollieren. Diesem Zwecke dienen heute in vielen Kurorten eigene Beobachtungsinstitute und Laboratorien. In kleinen Kurorten obliegt häufig dem Brunnenarzt die Einrichtung und Überwachung der Quellenbeobachtung. Auch die Staatsverwaltungen nehmen im Interesse des Gemeinwohles durch Verordnungen oder gesetzliche Bestimmungen Einfluß auf die Durchführung der Beobachtungen.

Die Beobachtungen sollen sich auf alle meßbaren Eigenschaften der Quelle erstrecken, insbesondere auf Ergiebigkeit des Quellgutes an Mineralwasser, evtl. an Begleitgasen. Temperatur, Spannungshöhe (wo diese veränderlich ist), Chemismus (einschließlich Radioaktivität, Leitfähigkeit, Gefrierpunkt, katalytische Wirkung), Gehalt an organischen Keimen.

Überdies soll sich die Beobachtung auf alle Umstände ausdehnen, welche auf die Eigenschaften der Quelle Einfluß nehmen können, wie: Luftdruck, Lufttemperatur, Bodentemperatur, Niederschlagsmenge, Pegelstand der benachbarten Gewässer, Grundwasserstände in der Umgebung der Quelle und im vermutlichen Einzugsgebiete, Temperatur des Grundwassers.

a) Ergiebigkeitsmessung.

Wasserergiebigkeit. Alle Quellen zeigen individuelle Schwankungen ihrer Ergiebigkeit in höherem oder geringem Grade, regelmäßig periodisch oder unregelmäßig, je nach der Ursache. Gasführende Quellen unterliegen diesem Ergiebigkeitswechsel in besonderem Maße und mit kurzer Periodizität. Die Erfahrung lehrt, daß diese „Intermittenz" beim Höherspannen des Auslaufes zunimmt. Durch irgendwelche Ursachen gestörte Quellmechanismen können überdies eine fallende oder steigende Tendenz aufweisen.

Die Ergiebigkeit der Quelle in einem bestimmten Zeitpunkte ist die Menge, welche sie in der Zeiteinheit schütten würde, wenn sie von dem Zeitpunkte an konstant fließen würde. Die registrierenden *Momentmeßapparate* (PRINZ-KAMPE) zeichnen die Linie dieser Augenblicksergiebigkeiten als Funktion der Zeit auf. Sie hat nur Bedeutung für gewisse wissenschaftliche Untersuchungen, beispielsweise über den Einfluß des Luftdruckes auf die Schüttung, Wirkung von Erdbeben usw.

Handelt es sich um die Kenntnis der für den Bad- und Trinkverbrauch verfügbaren Wassermenge oder um Messungen aus Gründen des Quellenschutzes, um störende Einflüsse ehestens wahrzunehmen, so genügen *Durchschnittsmessungen*. Man mißt die in bestimmter Zeit geschüttete Gesamtmenge und dividiert durch die Zeit. Kann man für die Gesamtschüttung einen *Summenwassermesser* einbauen, so liefert dieser genaue Durchschnittswerte. Doch lassen sich solche Wassermesser nur für Mineralwasser verwenden, das die Apparate nicht chemisch angreift und nicht sintert.

Man beschränkt sich zumeist auf Durchschnittsmessungen von kürzerer Dauer, die in regelmäßigen Zeiträumen vorgenommen werden (täglich, wöchentlich, monatlich). Dabei bedient man sich der volumetrischen Meßmethode, als der einfachsten und sichersten. Man mißt die Zeit, welche die Quelle zur Füllung eines bestimmten Volumens J (Meßgefäß) benötigt („Vollmessung") oder das Wasservolumen, das in einer bestimmten Zeit t geschüttet wird (Pegelmessung). Die Vollmessung ist die einfachste und gebräuchlichste Methode. Bei der (genaueren) Pegelmessung besitzt das Meßgefäß eine Volumskala (Pegel), an der man den jeweiligen Inhalt nach Beruhigung des Spiegels abliest. Der Quotient $E = \frac{J}{t}$ ergibt die Durchschnittsergiebigkeit während der Meßdauer t.

Die Ergiebigkeit der Mineralquellen wird meist in Minutenlitern angegeben. Da die zur Zeitmessung verwendeten Stoppuhren Sekunden und Bruchteile dieser angeben, rechnet man $E\,(\text{Minutenliter}) = \frac{J\,(\text{Liter})\text{ mal }60}{t\,(\text{Sekunden})}$. Die Gleichung $E \cdot t = J$ läßt sich bei konstantem J, also bei Vollmessungen, als Hyperbel mit den Koordinaten E und t darstellen. Eine solche für jedes Meßgefäß genau auf Millimeterpapier gezeichnete Kurve läßt die Ergiebigkeit für jede Meßdauer leicht mit dem Zirkel abgreifen und leistet bei häufigen Messungen oder langen Reihen wiederholter Messungen gute Dienste. Als Meßgefäße eignen sich zylindrische Blechgefäße besser als solche mit ebenen Wänden. Da die durch den Wasserstrahl verursachten Wellen das Erkennen des Augenblickes der Füllung erschweren, versieht man größere Meßgefäße mit durchlochten Scheidewänden zur Dämpfung der Wellen. Bei künstlichem Lichte taucht man zur Pegelablesung eine Glühbirne zur Hälfte unter den Spiegel. Es empfiehlt sich, möglichst große, stabile Meßgefäße in eigenen Meßkammern in der Nähe der Quellen einzubauen, sog. „Meßstationen". Um die Entleerungspausen bei wiederholten Messungen kurz zu halten, ist der Bodenablaß der Gefäße genügend groß zu bemessen. Kleine Gefäße werden von Hand aus unter den Quellstrahl „eingerückt"; stabile Meßstationen werden mit besonderen Einrückvorrichtungen ausgestattet. Durch regelmäßiges Nachaichen überzeugt man sich davon, daß sich der Gefäßinhalt nicht geändert hat.

Die wichtigste Bedingung zur Vermeidung von Fehlern bei der Ergiebigkeitsmessung ist die Ungestörtheit des Beharrungszustandes der Quelle[1]. Die Quelle muß in dem Zustande gemessen werden, in welchem sie beständig fließt. Alle Meßvorrichtungen, durch welche dieser normale Zustand verändert wird, ändern ihren Spannungszustand und damit die Ergiebigkeit.

Die natürlichen Wege der Quellen kommunizieren immer mit mehr oder weniger räumlich ausgedehnten unterirdischen Hohlräumen, Spalten, Klüften usw., die je nach ihrer Lage und Verbindung mit Quellgasen oder Wasser gefüllt sind. Für die Intensität und Dauer der Ergiebigkeitsänderungen durch Störung des Beharrungszustandes bei aufsteigenden Quellen sind diese Hohlräume im Muttergestein der Quelle von besonderer Bedeutung. An der in Abb. 25 schematisch dargestellten Quelle sei dies erläutert. Es stelle E das Einzugsgebiet und Speisereservoir, F die Quellfassung mit aufgesetztem Steigrohr St dar. H ist ein mit der Quellader in Verbindung stehender Hohlraum. Die normale Auslaufhöhe der Quelle befinde sich bei *1*. Die in diesem Niveau geschüttete Menge sei im Ergiebigkeitsdiagramm (Abb. 26) bei *I* ersichtlich. Der von E wirkende Druck verzehrt sich allmählich längs der Ader durch Überwindung der Bewegungswiderstände. Das hierdurch entstehende Druckgefälle sei durch den schematischen Linienzug *4—3—2—1* (Abb. 25) dargestellt. Im Hohlraum H stellt sich der Spiegel so in das Druckgefälle ein, daß die von E bezogene Wassermenge gleich ist der zur Quelle weiterfließenden Menge. Bei der Messung werde nun die Spannungshöhe von *1* nach *1'* erniedrigt. Die unmittelbare Folge ist ein Abschwenken des Drucklinienteiles *2—1* in die Lage *2—1'*, also eine Vergrößerung des Gefälles auf dieser Strecke, welche einen vermehrten Wasserzufluß gegen F zur Folge hat. Die Ergiebigkeit der Quelle nimmt daher sprunghaft zu (Abb. 26, *II*). Da die auf der Strecke *4—3* zum Hohlraum strömende Wassermenge zunächst noch die frühere bleibt, gibt H nach f mehr Wasser ab, als er von E bezieht, sein Spiegel beginnt infolge dieses Ausfalles zu sinken. Damit vermindert sich einerseits das Gefälle der Strecke *2—1'* wieder allmählich und mit ihm die Schüttungsmenge der Quelle (Abb. 26, *III*), andererseits wächst das Gefälle *4—3* und mit ihm die von e zuströmende Menge, bis in der neuen Drucklinie *4—3'—2'—1'* wieder ein neuer Beharrungszustand eingetreten ist

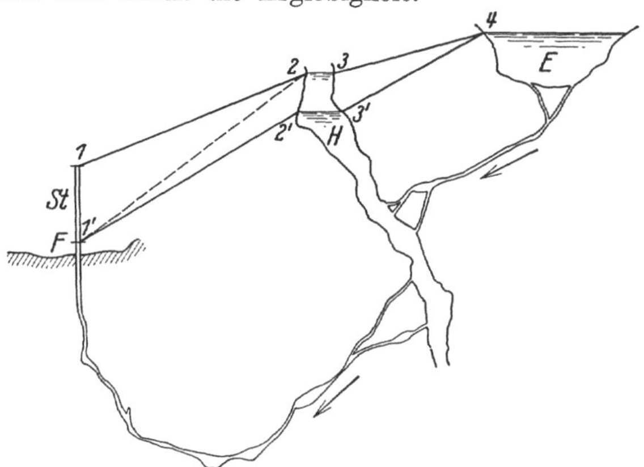

Abb. 25. Störung des Beharrungszustandes einer aufsteigenden Quelle.

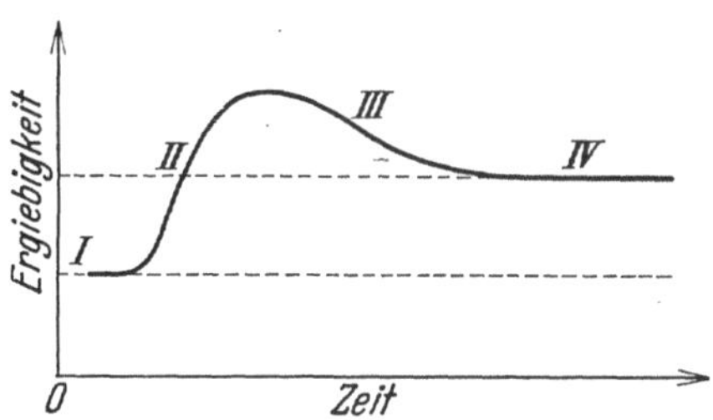

Abb. 26. Ergiebigkeitsschwankung infolge der in Abb. 25 dargestellten Störung.

[1] Aus des Verfassers Arbeit: Über Quellenmessungen. In Balneologie und Balneotherapie, 1925. Jena: Gustav Fischer 1926.

(Abb. 26, *IV*). Die Schüttung zeigt also zunächst ein sprunghaftes Anschwellen, dann allmähliches Abfallen zur neuen Ergiebigkeit. Eine während dieser Veränderungen angestellte Messung gibt gänzlich unrichtige Resultate.

Verwickeltere Verhältnisse treten bei Störungen des Beharrungszustandes von gasführenden Quellen ein. Abb. 27 stelle die Schlotendigung einer solchen Quelle dar. *F* sei die Fassung mit Steigrohr, *N* die normale Spannungshöhe. In dem beigefügten Druckdiagramm stelle die Linie *1* die Zunahme des statischen Druckes mit der Tiefe dar. Anfangsdruck ist der Luftdruck *b*.

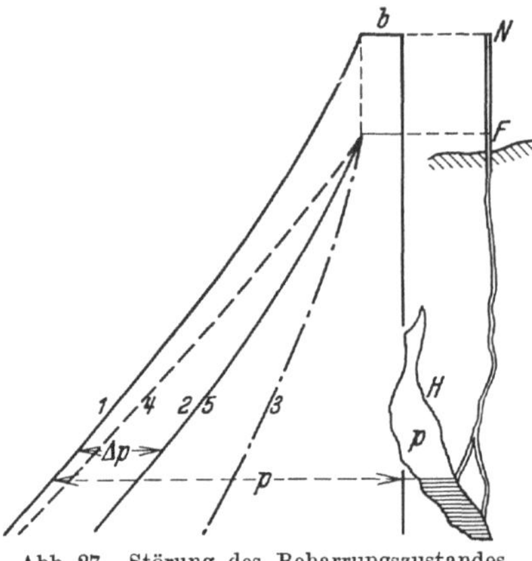

Abb. 27. Störung des Beharrungszustandes einer gasführenden Quelle.

Durch Verlegung des Auslaufes von *N* nach *F* werde der Beharrungszustand gestört. Die statische Drucklinie erfährt eine entsprechende Verlagerung in die Lage *2*, so daß an allen Punkten des Quellschlotes der Druck um den mit der Tiefe wachsenden Wert Δp vermindert wird. Da das Quellgut während des Aufsteigens beständige Druckverminderung erfährt, ist das Wasser mit Gas gesättigt. Die plötzliche Herabsetzung des Druckes an allen Stellen des Schlotes bewirkt eine momentane Entbindung der überschüssigen gelösten Gasmengen. Unterschiedlich von der sonstigen allmählichen Evasion des Gases beim Aufsteigen in Zonen immer geringeren Druckes entsteht nun eine plötzliche Volumsvermehrung längs des ganzen Schlotes. Die Folge ist ein Herausschleudern größerer Wassermengen aus dem Schlote. Hierzu tritt noch die Wirkung evtl. vorhandener Hohlräume. Infolge der Druckverminderung expandiert das in ihnen aufgespeicherte Gas, und der Überschuß tritt in den Quellschlot ein. Die statische Drucklinie erhält durch die eintretende Verminderung des spezifischen Gewichtes den steileren Verlauf *3* (Abb. 27), d. h. die statischen Druckwerte im Schlote nehmen ab, und da der statische Druck das größte Bewegungshindernis bildet, reagiert die Quelle mit erhöhter Fließgeschwindigkeit, die Ergiebigkeit nimmt zu (Abb. 28, *II*). Die erwähnte statische Druckverminderung hat aber ein vermehrtes Abblasen der Hohlräume zur Folge, und dieses eine weitere Herabsetzung des Druckes. Erst wenn sich der Gasinhalt der Hohlräume allmählich auf den geringeren Druck eingestellt hat, läßt das Abblasen nach, die Folgen sind Wiederabnahme des Gasgehaltes im Schlote, Zunahme des spezifischen Gewichtes des Quellgutes, Anwachsen des statischen Druckes und daher Abnahme der Ergiebigkeit (Abb. 28, *III*). Die unter allmählich höheren Druck gesetzten Hohlräume schlucken nunmehr Gas, dessen Menge dem Schlote entzogen wird, so daß die statische Drucklinie wegen der Gewichtserhöhung in die Lage *4*, flacher als die Anfangslage *1* bzw. *2* ausschwenkt. Die Ergiebigkeit sinkt gleichzeitig unter den normalen Wert (Abb. 28, *IV*) und erst allmählich, nach erfolgter Füllung und Kompression der Hohlräume wird der neue Beharrungszustand von unten her erreicht (statische Drucklinie *5*, identisch mit *2*, Abb. 27). Nach den Erfahrungen des Verfassers kann der geschilderte Verlauf viele Stunden in Anspruch nehmen. Die während dieser Zeit angestellten Messungen liefern daher weder absolut richtige noch vergleichbare Resultate

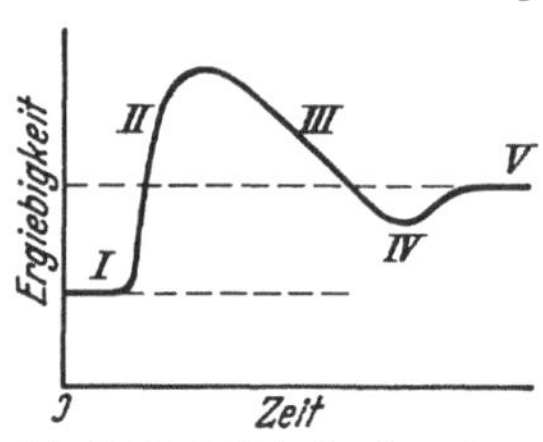

Abb. 28. Ergiebigkeitsschwankung infolge der in Abb. 27 dargestellten Störung.

In Abb. 29 ist ein Fall einer fehlerhaften Meßstation dargestellt. Die Quelle Q ändere ihre Ergiebigkeit mit der Spannungshöhe nach der Linie $K—PN$. Sie fließe normal durch ein ansteigendes Rohr in den Behälter B, wo sie unter dem Spiegel einmündet. Diese Spiegelhöhe, vermehrt um die Widerstandshöhe des Zuleitungsrohres, bestimmt die Spannungshöhe H, bei welcher die Quelle normal die Ergiebigkeit E schüttet. Die Widerstandshöhe des Zuleitungsrohres kann bei langen Leitungen und besonders bei sinternden Thermen beträchtliche

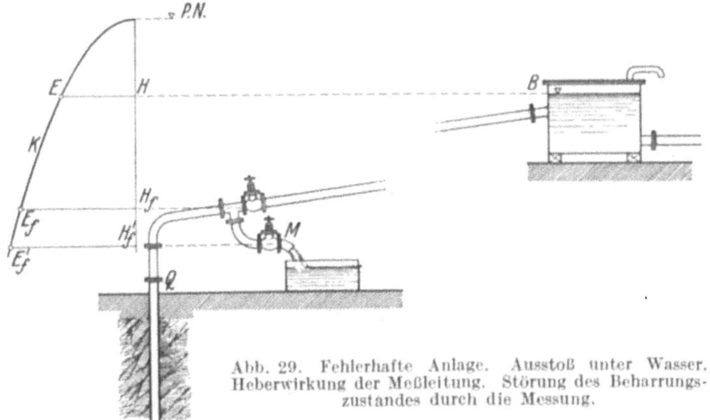

Abb. 29. Fehlerhafte Anlage. Ausstoß unter Wasser. Heberwirkung der Meßleitung. Störung des Beharrungszustandes durch die Messung.

Werte annehmen. Das Öffnen des Meßventils bei M bewirkt ein Absinken des Spannungsniveaus mit allmählicher Annäherung an H_f mit der Ergiebigkeit E_f, oder, wenn die Meßleitung bis M als Heber wirkt, bis H_f' mit der Ergiebigkeit E_f'.

Gasergiebigkeit. Einzelne gasführende Mineralquellen fördern so große Gasmengen, daß diese gesondert aufgefangen und Kur- und anderen Zwecken zugeführt werden können. Das setzt allerdings eine besondere Konstruktion des Quellauslaufes voraus. Die Quelle darf nicht frei in die atmosphärische Luft ausstoßen, der Auslauf muß vielmehr in einem hermetisch geschlossenen Raume (Stoßkasten) erfolgen. Hier vollzieht sich die Trennung des mechanisch beigemengten Gases vom Wasser; jedes wird in eigenen Rohrleitungen seiner Verwendung zugeführt. Das gelöste Gas verbleibt im Mineralwasser, insofern sich nicht ein Teil desselben noch später entbindet, da die Gaslösung bei der raschen Druckentlastung durch Evasionsverzögerung übersättigt ist.

Soll nur eine einzelne Messung der ungefähr abströmenden Gasmenge vorgenommen werden, so kann man sich behelfsweise einer Vorrichtung analog der pneumatischen Wanne in den Laboratorien bedienen. Doch sind derartige Messungen bei Gasmengen über 100 l/min schon sehr ungenau. Die käuflichen Gasmesser beruhen entweder auf unmittelbarer Volumsmessung oder sie lassen die durchströmende Gasmenge aus der Strömungsgeschwindigkeit oder der Druckdifferenz vor und hinter einer Drosselstelle errechnen. Die ersten sind immer Summenmesser. Sie ergeben durch Differenzablesung die in bestimmter Zeit durchgeströmte Gasmenge. Die letzteren sind entweder Summen- oder Momentgasmesser (Prinz-Kampe).

Wurde das Volumen eines Gases bei t ° C und dem Drucke p mit v_t gemessen, so rechnet sich sein Volumen bei 0° C und dem Drucke 1 mit

$$v_0 = \frac{p \cdot v_t}{1 + \alpha t}; \qquad \text{worin } \alpha = 0{,}003663.$$

Bezüglich der *Druckmessungen* an Quellen, Leitungen, Stoßkästen usw. wird auf die Fachliteratur verwiesen (z. B. Prinz-Kampe).

b) Temperaturmessung.

Bei allen Mineralquellen sollten tägliche Temperaturmessungen angestellt werden, besonders aber an Thermen. Man verwendet zumeist Quecksilberthermometer. Legt man auf die genaue Ablesung von Zehntelgraden Wert, so läßt man sich diese mit einer kurzen Skala, welche die größten Schwankungen nur um Weniges über- und unterschreitet, anfertigen. Kann das Instrument nicht während des Eintauchens abgelesen werden, muß man Maximumthermometer verwenden. Auslaufstrahlen fängt man in einem Gefäße auf, in das man das Thermometer versenkt. Das Instrument zeigt nur bei völlig eingetauchtem Quecksilberfaden richtig, anderenfalls ist eine Korrektur anzubringen. Neben der abgelesenen Temperatur ist die Stelle zu vermerken, an welcher die Messung geschah (z. B.: 2 m unter Brunnenspiegel, am Auslauf, im Stoßkasten usw.). Zur genauen Beobachtung kurzperiodischer Temperaturschwankungen oder Messungen an unzugänglichen Stellen verwendet man registrierende Instrumente (Abb. 30.)

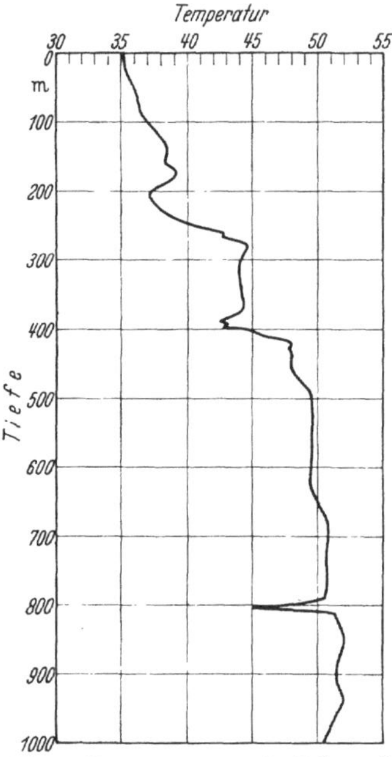

Abb. 30. Temperaturkurve der Bohrung II in Bad Salzuflen, bestimmt nach dem Verfahren von SCHLUMBERGER (Tiefenmaßstab des Original-Diagrammes auf $^1/_5$ verkleinert). Badeverwaltung Salzuflen.

c) Kontrollanalysen.

Zu den wichtigsten Aufgaben der Quellenbeobachtung gehört die Kontrolle der chemischen Zusammensetzung des Wassers. Da eine häufige Durchführung von „ganzen" Analysen zu teuer und auch unnötig wäre, beobachtet man nur die Mengenschwankungen einiger wichtiger Bestandteile, zumeist durch Titration. Die Konzentration wird durch Bestimmung des Trockenrückstandes, schneller mittels Areometer oder Pyknometer bestimmt. Das Eintauchrefraktometer bestimmt die Konzentrationsänderungen mittels der verschiedenen Lichtbrechung. Die registrierenden Leitfähigkeitsmesser können zur Aufzeichnung von Konzentrationsschwankungen verwendet werden. Der „Leitfähigkeitsprüfer" von Siemens & Halske schaltet dabei den Temperatureinfluß aus.

Bei Säuerlingen erstreckt man die Kontrolle auf den Kohlensäuregehalt und die Alkalinität, Solquellen werden auf Chlor, radioaktive Quellen hinsichtlich ihrer Aktivität kontrolliert usw. Dr. WAGNER sowie ZÖRKENDÖRFER-DIETL haben praktische Methoden zur raschen Bestimmung wichtiger Bestandteile ausgearbeitet (WAGNER, DIETL, CADISCH). Zur näherungsweisen, aber für Kontrollzwecke genügend genauen Bestimmung des Gehaltes an absorbierter Kohlensäure leistet der REICHHARDT-HÄRTELsche Schüttelapparat gute Dienste.

Endlich ist eine periodische *hygienische Untersuchung* der Quellen, insbesondere die Bestimmung ihres eventuellen Keimgehaltes erforderlich. Auch diese Kontrolle kann das unerwünschte Zusitzen von fremden Wildwässern verraten. Die Probeentnahme hierfür muß durch den untersuchenden Fachmann geschehen, da eine unrichtige Entnahme das Resultat wesentlich beeinflussen kann.

Für die augenblickliche Notierung der Beobachtungsergebnisse verwende man dauerhafte Vormerkbücher gleichen Formates. Es sind wichtige Dokumente, die noch nach vielen Jahrzehnten wertvoll sind. Überdies trägt man die Meßergebnisse übersichtlich geordnet in Protokollbücher ein. Beide sind feuersicher zu verwahren.

d) Auswertung der Beobachtungsresultate.

Die Beobachtungen erfüllen erst dann ihren Zweck, wenn sie richtig ausgewertet werden. Dann können sie die Ursachen der beobachteten Änderungen und Schwankungen sowie wechselseitige Beziehungen zwischen den beobachteten Faktoren untereinander oder zu äußeren Einflüssen erkennen lassen. Diese Erkenntnisse können für die Pflege und Erhaltung der Quellen von großem Wert sein. Besondere Bedeutung kommt den Beobachtungsergebnissen für den Quellenschutz zu (s. S. 97). Wesentlich erleichtert wird das Studium der Beobachtungsresultate durch ihre tabellarische Zusammenstellung und vor allem durch graphische Darstellungen. Man vergesse hierbei nicht, daß Schaulinien nur dann ein richtiges Bild der Veränderungen und Schwankungen geben, wenn die Nullachse des Darstellungsmaßstabes auf der Zeichenfläche liegt; anderenfalls wird eine größere Schwankungsamplitude vorgetäuscht.

e) Ursachen der Ergiebigkeitsänderungen.

Niederschläge. Mineralquellen vadosen Ursprungs zeigen in vielen Fällen einen Einfluß der Niederschläge auf ihre Schüttung. Man muß hierbei die Wirkung, die vom Einzugs- bzw. Speisungsgebiete ausgeht, von dem nachträglichen Zusitzen von Bodenwasser zum aufsteigenden Schlote unterscheiden. Der letztere Einfluß, der mit einer Änderung der Konzentration einherzugehen pflegt, tritt gewöhnlich sehr rasch in Erscheinung. Hingegen äußert sich die wechselnde Speisung im Einzugsgebiet an der Quelle mehr oder weniger zeitlich verzögert und oft vergehen hier lange Zeiträume zwischen Ursache und Wirkung. Jedenfalls gehört die Beobachtung der Niederschläge in der Umgebung der Quelle und im mutmaßlichen Einzugsgebiete zu den Aufgaben des Quellbeobachters.

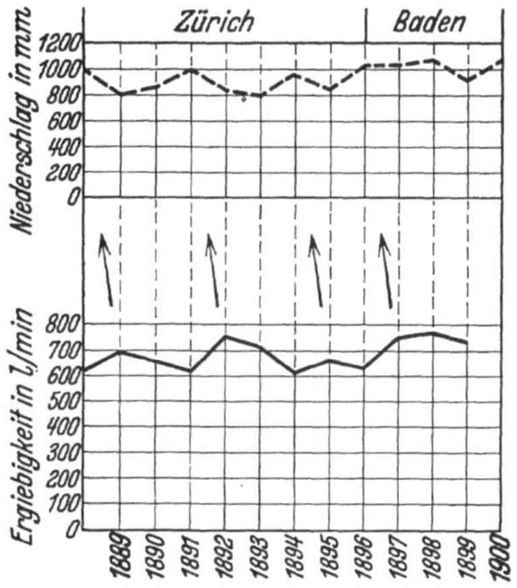

Abb. 31. Beziehung zwischen Niederschlagsmenge und Ergiebigkeit der Therme von Baden im Aargau. (Nach MÜHLBERG.)

CADISCH berichtet über interessante, streng gesetzmäßige Beziehungen zwischen den Niederschlägen im Juragebirge und den Ergiebigkeiten der Thermen in *Baden* im Aargau, welche von F. MÜHLBERG nachgewiesen wurden (Abb. 31). Hier hinken die Maxima und Minima der Quellenergiebigkeit 12 Monate hinter den Extremen der Niederschlagskurve nach. Diese Gesetzmäßigkeit ist so streng, daß es H. PETER durch seine Studien gelang, die Ergiebigkeit der Badener Thermen auf längere Zeit mit 6% Genauigkeit vorauszuberechnen.

Bodenwasserspiegel. Das Zusitzen von Bodenwasser zur Quelle bzw. den Verlust von Mineralwasser an dieses haben wir schon S. 68 erwähnt. Der Bodenwasserspiegel selbst wird wieder durch die Niederschläge beeinflußt. Besteht im normalen Zustande ein Abströmungsverlust von Mineralwasser an das Bodenwasser, so nimmt zwar die Quellschüttung mit steigendem Bodenwasserspiegel zu, ihre Konzentration und Temperatur bleiben aber konstant, eher noch nimmt die letztere bei Thermen zu. Der erhöhte Grundwasserdruck drosselt in diesen Fällen die Verluststellen zugunsten der gefaßten Quelle.

Sitzt jedoch schon bei normalen Verhältnissen Bodenwasser der Quelle zu, so erhöht sich diese Beimischung bei steigendem Spiegel; in diesem Falle ist die Ergiebigkeitserhöhung mit Abnahme von Konzentration und Temperatur und einer eventuellen Erhöhung des Keimgehaltes verbunden. Derartige Verhältnisse wird man, wenn tunlich durch Regulierung der Quellspannung oder durch Dichtungsbauten zu sanieren trachten. Jedenfalls sind Beobachtungen des Grundwasserstandes im Quellgebiet angezeigt.

Wilde Austritte. Es gelingt selten, die gesamte Schüttung einer Mineralquelle in der Fassung zu vereinigen. Die Quellorte liegen meist auf Talsolen, weil das aufsteigende Wasser den tiefstmöglichen Austrittsort bevorzugt. Auf der Felsbasis dieser Täler lagern oft mächtige Alluvionen, welche die Spaltenausbisse verdecken, ohne sie immer zu verschließen. Insoweit in diesen Ablagerungen ein Grundwasserstrom fließt, wurden diese Mineralwasseraustritte im vorigen Abschnitte behandelt. An den Talhängen fällt jedoch häufig diese drosselnde Bodenwasserschichte weg und dort können „wilde" Austritte bestehen, die durch Überlagerung mit Schotter oder Gehängeschutt dem Auge entzogen sind. Solche Austritte können durch allmähliche Erweiterung ihrer Wege an Ergiebigkeit zunehmen und der gefaßten Quelle mehr und mehr Wasser entziehen. Das Ergiebigkeitsdiagramm zeigt dann einen langsamen stetigen Abfall. Mit dieser Möglichkeit muß man besonders dann rechnen, wenn man der Quelle ein höheres Auslaufniveau gegeben hat. Zur Abhilfe kann man die Quellspannung, soweit es die maßgebenden Umstände gestatten, herabsetzen, wenn möglich wird man aber die Spaltenausbisse aufsuchen und abdichten.

Sintern der Quellen. Bei allen Quellen, welche die Eigenschaft des Sinterns besitzen, besteht die Gafehr, daß sich ihre Wege allmählich verengen und hierdurch eine Drosselung der Quelle eintritt. Da die Abscheidung des Sinters durch Einflüsse begünstigt wird, die sich im letzten Teile des Quellschlotes vor dem Auslaufe häufen, wie Druckentlastung, Entgasung, Abkühlung, evtl. Zutritt von Süßwasser mit gelöstem Sauerstoff, sind die Ausgänge der Quelladern unterhalb der Fassung und diese selbst der Gefahr des Versinterns besonders ausgesetzt. Beobachtungen zeigten, daß das Dickenwachstum der Sinterkruste wesentlich von der Fließgeschwindigkeit des Wassers abhängt; bei raschem Fließen wird das Sintern verzögert. Stellt die Fassung die einzige Austrittsmöglichkeit für das Mineralwasser dar, so wird durch die Drosselung die Fließgeschwindigkeit vermehrt, also das Sinterwachstum erschwert. Dabei kann jedoch der auftretende Drosseldruck die Verteilung des Mineralwassers auf die einzelnen Quellen eines engeren Systems in unerwünschter Weise ändern. Er verursacht überdies ein allmähliches Ansteigen des Wassers in allen kommunizierenden Klüften und es entsteht die Gefahr der Bildung neuer wilder Austritte. Bestehen aber solche, so erhöht sich bei weiterer Drosselung unterhalb der Fassung die Fließgeschwindigkeit nicht mehr, sondern die Schüttung der wilden Austritte nimmt zu. In solchem Falle kann es fast bis zum völligen „Erwürgen" der Quelle durch das Sintern kommen.

Diese Veränderungen können bei gewissenhafter Quellbeobachtung rechtzeitig erkannt werden. Bei verrohrten Bohrquellen läßt sich der Sinteransatz mechanisch entfernen. Bei vielen Mineralquellen setzt sich zunächst ein weicher Schlamm ab, der erst allmählich zu festen Massen erhärtet; diese Schlamm- und Ockerbeläge sind auf die normale Fließgeschwindigkeit des Wassers eingestellt und werden bei plötzlicher Erhöhung derselben abgespült. Deshalb fließen ockernde Quellen nach Herabsetzung der Quellspannung durch eine Zeit trübe; selbst ein heftiger Barometersturz kann diese Erscheinung hervorrufen. Man bedient sich mit Vorteil dieses Mittels, um durch mehrmalige „Reinigung" solcher Quellen im Jahr das Sinterwachstum erheblich zu verzögern.

Einfluß des Luftdruckes. Der Druck der atmosphärischen Luftsäule ist der letzte Widerstand, den die ausfließende Quelle überwinden muß. Bei rein vadosen Quellen muß sich allerdings die Wirkung des Luftdruckes im Einzugsgebiete und am Quellorte gegenseitig aufheben. Juvenile Quellen aber haben den gesamten Atmosphärendruck zu überwinden. Steigt die Quecksilbersäule des Barometers um n m/m, so übt dies den gleichen Einfluß auf die Quelle, wie das Höherspannen des Auslaufes um $n \cdot 13{,}6$ mm. Tatsächlich läßt sich bei vielen Quellen ein deutlicher Einfluß des Luftdruckes auf die Ergiebigkeit feststellen und es wäre dies ein gutes Kriterium für den juvenilen Ursprung, wenn nicht eine große Gruppe von Quellen, zum Teil vadoser Herkunft, gleichfalls auf die Barometerschwankungen reagieren würde, und zwar alle gasführenden Quellen. Dies findet in dem eigentümlichen Druckzunahmegesetze dieser Quellen mit der Tiefe seine Erklärung (s. S. 65). Die Schaulinie dieser Druckzunahme ist gekrümmt, ihre Tangente schließt mit der Vertikalen am Auslauf einen kleinen, nach abwärts immer größer werdenden Winkel ein, bis sie endlich beim „Grenzdruck", bei völlig gelöstem Gase, tangentiell in die Druckgerade gasfreien Wassers übergeht (alles statisch gedacht). In Abb. 32 stellt L_0 den obersten Teil dieser Linie ab Auslauf und L_u den unteren Teil, unterhalb des Grenzdruckes, dar. Steigt der Luftdruck über dem Auslauf von b zu $b + db$, so verschiebt sich die gesamte Drucklinie um die Höhe dh nach aufwärts und gelangt in die Lage $L_0' - L_u'$. Da $db = dh \cdot \operatorname{tg} \alpha$ und $dp = dh \cdot \operatorname{tg} \beta$, gilt

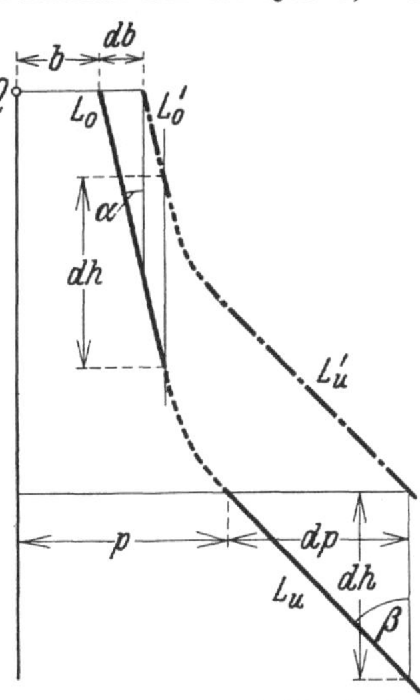

Abb. 32. Einfluß des Luftdruckes bei gasführenden Quellen.

$$\frac{dp}{db} = \frac{\operatorname{tg} \beta}{\operatorname{tg} \alpha}.$$

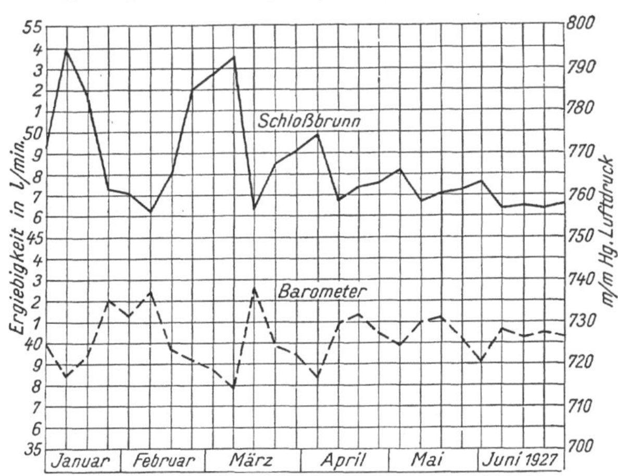

Abb. 33. Einfluß des Luftdruckes auf den Schloßbrunn zu Karlsbad.

Die Neigungswinkeltangenten der Drucklinie sind aber den spezifischen Gewichten des Quellgutes proportional. Führt die Quelle z. B. am Auslaufe gleiche Volumina von Wasser und Gas, so ist $\frac{dp}{db} = 2$, d. h. eine Veränderung der Quecksilbersäule des Barometers um n m/m hat die gleiche Wirkung wie eine Verlegung der Spannungshöhe um zweimal $13{,}6 \cdot n$ m/m. Die Wirkung ist also um so größer, je gasreicher die Quelle ist.

Springsfeld erwähnt schon 1749 den Einfluß des Luftdruckes auf die Karlsbader Thermen. Cartellieri veröffentlichte 1860 eine Studie: „Die Franzensquelle in Eger-Franzensbad und der atmosphärische Luftdruck." Abb. 33 stellt die Ergiebigkeit des Karlsbader Schloßbrunnens in Abhängigkeit vom Luftdrucke dar. Der starke Solsprudel VII in Bad Nauheim brach im Dezember 1846 während eines außergewöhnlichen barometrischen Tiefs aus dem Bohrloche, das 1839 begonnen und 1841 wegen geringen Auftriebes eingestellt worden war.

Infolge des geschilderten Einflusses erscheint es geboten, die Beobachtung der Luftdruckschwankungen in den Aufgabenkreis der Quellbeobachtung einzubeziehen. Da den klimatischen Verhältnissen der Kurorte in neuerer Zeit große Bedeutung zugemessen wird, erstreckt man zweckmäßig die Beobachtungen auch auf die anderen meteorologischen Erscheinungen. Wenigstens sollten noch die Lufttemperatur und -feuchtigkeit und die Niederschlagsmenge, womöglich mit registrierenden Instrumenten, gemessen werden.

Der *Einfluß von Erdbeben* auf die Schüttung von Mineralquellen wurde vielfach beobachtet (PRINZ-KAMPE, woselbst auch Literaturangaben).

f) Temperaturänderungen an Thermen.

Auch die Temperatur der Thermen unterliegt Änderungen. Genaue Beobachtungen zeigen zunächst eine Schwankung mit der Jahreszeit. Die Änderungen der Bodentemperatur üben einen, wenn auch geringen, Einfluß auf die Temperatur des Quellgutes, der auch bei juvenilen Thermen in Erscheinung tritt. Bei vadosen Quellen spielt wohl auch der Wärmegrad des speisenden Niederschlagswassers eine Rolle. Erfahrungsgemäß ändert sich die Temperatur einer Therme, wenn sich ihre Ergiebigkeit ändert. Nimmt die Schüttung infolge innerer Ursachen oder infolge besserer Fassung oder Senkung des Auslaufniveaus zu, so steigt auch die Temperatur. Während des Aufsteigens aus der Tiefe kühlt das Wasser durch Wärmeabgabe an die Schlotwände ab. Je rascher es fließt, um so weniger Zeit steht hiefür zur Verfügung; daher die gleichsinnige Temperatur- und Ergiebigkeitsänderung. Sinkt jedoch der Wärmegrad bei gleichzeitiger Zunahme der Schüttung, so deutet dies auf unerwünschtes Zusitzen von kaltem süßem Bodenwasser, was auch in einer Änderung der Konzentration zum Ausdrucke kommen muß.

g) Veränderlichkeit in der chemischen Zusammensetzung.

Die Überzeugung von der absoluten Konstanz der chemischen Zusammensetzung der Mineralquellen wurde erst spät widerlegt. Im Jahre 1894 erklärte FRESENIUS, daß man bei allen Mineralquellen auf Gehaltsschwankungen gefaßt sein müsse. Größere Schwankungen verpflichten allerdings zur Erforschung ihrer Ursachen und zu Maßnahmen zur Behebung derselben. Änderungen im Fließzustande der Quellen können solche im Chemismus mit sich bringen. Zusitzendes süßes Bodenwasser vermindert die Konzentration meist ohne die Verhältniswerte der Einzelbestandteile zu ändern.

Manche Mineralquellen entstehen durch Zusammenlauf und Vermischung zweier oder mehrerer Komponenten von verschiedenem chemischem Charakter. Diese Komponenten besitzen im allgemeinen verschiedene Änderungswerte (s. S. 63). Daher erzeugt eine Spannungsänderung derartiger Quellen immer ein anderes Mischungsverhältnis und damit eine Änderung des chemischen Charakters der Quelle. WINTER stellte im Jahre 1920 an der alten Fassung des Ferdinandbrunnens in Marienbad fest, daß bei einer Überanstrengung der Quelle durch Abpumpen aus dem Schacht eine Konzentrationsabnahme unter gleichzeitiger Verschiebung des perzentuellen Verhältnisses der Milligrammäquivalente der Anionen eintrat. Chlor und Sulfat sanken, während Hydrocarbonat auffallend anstieg. Hier bestand die eine Komponente aus einem wenig konzentrierten Mineralwasser mit hohem Hydrocarbonatgehalte. Nicht immer muß mit der Ergiebigkeitsvermehrung eine Abnahme der Konzentration verbunden sein; man kann in seltenen Fällen auch die gegensinnige Erscheinung beobachten. Die Änderung hängt von der Form der Ergiebigkeitskurven ab, nach welchen die einzelnen Komponenten auf Spannungsänderungen reagieren. Abb. 34a und b stellt die Ergiebigkeitskurven zweier Quellen dar, die sich

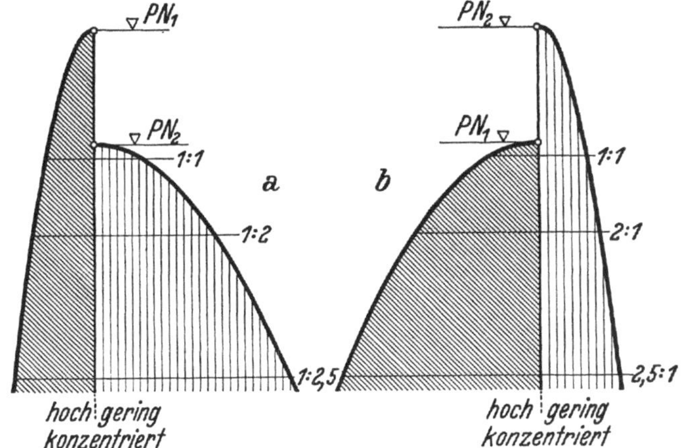

Abb. 34. Die Konzentration als Funktion der Spannungshöhe bei Quellkomponenten verschiedener Konzentration.

jede aus einer hoch konzentrierten und einer Komponente geringerer Konzentration zusammensetzen. Im Falle a nimmt die Konzentration bei Ergiebigkeitsvermehrung ab, bei b steigt der Mineralgehalt mit der Schüttung. Auch hierüber

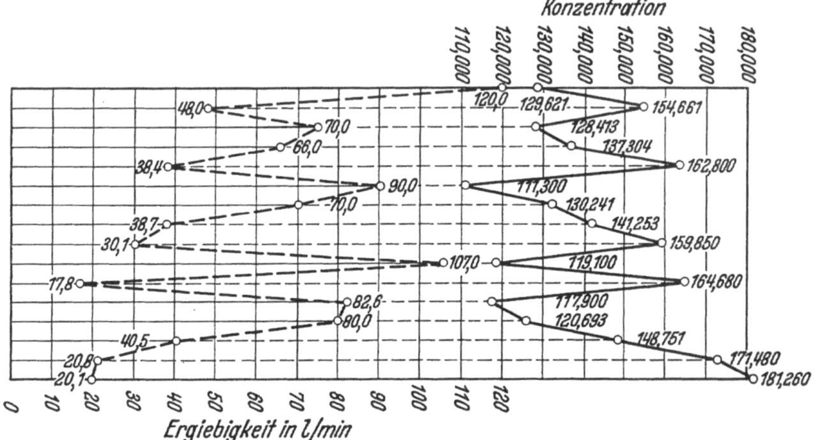

Abb. 35. Ungleich gerichtete Konzentrations- und Ergiebigkeitsschwankungen (Ferdinandbrunnen, Marienbad). (Nach WINTER.)

verdanken wir WINTER bemerkenswerte Beobachtungen. Während die Ferdinandsquelle II mit steigender Schüttung an Konzentration verliert (Abb. 35 u. 36), zeigt der Marienbader Kreuzbrunnen gleichsinnige Schwankungen von beiden Werten.

Selbst der Luftdruck kann auf die chemische Zusammensetzung der Quellen Einfluß üben. Am *Lamscheider* Stahlbrunnen wurde deutlicher Parallelismus zwischen Hydrocarbonatgehalt, freier Kohlensäure und Eisengehalt mit der Barometerkurve nachgewiesen. W. ZÖRKENDÖRFER zeigte den Zusammenhang zwischen Luftdruck und Kohlensäuregehalt an der Brodlerquelle bei Marienbad.

Als Beispiele von Quellen mit geringen Schwankungen des Mineralgehaltes diene der *Karlsbader* Sprudel und der *Kochbrunnen* zu Wiesbaden. Die Untersuchungen des Karlsbader Sprudels ergaben in den Jahren:

1924	1,4019 g/l SO_4	1929	1,3886 g/l SO_4
1925	1,3965 g/l „	1930	1,3966 g/l „
1926	1,3913 g/l „	1931	1,3931 g/l „
1927	1,4006 g/l „	1932	1,3960 g/l „
1928	1,3935 g/l „	1933	1,3947 g/l „

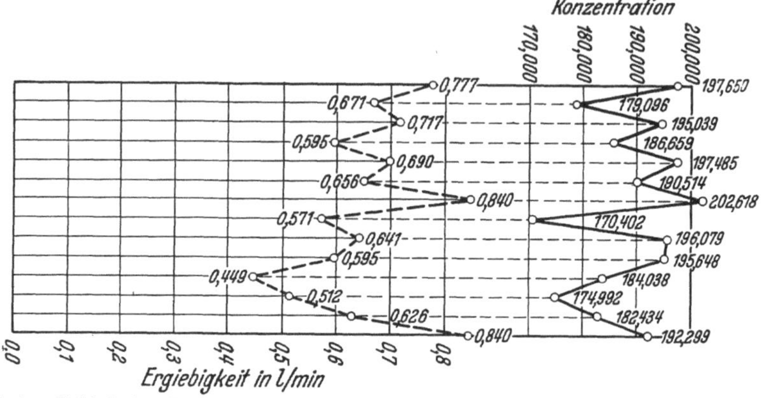

Abb. 36. Gleichsinnige Konzentrations- und Ergiebigkeitsschwankungen (Kreuzbrunn, Marienbad). (Nach WINTER.)

Die Analysen des Kochbrunnens ergaben in den Jahren:

1847	4,678 g/l Cl + B + J	1904	4,658 g/l Cl + B + J
1849	4,670 g/l „	1907	4,673 g/l „
1885	4,659 g/l „	1908	4,678 g/l „

C. Fassung der Mineralquellen.

Im unberührten Naturzustande sind die Mineralquellen nicht zur balneologischen Verwertung geeignet. Es bedarf hierzu mehr oder weniger umfangreicher künstlicher Veränderungen, die man ganz allgemein als „Fassung“ der Quellen bezeichnet.

Die Fassungsarbeiten verfolgen vornehmlich drei Zwecke:

1. Soll die größtmögliche Menge des Quellgutes (Mineralwasser, Gas) erschlossen werden, welche die Natur dauernd spenden kann.

2. Soll auf dem Wege vom natürlichen Quellschlot bis zur Verwendungsstelle jede vermeidbare Änderung des chemischen und physikalischen Charakters der Quelle verhindert werden.

3. Der Ausfluß des Quellgutes soll die für die balneologische Nutzung zweckmäßigste Form erhalten.

Der Fassungsbau muß sich den besonderen individuellen Verhältnissen der Quelle anpassen. Es gibt nicht zwei genau gleiche Fassungen. Für das Fassungsprojekt lassen sich nur ganz allgemeine Grundsätze und Richtlinien aufstellen. Und dieses, unter Berücksichtigung dieser Leitsätze und der oberflächlichen Verhältnisse gewissenhaft verfaßt, muß oft nach durchgeführtem Aufschluß der Quelle grundsätzlich oder in seinen Ausmaßen den neu vorgefundenen Verhältnissen entsprechend umgeändert werden.

Die Fassung einer wertvollen Mineralquelle ist eine Aufgabe, mit der man nur Ingenieure betrauen sollte, deren Erfahrung auf diesem Gebiete eine gewissenhafte und individuelle Durchführung verbürgt. Durch schablonenhafte

Anwendung eines Fassungsschemas, mag es auch bei einer anderen Quelle gute Erfolge gezeitigt haben, kann empfindlich geschadet werden.

a) Fassung absteigender Quellen.

Die Fassungen der aufsteigenden und absteigenden Quellen sind grundsätzlich verschieden. Die der aufsteigenden Quelle stellt die künstliche Fortsetzung des natürlichen Quellweges dar. Der Übergang soll tunlichst stetig ohne plötzliche Druck- und Geschwindigkeitsänderungen erfolgen. Die Fassung der absteigenden Quelle ist im Prinzip ein Auffanggefäß, in welches die Quelle einströmt, und aus welchem sie unter dem Drucke des Gefäßspiegels abläuft. Diese letzteren Fassungen ähneln in ihrem Bau

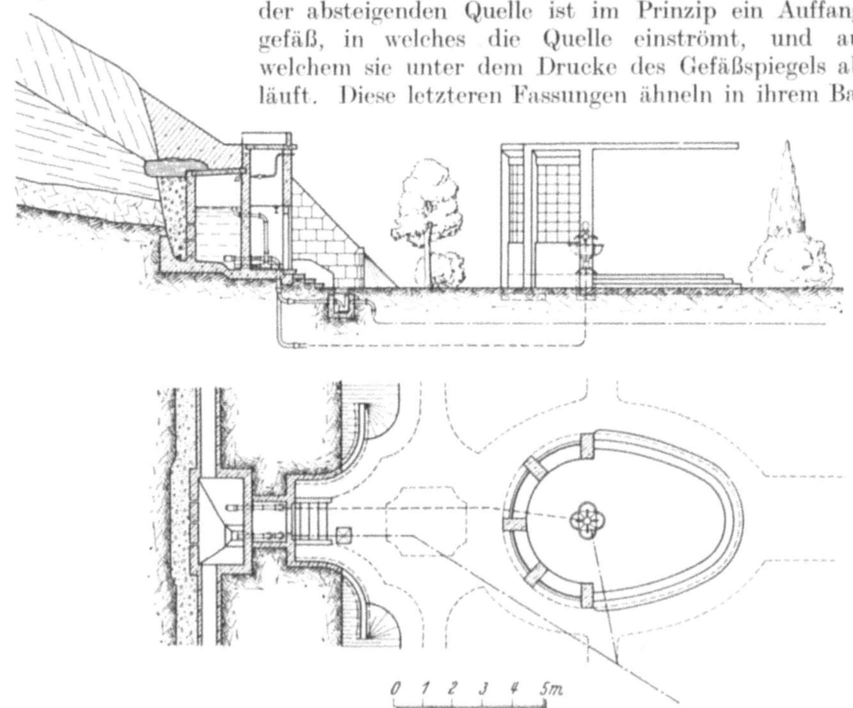

Abb. 37. Fassung einer absteigenden Quelle. (Nach HRASKY.)

meist den üblichen Trinkwasserfassungen, wobei nur ganz besonderes Augenmerk darauf zu richten ist, das Zusitzen von süßem Bodenwasser zu verhindern. Man geht zur Erreichung dieses Zweckes beim Aufschlusse der Quelle der Spalte (bei absteigenden Spaltenquellen) oder bei Schichtquellen auf dem Liegenden der Zubringerschichte dem Quellstrom, nötigenfalls durch Stollenbau, möglichst weit entgegen. Das erschrotene Wasser wird in einer Art Brunnenstube gesammelt und der Verwendung zugeleitet (Abb. 37).

b) Fassung aufsteigender Quellen.

Der Entscheidung, welche Fassungsmethode anzuwenden ist, muß die gründliche Erforschung des natürlichen Baues der Quelle vorangehen. Der einfache Fall, daß eine Quelle in festem Gestein aufsteigt, das bis zur Oberfläche ansteht, kommt sehr selten vor. Zumeist ist das Muttergestein der Quelle von einer Schichte mehr oder weniger wasserdurchlässigen Bodenmateriales überdeckt. Hierbei kann es sich um „eluviale“ Ablagerungen handeln, d. h. durch Verwitterung des Gesteins an Ort und Stelle entstandene Trümmermassen, aber auch um aufgelagerte Schichten von Schottern und Bodenmaterial anderweitiger Herkunft. Um beim Durchqueren dieser Schichten alle Verluste an Mineralwasser sowohl wie auch das unerwünschte Zusitzen fremden Bodenwassers auszuschließen, muß eine ideale Fassung den natürlichen Quellweg auf dieser Strecke durch einen dichten, künstlichen Schlot ersetzen, der auf ein Material aufgesetzt wird (Fassungsbasis), das den möglichst dichten, verlustlosen Übergang aus dem natürlichen in den künstlichen Schlot verbürgt. Da jedoch die Quelle im Naturzustand meist mehrere in innigem Zusammenhang stehende Austrittspunkte besitzt (z. B. längs des Ausbisses der Hauptspalte, aber auch auf Klüften, die sich in der Tiefe mit der Hauptspalte scharen), so entsteht als zweite Aufgabe das Verschließen aller solcher kommunizierender Verluststellen (falls sie nicht selbst gefaßt werden), also die Abdichtung der Fassungsbasis im erforderlichen Umkreise der Fassung.

Erfolgt diese Fassungs- und Dichtungsarbeit bei völlig freigelegter Fassungsbasis, so spricht man von einer *Schurffassung.* Sind aber die Überlagerungen so mächtig, daß ein freier Aufschluß der Fassungsbasis schon der Kosten halber nicht in Betracht kommt, so kann man der natürlichen Quellader mittels eines Schachtes nachgehen, um sie möglichst tief im festen Gestein zu fassen. Es handelt sich dann um eine Fassung durch *Schachtteufen.* Diese Methode muß auf das Abdichten größerer Flächen verzichten; doch schneidet sie um so mehr Seitenwege ab, je tiefer sie vordringt und kann so eine ausgedehnte Dichtungsfläche ersetzen. Eine dritte Methode ist das Fassen durch *Bohrung.*

Ein in der Tiefe wasserfündiges Bohrloch ersetzt einen sehr langen Teil des natürlichen Quellweges durch die Bohrverrohrung. Der Widerstand dieses fast geradlinigen Rohres, von gleichmäßig kreisförmigem, also günstigstem Querschnitt mit glatter Wandung ist verschwindend klein gegenüber dem der natürlichen Quellader mit ihren vielfachen Krümmungen, Querschnittsänderungen und rauhen Wänden. Auf den durch den kleineren Widerstand im Bohrloche bedingten geringeren Druckverlust antwortet die Quelle mit erhöhter Fließgeschwindigkeit, also höherer Ergiebigkeit; mit dieser Erhöhung der Schüttung ist bei Thermen fast stets eine Zunahme der Temperatur verbunden. Eine Flächendichtung kommt in Wegfall, da durch die allgemeine Herabsetzung des Druckes im Quellgebiete die Wassersäulen der wilden Austritte unter Austrittsniveau absinken. Dies kann bei Quellsystemen, die durch ein weit verzweigtes Kluftsystem mit ausgedehnten alluvialen Ablagerungen in Kommunikation stehen, und wo eine gründliche Abdichtung zu kostspielig oder überhaupt undurchführbar wäre, sehr willkommen sein.

Diesen unstreitbaren Vorteilen des Bohrverfahrens stehen leider gewichtige Nachteile gegenüber. Vor allem eine gewisse Unsicherheit, etwas „Lotteriespielmäßiges“, das an dem Entschluß zum Bohren haftet. Das Bohrprogramm muß natürlich in den geologischen Verhältnissen begründet sein. Mit einer gewissen Sicherheit bohrt man in jenen Fällen, wo es sich um das Anfahren einer mineralwasserführenden Schichte handelt (wie z. B. bei vielen kohlensäurehaltigen Salzsolen). Etwas geringer ist die Sicherheit auf Bohrerfolg, wenn man den Quellweg in der Tiefe einer Dislokation (Verwerferspalte) sucht, deren Streichen und Fallen annähernd bekannt ist. Man hat dann wohl die Gewißheit, mit der Bohrung die Dislokation zu treffen, kann auch den Bohrpunkt so wählen, daß dies in annähernd bestimmter Tiefe geschieht, aber es bleibt dem Bohrglück vorbehalten, daß man auf der Spalte einer Quellader genügend nahekommt.

Manchmal ist jedoch nur der ungefähre Verlauf des Spaltenausbisses durch eine Quellinie markiert und das Einfallen muß durch eine — evtl. verlorene — Bohrung konstatiert werden. Entschließt man sich daher zum Tiefbohren, so rechne man gleich mit mehreren (mindestens vier!) Bohrungen und schließlich mit eventuellem Mißerfolg.

Bei Schurf- und Schachtfassungen ist man in der Lage, den chemischen Charakter der erschürften Adern während des Aufschlußfortschrittes dauernd zu kontrollieren und kann unerwünschte Zuflüsse, evtl. durch Fassung derselben, ausschließen. In dieser Beziehung bietet insbesondere die Schurffassung Vorteile. Tiefbohrungen können unerwartete und unerwünschte Überraschungen hinsichtlich des Charakters des erbohrten Quellgutes bringen. Man wählt daher bei Mineralquellen, die seit Jahrzehnten der Trinkkur dienen und über deren therapeutischen Wert reiche Erfahrungen gesammelt wurden, gern die vorsichtige Schürfmethode. Wird innerhalb eines Quellensystems eine Tiefbohrung fündig, so kann sie die Verteilung des Mineralwassers auf die übrigen Quellen des Systems stören und damit auch die Eigenart der Einzelquellen (Temperatur, Gasführung) verändern. Die bewirkte Druckentlastung kann, läßt man sie ungedrosselt fließen, bis zum Versiegen der anderen Quellen führen.

Der Entschluß, welche der drei Fassungsmethoden gewählt werden soll, ist daher von großer Bedeutung und verlangt fallweise gründliche Erwägung. Jedenfalls ist die Anwendung einer Methode bei allen vorkommenden Fällen, weil diese sich des öfteren bewährt hat, zu verurteilen.

Das Fassungsprojekt. Die erste Grundlage für ein größeres Fassungsprojekt bildet die geologische Erforschung des Gebietes. Liegt eine solche noch nicht vor, so ist durch einen Fachgeologen eine geologische Übersichtskarte der Landschaft und eine möglichst detaillierte Darstellung des engeren Quellengebietes zu beschaffen. Auch die Kenntnis der morphologischen Entwicklung des Gebietes kann von großem Nutzen sein: Die Quellen treten häufig am Schnittpunkte von Spaltenzonen mit Erosionstälern zutage. Diese Täler aber erleiden im Verlaufe der Oberflächengestaltung mannigfache Veränderungen, Verschiebung der Talachse mit gleichzeitiger Vertiefung oder auch Erhöhung ihrer Sole durch Verlandung mit Schottermassen usw. So gelangen Quellen, die ehedem an der Oberfläche oder im Flußbette ausflossen, unter mächtige Überlagerungen und speisen das hier zirkulierende Grundwasser.

Gewährt die Oberfläche keine ausreichenden Anhaltspunkte für die Erforschung des Untergrundes, so müssen solche durch Schurfschlitze, und wenn nötig durch Sondierungsbohrungen beschafft werden. Diese legt man vorteilhaft so an, daß sie auch Anhaltspunkte für die zu wählende Fassungsmethode, über die nötigen Ausmaße der Fassung und der Dichtungsarbeiten und über die günstigsten Ansatzpunkte für eventuelle Tiefbohrungen ergeben. Diese Sonden sollen auch die Grundwasserverhältnisse klären, wobei durch Temperaturmessungen und chemische Kontrollproben eventuelle wilde Mineralwasseraustritte nachgewiesen werden können. Ein Sparen an Vorerhebungen kann sich, wie bei allen Ingenieurbauten, auch hier empfindlich rächen, gewissenhafte Sondierungen hingegen namhafte Ersparung bringen.

Für größere Fassungsbauten ist eine genaue topographische Aufnahme, mindestens im Maßstabe 1:500, unentbehrlich; sie dient für die geologische Aufnahme, für die Eintragung des Fassungsprojektes, der an die Fassung anzuschließenden Rohrleitungen und Speicher sowie der zu errichtenden Baulichkeiten zur Nutzung der Quelle.

Zunächst kann nur ein generelles Projekt der Fassung ausgearbeitet werden. Es soll das bei der Arbeit anzuwendende Prinzip zum Ausdrucke bringen und eine ungefähre Berechnung der Kosten ermöglichen. Die wirkliche Ausführung muß sich den Ergebnissen des Aufschlusses anpassen und darf sich keinesfalls sklavisch an dieses, auf mancherlei willkürlichen Annahmen fußende Vorprojekt halten.

Das generelle Projekt der Schurffassung wird wohl schon die definitive Fassungsbasis enthalten, jedoch nicht die Anzahl der Einzelfassungen, das genaue Ausmaß der Dichtungsfläche evtl. nötige Grundwasserfassungen usw. Das Projekt der Schachtfassung wird den Ansatzpunkt, die Teufungsmethode, den Schachtausbau, aber kaum die definitive Teufe und den Verlauf der Schacht- und Streckenachsen geben können. Das Bohrprojekt enthält den Ansatzpunkt,

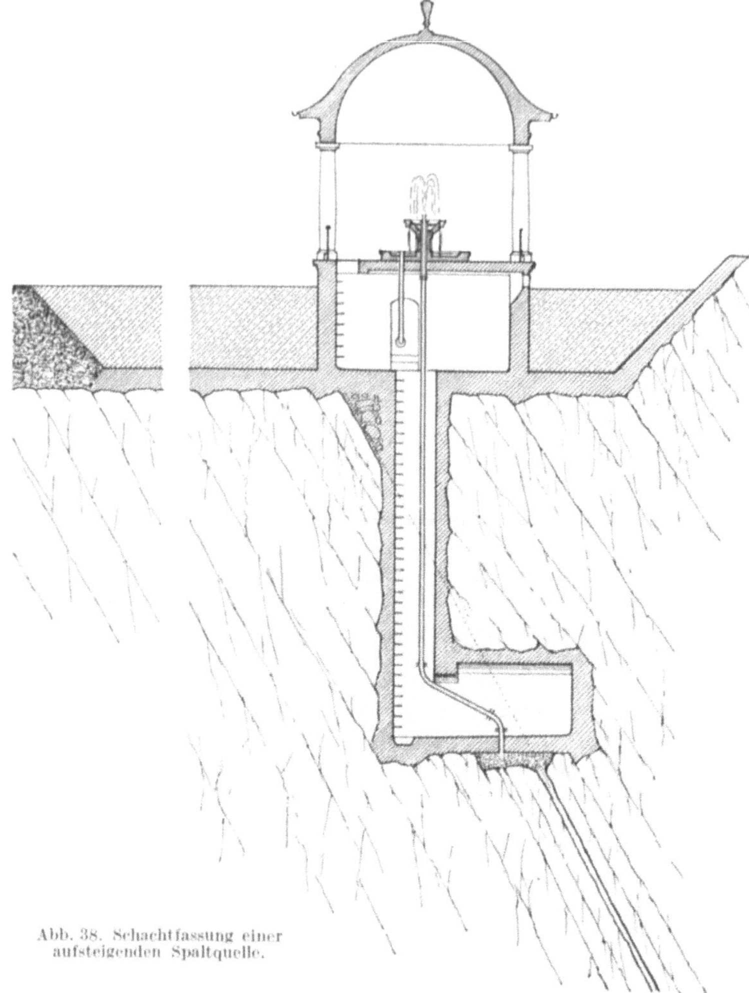

Abb. 38. Schachtfassung einer aufsteigenden Spaltquelle.

die Bohrmethode, das Anfangskaliber der Bohrung, ferner die nach den geologischen Verhältnissen zu erwartenden Schichten mit ihrer mutmaßlichen Mächtigkeit und die wahrscheinliche Teufe.

Teufen und Bohren.

Es würde hier zu weit führen, auf die Technik des Schachtteufens, die hierbei angewendeten Methoden, den Schachtausbau, die Wasserhaltung, Bewetterung usw. einzugehen. Diese sind in jedem Lehrbuche der Bergbaukunde behandelt. Auch die Tiefbohrtechnik stellt ein umfangreiches Sondergebiet dar. Die Ausführung einer Tiefbohrung soll man nur einem auf diesem Gebiete erfahrenen Unternehmen anvertrauen (Abb. 38 u. 39).

Schurffassungen.

Aufschluß und Wasserhaltung. Der Aufschluß hat die zur Fassungs- und Dichtungsbasis gewählte Fläche bloßzulegen. Er beginnt bei der Quelle und verbreitert und vertieft sich schrittweise in Verfolgung der aufgefundenen Klüfte und Austritte. Hierbei, und noch mehr für die spätere Fassungsarbeit selbst, ist eine gut funktionierende Wasserhaltung von größter Wichtigkeit. Steht eine leistungsfähige Hochdruckwasserleitung zur Verfügung, so verwendet man mit großem Vorteile Wasserstrahlpumpen (Ejektore). Sie sind, wenn man sie durch Saugkörbe aus grobmaschigem Drahtnetz vor Verstopfung schützt, sehr betriebssicher und bedürfen fast keiner Wartung. Bei Verwendung biegsamer Bleirohre für die Zuleitung lassen sie sich rasch von Ort zu Ort versetzen. Bei genügender Leistung der Wasserleitung kann eine größere Zahl derselben über die Aufschlußfläche verteilt werden.

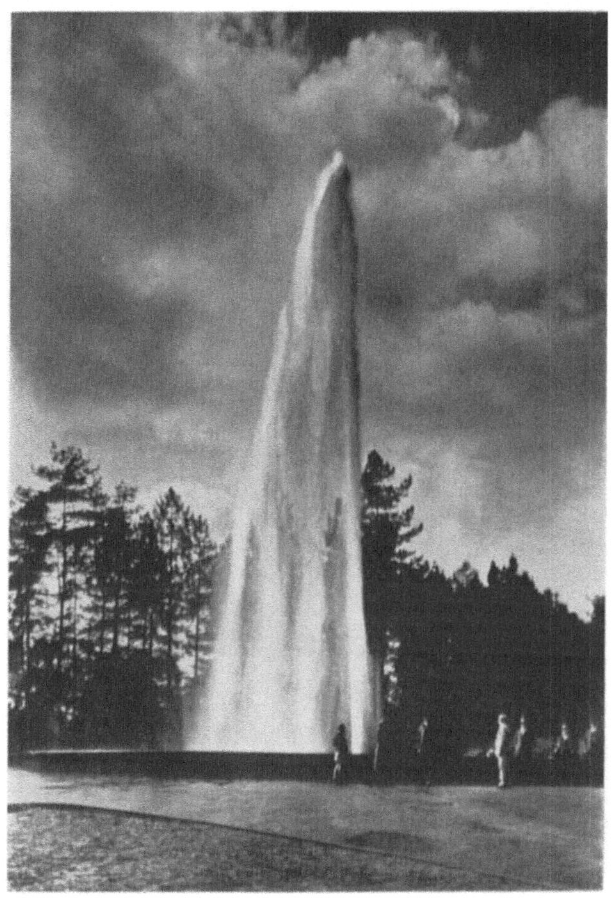

Abb. 39. Der Jordansprudel im preuß. Staatsbad Oeynhausen (724,5 m tiefe Bohrung).

Bei starken Quellaustritten von mehreren Hundert Minutenlitern verwendet man Pumpen mit Motorantrieb. Je tiefer diese versetzt werden, je geringer also ihre Saughöhe, um so betriebssicherer arbeiten sie. Dies gilt besonders bei gashältigem Wasser und bei Thermen. Da die Pumpe immer für eine größere Leistung gewählt werden muß, als die Quelle liefert, legt man Pumpsümpfe an, in denen sich das Wasser sammelt, und die von der Pumpe periodisch entleert werden. Ein Schwimmerkontakt am Sumpf bewirkt das Ein- und Ausschalten des Elektromotors. Voraussetzung hierfür ist die Verwendung von selbstansaugenden Pumpen. Eine einfache Reserve an Pumpen und Motoren schützt vor dem Ersaufen der Baugrube bei Maschinenstörungen. Bei Arbeiten großen Ausmaßes ist für den Fall einer Unterbrechung der Starkstromzuleitung die Aufstellung eines Explosionsmotors als Reserve angezeigt.

Die Oberfläche des als Fassungsbasis gewählten Gesteins ist meist nicht zum unmittelbaren Anschluß des Dichtungsmaterials geeignet. Man hebt möglichst die mürbe, bröckelige Schicht ab und trachtet gesunde Anschlußflächen zu schaffen. Es ist aber durchaus nicht notwendig, diese horizontal abzurichten; im Gegenteil, eine unebene Gesteinsfläche sichert besseren Anschluß der Dichtung.

Die fortschreitende Tieferlegung der Sohle bewirkt oft Verschiebungen der einzelnen Quellaustritte und Veränderungen ihrer Schüttung, Temperatur und Konzentration. Auch verringert sich häufig deren Zahl mit der Tiefe. Es ist für die Beurteilung der wechselseitigen Zusammenhänge vorteilhaft, diese stufenweisen Änderungen genau zu beobachten (Abb. 40).

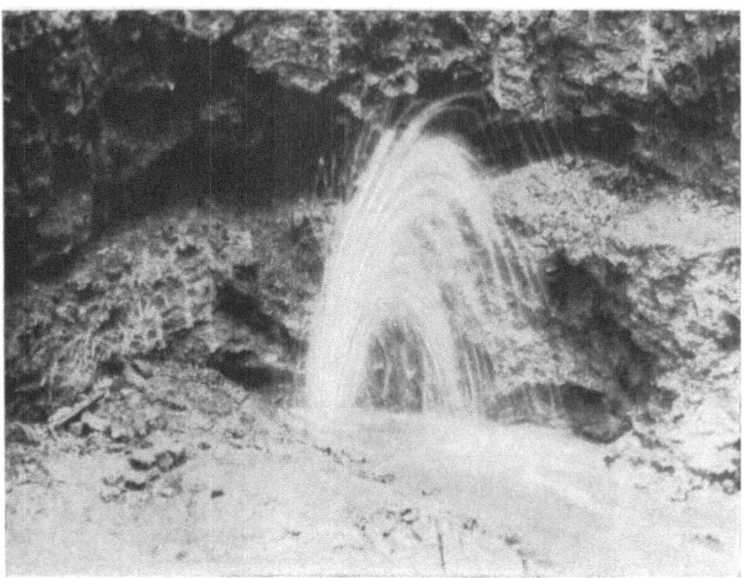

Abb. 40. Elisabethquelle in Bad Borsec, Rumänien, nach vollendetem Aufschluß. (G. Rumpel A.G.)

Beurteilung der Wasserzuflüsse. Die aus der Aufschlußsohle tretenden Teilquellen trachtet man nach Temperatur, Konzentration und eventuellem Zusammenhang zu gruppieren und trennt die einzelnen Gruppen durch Lettendämme mit Überlaufröhren zur weiteren Beobachtung. Vor allem scheidet man so die Süßwasserzutritte vom Mineralwasser. Infolge der durch Aufschluß und Wasserhaltung im Quellsystem geschaffenen Depression setzt das Mineralwasser dem süßen Wasser an den Kontaktstellen verminderten Druck entgegen. Dies äußert sich in einer Schüttungszunahme und Konzentrationsverminderung, bei Thermen auch in der Temperaturabnahme, Änderungen, welche bei dem späteren Aufstau wieder allmählich verschwinden. Durch wechselndes Aufstauen einzelner Gruppen und Beobachtung des Verhaltens der übrigen, lassen sich weitere Zusammenhänge feststellen und die Zahl der voneinander unabhängigen oder nur in geringem Zusammenhang stehenden Gruppen vermindern. Schließlich werden alle untereinander deutlich kommunizierenden und nach ihren chemischen Eigenschaften zusammengehörenden Austritte in einer Fassung vereinigt.

Es ist anzustreben, nur solche Quelladern zusammenzufassen, welche gleiche Steigfähigkeit, d. h. gleiches piezometrisches Niveau besitzen; andernfalls liefe man Gefahr, beim Höherspannen der Quelle über das piezometrische Niveau der einen Komponente zu spannen, d. h. in den Bereich, in welchem ihre Ergiebigkeit negativ wird, wo sie also Wasser der anderen Komponenten verschluckt.

Diese Gefahr besteht besonders bei Teilquellen, welche den gleichen chemischen Charakter wie die anderen, aber in starker Verdünnung, aufweisen, sich also aus einer schwachen Mineralwasserader und ergiebigerem Süßwasserzustrom zusammensetzen, der meist niederes piezometrisches Niveau besitzt. Dieser Fall ist in Abb. 41 schematisch dargestellt. Austritt Q_1 spendet konzentriertes Mineralwasser mit dem piezometrischen Niveau PN_m. Auf Fassungssohle schüttet er die Menge E_1. Austritt Q_2 setzt sich aus dem schwachen Mineralwasserzulauf M und der Süßwasserader W zusammen; erstere hat natürlich dasselbe piezometrische Niveau wie Q_1, W aber habe die geringere maximale Steighöhe PN_w. Auf Fassungssohle schüttet Q_2 die Ergiebigkeit $E_2 = m + w$. Spannt man Q_1 und Q_2 vereinigt bis zur Höhe N', so schüttet Q_1 die Menge E'_1, bei Q_2 überwiegt jedoch der Verlust, er schluckt die Menge E'_2, so daß im ganzen nur die Menge e geschüttet wird. Bei N_0, dem piezometrischen Niveau der vereinigten Austritte, wäre die Gesamtschüttung Null. Aus diesem Grunde ist die Sonderung in Gruppen nach der Konzentration wichtig. Er gibt sich später bei den Stauversuchen genügende positive Schüttung, so kann man, wenn die resultierende Konzentration balneologisch entspricht, die Teilquellen vor dem Auslauf, z. B. in einem Stoßkasten, zusammenführen.

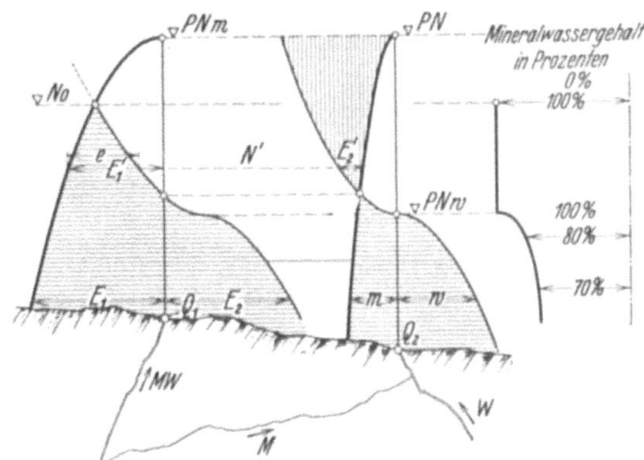

Abb. 41. Koppelung von Quellzuflüssen verschiedener Steigfähigkeit und Konzentration.

Man soll das Fassen von Teilquellen nicht zu weit treiben, soll aber auch nicht in den gegenteiligen (schlimmeren) Fehler verfallen; der Mittelweg ist der beste.

Die **Fassung** besteht im wesentlichen aus vier Teilen: 1. Dem Fassungskörper, 2. dem Steigschlot (Steigrohr) der Fassung, 3. dem Quellauslauf mit allem Zubehör, 4. den Dichtungsanlagen.

Der vom **Fassungskörper** umschlossene Hohlraum vermittelt den Übergang aus dem natürlichen Quellwege in den Steigschlot. Handelt es sich nur um einen einzigen Quellaustritt oder nebeneinander auf einem Spaltenausbisse liegende Austritte, deren gute Kommunikation die Fassung an einer einzigen Stelle erlaubt, so bedient man sich der *Rohrfassung*, d. h. man setzt ein entsprechend bemessenes Rohr (es muß dem Saugrohr der Wasserhaltung ohne Berührung Platz bieten!) in die Austrittsstelle und umschließt es mit dichtem Beton oder Klinkerziegelmauerwerk in Zement. Setzt man das Rohr in eine durchbohrte Steinplatte mit anschließender und überdeckender Abdichtung, so stellt dies das Prinzip der uralten „Lochsteinfassungen“ dar, wie sie z. B. die alten Karlsbader bei der Fassung des Sprudels und anderer Thermen anwandten (Abb. 42).

Handelt es sich um die Zusammenfassung einer Gruppe von Austritten, so muß sich der vom Fassungskörper umschlossene Hohlraum einerseits über die auf der Basis zerstreuten Austritte verbreiten, andererseits, sich verengend, deren Wasser dem Steigschlote zuführen. Hieraus ergeben sich die Trichter-, Glocken-, Kasten- und Flaschenformen der Fassungskörper, die ebenfalls uralter Verwendung sind.

Die sog. *Brunnenfassung* im engeren Sinne, die eine gedankenlose Übernahme der Form der gewöhnlichen Grundwasserbrunnen darstellt, ist für aufsteigende Quellen unbedingt zu verwerfen. Die langsame Erneuerung ihres Inhaltes birgt die Gefahr chemischer Veränderungen des Mineralwassers (Entgasung, Eisenausfällung). Werden sie gleichzeitig als Speicher benützt, so erleidet die Quelle beim Entleeren und Füllen beständige Spannungsänderungen mit ihren nachteiligen Folgen. Besonders ungünstig sind sie für gasführende Quellen. Der weite Brunnenschacht begünstigt das Voreilen des Gases, die

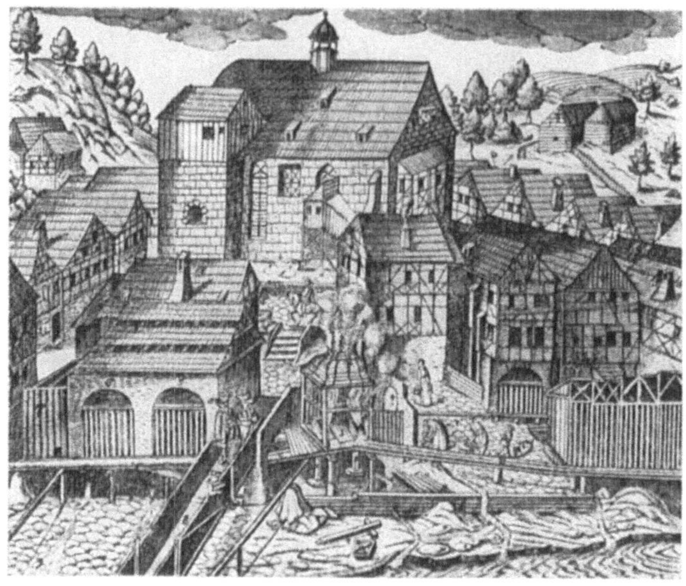

Abb. 42. Lochsteinfassungen. Karlsbader Sprudel um 1600.

gewichtsvermindernde Wirkung desselben fällt weg, und der Brunneninhalt lastet wie ein schweres Gewicht auf der austretenden Quelle. Die gleichen Nachteile besitzen die zu Badezwecken erweiterten Fassungen von Thermen, welche in einigen Ländern noch sehr beliebt sind.

Aber auch der Hohlraum der Trichter und Glocken wirkt bei gasführenden Quellen als schädlicher Raum und ist tunlichst klein zu halten. Ist ein Verjüngungskörper nötig, so kommt nur die Trichterform in Betracht. Man gestaltet sie zur Vermeidung des schädlichen Raumes tunlichst flach. Um diesen noch zu verringern und das Voreilen des Gases möglichst zu verhindern, füllt man den Hohlraum des Trichters mit Steingrus.

Bei der Wahl des *Materials* für Fassungskörper und Steigrohre ist der chemische Charakter des Mineralwassers ausschlaggebend; aus Gründen der Hygiene und der Bestandsfähigkeit der Fassung darf kein Material verwendet werden, das vom Wasser oder Gas angegriffen werden könnte. Besondere Vorsicht erheischen in dieser Hinsicht Quellen mit Schwefelwasserstoff. Vollkommen indifferent sind Glas, Porzellan und glasiertes Steinzeug. Ihre Verwendung ist nur durch die Schwierigkeit der dichten Verbindung an den Stoßstellen beeinträchtigt, und zwar besonders bei Thermen. Bei kalten Quellen leistet Gußasphalt treffliche Dienste. Man wählt daher für Trichter und Steigrohre der Thermen gern Metall. Ist Sparsamkeit geboten, kann man, besonders für Badequellen, in vielen Fällen Gußeisen verwenden. Es ist, wenn die Gußhaut nicht verletzt wurde, z. B. gegen kohlensäureführendes Mineralwasser widerstandsfähig. Bei aggressiven Wässern und insbesondere für Trinkquellen, hat sich bleifreies Zinn als besonders haltbar bewährt. Bronze (sog. „Phosphorbronze") widersteht dem Angriffe vieler Mineralwässer; für Schwefelwässer ist sie ungeeignet. Feuerverzinntes Kupfer eignet sich wegen der leichten Formgebung besonders für komplizierte Rohrformen. Der beste Lehrmeister für die Materialwahl bleibt die Erfahrung. Fehlt solche, so wende man sich an die Verwaltungen von Quellen gleichen oder ähnlichen chemischen Charakters. Sinternde Quellen überziehen die frischen Oberflächen der Fassungshohlräume bald mit einer schützenden Sinterschichte, so daß sie nicht mehr vom Mineralwasser bespült werden, gegenüber den vielen Nachteilen des Sinterns ein nicht zu unterschätzender Vorteil. Siehe auch Abschn. Rohrmaterial S. 115.

Für die Dichtungskörper kommen an Materialien in Betracht: Sandbeton, hartgebrannte Ziegel oder Platten in Zementmörtel oder mit Asphaltverguß, Ton- und Lettenstampfung. Eingemauerte Metallbleche sind zwar manchenorts zur Anwendung gekommen, doch ist ihre Bewährung fraglich.

Beton ist nach Ansicht des Verfassers auf unnachgiebiger, anbindungsfähiger Unterlage in allen Fällen der beste Stoff für Fassungs- und Dichtungskörper. Es ist immer besser, eine nur wenige Zentimeter dicke, sorgfältig ausgeführte Dichtungsschicht mit magerem nicht wasserdichtem Beton zu beschweren, als dicke Schichten Beton von mittlerer Mischung aufzutragen. Sandbeton ist an und für sich weder wasserdicht noch gegen den chemischen Einfluß, z. B. kohlensäurehältiger Wässer, widerstandsfähig. Er erhält aber diese Eigenschaften durch gewisse Zusätze. Verf. hat in seiner Praxis mit den Zusätzen Ceresit, Tricosal und Sika befriedigende Resultate erzielt (Kleinlogel).

Ton, Letten werden von vielen Fachleuten mit Vorliebe zur Dichtung angewendet und bei kohlensäurereichen Mineralwässern dem Beton vorgezogen. Auf nachgebender weicher Unterlage, an die der Beton nicht anbinden kann, dürfte eine Lettenstampfung die besten Dienste leisten; auf harter Gesteinsfläche zieht der Verfasser einen wasserdichten Beton vor. Bei größeren Dichtungsflächen sprechen da auch die Kosten mit. Vorteilhaft wird Letten zum Beschweren der Betondichtung und Ausfüllen verwendet. In der Tiefbohrpraxis findet Ton als Absperrungsmaterial vielfach Verwendung.

Die Ausführung der Beton- und Mauerwerksteile der Fassung sowie von Lettendichtungen hat grundsätzlich im Trockenen zu geschehen, d. h. während dieser Arbeiten und solange, bis der Zement abgebunden und genügend erhärtet ist, muß der Quellspiegel durchwegs unter Fassungs- und Dichtungsbasis gehalten werden. „Ersäuft" die Baugrube während dieser Arbeiten, so kann das Ergebnis arg gefährdet werden, da das Mineralwasser oder Gas den halbfesten Beton von der Unterlage abhebt; überdies beeinträchtigen viele Mineralwässer das Abbinden und Erhärten des Zementes. Deshalb ist eine störungslos arbeitende Wasserhaltung eine Hauptbedingung des Gelingens der Fassungsarbeiten.

Wo die Fassungsstellen gleichzeitig Pumpsümpfe bilden, führt man die Pumpsaugrohre durch die Anschlußstutzen der Fassungstrichter. Bei den Pumpsümpfen, welche nicht Fassungsstellen sind, führt man einfache Rohrfassungen aus, welche später verschlossen werden. Derartige Rohrfassungen legt man auch bei allen Süßwassererschrotungsstellen und bei trockenen Gasaustritten an.

Man schützt die Fassungs- und Dichtungskörper mit aufgetragenem Beton, doch hält man diesen nicht stärker, als man zur Beschwerung und Verspannung für nötig erachtet (evtl. „Kontragewölbe" gegen den aufwärtswirkenden Wasserdruck) (Abb. 43). Betonkörper von mehreren Metern Dicke sind unzweckmäßig. Man schafft an deren Stelle vorteilhafter zugängliche Hohlräume, welche die dauernde Kontrolle der Fassungen auf ihre Wasser- und Gasdichtheit gestatten. Bei entsprechender Geräumigkeit lassen sich hier Meßstationen u.dgl. unterbringen.

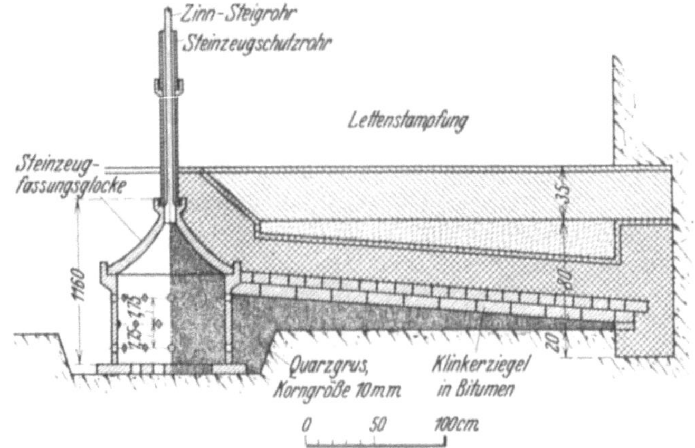

Abb. 43. Fassung einer gasführenden Quelle. Konstantinsbad. (G. Rumpel A.G.)

Nach Fertigstellung der Fassungen muß die Wasserhaltung noch so lange in ununterbrochenem Betriebe gehalten werden, bis der Beton genügend erhärtet ist; besonders bei aggressiven Wässern schiebe man den ersten Aufstau möglichst hinaus.

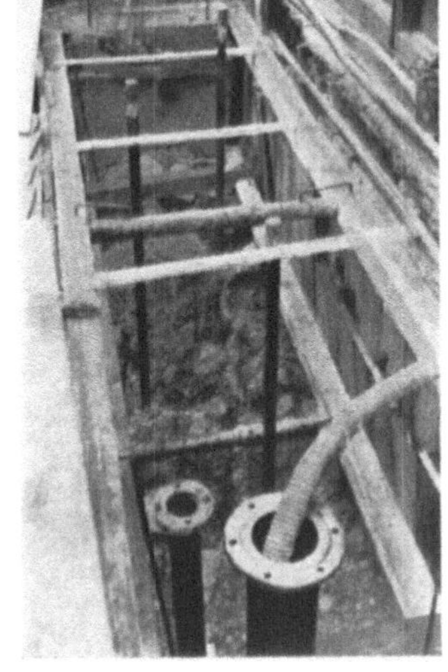

Abb. 44. Dichtungsarbeiten im Bette des Teplflusses, Karlsbad. Das Rohr im Vordergrunde dient der Wasserhaltung. Die Steindraine auf der Sohle führen ihm das Wasser zu. Die schwächeren Standrohre dienen zur Ableitung des Kohlensäuregases während des Betonierens und späterem Einpressen des Injektionsgutes. Die Zimmerung wird mit fortschreitender Betonausfüllung gezogen.

Ist das Muttergestein der Quelle in weitem Umkreise von durchlässigen Schotterschichten od. dgl. überlagert, deren Abheben und Ersatz durch Dichtungsmaterial zu große Kosten verursachen würde, unter welchen man aber Quellaustritte vermutet, so kann man diese Schottermassen durch Injektion von Zementbrei dichten. Man spannt über das Gebiet eine genügend starke armierte Betonplatte, die auf einem Roste aus Betonmauern ruht, welche bis zum festen Gestein hinabreichen. In die einzelnen Felder des Rostes wird durch einbetonierte Rohre der Zementbrei unter Druck eingepreßt. Mit dieser Methode hat der Verfasser und nach ihm Ing. Köhler in Karlsbad große Abschnitte der Flußsohle in der Nachbarschaft des Sprudels mit Erfolg abgedichtet (Abb. 44, 45 und 46). Auch das chemische Verfestigungsverfahren von Dr. Joosten ist für solche Zwecke am Platze. Es beruht auf der Ausscheidung von kolloidaler Kieselsäure in den Bodenporen.

Die Quellspannung. Nach Fertigstellung der Fassung ist die Ermittelung der günstigsten Quellspannung, d. h. der zweckmäßigsten Auslaufhöhe, eine wichtige Maßnahme. Sie benötigt, wenn gewissenhaft durchgeführt, viel Zeit. Es empfiehlt sich daher, der Quelle zunächst einen provisorischen Auslauf zu geben und die Ermittelung der endgültigen Spannung in der nächsten Saisonpause vorzunehmen. Wenn möglich, ist ein dauernd gleichbleibendes Spannungsniveau anzustreben, weil hierdurch in der Mehrzahl der Fälle die beste Konstanz im Chemismus der Quelle erzielt wird (Ausnahmen s. u.). Der für die Wahl der Auslaufhöhe verfügbare Bereich besitzt zwei äußerste Grenzen: einerseits jener tiefste Auslauf, welcher unter Berücksichtigung der für die Nutzung der Quelle (Füllung von Gefäßen, Einleitung in Bäder usw.) nötigen Höhe und des Ablaufgefälles noch freie Vorflut zum nächsten Gewässer besitzt und — theoretisch — das piezometrische Niveau, die Spannungshöhe der Ergiebigkeit Null, andererseits. Hat man auf kommunizierende Schwesterquellen keine Rücksicht zu nehmen, so üben auf die Wahl der Auslaufhöhe hauptsächlich zwei Umstände Einfluß: 1. Zur Erzielung größtmöglicher Schüttung wäre das Niveau tunlichst tief zu legen. 2. Je niederer aber die Spannung, um so größer ist die Gefahr, daß an Kontaktstellen mit süßem Grundwasser der Druck des letzteren überwiegt und zusitzendes Grundwasser die Qualität herabsetzt. Zur Ermittelung der geeignetsten Auslaufhöhe ist die Spannung der Quelle stufenweise zu erhöhen und ist in jeder Auslaufhöhe die Schüttung, Qualität und Temperatur des Wassers zu beobachten. Hierbei ist jeweilig das Eintreten des Beharrungszustandes der Schüttung abzuwarten, der sich durch Ausklingen der Änderungstendenz und Auftreten von $\pm$ Schwankungen anzeigt. Strenge Einhaltung dieser notwendigen Bedingung gestaltet die Spannungsversuche recht langwierig. Dies ist wohl der Grund dafür, daß diesem wichtigen Teil der Fassungsarbeit nicht immer die gebührende Sorgfalt gewidmet wird.

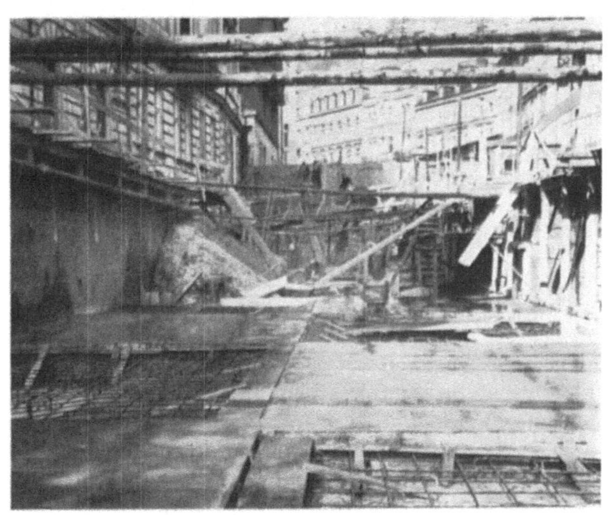

Abb. 45. Herstellung der Dichtungsplatte über den Herdmauern aus armiertem Beton.

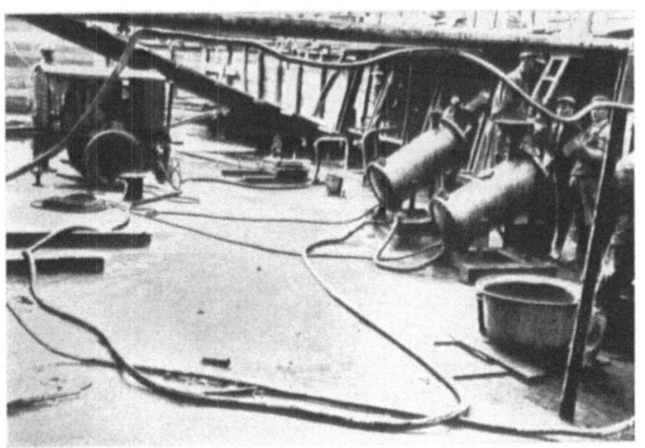

Abb. 46. Zementinjektion. Rechts zwei Injektionskessel, aus welchen der Zementbrei mittels Druckluft durch Schläuche unter die Herdmauern und Platten gepreßt wird. Links der Luftkompressor. Im Hintergrund, Mitte, die Injektionsstelle.

Für die Stauversuche bedient man sich provisorischer Steigrohre mit leiterartig angeordneten Auslaufstutzen. Bei gasführenden Quellen verbindet man mit diesen Versuchen die Ermittelung des optimalen Querschnittes. Hatte man sich wegen der Lage der einzelnen Quellaustritte oder der Unterschiede in der Konzentration usw. zur Anlage mehrerer Fassungen entschieden, so muß der Anstau zunächst bei allen gleichzeitig und parallel erfolgen; dies gilt auch für eventuelle Süßwasserfassungen. Auf Grund des hierbei gewonnenen Bildes kann man später durch Niveauänderungen einzelner Fassungsstellen Verschiebungen an Menge und Qualität bewirken. Wurde auf diese Weise die günstigste Stauhöhe ermittelt, so ersetzt man die einstweiligen Staurohre durch die endgültigen.

Abb. 47. Stoßkasten.

Es gibt Mineralquellen, die trotz sorgfältiger Fassung erhebliche Kommunikation mit dem süßen Grundwasser besitzen. Sie lassen sich, wegen der raschen Abnahme ihrer Ergiebigkeit mit der Spannungshöhe infolge der Verluste an das Grundwasser, nicht viel über dessen Spiegel spannen. Andererseits erleiden sie schon bei geringer Absenkung merkliche Versüßung, so daß für die Ermittlung ihres günstigsten Niveaus nur ein kleiner Spielraum verfügbar ist. In solchen Fällen kann es notwendig werden, von dem Grundsatze der konstanten Auslaufhöhe abzugehen und die Spannung jeweils parallel den Bodenwasserschwankungen zu regulieren.

Der Quellauslauf. Der Auslauf der aufsteigenden Quelle beendet das aus der Tiefe heraufführende Druckkontinuum; Änderungen des Fließ- oder Druckzustandes des Quellwassers hinter dem Auslaufe können keinerlei Einfluß mehr auf den Quellmechanismus üben. Geschieht dies doch, so ist der Auslauf nur ein scheinbarer. Die Quelle besitzt „freien Überlauf", wenn Auslauf und Spannungsniveau identisch sind. Liegt der Auslauf tiefer als dieses, so ist die Quelle „gedrosselt". Derartig „überstaute" Quellen laufen unter Druck aus. Bei ihnen sind alle Schüttungsschwankungen mit Änderungen der Spannungshöhe verbunden (KAMPE).

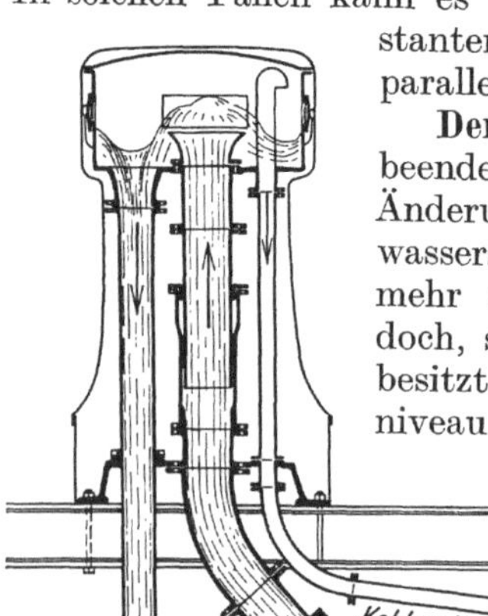

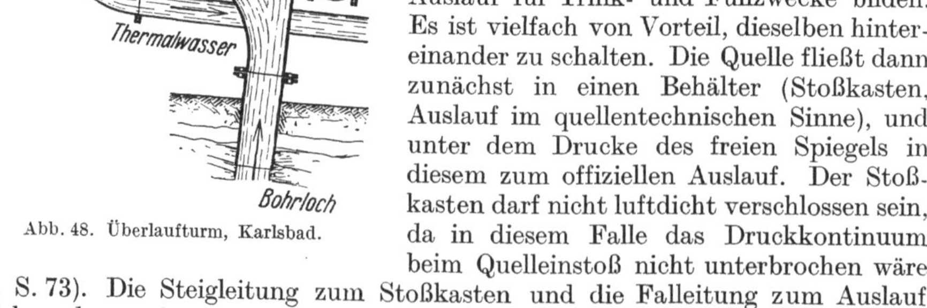

Abb. 48. Überlaufturm, Karlsbad.

Der Auslauf im quellentechnischen Sinne muß nicht gleichzeitig den „offiziellen" Auslauf für Trink- und Füllzwecke bilden. Es ist vielfach von Vorteil, dieselben hintereinander zu schalten. Die Quelle fließt dann zunächst in einen Behälter (Stoßkasten, Auslauf im quellentechnischen Sinne), und unter dem Drucke des freien Spiegels in diesem zum offiziellen Auslauf. Der Stoßkasten darf nicht luftdicht verschlossen sein, da in diesem Falle das Druckkontinuum beim Quelleinstoß nicht unterbrochen wäre (s. S. 73). Die Steigleitung zum Stoßkasten und die Falleitung zum Auslauf wirken dann wie die Schenkel eines Hebers (scheinbarer Auslauf). Der Stoßkasten muß also ein Entlüftungsrohr besitzen (s. Abb. 47).

Die Überlauftürme der großen Sprudelquellen in Karlsbad stellen im Prinzip solche Stoßkästen dar (Abb. 48). Die Zwischenschaltung eines Stoßkastens kann aus folgenden Gründen von Nutzen sein:

1. Bei stark intermittierenden Quellen bildet er ein Puffergefäß und bewirkt gleichmäßigeres Fließen am offiziellen Auslauf.

2. Er kann zum Vereinigen mehrerer getrennt gefaßter Quelladern dienen.

3. Bei gasreichen Quellen dient er zur Abscheidung des mechanisch beigemengten Gases zwecks Gewinnung desselben.

4. Durch einen absperrbaren Meßabzweiger kann man das Mineralwasser vom Stoßkasten zu einer Meßstation leiten, die den Gästen am offiziellen Auslauf entrückt ist und deren Bedienung keine Spannungsänderung hervorruft.

5. Böswillige Veränderungen am Auslaufe, z. B. Verstopfen desselben, können der Quelle keinen Schaden zufügen; das Entlüftungsrohr funktioniert dann mit geringer Spannungserhöhung als Auslauf.

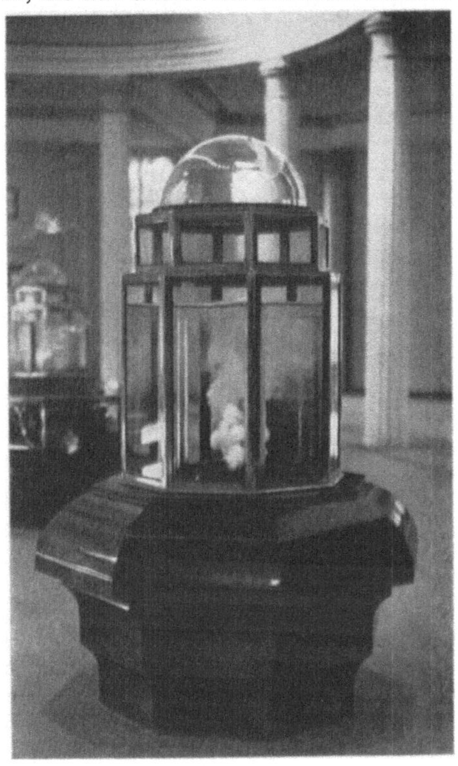

Abb. 49. Brunnenvase der Glauberquelle III, Franzensbad.

Bei gasführenden Quellen führt man die Rohrleitung vom Stoßkasten vertikal abwärts und dann durchwegs ansteigend zum Auslauf und erzeugt so einen Wasserverschluß für den Gasraum im Stoßkasten.

Bei radioaktiven Quellen darf das Stoßkastenprinzip wegen der Radonverluste am freien Spiegel nicht zur Anwendung gelangen.

Neuerdings vereinigt man gern den Stoßkasten mit dem offiziellen Auslauf (Brunnenvasen usw.). Dann sucht der Architekt seine Formgebung mit den umgebenden Baulichkeiten in Einklang zu bringen. Abb. 49 zeigt einen solchen Auslauf.

Zapfstellen, die nach Öffnen einer Sperrung Mineralwasser spenden, sollten nur dort in Anwendung kommen, wo in der Mineralwasserwirtschaft äußerste Sparsamkeit geboten ist. Eher verringere man tagsüber, wenn z. B. für Flaschenfüllung viel Wasser benötigt wird, den Auslauf auf ein Mindestmaß und lasse ihn nur während der Trinkstunden vollaufen. Trinkquellen größerer Ergiebigkeit teilt man zweckmäßig in Auslaufstrahlen zu rd. 6 bis 8 Minutenliter.

D. Quellenschutz.

Der hohe Wert vieler als Volksheilmittel geradezu unersetzlicher Mineralquellen rechtfertigt es, daß denselben im allgemeinen Interesse ein vorbeugender Schutz gewährt wird, der über den normalen gesetzlichen Schutz des Eigentums hinausgeht. Dieser Schutz ist um so mehr begründet, als heute den Mineralquellen durch Veränderungen an der Erdoberfläche sowohl wie durch Eingriffe in den Boden vielseitig Störungen ihres natürlichen Mechanismus und Schädigung des Quellgutes in quantitativer und qualitativer Beziehung drohen.

a) Rechtliche Grundlagen.

Die Notwendigkeit des Heilquellenschutzes ist heute in allen europäischen Staaten anerkannt. Einige derselben stützen sich bei seiner Handhabung auf allgemeine Rechtsgrundsätze, andere haben eigene Quellenschutzgesetze erlassen. Es ist bemerkenswert, daß schon im Jahre 1661 der Kurfürst von Sachsen mittels Reskriptes jede Schürfung und Bergbau im Umkreise von 150 Lachter (= 300 m), um das Bad Wolkenstein verboten hat. Das erste Schutzgebiet von Karlsbad wurde im Jahre 1781 vom Prager Gubernium bestimmt.

Zwei Probleme machen in der Gesetzgebung zum Schutze der Quellen besondere Schwierigkeiten: a) die scharfe Definition des Begriffes der zu schützenden „Heilquelle“ und b) die Lösung der Frage des Schadenersatzes.

a) Zahlreiche Mineralquellen können Anspruch darauf erheben, Heilquellen zu sein, doch rechtfertigen sich nicht für alle Schutzmaßnahmen, die große volkswirtschaftliche Werte ausschalten. Diese Frage ist kaum allgemein lösbar und ist die individuelle Entscheidung in jedem Falle wohl am besten.

b) Jede Schutzmaßnahme ist mit einer Beschränkung des Eigentumsrechtes dritter Personen verbunden. Die Frage, ob hierfür ein Ersatz zu leisten ist und wer ersatzpflichtig ist, wird von den Gesetzen verschieden beantwortet. Die alte noch gültige Nassauische Verordnung über die Erhaltung der Mineralquellen vom 7. 7. 1860 kennt keinen Schadenersatz. Das Preußische Quellenschutzgesetz vom 14. 5. 1908 verpflichtet den Eigentümer der Quelle zur Ersatzleistung. Der den Heilquellen gewährte besondere Schutz schließt die selbstverständliche Folge ein, daß die Staatsbehörden auf die Bewirtschaftung und Erhaltung derselben durch den Eigentümer Einfluß nehmen.

b) Schutzmaßnahmen, Schutzgebiet.

Die Maßnahmen des Quellenschutzes kommen in Verboten, seltener in Vorschreibungen zum Ausdruck, mit welchen bestimmte Gebiete, die *Schutzrayone*, belegt werden.

Verbot und Geltungsbereich desselben sind zwei gegenseitig voneinander abhängige Begriffe, und es ist nicht gerechtfertigt, an einen Schutzrayon Verbote zu knüpfen, die vor den verschiedensten Gefahren schützen sollen. Der Bereich z. B., innerhalb dessen eine Felssprengung mutmaßlich der Quelle Schaden zufügen könnte, wird nicht mit dem Gebiete zusammenfallen, in welchem tiefere Grabungen eine Gefährdung der Quelle befürchten lassen müssen. Es müßte daher theoretisch für jedes Verbot ein eigener Geltungsbezirk geschaffen werden. Dies würde jedoch die Einsetzung der Schutzrayone und Handhabung des Quellenschutzes sehr erschweren, um so mehr, als für gewisse Verbote und deren Geltungsbereiche noch gewisse Abstufungen am Platze sind; z. B. Grabungen überhaupt — Grabungen über eine bestimmte Tiefe — tiefere Grabungen in bestimmten Böden u. a.

Gegen eine zu weit gehende Anpassung von Schutzmaßnahmen und Geltungsbereich spricht auch der Umstand, daß die Ermittelung der Grenzen der Bereiche nicht durch mathematisch genaue Verfahren erfolgt. Wohl müssen die zur Lösung dieser Aufgabe herangezogenen Fachleute die Schutzgebietgrenzen auf die geologischen und hydrologischen Verhältnisse und die fallweisen Sonderheiten der Quellmechanismen stützen; doch bleibt die Beurteilung der verschiedenen Gefährdungswahrscheinlichkeiten immer das Ergebnis einer Schätzung und des auf Wissen und Erfahrung beruhenden persönlichen Ermessens. Deshalb die oft widerstreitenden Ansichten der Fachleute bei der Bemessung der Schutzbezirke und die großen Unterschiede zwischen den bestehenden Schutzrayonen; endlich die Tatsache, daß die bisher ermittelten Schädigungsursachen meist außerhalb der Schutzbezirke lagen.

Gefahren. Die der Heilquelle möglicherweise drohenden Gefahren können sowohl die Quantität als auch die Qualität bedrohen. Die *Ergiebigkeit* einer Quelle kann vermindert werden: durch Veränderungen am Einzugsgebiet, Herabsetzung des Grundwasserstandes dortselbst, unmittelbar duch Entnahme und Ableitung, mittelbar durch Abholzung, Verlegung von Wasserläufen, Auflassen von Teichen und Wehren usw. Durch Störungen der Quellwege, z. B. durch Anzapfung des Quellweges selbst oder seiner Seitenspalten, durch Grabungen aller Art, Unterkellerungen, Steinbrüche, Tagbaue, Tiefbaue, Bohrungen usw., mittelbar durch Spiegelsenkung des Bodenwassers, mit welchem mineralwasserführende Seitenspalten in Kontakt stehen, oder Veränderungen des Quellweges durch heftige Bodenerschütterungen bei Felssprengungen, Torpedieren von Bohrungen usw.

Gasführende Quellen können durch Gasabzapfung sehr empfindlich geschädigt werden. Alle von dem Schlote dieser Quellen abzweigenden aufsteigenden Klüfte stehen unter Gasdruck, der um so größer ist, je tiefer die Abzweigstelle liegt. Da das Volumgewicht des Gases sehr gering ist, pflanzt sich der Druck fast unverändert in die Höhe fort. Wird eine solche Kluft geöffnet, oder wird Grundwasser, das sie verschlossen hielt, abgesenkt, so strömt dauernd Gas ab, der Gasgehalt der Quelle über der Abzweigstelle vermindert sich und damit ihre Ergiebigkeit. Der Ort derartiger Schädigungen kann hoch über dem Quellniveau liegen.

Die *Qualität* des Quellgutes kann durch die vorgenannten Störungen ebenfalls in Mitleidenschaft gezogen werden, wenn sich die Quelle aus zwei oder mehreren im chemischen Charakter verschiedenen Komponenten zusammensetzt und die Störung nur eine dieser Adern schädigt. Sie ist ferner bedroht durch Veränderungen an der Oberfläche oder im Boden, welche das Eindringen von Fremdstoffen in die Quellwege zur Folge haben. Die Immission solcher Stoffe kann nur in flüssiger Form geschehen. Sieht man von außergewöhnlichen Fällen ab (z. B. Eindringen von Benzin in den Boden infolge eines undichten Behälters), so bildet das Bodenwasser den Träger dieser Fremdstoffe. Es kann sich um Abfallstoffe aller Art, Dungstoffe, Industrieabfälle usw. handeln, welche mit dem Niederschlagswasser, oder insbesondere bei Hochwasser in den Boden eindringen und bei mangelnder Filterwirkung desselben, z. B. bei Spaltenwasser, in die Quellwege gelangen. Wo dies ehedem nicht möglich war, kann eine Veränderung an den Oberflächengewässern, eine Erhöhung des Grundwasserspiegels das Eindringen hervorrufen.

Aus den angeführten und allenfalls noch anderen Möglichkeiten der Gefährdung der Quelle ergeben sich die Verbote und evtl. Vorschreibungen für ihren Schutz. Die Verbote können auch bedingte Form erhalten, d. h. ihre Wirksamkeit kann an das Eintreten bestimmter Erscheinungen geknüpft werden, wie höhere Bodentemperatur, Gasausströmung usw. Als Beispiele positiver Verpflichtungen seien die Meldepflicht für derartige Erscheinungen, die Verpflichtung zur Beobachtung und periodischen Messung usw. genannt.

Schutzgebiete. Die Form und Größe des Schutzgebietes muß mit den innerhalb seiner Grenzen geltenden Schutzmaßnahmen im Einklang stehen und in den geologischen und hydrologischen Verhältnissen begründet sein. Nur von diesen Gesichtspunkten soll sich der Fachmann bei seinen Vorschlägen leiten lassen. Ist das *Einzugsgebiet* der Quelle bekannt, so ist es in seiner Gänze als Schutzgebiet zu erklären; hier kommen Verbote in Anwendung, welche Änderungen des hydrologischen Zustandes verhindern und qualitative Schädigungen des Quellgutes vermeiden sollen. Hier (und nur hier) ist es einigermaßen begründet, die Größe des Schutzraumes mit der Schüttungsmenge in Einklang zu bringen, in der Annahme, daß jedem Minutenliter der Quellergiebigkeit eine bestimmte Niederschlagsfläche zukommt.

Kennt man den *Quellweg*, z. B. als Spaltenausbiß, so wird man das Gebirge beiderseits gegen Bodeneingriffe und Erschütterungen, den Ausbiß selbst auch gegen qualitative Schädigungen der Quelle schützen. Spalten und Verwürfe, die sich mit der Hauptdislokation scharen, werden womöglich in den Schutz einbezogen. Der einziehende Schichtausbiß einer Schichtquelle sowie ein entsprechendes Gebiet oberhalb desselben ist zu schützen.

Endlich verlangt die Umgebung des *Quellortes* selbst einen Schutz. Besäße man keinerlei Kenntnis von dem Quellmechanismus, so müßte man, da dann die Wahrscheinlichkeit einer Schädigung mit der Entfernung in jeder Richtung gleichmäßig abnimmt, dem Schutzgebiete Kreisform, mit der Quelle als Zentrum, geben. Tatsächlich war dies bei den ältesten Schutzgebieten der Fall, und die Bezeichnung „Schutzkreis" für Schutzgebiet geht hierauf zurück. Je genauer die Kenntnis des Quellmechanismus und der geologischen Verhältnisse, um so individueller wird sich das Schutzgebiet gestalten lassen. Das Verbot von Sprengungen hat außerhalb des festen Muttergesteins der Quelle, in Bodenschichten, deren Gefüge eine heftige Stoßfortpflanzung verhindert, keinen Sinn. Vielerorts werden Grabungen gestattet werden können, wenn sie an den Bodenwasserverhältnissen nichts ändern. Wo die Erosion eines Flußtales eine gewisse Tiefe erreicht hat, ohne die Quelle anzuzapfen, ist es unwahrscheinlich, daß ein gleicher Tiefeneingriff jenseits des Flusses schaden könnte. Im bestimmten Falle wird das genaue Studium der Geologie, Morphologie und Hydrologie der Umgebung der Quelle und die Vorstellung aller Schädigungsmöglichkeiten für die Bestimmung der nötigen Maßnahmen und ihrer Geltungsbereiche richtunggebend sein.

Mit Rücksicht darauf, daß die Schädigungsgefahr im allgemeinen mit zunehmender Entfernung von der Quelle abnimmt, ist die stufenweise Milderung der Strenge der Verbote mit der Entfernung begründet. So entstehen konzentrische, engere und weitere Schutzgebiete. Hierdurch wird die Härte des Quellenschutzes gemildert und die Lösung der Schadenersatzfrage erleichtert, trotzdem kann der Schutz durch größere Ausdehnung der Gebiete vergrößert werden. Sehr empfehlenswert ist es, ein Gebiet größerer Ausdehnung zunächst nur mit der Anzeigepflicht für erhebliche Wassererschrotungen, evtl. Gasausströmungen und (bei Thermen) höhere Bodentemperatur, zu belegen und die nachträgliche Vorschreibung von Schutzmaßnahmen im Falle der Notwendigkeit vorzubehalten.

Man wählt als Grenzen der Schutzbezirke Linien, die in der Natur leicht feststellbar sind, wie Wege, Besitzgrenzen, Wasserläufe usw., nicht aber ideelle Linien (Gerade, Kreisbogenstücke usw.), die in der Natur erst durch Vermessung bestimmt und vermarkt werden müssen.

Beispiele von Schutzgebieten. Der *Karlsbader* Sprudel erhielt sein heutiges Schutzgebiet im Jahre 1882. Es besteht aus einem engeren Rayon von durchschnittlich 7 km Durchmesser, in welchem jeder Schurf- und Bergbaubetrieb untersagt ist, und einem weiteren, mit ungefähr 15 km Durchmesser, in welchem die Verritzung des Grundgebirges nur bis zur Tiefe des nahen Egerflußspiegels gestattet ist. Eine Verfügung der Gewerbebehörde vom Jahre 1891 belegt den gewerbsmäßigen, der Bergbehörde nicht unterstehenden Abbau von Porzellanerde und Ton mit ähnlicher Beschränkung.

Als gutes Beispiel von gestaffelten Schutzbedingungen sei ein Vorschlag zum Schutze der *Siebener* Sprudel und der Mineralquelle von *Brückenau* von H. Krauss auszugsweise wiedergegeben: Die zwei Siebener Sprudel und die

Quelle von Brückenau sind Bohrquellen im Zechstein, die sich durch erhebliche Kohlensäureführung auszeichnen. Das Einzugsgebiet ist im Norden der drei Quellen zu suchen, da die Zechsteinschichten gegen Süden einfallen, der Kohlensäureherd hingegen im Süden, in den Basalten der Rhön. Auf beides nimmt die Formgebung des Schutzgebietes Rücksicht. Das Gutachten schlägt vor, die Erlaubnis zu Eingriffen in den Erdboden in folgender Weise zu staffeln (Abb. 50):

Staffel I (Eingriffe bis zu 2 m unter Oberfläche gestattet) umfaßt den Talgrund in der näheren Umgebung der Quellen. Hier wird auf die Unverletzlichkeit

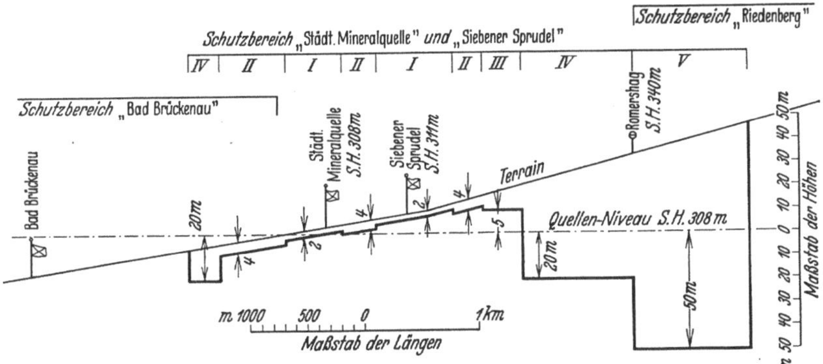

Abb. 50. Schutzbereich für den Siebener Sprudel. Staffelung der Verbote.

des Grundwasserspiegels und einen geschlossenen Talboden besonderer Wert gelegt.

Staffel II gestattet Eingriffe bis zu 4 m unter die Oberfläche. In I und II sind bedeutende Grundwasserentnahmen der Genehmigung der Behörde unterstellt. Die weiteren Staffeln sind auf das Quellniveau der städtischen Mineralquelle bezogen.

Staffel III erlaubt Eingriffe bis zu 2 m unter dieses Niveau; in einem Teilgebiete nur bis 5 m über dieses. Staffel IV gestattet Eingriffe bis zu 20 m, V bis zu 50 m unter Quellniveau.

c) Der reparative Quellenschutz.

Alle Maßnahmen zur Wiedergutmachung der Schäden, die einer Quelle von außen her zugefügt worden sind, bilden den reparativen Quellenschutz. Ihm obliegt

1. Die eheste und einwandfreie Feststellung der schädlichen Wirkung an der Quelle.

2. Die Erforschung der schädigenden Ursache und der Nachweis des ursächlichen Zusammenhanges.

3. Die bestmögliche Behebung des Schadens und Herbeiführung des früheren Zustandes.

1. Nur selten ist die Wirkung einer Schädigung des Quellmechanismus binnen kurzer Zeit so erheblich, daß sie sich schon bei der Nutzung der Quelle bemerkbar macht. Die Abnahme der Ergiebigkeit erfolgt vielmehr zunächst ganz allmählich, so daß viel kostbare Zeit verstreichen kann, ehe sie auf diesem Wege erkannt wird. Deshalb ist die gewissenhafte Quellenbeobachtung ein wichtiges Instrument des Quellenschutzes und eine der Pflichten, die der Schutz

gegen äußere Störung dem Quellenbesitzer selbst auferlegt. Der Beobachter kennt das Bild der normalen Schwankungen und ist ihren Ursachen, soweit dies möglich war, nachgegangen. Eine von diesem vertrauten Bild abweichende Tendenz, für welche keine der bekannten Ursachen verantwortlich gemacht werden kann, muß ihm ein Warnungssignal bedeuten und die Aufforderung, der Ursache nachzugehen bzw. die Aufmerksamkeit der zuständigen Behörden auf die Gefahr zu lenken.

2. Die Erforschung der Schädigungsursache und die Führung überzeugender Beweise für deren Schuld kann insbesondere bei indirekten Störungen eine schwierig zu lösende Aufgabe bilden. Es kann jahrelangen Studiums der hydrologischen Verhältnisse bedürfen, um die schädigende Ursache nachzuweisen.

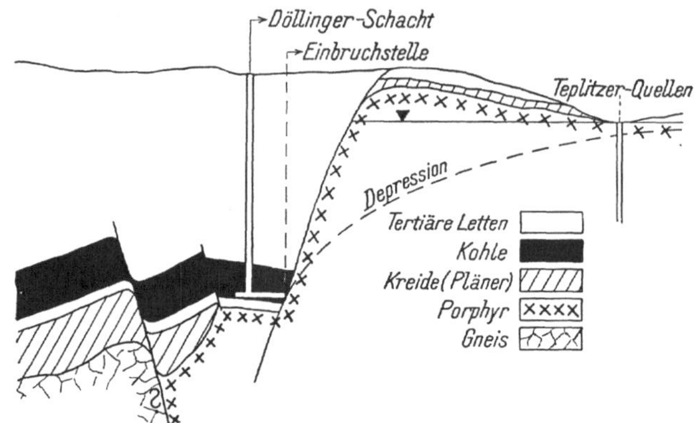

Abb. 51. Schädigung der Teplitzer Thermen durch den Wassereinbruch im Döllinger-Schacht.

Studien, bei welchen man der Natur der Sache nach, oft auf die Unterstützung derjenigen verzichten muß, welche vielleicht wertvolle Auskünfte geben könnten.

Der Nachweis eines quantitativen Schadens läuft zumeist auf den Nachweis des Zusammenhanges eines Wasseraustrittes oder in größerer Menge gehobenen Bodenwassers mit der Quelle hinaus. Solche Konnexe können durch abwechselndes Aufstauen und Absenken des verdächtigen Wassers unter gleichzeitiger genauer Beobachtung der Quellenergiebigkeit erkannt werden. Doch kann zwischen Ursache und Wirkung bei den Versuchen oft ein langer Zeitraum verstreichen. Auch chemische Untersuchungen und Färbeversuche können bei der Identifizierung Dienste leisten.

Ein lehrreicher Fall reparativen Quellenschutzes (Löcker, Suess, Stur) ist die Störung der Thermen von *Teplitz* zu Ende des vorigen Jahrhunderts. Die Teplitzer Thermen ergießen sich aus einem Porphyrstock mit Basaltdurchbrüchen, der vom identischen Porphyrgestein im nahen Erzgebirge durch eine in der Tertiärzeit abgesunkene Mulde getrennt ist. In der Mulde liegen tertiäre Sedimente mit Braunkohle. Als man im Jahre 1879 im Braunkohlenschachte „Döllinger“ mit einer Strecke dem Hauptverwurfe, in dem die Kohle unmittelbar am Porphyr abstößt, nahekam, erfolgte ein katastrophaler Wassereinbruch (Abb. 51, 52). Er inundierte binnen 5 Tagen die gesamte Grube. 64 Stunden nach dem Einbruche versiegten die 6 km entfernt liegenden Teplitzer Thermen.

Über den ursächlichen Zusammenhang bestand hier kein Zweifel; die Schwierigkeit lag in der Wiedergutmachung des Schadens. Dies um so mehr, als man nicht nur die Quellen schützen, sondern auch einen möglichst großen

Teil des Kohlenvermögens der Mulde retten wollte. Im Juni 1881 legte man durch Täufung eines eigenen Schachtes die Einbruchstelle frei. Gleichzeitig ging man der Quelle in einem Schachte im Porphyr nach und fand dieselbe rd. 5 m unter Auslaufhöhe. Die Einbruchstelle wurde mittels eines gemauerten Kugeldammes gesichert, worauf die Quellen fast bis zum früheren Niveau anstiegen. In der Voraussetzung, daß sich die Quellspalte mit dem Döllinger

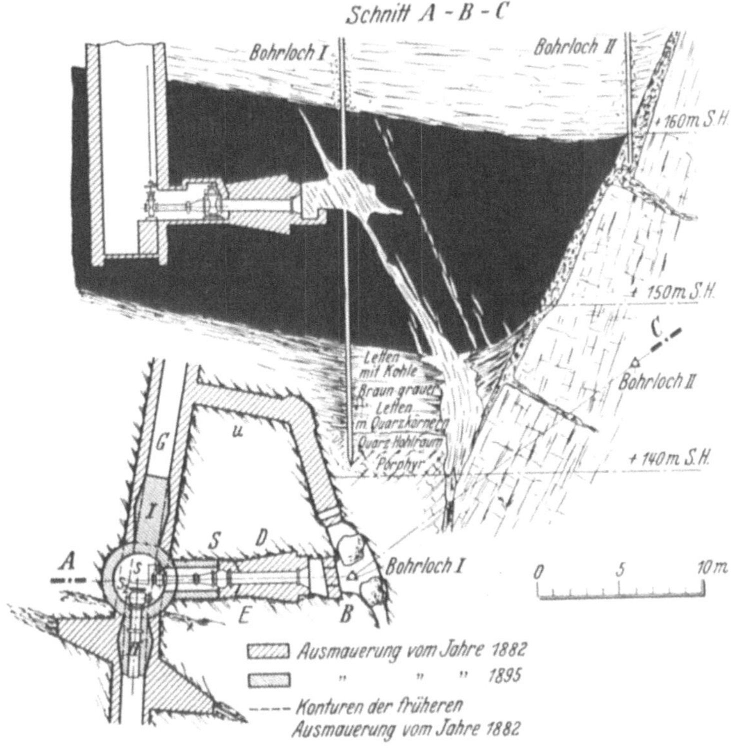

Abb. 52. Einbruchstelle im Döllinger-Schacht. (Nach H. Löcker.)

Hauptverwurf schart, wurde letzterer durch einen unverritzbaren Kohlenpfeiler geschützt. Das Döllinger Werk wurde gänzlich stillgelegt. Doch erfolgte im Jahre 1887 im benachbarten Viktorinschachte ein zweiter Wassereinbruch in Gestalt eines Sohlenaufbruches; seine Menge wurde mit 1000 l/sec geschätzt. Er bewies, daß sich der Wasserdruck über den Verwurf hinaus in den Spalten des Flözliegenden fortpflanzt. Die Verdämmung des Ausbruches erfolgte diesmal subaquatisch durch Verfüllen der Einbruchkammer vom Tage aus mit Beton durch vier Bohrlöcher von je 600 mm Durchmesser; sie wurde meisterhaft gelöst. Trotzdem die Behörde nunmehr neue, weitergehende Schutzvorschriften erließ, ereigneten sich noch zwei Wassereinbrüche im Jahre 1892 und 1897 im Viktorin- und Gieselaschachte.

Während im Teplitzer Falle die Reparatur des Schadens erhebliche Schwierigkeiten verursachte, lag bei der Beeinflussung der *Karlsbader* Quellen durch einen Kohlenbergbau zu Anfang des Jahrhunderts die Schwierigkeit der Aufgabe im Aufsuchen der Ursache und dem Nachweise des Zusammenhanges. Vom Jahre 1901 an (Kampe) zeigten die Karlsbader Thermen einen geringen, aber stetigen Ergiebigkeitsrückgang. Der Ursache nachforschend, stellte man einen

Einbruch warmen Wassers in eine 15 km entfernte Braunkohlengrube fest. Die von den Oberbehörden zum Studium der Frage eingesetzte Fachkommission erkannte durch Vergleich der Ergiebigkeitsmessungen der Quellen mit den Sümpfungsmengen in der Grube einen Parallelismus und beantragte die Verdämmung des Einbruches. Allerdings zeigte sich dieser Parallelismus nur unter Zugrundelegung einer Zeitspanne von 3 Monaten zwischen Ursache und Wirkung. Über die Frage, ob ein solcher Konnex tatsächlich bestehe, entbrannte zwischen den Fachleuten ein heftiger Widerstreit der Meinungen. Nicht nur die chemischen Analysen sprachen gegen den Zusammenhang, sondern auch hydrodynamische Untersuchungen und Berechnungen, welche geradezu die Unmöglichkeit des Abfließens von Mineralwasser gegen die Einbruchstelle bewiesen. Verfasser erklärte die Beeinflussung der Quellen durch Gasabströmung infolge der Druckentlastung durch den Wassereinbruch und seine Sümpfung. Der Einbruch selbst wurde durch eine selbständige, dem Quellsystem weiteren Sinnes der „böhmischen Thermalspalte“ angehörende Therme gespeist (s. S. 61). Tatsächlich wurden später heftige Kohlensäuregasausbrüche in der Grube beobachtet. Die versuchte Verdämmung des Einbruchswassers wurde vom Wasserdruck zerstört. Nun wurde ein empirischer Beweis des Zusammenhanges durch Aufstau des Wassers („Ersäufen“ der Grube) versucht, der den Zusammenhang einwandfrei bewies. Die Ergiebigkeit der Karlsbader Thermen begann 3 Monate nach dem Aufstau zu steigen und erreichte bald die frühere Ziffer. Der Schacht blieb seither inundiert.

3. Für die Wiedergutmachung der Schädigung lassen sich keine allgemeinen Regeln aufstellen; sie hängt von der Eigenart der Schädigungsursache ab. War eine Neuerschrotung von Wasser die Ursache, so ist diese zu verdämmen. Entstehen hierbei unüberwindliche Hindernisse, so hilft auch der Aufstau des erschrotenen Wassers, nötigenfalls bis zu seinem piezometrischen Niveau. Hatte die Absenkung des Bodenwasserspiegels eine Verminderung der Quellschüttung zur Folge oder war durch Überflutung eine qualitative Schädigung hervorgerufen worden, so sind die früheren Spiegellagen wieder herzustellen usw.

Literatur.

Altfeld: Z. prakt. Geol. **1914**.

Beissel: Der Aachener Sattel. Aachen 1886.

Cadisch: Verh. naturforsch. Ges. Basel **1931**.

Dietl: Veröff. Z.stelle Baln. **3**, 24; **5**, 7, 23.

Fresenius: Jb. nassauisch. Ver. Naturk. **1894**.

Griggs: Tal der zehntausend Dämpfe. 1928.

Heim, A.: Die Quellen. Basel 1885.

Kampe: (1) Balneologie und Balneotherapie. Jena 1914. — (2) Balneologie und Balneotherapie. Jena 1922. — (3) Ingenieur-Z. **1922**. — (4) Balneologie und Balneotherapie. Jena 1924. — (5) Z. Kurortwiss. **1931**, 5. — Kegel: Z. prakt. Geol. **1923**. — Kleinlogel: Zement **1926**.

Lepsius: Festschr. zur Weihe des neuen Solsprudels Nauheim. Darmstadt 1900. — Löcker: Festschr. zum allgemeinen Bergmannstag. Teplitz 1899.

Prinz-Kampe: Hydrologie, Bd. 2. Berlin 1934.

Steuer: Verh. dtsch. Ges. Naturforsch. **1920**. — Stur: Jb. geol. Reichsanst. Wien 1888. — Suess, F.: Jb. geol. Reichsanst. Wien **1893**.

Waagen: Z. Geol. **1914**. — Wagner: Z. Baln. **2**, 15; **4**, 9. — Winter: Die Heilquellen Marienbads. Marienbad 1932.

Zörkendörfer: Int. Min. Qu. Ztg. 1932.

2. Technische Behandlung der Heilwässer von der Quelle bis zur Verwendungsstelle.

Von

E. WOLLMANN-Berlin.

Mit 51 Abbildungen.

Die technischen Einrichtungen, mit denen das Heilwasser auf dem Weg von der Quellfassung bis zur Verwendungsstelle in Berührung kommt, sind:

Rohrleitungen, Pumpen, Speicher, Bäder, Trinkwasserzapfstellen, Einatmungseinrichtungen, hydrotherapeutische Apparate.

Das, was die Technik an Einrichtungen für die Förderung, Speicherung und Erwärmung von Süßwasser entwickelt hat, steht auf der Höhe der Zeit. Nichts läge näher, als daß die Heilbäder sich diese auf verwandtem Gebiete gesammelten Erfahrungen zunutze machten. Das geschieht aber leider nicht überall. Nur in verhältnismäßig wenigen Heilbädern findet man moderne technische Anlagen. Tief eingewurzelte Vorurteile hemmen das Mitgehen mit der Entwicklung. Aber auch die Technik hat nichts getan, um den besonderen Erfordernissen der Heilwässer gerecht zu werden.

Jedes Heilwasser ist ein sehr vielfältig zusammengesetztes und daher sehr empfindliches Gebilde. Es muß deshalb so schonend wie nur möglich behandelt werden. Die Empfindlichkeit und damit die Forderung nach größtmöglicher Schonung steigt bedeutend, wenn eines der therapeutisch wertvollen Gase: Kohlendioxyd (CO_2), Schwefelwasserstoff (H_2S) oder Radon (Rn) in ihm gelöst sind.

A. Rohrleitungen.

a) Strömung und Geschwindigkeitsverteilung.

Wenn sich eine Flüssigkeit oder ein Gas von einem Ort zum anderen bewegt, so nennt man das *Strömung.* Auch wenn Wasser durch Rohrleitungen fließt, heißt das „Strömung". Die Bahn, die ein bestimmtes Wasserteilchen auf seinem Wege durch die Rohrleitung beschreibt, wird *Stromfaden* genannt.

Solange die einzelnen Stromfäden parallel zu den Wänden verlaufen, spricht man von *laminarer Strömung.* Treten aber Querbewegungen (Wirbel) auf, so handelt es sich um *turbulente Strömung.* Laminare Strömung kann nur auftreten bei sehr kleinem Rohrdurchmesser und mäßiger Strömungsgeschwindigkeit. Für die Art der herrschenden Strömung gibt es eine Kennzahl. Liegt diese Zahl, die sog. REYNOLDSsche Zahl unter 2320, so ist die Strömung laminar, über 2320 turbulent, und zwar unabhängig von der Art der Flüssigkeit. Es ist hier nicht notwendig, sich näher mit der REYNOLDSschen Zahl zu befassen; es genügt zu wissen, daß bei einer mittleren Strömungsgeschwindigkeit $v_0 = 0{,}5$ m/s der Durchmesser eines glatten Rohres nur 5 mm betragen darf, damit laminare Strömung auch dann erhalten bleibt, wenn sie vorübergehend gestört wurde. Bei den Heilwässern kommen fast immer größere Rohrweiten in Frage. Es tritt also in ihnen immer turbulente Strömung auf.

Die Geschwindigkeit des in einem Rohr strömenden Wassers ist in den einzelnen Teilen des Rohrquerschnittes nicht gleich groß. Die äußerste Flüssigkeitsschicht klebt an der Wand und bewegt sich überhaupt nicht. Eine Reibung zwischen Flüssigkeit und Rohrmaterial *(äußere Reibung)* gibt es also nicht.

Mit größer werdendem Abstand von der Rohrwandung nimmt die Geschwindigkeit immer mehr zu, um in der Mitte des Rohrquerschnittes ein Maximum zu erreichen. Infolge der verschiedenen Geschwindigkeiten verschieben sich die einzelnen Flüssigkeitsschichten gegeneinander. Dadurch entsteht *innere Reibung*. Bei allen Flüssigkeiten gibt es nur diese innere Reibung (Abb. 53).

b) Reibung.

Sie steigt und fällt mit der *Zähigkeit* der strömenden Flüssigkeit. Es ist schon ohne Versuche und ohne Rechnung einzusehen, daß ein dickflüssiges Öl, also eine Flüssigkeit mit großer Zähigkeit, oder ein Wasser mit hohem Salzgehalt eine größere innere Reibung haben müssen als reines Wasser. Bei den meisten Heilwässern ist der Salzgehalt nicht ausschlaggebend für die Reibung, aber bei einer gesättigten oder nahezu gesättigten Sole, wie sie von manchen Solequellen oder von den Salzbergwerken der nördlichen Kalkalpen geliefert werden, weicht die Zähigkeit von der des reinen Wassers doch wesentlich ab.

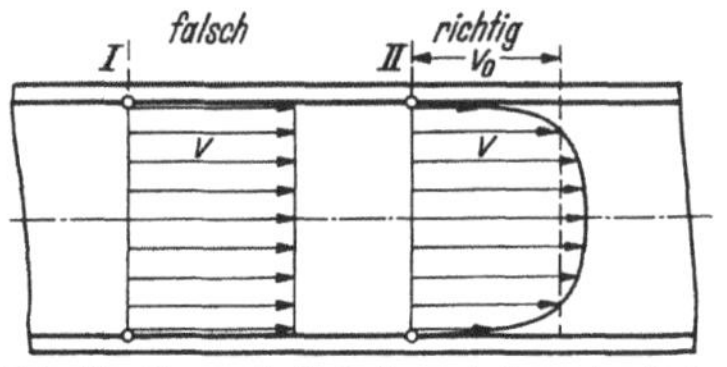

Abb. 53. Geschwindigkeitsverteilung im Rohr.

Gesteigert wird die Reibung auch durch die *Bildung von Wirbeln* in einer turbulenten Strömung. Die Wirbelbildung ist aber nicht nur wegen der damit verbundenen Erhöhung der inneren Reibung von Nachteil, sondern auch wegen der dadurch bewirkten Entgasung gashaltiger Wässer. In einer geraden Rohrleitung wird die Wirbelbildung auch bei wesentlicher Überschreitung der REYNOLDSschen Zahl unbedeutend bleiben. Gefährlicher werden schon Krümmer und Abzweigstücke. Am gefährlichsten sind aber schlecht ausgebildete Ventile und unvollständig geöffnete Schieber. Das Entstehen von Wirbeln möglichst zu vermeiden, indem die Rohrleitungen gut durchdacht werden, ist für gashaltige Heilwässer so wichtig, daß es notwendig ist, sich damit eingehender zu beschäftigen.

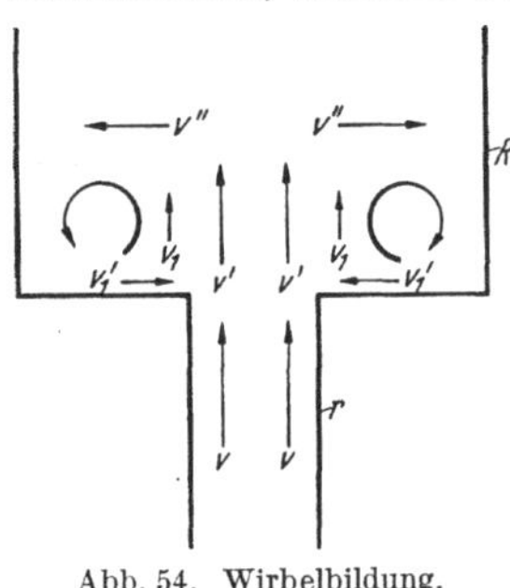

Abb. 54. Wirbelbildung. (Aus LENARD.)

Tritt z. B. die Flüssigkeit mit der Geschwindigkeit v aus dem Rohr r in das weitere Rohr R, ein Vorgang, der dem Durchströmen eines halbgeöffneten Schiebers ähnlich ist, so reißt Reibung die Umgebung mit (v_1) (LENARD). Dafür strömt Ersatz seitlich heran (v_1'). Zugleich verlangsamt die Reibung den austretenden Strahl (v'), der dadurch seitlich ausgebreitet wird (v''). Dies ergibt zusammen die ringförmig angeordnete Drehbewegung, wobei die ausströmende Flüssigkeit und die Umgebung einander aufrollen. Der entstandene Wirbelring bewegt sich dann selbständig weiter. Die große Geschwindigkeit, mit der sich solche Wirbel drehen, hat Druckminderung zur Folge, durch die, wie später noch gezeigt werden wird, die Entgasung des Wassers eingeleitet wird (Abb. 54).

c) Geschwindigkeit, Durchflußvolumen und Querschnitt.

Was man landläufig als Strömungsgeschwindigkeit bezeichnet, ist in Wirklichkeit die *mittlere Geschwindigkeit* aller Flüssigkeitsschichten eines Rohrquerschnittes. Wenn man die Größe des Rohrquerschnittes F und des Durchflußvolumens Q des zu fördernden Wassers kennt, so errechnet sich die mittlere Geschwindigkeit v_0 nach der Formel:

$$v_0 = \frac{Q}{F}\,. \tag{1a}$$

Oder ist der Rohrquerschnitt gesucht bei bekanntem Durchflußvolumen und bekannter mittlerer Geschwindigkeit, so ist

$$F = \frac{Q}{v_0}. \tag{1b}$$

Durch weitere algebraische Umbildung ergibt sich die Formel:

$$Q = F \cdot v_0. \tag{1c}$$

Diese Formel führt zu einem weiteren wichtigen Satz der Hydrodynamik.

Wasser ist praktisch nicht zusammendrückbar. Sein Volumen nimmt selbst unter dem hohen Druck von 100 at nur um 5/1000 ab. Das ist so wenig, daß es bei allen hydrodynamischen Überlegungen vernachlässigt werden kann. Diese Inkompressibilität des Wassers erfordert, daß durch alle Querschnitte einer Rohrleitung gleich große Mengen Flüssigkeit hindurchströmen. Denn strömten durch zwei der Querschnitte gleichzeitig verschiedene Flüssigkeitsmengen, so würde eine Häufung oder Minderung der Flüssigkeitsmenge stattfinden. Das ist aber eben wegen ihrer Inkompressibilität unmöglich. Diese Erkenntnis wird formelmäßig wie folgt dargestellt:

$$F \cdot v_0 = \text{const. (Kontinuitätsgleichung)}. \tag{2a}$$

Das Produkt aus Querschnitt und Geschwindigkeit ist in ein und derselben Rohrleitung überall gleich groß. Es ist gleich dem Durchflußvolumen Q. Diese *Kontinuitätsgleichung* gilt für turbulente ebenso wie für laminare Strömung.

Ändert sich der Querschnitt, so ändert sich auch die Geschwindigkeit. Wird der Querschnitt größer, so sinkt die Geschwindigkeit und umgekehrt. Für zwei miteinander zu vergleichende Querschnitte F_1 und F_2 und die zu ihnen gehörenden Geschwindigkeiten kann man also schreiben

$$F_1 \cdot v_1 = F_2 \cdot v_2. \tag{2b}$$

Nimmt z. B. der Durchmesser einer von Wasser mit einer Geschwindigkeit $v_1 = 1{,}0$ m/s durchströmten Rohrleitung von 0,1 auf 0,05 m ab, F_1 also von 0,0079 m² auf $F_2 = 0{,}0020$ m², so steigt die Geschwindigkeit v_1 auf die Geschwindigkeit v_2.

$$v_2 = \frac{F_1 \cdot v_1}{F_2} = \frac{0{,}0079 \cdot 1{,}0}{0{,}0020} = 3{,}95 \text{ m/s}.$$

d) Energieumformung und Druckverteilung.

(Lenard, Rosenberg-Hauschulz, Wollmann.)

Solange eine Strömung sich noch im Zustand der Beschleunigung befindet, nennt man sie *nichtstationär*. Wenn aber an jeder Stelle dauernd die gleiche Geschwindigkeit vorhanden ist, ist die Strömung *stationär* geworden. Es soll hier nur der stationäre Zustand betrachtet werden.

Das, was die Strömung in der Rohrleitung in Gang bringt und unterhält, ist das Druckgefälle. In einem hohen zylindrischen Gefäß (Druckgefäß) stehe Wasser. Dieses Wasser übt auf die Flächeneinheit der Gefäßwandung einen Druck p aus, der abhängig ist von der Höhe h zwischen dem betreffenden Stück der Wandung und dem Wasserspiegel (Druckhöhe) und von der Wichte γ des Wassers (spez. Gewicht). Der hydrostatische Druck

$$p = h \cdot \gamma. \tag{3a}$$

p wird dabei in kg/m², h in m und γ in kg/m³ gemessen.

Es sei die Höhe der Wassersäule über dem betrachteten Stück der Gefäßwandung = 10 m. Die Wichte des Wassers ist = 1000 kg/m³. Der Druck ist also

$$\begin{aligned} p &= 10 \cdot 1000 \text{ kg/m}^2 \\ &= 10000 \text{ kg/m}^2 \\ &= 1 \text{ kg/cm}^2 \end{aligned}$$

$p = 1$ kg/cm² bezeichnet man als 1 technische Atmosphäre (at). 10 m Wassersäule sind also $= 1$ at. Bei der Messung nach technischen Atmosphären unterscheidet man Überdruckatmosphären (atü) und absolute Atmosphären (ata). Bei ersteren ist der an der Erdoberfläche herrschende Luftdruck Nullpunkt der Messung, bei den absoluten Atmosphären ist es der Druck im luftleeren Raum. Die Zahl der ata ist stets um 1 größer als die der atü.

Statt mit der Wichte γ (spez. Gewicht) wird vielfach mit der Dichte ϱ (spez. Masse) gerechnet

$$\varrho = \frac{\gamma}{g}, \tag{3b}$$

worin $g =$ Freifallbeschleunigung $= 9{,}81$ m/s² ist.

Mit ϱ lautet die Formel (3a)

$$p = h \cdot \varrho \cdot g. \tag{3c}$$

Das in dem Druckgefäß stehende Wasser leistet zwar keine Arbeit. Es schlummert in ihm aber etwas, was ja schon durch den auf die Gefäßwandung ausgeübten Druck erkennbar wird. Dieser Zustand ist dem des gespannten Bogens einer Armbrust oder dem des gehobenen Rammklotzes einer Ramme vergleichbar. In dem Augenblick, wo die ausgezogene Sehne der Armbrust oder der festgehaltene Rammklotz freigegeben wird, verrichten sie mechanische Arbeit. Der Pfeil wird fortgeschleudert, der Pfahl wird in das Erdreich eingerammt.

Wir gelangen so zur Vorstellung von aufgespeicherter Arbeit, von einem Arbeitsvorrat, vorhanden in dem gespannten Bogen oder in dem gehobenen Rammklotz. Man benutzt für solche vorrätige, irgendwo in irgendwelcher Weise aufgespeicherte Arbeit vorzugsweise den Namen *Energie*. Wir sagen: Der gespannte Bogen oder der gehobene Rammklotz hat einen gewissen *Energieinhalt*. Diese Energieaufspeicherungen haben die Bezeichnung *potentielle Energie* (Energie der Lage) erhalten.

Es gibt aber auch noch andere Formen der Energie, z. B. die chemische, die elektrische, die kinetische (Bewegungs-), die Wärmeenergie. Diese Formen der Energie bestehen aber nicht nur getrennt nebeneinander, sie können sich vielmehr ineinander verwandeln. Alle Vorgänge in der Natur sind nichts anderes als Energieverwandlungen. Beim Abschießen der Armbrust verwandelt sich die potentielle Energie des Bogens in die kinetische Energie des abgeschossenen Pfeils. Die potentielle Energie des oben an der Ramme schwebenden Rammklotzes wird in ihm selbst zu kinetischer Energie. Der Pfahl übernimmt einen Teil dieser kinetischen Energie, indem er in das Erdreich einsinkt. Ein anderer Teil wird allerdings durch die Reibung zwischen Pfahl und Erdreich in Wärmeenergie verwandelt. Hier sehen wir also eine neue Energieform auftauchen, die überall dort erscheint, wo Reibung ist. Reibung erzeugt immer Wärme.

Für die Verwandlungen der Energieformen gilt nun eines der wichtigsten Grundgesetze der Physik, das *Gesetz von der Erhaltung der Energie:*

„Die in der Natur im ganzen vorkommende Energie ist der Größe nach unveränderlich, jedoch Veränderungen insofern unterworfen, als Energien von einem Körper auf den anderen übergehen und auch die Form der Energie mannigfache Verwandlungen erfahren kann.“

Das Gesetz von der Erhaltung der Energie wurde in allgemeinster Fassung für alle Naturkräfte zuerst von dem deutschen Physiker und Physiologen H. von Helmholtz ausgesprochen. Den Gedanken seiner allgemeinen Gültigkeit hat bereits vorher (1842) der deutsche Arzt Julius Robert Mayer dargelegt, während der Engländer Joule ihn durch Versuche bestätigte.

Eine Verwandlung von potentieller in kinetische Energie tritt auch ein, wenn das obenbesprochene Druckgefäß dicht über dem Boden angebohrt und in das entstandene Loch ein waagerechtes Rohr eingesetzt wird, durch das das Wasser ablaufen kann. Die 4 auf dem waagerechten Rohre sitzenden Standrohre dienen nur als Druckzeiger und stören übrigens das Strömen des Wassers in dem waagerechten Rohr nicht.

Wenn man das freie Ende des waagerechten Rohres verschlossen hält, ruht das Wasser in ihm. In den 4 Standrohren steht es gleich hoch, und zwar ebenso hoch wie in dem Druckgefäß. Überall ist gleiche Druckverteilung.

Nach Öffnung des freien Rohrendes kommt das Wasser zum Strömen. Es strömt immer schneller, bis schließlich seine Geschwindigkeit nicht mehr steigt. Wir haben es von jetzt ab mit stationärer Strömung zu tun. Vorausgesetzt sei dabei, daß der Wasserspiegel im Druckgefäß durch Nachschütten von Wasser immer auf der gleichen Höhe gehalten wird (Abb. 55).

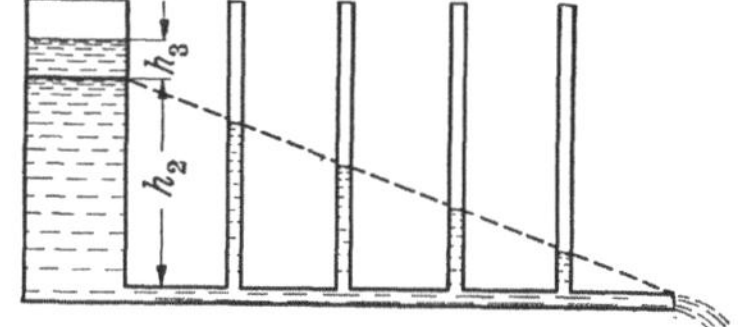

Abb. 55. Gleichmäßiger Druckabfall in einer strömenden Flüssigkeit. h_3 Geschwindigkeitshöhe. h_2 Widerstandshöhe. (Nach ROSENBERG-HAUSCHULZ.)

Der Strömungsvorgang ist dadurch zustande gekommen, daß sich die in dem Druckgefäß schlummernde potentielle Energie in kinetische Energie verwandelt hat. Die Reibung, die im strömenden Wasser entsteht, wirkt der vorhandenen Geschwindigkeit entgegen. Sie wächst mit der Geschwindigkeit so lange, bis zwischen Reibung und Geschwindigkeit Gleichgewicht herrscht, das für die stationäre Strömung charakteristisch ist.

Jetzt steht das Wasser in den 4 Standrohren auch nicht mehr gleich hoch. Ist das waagerechte Rohr überall gleich weit und enthält es keine Hindernisse, so steht in den Standrohren der Wasserspiegel um so tiefer, je weiter sie von dem Druckgefäß entfernt sind. Ihre Spiegel bilden eine nach dem Rohrende zu abfallende gerade Linie.

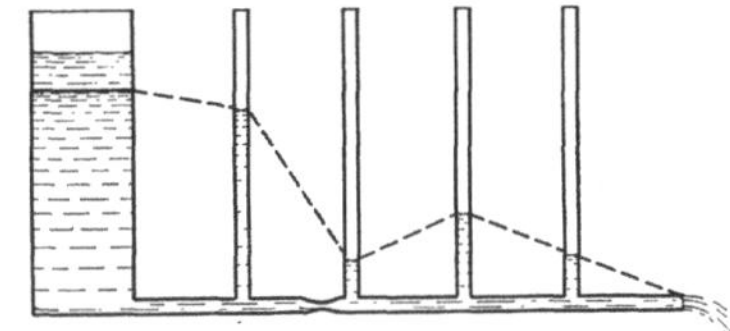

Abb. 56. Bei einer Verengung sinkt der Druck. (Nach ROSENBERG-HAUSCHULZ.)

Eine solche Druckverteilung nennt man *Druckgefälle.* Das Maß für das Gefälle ist der Druckunterschied ins Verhältnis gesetzt zur Strecke, auf welcher er vor sich geht.

Die gerade Linie, die durch Rohrende und Wasserspiegel in den Standrohren gezogen ist, trifft auf das Druckgefäß nun aber nicht etwa dort, wo in ihm der Wasserspiegel steht, sondern etwas tiefer. Dadurch wird die Druckhöhe in zwei ungleiche Teile h_2 und h_3 geteilt. h_2 dient zur Überwindung der Reibung in dem waagerechten Rohr und heißt deshalb *Widerstandshöhe,* h_3 bleibt übrig, damit das Wasser am Ende des Rohres überhaupt noch mit einer gewissen Geschwindigkeit ausströmen kann. h_3 heißt deshalb *Geschwindigkeitshöhe.*

$$h_3 = \frac{v^2}{2\,g}, \tag{4a}$$

worin v = der Ausflußgeschwindigkeit, g = Freifallbeschleunigung = 9,81 m/s² ist. Um v berechnen zu können, bildet man die Formel um

$$v = \sqrt{2\,g\,h_3}. \tag{4b}$$

Wenn das waagerechte Rohr an einer Stelle eine Einschnürung hat, so ändert sich der Druckverlauf sofort grundlegend. In dieser Einschnürung steigt infolge des kleiner gewordenen Querschnittes nach Formel 2b die Geschwindigkeit, um hinter ihr wieder abzunehmen. Die Standrohre zeigen einen jähen Druckabfall auf die Einschnürung zu an, hinter der zunächst ein Druckanstieg erfolgt, um in den normalen Druckabfall überzuführen (Abb. 56).

Der Zusammenhang zwischen Druck und Geschwindigkeit in einer Einschnürung ist so wichtig, daß sich eine rechnerische Betrachtung rechtfertigt. Wir vernachlässigen dabei die entstehende Reibungswärme und nehmen an, daß sich die potentielle Energie nur in kinetische Energie verwandelt und umgekehrt.

Das Wasser bewege sich von dem weiten Querschnitt F_1 (Abb. 57), wo der Druck p_1 und die Geschwindigkeit v_1 beträgt, nach dem Querschnitt F_2. Die Geschwindigkeit steigt dabei nach Formel 2b im umgekehrten Verhältnis der Querschnitte auf v_2. Der Druck aber ist auf p_2 gefallen. Das kann man ohne weiteres an dem in den beiden Querschnitten angebundenen U-Rohr, das mit Wasser gefüllt ist und somit ein Wassermanometer darstellt, ablesen. Denn das Wasser steht auf der Seite von F_2 höher als auf der von F_1. p_1-p_2 ist der Druckunterschied zwischen den beiden Querschnitten.

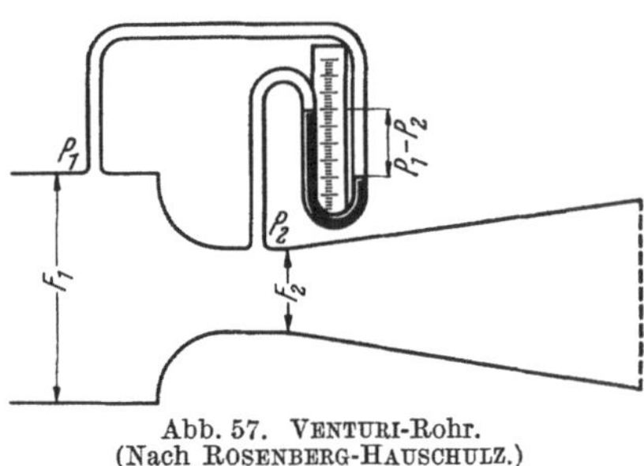

Abb. 57. Venturi-Rohr. (Nach Rosenberg-Hauschulz.)

Daniel Bernoulli, Professor an der Universität Basel, Verfasser des 1738 erschienenen Werkes „Hydrodynamica“, hat für die Zusammenhänge zwischen Geschwindigkeit und Druck das sehr einfache, aber grundlegende *Gesetz* gefunden:

„Die Summe der potentiellen und kinetischen Energie ist in einer stationären Flüssigkeitsströmung stets gleich groß“. Nimmt die eine Energieform zu, so nimmt die andere ab und umgekehrt. Steigt die Geschwindigkeit, so sinkt der Druck und umgekehrt. Formelmäßig ausgedrückt:

$$p + \frac{\varrho}{2} v^2 = \text{const.} \tag{5a}$$

p = Druck, v = Geschwindigkeit der Flüssigkeit, ϱ = Dichte $= \frac{G}{V \cdot g}$, wobei G = Gewicht der Volumeneinheit V einer Flüssigkeit und g = Freifallbeschleunigung = 9,81 m/s² ist. Für Wasser ist $\varrho = \frac{1000}{1 \cdot 9{,}81}$ kg s²/m⁴. Nehmen wir an, Druck und Geschwindigkeit *vor* der Einschnürung seien p_1 und v_1, in der Einschnürung p_2 und v_2, so kann man nach dem Gesetz von Bernoulli auch schreiben:

$$p_1 + \frac{\varrho}{2} v_1^2 = p_2 + \frac{\varrho}{2} v_2^2. \tag{5b}$$

Beispiel:

$p_1 = 1$ atü $= 10000$ kg/m²
$v_1 = 1$ m/s
$v_2 = 16$ m/s.

Wie groß ist p_2?

$$\begin{aligned} p_2 &= p_1 + \frac{\varrho}{2}(v_1^2 - v_2^2) \\ &= 10000 + \frac{1000}{2 \cdot 1 \cdot 9{,}81}(1 - 256) \\ &= 10000 - 13000 \text{ kg/m}^2, \\ &= -3000 \text{ kg/m}^2 = -0{,}3 \text{ atü}. \end{aligned}$$

Bei einer Erhöhung der Geschwindigkeit von 1 auf 16 m/s, d. h. bei einer Verkleinerung des Rohrdurchmessers auf $^1/_4$, sinkt also der Druck im Wasser von 1 atü auf Unterdruck. Das ist das überraschende und gefährliche Ergebnis dieser Rechnung.

Der Druckverlauf in einer Einschnürung ist die naturgesetzliche Grundlage vieler technischer Einrichtungen.

Das von VENTURI 1797 in Modena erfundene VENTURI-*Rohr* (Abb. 57), das eigentlich Druckdifferenzen mißt, kann auch für die Messung von Flüssigkeitsmengen oder von Strömungsgeschwindigkeiten geeicht werden. In der ersten Ausführung findet es z. B. als Wassermesser, in der zweiten als Geschwindigkeitsmesser der Flugtechnik Verwendung. Die Erzeugung von Unterdruck wird ausgenutzt unter anderem in der *Wasserstrahlpumpe* (Abb. 58), die zur Herstellung luftverdünnter Räume dient, im *Injektor* (Abb. 59), einer Einrichtung, mit deren Hilfe ein aus einer Düse austretender Dampfstrahl Kesselspeisewasser ansaugt, um es gegen hohe Kesseldrücke in den Kessel zu pressen. Schließlich sei hier noch der *Düsenwinkel* (Abb. 60) erwähnt, die bekannte Einrichtung, die mit Hilfe eines Preßluft- oder Dampfstrahles Sole ansaugt und zerstäubt und die die Grundlage aller Zerstäubungseinrichtungen unserer Inhalatorien ist.

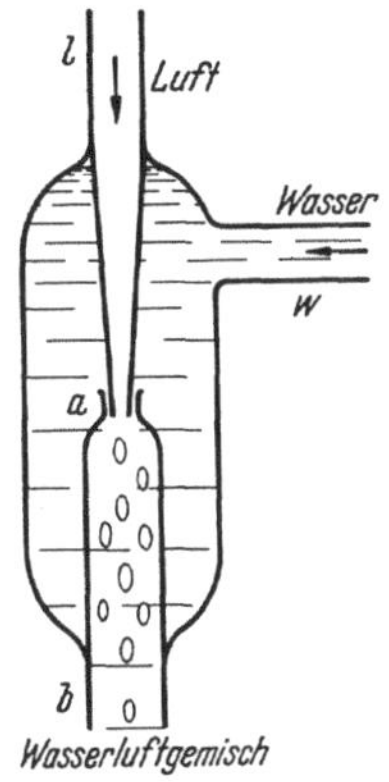

Abb. 58. Wasserstrahlpumpe. (Nach ROSENBERG-HAUSCHULZ.)

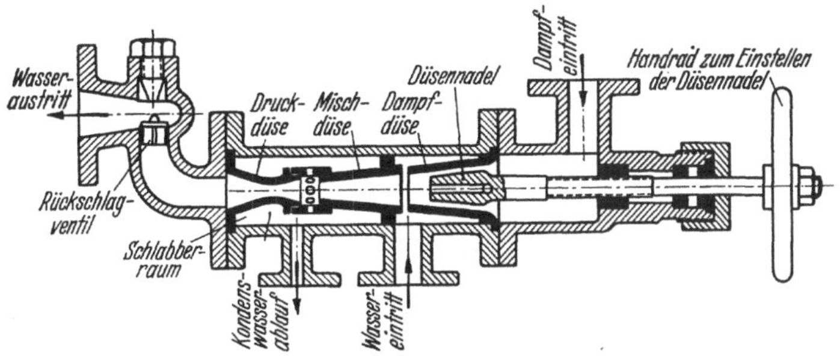

Abb. 59. Injektor. (Nach MATTHIESSEN-FUCHSLOCHER.)

e) Formstücke und Armaturen.

Wir haben es aber auch mit Einschnürungen in Rohrleitungen zu tun, die sich nachteilig auswirken. Entweder sind sie unentbehrlich, oder sie sind hineingekommen dadurch, daß die Erbauer keine Kenntnis von den oben dargestellten Zusammenhängen hatten.

Schon *Krümmer* und *Abzweigstücke* sollten auf das allernötigste beschränkt werden. Sie sind jedenfalls so auszubilden, daß eine allzu scharfe Abbiegung der Wasserströmung vermieden wird. Der Radius r eines Krümmers soll 4 bis 6mal so groß sein wie der lichte Durchmesser d des Rohres.

$$r \geq 4\,d \leq 6\,d\,. \qquad (6)$$

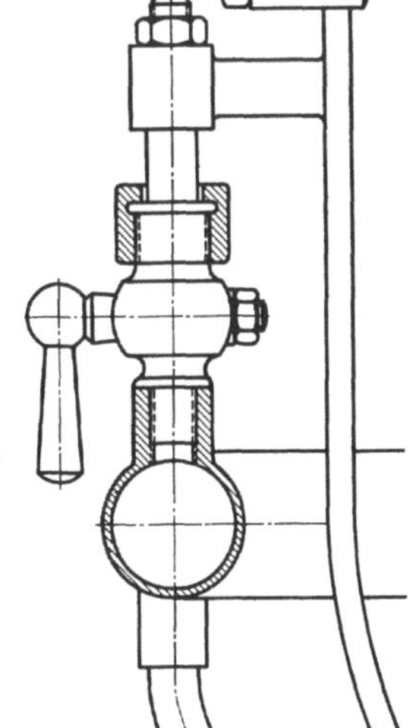

Abb. 60. Düsenwinkel. Inhabad Ges. Berlin.

Nahezu völlig gleichgültig ist es aber, wie *lang* der Rohrkrümmer ist. Der erhöhte Widerstand des Krümmers ist nur abhängig von der erstmaligen Ablenkung der Strömung. Es ist also falsch, einen rechtwinkligen Krümmer in mehrere kurze Krümmer unter Zwischenschaltung gerader Rohrstücke aufteilen zu wollen. Der schädliche Einfluß der Krümmer wird übrigens fast immer überschätzt.

Gefährlicher sind *Absperr- und Regelorgane*, die in die Rohrleitungen eingebaut werden. Man sollte sie auf die unbedingt nötige Zahl beschränken.

Dorthin, wo nur abgesperrt, aber nicht geregelt (gedrosselt) werden soll, gehört ein *Schieber* (Abb. 61). Er gibt bei voller Öffnung den ganzen Rohrquerschnitt frei, sein Widerstand ist deshalb gering, er erzeugt so gut wie keine Wirbel. Ein gußeiserner Keil, mit einem Dichtungsring aus Spezialmetall belegt, verschwindet bei

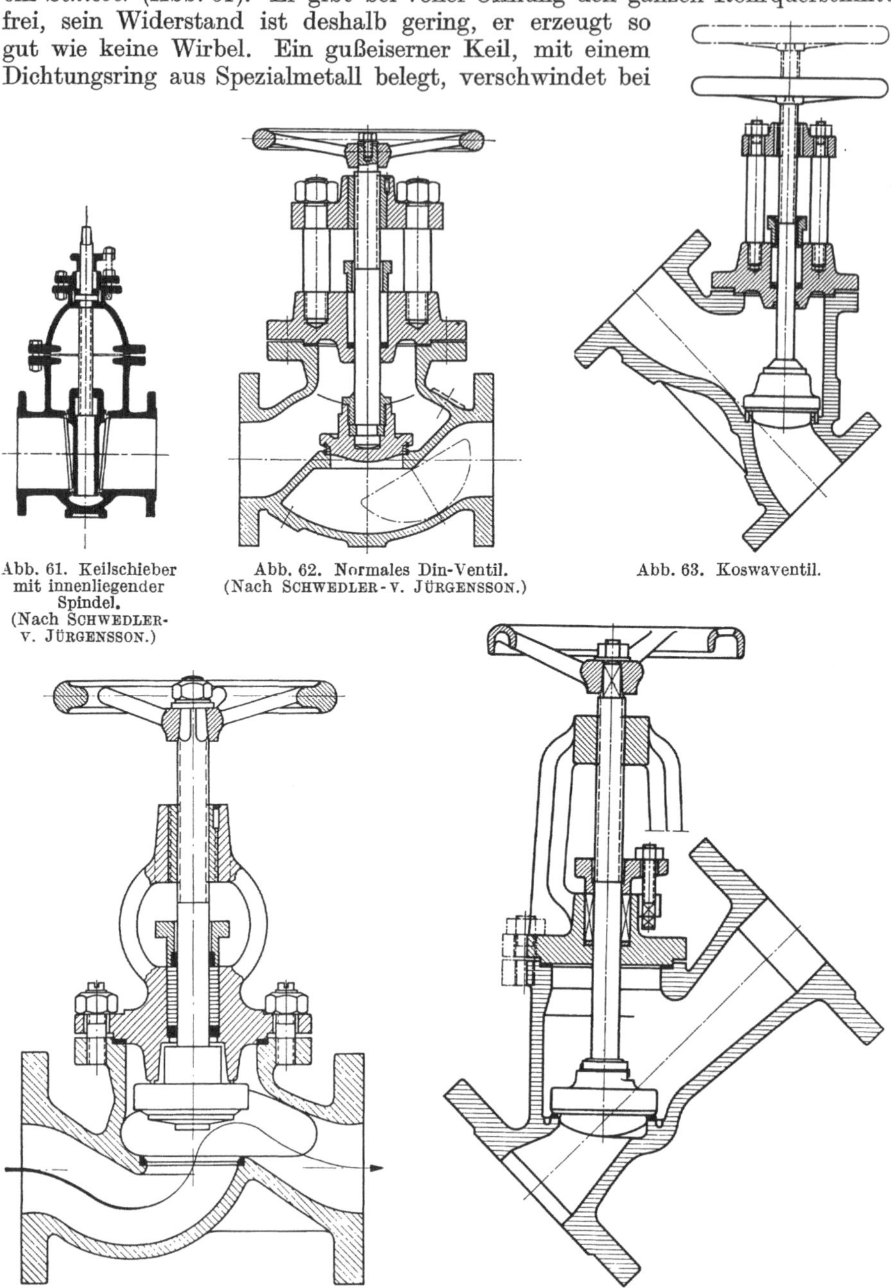

Abb. 61. Keilschieber mit innenliegender Spindel. (Nach SCHWEDLER-V. JÜRGENSSON.)

Abb. 62. Normales Din-Ventil. (Nach SCHWEDLER-V. JÜRGENSSON.)

Abb. 63. Koswaventil.

Abb. 64. Rhei-Ventil.

Abb. 65. Freiflußventil.

Öffnung in das ovale Gehäuse, in dem oder über dem die Schraubenspindel liegt. Wer aber glaubt, mit einem Schieber die Wasserströmung drosseln zu können, der vergrößert damit die Reibung seiner Rohrleitung beträchtlich und schädigt den Gasgehalt seines Wassers. Schieber sind nur Absperr- aber keine Regelorgane. Es ist Pflicht jedes Leiters eines Heilbades mit gashaltigen Wässern, die volle Öffnung seiner Schieber von Zeit zu Zeit nachzuprüfen. Denn es ist für das Personal allzu bequem, einen Schieber nur halb herauszudrehen.

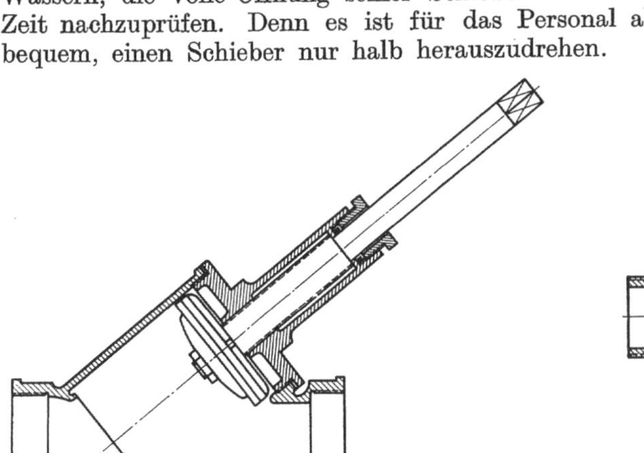

Abb. 66. Vollstromventil.

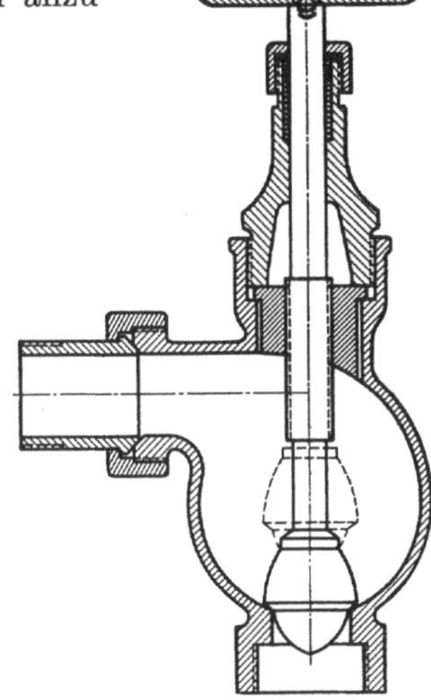

Abb. 67. Freistromventil.

Ventile zeichnen sich dadurch aus, daß sie auch bei hohen Drücken einwandfrei abdichten und den Flüssigkeitsstrom gut regeln. Sie sind die gegebenen Regelorgane. Vor den Badewannen braucht man deshalb Ventile. Sonst aber sind sie, wenigstens für gashaltige Wässer, nicht zu empfehlen. Denn der Reibungswiderstand eines Ventils ist wesentlich höher als der eines voll geöffneten Schiebers. Ein normales Ventil hat etwa 30mal so große Reibung wie ein Schieber. Auch die Spezialkonstruktionen haben noch großen Reibungswiderstand, sie erzeugen Wirbel und senken den Druck.

Das normale Ventil (Din-Ventil) (Abb. 62), in dem der Flüssigkeitsstrom komplizierte Schlangenlinien beschreiben muß, ist überhaupt abzulehnen. Gut erscheinen die Spezialkonstruktionen der Firma Schumann & Co., Leipzig (Koswaventil) (Abb. 63), Schäffer & Budenberg G.m.b.H., Magdeburg-Buckau, (Rhei-Ventil) (Abb. 64), Amag-Hilpert AG., Nürnberg (Freiflußventil) (Abb. 65), Carl Sandmann, Berlin SO 36, Cottbusser Straße 8 (Vollstrom-Ventil) (Abb. 66), Hch. Schneider, Karlsruhe (Freistromventil) (Abb. 67) und der Firma Carl Eckert Nachf., Darmstadt (Idealventil) (Abb. 68). Das letzte Ventil ist ein Eckventil, wie es vor der Badewanne oft Verwendung findet.

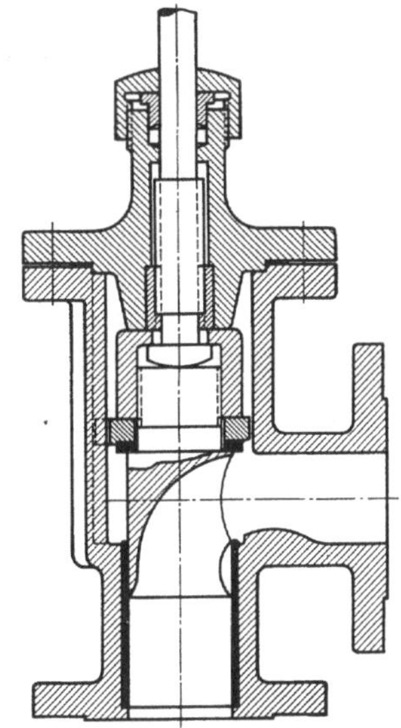

Abb. 68. Idealventil.

f) Die Luftansaugung.

Am Beispiel eines unvollständig geöffneten Schiebers sollen die gefährlichen Vorgänge untersucht werden, die hinter ihm eintreten können.

Wenn ein Schieber unvollständig geöffnet wird, so ragt ein Teil der Schieberplatte in den Rohrquerschnitt hinein. Dadurch entsteht eine Einschnürung, in der die Geschwindigkeit steigt und der Druck fällt. Die drei therapeutisch wertvollen Gase sind aber bei niedrigem Druck weniger gut im Wasser löslich als bei hohem. Jede Druckminderung führt also das Entweichen eines Teiles des gelösten Gases herbei. Nun steigt hinter dem unvollständig geöffneten Schieber mit sinkender Geschwindigkeit der Druck zwar wieder an (Abb. 56). Ob sich aber die einmal gebildeten Gasblasen wieder vollständig auflösen, ist sehr unwahrscheinlich. Die größeren Gasblasen tun es bestimmt nicht.

Noch schlimmer sind die Folgen, wenn der Schieber nur so wenig geöffnet wird, daß nach Formel 5b Unterdruck entstehen kann. Unterdruck ist Gift für jedes gashaltige Wasser. Das Gas wird durch ihn förmlich aus dem Wasser herausgerissen. Dazu kommt noch, daß durch die an den meisten Schiebern vorhandenen Undichtigkeiten Luft angesaugt wird, die sich in Form kleinster Bläschen unter das Wasser mischt. Die angesaugte Luft ist der größte Feind der gashaltigen Wässer.

Wenn ein radonhaltiges Wasser gemessen werden soll, so schüttelt man es entweder in einer Meßkanne 1 Minute lang gründlich durch, oder man läßt in einer Quirlflasche Luft durchperlen. Nach kurzer Zeit ist dadurch fast alles Radon aus dem Wasser ausgetrieben.

Genau dieselbe Wirkung hat die in die Rohrleitungen eingesaugte Luft. Daß es sich hier nicht um seltene Fälle handelt, kann man in vielen Hotels feststellen, in denen das Leitungswasser milchig trübe aus den zu engen Ventilen läuft. Die Trübung verschwindet, wenn man das getrübte Wasser eine Zeitlang im Waschbecken oder Glas stehen läßt. Rauschen und Knattern in der Leitung sind gewöhnlich die Begleiterscheinungen dieser Luftansaugung.

Auch während des Einlassens von Bädern ist oft festzustellen, daß der Einlaufstrom bei halbgeöffnetem Ventil blasenhaltig, bei vollgeöffnetem dagegen blasenfrei ist. Man sage nicht, daß Undichtigkeiten, durch welche Luft angesaugt werden kann, ja daran erkennbar sein müßten, daß an ihnen Wasser austritt. Das ist nicht richtig. „Wasser hat einen spitzigen Kopp" sagt der Bergmann, aber der Kopf der Luft ist noch viel spitziger. Vor allem an den Stellen, wo die durch Ein- und Aussteigen oft erschütterten Badewannen an das Rohrnetz angeschlossen werden, treten immer und immer wieder Undichtigkeiten auf, die Luft eintreten, aber kein Wasser austreten lassen.

Es gibt nur eine Abhilfe, nämlich die Bildung von Unterdruck durch sachgemäßes Anlegen und strenge Überwachung des ganzen Rohrleitungsnetzes zu vermeiden. Ortsansässige Installateure sind solchen Aufgaben in den seltensten Fällen gewachsen. Die besten Firmen sind dafür gerade gut genug.

g) Berechnung von Rohrleitungen.

Es soll hier nicht von Festigkeitsberechnungen gesprochen werden. Das ist Sache der ausführenden Firma. Über die Größe des Druckverlaufes in den Rohrleitungen, von dem manche grundlegende Planung abhängt, muß sich aber der technische Leiter eines Bades ohne Hilfe einer Firma klar werden können. Der gesamte für die Beförderung einer Flüssigkeitsmenge benötigte Druck setzt sich bei stationärer Strömung zusammen aus den Drücken, die zur Überwindung der Schwerkraft (h_1), der inneren Reibung (h_2) und zur Erzeugung der Ausflußgeschwindigkeit (h_3) verbraucht werden. Man nennt den diesem Gesamtdruck entgegenstehenden Widerstand, in m W S gemessen, die *manometrische Förderhöhe* (H_{man}).

Schwerkraft tritt als Widerstandsgröße nur dann auf, wenn zwischen Anfangs- und Endpunkt der Rohrleitung ein Höhenunterschied besteht. Die Rechnung ist sehr einfach. Die zu überwindende Höhe in m = der Widerstandshöhe h_1 in m W S. Man nennt diesen Teil der gesamten Widerstandshöhe *geodätische Förderhöhe* und bezeichnet sie mit H. Liegt der Endpunkt der Rohrleitung tiefer als der Anfangspunkt, so ist die geodätische Förderhöhe mit negativem Vorzeichen in die Rechnung einzuführen, also abzuziehen. In fallenden Rohrleitungen kann die Geschwindigkeit so steigen, daß der Flüssigkeitsstrom abreißt und sich luftverdünnte Hohlräume in der Rohrleitung bilden (Kavitation). Fallende Führung gashaltiger Wässer ist deshalb nach Möglichkeit zu vermeiden, oder man muß durch künstliche Erhöhung des Widerstandes in der Rohrleitung dafür sorgen, daß die Geschwindigkeit ein gewisses Maß nicht übersteigt. Das geschieht z. B., wenn man durch ein Standrohr oder einen Ausgleichsbehälter den Ausfluß künstlich hebt (K. und W. ZÖRKENDÖRFER).

Die Hauptschwierigkeiten bereitet aber die Berücksichtigung der *Reibung*, weil die Größe dieses Widerstandes (h_2) von zahlreichen Faktoren abhängig ist. In den Rechnungen treten folgende Größen auf:

d = lichter Durchmesser des Rohres in m
l = Länge der Rohrleitung in m
r = Halbmesser von Krümmungen in m
F = Querschnitt in m²
v_0 = mittlere Strömungsgeschwindigkeit in m/s
V = Volumen in m³
Q = Durchflußvolumen in m³/s
G = Gewicht in kg
p = Druck in kg/cm² (at)
P = Druck in kg/m²
Δ = Differenz, Gefälle
z. B. Δp = Druckdifferenz, Druckgefälle in kg/cm²
ΔP = Druckdifferenz, Druckgefälle in kg/m²
Δh = Differenz der Druckhöhe in m W S
g = Freifallbeschleunigung in m/s²
h = Widerstandshöhe in m Wassersäule (WS)
$\gamma = \frac{G}{V}$ = Wichte (spezifisches Gewicht) in kg/m³
$\varrho = \frac{G}{Vg}$ = Dichte (spezifische Masse) in $\frac{\text{kg}\,s^2}{\text{m}^4}$
η = absolute Zähigkeit in $\frac{\text{kg}\,s}{\text{m}^2}$
ν = kinematische Zähigkeit (Viskosität) $= \frac{\eta \cdot g}{\gamma} = \frac{\eta}{\varrho}$ in $\frac{\text{m}^2}{s}$
λ = Widerstandsziffer
ζ = Widerstandsbeiwert
π = Kreiskonstante = 3,14
R = REYNOLDSsche Zahl für kreisrunde Rohre $= \frac{v \cdot d}{\nu}$.

Bei turbulenter Strömung — nach dem auf S. 101 Gesagten, haben wir es bei der Fortleitung von Heilwässern immer mit turbulenter Strömung zu tun — gilt folgende Formel für das Druckgefälle:

$$\Delta P = \lambda \cdot \frac{l \cdot \gamma \cdot v_0^2}{d \cdot 2\,g} = \lambda \cdot \frac{l \cdot \varrho \cdot v_0^2}{2 \cdot d}. \tag{7}$$

Aus dieser Formel ist ersichtlich, daß das Druckgefälle (die Reibung) mit dem Quadrat der Geschwindigkeit wächst. Mit der Geschwindigkeit steigen aber nicht nur die Reibung, sondern auch die Wirbelbildung und alle damit verbundenen schädlichen Wirkungen. Es ist also, vor allem bei gashaltigen Wässern, wichtig, die Strömungsgeschwindigkeit niedrig zu halten. Sie soll bei 0,5 m/s liegen und soll 1,0 m/s möglichst nicht übersteigen:

$$v_0 \leq 1{,}0\ \text{m/s}. \tag{8}$$

Jetzt kommt es nur noch auf die Bestimmung der Widerstandsziffer λ an. Rein mathematisch ließ sich eine Formel dafür nicht finden, sie konnte nur durch viele Versuche ermittelt werden. Auf ihre Größe haben der Durchmesser des Rohres, die Strömungsgeschwindigkeit, die Zähigkeit, die Dichte der Flüssigkeit und die Rauhigkeit der inneren Rohrwandung Einfluß.

Schon für neue Rohre ist es schwer, den Grad ihrer Rauhigkeit zu bestimmen. Er ist für jedes Material verschieden. Im Laufe der Betriebszeit ändert er sich aber noch dadurch, daß sich im Innern des Rohres Sinterungen bilden, die den Rohrquerschnitt verengen und ihm eine unregelmäßige, vom Kreis abweichende Form geben. Gerade bei Heilwässern sind die Sinterungen oft recht bedeutend und unregelmäßig.

Die Ablagerungen aus eisen- und kalkhaltigem Wasser z. B. bestehen zuerst aus unregelmäßig auftretenden, halbkugeligen Knollen, die wie Bohnerz konzentrisch wachsen, sich weiterhin zu höckeriger Auskleidung der Wandung vereinigen und schließlich faltenartige Wülste bilden.

Der Mann, der sich zuerst (1855) gründlich mit der Erforschung des Reibungswiderstandes in Rohrleitungen beschäftigt hat, war der Freiberger Professor Julius Weisbach. Nach ihm haben sich noch viele mit diesem schwierigen Problem befaßt. Es gibt viele Formeln für λ.

Am brauchbarsten erscheint die neuere Formel von Lang.

$$\lambda = \alpha + 16 \sqrt{\frac{\alpha}{R}}. \tag{9}$$

R ist die Reynoldssche Zahl. $R = \frac{v_0 \cdot d}{\nu}$.

Die Werte von ν für Wasser sind folgende:

Tabelle 5.

Temperatur	0	5	10	15	20	40	60	80	100° C
$10^7 \cdot \nu$	17,8	15,2	13,1	11,4	10,1	6,6	4,7	3,5	2,7 m²/s

R läßt sich damit leicht errechnen, wenn man die mittlere Geschwindigkeit v_0 und den lichten Rohrdurchmesser d kennt oder gewählt hat.

Für α gelten nach Lang folgende Werte, die für einige neue Werkstoffe ergänzt sind:

a) neues Rohr mit ganz glatter Innenfläche ohne erkennbare Naht aus Kupfer, Messing, Kupfernickellegierung, Glas, Porzellan, Mipolam, Neoresit

$$\alpha = 0{,}011 \text{ bis } 0{,}012;$$

b) neues, besonders glattes, nicht asphaltiertes Stahlrohr ohne erkennbare Naht oder Verbindungsstelle, emailliertes Gußeisen

$$\alpha = 0{,}012 \text{ bis } 0{,}013;$$

c) neues gewöhnliches Stahlrohr oder neues gußeisernes Flanschenrohr, gummierter Stahl

$$\alpha = 0{,}013 \text{ bis } 0{,}014;$$

d) neues glattes gußeisernes Muffenrohr und genietetes Stahlrohr, Steinzeug

$$\alpha = 0{,}015;$$

e) gereinigtes gußeisernes und glattes verzinktes Stahlrohr, Aluminium, Eternit

$$\alpha = 0{,}016 \text{ bis } 0{,}017;$$

f) Rohr mit dünner Ablagerung und rauhes, verzinktes Stahlrohr, Holz

$$\alpha = 0{,}019;$$

g) oberflächlich gereinigtes gußeisernes Rohr

$$\alpha = 0{,}023 \text{ bis } 0{,}030;$$

h) unreines gußeisernes Rohr

$$\alpha = 0{,}038 \text{ bis } 0{,}042.$$

Bei absätzigen Wässern tut man gut, die unvermeidlichen Sinterungen im voraus zu berücksichtigen und α recht groß, mindestens aber $= 0{,}025$ zu wählen.

Für mit Kohlensäure übersättigte Wässer kommt nach HAERTL noch ein Zuschlag von 8% hinzu. Diese Angabe bedarf aber noch der Nachprüfung. Denn die zwischen den großen Sprudeln und den Kissingern Badehäusern liegenden Rohrleitungen, an denen HAERTL seine Erfahrungen gesammelt hat, sind abwechselnd steigend und fallend verlegt, um an den dadurch entstehenden Scheitelpunkten die Rohre entlüften zu können. Nach kurzer Zeit wurden aber die dort eingebauten Entlüfter durch ausgeschiedenes Eisenhydroxyd verkrustet und mußten ausgebaut werden. An diesen nicht mehr entlüftbaren Scheitelpunkten bilden sich nun Kohlensäuregassäcke, die vor allem bei geringer Entnahme, wie SCHWEIGHOFER durch Versuche festgestellt hat, eine wesentliche Erhöhung des Reibungswiderstandes vortäuschen, ja sogar zu völliger Verstopfung der Rohrleitung führen können. Man verlegt heute Rohrleitungen für gashaltiges Wasser stets mit gleichsinnigem Gefälle, also entweder nur steigend oder nur fallend, möglichst aber steigend in der Richtung der Flüssigkeitsströmung.

Die *Einzelhindernisse* haben einen Widerstandsbeiwert. Eindeutig sind die Widerstandsbeiwerte nicht anzugeben, weil sie von der Bauart des Hindernisses abhängen. Der Druckverlust in einem Hindernis ist

$$\Delta P = \zeta \cdot \frac{\gamma v_0^2}{2g} = \zeta \cdot \frac{\varrho \cdot v_0^2}{2}. \tag{10}$$

Im folgenden seien einige Widerstandsbeiwerte zusammengestellt:

Tabelle 6. Widerstandsbeiwerte für Einzelhindernisse in Rohrleitungen.

Hindernis	Widerstandsbeiwert
glatte Krümmer 45° $r = 4 \cdot d$	0,08
„ „ 90° $r = 4 \cdot d$	0,10
rauhe „ 45° $r = 4 \cdot d$	0,19
„ „ 90° $r = 4 \cdot d$	0,23
glatte „ 45° $r = 6 \cdot d$	0,07
„ „ 90° $r = 6 \cdot d$	0,09
rauhe „ 45° $r = 6 \cdot d$	0,16
„ „ 90° $r = 6 \cdot d$	0,18
Einlaufstück, scharfkantig	0,50
„ abgerundet	0,06
glattes Kniestück 45°	0,24
„ „ 90°	1,13
rauhes „ 45°	0,32
„ „ 90°	1,27
T = Stück Hauptstrom im Abzweig	1,50
T = Stück mit Stromteilung	2,50
runder Abzweig 90° Hauptstrom geradeaus	0,50
Schieber, voll geöffnet } bei geradem Durchfluß	0,20—1,0
Ventil normaler Bauart } bei geradem Durchfluß	4,0 —9,0
Spezialventile } bei geradem Durchfluß	0,6 —2,7
Eckventil nach BERCK (Idealventil)	2,0
Rohrverbindung bei geringerer Baulänge der Rohre als 7 m	0,05

(s. Abb. 69).

Für die Erzeugung einer gewissen Ausflußgeschwindigkeit muß der letzte Teil des Druckes übrigbleiben. Er wird bezeichnet als *Geschwindigkeitshöhe* h_3 und ist, wie bereits auf S. 105 entwickelt, $= \frac{v^2}{2g}$. Es handelt sich hier vor allem um den Einlauf des Wassers in die Badewanne. Die dabei auftretenden Geschwindigkeiten sind in der Praxis meist viel zu hoch. Das Gas wird, wenigstens solange der Einlauf noch nicht mit Wasser bedeckt ist, förmlich aus dem Wasser herausgeschlagen. Die Einlaufgeschwindigkeit sollte nicht höher als 0,5 m/s sein. Das ergibt aber bei einer Füllzeit von 5 Minuten und einem Nutzinhalt der Badewanne von 300 l einen lichten Durchmesser des Einlaufs von 50 mm.

Beispiel. Das mit Kohlensäure übersättigte Wasser einer zur Sinterbildung neigenden Heilquelle soll mit Hilfe einer Pumpe nach dem etwa 300 m entfernt liegenden Badehaus gefördert werden. Höchste Schüttung der Quelle 960 l/min $= 0{,}016\ m^3/s$, Temperatur des Wassers $= 20°$ C, Höhenunterschied H zwischen

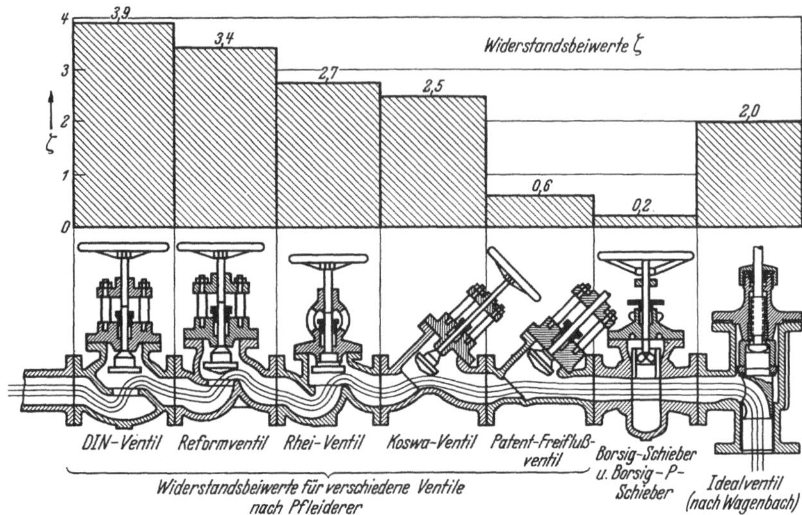

Abb. 69. Widerstandsbeiwerte verschiedener Ventile und eines Schiebers.

Anfang und Ende der Leitung + 18,5 m, Länge der Rohrleitung 314 m, des einzelnen Rohrstranges (Baulänge) 7 m, Material: gußeiserne Flanschenrohre, 5 Krümmer 45°, 2 runde Abzweige, 2 normale Schieber. Gegen welche Gesamtwiderstandshöhe (manometrische Förderhöhe H_{man}) hat die Pumpe zu arbeiten?

a) Widerstandshöhe aus Schwerkraft (geodätische Förderhöhe)

$$\Delta h_1 = +18{,}5 \text{ m WS}.$$

b) Widerstandshöhe aus Reibung: Δh_2:

v_0 sei zunächst $= 0{,}5$ m/s angenommen;

Nach Formel (1b) $F = \frac{Q}{v_0}$

$$F = \frac{0{,}016}{0{,}5} = 0{,}0320 \text{ m}^2$$

$$d = \sqrt{\frac{4F}{\pi}} = \sqrt{\frac{4 \cdot 0{,}032}{3{,}14}} = 0{,}202 \text{ m}.$$

Die Rohrleitung erhält den genormten lichten Durchmesser $d = 200$ mm. Die Geschwindigkeit steigt dadurch auf

$$v_0 = \frac{Q}{F} = \frac{0.016}{0{,}0314} = 0{,}51 \text{ m/s}.$$

Nach Tabelle 5 beträgt die kinematische Zähigkeit

$$\nu = 10{,}1 \cdot 10^{-7} \text{ m}^2/\text{s}.$$

Die REYNOLDSsche Zahl $R = \frac{0{,}51 \cdot 0{,}200 \cdot 10^7}{10{,}1} = 101000$.

$$\lambda = \alpha + 16 \sqrt{\frac{\alpha}{R}} = 0{,}025 + 16 \cdot \sqrt{\frac{0{,}025}{101000}} = 0{,}033. \qquad (9)$$

$$\Delta P = \lambda \frac{l \cdot \varrho \cdot v_0^2}{2d} = 0{,}033 . \frac{314 \cdot 1000 \cdot 0{,}51^2}{2 \cdot 0{,}2 \cdot 9{,}81} \qquad (7)$$

$$\Delta P = 687 \text{ kg/m}^2.$$

Das ist also die Widerstandshöhe aus Reibung in der geraden Rohrleitung. Es fehlt noch die Berücksichtigung der Einzelhindernisse. Auf Grund der Formel (10) und der Tabelle 6 ergibt sich für ein Hindernis:

$$\Delta P = \zeta \cdot \frac{1000 \cdot 0{,}51^2}{2 \cdot 9{,}81} = \zeta \cdot 13{,}2$$

5 rauhe Krümmer (45°, $r = 4 \cdot d$)

$$= 5 \cdot 0{,}19 \cdot 13{,}2 = 12{,}5 \text{ kg/m}^2;$$

2 runde Abzweige 90°, Hauptstrom geradeaus

$$= 2 \cdot 0{,}5 \cdot 13{,}2 = 13{,}2 \text{ kg/m}^2;$$

2 normale Schieber

$$= 2 \cdot 0{,}5 \cdot 13{,}2 = 13{,}2 \text{ kg/m}^2.$$

Der gesamte Druckabfall aus Reibung $= 687 + 12{,}5 + 13{,}2 + 13{,}2 = 726$ kg/m²

$$\Delta h_2 = 0{,}726 \text{ m WS}.$$

c) Geschwindigkeitshöhe h_3

$$\Delta h_3 = \frac{v^2}{2g} = \frac{0{,}51^2}{2 \cdot 9{,}81} = 0{,}013 \text{ m WS}.$$

d) Gesamtwiderstandshöhe (manometrische Förderhöhe) H_{man}

$$H_{\text{man}} = \Delta h_1 + \Delta h_2 + \Delta h_3 = 18{,}5 + 0{,}726 + 0{,}013 = 19{,}239 \text{ m WS}.$$

Dazu 8% Zuschlag nach HAERTL:

$$19{,}239 \cdot 1{,}08 = 20{,}8 \text{ m WS}.$$

h) Rohrmaterial.

Aus der Fülle des Stoffes sei hier nur das für Heilbäder Wissenswerte herausgegriffen. Einzelheiten müssen der Fachliteratur oder den Din-Normblättern, deren Nummern an passender Stelle genannt und die von der Beuth-Vertrieb G.m.b.H. Berlin SW 68, Dresdener Str. 97, Fernsprecher 676666 zu beziehen sind, entnommen werden. Der Reichs-Fremdenverkehrsverband bearbeitet zur Zeit ein „Merkblatt zur Werkstoffauswahl für Rohrleitungen aggressiver Heilwässer", deren Inhalt teilweise in den folgenden Ausführungen verwendet ist. (WEVELMEYER-WOLLMANN).

α) Nennweite.

Der Begriff Nennweite kennzeichnet die zueinander passenden Einzelteile einer Rohrleitung (Rohre, Flanschen, Armaturen, Formstücke und Rohrverschraubungen), gleichgültig, ob sie nach dem Zoll- oder metrischen System bemessen oder benannt werden. Im allgemeinen entsprechen die Zahlenwerte der Nennweiten den *lichten* Durchmessern der Rohrleitungsteile. Abgekürzte Bezeichnung: Nennweite 250 = NW 250. Din 2400, 2402, 2410.

β) Druckstufen.

Man unterscheidet Nenndruck, Betriebsdruck, Probedruck. Die in gesetzmäßiger Folge aufgestellten *Nenndrücke* bilden die Grundlage für den Aufbau der Normen für Rohrleitungen und Armaturen. Mit ihnen sind die Berechnungen der Rohrleitungsteile durchgeführt. Die festgelegten *Betriebsdrücke* stellen die zulässigen Höchstdrücke unter üblichen Betriebsverhältnissen dar. Die festgelegten *Probedrücke* gelten nur für die Prüfung der Einzelteile der Leitung. Fertig verlegte Rohrleitungen werden im allgemeinen mit einem Prüfdruck in Höhe des Betriebsdruckes abgedrückt. Din 2401.

γ) Werkstoffe.

Man unterscheidet Rohre mit Längsnaht: geschweißte, genietete, gelötete und gefalzte; Rohre ohne Längsnaht (nahtlose Rohre): gegossene, gewalzte und gepreßte. Für Heilbäder kommen fast ausschließlich nahtlose Rohre in Betracht.

An Stelle der im Ausland gewonnenen Fremdstoffe sind in letzter Zeit immer mehr heimische Werkstoffe *(Austauschstoffe, Heimstoffe)* getreten, die entweder etwas ganz Neuartiges oder Altes in neuem Gewand darstellen. Der Umstellungsprozeß ist noch nicht beendet. Es können aber jetzt schon gewisse Anhaltspunkte für die Auswahl von Werkstoffen gegeben werden.

Für die Beurteilung eines Werkstoffes für Rohrleitungen ist die Prüfung folgender Eigenschaften wichtig:

Herstellungsform. Länge und Nennweite (lichte Weite) von Rohren sind vom Material abhängig. Das eine Material läßt sich in großen Längen und allen üblichen Nennweiten herstellen, das andere ist auf bestimmte Fabrikationsmaße beschränkt. Je kürzer das einzelne Rohr, desto mehr Verbindungen sind nötig. Mit der Zahl der Verbindungen wachsen aber Rohrleitungswiderstand und Kosten für Anschaffung und Verlegung. Bei manchen Werkstoffen ist es möglich, durch Schweißen oder Löten sehr lange Rohrstränge ohne lösbare Verbindung zu bilden, wovon immer mehr Gebrauch gemacht wird. Die bei Heilwässern gebräuchlichen Nennweiten schwanken, von wenigen Ausnahmefällen abgesehen, zwischen 40 und 300 mm.

Verarbeitbarkeit. Nicht darauf kommt es an, ob ein Material in der Fabrik mit für den Zweck besonders konstruierten Maschinen bearbeitbar ist, sondern ob es sich handwerksmäßig, also mit den bei der Einrichtung (Installation) gebräuchlichen Verfahren biegen, bohren, aufweiten, schneiden, drehen, löten oder schweißen läßt.

Chemische Beständigkeit (KLUT). Da die meisten Heilwässer stark aggressiv sind, ist dieser Eigenschaft größte Aufmerksamkeit zu schenken. Wie in der Heilwirkung, so ist auch in bezug auf den chemischen Angriff (Korrosion) jedes Heilwasser ein Individium für sich. Einwandfrei läßt sich nur durch Versuche die chemische Beständigkeit eines Werkstoffes gegenüber einem aggressiven Heilwasser feststellen. Diese Versuche werden ausgeführt von der Preußischen Landesanstalt für Wasser-, Boden- und Lufthygiene, Berlin-Dahlem, Corrensplatz 1, Fernsprecher 763441, die in solchen Fragen mit dem Staatlichen Materialprüfungsamt, Berlin-Dahlem, Unter den Eichen 86, Fernsprecher 762751 zusammenarbeitet. Vor großen Investierungen ist es unerläßlich, den Rat der Preußischen Landesanstalt einzuholen.

Die korrodierenden Bestandteile der Heilwässer lassen sich etwa in folgende Gruppen zusammenfassen:

H_2S und HS'
$CO_2 + O_2$
Cl' und SO_4''
$HCO_3' + CO_2$.

Für H_2S-Wässer sind nur sehr wenige Werkstoffe brauchbar, sie sind zweifellos die schwierigst zu behandelnden Wässer. CO_2 und O_2 sind vor allem der Feind des weitaus verbreitesten aller Rohrwerkstoffe, nämlich des Eisens. Chloridische und sulfatische Wässer, auch höherer Konzentration, sind schon viel gutartiger, vor allem, wenn sie kein CO_2 enthalten. Am harmlosesten sind die Hydrocarbonatwässer. Sie bilden, auch mit großen Mengen CO_2, ein System chemischen Gleichgewichts, innerhalb dessen das CO_2 aggressive Eigenschaften nicht entfalten kann. Man bezeichnet den Teil des CO_2, der mit Hydrocarbonat-Ion im Gleichgewicht steht, als „zugehörig" und nur den überschießenden Teil als „aggressiv". Wässer, die neben HCO_3' auch noch Ca enthalten, neigen zur Bildung des praktisch unlöslichen $CaCO_3$, das eine feste Schutzschicht auf der Innenwandung der Rohrleitung bildet. Es gibt ein patentiertes chemisches Verfahren, das die Bildung dieser sehr dauerhaften und erwünschten Schicht beschleunigt oder überhaupt erst herbeiführt, wenn sie sich nicht von selbst bilden will (JENDRASSIK). Eine ganz besondere Bedeutung kommt bei der Auswahl des Werkstoffes für Rohrleitungen der *Spannungsreihe der Metalle* zu. In ihr stehen die bekanntesten Metalle in folgender Reihenfolge: Mg — Al — Mn — Zn — Cr — Fe — Cd — Ni — Pb — Sn — H — Sb — Bi — As — Cu — Hg — Ag — Pt — Au. Jedes dieser Metalle verdrängt die folgenden aus dem Ionenzustand. Wenn z. B. ein Wasser, das $Fe^{\cdot\cdot}$ enthält, durch Aluminiumrohre geleitet wird, so verdrängt das Al das $Fe^{\cdot\cdot}$ aus dem Ionenzustand und wird selbst zum Ion:

$$2\,Al + 3\,Fe^{\cdot\cdot} \rightarrow 2\,Al^{\cdot\cdot\cdot} + 3\,Fe.$$

Mit anderen Worten: eisenhaltige Wässer lösen Aluminium auf. Aluminiumrohre sind also für Eisenwässer nicht zu gebrauchen. Aus diesem Grund müssen Aluminiumrohre auch völlig frei von Kupfer sein.

Werkstoffe im besonderen.

Stahl. Din 1600, 1629, 2413, 2449. Da es praktisch schwer möglich ist, eine scharfe und eindeutige Grenze zwischen „Schmiedeeisen" und „Stahl" zu ziehen und auch das Ausland diesen Unterschied nicht macht, hat der Deutsche Normenausschuß beschlossen, daß alles schon ohne Nachbehandlung schmiedbare Eisen in Zukunft als „Stahl" bezeichnet werden soll. Der im flüssigen Zustand gewonnene Stahl wird als „Flußstahl", der im teigigen Zustand gewonnene als „Schweißstahl" bezeichnet.

Handelslängen 4 bis 7 m, handelsübliche NW 4 bis 400 mm. Alle Stahlrohre lassen sich biegen, bohren, aufweiten, schneiden, drehen und schweißen. Von CO_2- und O_2-freiem Wasser wird Stahl auch bei hoher Temperatur nicht angegriffen. In O_2-haltigem Wasser rostet er dagegen schnell. Es bildet sich Ferrihydroxyd (Eisenocker), aber nicht als dünne, zusammenhängende und schützende Schicht, sondern als lockere Kruste, unter der der Angriff fortschreitet. Auch H_2S und HS' werden dem Stahl durch Bildung von FeS gefährlich. Der schlimmste Feind des Stahls ist aber der aggressive Teil des CO_2, der sich mit dem Eisen zu Ferrohydrocarbonat verbindet.

Man hat den Stahl vor dem Angriff durch metallische Überzüge zu schützen versucht. Sie haben sich samt und sonders nicht bewährt, auch die noch heute im Ausland zu Unrecht sehr beliebten *verzinkten Stahlrohre* nicht. Besser sind nach den allerdings noch nicht sehr langfristigen Erfahrungen Überzüge von Bitumen *(Habitrohre)*, Kunstharzlack *(Heikarohre)* und Hartgummi *(gummierte Stahlrohre)*. Da diese Überzüge den Geschmack des Wassers etwas beeinflussen, sehe man bei Förderung des Heil*trink*wassers von der Verwendung dieser Rohre ab.

Auskunft über alle Stahlrohre erteilt: Röhrenverband G.m.b.H., Düsseldorf, Hermann-Göring-Str. 19.

Edelstahl. Es kommen nur Chromnickelstähle in Betracht: V2A Supra und Extra (rd. 18% Cr und 8% Ni) oder V4A Supra (rd. 18% Cr, 8% Ni und 2,5% Mo). Handelslängen 4 bis 7 m, handelsübliche NW 4 bis 120 mm. Die Verarbeitbarkeit ist ähnlich der des Stahls. Da aber durch Erwärmung und Kaltdehnung das Molekulargefüge des Edelstahls ungünstig beeinflußt werden kann, empfiehlt es sich, die Führung der Leitung vor Bestellung der Rohre genau festzulegen und alle Leitungsteile einschließlich der Formstücke paßgerecht zu beziehen. Dem chemischen Angriff der meisten Heilwässer widerstehen V2A Supra und Extra. Bei heißen und Cl'-Wässern ist V4A Supra vorzuziehen. Auskunft erteilt Friedr. Krupp Aktiengesellschaft, Gußstahlfabrik, Essen.

Gußeisen. Din 1691, 2411, 2420, 2422, 2432. Gußeisen ist ein bei vielen Heilwässern langerprobtes Material. Es hat sich auch dort jahrzehntelang bewährt, wo Stahlrohre in kurzer Zeit zerfressen waren. Eine wichtige Rolle spielt dabei die beim Gießen entstehende Gußhaut. Dort, wo sie verletzt ist, zersetzt sich der Kohlenstoff des Gußeisens unter der Einwirkung des CO_2 in Graphit, wodurch Leckstellen entstehen. Es ist zu empfehlen, sich nur an leistungsfähige Gießereien zu wenden, die entsprechende Garantie eingehen. Bei gußeisernen Formstücken ist insbesondere darauf zu achten, daß sie entweder ohne oder nur mit gußeisernen Kernstutzen hergestellt worden sind.

Handelslängen 2 bis 4 m, handelsübliche NW 40 bis 1200 mm. Gußeisenrohre lassen sich schneiden, bohren, drehen, aber nicht biegen, aufweiten, löten und schweißen. Die chemische Widerstandsfähigkeit ist bei guten Gußrohren sehr groß. Nur für H_2S- und HS'-haltige Wässer sind sie nicht zu empfehlen.

Eine besondere Bedeutung bei sehr schwierigen Wässern haben *innen-emaillierte Gußrohre* erlangt. Sie sind schwerster Korrosionsgefahr gewachsen und beeinträchtigen Geschmack und Geruch in keiner Weise. Bei heftigen Stößen, wie sie bei unvorsichtigem Abladen der Rohre auftreten können, springt die Emaille manchmal ab, was zu Leckstellen führen kann.

Auskunft erteilt Deutscher Gußrohrverband G.m.b.H., Köln 1, Zeppelinstr. 17.

Kupfer. Din 1708, 1754, 1786. Es kommt nur Hüttenkupfer C mit mindestens 99,4% Cu in Betracht. Handelslängen nicht unter 3 m, handelsübliche lichte Weite 4,5 bis 95 mm. Kupfer besitzt eine ideale Verarbeitbarkeit. Trotz großer Festigkeit läßt es sich biegen, bohren, aufweiten, schneiden, drehen, löten und schweißen. Es gibt aber auch eine große Zahl praktischer lösbarer Verbindungen, die die Einrichtung wesentlich erleichtern. Kupfer widersteht zwar der Auflösung durch CO_2, O_2, Cl' nicht vollständig, je unreiner es ist, desto weniger. Bei Anwesenheit von O_2 bildet sich aber nach einiger Zeit eine Schutzschicht aus Kupferoxydul (Cu_2O), die einen weiteren Angriff verhindert. Bis zur Bildung dieser Schutzschicht geht etwas Cu in Lösung. Man erkennt das an der lichtgrünen Färbung des Seifenschaums. Gesundheitliche Schäden sind von kupferhaltigem Trinkwasser nicht zu erwarten, wenn der Cu-Gehalt 3 mg/l nicht übersteigt. Ein Zinnüberzug ist nur bei ausgesprochenen Trinkwasserleitungen zu rechtfertigen. Die hervorragenden Eigenschaften hatten das Kupfer binnen kurzer Zeit zu dem bevorzugten Material der Hausinstallation gemacht. Es hatte das Blei- und das Zinnmantelrohr schon weitgehend verdrängt. Als typischer Fremdstoff muß es aber so weit wie möglich durch geeignete Heimstoffe ersetzt werden. Für H_2S- und HS'-haltige Wässer ist es nicht zu empfehlen. Auskunft erteilt Deutsches Kupferinstitut e.V., Berlin W 50, Ansbacher Str. 1.

Kupferlegierungen. *Messing* (Kupfer + Zink) kommt nur für sehr harmlose Wässer in Frage. Zusammensetzung z. B. 67% Cu + 33% Zn. Din 1709 Blatt 1 und 2, 1755, 1775.

Bronze (Kupfer und Zinn) ist vor allem in der Abart der Phosphorbronze (mit Phosphor desoxydierte Kupferzinnlegierung mit einem Zinngehalt von 10 bis 20%), ein ausgezeichneter Werkstoff für alle Heilwässer, darf aber als Fremdstoff nur noch für Armaturen bei sehr schwierigen Wässern (H_2S und HS') verwendet werden. Din 1705 Blatt 1 und 2.

Rotguß (Kupfer + Zinn + Zink + [Blei]) ist ebenfalls ein beliebtes Material für Armaturen, das jedoch nicht dieselbe chemische Beständigkeit besitzt wie Phosphorbronze. Zusammensetzung z. B. 86% Cu + 10% Sn + 4% Zn oder 82% Cu + 8% Sn + 7% Zn + 3% Pb. Din 1705 Blatt 1 und 2.

Kupfernickellegierung (80% Cu + 20% Ni) ist ein ausgezeichnetes Material für H_2S- und HS'-Wässer.

Auskunft über alle Kupferlegierungen erteilt Deutsches Kupferinstitut e. V., Berlin W 50, Ansbacher Str. 1.

Aluminium. Din 1712 Blatt 1, 2 und 3, 1713, 1714, 1794, 1795. Nur Aluminium, das frei von Kupfer ist, eignet sich für Heilwässer. Es ist chemischen Einwirkungen gegenüber um so widerstandsfähiger, je reiner es ist. Am reinsten ist Hüttenaluminium mit mindestens 99,5% Al. Handelslängen nicht unter 2 m, meist 4 bis 8 m, handelsübliche lichte Weite 1,2 bis 114 mm. Aluminiumrohre lassen sich biegen, bohren, aufweiten, schneiden, drehen, löten und schweißen. Bei Warmbearbeitung tritt manchmal eine Veränderung des Molekulargefüges in ungünstigem Sinne ein. Beratung durch das Lieferwerk ist daher unerläßlich. Al wird durch H_2S, HS', CO_2 nicht angegriffen. Da Al in der Spannungsreihe der Metalle (s. S. 117) ziemlich weit vorn steht, verdrängt es die meisten anderen Metalle aus dem Ionenzustand. Deshalb sind Al-Leitungen für Eisenwässer nicht zu gebrauchen. Auch durch Cl' wird es verhältnismäßig stark beeinflußt. Al ist deshalb vor allem für Schwefelwässer zu empfehlen, die bei sehr vielen anderen Werkstoffen Schwierigkeiten bereiten. Bei Anwesenheit von O_2 bildet sich ein Schutzhäutchen von Aluminiumhydroxyd, das vor weiteren Angriffen schützt. Auskunft erteilt die Aluminiumzentrale G. m. b. H., Berlin W 50, Budapester Str. 53.

Blei und Zinn. Din 1704, 1397 U. Diese beiden Metalle sind ausgesprochene Fremdstoffe und sind so gut durch Heimstoffe zu ersetzen, daß sie nicht behandelt zu werden brauchen. Auch Schwefelwässer finden andere geeignete Werkstoffe.

Steinzeug. Din 7000, 7001, 7002, 7004, 7005, 7006, 7007, 7008, 7009, 7010, 7011, 7012, 7013, 7014, 7015, 7031, 7032. Unter Steinzeug versteht man gesintertes Tonzeug mit Salzglasur. Es ist schon immer für Abflußleitungen verwendet worden und hat sich als sehr widerstandsfähiges Material seit langem bewährt. Hier interessiert nur das säurefeste Steinzeug für Drücke bis 2,5 atü, wie es für die chemische Industrie entwickelt worden ist. Handelslängen 1 m, handelsübliche NW 13 bis 500 mm. Auch Armaturen und Formstücke werden in Steinzeug geliefert. Steinzeugrohre lassen sich nicht bearbeiten. Die Führung der Rohrleitung muß also vor Bestellung genau festgelegt sein. Die Rohrverbindung erfolgt durch patentierte Schraubverbinder mit Dichtung aus Bunagummi. Die Reibung ist gering. Temperaturen bis 45° C. Keinerlei chemischer Angriff. Dem großen Vorzug absoluter chemischer Beständigkeit stehen als Nachteile gegenüber hohes Gewicht, fehlende Verarbeitbarkeit, kurze Baulängen, daher viele Verbinder, geringe Biegungsfestigkeit, daher spannungs- und erschütterungsfreie Verlegung erforderlich. Hersteller für Steinzeugdruckrohre sind die Ton- und Steinzeugwerke Akt.-Ges., Krauschwitz (Oberlausitz).

Hartporzellan. Dieser hochwertige keramische Stoff, der seit langem für andere industrielle Erzeugnisse wie Isolatoren, Waschbecken, Klosettbecken Verwendung findet, wird von drei deutschen Firmen jetzt auch in Röhrenform geliefert, und zwar als glatte Rohre in Handelslängen bis zu 1,50 m und in Nennweiten von 10 bis 65 mm, als Flanschenrohre in den gleichen Längen und in Nennweiten von 80 bis 250 mm, außerdem in allen üblichen Formstücken. Porzellanrohre lassen sich mit besonderem Schneidgerät auf Länge schneiden, sonst aber nicht bearbeiten. Die Führung der Rohrleitung muß also vor Bestellung festgelegt sein, damit die einzelnen Leitungsteile einschließlich der Formstücke einbaufertig angeliefert werden können. Die Rohrverbindung erfolgt durch Verschraubungen, zweiteilige Schellen oder andere patentierte Verbinder, Dichtungsmaterial ist Bunagummi. Die Reibung ist sehr gering. Es muß aber darauf geachtet werden, daß der Dichtungsgummi an den Verbindungsstellen nicht in den Rohrquerschnitt hineingequetscht wird, weil dadurch die Reibung beträchtlich vergrößert würde. Hartporzellan ist widerstandsfähig gegen hohe Drücke und hohe Temperaturen und gegen jeden Angriff auch aggressivster Heilwässer. Die großen Vorzüge des Hartporzellans haben es schnell in die Hausinstallation Eingang finden lassen, es wird auch für Heilwässer immer mehr verwendet werden. Nachteile sind wie beim Steinzeug die kurze Baulänge, fehlende Verarbeitbarkeit, geringe Biegungsfestigkeit, daher spannungs- und erschütterungsfreie Verlegung erforderlich. Um die Verletzung der Außenglasur zu vermeiden, müssen Porzellanrohre in weiche oder feinkörnige Massen. wie Lehm, Sand, steinfreie Erde gebettet werden. Hersteller sind Rosenthal-Isolatoren G.m.b.H., Selb (Bayrische Ostmark), Porzellanfabriken Gebr. Schoenau Swaine & Co., Hüttensteinach (Thüringen) und Keramische Werke A.G., Bonn, Meckenheimer Straße 61.

Hartglas ist eine Komplexschmelze von Silicaten, in der die Borsäure eine wichtige Rolle spielt. Als „Jenaer Glas“ ist es schon seit langem bekannt. Rohre werden daraus von zwei Firmen hergestellt. Herstellungslängen bis 2 m, NW bis 200 mm, außerdem alle üblichen Formstücke. Hartglasrohre lassen sich handwerksmäßig nicht bearbeiten. Die Führung der Rohrleitung muß also vor Bestellung festgelegt sein, damit die einzelnen Leitungsteile einschließlich der Formstücke einbaufertig angeliefert werden können. Die Rohrverbindung erfolgt durch Verschraubungen oder durch patentierte Verbinder. Dichtungsmaterial ist Bunagummi. Die Reibung ist sehr gering. Ebenso wie bei den Porzellan- und Steinzeugrohren muß aber ein Hineinquetschen des Dichtungsgummis in den Rohrquerschnitt vermieden werden, da sonst die Reibung stark anwächst. Hartglas hält hohen Druck und hohe Temperatur aus und ist gegen jeden Angriff von Heilwässern gefeit. Es teilt die Vorzüge des Hartporzellans, aber auch dessen Nachteile wie kurze Baulänge, fehlende Verarbeitbarkeit, nur die Biegungsfestigkeit des Hartglases ist etwas höher als die des Hartporzellans. Trotzdem ist spannungs- und erschütterungsfreie Verlegung und weiche Bettung nötig. Die Durchsichtigkeit des Hartglases ist ein Vorteil, wo es auf die Sauberhaltung der inneren Rohrwandung ankommt, z. B. bei Bierleitungen, ein Nachteil bei absätzigen Heilwässern, aber nur wenn die Leitung sichtbar verlegt ist. Hersteller sind Jenaer Glaswerk Schott & Gen., Jena und Osram G. m. b. H., Berlin O 17, Ehrenbergstr. 11—14.

Asbestzement (Eternit). Normaler Zement und Asbestfasern werden in hauchdünnen Schichten unter starker Pressung um eine polierte Stahlwalze gewickelt. Das dicht eingelagerte Netz der chemisch unempfindlichen Asbestfaser macht den Asbestzement sehr widerstandsfähig gegen korrodierende Wirkungen. Herstellungslänge normal 4 m, lichte Weite 60 bis 300 mm, außerdem alle üblichen Formstücke. Asbestzement läßt sich bohren, schneiden, drehen, im übrigen aber nicht verarbeiten. Auch für dieses Rohrmaterial gibt es mehrere besonders konstruierte Verbinder mit Bunagummidichtung. Die chemische Beständigkeit des Asbestzements ist selbst bei CO_2-haltigen Wässern gut. Er hält hohe Drücke und Temperaturen aus. Wegen seines Aussehens wird er im allgemeinen nur bei unterirdisch verlegten Leitungen, nicht aber in der Hausinstallation Verwendung finden. Auch hier ist spannungs- und erschütterungsfreie Verlegung und weiche Bettung zu empfehlen. Hersteller ist: Deutsche Asbestzement-Aktiengesellschaft, Berlin-Rudow.

Holz ist ein alter Werkstoff für Wasserleitungen. Es gibt Holzrohre, die aus dem vollen Stamm gebohrt sind, und solche, die aus Dauben zusammengesetzt, mit Stahlband oder Kupferdraht umwickelt und mit asphaltierten Jutestreifen bandagiert sind. Für Rohre eignen sich Tanne, Fichte, Kiefer, Lärche, Rotbuche, Eiche, Erle, Pitchpine und Bambus. Die Rohrlänge richtet sich bei gebohrten Rohren nach der Größe des Stammes. Lichte Weite ist 100 bis 220 mm. Die Verbindung wird durch keilige Zuspitzung, die in eine entsprechende Ausdrehung des nächsten Rohres paßt, hergestellt. Bei den Daubenrohren ist die übliche Rohrlänge 4 bis 5 m, die lichte Weite 50 bis 500 mm. Die Widerstandsfähigkeit gegen chemische Einflüsse ist erstaunlich groß, je dichter das Holz ist, desto größer. Die Reibung ist bei gebohrten Rohren ziemlich hoch, bei Daubenrohren wesentlich niedriger. Das was Holz auch heute noch neben seiner chemischen Beständigkeit begehrenswert macht, ist sein niedriger Preis und seine geringe Wärmeleitung. Holzrohre eignen sich daher besonders für Thermalwässer, bei denen es auf jeden Grad Temperaturverlust ankommt (Homöothermen). Nachteile sind die große Wandstärke und das hohe Gewicht, das unansehnliche Äußere und das Fehlen geeigneter Formstücke. Holzrohre werden deshalb meist unterirdisch für lange gerade Leitungen verwendet. Hersteller für Daubenrohre: Holzrohr- und Silobaugesellschaft Dipl.-Ing. G. v. Holten & Co., Brannenburg (Oberbayern) und Ewald Supan, Berlin-Charlottenburg, Westendallee 108.

Mipolam ist ein neuer deutscher Austauschstoff, der auch die Aufmerksamkeit des Auslandes gefunden hat. Er ist ein Vinylpolymerisat, ist sehr leicht, eine Eigenschaft, die den höheren Preis einigermaßen ausgleicht, sehr glatt, verwendbar auch bei hohem Druck und bei Temperaturen bis 70° C. Mipolam läßt sich bohren, schneiden, drehen und im warmen Zustand auch biegen und aufweiten. Die Verbindung erfolgt entweder durch Kleben oder mit Hilfe von Flanschenverbindern. Herstellungslänge bis 6 m, lichte Weite 5 bis 160 mm. Die chemische Beständigkeit gegen Heilwässer ist vollständig. Wenn Mipolam erst in größeren Mengen geliefert werden kann, wird es seinen Siegeszug in der Hausinstallation antreten. Hersteller: Dynamit-Actien-Gesellschaft, vormals Alfred Nobel & Co., Troisdorf, Bez. Köln.

Neoresit ist ein Kondensat aus Phenol (Kresol) und Formaldehyd, ist härtbar und kann durch Pressen in langen Rohrsträngen hergestellt werden. Es läßt sich bohren, schneiden, drehen, aber nicht biegen und aufweiten. Die Verbindung erfolgt durch Muffenstücke unter Anwendung von Klebemassen. Herstellungslänge ist nur durch die Transportierbarkeit begrenzt, lichte Weite vorläufig von 19 bis 30 mm. Die chemische Beständigkeit gegen Heilwässer ist vollständig. Auch beim Neoresit ist eine allgemeine Einführung in die Hausinstallation nur von der Leistungsfähigkeit des Herstellers abhängig. Hersteller: Neoresit-Strangpreßwerk GmbH., Zossen bei Berlin.

δ) Schutzanstriche.

Die Innenwandung von Heilwasserleitungen bleibt frei von Schutzanstrichen, abgesehen von den durch das Röhrenwerk hergestellten Schutzüberzügen

(Heika-, Habitrohre, gummierte Stahlrohre), die ein Charakteristikum der betreffenden Rohrart sind. Für den Außenanstrich von Rohrleitungen und den Innenanstrich von Speichern sind folgende Mittel bekanntgeworden: Asphaltose, Bitumen, Gabrit, Icosit, Inertol, Mennige, Nigrit, Palesit, Paracit, Preolit, Prodorit, Siccolineum-Noerdlinger, Siderosthen-Lubrose, Steinkohlenteerpech. Der Schutzanstrich muß einen festhaftenden Überzug bilden, luft- und wasserdicht, wasserabstoßend und gegen Wasser unempfindlich sein. Als vollkommen und von unbegrenzter Dauer sind alle diese Mittel nicht zu bezeichnen. Sie müssen deshalb von Zeit zu Zeit erneuert werden.

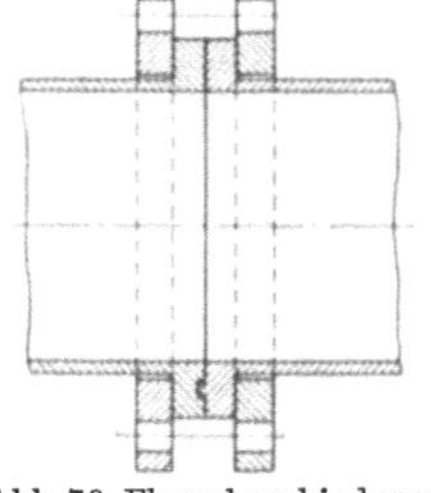
Abb. 70. Flanschverbindung. (Aus SCHWEDLER, 1. Aufl.).

ε) Lösbare Rohrverbindungen.

Es gibt eine sehr große Zahl von lösbaren Rohrverbindungen. Die Wahl der Verbindungen ist vom Rohrleitungsmaterial und dem Druck abhängig. Sie sind in folgende Gruppen zusammenzufassen: Flanschverbindungen, Gewindemuffenverbindungen, Muffenverbindungen, Schraubverbindungen, Nietverbindungen, Schnellkupplungen (Abb. 70 bis 75).

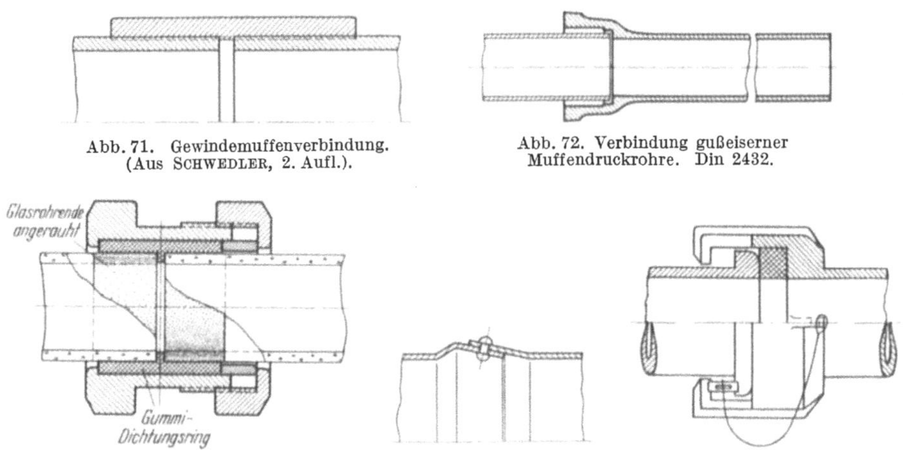

Abb. 71. Gewindemuffenverbindung. (Aus SCHWEDLER, 2. Aufl.).

Abb. 72. Verbindung gußeiserner Muffendruckrohre. Din 2432.

Abb. 73. Schraubkupplung für Glasrohre der Osram G.m.b.H. Berlin.

Abb. 74. Nietverbindung. (Aus SCHWEDLER, 2. Aufl.).

Abb. 75. Phoenix-Schnellkupplung. (Aus SCHWEDLER, 2. Aufl.).

ζ) Dichtungen.

Jede lösbare Rohrverbindung braucht eine Dichtung. Ihre Wahl richtet sich nach Rohrmaterial, Druck und Temperatur. Für unsere Zwecke werden am häufigsten gebraucht Klingerit, Asbest oder Bunagummi. Es ist darauf zu achten, daß die Dichtung beim Anziehen der Rohrverbindung nicht in den Rohrquerschnitt hineingequetscht wird, was die Reibung stark erhöhte, vor allem bei Leitungen mit kurzen Rohrlängen (Steinzeug, Hartporzellan, Hartglas, Asbestzement).

η) Formstücke und Armaturen.

sind zum Teil schon auf S. 107 besprochen worden. Die Besprechung der komplizierteren Armaturen wie Sicherheits-, Reduzier-, Rückschlag-, Rohrbruchventile, Wasserabscheider, Kondenswasserableiter, Entlüfter, Entöler, Meßapparate usw., würde über den Rahmen dieses Lehrbuches hinausgehen. Dazu sind Spezialwerke da.

ϑ) Standrohre.

Um später die Erhöhung des Druckabfalls durch Sinterbildung feststellen zu können, sieht man an zwei bestimmten, nicht weit voneinander liegenden Punkten der Rohrleitung Stutzen zum Aufsetzen von *Standrohren* vor. Der Druckabfall zwischen den beiden Punkten wird durch Einnivellieren der Wasserspiegel in den Standrohren gemessen. Nimmt der Druckabfall merklich zu, so muß die Rohrleitung gereinigt werden. Zu diesem Zwecke sollen schon beim Bau der Rohrleitung etwa aller 50 bis 60 m *Reinigungsschächte* eingebaut werden.

ι) Frostfreie Tiefe.

Die Verlegung der Leitung hat in *frostfreier Tiefe* zu erfolgen. Nach den Erfahrungen des Winters 1928/29 sind das mindestens 1,0 m, möglichst 1,2 bis 1,5 m.

B. Pumpen.

a) Allgemeines.

Es ist nicht Aufgabe dieses Lehrbuches, Theorie und Konstruktionseinzelheiten der Pumpen zu behandeln. Dazu sind Spezialwerke da. Es sei insbesondere auf MATTHIESSEN-FUCHSLOCHER, „Die Pumpen", Verlag Julius Springer, Berlin verwiesen, dem auch eine Reihe der im folgenden wiedergegebenen Zeichnungen entnommen ist (MATTHIESSEN-FUCHSLOCHER).

Die Pumpen sind *die* Maschinen, mit denen es Bäderleute am meisten zu tun haben. Und doch ist noch niemals geprüft worden, welche der zahlreichen Pumpentypen, die in den Heilbädern aufgestellt worden sind, am geeignetsten ist, geschweige denn, daß an die nicht ganz leichte Aufgabe herangegangen worden wäre, einen *Spezialtyp für Heilwässer* zu entwickeln. Die meisten Heilwässer enthalten eines der drei therapeutisch wertvollen Gase: CO_2, H_2S oder Rn, deren Schonung oberstes Gesetz sein muß. Daß durch *abnorm langsamlaufende Kolbenpumpen* gashaltige Wässer weitgehend geschont werden, ist gewiß. Solche Pumpen sind aber so groß und so teuer, daß ihre Anschaffung heute weder kosten- noch platz- noch rohstoffmäßig verantwortet werden kann. Aus der Vorliebe für die langsamlaufenden Kolbenpumpen hat sich im Bäderwesen eine Bevorzugung der Kolbenpumpen überhaupt, also auch der schnelllaufenden, entwickelt, der eine gleichstarke Abneigung gegen Kreiselpumpen gegenübersteht (WINCKLER, DIETRICH-KAMINER, HAERTL [1]). Diese Abneigung ist auch nicht dadurch überwunden worden, daß einige Heilbäder mit hochgashaltigen Wässern seit Jahren Kreiselpumpen laufen haben, ohne daß ein besonders hoher Gasverlust festgestellt worden wäre.

Das hat seinen Grund darin, daß gründliche Versuche über die in den Pumpen entstehenden Gasverluste noch nicht durchgeführt worden sind. Die Schwierigkeit solcher Versuche liegt bei der Entnahme. Vor der Pumpe herrscht annähernd Atmosphärendruck. Dort ist die Entnahme nicht schwer. Aber hinter der Pumpe ist die Pressung des Wassers meist mehrere atü. Entnimmt man nun hinter der Pumpe das gashaltige Wasser durch einen Zapfhahn, so treten hohe Entspannungsverluste auf, die fälschlicherweise der Pumpe zur Last gelegt werden. WOLFGANG ZÖRKENDÖRFER kommt bei Beschreibung der berühmten Marienbader Versuche (W. ZÖRKENDÖRFER) zu folgendem Schluß, der zunächst nur auf schnellaufende Kolbenpumpen zu beziehen ist:

„Wir ersehen hieraus, daß die Tourenzahl der Pumpe keinen wesentlichen Einfluß auf den Kohlensäureverlust nahm. Nun ist allerdings diese provisorische Pumpe überdimensioniert und keine Spezialkonstruktion für Mineralwasserförderung, verursacht demgemäß an und für sich größere Verluste. Es wäre wünschenswert, an einer besseren Pumpe für Mineralwasserförderung nachzuprüfen, ob es sich hier um einen Zufallsbefund handelt oder ob der Einfluß der Pumpenbewegung auf den Kohlensäureverlust tatsächlich nicht so groß ist, wie allgemein angenommen wird. Die Möglichkeit einer Überschätzung des Pumpeneinflusses ist immerhin gegeben, da eben die Entnahme aus unter Druck stehenden Leitungen leicht die Beobachtung trüben kann."

Theoretische Erwägungen lassen bei *Kreiselpumpen* keinen übermäßig hohen Gasverlust erwarten. Bevor aber diese Erwägungen angestellt werden können, ist es notwendig, sich mit der Eigenart der Pumpen wenigstens in großen Zügen vertraut zu machen. Das ist schon im Interesse einer ordentlichen Betriebsüberwachung notwendig.

b) Kolbenpumpen.

Man unterscheidet: Kolbenpumpen, Kreiselpumpen, Luftdruck- und Dampfdruckpumpen, Wasserstrahl- und Dampfstrahlpumpen.

Bei den Kolbenpumpen (Abb. 76) bewegt sich ein hin- und hergehender Kolben in einem geschlossenen Gehäuse, dem Pumpenzylinder, so daß eine schubweise Förderung der Flüssigkeit stattfindet. Es sind Ventile erforderlich, welche die Pumpe abwechselnd von dem Saug- und Druckrohr absperren. *S V* ist das am oberen Ende des Saugrohrs liegende Saugventil, *D V* das am unteren Ende des Druckrohrs liegende Druckventil. Das Saugrohr

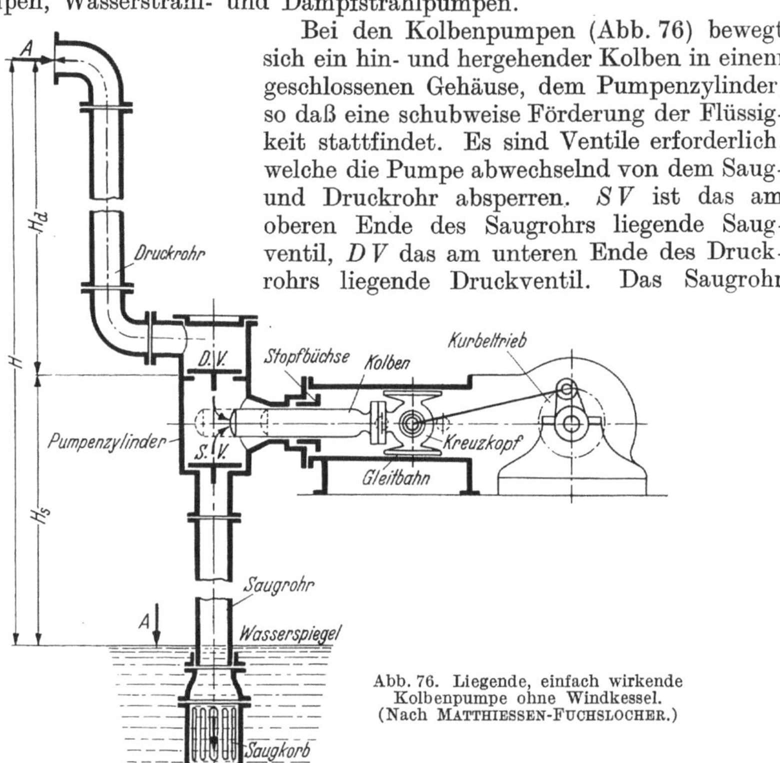

Abb. 76. Liegende, einfach wirkende Kolbenpumpe ohne Windkessel. (Nach MATTHIESSEN-FUCHSLOCHER.)

taucht mit seinem unteren Ende in das zu pumpende Wasser ein. Unreinigkeiten werden durch den Saugkorb, der mit Löchern oder Schlitzen versehen ist, zurückgehalten. Oft ist der Saugkorb noch mit einem besonderen Ventil, dem Fußventil, ausgerüstet, das ein Leerlaufen des Saugrohrs bei Stillstand der Pumpe verhindert. Das Saugrohr soll nicht zu lang sein; die Pumpe soll also dicht neben dem zu pumpenden Wasser aufgestellt werden.

Der Kolben ist meist nicht ein Scheiben-, sondern ein Tauchkolben (Plunger). Da Wasser nicht wie Luft, Dampf oder Gase zusammendrückbar ist, verdrängt der sich frei im Pumpenzylinder bewegende Tauchkolben das in die Pumpe gesaugte Wasser ebenso vollständig wie ein Scheibenkolben. Im Gegensatz zu diesem gibt es beim Tauchkolben keinerlei Reibung gegenüber der Zylinderwand. Er ist nur am Austritt aus dem Zylinder durch eine Stopfbüchse abgedichtet.

Der Antrieb des Kolbens erfolgt in der Mehrzahl der Fälle über einen Kurbeltrieb. Nur bei der Duplexpumpe wird die Bewegung eines Dampfmaschinenkolbens unmittelbar auf den Pumpenkolben übertragen.

Beim Stillstand der Pumpe drückt auf den Wasserspiegel der Atmosphärendruck A. Da aber auch im Innern der Pumpe Atmosphärendruck herrscht, so ruht das Wasser in der Pumpe. Wird der Kolben nach rechts bewegt

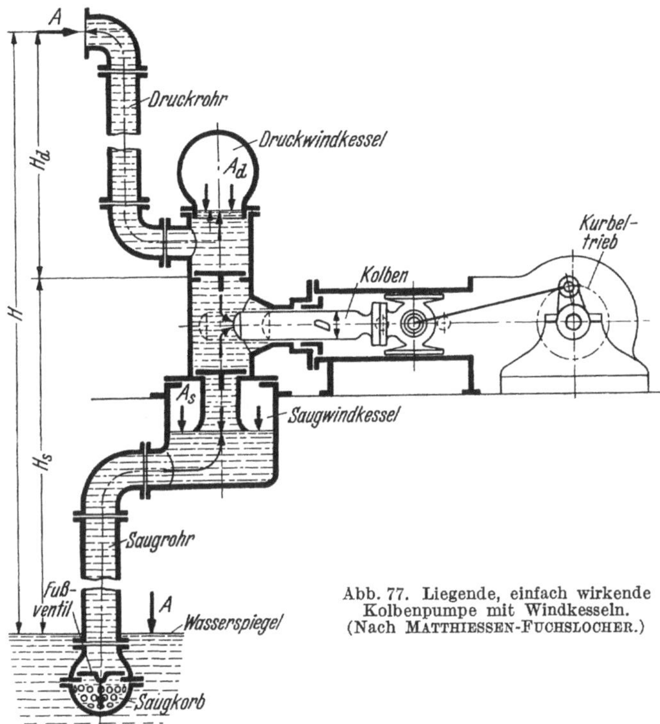

Abb. 77. Liegende, einfach wirkende Kolbenpumpe mit Windkesseln. (Nach MATTHIESSEN-FUCHSLOCHER.)

(Hingang), so wirkt die Pumpe als Luftpumpe und erzeugt im Pumpenzylinder einen luftverdünnten Raum. Hat der Unterdruck in ihm ein gewisses Maß erreicht, so drückt der auf dem Wasserspiegel lastende Atmosphärendruck A das Wasser im Saugrohr hoch, hebt das Saugventil an und füllt den Pumpenzylinder mit Wasser. Die Pumpe saugt.

Da der Atmosphärendruck etwa $= 10$ m WS ist, so müßte es möglich sein, das Wasser mit einer Kolbenpumpe, deren Ventile dicht schließen, 10 m hoch anzusaugen. Infolge der Widerstände im Saugrohr und sonstiger Momente ist eine solche Saughöhe nicht erreichbar. Die praktische Saughöhe soll auch bei nicht gashaltigem Wasser im allgemeinen 6 m nicht überschreiten. Unter Saughöhe H_s versteht man dabei den Höhenunterschied zwischen niedrigstem Wasserspiegel und der Dichtungsfläche des Druckventils.

Hat der Kolben seinen rechten Totpunkt erreicht, so hört die Saugwirkung auf, das Saugventil schließt sich, und zwar, je nach seiner Konstruktion, entweder durch sein Eigengewicht oder durch den Druck einer eingebauten Feder. Es beginnt nun die Bewegung des Kolbens nach links (Rückgang). Sein Druck öffnet das Druckventil und schiebt das Wasser in das Druckrohr hinein. Wenn der Kolben auf seinem linken Totpunkt angekommen ist, so schließt sich das Druckventil auf dieselbe Weise wie vorher das Saugventil, und der neue Saugvorgang beginnt. Nach mehreren Hin- und Hergängen ist schließlich die ganze Druckrohrleitung gefüllt. Sie fließt an ihrem oberen Ende aus. Die Pumpe arbeitet. Unter Druckhöhe H_d versteht man dabei den Höhenunterschied zwischen der Dichtungsfläche des Druckventils und der Mitte der Druckrohrmündung.

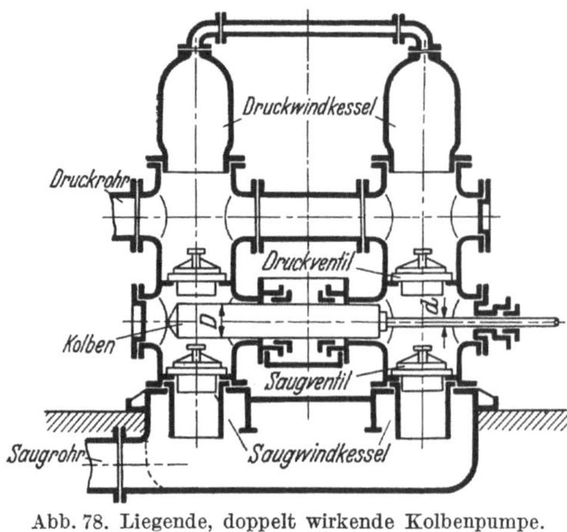

Abb. 78. Liegende, doppelt wirkende Kolbenpumpe. (Nach MATTHIESSEN-FUCHSLOCHER.)

Bei dem scharfen Wechsel zwischen Saug- und Druckvorgang erfolgt die Fortbewegung des Wassers in einzelnen Schüben. Um eine ausgeglichene Fortbewegung zu erhalten, werden sowohl in die Saugrohr- wie in die Druckrohrleitung Windkessel eingebaut, das sind Behälter, die in ihrem oberen Teil mit Luft gefüllt sind. Da Luft im Gegensatz zu Wasser zusammendrückbar ist, wirkt sie bei den in der Kolbenpumpe auftretenden Stößen als elastisches Polster und bewirkt ein ruhiges Fließen der Wasserströmung.

Abb. 77 zeigt die übliche Anordnung des Saug- und Druckwindkessels, in denen die während der Arbeit der Pumpe veränderlichen Luftdrücke A_s und A_d herrschen.

Mögen auch die Windkessel im Saug- und Druckrohr ein einigermaßen gleichmäßiges Strömen zustande bringen, in der Pumpe selbst bleibt es bei dem scharfen Wechsel zwischen Saug- und Druckvorgang. Das Öffnen und Schließen der Ventile erfolgt auch nicht erschütterungsfrei, sondern ist von einem starken Vibrieren des ganzen Wasserinhaltes begleitet. Je langsamer die Kolbenpumpe läuft, desto schwächer sind diese Erschütterungen. Daher die seitherige Bevorzugung sehr langsamlaufender Kolbenpumpen für gashaltige Wässer!

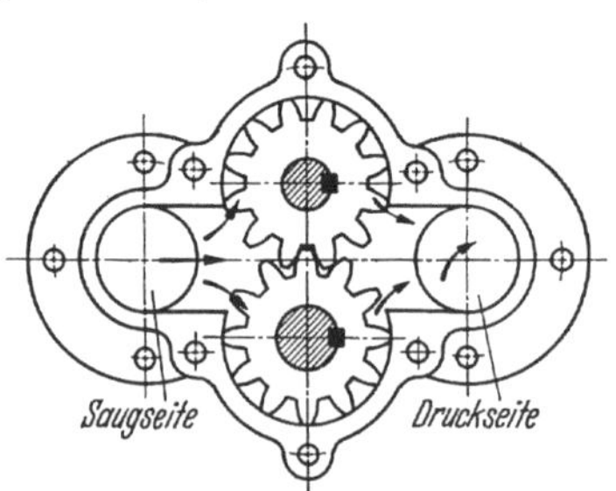

Abb. 79. Zahnradpumpe. (Nach MATTHIESSEN-FUCHSLOCHER.)

Die bisher beschriebene Pumpe war eine *einfachwirkende Pumpe*, weil im Verlauf eines Hin- und Rückganges nur einmal gedrückt wird. Eine *doppeltwirkende Pumpe*, in der bei jedem Hin- und bei jedem Rückgang gedrückt wird, die also eigentlich 2 Pumpen mit einem gemeinsamen Kolben darstellt, zeigt Abb. 78. Über die komplizierten *Differentialpumpen* lese man in MATTHIESSEN-FUCHSLOCHER S. 6 bis 7 und anderen Spezialwerken nach!

Eine für kleine Leistungen und niedrige Drücke gern verwendete Abart der Kolbenpumpe sind die *Verdrängerpumpen*. Sie sind billig, betriebssicher und beanspruchen wenig Platz. Ihr Wirkungsgrad ist aber nicht sehr hoch. Zwei Zahnradwalzen (Abb. 79), deren Zähne sehr genau gefräst sein und ohne Spiel ineinander passen müssen, wälzen sich aufeinander ab. Dabei tritt das Wasser zwischen die Zahnlücken und wird beim Drehen der Walzen nach der Absperrung durch die umschließende Gehäusewand mitgenommen, wie das die Pfeile zeigen.

Für die *Inbetriebsetzung* und *Regelung* ist folgendes zu beachten:

Da jede Kolbenpumpe bei gutdichtenden Ventilen wie eine Luftpumpe arbeitet, ist sie in der Lage anzuspringen, auch wenn sie vollkommen wasserleer ist. Sie ist also „selbstansaugend". Ratsam ist es nicht, sie auf diese Weise anzufahren. Es ist zweckmäßiger, den Pumpenzylinder durch eine Umleitung aus der Druckrohrleitung zunächst mit Wasser zu füllen. Die Wassermenge soll im allgemeinen durch Änderung der Umlaufszahl geregelt werden. Eine Regelung mit dem in der Druckrohrleitung eingebauten Schieber ist nur sehr begrenzt anwendbar. Bei geschlossenem Schieber zerspringt die im Gang befindliche Kolbenpumpe. Deshalb darf auch das Anfahren nur bei geöffnetem Schieber erfolgen. Die Kreiselpumpen verhalten sich in dieser Beziehung ganz anders.

Wenn man bei einer Pumpenfirma eine Pumpe bestellen will, so wird einem ein *Fragebogen* zugeschickt, auf dem viele Fragen zu beantworten sind. Es ist deshalb gut, über einige grundlegende technische Begriffe Bescheid zu wissen.

Die *tatsächliche (effektive) Wasserlieferung* Q_e in m³/s ist die Wassermenge, die die Pumpe unter normalen Verhältnissen liefern soll.

Die *geodätische oder hydrostatische Förderhöhe* H in m ist der Höhenunterschied zwischen dem niedrigsten Wasserspiegel des zu pumpenden Wassers und dem höchsten Wasserspiegel des Speichers, in den die Pumpe drückt. Die geodätische Förderhöhe ist also die Summe aus Saug- und Druckhöhe.

$$H = H_s + H_d. \tag{1}$$

Die *manometrische Förderhöhe* H_{man} in m ist die Summe aus geodätischer Förderhöhe + Summe aller Rohrleitungswiderstände + Geschwindigkeitshöhe (s. S. 110).

$$H_{\mathrm{man}} = H + H_w + \frac{v_d^2}{2g}. \tag{2}$$

Die *Geschwindigkeit* in der Druckrohrleitung v_d soll bei gasfreien Wässern etwa 1,0 bis 2,0 m/s, bei gashaltigen Wässern 0,5 bis 1,0 m/s betragen.

Das *spezifische Gewicht* (Wichte) γ der Flüssigkeit ist das Verhältnis ihres Gewichtes zu ihrem Volumen und wird entweder als unbenannte Zahl oder in kg/m³ angegeben. Es ändert sich bei ein und derselben Flüssigkeit mit der Temperatur. Bei Heilwässern schwankt es außerdem je nach dem Salzgehalt zwischen 1,0 und 1,2 (gesättigte Sole). Für die hier in Frage kommenden Rechnungen und bei Heilwässern mit wenigen Gramm gelösten festen Bestandteilen kann $\gamma = 1{,}0 = 1000$ kg/m³ angenommen werden.

Die *Nutzleistung* (effektive Leistung) N_e ist die Leistung, die sich aus der tatsächlichen Wasserlieferung Q_e, der manometrischen Förderhöhe H_{man} und dem spezifischen Gewicht der geförderten Flüssigkeit γ errechnet.

$$N_e = \frac{Q_e \cdot \gamma \cdot H_{\mathrm{man}}}{75} \text{ PS}. \tag{3}$$

Die *Antriebsleistung* N ist die Leistung, die an dem Bindeglied zwischen Antriebsmaschine und Pumpe, z. B. an der Kupplung oder Riemenscheibe, gemessen wird. Meist geschieht dies durch Bremsversuche.

Der *Gesamtwirkungsgrad* η ist das Verhältnis von Nutzleistung N_e zu Antriebsleistung N.

$$\eta = \frac{N_e}{N}. \tag{4}$$

$$N = \frac{N_e}{\eta} = \frac{Q_e \cdot \gamma \cdot H_{\mathrm{man}}}{75\,\eta} \text{ PS}. \tag{5}$$

Die Antriebsleistung ist aber nicht zu verwechseln mit der Leistung der Antriebsmaschine (Elektromotor, Dampfmaschine, Dieselmotor). Die Antriebsmaschine hat ihren eigenen Wirkungsgrad. Ihre Leistung muß also höher als die Antriebsleistung der Pumpe liegen.

Der Gesamtwirkungsgrad ist bei guten Kolbenpumpen $\eta = 0{,}8$ bis $0{,}9$. Er kann jedoch bei kleinen Pumpen bis auf $\eta = 0{,}55$ herabgehen. Bei Verdrängerpumpen ist $\eta = 0{,}6$ bis $0{,}7$.

c) Kreiselpumpen.

Bei den Kreiselpumpen ist der bewegliche Teil ein Schaufelrad, das sich ohne Unterbrechung mit der gleichen Geschwindigkeit dreht und dem Wasser einen gleichförmigen Antrieb verleiht. Die einfachste Form der Kreiselpumpe (Abb. 80) zeigt ein Schaufelrad mit 6 rückwärts gekrümmten Schaufeln, das in

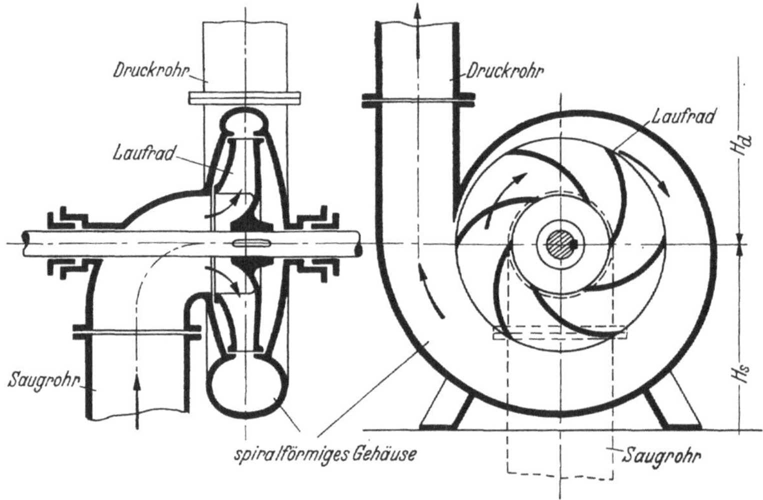

Abb. 80. Einstufige Niederdruckkreiselpumpe mit einseitigem Einlauf. (Nach MATTHIESSEN-FUCHSLOCHER.)

ein spiralförmiges Gehäuse eingebaut ist. Dort, wo das Druckrohr an dieses Gehäuse angesetzt ist, ist der Spalt zwischen Schaufelrad und Gehäusewand sehr klein. Er erweitert sich gleichmäßig bis zum Druckrohr.

Wenn die Pumpe mit Wasser gefüllt und das Schaufelrad in der Richtung des Pfeiles in Drehung versetzt ist, wird das Wasser von den Schaufeln mitgenommen. Dabei wandert es in den zwischen den Schaufeln befindlichen Kanälen, von der Zentrifugalkraft getrieben, nach dem äußeren Umfang des Schaufelrades hin und wird dort in der Drehrichtung abgeschleudert. Der Winkel, unter dem es abgeschleudert wird, ist bei den verschiedenen Kreiselpumpensystemen verschieden groß. Er wird aber immer so gewählt — man hat das vor allem durch die Form, die den Schaufeln gegeben wird, in der Hand —, daß sich die abgeschleuderten Wasserteilchen möglichst reibungs-, stoß- und wirbelfrei zu einem in der Richtung zum Druckrohr hinfließenden Strom vereinigen. Die hohe Geschwindigkeit, die jedem Wasserteilchen von dem Laufrad mitgegeben wird, muß dabei allmählich in Druck umgesetzt werden. Denn nur der Druck ist in der Lage, die in der Druckrohrleitung stehende Wassersäule in Bewegung zu setzen. Zu diesem Zweck ist der Ringraum, den das Gehäuse um das Laufrad bildet, spiralförmig ausgebildet. In dem Maße, wie der

Querschnitt dieses Ringraumes zunimmt, verringert sich nach der Kontinuitätsgleichung $Q = F \cdot v$ die Geschwindigkeit. Mit sinkender Geschwindigkeit steigt aber der Druck. Am Anfang der Druckrohrleitung ist *der* Druck erreicht, der nötig ist, um die darin stehende Wassersäule mit der verlangten Geschwindigkeit fortzubewegen. Über die theoretischen Grundlagen dieses Vorganges lese man S. 103 bis 106 nach!

Dadurch, daß vom Laufrad ununterbrochen Wasser, das sich ursprünglich zwischen den Laufradschaufeln befand, abgeschleudert wird, entsteht am inneren Umfang des Laufrades ein Unterdruck, der bewirkt, daß der auf dem Wasserspiegel des Brunnens lastende Atmosphärendruck durch die Saugrohrleitung frisches Wasser in die Pumpe hineindrückt. Die Pumpe saugt.

Das, was bei den Kolbenpumpen (S. 124) über Saugrohrleitung, Saugkorb und Fußventil gesagt worden ist, gilt auch für die Kreiselpumpen. Während aber bei der Kolbenpumpe ein Schieber in der Druckrohrleitung nicht unbedingt nötig, in gewisser Beziehung sogar gefährlich ist (s. S. 127), ist der Einbau eines Regulierschiebers bei Kreiselpumpen Erfordernis. Bei Druckhöhen von 10 m an aufwärts muß außerdem eine Rückschlagklappe vorhanden sein, damit bei zufälligem Stillstand der Pumpe nicht der ganze Druck der über ihr stehenden Wassersäule auf sie zurückfällt. Die Rückschlagklappe wird meist mit einer Umleitung geliefert, durch die die Kreiselpumpe mit Wasser angefüllt werden kann, bevor sie in Betrieb gesetzt wird.

Auch das, was bei den Kolbenpumpen (S. 125) über die Saughöhe gesagt worden ist, gilt für die Kreiselpumpen. Obwohl gute Kreiselpumpen eine Saughöhe bis zu 8 m erreichen können, wird man in der Praxis nicht über 5 m hinausgehen, selbst wenn es sich um ein gasfreies Heilwasser handelt.

Wenn die Pumpe saugen soll, muß, wie schon gesagt, am Eintritt in das Laufrad ein Unterdruck vorhanden sein. Sonst wäre es nicht möglich, daß der auf dem Wasserspiegel ruhende Atmosphärendruck das Wasser der Pumpe durch die Saugrohrleitung zudrückt. Der Druck in der Saugrohrleitung nimmt vom Wasserspiegel bis zum Eintritt in das Laufrad ab. Von da an und beim Durchgang durch das Laufrad hindurch, steigt sowohl die Geschwindigkeit wie der Druck. Nachdem das Laufrad passiert ist, sinkt nach dem oben Gesagten zwar die Geschwindigkeit, der Druck nimmt aber weiter zu, bis *der* Druck erreicht ist, der zur Förderung des Wassers gebraucht wird. Verfolgen wir einmal den Verlauf des Druckes, dem das Wasser beim Pumpen mit einer Kreiselpumpe unterworfen ist, so finden wir nacheinander: Atmosphärendruck — Unterdruck — Atmosphärendruck — Überdruck.

Das ist wichtig zu wissen, wenn Folgerungen für gashaltige Wässer gezogen werden sollen.

Die in Abb. 80 dargestellte Pumpe ist eine *Niederdruckpumpe* mit einseitigem Einlauf. Bei größeren Wassermengen verwendet man zweiseitigen Einlauf, wie ihn Abb. 81 zeigt. Eine *Niederdruckpumpe* drückt im allgemeinen nur bis 20 m. Bei manometrischen Förderhöhen von 20 bis 50 m braucht man *Mitteldruckpumpen*, über 60 m *Hochdruckpumpen*.

Bei Förderhöhen von über 20 m genügt die Umsetzung von Geschwindigkeit in Druck durch die spiralförmige Ausbildung des Gehäuses nicht mehr. Es ist notwendig, zwischen den spiralförmigen Ringraum und das Laufrad noch ein *Leitrad* zwischenzuschalten. Der Ausdruck Leitrad ist irreführend. Denn es dreht sich nicht, sondern steht fest. Richtiger wäre es, Leitkranz zu sagen. Er umgibt nämlich das Laufrad mit einem Kranz feststehender Schaufeln, die den aus den Laufradschaufeln austretenden Wasserstrom planmäßig so leiten, daß er möglichst reibungs-, stoß- und wirbelfrei in den spiralförmigen Ringraum eintreten kann. Die Umsetzung von Geschwindigkeit in Druck beginnt schon im Leitrad und wird im spiralförmigen Ringraum fortgesetzt. Die soeben besprochene Pumpe hat ein Leitrad. Wie man sieht, braucht die Zahl der Schaufeln in Lauf- und Leitrad nicht gleich groß zu sein.

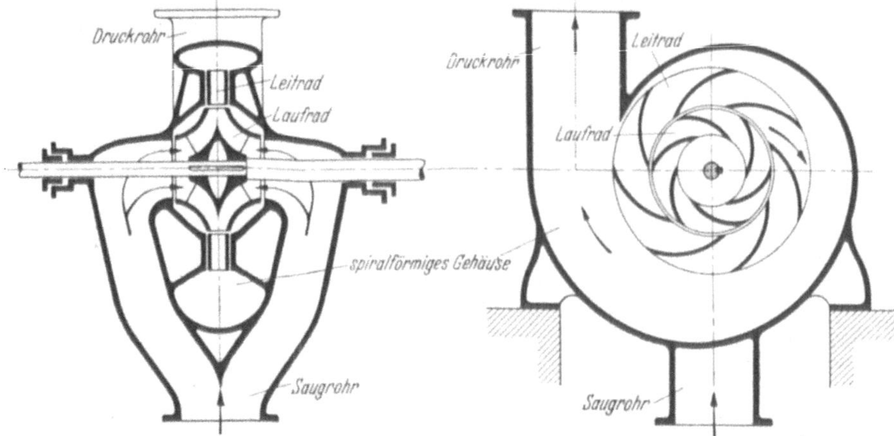

Abb. 81. Einstufige Mitteldruckkreiselpumpe mit zweiseitigem Einlauf. (Nach MATTHIESSEN-FUCHSLOCHER.)

Bei Förderhöhen über 50 m genügt auch der Einbau eines Leitrades nicht mehr. Es ist dann notwendig, mehrere Laufräder hintereinander zu schalten, von denen jedes sein eigenes Leitrad hat. Damit kommt man zu den

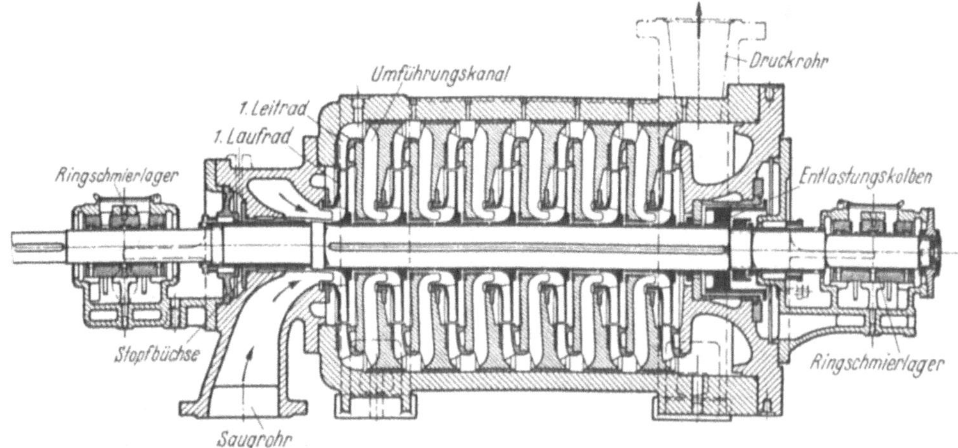

Abb. 82. Siebenstufige Hochdruckkreiselpumpe. (Nach MATTHIESSEN-FUCHSLOCHER.)

mehrstufigen Kreiselpumpen, die schon mit 10 und mehr Stufen gebaut worden sind (Abb. 82).

Das Wasser, das durch das erste Lauf- und Leitrad auf einen Zwischendruck gebracht worden ist, der etwa gleich dem Enddruck geteilt durch die Zahl der Stufen ist, wird durch einen Umführungskanal dem zweiten Laufrad zugepreßt. In ihm und dem zugehörigen Leitrad erhält es den doppelten Druck usw. Der einzelnen Stufe gibt man mindestens 10 m und höchstens 70 m WS. Da mehrstufige Pumpen nur mit einseitigem Einlauf gebaut werden können, entsteht in ihnen ein bedeutender *Axialschub*. An dem einen Ende der Pumpe herrscht Unterdruck, am anderen ein ziemlich hoher Überdruck. Dieser sucht die ganze

Pumpe nach der Saugseite hin zu verschieben. Den Axialschub hebt man durch eine Entlastungsscheibe oder einen Entlastungskolben auf, gegen die ein aus der letzten Stufe abgezweigter Teil des Druckwassers in entgegengesetzter Richtung drückt.

Auf gute Lagerung (Ringschmierlager!) und gute Stopfbüchsenabdichtung ist Wert zu legen.

Die hintereinander zu schaltenden Laufräder werden mit den Leiträdern und Umführungskanälen entweder in *ein* zylindrisches Gehäuse eingeschoben oder die Stufen stellen selbständige Stücke dar, die hintereinandergereiht und durch kräftige Längsanker zusammengeschraubt werden. Bei der letzten Bauweise ist es möglich, beliebig viele Stufen aneinanderzufügen und sogar nachträglich die Stufenzahl zu erhöhen. Diese Ausführungsform gewinnt deshalb immer mehr die Oberhand.

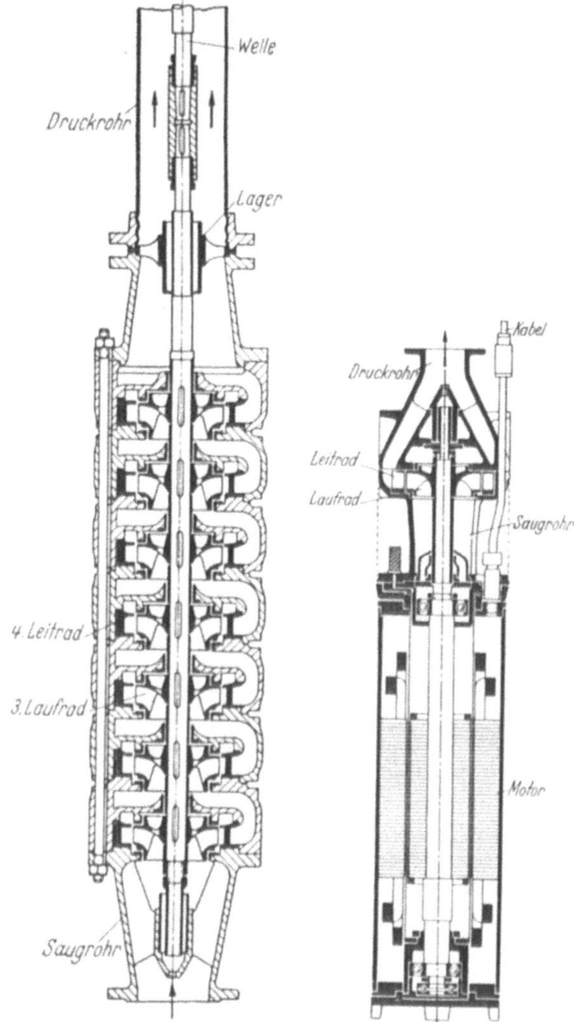

Abb. 83. Bohrlochpumpe. (Nach MATTHIESSEN-FUCHSLOCHER.)

Abb. 84. Tauchpumpe mit untenliegendem Motor. (Nach MATTHIESSEN-FUCHSLOCHER.)

Eine normale Kreiselpumpe hat liegende Welle. Es lassen sich aber auch Kreiselpumpen mit stehender Welle bauen. Von dieser Möglichkeit ist bei den *Tiefbrunnenpumpen* Gebrauch gemacht worden, die unmittelbar über einem sehr tief liegenden Wasserspiegel oder unter Wasser arbeiten. Man unterscheidet zwei Ausführungsformen. Bei den *Bohrlochpumpen* (Abb. 83) steht der Antriebsmotor oben und nur die Pumpe befindet sich unten im Brunnen. Sie hängt an ihrer eigenen Druckleitung, die besonders stark ausgeführt wird. Die Antriebswelle läuft durch das Innere des Druckrohrs hindurch und ist darin mehrfach gelagert. Bei den *Tauchpumpen* (Abb. 84) bilden Motor, Pumpe und manchmal sogar noch ein Transformator ein einziges Aggregat, das über oder in dem Wasser hängt. Da Zuführungskabel und Motorwicklung gegen Wasser isoliert sein müssen, sind die Tauchpumpen teurer als die Bohrlochpumpen. Alle Tiefbrunnenpumpen haben den großen Vorteil, daß sie in Bohrlöcher und Schachtbrunnen eingehängt werden und auch unter Wasser arbeiten können. Wir werden darauf noch zurückkommen.

Im Gegensatz zu den Kolbenpumpen sind die Kreiselpumpen nicht „selbstansaugend“. Sie haben ja kein einziges Dichtungsorgan. Wenn auch der Spalt zwischen Laufrad und Gehäuse und zwischen Lauf- und Leitrad, schon zur Verringerung der Spaltverluste, so eng wie möglich gehalten wird, läßt er doch viel zu viel Luft durch, als daß durch eine in Luft laufende Kreiselpumpe ein zum Ansaugen brauchbares Vakuum geschaffen werden könnte. Bevor eine Kreiselpumpe ansaugen kann, muß sie deshalb mit Wasser gefüllt werden.

Das ist ein Übelstand in allen solchen Fällen, wo eine Pumpe schnell betriebsbereit sein soll, also z. B. bei Feuerlöschpumpen. Deshalb sind für diese Zwecke Spezialpumpen, sog. *selbstansaugende Kreiselpumpen*, konstruiert worden. Eine mehrstufige Hochdruckkreiselpumpe ist mit einer Wasserringpumpe zusammengebaut. Diese Wasserringpumpe, wie sie auch sonst vielfach als leistungsfähige Luftpumpe Verwendung findet, saugt zunächst die Luft aus Saugrohrleitung oder Saugschlauch, bis die Pumpe selbst ansaugt. Solche selbstansaugende Kreiselpumpen haben auch in das Bäderwesen dort Eingang gefunden, wo normal gebaute Kreiselpumpen infolge von Gasansammlung im Pumpengehäuse des öfteren abrissen, d. h. zu fördern aufhörten, obwohl sich an den Betriebsverhältnissen nichts geändert hatte. Hier handelt es sich um einen grundlegenden Irrtum, auf den wir noch zurückkommen werden.

Für die *Inbetriebsetzung und die Regelung* gelten folgende Vorschriften:

Da die Kreiselpumpe keine so hohe Luftverdünnung erzeugen kann, daß das Wasser durch das Saugrohr in die Pumpe einströmt, muß sie vor dem Anlassen mit Wasser gefüllt werden, und zwar aus der Druckrohrleitung (z. B. durch die Umleitung der Rückschlagklappe) oder durch den auf ihr sitzenden Trichter. Hierbei müssen alle an der Pumpe befindlichen Entlüftungshähne geöffnet sein, damit die Luft vollständig entweichen kann. Das Anlassen erfolgt — im Gegensatz zur Kolbenpumpe — bei geschlossenem Regulierschieber. Die Kreiselpumpe läuft „im toten Wasser“, ohne daß ihr das irgendwie schadet, vorausgesetzt, daß das Anlassen nicht zu lange dauert; denn nach einer gewissen Zeit erwärmt sich das tote Wasser in der Pumpe in unzulässiger Weise.

Hat die Pumpe ihre normale Umlaufzahl erreicht, was man am Klang hört, und ist der Wasserdruck, der am Manometer abgelesen wird, annähernd auf die durch einen roten Strich gekennzeichnete manometrische Förderhöhe gestiegen, dann wird der Regulierschieber allmählich geöffnet.

Die Regelung der Wasserlieferung erfolgt durch Änderung der Umlaufzahl oder durch Drosseln mit dem Regulierschieber. Meist wird gedrosselt, da diese Regelungsart sehr einfach ist und es sich ja in vielen Fällen nur um eine vorübergehende Regelung handelt. Auch beim Abstellen ist zunächst der Schieber in der Druckleitung langsam zu schließen und dann erst die Pumpe stillzusetzen.

Über die grundlegenden *technischen Begriffe*, die zum Verständnis einer Pumpe notwendig sind, ist schon auf S. 127 das Notwendige gesagt worden.

Die *Vorteile der Kreiselpumpe* gegenüber der Kolbenpumpe sind: Geringere Anlage- und Betriebskosten, kleinerer Gewichts- und Platzbedarf, größere Betriebssicherheit, einfachere Wartung, direkte Kupplung mit schnellaufenden Antriebsmaschinen, insbesondere Elektromotoren, keine störenden Zahnrad- oder Riemenübersetzungen.

Die *Nachteile sind*: Die umständlichere Inbetriebssetzung (Anfüllen!) und der etwas geringere Wirkungsgrad. Bei sehr kleinen Fördermengen sinkt infolge der übermäßig großen Reibung in den bei so kleinen Kreiselpumpen sehr engen Schaufelkanälen der Wirkungsgrad so tief, daß die Kolbenpumpe vorzuziehen ist. Auch die Verdrängerpumpe ist in diesem Falle der Kreiselpumpe überlegen. Die kleinste mit der Kreiselpumpe zu fördernde Wassermenge ist etwa 20 l/min.

Die Vorzüge der Kreiselpumpe sind so mannigfach, daß sie in neuen Anlagen heute schon das Feld beherrscht. Es geht nicht an, ihr im Bäderwesen immer noch mit einem Vorurteil entgegenzutreten, das durch genaue Versuche wahrscheinlich in sich zusammenbrechen wird. Für Heilwässer, die frei von therapeutisch wertvollen Gasen sind, also z. B. für die kohlensäurefreien Kochsalz- oder Eisenquellen oder die radonfreien Akratothermen, steht es auch jetzt schon außer Frage, daß die Kreiselpumpe — abgesehen von sehr kleiner Wasserlieferung — die gegebene Pumpe ist. Die an Zahl und Bedeutung überwiegenden gashaltigen Heilwässer verlangen aber eine besondere Behandlung.

Die Schonung gashaltiger Heilwässer ist von drei physikalischen Gesetzen abhängig:

1. Die Löslichkeit der 3 in Frage kommenden Gase CO_2, H_2S und Rn fällt mit steigender Temperatur und umgekehrt.
2. Ihre Löslichkeit steigt mit steigendem Druck und umgekehrt.
3. Übersättigte gashaltige Wässer müssen vor Erschütterungen bewahrt werden.

Die Temperaturänderung spielt als Ursache für die Änderung der Löslichkeit bei Pumpen keine Rolle. Denn die Reibungswärme, die in den Pumpen entsteht, ist so gering, daß sie vernachlässigt werden kann. Die Druckänderung dagegen übt einen starken Einfluß aus. Für H_2S- und Rn-haltige Wässer ist sie überhaupt der einzige Faktor. Denn in ihnen ist niemals soviel Gas gelöst, daß von einer Sättigung, geschweige denn von einer Übersättigung gesprochen werden könnte. Nur CO_2-haltige Wässer können übersättigt sein. Gerade die wertvollsten CO_2-Wässer sind übersättigt. Wenn man von den starken Solen absieht, deren Löslichkeitsverhältnisse andere sind, so überschreitet ein kohlensäurehaltiges Wasser bei Atmosphärendruck den Sättigungspunkt, wenn es in 1 kg Wasser folgende Gewichtsmengen CO_2 enthält:

Tabelle 7.

Wassertemperatur °C	Sättigung mit CO_2 mg/kg	Wassertemperatur °C	Sättigung mit CO_2 mg/kg
10	2318	35	1105
15	1970	40	973
20	1688	45	860
25	1449	50	761
30	1257	60	576

Die Übersättigung von Gaslösungen ist noch wenig erforscht. Wenn einem übersättigten gashaltigen Wasser Erschütterungen oder feste Verunreinigungen ferngehalten werden, so bleibt der Zustand der Übersättigung auffallend lange bestehen. Die natürlichen kohlensäurehaltigen Wässer sind den künstlich imprägnierten gerade in dieser Beziehung weit überlegen (HAERTL [2]). Erschüttert man aber ein übersättigtes Wasser, z. B. durch heftiges Umrühren im Glas, oder schüttet man irgendwelche festen Stoffe hinein, z. B. Zucker oder Zigarettenasche, so entweicht die Übersättigungskohlensäure sehr rasch. Diese leicht durchzuführenden Versuche haben nun den Glauben entstehen lassen, daß die schnellaufende Kreiselpumpe das Wasser so stark erschüttere, daß eine Entgasung unvermeidlich sei. Dabei ist aber folgendes außer acht gelassen worden: Auch Kolbenpumpen sind, wie auf S. 126 ausgeführt worden ist, von Erschütterungen keineswegs frei. Eine schnellaufende Kolbenpumpe erschüttert das Wasser wahrscheinlich genau so stark, wie eine für den Zweck gut durchkonstruierte Kreiselpumpe. Die erschütterungsarmen, langsamlaufenden Kolbenpumpen sind mit ihrem hohen Material- und Platzbedarf aber heute nicht mehr zu rechtfertigen.

Der Vergleich mit dem Umrühren hinkt auch insofern, als bei Kreiselpumpen der Erschütterungsvorgang in einem geschlossenen, nur mit Wasser angefüllten Gehäuse und in einer Zone höheren Druckes, also besserer Löslichkeitsverhältnisse stattfindet.

Freilich handelt es sich hier zunächst um theoretische Überlegungen. Die beweisenden Versuche fehlen noch. Über die Druckverhältnisse beim Pumpvorgang herrscht dagegen völlige Klarheit, und es ist erstaunlich, daß im Bäderwesen gegen diese Erkenntnisse allenthalben verstoßen wird.

Der Saugvorgang kommt zustande, dadurch daß die Pumpe einen Unterdruck erzeugt. Jeder Unterdruck ist aber Gift für ein gashaltiges Wasser. Das Gas wird durch ihn mit Macht aus dem Wasser herausgerissen. Ob es sich bei zunehmendem Druck wieder vollständig löst, ist sehr unwahrscheinlich; die größeren Gasblasen tun es bestimmt nicht. Es ist festgestellt worden, daß der Druckwindkessel einer Kolbenpumpe, die mit Ansaugung arbeitet, sich allmählich immer mehr mit CO_2 füllt, daß also auch der dort herrschende hohe Druck nicht in der Lage ist, das einmal freigewordene Gas wieder zur vollständigen Lösung zu bringen.

Hier hilft nur eins, nämlich die Bildung von Unterdruck unter allen Umständen zu vermeiden. Das gashaltige Wasser darf nicht zur Pumpe heraufgehoben werden, sondern muß ihr unter Druck zulaufen. Da mit den Reibungswiderständen der Saugrohrleitung und mit den Partialdrücken des Wasserdampfes und des CO_2 gerechnet werden muß, so genügt es nicht, die Pumpe im Niveau des niedrigsten Wasserspiegels aufzustellen. Sie muß noch einige Meter unter ihm stehen, je wärmer das Wasser ist, desto tiefer. Es muß erreicht werden, daß der Druck am Saugventil der Kolbenpumpe oder am Eintritt in das Laufrad der Kreiselpumpe während des Saugvorgangs höher ist als der Atmosphärendruck, je höher, desto besser.

Die Aufstellung unter dem Wasserspiegel macht oft recht teure und umständliche Anlagen notwendig, z. B. den Bau eines trockenen Nebenschachtes neben der Quellfassung. Die Tiefbrunnenpumpen machen solche Nebenschächte entbehrlich. Sie können ohne besondere Vorrichtungen beliebig tief ins Wasser gehängt werden.

Die Forderung, Pumpen gashaltiger Wässer unter dem Wasserspiegel aufzustellen, gilt nicht nur für Kreisel-, sondern auch für Kolbenpumpen. Die Kolbenpumpe saugt das Gas bei Unterdruckbildung genau so stark aus dem Wasser wie die Kreiselpumpe. Es besteht nur folgender Unterschied: Die Kolbenpumpe arbeitet weiter, auch wenn sie teilweise mit Gas angefüllt ist, und schafft es unbemerkt durch die Druckrohrleitung fort. Die Kreiselpumpe dagegen reißt ab. Wenn Kreiselpumpen irgendwo versagt haben, war bestimmt die fehlerhafte Aufstellung schuld. In einem solchen Fall zur selbstansaugenden Kreiselpumpe Zuflucht nehmen, heißt den Teufel mit dem Beelzebub austreiben. Wohl arbeitet die „selbstansaugende“ auch bei Gasfüllung weiter, das Gas aber wird durch sie ebenso schlecht behandelt wie durch eine normale Kreiselpumpe mit falscher Aufstellung.

Wenn aber die Pumpe so tief steht, daß ihr das Wasser zuläuft, macht der Druckverlauf in einer Kreiselpumpe keine Sorge mehr. Der Druck steigt bis zum Druckrohr ununterbrochen an. Die Löslichkeitsverhältnisse des Gases bessern sich also während des Pumpendurchgangs. Ein Wasser von 15° C habe bei Atmosphärendruck (etwa 0 atü) einen CO_2-Gehalt von 2500 mg/kg, es ist also stark übersättigt. Denn bei 15° C ist die Sättigung mit 1970 mg/kg erreicht. Wird es durch eine Tiefbrunnenpumpe, die etwa 10 m unter Wasser hängt, gepumpt, so herrscht am Eintritt in das 1. Laufrad etwa ein Überdruck von 1 atü = 10 m WS. Bei diesem Druck kann von einer Übersättigung des Wassers schon nicht mehr gesprochen werden, im Gegenteil, das Wasser ist dabei *unter*sättigt. Es befindet sich also in einem Zustand, in dem ihm Erschütterungen nichts mehr anhaben können. Wenn es aber in der Pumpe an die Stelle gelangt ist, wo die größten Erschütterungen auftreten, nämlich an den äußeren Umfang des Laufrades, ist der Druck auf etwa 2 atü gestiegen. Und so steigt der Druck weiter von Stufe zu Stufe bis zum vollen Pumpendruck. Sei er 4 atü = 40 m WS, so liegt die CO_2 = Sättigung bei etwa 9000 mg/kg. Das Wasser ist also bei diesem Druck stark *unter*sättigt und ist ganz unempfindlich geworden.

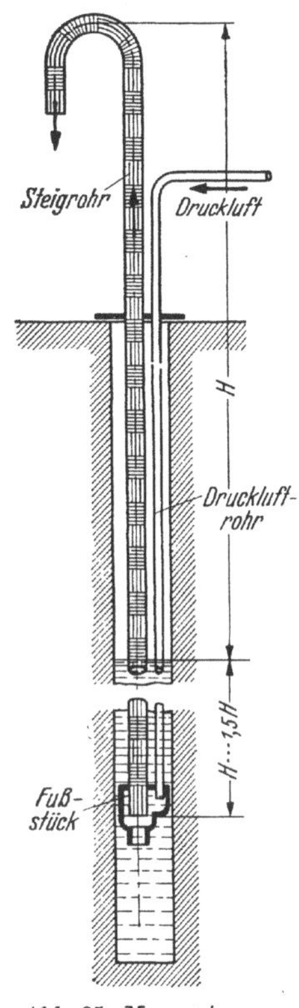

Abb. 85. Mammutpumpe. (Nach MATTHIESSEN-FUCHSLOCHER.)

Die Vorteile, die sich bieten, wenn der ganze Pumpvorgang nur im Gebiete des Überdruckes stattfindet, sind so groß, daß sich die Frage in den Vordergrund drängt, ob nicht alle gashaltigen Wässer grundsätzlich in einer gewissen Tiefe (mindestens 10 m) weggepumpt werden sollten, auch wenn ihr natürlicher Auftrieb dazu ausreicht, um sie bis an die Tagesoberfläche zu treiben. Jetzt baut man an das obere Ende von Bohrlöchern oder Spalten, durch die ein stark kohlensäurehaltiges Wasser emporsprudelt, einen weiten Ausgleichschacht, in dem der Auftrieb des Wassers verlangsamt und eine allmähliche Entspannung des Gasgehaltes herbeigeführt wird. Wozu erst diese Entspannung, die ja mit Gasverlusten verbunden ist, wenn das Wasser doch wieder gepumpt und unter höheren Druck gesetzt werden muß? Wäre es nicht richtiger, es gar nicht erst zur Entspannung kommen und das Wasser an einer Stelle von der Pumpe aufnehmen zu lassen, wo es noch unter 1 bis 2 atü Überdruck steht? Eine solche Maßnahme hat aber natürlich nur Erfolg, wenn die Wasserlieferung der Pumpe durch eine feinstufige Drehzahlregelung der Quellschüttung so angepaßt werden kann, daß ein kleiner Teil Wasser immer noch an der Tagesoberfläche ausläuft. Denn wenn das Wasser bis zur Pumpe weggesaugt wird, wird der Zweck dieser Maßnahme illusorisch.

Um für die Schonung des Gasgehaltes noch ein übriges zu tun, ist es notwendig, daß Kreiselpumpen ausgebildet werden, die möglichst reibungs-, stoß- und wirbelfrei arbeiten. Bei Kreiselpumpen für *gewöhnliches* Wasser steht die Rücksicht auf Wirkungsgrad und Herstellungspreis im Vordergrund. Um für *gashaltige* Wässer eine Konstruktion zu erhalten, die den Gasgehalt ganz besonders schont, wird man gern einen etwas höheren Herstellungspreis in Kauf nehmen.

d) Luftdruck- und Wasserdruckpumpen.

Der Pumpentyp, in dem eine Flüssigkeit mittels Preßluft gefördert wird, heißt *Mammutpumpe* (Abb. 85). Sie besteht aus einem Steigrohr, einem Fußstück und dem Druckluftrohr. Die Druckluft mischt sich im Fußstück mit der zu fördernden Flüssigkeit und verringert dadurch ihr spezifisches Gewicht. Die Flüssigkeit, die ohne Luftbeimischung außerhalb des Steigrohrs steht und schwerer ist als das Flüssigkeitsluftgemisch im Steigrohr, drückt dieses in die Höhe und zum Ausguß des Steigrohrs hinaus. Voraussetzung ist dabei, daß das Fußstück so weit in die Flüssigkeit eintaucht, daß die Eintauchtiefe 1 bis

$1^1/_2$mal so groß ist wie die Förderhöhe, das ist die Höhe zwischen dem Flüssigkeitsspiegel und dem höchsten Punkt des Steigrohrs.

Der Wirkungsgrad der Mammutpumpe ist, wie der aller mit Druckluft angetriebenen Einrichtungen, gering. Bis zu dem Zeitpunkt, wo die Tiefbrunnenpumpen auf dem Markt erschienen, bot sie oft die einzige Möglichkeit, aus engen Bohrlöchern oder Brunnen zu fördern. Noch heute hat die Mammutpumpe ihre große Bedeutung für die Förderung sehr stark verunreinigter Flüssigkeiten, z. B. des Moorbreis in Moorbädern behalten.

Die *Dampfdruckpumpen* (Pulsometer) haben für das Bäderwesen höchstens noch historisches Interesse. Es sei auf ihre genaue Beschreibung in MATTHIESSEN-FUCHSLOCHER verwiesen.

e) Wasserstrahl- und Dampfstrahlpumpen.

Sämtliche Pumpen dieser Art enthalten als wesentlichsten Konstruktionsteil eine Düse, in der eine unter Druck stehende Wasser- oder Dampfströmung auf einen kleineren Querschnitt zusammengedrängt wird. Dabei erhöht sich nach der Kontinuitätsgleichung $Q = F \cdot v$ die Geschwindigkeit, und der Druck sinkt auf Unterdruck. Die theoretische Behandlung dieses wichtigen Vorgangs findet sich auf S. 106.

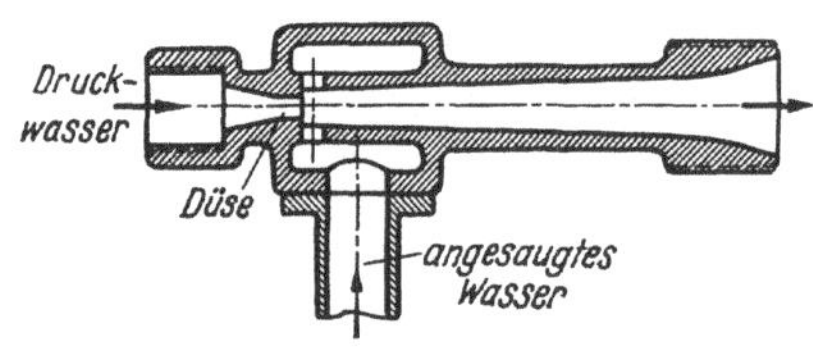

Abb. 86. Wasserstrahlpumpe. (Nach MATTHIESSEN-FUCHSLOCHER.)

Der Unterdruck saugt durch eine zweite Rohrleitung Wasser oder auch Luft an, die sich mit dem strömenden Wasser oder Dampf vermischen und mit diesen zusammen die Pumpe verlassen.

Eine *Wasserstrahlpumpe* (Abb. 86) wird meist an die Wasserleitung angeschlossen. Eine städtische Wasserleitung mit dem üblichen Druck kann eine Förderhöhe von 8 bis 10 m erreichen. Der Wirkungsgrad ist sehr niedrig. Deshalb kommt die Wasserstrahlpumpe nur für schnell auszuführende, vorläufige Anlagen in Frage.

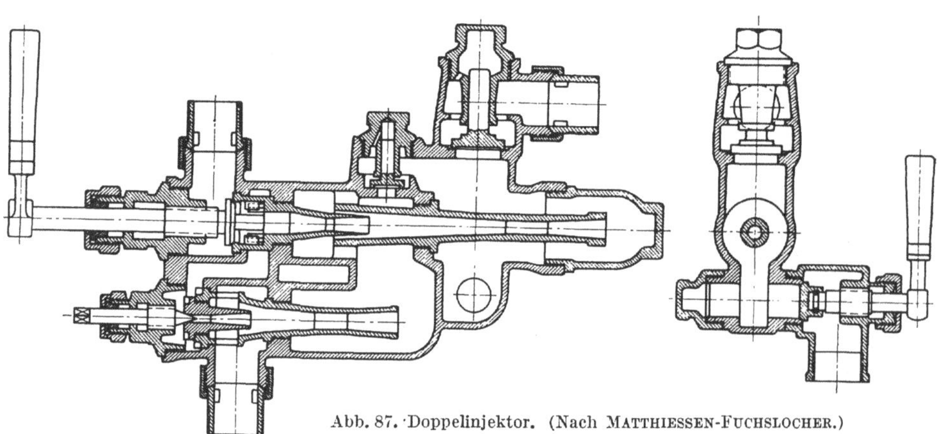

Abb. 87. Doppelinjektor. (Nach MATTHIESSEN-FUCHSLOCHER.)

Sehr häufig dient sie aber auch zur Herstellung luftverdünnter Räume. Dann wird eben statt Wasser Luft angesaugt. Das Evakuieren der Meßkannen, das bei manchen Verfahren zur Messung der Radioaktivität nötig ist, wird gewöhnlich mit Wasserstrahlpumpe durchgeführt.

Die *Dampfstrahlpumpen* (Injektoren) benützen die Energie rasch strömenden Dampfes zur Förderung von Wasser. Der Dampfverbrauch ist sehr hoch, sodaß der Injektor in der Regel nur zur Speisung von Dampfkesseln verwendet wird, da hierbei die dem Wasser durch den Dampf mitgeteilte Wärme nicht verlorengeht. Für die Kesselspeisung müssen nach behördlicher Vorschrift stets 2 Pumpen zur Verfügung stehen. Normalerweise verwendet man dafür eine durch Dampf oder elektrischen Strom angetriebene Kolben- oder Kreiselpumpe, in Reserve steht der billige, an der Wand des Kesselhauses montierte Injektor. Eine komplizierte Ausführung zeigt Abb. 87.

C. Speicher.

a) Allgemeines.

Die Abgabe der Kurmittel drängt sich in einem Heilbad im wesentlichen auf die Vormittagsstunden zusammen. Nur wenige Heilquellen sind dieser stoßweisen Entnahme gewachsen, wenn die Nachmittags- und Nachtschüttung nicht gespeichert wird. Manchmal müssen sogar Trinkquellen gespeichert werden. Bei den Badequellen und den Quellen der Inhalatorien und Emanatorien ist dies meistens der Fall.

Beispiel. Ein Heilbad habe außer einer schwachfließenden Trinkquelle noch eine ergiebige Heilquelle mit einer Mindestschüttung von 350 l/min = 504 m³/Tag, aus der Bäder und Einatmungen befriedigt werden müssen. Bade- und Einatmungsplan ergibt für einen Montag des Juli oder August folgendes Bild:

Tabelle 8.

Zeit	Zahl der Bäder je 0,333 m³ Wasser	Zahl der Einatmungen je 0,120 m³ Wasser	Benötigte Wassermenge m³
5^{00}— 6^{00}	100	—	33,3
6^{00}— 7^{00}	150	60	57,2
7^{00}— 8^{00}	250	60	90,5
8^{00}— 9^{00}	250	60	90,5
9^{00}—10^{00}	250	60	90,5
10^{00}—11^{00}	150	60	57,2
11^{00}—12^{00}	100	60	40,5
12^{00}—13^{00}	50	—	16,7
13^{00}—14^{00}	50	—	16,7
14^{00}—15^{00}	50	60	23,9
15^{00}—16^{00}	50	60	23,9
16^{00}—17^{00}	50	60	23,9
17^{00}—18^{00}	—	60	7,2
	1500	600	572,0

An solchen Montagen der Höchstbelastung wird die Leistungsfähigkeit der Quelle sogar um einiges überschritten. Das ist aber nicht schlimm, weil am vorhergehenden Sonntag viel weniger Wasser gebraucht worden ist und die Speicher sich deshalb gut gefüllt haben. Ohne Speicher geht es aber auch an normalen Wochentagen der Hochsaison nicht. Denn in den Stunden der Höchstbelastung zwischen 6^{00} und 12^{00} übersteigt der Bedarf die Schüttung der Quelle ganz bedeutend. In dem oben angeführten Beispiel steht während dieser Zeit einem Bedarf von rd. 400 m³ eine Schüttung von 126 m³ gegenüber. Um das Fehlende zu ergänzen, muß der Speicher also eine Fassung von mindestens 300 m³ haben. Da außerdem auch noch mit Betriebsstörungen und mit einem Steigen der Kurgastzahl zu rechnen ist, wird man dem Speicher eine Fassung von 500 m³ geben.

b) Flachspeicher.

Handelt es sich um ein gasfreies Wasser, so ist ein *Flachspeicher*, wie er für die meisten Wasserwerke gebaut wird, geeignet (Brix-Heydt-Gerlach, Gross). Der Platz ist so zu wählen, daß der Speicher möglichst nahe der Verwendungsstelle des Wassers und so hoch liegt, daß dieses auch bei niedrigstem Wasserstand in die höchstgelegene Wanne mit einer Geschwindigkeit von 0,5 m/s einströmen kann. Bevor der Platz des Speichers ausgewählt wird, muß also das gesamte Rohrsystem von dem geplanten Speicher bis zur letzten Badewanne fix und fertig berechnet sein. Denn nur wenn die Rohrleitungswiderstände bekannt sind, kann der Höhenunterschied zwischen dem Auslauf des geplanten Speichers und der höchstgelegenen Verwendungsstelle festgelegt werden.

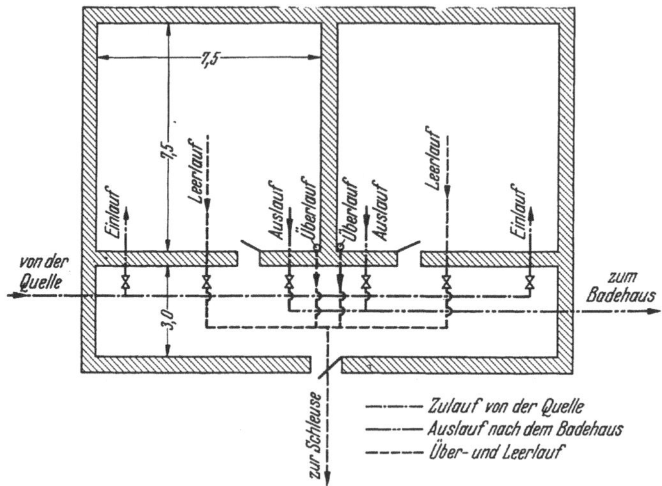

Abb. 88. Flachspeicher.

Die einzelnen Kammern des Flachspeichers erhalten am besten quadratischen Grundriß. Zwei Kammern nebeneinander genügen. Betriebsstörungen treten an solchen Speichern kaum auf, die Reinigung kann in das Winterhalbjahr verlegt werden, in welchem eine Kammer den Wasserbedarf reichlich decken kann. Mehr als zwei Kammern zu bauen, ist sowohl der Kosten als auch der technischen Einrichtung wegen nicht zu empfehlen.

Der Inhalt wird unter Zugrundelegung einer Wassertiefe von 4 bis 5 m errechnet. In dem gewählten Beispiel müßte jede Kammer 250 m³ fassen können. Bei einer Wassertiefe von 4,75 m und bei einer Auslaufhöhe von 0,30 m über dem Boden, ergibt sich eine Seitenlänge von 7,5 m des quadratischen Kammergrundrisses (Abb. 88).

Die Behälter werden mit ebenen oder gewölbten Decken überspannt. Darauf wird eine 1,0 bis 1,5 m dicke Erdschicht und Rasenbelag gedeckt. Zur Verbindung mit der Außenluft dient *ein* Lüftungsrohr je Kammer, das überdacht sein muß, damit Regenwasser nicht eindringen kann. Das Lüftungsrohr dient nur dem Luftwechsel beim Steigen und Fallen des Wasserspiegels. Eine Belüftung der Speicherkammern, wie sie bei Vorhandensein mehrerer Lüftungsrohre, auch bei ruhendem Wasserspiegel, zustande kommt, ist bei Heilwässern durchaus unerwünscht, vor allem wenn sie Eisen enthalten.

Wände und Decken des Behälters werden in Mauerwerk, Beton oder Eisenbeton, die Sohle nur in Beton, hergestellt. Zementglattstrich mit Schutzanstrich macht sie wasserdicht und korrosionsfest.

Vor den beiden Speicherkammern liegt die Schieberkammer, in der die Zu- und Abflußrohre mit ihren Schiebern untergebracht sind. Jede Kammer erhält einen Ein- und einen Auslauf, einen Leer- und einen Überlauf. Die Leer- und Überläufe vereinigen sich in derselben Leitung. Der Einlauf mündet etwa 15 cm über der Sohle, z. B. in der linken vorderen Ecke, der Auslauf steht etwa 25 bis 30 cm über der Sohle in der rechten vorderen Ecke der Kammer. Jedenfalls müssen Ein- und Auslauf so weit voneinander entfernt liegen, daß das Wasser von einem zum anderen die ganze Breite der Kammer zu durchströmen gezwungen ist. Der Leerlauf liegt an der tiefsten Stelle der mäßig geneigt angelegten Sohle (1:250 bis 1:500) in einem kleinen Sumpf, durch den eine vollständige Entleerung ermöglicht wird.

Ein Wasserstandsanzeiger, wenn nötig mit Fernmeldung, gibt über die Füllung des Speichers Auskunft. Normalerweise sind beide Kammern parallel geschaltet und sind gleich hoch gefüllt. Wasserdichte Türen verbinden Schieberkammer und Speicherkammern miteinander.

Da die meisten Heilbäder im hügeligen oder gebirgigen Gelände liegen, wird in den meisten Fällen der Flachspeicher so angelegt werden können, daß die Schieberkammer ebenerdig durch eine Tür von außen betreten werden kann. Andernfalls ist ein Einsteigschacht notwendig.

Ist der Speicher mit einem gashaltigen Wasser gefüllt, so bildet sich über dem Wasserspiegel ein sog. *Gaspolster.* Nach dem HENRYschen Gesetz besteht nämlich zwischen der Konzentration eines Gases im Wasser und der Konzentration desselben Gases in der darüberstehenden Luft für eine bestimmte Temperatur ein ganz bestimmtes Verhältnis. Mit der Temperatur ändert sich dieses Verhältnis. Für Rn ist es z. B. bei $10° =$ rd. 1:3, bei $35° =$ rd. 1:6. Wenn ein 10grädiges, Rn-haltiges Wasser mit Luft in Berührung steht, so wird sich dieses Konzentrationsverhältnis dadurch einstellen, daß das Wasser so lange Rn abgibt, bis die darüberstehende Luft eine dreimal so hohe Rn-Konzentration hat wie das unter ihr befindliche radioaktive Wasser. Bei einem 35grädigem Wasser hört die Entgasung erst auf, wenn die Luft über ihm sechsmal so viel Rn enthält wie das Wasser.

Je ruhiger das Wasser steht, desto langsamer geht dieser Konzentrationsausgleich vor sich. Erschüttert man es aber, so erfolgt er wesentlich schneller.

Wenn das mit Gas gesättigte Wasser ruhig im Speicher steht, ohne daß ein Zu- oder Abfluß stattfindet, wird, nachdem die obersten Wasserschichten einen Teil ihres Gases an die überstehende Luft abgegeben haben, sich ein Gaspolster bilden, das gegen weitere Entgasung schützt. Denn die 3 in Frage kommenden Gase: CO_2, H_2S und Rn sind wesentlich schwerer als Luft. In Wirklichkeit bleibt aber das Wasser im Speicher nicht in Ruhe. Der ständige Zufluß von der Quelle und der Abfluß nach dem Badehaus trägt eine Beunruhigung hinein, die sich bis an die Wasseroberfläche auswirkt. Je niedriger der Wasserstand im Speicher ist, desto unruhiger wird die ganze Wassermasse.

Auch das Gaspolster über dem Wasserspiegel bleibt nicht ruhig liegen. Es wird von der Unruhe des Wassers in Mitleidenschaft gezogen. Dazu kommt, daß mit dem Steigen des Wassers Luft aus dem Speicher verdrängt, mit seinem Sinken wieder hereingesaugt wird. Auch diese Luftbewegung wirkt sich dahin aus, daß das Gaspolster aufgerissen und mit Luft verdünnt wird. Dann bildet es aber keinen vollkommenen Schutz gegen die Entgasung mehr. Eine weitere Entgasung des Wassers ist die Folge. Kurzum das Gaspolster ist nicht das Idealmittel, um die Entgasung im Speicher auf ein Minimum herunterzudrücken.

Welche Höhe die Entgasung in Speichern erreichen kann, haben die Untersuchungen K. ZÖRKENDÖRFERs (1) gezeigt, der selbst bei vollständiger Ruhe des Wassers (kein Zu- und Abfluß) in Speichern von 2 bis $2^1/_2$ m Wassertiefe einen stündlichen CO_2-Verlust von 1,28 bis 1,50% festgestellt hat. Bei Zu- und Abfluß kann der Gesamtverlust 10% übersteigen.

Es ergibt sich weiter aus den ZÖRKENDÖRFERschen Untersuchungen, daß sich die Entgasung im wesentlichen auf die obersten Wasserschichten beschränkt. Das ist nicht verwunderlich. Nicht nur daß diese Schichten mit der Luft in Berührung stehen, sondern die Löslichkeitsverhältnisse sind in den tiefergelegenen Schichten auch viel günstigere. Schon in 5 m Tiefe herrscht ein Druck, bei dem ein an der Wasseroberfläche stark *über*sättigtes Wasser *unter*sättigt ist. Ein Wasser z. B. mit 2500 mg/kg CO_2 ist bei 15° C unter Atmosphärendruck stark übersättigt. Denn seine Sättigung liegt bei 1970 mg/kg. In 5 m Tiefe aber, also bei $^1/_2$ atü, liegt die Sättigung schon bei etwa 2900 mg/kg.

Schon daraus ergibt sich die Forderung nach einer großen Wassertiefe der Speicher. Dazu kommt aber noch, daß die Entgasung auch abhängig ist von der Größe der Wasseroberfläche. Der Koeffizient, der der Maßstab für den Austritt des Gases aus dem Wasser ist, heißt Evasionskoeffizient. Er stellt die Menge eines Gases in cm³ dar, die in 1 min durch 1 cm² Wasseroberfläche in die Luft entweicht. Man sieht also, welche Bedeutung der Größe der Wasseroberfläche hierbei zukommt. Und drittens wirkt sich die Unruhe, die dem Wasser im Speicher durch den Zu- und Abfluß mitgeteilt wird, um so weniger bis in die oberen Wasserschichten aus, je tiefer Ein- und Auslauf liegen. Die obersten Wasserschichten werden dann ziemlich lange ihren Platz beibehalten, sie werden weitgehend entgast werden, aber unter ihrem Schutz wird das zirkulierende Wasser vor Entgasung fast vollständig bewahrt bleiben. Sie bleibt also auf einen kleinen Teil des gespeicherten Wassers beschränkt.

Aus der dreifach begründeten Forderung einer großen Wassertiefe ergibt sich für gashaltige Wässer die unbedingte Überlegenheit des *Schachtspeichers*.

c) Schachtspeicher.

Der Schachtspeicher hat aber noch andere Vorzüge. Er reicht bis in *die* Zone der Erdrinde hinein, in der immer gleiche Temperatur herrscht, nämlich Jahresdurchschnittstemperatur, also je nach Lage des Badeortes 7 bis 12°. Der Speicher hält daher kaltes Wasser kühl und kühlt warmes Wasser ab. Da mit sinkender Temperatur die Gaslöslichkeit steigt, ist Kühlhaltung oder Abkühlung willkommen.

Endlich spricht auch ein ästhetischer Grund für den Schachtspeicher. Der Erdspeicher bildet meist einen deutlich sichtbaren, mit Zaun umgebenen Hügel. Je mehr die baulichen Sünden der vergangenen Jahrzehnte in den Badeorten beseitigt werden, desto unangenehmer werden diese hünengrabähnlichen Verschandelungen der Natur auffallen. Der Schachtspeicher wird nur durch Abdeckplatte und Stollnmundloch sichtbar, die in jedem Garten- oder Waldgrundstück leicht zu verbergen sind. Grundstückserwerb wird oft durch niedrige Bezeigungsgelder ersetzt werden können.

Die *Anlage eines Schachtspeichers* setzt das Vorhandensein von nicht zu flachen Hängen in der Nähe des Badehauses voraus, eine Bedingung, die in den meisten Badeorten erfüllt ist. In einen solchen Hang (Abb. 89) wird ein Stolln mit rechteckigem Querschnitt von etwa 2,2 m Höhe und 1,8 m Breite getrieben. Ist Ausmauerung nötig, erhöhen sich diese Maße um die Mauerstärken. Das Stollnmundloch wird so hoch angesetzt, daß das Wasser, ebenso wie beim Flachspeicher, auch bei niedrigstem Normalwasserstand in die höchstgelegene Wanne mit einer Geschwindigkeit von 0,5 m/s einströmen kann. Bevor die Lage des Stollnmundloches festgelegt wird, muß das ganze Rohrleitungsnetz zwischen ihm und den Verwendungsstellen berechnet sein (s. S. 110). Der Stolln wird mit einem Ansteigen von 1 bis 2% (1 bis 2 cm Ansteigen auf 1,0 m Länge) aufgefahren. Man unterfährt den durch markscheiderische Vermessungen unter Zugrundelegung des in Aussicht genommenen Speicherinhaltes festgelegten Fußpunkt des Schachtes und bricht diesen hoch. Das Hochbrechen eines Schachtes ist wesentlich billiger als das Abteufen. Sein Querschnitt ist kreisrund. Für die

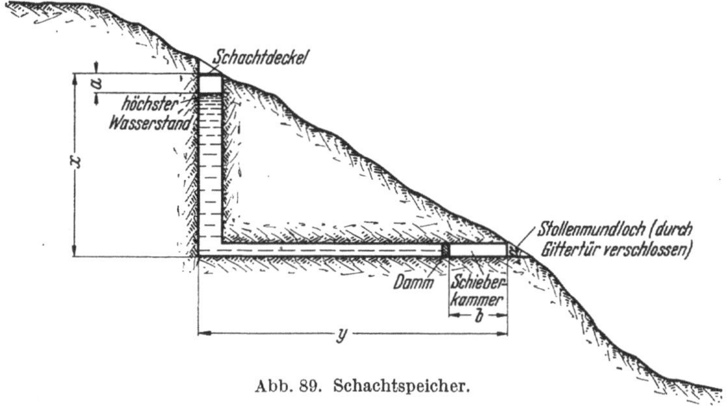

Abb. 89. Schachtspeicher.

Errechnung der Höhe des Schachtes und der Länge des Stollns diene folgendes Beispiel als Anhalt:

Beispiel: Geplanter Speicherinhalt $Q = 500\ m^3$; Einfallen des Hanges $\alpha = 30°$; lichter Durchmesser des Schachtes $= 4{,}0$ m; lichter Querschnitt des Schachtes $F_1 = 12{,}6\ m^2$; lichte Höhe des Stollns 2,2 m; lichte Breite des Stollns 1,8 m; lichter Querschnitt des Stollns $F_2 = 4{,}0\ m^2$; Stand des höchsten Wasserspiegels unter Schachtöffnung $a = 3{,}0$ m; Länge der Schieberkammer am Stollnmundloch $b = 10{,}0$ m; Höhe des Schachtes $= x$ m; Länge des Stollns $= y$ m.

Unter den „lichten" Maßen sind die Maße *nach* Ausmauerung, soweit eine solche notwendig ist, zu verstehen. Nicht nur der Schacht dient als Speicherraum, sondern auch der größte Teil des Stollns. Nur die Schieberkammer, die von dem übrigen Teil des Stollns durch einen Betondamm mit Mannloch getrennt wird, bleibt trocken.

Die beiden Unbekannten x und y errechnen sich mittels zweier Gleichungen 1. Grades:

1. $\operatorname{tg} \alpha = \frac{x}{y}$,

$$x = y \cdot \operatorname{tg} \alpha .$$

2. $Q = F_1 (x - a) + F_2 (y - b)$,

$$y = \frac{Q + a F_1 + b F_2}{F_1 \operatorname{tg} \alpha + F_2},$$

$$y = \frac{500 + 3 \cdot 12{,}6 + 10 \cdot 4{,}0}{12{,}6 \cdot 0{,}577 + 4{,}0},$$

$$y = 51{,}3\ \text{m},$$

$$x = 51{,}3 \cdot 0{,}577 = 29{,}6 .$$

Die Höhe des Schachtes ist in diesem Fall also 30 m und die Länge des Stollns 51 m.

Insoweit Schacht und Stolln im festen, nicht zerklüfteten Gestein stehen, ist eine Ausmauerung überflüssig. Im zerklüfteten Gebirge oder in rolligen Schichten muß mit Beton, Ziegeln oder Klinkern ausgebaut werden. Auch teilweise Ausmauerung ist möglich. Im Schacht sind eiserne oder hölzerne Fahrten (Leitern) einzubauen und alle 2,0 m Bühnlöcher vorzusehen, in die beim Reinigen des Schachtes Bühnhölzer eingelegt werden können. Außer den Fahrten soll kein Holz in Schacht und Stolln verbleiben, da es bei wechselndem Wasserstand anfault und bakterielle Zersetzung des Heilwassers herbeiführt. Vor allem aus sulfathaltigen Wässern bildet sich bei Anwesenheit von Holz leicht Schwefelwasserstoff. Durch die Schieberkammer laufen die Leitungen des Ein-, Aus-, Leer- und Überlaufs mit ihren Schiebern wie beim Erdspeicher.

Sind keine Hänge in der Nähe des Badehauses vorhanden, so kann man den Schachtspeicher auch im ebenen Gelände anlegen. Man muß dann abteufen. Der Stolln entfällt, und die Entleerung des Speichers ist nur durch Pumpe (Tiefbrunnenpumpe!) möglich. Dem Vorratsbehälter unter dem Dach des Badehauses ist ein solcher Schachtspeicher auf der Talsohle immer noch vorzuziehen.

Es ist schon mehrfach darauf hingewiesen worden, daß auch stark übersättigte kohlensäurehaltige Wässer schon bei 5 bis 10 m Wassertiefe sich im Zustand der Untersättigung befinden, in dem sie viel weniger empfindlich sind gegen alle Einwirkungen, die bei dem Transport von der Quelle bis zur Wanne auftreten. Im Abschnitt ,,Pumpen" S. 135 habe ich deshalb empfohlen, die Heilwässer aus ihren Bohrlöchern oder Spalten an so tiefer Stelle wegzupumpen, daß über der Pumpe ständig eine Wassersäule von mindestens 10 m stehen bleibt. Es wickelt sich dann der ganze Pumpvorgang im Gebiet des Überdruckes ab.

Das Gebiet des Überdruckes braucht auch bei der Speicherung nicht verlassen zu werden. Es ist nur notwendig, den Schachtspeicher so reichlich zu berechnen, daß im normalen Betrieb stets etwa 10 m Wasserstand verbleibt, der nur bei Betriebsstörungen in Anspruch genommen wird.

Das von mir dargestellte System, in dem das Wasser zum erstenmal beim Einströmen in die Wanne auf Atmosphärendruck entspannt wird, möchte ich mit ,,*Überdruckförderung gashaltiger Heilwässer*" bezeichnen. Es ist in dieser folgerichtigen Durchbildung meiner Kenntnis nach noch nirgendwo vorhanden.

Der dabei sorgfältig erhaltene Gasgehalt löst sich erst in der Wanne. Man darf annehmen, daß ein mit so hohem Gasgehalt in die Wanne gelangendes Wasser trotz aller Entspannungs- und Erwärmungsverluste noch ein gashaltigeres Bad liefern wird, als ein Wasser, das schon vorher an mehreren Stellen entspannt oder womöglich gar einem gefährlichen Unterdruck ausgesetzt worden ist.

D. Bäder.

a) Allgemeines.

Die Römer badeten in Gesellschaftsbädern (Piszinen), von deren Zweckmäßigkeit und Pracht gut erhaltene Ruinen in allen Teilen des römischen Imperiums beredtes Zeugnis ablegen. Wo ein heißer Quell entsprang, dort bauten die Römer Bäder. Ihre Badekultur zerfiel durch die christliche Überbewertung des Metaphysischen im Mittelalter. Nur der kindliche Glaube an Wunder rettete einen letzten Rest der alten Überlieferung. Mit dem Dreißigjährigen Kriege wurde auch er verschüttet. Ende des 17. Jahrhunderts war nahezu jedes Gefühl für die kosmetische und heilende Wirkung des Wassers verschwunden. In dieser Zeit sind die mohamedanischen Türken die einzigen Träger einer Badekultur in Europa. Ihr Vordringen nach Norden und Westen wird heute noch deutlich gekennzeichnet durch die moscheeartig überwölbten Gesellschaftsbäder, die meist unmittelbar über oder neben den Quellen errichtet sind.

Langsam bahnt sich im christlichen Europa unter dem Einfluß berühmter Ärzte eine neue Bädertherapie ihren Weg. Die Trinkkur, in stark übertriebener Durchführung, steht zunächst im Vordergrund. Erst der Siegeszug der Badewanne durch die Haushaltungen erweckt auch das verschüttete Reinlichkeitsbedürfnis wieder und mit ihm das Verständnis für die Heilkraft des Wassers im Bade. Die Badewanne ist der Stoßtrupp der sprunghaften Entwicklung gewesen, die das Heilbäderwesen in den letzten 50 Jahren genommen hat. Es ist vorläufig noch kein Anzeichen dafür vorhanden, daß die Badewanne als wichtigstes Instrument der Kurmittelanwendung entthront werden könnte.

b) Gesellschaftsbäder.

Wenn sich trotzdem das ältere *Gesellschaftsbad* auch in Mittel- und Westeuropa einen beachtlichen Platz erhalten konnte, so hat es dies seinen zahlreichen Vorzügen zu danken. Man kann sich in ihm von dem ständig zufließenden Wasser umströmen lassen und bei konstant bleibender Wassertemperatur beliebig lange baden. Man kann sich frei bewegen und sogar ein wenig schwimmen. Die Zeit vergeht in kurzweiliger Unterhaltung schneller als im Einzelwannenbad. Der Hauptvorzug für Kranke, die im Gebrauch ihrer Glieder behindert sind, ist die Entlastung des Körpers durch das Wasser und die dadurch gegebene Möglichkeit von *Bewegungs*übungen, die außerhalb des Wassers entweder gar nicht oder nur unter großen Schmerzen ausgeführt werden können. Die während des warmen Bades eintretende Muskelentspannung und Schmerzlinderung kommt zu der Gewichtsentlastung unterstützend hinzu.

Die *physikalischen Grundlagen der Unterwasserbewegung* sind folgende:

Nach dem Satz des Archimedes ist der Auftrieb, den ein in eine Flüssigkeit eingetauchter Körper erhält, gleich dem Gewicht der verdrängten Flüssigkeit. Mit anderen Worten: Ein in eine Flüssigkeit eingetauchter Körper verliert so viel seines Gewichtes in der Luft, wie dem Gewicht der von ihm verdrängten Flüssigkeitsmenge entspricht. Die Wichte (das spezifische Gewicht) des menschlichen Körpers beträgt bei mittlerer Atemstellung etwa 1,036, die des Wassers 1,0. Taucht der Mensch vollständig unter, so ruht auf seinen Füßen nur noch 36/1000 seines Gewichtes in der Luft. Taucht er aber nur bis zum Kinn ein, so wiegt das Gewicht des in der Luft befindlichen Kopfes voll mit. Infolgedessen nimmt die Belastung der Füße des bis zum Kinn eingetauchten Menschen nur auf etwa 1/10 ab. Je weiter er aus dem Wasser herausragt, desto schwerer wird er. Durch die im Wasser eintretende Gewichtsentlastung wird jede Gehbewegung ungemein erleichtert.

Aber auch Gliedmaßen, die durch das Körpergewicht nicht belastet werden, wie die Arme, lassen sich unter Wasser leichter bewegen als in der Luft. Jede solche Bewegung besteht aus 3 Phasen: der beschleunigten, der gleichförmigen und der verzögerten Bewegung. Die Kraft, die zur Erzielung der nötigen Beschleunigung und Verzögerung benötigt wird, ist in dem gegebenen Falle proportional dem Gewicht des zu bewegenden Körpers. Da nun unter Wasser das Gewicht des Armes wesentlich niedriger ist als in der Luft, so wird für seine Beschleunigung und Verzögerung auch eine entsprechend geringere Kraft benötigt. Schwierigkeiten bereitet dabei nur der Widerstand des Wassers, der infolge der großen Wichte des Wassers ziemlich hoch ist. Mehr als von der Wichte ist der Wasserwiderstand aber von der Geschwindigkeit der Bewegung abhängig. Er wächst nämlich mit dem Quadrat der Geschwindigkeit. Der Körperbehinderte richtet sich instinktiv auf diese physikalischen Gesetze ein und führt aktive Bewegungen nur ganz langsam aus. Bei passiven Bewegungen ist das nicht so wichtig; denn da hilft ja die Kraft des Heilgymnasten mit.

Die physikalischen und therapeutischen Vorzüge einer Unterwasserbewegung haben schon zu allen Zeiten und überall auf der Erde dazu geführt, *Unterwassermassage* und *Unterwassergymnastik* zur Lockerung und Kräftigung erkrankter oder verletzter Glieder anzuwenden. Zu einem geschlossenen System hat man diese Behandlung erstmalig 1927 auf Veranlassung des Präsidenten der Vereinigten Staaten Roosevelt in den Homöothermen von *Warm Springs* im Staate

Georgia (USA.) ausgebildet. In einem flachen, von akratischem, 35grädigen Wasser durchströmten Bassin, das der Bestrahlung durch die Sonne oder durch U.V.-Lampen ausgesetzt ist, liegen die Kranken auf Holzpritschen stundenlang im Wasser. Nach diesem Dauerbad wird durch im Wasser stehende Heilgymnastinnen Massagebehandlung, aktive oder passive Heilgymnastik durchgeführt. Es kann kein Zweifel darüber bestehen, daß dieses Verfahren von immer mehr Heilbädern mit geeigneten Quellverhältnissen aufgenommen werden und daß dadurch das Gesellschaftsbad einen neuen großen Auftrieb erhalten wird.

Schließlich hat das Gesellschaftsbad auch für den Eigentümer des Bades den großen Vorteil, daß es *wenig Kosten für Anlage und Betrieb* verursacht, daß also der Preis der darin verabreichten Kurmittel niedrig sein kann. Die Anlage- und Betriebskosten stellen sich aber nur dann niedrig, wenn zur Speisung der Gesellschaftsbäder ein Wasser Verwendung findet, dessen Temperatur etwa auf der Höhe der Blutwärme (Homöothermen) oder darüber (Hyperthermen) liegt. Schon die *Abkühlung eines heißen Wassers* erhöht Anlage- und Betriebskosten beträchtlich (s. S. 164). Wenn man die dem hyperthermalen Wasser entzogene Wärme einer wärmewirtschaftlichen Verwendung nicht zuführen kann, so soll man lieber auf die wasserfressenden Gesellschaftsbäder verzichten und sich auf wassersparende Wannenbäder beschränken. Es hat heute niemand mehr das Recht, teure Kühlanlagen zu errichten, nur um Wärme totzuschlagen.

Den Vorzügen des Gesellschaftsbades stehen aber auch Nachteile gegenüber. Das Baden im größeren Wasserraum hat ganz bestimmte und sehr beschränkte Indikationen. Die Frage, ob Wannenbad oder Piszine (Gesellschaftsbad) ist daher vor allem eine ärztliche, abgesehen davon, daß das Gesellschaftsbad auch ästhetische und hygienische Bedenken hat, die von den einzelnen Kurgästen je nach ihrer persönlichen Einstellung verschieden stark empfunden werden. Jedenfalls besitzt ein Heilbad ohne Wannenbäder nur eine sehr beschränkte Zuständigkeit. Näheres im Abschn. VI, Spezielle Balneotherapie.

Um die Frage, welche Heilquellen sich für Gesellschaftsbäder eignen, vollständig beantworten zu können, muß man sich darüber klar werden, daß sie wegen der darin möglichen Bewegung und der Versuchung, die Badezeit über Gebühr auszudehnen, durch stark differente Wässer nicht gespeist werden sollten. Säuerlinge, starke Schwefel-, starke Radiumwässer und Solen eignen sich nicht dazu. Dagegen scheint ein geringer Schwefel- oder Radongehalt nicht bedenklich zu sein.

Die Anlage von Gesellschaftsbädern ist demnach berechtigt, wenn folgende *Voraussetzungen* erfüllt sind:

1. a) Das Wasser ist homöotherm (30 bis 40°).

b) Oder es ist hypertherm (über 40°), dann muß aber die durch Kühlung entzogene Wärme einer wärmewirtschaftlichen Verwendung zugeführt werden können.

c) Die Verwendung hypothermalen Wassers (unter 30°), das angewärmt werden muß, sollte nur dann in Erwägung gezogen werden, wenn die Heilanzeigen des betreffenden Wassers eine Unterwasserbehandlung ganz besonders wünschenswert erscheinen lassen. Denn die Erwärmung so großer Wassermengen, wie sie ein einwandfreies Gesellschaftsbad braucht, kostet sehr viel Brennstoff.

2. Es steht für das Gesellschaftsbad so viel Wasser zur Verfügung, daß ein dreimaliger Wasserwechsel je Tag gewährleistet ist.

3. Das Wasser ist eine Akratotherme oder ein Wasser, das den Akratothermen nahesteht. Ein hoher Gehalt an gelösten festen Bestandteilen, CO_2, Rn oder H_2S schließt die Verwendung in Gesellschaftsbädern aus.

Die *Grundrißgestaltung* eines Gesellschaftsbades läßt im allgemeinen auf den überwiegenden Verwendungszweck schließen. Die kreisrunde Form ist ausschließlich den Kranken dienenden Piszinen vorbehalten, während das längliche Rechteck auf eine mehr sportliche Verwendung hindeutet, vor allem wenn die Wassertiefe eine verschiedene ist. In Piszinen mit ebenem Fußboden muß die Wassertiefe so berechnet werden, daß ein kleiner Erwachsener beim Sitzen den Wasserspiegel mit dem Kinn berührt; alle modernen Gesellschaftsbäder haben Sitzbänke. Der Wasserzufluß erfolgt am besten *in* Höhe des Wasserspiegels. Wenn die Zuflußöffnung *über* dem Wasserspiegel liegt, so bildet sich

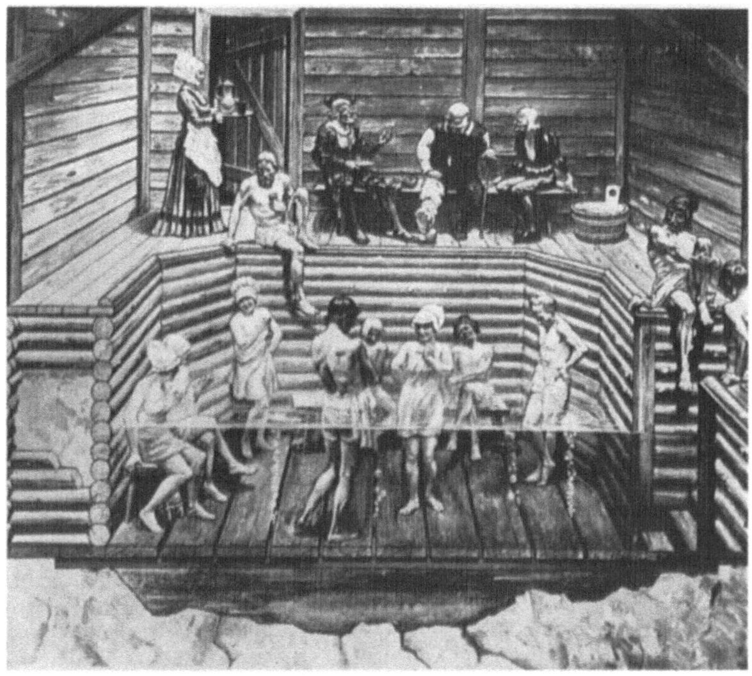

Abb. 90. Mittelalterliches Gesellschaftsbad (Bad Warmbrunn).

zwar ein recht reizvoll wirkender Wasserfall; aber wertvolle Bestandteile gehen dabei durch Entgasung oder Oxydation verloren. Der Zufluß *unter* Wasser, sei es aus der Wand sei es aus dem Boden, kann ängstliche Patienten leicht erschrecken.

Der Abfluß erfolgt über eine Überfallrinne, deren Rand die Höhe des Wasserstandes bestimmt. Außerdem muß in der Seitenwand über der tiefsten Stelle des ganz leicht (1:500) geneigten Bodens eine vergitterte Entleerungsöffnung vorhanden sein. Denn auch Piszinen mit reichlichem Wasserwechsel müssen zweimal in der Woche vollständig entleert und gründlich gereinigt werden. Die bauliche Gestaltung in alter und neuer Zeit zeigen die Abb. 90 bis 92 aus Bad Warmbrunn. Hier sind jetzt drei Piszinen unter einem Dach vereinigt. Jede hat einen Durchmesser von 3,51 m, eine Wassertiefe von 1,10 m, der Wasserspiegel liegt 0,38 m = 2 Treppenstufen unter dem Fußboden des Umganges. (Mit Hilfe verschieden hoch liegender Ausflußöffnungen hat man anderwärts den Wasserspiegel auf verschiedene Höhe einstellbar gemacht. Das Maximum der Wassertiefe liegt dort bei 1,25 m.) Die rund umlaufenden betonierten Unterwassersitze sind mit aufnehmbaren Teakholzplatten bedeckt, so daß die Sitzhöhe 0,45 m beträgt. Auch die Wände der Bassins sind mit Teakholzsparren bekleidet (diese Holzbelege erscheinen entbehrlich; der Stein ist durch das Wasser genügend durchwärmt.) Sichtbare Flächen unter Wasser sind mit Syenit, Porphyr und Serpentin bekleidet, weil kohlensaure Gesteine wie Marmor von dem akratischen Wasser angegriffen werden. Auch die unter Wasser befindlichen Stufen der 1 m breiten Bassintreppen sind mit Serpentin belegt. Vom Wasserspiegel aufwärts bis 2 m über dem Fußboden des Umganges besteht der Belag aller sichtbaren Flächen aus

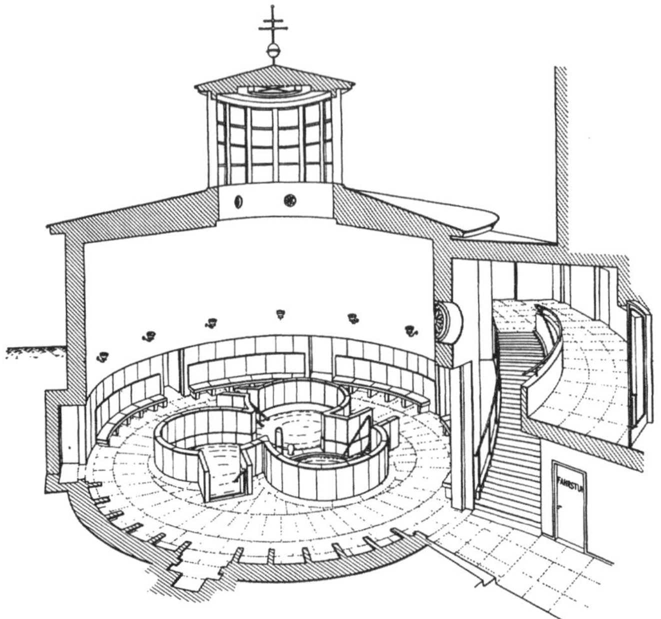

Abb. 91. Gesellschaftsbad mit 3 Piszinen (Bad Warmbrunn).

feingeschliffenem Marmor; darüber sind die Wände mit Quarzputz ohne Anstrich beworfen. Fenster in der Laterne, Uhr, Scheinwerfer, Entlüftungsöffnungen, Schweißwasserrinnen, Gitter im Rundfenster, Handläufe der Bassintreppen, Wandarme der elektrischen Beleuchtung sind in Bronze ausgeführt. Die Türöffnungen sind mit lederbewehrten Stoffvorhängen verschlossen. Zweckmäßig ist die Beleuchtung der Bassinböden durch Beleuchtungskörper, die unter den Unterwassersitzen angebracht sind. Die Heizung des Raumes erfolgt durch warme Zuluft. Die um den ganzen Raum herumlaufenden marmorbelegten Bänke haben besonders geheizte Sitze. Es wäre wünschenswert, daß auch der Fußboden des Umgangs geheizt würde.

Das unsichtbare Mauerwerk kann aus Beton, Eisenbeton, Ziegeln oder Klinkern bestehen. An Stelle des Marmor- und sonstigen Natursteinbelages können lichtfarbige keramische Platten treten. Untragbar ist es aber, wenn Wände und Böden der Gesellschaftsbäder den Beton oder das Klinkermauerwerk offen sehen lassen. Die Hygiene verlangt gebieterisch helle und glatte Bekleidung. Über die Anbringung eines Geländers um die Bassins herum gehen die Meinungen auseinander. Manche halten es für überflüssig; in Bad Warmbrunn ist jedes Bassin mit einem 0,80 m hohen Marmormäuerchen umgeben, das einen vollständigen Spritzwasserschutz bietet. Man kann sagen: Entweder kein

Geländer oder spritzwasserdichte Ummauerung. Ein Geländer, das lediglich vor dem Hineinfallen schützt, ist überflüssig.

Auch über die Zweckmäßigkeit einer Kiesschicht als Bodenbelag kann man geteilter Meinung sein; hygienischer ist es, sie wegzulassen.

Die Auskleidezellen können, wie in Warmbrunn, außerhalb des Gesellschaftsbades liegen; sie können es aber auch umrahmen. In diesem Fall sind sie

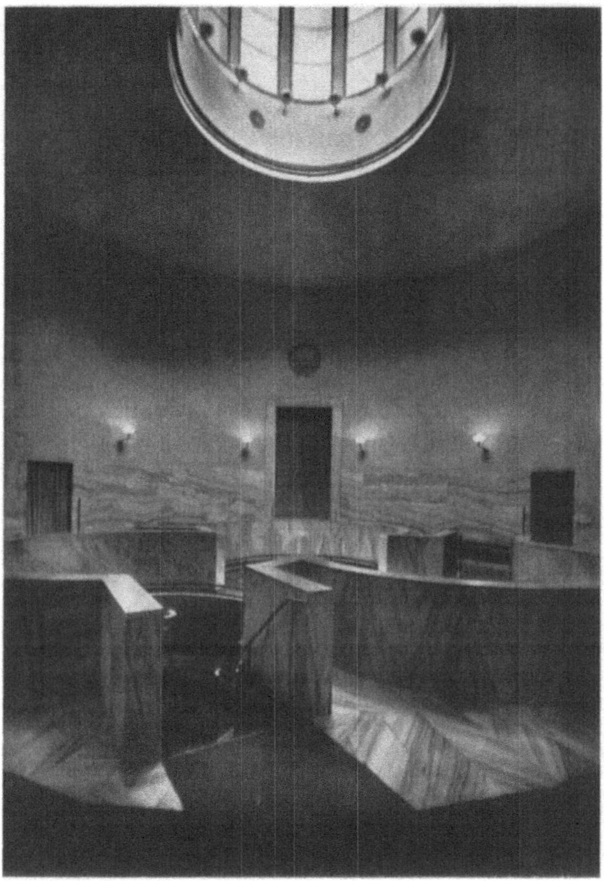

Abb. 92. Gesellschaftsbad mit 3 Piszinen (Bad Warmbrunn).

zweitürig und werden von einem äußeren „Stiefelgang" in Kleidung betreten und ohne Kleidung in den Umgang der Piszinen verlassen. In der Zellenreihe liegen auch einige Brause-Nischen; denn niemand darf ohne vorherige Abseifung die Piszinen benutzen.

Die Temperatur des Wassers wird durch die Temperatur der Quelle bestimmt. Zwischen 30 bis 40° ist weder eine Erwärmung noch eine Abkühlung erforderlich. Wenn mehrere ergiebige Quellen mit geringen Temperaturabweichungen vorhanden sind, bietet sich die Möglichkeit, in verschiedenen Piszinen temperaturabgestufte Bäder zu verabreichen. Es wäre falsch, in diesem Falle das Wasser der Quellen zu mischen.

Über die vorwiegend sportlichen Charakter tragenden rechteckigen Gesellschaftsbäder soll im Rahmen dieses Lehrbuches nicht gesprochen werden.

c) Wannenbäder.

Besichtigungen von Badehäusern sind meist eine sehr eintönige Angelegenheit. Man wird durch enge Badeflure geführt und muß eine ganze Reihe von Badezellen ansehen, obwohl sie sich nur durch Nebensächlichkeiten voneinander unterscheiden. Viel wichtigere technische Einrichtungen wie Rohrleitungen, Pumpen, Speicher und Erwärmungsapparate werden entweder gar nicht oder nur sehr flüchtig gezeigt, weil sie schwer zugänglich sind oder sich in einem nicht sehr repräsentativen Zustand befinden. Und doch ist das, was hinter der glänzenden Fassade liegt, ebenso wichtig wie diese selbst und meist das beste Kennzeichen dafür, in welchem Geist ein Bad geleitet wird.

Das, was aber bei solchen Besichtigungen das Interessanteste zu sein scheint, nämlich die Vielfalt der Wannenform, der Wannenlage und des Wannenmaterials, ist nur ein Zeichen für die mangelnde Klarheit auf diesem Gebiet. Man findet Wannen mit rechteckigem, abgerundet rechteckigem, elliptischem oder ovalem Grundriß, mit ebenem oder gewölbtem Boden, mit senkrechten oder nahezu senkrechten Wänden, jedoch nur selten eine der Körperform nachgebildete Wannenform mit ineinander überfließenden Wand- und Bodenflächen. Man findet Wannen, die vollständig in den Fußboden der Badezelle eingelassen und mit Treppenstufen ausgestattet sind, halbversenkte oder vollständig über dem Flur stehende Wannen. Man findet als Wannenmaterial Naturstein verschiedener Art, Feuerton (Steingut), keramische Platten, Terrazzo, Beton, Glas, Holz (Fichte, Tanne, Kiefer, Eiche, Teak, Pitchpine, Moa, Macacahuba), Zink, Kupfer, Nickel, nichtrostenden Stahl und emailliertes Gußeisen. Ist es nicht an der Zeit, diese Vielfalt durch einige wenige erprobte Typen zu ersetzen?

Die Bedingungen, die eine Wanne im Heilbad zu erfüllen hat, sind folgende:

a) Sie muß so geformt und so eingebaut sein, daß auch für gebrechliche Menschen ein sicheres und bequemes Ein- und Aussteigen und eine bequeme Lage des Badenden gewährleistet ist,

b) sie soll so billig sein, wie das bei den jeweils an sie gestellten Anforderungen möglich ist, und soll aus „Heimstoffen“ bestehen,

c) sie soll dem chemischen Angriff des Heilwassers widerstehen,

d) sie soll an den Berührungsstellen mit dem Körper kein Kältegefühl erzeugen und soll die Abkühlung des Wassers während des Bades auf ein Mindestmaß beschränken,

e) sie darf keine wasserverschwendenden Hohlräume haben und soll nicht größer sein, als zur Erreichung des Heilzweckes nötig ist,

f) sie soll in ihrem Äußeren den heutigen Ansprüchen an sanitäre Einrichtungen entsprechen und soll sich einwandfrei reinigen lassen.

Die günstigste *Form* der Badewanne ist durch die vielfältigen Erfahrungen mit Badeeinrichtungen in Haushaltungen schon längst gefunden worden. Anlage des Hinterkopfes und des Rückens in seiner ganzen Länge sind die Merkmale der in Abb. 93 dargestellten Wanne. Die verschiedene Länge erwachsener Menschen muß sowieso durch Fußstützen (Wannenverkürzer), die es in verschiedenen Ausführungen gibt, ausgeglichen werden. Für abnormal große oder abnormal dicke Menschen und für Kinder müssen eigene Wannen in Sonderabmessungen bereitstehen. Der Nutzinhalt der normalen Wanne, d. h. die in ihr bis zum Überlauf enthaltene Wassermenge, wenn ein normaler Erwachsener in ihr liegt, beträgt etwa 270 l.

Es entspricht nicht den heutigen Ansprüchen, die an ein modern eingerichtetes Badehaus gestellt werden, daß eine solche Wanne ohne Umkleidung in die Badezellen gestellt wird. Nur die *Einbauwanne* kann befriedigen. Als Einbaumaterial dienen heute allgemein Holz bei Holzwannen oder keramische Platten bei Metallwannen. Wahrscheinlich werden sich aber der Blechmantel, der aus demselben Material besteht wie die Wanne selbst, oder der Mantel aus einem der neuen Austauschstoffe immer mehr durchsetzen. In dem Einbaumantel sind verschließbare Öffnungen vorzusehen, durch die der Zwischenraum zwischen Wanne und Mantel zur Vornahme von Reparaturen zugänglich bleibt.

Der Einbau hat es mit sich gebracht, daß Einbauwannen stets von einem flachen breiten Rand umgeben sind, auf den man sich bequem setzen kann. Bei den Metallwannen besteht Rand und Wanne aus einem Stück; bei den Holzwannen besteht der Rand aus einem besonderen Brett, das gewöhnlich nach innen und außen übersteht. Der breite Rand kann, wie noch gezeigt werden wird, für einen recht guten Zweck ausgenutzt werden.

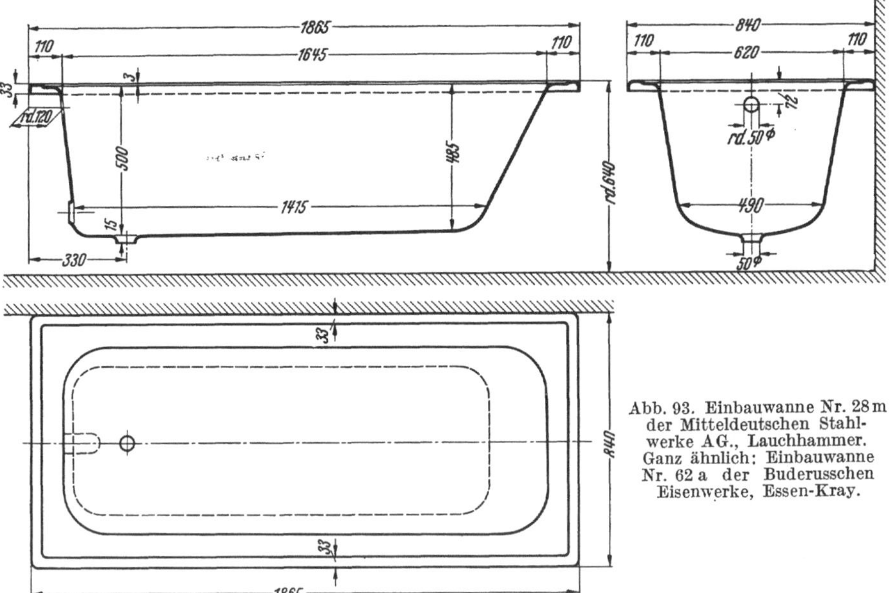

Abb. 93. Einbauwanne Nr. 28m der Mitteldeutschen Stahlwerke AG., Lauchhammer. Ganz ähnlich: Einbauwanne Nr. 62a der Buderusschen Eisenwerke, Essen-Kray.

Die körpergemäße *Form* der Badewanne ist nur in Metall auszuführen. Stein und Holz sind ein viel zu sprödes Material, als daß sie sich in eine bequeme Form bringen ließen.

Über den *Platz*, den die Wanne innerhalb der Badezelle finden soll, bestehen heute kaum Meinungsverschiedenheiten mehr. Daß der Badende nicht ins Licht sehen und nicht dem an kalten Tagen auch bei Zentralheizung unvermeidbaren Zug ausgesetzt werden soll, wird wohl jetzt allgemein berücksichtigt. Die beste Stellung der Wanne ist also die an einer Längswand der Badezelle möglichst nahe der Tür und mit dem Kopfende zum Fenster, so daß der Blick des Badenden zur Tür gerichtet ist und sich zwischen seinem Kopf und dem Fenster ein Zwischenraum befindet, in dem Tisch, Stuhl oder Kleiderrechen untergebracht sind. Nur wenn Wannen einem besonderen Zweck dienen, wenn z. B. in ihnen Unterwassermassage durchgeführt werden soll, oder wenn sie mit Einrichtungen zum Ein- und Ausheben von Schwerbeweglichen verbunden sind, stellt man sie mit ihrer Längsachse senkrecht zu einer Wand auf. Dadurch werden sie von beiden Längsseiten aus zugänglich. Unterwassermassagewannen sollen auf einem Sockel stehen, damit der Massierende sich nicht unnötig tief bücken muß.

Über die *Höhenlage* der Wanne gehen die Ansichten noch sehr weit auseinander. Es gilt hier, eine endgültige Entscheidung zwischen der Unter- und der Überfluraufstellung zu treffen. In dem einen Heilbad, das seit alters nur

Unterflurwannen gekannt hat, wollen die Kurgäste angeblich nur solche Wannen haben. In einem anderen Bad mit beinahe gleichen Heilwässern und Heilanzeigen lehnen die Kurgäste jede Unterflurwanne mit der Bemerkung ab, sie stiegen nicht ins Grab. Vernünftige Wünsche der Kurgäste sollen so weit wie möglich Berücksichtigung finden. Das gehört zum Dienst am Kunden. Sehr viele Wünsche der Kurgäste sind aber nicht erfüllbar. Die öffentliche Meinung des Kurpublikums wird von den Stammgästen gemacht. Und diese lehnen jede Änderung der ihnen vertraut gewordenen Einrichtungen grundsätzlich ab. Es geht deshalb nicht an, sich in jedem Falle ihren Ansichten zu fügen. Sehr eingehende Versuche und Befragungen, die ich durchgeführt habe, haben ergeben, daß nicht die mit Treppenstufen versehenen Unterflurwannen gebrechlichen Patienten das Ein- und Aussteigen am meisten erleichtern, daß auch nicht die über dem Flur stehenden Wannen die beliebtesten sind. Die Wanne soll vielmehr so aufgestellt sein, daß Badezellen- und Wannenboden genau auf gleicher Höhe liegen. Es kommt da auf jeden Zentimeter an! Nur bei völliger Niveaugleichheit erhalten schwerbewegliche Menschen diejenige Standsicherheit, die sie brauchen, wenn sie mit dem einen Bein außerhalb, mit dem anderen innerhalb der Wanne stehen. Da nun jede Wanne Füße hat, muß sie, um die gewünschte Niveaugleichheit zu erreichen, ein Stückchen in den Fußboden eingelassen werden. Das ist schon beim Bau des Badehauses zu berücksichtigen.

Dadurch kommt der breite Rand der Einbauwanne in eine so günstige Höhe zu liegen, daß es auch sehr gebrechlichen Menschen nicht schwer fällt, sich darauf zu setzen. Aus dieser Sitzstellung heraus ist es aber für einen oder zwei im Pflegedienst erfahrene Badegehilfen ein Leichtes, die Beine des Patienten über den Wannenrand in die Wanne zu heben und gleichzeitig den unter den Armen gefaßten Körper auf der Rückwand der Wanne sanft ins Wasser gleiten zu lassen. Erfahrungsgemäß ziehen selbst Schwerbewegliche und von Schmerzen Geplagte das geschilderte Verfahren dem maschinellen Ein- und Ausheben vor, weil dieses ihnen noch den letzten Rest Selbstvertrauen nimmt.

Unterflurwannen lassen sich entweder nur in überlebten oder in teuren Sonderformen ausführen. Sie vergrößern den umbauten Raum eines Badehauses durch die von ihnen benötigte Einsenktiefe beträchtlich. Ihre Vorteile sind zum größten Teil eingebildet. Eine Neuanlage von Unterflurwannen ist deshalb nicht mehr zu rechtfertigen. Die niveaugleiche Aufstellung ist die einzig richtige Lösung, wenn man von Ausnahmefällen wie den erhöht aufzustellenden Unterwassermassagewannen absieht. Das Ein- und Aussteigen wird erleichtert durch Haltegriffe, von denen je einer auf dem Wannenrand der beiden Längsseiten und zwei bis vier neben- und übereinander an der Wand hinter der Wanne angebracht werden.

Die Frage der Wahl des *Materials* ist durch Änderung des Geschmackes und der wirtschaftlichen Verhältnisse sehr vereinfacht worden. Insofern kann eine moderne Darstellung des Gebietes Materialien wie Marmor oder anderen Naturstein, Feuerton, keramische Platten, Terrazzo oder Beton nicht mehr in Erwägung ziehen. In der Verwendung von Glas ist man über Versuche nicht hinausgekommen, Zink wird wegen der ungünstigen Veränderung seiner Oberfläche durch Oxydation und andere chemische Einflüsse nur noch für transportable Wannen verwendet, Kupfer und Nickel sind devisenbelastete Fremdstoffe. So stehen heute nur noch Holz, nichtrostender Stahl und emailliertes Gußeisen zur Wahl.

Die harten ausländischen Hölzer, die den Holzwannen viele Freunde gewonnen haben, sind ebenso wie Kupfer Fremdstoffe und kommen deshalb nicht mehr in Frage. Fichte, Tanne, Kiefer und Eiche haben sich nie recht als Wannenmaterial bewährt und sind nur wegen ihrer Billigkeit, ihrer geringen Wärmeleitung und ihrer Widerstandsfähigkeit gegen chemische Einflüsse aggressiver

Heilwässer genommen worden. Ohne alljährliches Abschleifen, Auskitten und Lackieren werden solche Wannen schnell unansehnlich. Aber auch sorgsam gepflegte Wannen aus deutschem Holz entsprechen unseren hochentwickelten Ansprüchen an Hygiene nicht mehr. Es bleiben also nur noch zwei Werkstoffe übrig: das emaillierte Gußeisen und der nichtrostende Stahl.

Die Gießtechnik des Gußeisens hat solche Fortschritte gemacht, daß auch komplizierte Formen gegossen werden können und wahrscheinlich auch die Vereinigung von Wanne und Erwärmungseinrichtung in einem Stück möglich sein wird. Entsprechende Versuche sollen demnächst in Angriff genommen werden. Vor allem aber ist die chemische Widerstandsfähigkeit der Emaillen in den letzten Jahren so verbessert worden, daß ein Versuch mit spezialemaillierten Wannen auch beim aggressivsten Heilwasser lohnt. Die „säurefeste" Emaille der Lauchhammer- und der Buderuswerke, die schon seit langem auf besondere Bestellung geliefert wird, hat sich bei vielen Heilwässern, sogar bei Schwefelwässern bewährt. Es ist nur notwendig, das richtige Reinigungsverfahren ausfindig zu machen. Auf die Empfehlungen der Lieferfirmen darf man sich dabei nicht verlassen. Besser ist es, selbst Versuche anzustellen. Bei eisenhaltigen Wässern sind als ebenso wirksam wie schonend Schmierseife und Fixil, beide zusammen angewendet, befunden worden. Fixil ist ein nicht ganz billiges Reinigungspulver geheimer Zusammensetzung der Firma Dr. Geyer & Dr. Bootz, Mannheim. Salzsäure und Sand sind dagegen grimmige Feinde auch der besten Emaille. Spezialemaillierte Gußeisenwannen sind nicht wesentlich teurer als Wannen aus deutschem und wesentlich billiger als solche aus ausländischem Holz.

Nichtrostender Stahl (V2AE) ließ sich bis vor kurzem ohne nachteilige Gefügeänderungen nicht zu so großen Blechstücken zusammenschweißen, wie sie zur Herstellung von Badewannen gebraucht werden. Dieser Zustand ist überwunden. Wir besitzen jetzt in dem nichtrostenden Stahl einen Werkstoff, der allen Wünschen an Formgebung, chemische Widerstandsfähigkeit und Hygiene gerecht wird. Leider ist er noch recht teuer. Er wird also nur bei Wässern in Frage gezogen werden können, bei denen emailliertes Gußeisen nach sorgfältigen Versuchen als nicht brauchbar befunden worden ist.

Die Befürworter der Holzwannen führen als ihre besonderen Vorzüge an, daß sie an den Berührungsstellen zwischen Körper und Wanne kein *Kältegefühl* erzeugen, und daß sich das Wasser in ihnen während des Bades verhältnismäßig wenig abkühlt. Es ist richtig, daß steinerne Wannen aller Art sich auch nach mehrmaliger Füllung nie so stark erwärmen, daß keine Abkühlung der Berührungsstellen stattfindet. Das trifft besonders auf die Unterflurwannen zu, die in Ziegel- oder Betonmauerwerk eingebettet sind. Derartige Wannen stehen aber, als unzeitgemäß, sowieso nicht mehr zum Vergleich. Emaillierte Gußeisen- und Nirostastahlwannen sind, da sie stets „eingebaut" werden, also von einem wärmeisolierenden Luftraum umgeben sind, viel wärmer. Unbewegte Luft ist an und für sich einer der besten Isolatoren. Wenn dieser Luftmantel durch das Badewasser noch dazu erwärmt ist, so isoliert er in nahezu vollkommener Weise. Es genügt, dem Badepersonal die allgemeine Anweisung zu geben, daß vor dem ersten Bad am Morgen jede Wanne mit dem heißen Reinigungswasser zu füllen ist, damit sie und der sie umgebende Luftmantel angewärmt wird. Dann werden auch die wenigen Klagen über eine Kältewirkung der gußeisernen und stählernen Wannen verstummen.

Die *Abkühlung des Badewassers* in einer so vorgewärmten Gußeisenwanne beträgt nach meinen Messungen nur etwa 0,5° in $^1/_2$ Stunde. Das ist sehr wenig und stimmt recht gut mit den sehr genauen Messungen von Grassberger und Noziczka an einer gußeisenemaillierten Wanne überein. Die Versuchswanne wurde von ihnen auf eine Isolierschicht aus Zellenbeton gestellt und mit einem Mantel aus dem gleichen Material umgeben, so daß zwischen ihm und der Wanne ein Hohlraum verblieb. Die Abkühlung des Wassers betrug ohne vorherige Anwärmung der Wanne bei der normalen Badetemperatur 0,9° in $^1/_2$ Stunde. Es wird ein Leichtes sein, den Luftraum zwischen Mantel und Wanne, z. B. durch die Heizleitung der Wäschewärmer so aufzuheizen, daß der Wanne Wärme zugeführt wird und daß ein Temperaturabfall während des Bades überhaupt nicht mehr stattfindet.

Es gibt einige Heilbäder, die über einen solchen Reichtum an Wasser verfügen, daß sie glauben, sich den Luxus *übernormal großer Wannen* leisten zu können. Meistens handelt es sich um Unterflurwannen aus Stein oder keramischen Platten. Auch Holzwannen fassen mit ihren vielen toten Räumen meist mehr Wasser als nötig. So findet man Nutzinhalte von 400 und 500 l, ja sogar von 800, 1000 und 2000 l. Mit steigender Kurgastzahl und steigendem Wasserbedarf werden diese großen Wannen als unangenehme Last empfunden. Aber das Stammpublikum des Bades stemmt sich gegen eine Änderung des bestehenden Zustandes und findet manchmal bei Ärzten Unterstützung, die behaupten, der Heilerfolg sei von der absoluten Wassermenge abhängig. Mache und Meyer sind auf Grund von Versuchen zu dem Ergebnis gekommen, daß die Heilwirkung nicht von der Menge, sondern von der Konzentration der wirksamen Bestandteile im Badewasser und von den Veränderungen, welche die Konzentration während des Bades erleidet, abhängig sei. Es genügt, Wannen mit einem Nutzinhalt von 270 l einzubauen und als Besonderheit einen Teil der Wannen zur Verabreichung von *Strombädern* einzurichten, bei denen während des Bades ständig frisches Quellwasser nachströmt wie in einer Piszine.

Die Ansprüche, die an die *Beschaffenheit sanitärer Einrichtungen* gestellt werden, sind gewachsen aus der Forderung nach Sauberkeit. Die Sauberhaltung ist aber am besten gewährleistet durch glatte Oberfläche und helle Farben. Mag das Badepersonal noch so gut geschult und noch so zuverlässig sein, wenn die Badewanne schlecht gekittete Fugen hat und aus dunklem Material besteht, ist auch bei sorgfältigster Arbeit eine einwandfreie Reinigung nicht gewährleistet. Das Auge muß mitreinigen können! Es genügt, diese wenigen Tatsachen zu erwähnen, um auch in dieser Beziehung die Überlegenheit der weiß emaillierten Gußeisenwanne oder der blanken Nirostastahlwanne aufzuzeigen. Je mehr Heilbäder zu einer dieser beiden Wannenarten übergehen, desto mehr werden die heute teilweise noch bevorzugten Holzwannen abfallen. Die Zeit ist nicht mehr fern, wo das Publikum sie ablehnen wird. Die Neubeschaffung von Holzwannen ist deshalb schon heute als Fehlinvestition zu betrachten. Auch als *Moorwanne* werden sie nach Vervollkommnung der Moorförderung durch Rohrleitungen und mit dem Übergang zur stationären Moorwanne entbehrlich werden. Moorwannen unterscheiden sich vor allem von den Wasserwannen durch die größeren Zu- und Abflußöffnungen. (Siehe auch S. 189).

Die *Reinigung* hellfarbiger und glatter Wannen kann mit Schmierseife (Kaliseife) und einem geeigneten Reinigungspulver im allgemeinen in genügend zuverlässiger Weise durchgeführt werden, wenn gleichzeitig mit einer scharfborstigen Scheuerbürste gescheuert und mit heißem Wasser nachgespült wird. Nur bei Patienten mit ansteckenden Krankheiten ist außerdem die Anwendung von Lysoform oder eines anderen schwachriechenden Desinfektionsmittels nötig. Eine unauffällige Kennzeichnung solcher Kranken, auf den Verordnungen der Badeärzte und auf den Badekarten angebracht, unterrichtet das Badepersonal, in welchen Fällen das Desinfektionsmittel angewandt werden muß. In Heilbädern ohne Arztzwang wird diese Maßnahme allerdings immer Stückwerk bleiben.

Jede Wanne besitzt eine *Zu-*, *Ab-* und *Überlauföffnung*. Alle drei liegen am Fußende der Wanne. Die *Zulauföffnung* soll einen lichten Durchmesser von 50 mm haben, damit die Wanne in wenigen Minuten gefüllt werden kann, ohne daß die Zulaufgeschwindigkeit 0,5 m/s übersteigt (s. S. 111). Der Zulauf erfolgt gewöhnlich in Richtung der Mittelachse. Schräger Zulauf ist nur angebracht, wenn die Wanne zur Erwärmung des Wassers mit einem Dampfraum umgeben ist. Die Zulauföffnung mit einem sog. Froschmaul abzudecken, ist nicht nur zwecklos, sondern sogar schädlich. Es besteht keine Notwendigkeit, in Strombädern eine zweite Zulauföffnung vorzusehen; es muß aber ein gutes Regulierventil in der Zulaufleitung sitzen, damit die Menge des nachströmenden Wassers je nach der Verordnung des Arztes genau eingeregelt werden kann. Strombäder sind, vor allem im stark kohlensäurehaltigen Wasser (Sprudelstrombäder), sehr anstrengend.

Die *Ablauföffnung*, die zwecks schneller Entleerung der Wanne ebenfalls einen lichten Durchmesser von 50 mm haben soll und mit einem an einer Kette hängenden Gummistopfen verschlossen wird, liegt dicht unterhalb der Zulauföffnung. Der Wannenboden ist zum Ablauf hin ganz schwach geneigt. Stärkere Neigung erschwert gebrechlichen und alten Patienten das Aufstehen.

Die *Überlauföffnung*, die gewöhnlich durch ein Froschmaul abgedeckt ist, soll groß genug sein (50 mm ∅), um auch einen großen Wasserüberschuß rasch aufnehmen zu können. Denn der Wasserspiegel soll seine konstante Höhe erreichen, während der Badende sich langsam in die Wanne setzt. Ein nachträgliches Fallen des Wasserspiegels infolge zu enger Überlauföffnung wird unangenehm empfunden. Das Verplanschen des Wassers wird vermieden, wenn der durch den Überlauf einregulierte Wasserspiegel 70 bis 80 mm unter Wannenrand liegt. Ein größerer Abstand gibt der Wanne eine unnötig große Bauhöhe und erschwert das Ein- und Aussteigen. Das Überlaufrohr wird in das Ablaufrohr hineingeführt. Auf eine schnittige Vereinigung beider Rohre ist besonderer Wert zu legen, weil sonst die bekannten lästigen Kluckergeräusche entstehen.

Am Fußende der Badewanne sitzt meistens die *Batterie von Ventilen* (Ventilstock), durch die der Zulauf des Heil- und Reinigungswassers geregelt wird. Sie sollen sich nur mit Steckschlüssel bedienen lassen, damit der Kurgast nicht eigenmächtig an ihnen herumdrehen kann. In einigen modernen Badehäusern liegen die Ventilstöcke in dem Flur vor der Badezelle. Das hat den Vorteil, daß das Badepersonal die Badezelle nicht zu betreten braucht, wenn der Kurgast während des Bades eine nachträgliche Änderung der Temperatur oder der Zuflußmenge (in Strombädern!) wünscht. Es ist in diesem Falle möglich, vorwiegend weibliches Badepersonal zu beschäftigen, und die männlichen Badegehilfen im wesentlichen für Hilfeleistungen einzusetzen, für die männliche Kraft nötig ist, z. B. das Ein- und Ausheben gebrechlicher Patienten.

Das Reinigungswasser soll nicht nur durch die Zulauföffnung in die Wanne gelassen werden können, sondern es muß noch ein zweiter Anschluß für einen Schlauch mit Mundstück vorhanden sein, mit Hilfe dessen die Wanne ausgespritzt werden kann.

In der Nähe des Ventilstockes ist auch der *Wäschewärmer* untergebracht. Von den vielen Konstruktionen hat sich der topfartige Wäschewärmer allgemein durchgesetzt, der aus verzinntem Kupferblech oder aus nichtrostendem Stahlblech hergestellt ist. Eine Heizschlange ist außen um den Topf herumgewickelt. Als Heizmittel darf niemals der Dampf oder das Warmwasser der Zentralheizung verwendet werden, da man sonst gezwungen wäre, diese auch an heißen Tagen in Betrieb zu halten. Zur Heizung des Topfes dient entweder der Dampf oder das Heißwasser der dezentralisierten Badewassererwärmung oder das heiße Reinigungswasser.

d) Gasbäder.

In einigen Heilbädern entspringen Kohlensäuregasquellen (Mofetten), deren Gas unverändert in Sitzwannen eingeleitet wird, die unter oder über Flur stehen. Die Unterflurwannen sind meist gekachelt, die Überflurwannen sind hölzerne Kasten, so wie man sie auch für Lichtbäder verwendet. An manchen Orten deckt man die Wanne zu, nachdem der Patient Platz genommen hat; wo anders läßt man sie offen. Die Kohlensäure bleibt ja sowieso unten liegen. Auch über die Frage, ob der Badende sich entkleiden soll oder nicht, herrscht keine einheitliche Meinung. Besonders konstruierte Wannen mit Vorrichtungen für Zu- und Ableitung des Gases und Abdeckung des Badenden sind z. B. in Karlsbad in Gebrauch.

e) Duschen.

Das Wort „Dusche" stammt von dem italienischen Wort „doccia" und ist auf dem Umweg über Frankreich, wo es „douche" heißt, bei uns zum Lehnwort geworden. Auffällig ist es, daß die Dusche als Anwendungsform des Heilwassers in jenen beiden Ländern, über die das Wort zu uns gekommen ist, viel mehr zu Hause ist als bei uns. Man versteht unter Dusche einen aus einem Rohr oder einem Schlauch unter regelbarem Druck und regelbarer Temperatur austretenden vollen oder zerteilten Wasserstrahl, der auf einzelne Körperteile oder nacheinander auch auf die ganze Körperoberfläche gerichtet wird. Wird diese Abspritzung mit Massage kombiniert, so spricht man von *Duschmassage.* Oft wird die Dusche *mit einem Vollbad vereinigt.* Der Patient badet zunächst etwa 10 min, dann wird er in der Wanne stehend mit Wasser von etwa 3° höherer Temperatur 3 bis 4 min lang abgespritzt, dann folgt noch einmal 10 min lang ein Vollbad. Eine besondere Anwendungsform findet die Dusche als *Unterwasserdusche.* Einen mit Metallmundstück versehenen Schlauch, für den am Ventilstock ein besonderer Anschluß vorgesehen werden muß und aus welchem Wasser mit etwa 1 atü Überdruck und mit 1 bis 3° Übertemperatur austritt, läßt man während der letzten 5 min des Bades unter Wasser aus 10 bis 15 cm Entfernung auf die Körperteile des Badenden einwirken, zuerst auf die Beine, dann auf den Unterleib, die Arme, die Lendengegend und zuletzt auf die Rückseite des Brustkorbs. Die Unterwasserdusche wird auch in deutschen Heilbädern verhältnismäßig häufig angewendet. Die Anwendung von Duschen kommt aus ärztlichen Gründen keineswegs für alle Bäder in Betracht. In Herzheilbädern ist es das einzig Richtige, derartige Vorrichtungen überhaupt nicht anzubringen bzw. sie zu entfernen.

f) Erwärmung des Badewassers.

Die Geschichte des Bäderwesens ist die Geschichte der echten Thermalwässer, d. h. der Wässer, die zum Baden nicht erwärmt zu werden brauchen. Kalte und laue Wässer wurden bis vor etwa 100 Jahren nicht beachtet oder höchstens für Trinkkuren verwendet. In den Ländern, deren Bäderwesen noch nicht so hoch entwickelt ist wie das deutsche, besteht dieser Zustand mehr oder weniger auch heute noch. Wertvolle kalte Quellen liegen dort brach, während weniger wertvolle Thermalquellen aufs glänzendste ausgebaut sind.

Daß die kalten Heilwässer eine steigende Beachtung gefunden haben, ist lediglich der Bedeutung zu verdanken, die die Kohlensäure in der Balneotherapie gewonnen hat. Ihr ist in neuerer Zeit das Radon (die Radiumemanation) als Bundesgenosse zur Seite getreten. Kohlensäure und Radon sind Gase, die sich im kalten Wasser besser lösen als im warmen. Kein Wunder, daß sich gerade unter den kalten Quellen die kohlensäure- und radonreichsten finden.

Damit ist aber auch die Erwärmung des Badewassers in Heilbädern zu einem *Problem der Gasschonung* geworden, das noch nicht endgültig gelöst ist und sich in ganz anderer Richtung bewegt als die Erwärmung gasfreien Wassers. Ein Heilwasser, das gasfrei ist, kann die in Süßwasserbadeanstalten bewährten Erwärmungsmethoden übernehmen. Aber wieviele Heilwässer gibt es denn, die als völlig gasfrei bezeichnet werden können? Immer werden sich Spuren eines der drei Gase finden, denen eine eigene Heilwirkung zugesprochen werden muß: Kohlensäure, Radon oder Schwefelwasserstoff. Selbst wenn sie nur in geringer Menge auftreten und zur Kennzeichnung des Heilwassers nicht dienen können, sollte man ihnen wenigstens dieselbe Bedeutung zubilligen wie den Spurenelementen, auf deren Anwesenheit neuerdings großer Wert gelegt wird.

Es gibt also kaum ein Heilbad, das berechtigt wäre, die barbarischen Erwärmungsmethoden beizubehalten, die 30, 40 oder gar 50% des Gasgehaltes seiner Heilwässer austreiben. Damit sind nicht etwa die völlig veralteten Verfahren gemeint, die in kleineren Heilbädern leider noch hier und da in Gebrauch stehen, nämlich die Erwärmung des kalten Heilwassers durch Mischen mit heißem Süßwasser oder durch Einblasen von Dampf oder durch Eintauchen einer glühenden Eisenkugel. Nein, es sind darunter zu verstehen alle jene Einrichtungen, die technisch einwandfrei durchgebildet, die aber trotzdem für die Erwärmung von Heilwässern nicht brauchbar sind, weil sie den Gasgehalt nicht so schonen, wie das mit anderen Einrichtungen möglich ist. Daß diese Einrichtungen bis heute auch in sehr gut ausgebauten Heilbädern beibehalten werden konnten, hat seinen Grund in dem Fehlen gründlicher Versuche über den Gasverlust bei der Erwärmung. Solche Versuche sind eingeleitet worden, sie sind aber noch nicht zum Abschluß gelangt. Trotzdem läßt sich jetzt schon folgendes sagen:

Die *Erwärmungsmethoden* gliedern sich in 3 Gruppen:

1. Die *zentrale Boilererwärmung*, 2. die *Erwärmung in Durchlauferhitzern*, die unmittelbar vor die Wanne geschaltet sind, 3. die *Erwärmung in der Wanne selbst.*

1. Unter einem *Boiler* versteht man einen schmiede- oder gußeisernen oder kupfernen Kessel, der mit dem zu erwärmenden Wasser gefüllt wird und in den ein Bündel paralleler, kupferner, dampfdurchströmter Rohre eingebracht wird. Für Großanlagen, wie sie in Badehäusern eingebaut werden, wird der stehende Boiler mit tiefliegender Rohrschlange bevorzugt. Das Wasser tritt unten in den Boiler ein und fließt oben erwärmt wieder ab. Ein Thermostat regelt die Zufuhr des Dampfes zu der Rohrschlange so, daß eine gleichmäßige Temperatur des Wassers gehalten wird. Niemals wird die Höchstleistung, die von der Anlage zeitweilig verlangt werden muß, in einem einzigen Boiler vereinigt. Obwohl Boiler Einrichtungen sind, an denen nur selten Betriebsstörungen vorkommen, ist es schon wegen der ab und zu notwendig werdenden Reinigung erforderlich, daß eine Reserve vorhanden ist. Vor allem ist es aber betriebswirtschaftlich falsch, in betriebsschwachen Zeiten mit einer Einrichtung zu arbeiten, die für die Höchstleistung berechnet ist. Deshalb unterteilt man diese auf mindestens 2, oft aber auch auf 3 oder 4 Boiler. Eine beispielhafte Boileranlage zeigen Abb. 94 und 95.

Die Temperatur wird gewöhnlich auf Badetemperatur gehalten. Das hat den Vorteil, daß von den Boilern zu den Wannen nur *eine* Leitung (abgesehen vom Reinigungswasser) verlegt werden muß, hat aber den Nachteil, daß nur Bäder mit einer bestimmten Temperatur abgegeben werden können. Wo anders erwärmt man deshalb lieber nur einen Teil des Wassers, und zwar auf etwa 80 bis 90° und mischt in der Wanne mit kaltem Wasser. Hat dieses von der Quelle

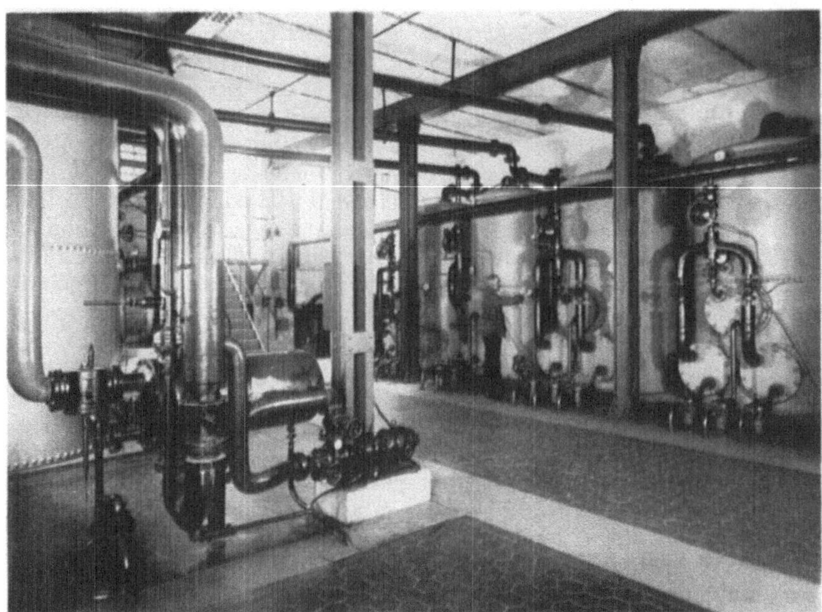

Abb. 94. Zentrale Boileranlage (Bad Salzuflen).

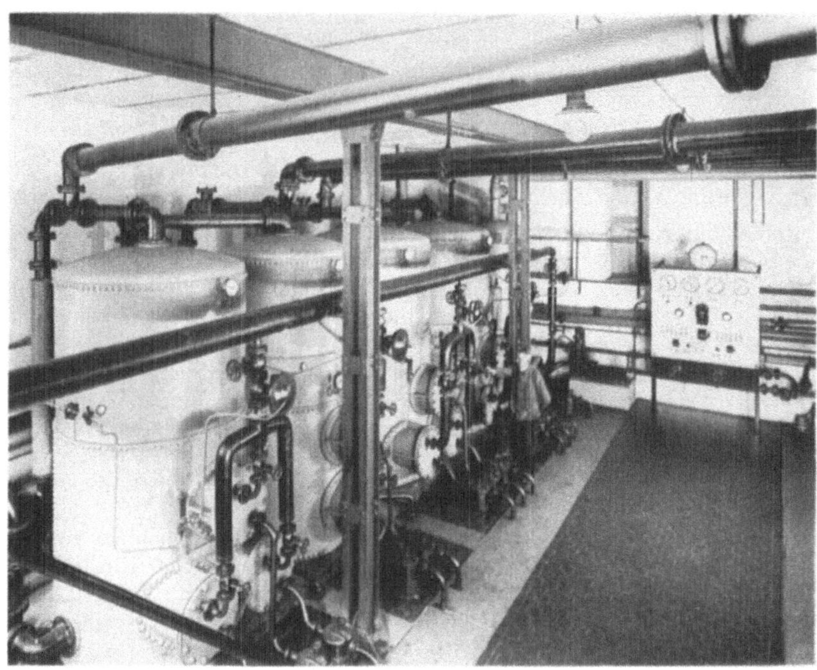

Abb. 95. Zentrale Boileranlage (Bad Salzuflen).

her z. B. eine Temperatur von 10°, so müssen $^2/_3$ kaltes Wasser mit $^1/_3$ heißem Wasser gemischt werden, um auf eine Badetemperatur von 30 bis 35° zu kommen. In diesem Falle sind aber 2 Heilwasserleitungen bis zu jeder Wanne zu verlegen. Die Anlage verteuert sich dadurch nicht unbeträchtlich. Das fällt besonders ins Gewicht, wenn nicht nur *eine*, sondern mehrere Arten von Heilwasser verabreicht werden. Das auf 80 bis 90° erwärmte Wasser verliert etwa $^3/_4$ seines Gasgehaltes, auch ein Teil der erdigen Bestandteile geht verloren, dafür bleibt aber das kalt zugesetzte Wasser unberührt. Versuche zeigen, daß beide Verfahren in der Wanne ein Wasser von annähernd gleicher Qualität liefern. Da das auf 80 bis 90° erhitzte Wasser durch die Erwärmung sowieso starken Schaden erleidet, ist es gar nicht so abwegig, für die Erhitzung ein geringwertigeres Heilwasser, wie es fast in allen Badeorten reichlich zur Verfügung steht, zu verwenden. Von dieser Möglichkeit wird in manchen Heilbädern, die über wenig hochwertiges Wasser verfügen, Gebrauch gemacht.

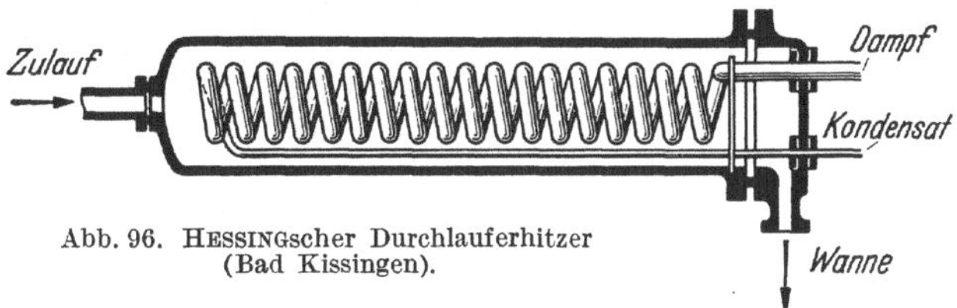

Abb. 96. HESSINGscher Durchlauferhitzer (Bad Kissingen).

2. *Durchlauferhitzer* sind nichts anderes als Boiler im kleinen. Auch sie bestehen, von einer Sonderkonstruktion abgesehen, aus einem Kessel aus Gußeisen oder Kupferblech und aus einem Rohrbündel bzw. einer Rohrschlange. Der erste derartige Apparat wurde von CZERNICKI erfunden. Er ist mannigfach abgeändert worden. HESSING (Abb. 96) leitet durch die in engen Spiralen gewundene Kupferrohrschlange den Dampf hindurch und läßt sie vom Wasser umspülen. VOCKE (Abb. 97) leitet umgekehrt das Wasser durch die Rohrschlange und schickt den Dampf durch den die Schlange umgebenden Raum. Andere Konstrukteure verwenden Bündel gerader paralleler Rohre. Immer wird das Gegenstromprinzip gewahrt, d. h. Dampf und Wasser werden in entgegengesetzter Richtung geleitet, damit das Temperaturgefälle zwischen beiden Medien an allen Stellen möglichst groß ist. Man kennt diese Art von Durchlauferhitzern deshalb auch unter der Bezeichnung „Gegenstromapparate".

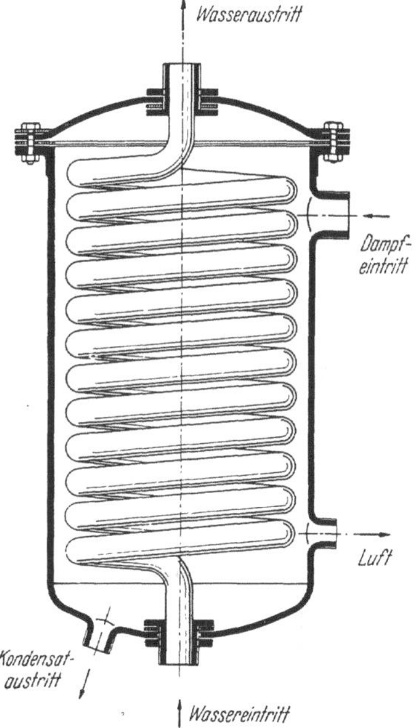

Abb. 97. VOCKEscher Durchlauferhitzer.

Wenn das Wasser wie bei VOCKE durch die Rohrschlange strömt, so ist die Gefahr schädlicher Wirbelbildung geringer als wenn es die Schlange umspülen muß. Diese Art der Wasserführung ist also grundsätzlich vorzuziehen. Neigt ein Wasser aber zur Sinterbildung, so eignet es sich nicht dazu, durch vielfach gewundene Rohrleitungen geleitet zu werden; denn es ist kaum möglich, aus ihnen den abgesetzten Kesselstein zu entfernen. Welcher Art der Wasserführung der Vorzug gegeben werden soll, hängt also vor allem von der chemischen Beschaffenheit des Wassers ab. Aber auch wenn das Wasser von außen die Rohrschlange umspült, bleibt die Sinterbildung eine leidige Angelegenheit. Wer einmal am Ende der Hauptkurzeit einen geöffneten Durchlauferhitzer gesehen hat, kann ermessen, welche Arbeit zu seiner Reinigung gehört und in welchem Maße schon in den Wochen vorher sein wärmewirtschaftlicher Wirkungsgrad gesunken ist.

Völlig abweichend ist die Konstruktion des Durchlauferhitzers von IMHOF (Abb. 98). Zwei lange Kupferrohre sind ineinandergesteckt und einmal haarnadelförmig gebogen. Der gleichmäßige Abstand zwischen den beiden Rohren wird durch Ausfüllen mit Kolophonium während des Biegens gehalten und durch kleine Distanzstäbchen gesichert. Durch das innere Rohr fließt das zu erwärmende Heilwasser, durch den zwischen beiden Rohren verbleibenden Ringraum das Heizmittel. Als solches dient hier nicht Dampf, sondern heißes Wasser von 65 bis 70°. Denn Wasser als Heizmittel schont gashaltiges Heilwasser noch mehr als Dampf und vermeidet auch weitgehend den Absatz von Kesselstein, selbst wenn das betreffende Heilwasser zur Sinterbildung neigt.

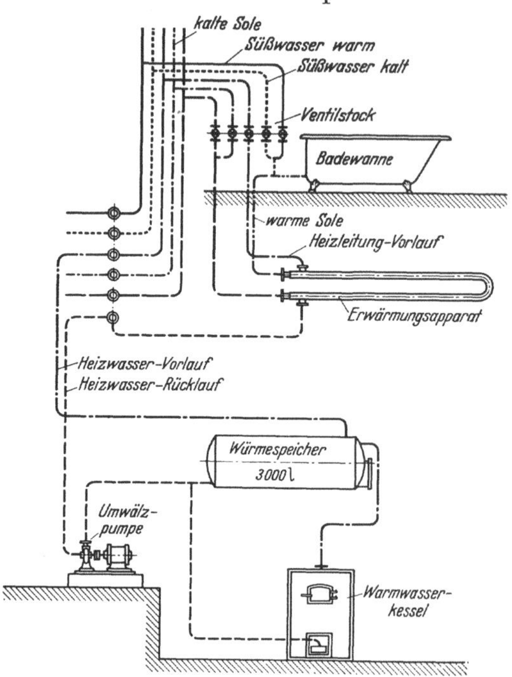

Abb. 98. IMHOFscher Durchlauferhitzer.

Das wesentliche an den Durchlauferhitzern ist aber nicht ihre Bauweise, sondern die Art ihrer Anwendung. Jede Wanne hat ihren eigenen Durchlauferhitzer. Durch geschickte Anordnung können auch 2, ja sogar 4 Wannen an einen Durchlauferhitzer angehängt werden, mehr aber nicht. Auf jeden Fall tritt der Durchlauferhitzer nur so lange in Tätigkeit, wie die Wanne gefüllt wird. Eine Vorratbildung erwärmten Heilwassers wie im zentralen Boiler findet nicht statt. Die Erwärmung wird stets nur bis zur Höhe der gewünschten Badetemperatur getrieben. Obwohl nur *eine* Heilwasserzuleitung bis zur Wanne vorhanden ist, kann jede beliebige Badetemperatur eingestellt werden. Die Mehrkosten, die durch Anschaffung zahlreicher Durchlauferhitzer entstehen, werden also durch Einsparung an Rohrleitungen wettgemacht. Der Hauptvorteil des dezentralen Durchlauferhitzers gegenüber dem zentralen Boiler ist aber, daß durch die vielfach verzweigten Rohrleitungen des Badehauses nicht erwärmtes, sondern kaltes Wasser strömt. Erwärmtes gashaltiges Wasser ist aber, wie noch gezeigt wird, wesentlich empfindlicher gegen alle Störungen in den Rohrleitungen als kaltes.

Es bleibt immerhin auch hier noch ein kurzer Weg übrig, der vom erwärmten Wasser durchflossen werden muß, ehe es in die Wanne gelangt. Ist dieser Weg zwischen Durchlauferhitzer und Wanne auch sehr kurz, so birgt er doch ganz besonders große Gefahren. Das Ventil in der Zulaufleitung kann beim besten Willen nicht immer völlig geöffnet werden. Denn mit seiner Hilfe wird ja die Durchlaufmenge während der Erwärmung im Durchlauferhitzer und damit die gewünschte Temperatur geregelt. Unvollständig geöffnete Ventile sind aber, wie im Abschnitt „Rohrleitungen" näher dargelegt worden ist, gefährliche Quellen der Wirbel- und Unterdruckbildung. Undichtigkeiten in der Rohrleitung, durch die Luft angesaugt werden kann, sind gerade in der Nähe dieses Ventils am häufigsten, weil die mit der Wanne starr verbundene Rohrleitung ständigen Erschütterungen durch Benutzung und Reinigung der Wanne ausgesetzt ist. Man überzeuge sich einmal am Ende der Hauptkurzeit davon, wieviel Verschraubungen in der Nähe der Wanne noch fest angezogen sind!

Die letzte und vielleicht größte Gefahrenstelle, die das Wasser zu durchlaufen hat, ist der Eintritt in die Wanne. Infolge des meist viel zu engen Querschnitts der Zulaufleitung sprudelt das Wasser mit viel zu großer Geschwindigkeit in die Wanne und entgast dabei um so stärker, je wärmer es ist. Selbst wenn die Zulauföffnung schon vom Wasser bedeckt ist, hört das Sprudeln und Wallen des Wassers noch nicht auf.

3. Nachdem man einmal im starken Gegensatz zu den Süßwasserbadeanstalten die Erwärmung in den Durchlauferhitzern dezentralisiert hatte, lag es nahe, noch einen Schritt weiter zu gehen und die *Erwärmung in die Wanne* zu verlegen. Die großen, eckig gebauten Wannen mit ihren toten Räumen boten Raum genug, um in der Kehle zwischen Wand und Boden eine zweimal umlaufende, dampfdurchflossene Rohrschlange unterzubringen. Reinitz kam zuerst auf diesen Gedanken, und die nach ihm benannte *Reinitzsche Dampfschlange* (Abb. 99) ist in vielen Heilbädern eingeführt worden. Ihre Anlagekosten sind so gering, ihr gastechnischer und wärmewirtschaftlicher Wirkungsgrad so gut, daß man Winckler begreifen kann, wenn er sie als beste Erwärmungsmethode gegen alle Bedenken verteidigt. Und trotzdem hat die Reinitzsche Dampfschlange keine Aussichten mehr. Mit der Verkleinerung der Wannen ist ihr eine wichtige Voraussetzung entzogen worden. Das Hauptbedenken ist aber hygienischer Natur. Es ist nämlich nicht möglich, den Raum hinter der Rohrschlange so zu reinigen, wie das gefordert werden muß. Und das ist ausschlaggebend!

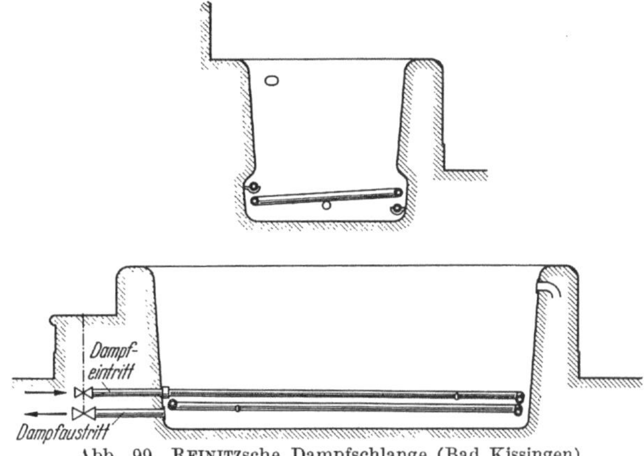

Abb. 99. Reinitzsche Dampfschlange (Bad Kissingen).

Die Nachteile der Reinitzschen Dampfschlange vermeidet die *transportable Heizschlange*, die von Adriani aus Aluminiumrohr an verschiedene deutsche Schwefelbäder geliefert worden ist und die mit der bei Feuerwehrschläuchen üblichen Stortzkupplung an den in jeder Badezelle vorhandenen Dampfrohrstutzen bequem und rasch angeschlossen wird.

Noch einen Schritt weiter zur Vervollkommnung stellen die *Klappregister* von Thiergärtner und von Pabst (Abb. 100 bis 102) dar. Dampf- oder heißwasserbeheizte Kupferschlangen, die drehbar an der Wand über der Wanne befestigt sind, werden in das kalt eingelassene Wasser eingetaucht und nach seiner Erwärmung wieder herausgeklappt. Pabst kombiniert sein heißwasserbeheiztes Klappregister in sehr geschickter und wärmewirtschaftlicher Weise mit der Warmwasserheizung der Badezellen. Bei Verwendung von Heißwasser als Heizmittel muß die wirksame Oberfläche der Heizschlange größer sein als bei Dampf, damit die Bereitung eines Bades nicht länger dauert, als wenn Dampf zur Heizung verwendet wird. Der Gasgehalt des Wassers wird aber wahrscheinlich noch mehr geschont.

Einen ganz anderen Weg, um Wasser in der Wanne zu erwärmen, ist SCHWARTZ gegangen. Seine Wanne hat einen doppelten Boden, durch dessen Hohlraum Dampf strömt, bis das darüberstehende Badewasser genügend erwärmt ist. Die konstruktive Durchbildung der *Doppelbodenwanne* hat, obwohl sie aus dem sehr gefügigen Kupfer hergestellt worden ist, viel Kopfzerbrechen verursacht, bis sie im Betrieb einwandfrei und ohne viele Reparaturen funktionierte. In ihrer verbesserten Form arbeitet sie zu voller Zufriedenheit ihrer Besitzer.

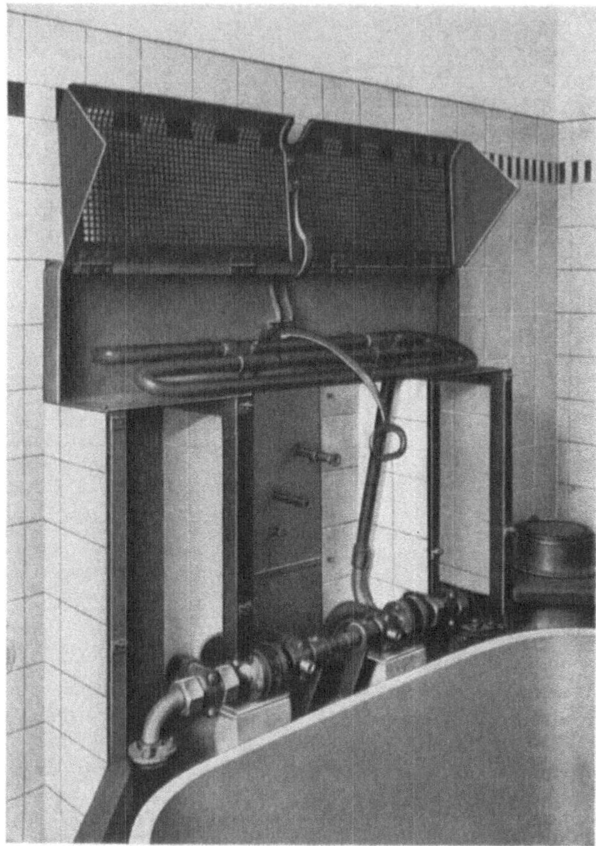

Abb. 100. PABSTsches Klappregister.

Die neueste Stufe dieser Entwicklung stellt die *Dampfkanalwanne* nach SCHWEIGHOFER dar (Abb. 103). Ein 140 mm hoher und 45 mm breiter Dampfraum umgibt den unteren Teil der aus nichtrostendem Stahlblech hergestellten Wanne. Schräge Stellung der Zuflußöffnung sorgt für eine gute Bespülung der dampfbeheizten Wannenwand. Die Ausbuchtung des unteren Teils der Wanne erscheint überflüssig. Denn die Befürchtung, daß sich der Badende am Dampfraum verbrennen könnte, ist ebenso unberechtigt, wie sie es früher bei der REINITZschen Dampfschlange war. Auch die sonstige Form der Dampfkanalwanne wird noch besser durchgebildet werden müssen. Es scheint aber, als ob mit ihr die endgültig befriedigende Lösung gefunden wäre. Nur der Preis ist noch unerträglich hoch. Sollte er nicht bald wesentlich gesenkt werden können, so wird nichts anderes übrigbleiben, als den gleichen Konstruktionsgedanken auf gußeisenemaillierte Wannen zu übertragen.

Das im vorstehenden gezeichnete Bild der *Methoden, die für die Erwärmung gashaltiger Badewässer* entwickelt worden sind, erscheint sehr buntscheckig. In der Wirklichkeit sieht es noch vielfältiger aus infolge der Abwandlungen, die jede dieser Methoden in den einzelnen Heilbädern erfahren hat. Es sind schon sehr viele Besichtigungsreisen notwendig, um sich einen einigermaßen vollständigen Überblick zu verschaffen. Angesichts des nie ruhenden Bemühens, auf diesem Gebiet Gutes durch Besseres zu ersetzen, nimmt es wunder, daß noch niemals systematische Untersuchungen des Gasverlustes, der bei der

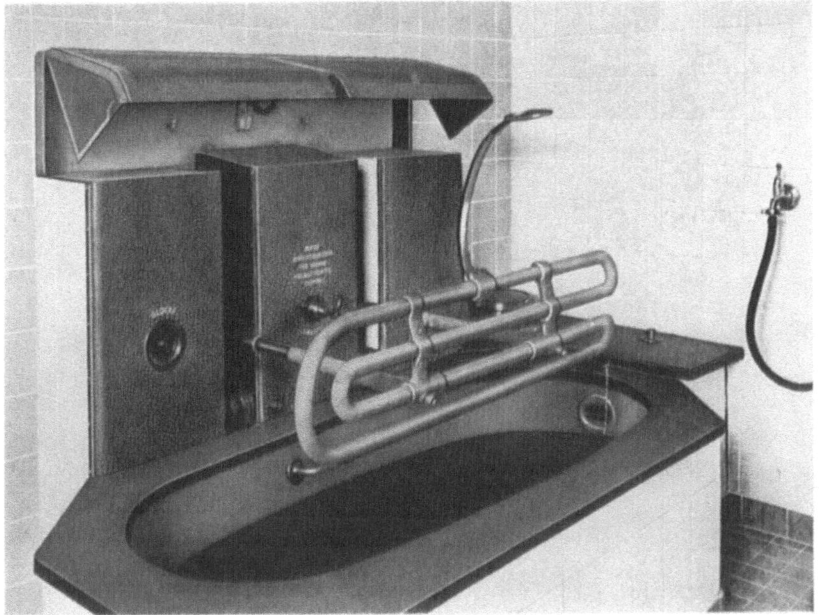

Abb. 101. PABSTsches Klappregister.

Erwärmung mit den verschiedenen Erwärmungseinrichtungen entsteht, durchgeführt worden sind, durch die wahrscheinlich sehr schnell die Vielfalt der Methoden aufgelöst worden wäre.

Die *physikalischen Gesetze* der Gaslöslichkeit sind für solche Versuche hinreichend bekannt. Alle drei in Frage kommenden Gase sind im warmen Wasser wesentlich schlechter löslich als im kalten. Wenn man die Menge eines Gases, die bei 10° in Wasser gelöst werden kann, = 100% setzt, wird bei 35° die Sättigung schon erreicht, mit 47,8% CO_2, mit 50% Rn und mit 51,8% H_2S der bei 10° jeweils löslichen Menge des betreffenden Gases. Die Abnahme der Löslichkeit erfolgt bei den drei Gasen also etwa in dem gleichen Ausmaß. Wesentliche Unterschiede bestehen aber in bezug auf die absolute Menge der in Heilwässern gelösten Gase. Rn kommt auch in den stärkstradioaktiven Wässern nur in minimal kleinen Mengen vor, so daß von einer Sättigung auch nicht entfernt gesprochen werden kann. Gelöstes H_2S tritt schon in wesentlich größeren Mengen auf. Aber in keinem natürlichen Schwefelwasserstoffwasser wird der Sättigungszustand auch nur annähernd erreicht. Ganz anders liegen die Dinge bei den CO_2-Wässern. Eine 10grädige Quelle ist mit CO_2 schon gesättigt, wenn sie in 1 kg 2318 mg CO_2 enthält, eine 20grädige Quelle gar schon mit 1688 mg/kg. Es gibt nun eine große Zahl von Heilquellen, die beim Erscheinen an der Erdoberfläche wesentlich reicher an gelöstem CO_2 sind. In der großen Tiefe, in der

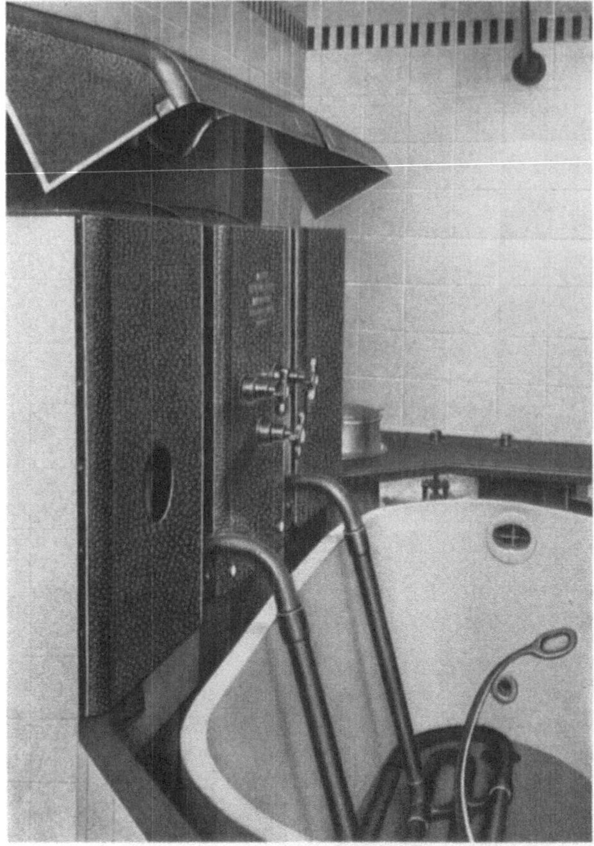

Abb. 102. PABSTsches Klappregister.

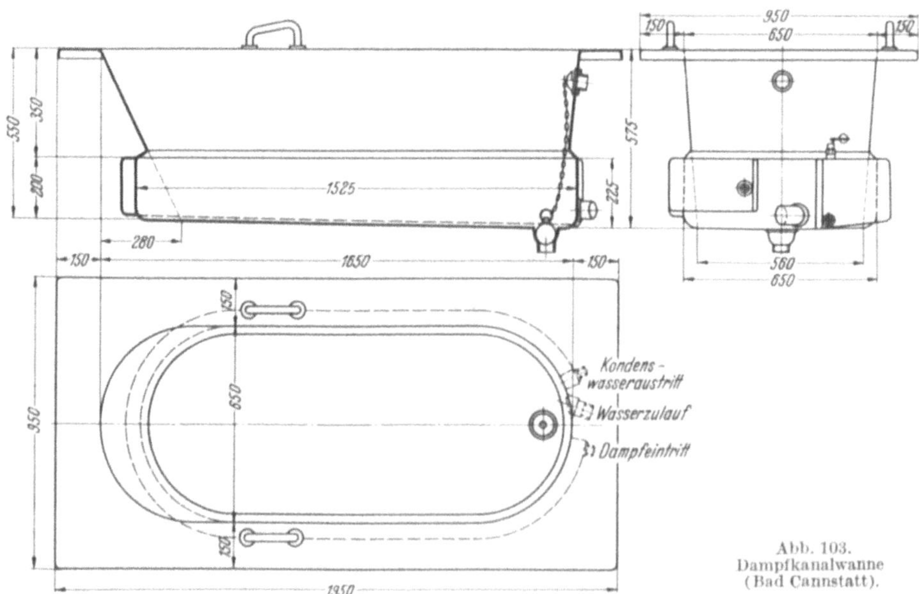

Abb. 103.
Dampfkanalwanne
(Bad Cannstatt).

sie die den Magmaherden der Erde gasförmig entströmende CO_2 aufgelöst haben, standen sie unter hohem Druck, bei dem die Löslichkeit des CO_2 viel höher ist als bei Atmosphärendruck. Schon in 120 m Tiefe, also bei einem Druck von 12 atü, kann 1 kg Wasser von 20° rd. 19000 mg CO_2 auflösen. Es kommt daher häufig vor, daß ein in den Spalten der Erdrinde zirkulierendes Wasser so viel CO_2 aufnimmt, wie es beim Aufsteigen zur Erdoberfläche, d. h. mit abnehmendem Druck nicht mehr gelöst zu halten vermag. Das freiwerdende CO_2 bildet dann mit dem Wasser ein Gasblasenwassergemisch, das infolge seiner geringeren Wichte einen stärkeren Auftrieb besitzt als gasblasenfreies Wasser unter gleichen hydrostatischen Verhältnissen; unter besonders günstigen Umständen bildet sich sogar ein Sprudel, der mehrere Meter über die Erdoberfläche emporspringt.

Das Wasser paßt sich also durch Entgasung den mit sinkendem Druck geänderten Löslichkeitsverhältnissen an. Allerdings nur teilweise. Die Entgasung folgt der Löslichkeit nicht exakt, sondern bleibt hinter ihr nicht unbeträchtlich zurück, d. h. es bleibt ständig mehr CO_2 gelöst, als dem jeweiligen Druck und der jeweiligen Temperatur entspricht. Man nennt diesen Zustand „Übersättigung“. Diese Übersättigung kann, wenigstens teilweise, für lange Zeit erhalten bleiben, wenn dem Wasser gefährliche Erschütterungen erspart bleiben.

So kommt es, daß viele unserer Säuerlinge übersättigt sind und es auch bis zur Verwendungsstelle bleiben. Dadurch aber, daß durch die Erwärmung eines kohlensäurehaltigen Wassers die Löslichkeit noch weiter herabgesetzt wird, wird die schon von der Quelle her vorhandene Übersättigung noch weiter gesteigert. Es ist ohne weiteres klar, daß ein solches Wasser gegen alle Erschütterungen, gegen Wirbelbildung in der Rohrleitung und gegen Unterdruckbildung ganz besonders empfindlich ist und daß es grundsätzlich falsch ist, ein solches Wasser im erwärmten Zustand durch ein langes und vielfach verzweigtes Rohrnetz fortzuleiten, wie das bei der zentralen Boilererwärmung und zum Teil auch bei den Durchlauferhitzern geschieht, anstatt es kalt in die Wanne einlaufen zu lassen und erst in ihr zu erwärmen.

Die Übersättigung ist aber nicht die einzige physikalische Ursache der Entgasung. Wenn sie es wäre, könnte den Rn- und H_2S-haltigen Wässern, die niemals in den Zustand der Übersättigung kommen, weder bei der Fortleitung noch bei der Speicherung noch bei der Erwärmung etwas zustoßen. Sie müßten ihren Gasgehalt unversehrt behalten. Das ist aber nicht der Fall. Wohl sind sie weniger empfindlich als die CO_2-Wasser. Der Gefahr der Entgasung sind aber auch sie ausgesetzt.

Nach dem Henryschen Gesetz besteht zwischen der Konzentration eines Gases im Wasser und derjenigen in der darüberstehenden Luft für eine bestimmte Temperatur ein ganz bestimmtes Verhältnis. Mit der Temperatur ändert sich dieses Verhältnis. Für Rn ist es z. B. bei 10° = rd. 1:3, bei 35° = 1:6. Wenn ein 10grädiges Rn-haltiges Wasser mit Luft in Berührung steht, so versucht es, sein Konzentrationsverhältnis dadurch herzustellen, daß es so lange Rn abgibt, bis die darüberstehende Luft eine dreimal so hohe Rn-Konzentration hat wie das unter ihr befindliche radioaktive Wasser. Bei einem 35grädigen Wasser hört die Entgasung erst auf, wenn die Luft über ihm sechsmal so viel Rn enthält wie das Wasser. Je ruhiger das Wasser steht, desto langsamer geht dieser Konzentrationsausgleich vor sich. Schüttelt man es aber oder läßt man Luft hindurchperlen, so erfolgt er in Minutenschnelle.

Bei diesen Ausführungen war vorausgesetzt, daß das radioaktive Wasser und die über ihm stehende Luft in einem geschlossenen Raum, z. B. in einer verschlossenen Flasche, vereinigt sind, daß also das aus dem Wasser entweichende

Rn sich nicht in die Atmosphäre verflüchtigen kann. Steht aber das radioaktive Wasser mit der offenen Luft in Berührung, so kann das angegebene Konzentrationsverhältnis niemals zustande kommen, d. h. die Entgasung hört theoretisch erst auf, wenn alles Rn aus dem Wasser in die Luft übergegangen ist.

Da bei dem CO_2 aber außer dem Konzentrationsausgleich nach dem HENRYschen Gesetz noch die Übersättigung auf die Entgasung hinwirkt, sind CO_2-haltige Wässer wesentlich empfindlicher als Rn- und H_2S-haltige Wässer.

Die von mir eingeleiteten Untersuchungen zur Feststellung des Gasverlustes bei verschiedenen Erwärmungsverfahren sind noch nicht zum Abschluß gekommen. Aus den bisher durchgeführten Versuchen ergeben sich aber schon folgende Anhaltspunkte:

1. Die Verluste an CO_2 sind bei gleichwertigen Erwärmungsverfahren rd. fünfmal so groß wie die an Rn.

2. Bei Rn-haltigen Wässern sind Durchlauferhitzer und Klappregister etwa gleichwertig, bei CO_2-haltigen Wässern sind sowohl Klappregister als auch Dampfkanalwanne den Durchlauferhitzern überlegen.

3. Die Gasverluste sind von der Temperatur des Heizmittels abhängig. Heißwasser ist dem Dampf überlegen.

4. Die Größenordnung der Verluste liegt etwa bei folgenden Werten:

Rn-haltige Wässer: Durchlauferhitzer und Klappregister . . .	5%
zentrale Boilererwärmung	25%
CO_2-haltige Wässer: Durchlauferhitzer.	25%
REINITZsche Dampfschlange, Klappregister.	20%
Dampfkanalwanne.	17%

Man ersieht aus diesen Werten, welche Größe die Erwärmungsverluste erreichen und wie wichtig es ist, gashaltige Wässer nur in Einrichtungen zu erwärmen, die ganz auf Schonung des Gasgehaltes abgestellt sind.

g) Kühlung des Badewassers.

Eine verhältnismäßig große Zahl von Heilbädern ist so glücklich, daß sie badewarme Quellen besitzt (Homöothermen). Der Begriff ,,badewarm" variiert dabei in ziemlich weiten Grenzen. Bei einem kohlensäurearmen oder kohlensäurefreien Wasser liegt die durchschnittliche Badewärme bei etwa 36°, bei kohlensäurereichen bei etwa 33°. In Gesellschaftsbädern kann auch noch bis zu 28° herunter gebadet werden, da die Bewegung ein Kältegefühl nicht aufkommen läßt. In kohlensäurefreien Akratothermen ist andererseits auch eine Temperatur von 38° noch nicht als unerträglich zu bezeichnen. Die chemische Zusammensetzung des Heilwassers und die Badeform hat also einen maßgeblichen Einfluß auf die Beurteilung der Frage, ob eine Quelle ohne Erwärmung und ohne Abkühlung für Bäder verwendet werden kann oder nicht.

Bei Temperaturen von 38° an aufwärts ist Kühlung notwendig. Je höher die Temperatur und je größer die Menge des zu kühlenden Wassers, desto mehr Bedeutung gewinnt dieses Problem. Es ist heute wirtschaftlich nicht mehr vertretbar, kostspielige Anlagen, die verzinst und getilgt werden müssen, zu errichten, nur um kostbare Wärme totzuschlagen und dabei womöglich noch das Wasser durch Entgasung und Oxydation zu entwerten. Die Abkühlung in *offenen Speicherbecken* oder in *Träufelwerken*, die den Solegradierwerken ähnlich sind, kann heute nicht mehr in Betracht kommen. Auch die Verwendung des zu kühlenden Heilwassers als *Heizmedium einer Zentralheizung* ist abzulehnen, weil es auf dem langen und vielfach verzweigten Kühlwege Schaden erlitte.

Bei vielen Wässern scheidet diese Möglichkeit auch schon wegen der Sinterbildung in Heizkörpern und Rohrleitungen aus. Es gibt nur eine Einrichtung zur Kühlung hyperthermalen Wassers unter größtmöglicher Schonung seiner Bestandteile und unter wirtschaftlicher Verwendung der ihm entzogenen Wärme, nämlich *den Gegenstromapparat*, in dem ein Bündel paralleler von heißem Heilwasser durchflossener Rohre von kaltem Süßwasser im Gegenstrom umspült wird. Da sowohl die Temperatur des zu kühlenden Heilwassers als auch die des Kühlwassers konstant ist und das gekühlte Heilwasser ebenfalls konstante Temperaturen haben soll, können die Strömungsgeschwindigkeiten der beiden Wässer im Gegenstromapparat nur wenig geändert werden. Jeder derartige Apparat ist also in bezug auf die von ihm zu liefernde Wassermenge nur beschränkt regelbar. Die Regelung entsprechend dem schwankenden Bedarf wird im wesentlichen durch An- und Abschalten einer größeren Anzahl parallelgeschalteter Gegenstromapparate erfolgen.

Die von dem heißen Heilwasser auf das kalte Süßwasser übertragene Wärme wird entweder in einer Warmwasserheizung oder in einem Freischwimmbad oder in Dampfkesseln in Form des Speisewassers nutzbringend verwertet. Ungenutzt weglaufen darf das erwärmte Kühlwasser in einem modernen Betrieb nicht.

h) Heizung, Lüftung und allgemeine Hygiene.

Die Fragen der Heizung, Lüftung und allgemeinen Hygiene der Badehäuser werden als nicht in den Rahmen der engeren balneologischen Aufgaben gehörig, hier nicht behandelt. Es gelten dafür dieselben Grundsätze und Erfahrungen, wie für den Bau von Badeanstalten, Krankenhäusern u. dgl. Es sind die einschlägigen Spezialwerke nachzulesen!

Literatur.

BRIX-HEYDT-GERLACH: Wasserversorgung, Bd. I u. II. München: Oldenbourg 1936.

DIETRICH-KAMINER: Handbuch der Balneologie, medizinischen Klimatologie und Balneographie, Bd. IV. Leipzig: Georg Thieme 1924.

GRASSBERGER u. NOZICZKA: Wannengröße und Heilwirkung der Gasteiner Thermalbäder. Leipzig: Franz Deuticke 1929. — GROSS: Handbuch der Wasserversorgung. München: Oldenbourg 1930.

HAERTL: (1) Allg. dtsch. Bäderztg (Breslau) **1914**. — (2) Dtsch. Bäder- u. Brunnenztg **1932**, 11. — (3) Dtsch. med. Wschr. **1936 I**, 419. — (4) Zbl. Chir. **1936**, Nr 2. — Hütte, 26. Aufl., Bd. 1. Berlin: Ernst & Sohn 1936.

JENDRASSIK: Chemisches Verfahren zum Schutz von Rohren gegen angreifende Wässer (in Druck).

KLUT: Untersuchung des Wassers an Ort und Stelle. Berlin: Julius Springer 1938.

LENARD: Deutsche Physik, Bd. I u. II. München: J. F. Lehmann 1938.

MATTHIESSEN-FUCHSLOCHER: Pumpen. Berlin: Julius Springer 1938.

ROSENBERG-HAUSCHULZ: Lehrbuch der Physik, Berlin: G. Freytag 1939.

SCHWEDLER-V. JÜRGENSONN: Handbuch der Rohrleitungen. Berlin: Julius Springer 1938.

WEVELMEYER-WOLLMANN: Merkbl. Werkstoffauswahl Rohrleitungen aggressiver Heilwässer (in Bearbeitung). — WINCKLER: Mineralquellentechnik. Leipzig: B. Konegen 1916. — WOLLMANN: Balneologe **4**, 475 (1937).

ZÖRKENDÖRFER, K.: Veröff. Z.stelle Baln. **2**, 6 (1914). — ZÖRKENDÖRFER, W.: Veröff. Z.stelle Baln., N. F. **27** (1932).

3. Die Aufbereitung des Moores.

Von

C. FRIEDRICH-Bad Liebenwerda.

Mit 32 Abbildungen.

A. Allgemeines.

Die Moorbäder nehmen unter den Kur- und Heilbädern eine Sonderstellung ein, weil ihre Zubereitung ganz besondere Einrichtungen erfordert, die von denen der übrigen Bäder erheblich abweichen.

Unsere Kenntnis über Moor- und Schlammbäder reicht bis in das Altertum zurück. Schon Plinius rühmt die Einreibungen mit Schlamm, der an der Sonne trocknet. Ein uraltes Schlammbad befindet sich bei den Thermen von Pythia, am Golf von Ismid, das schon von Kaiser Konstantin d. Gr. benutzt wurde.

Später kamen diese Art von Bädern außer Gebrauch, im Mittelalter waren sie als warme Schlammbäder nur noch in Oberitalien und in Südfrankreich bekannt, von welchen sich die zu Albano bei Padua, Battaglia usw. und die zu St. Amand in Flandern eines gewissen Rufes erfreuten. Erst im 18. Jahrhundert wurden wieder Schlammbäder bekannt, so in Schweden und in der französischen Schweiz, in einigen wurden vielfach Gemeinschaftsbäder in Bassins genommen.

Anfang des 19. Jahrhunderts wurde eines der ältesten Schlammbäder in Bad Eilsen errichtet, im Anschluß an das bereits 1793 dort errichtete Schwefelbad. 1809 folgte die Gründung des Schlammbades in Bad Nenndorf. Später kamen noch eine Reihe Schlamm- und Moorbäder hinzu, von denen Pistyan und Mehadia als Schlammbäder, von den Moorbädern, Bad Elster, Driburg, Pyrmont, Kissingen, Brückenau, Franzensbad und Marienbad zu nennen wären. Von 1834 an haben in Franzensbad und Marienbad KISCH und CARTELLIERI das Moor als Heilmittel auch wissenschaftlich studiert. Von da an datiert entgegen der bis dahin geübten rein praktischen Empirie auch eine Wissenschaft des Gebietes. Besonders aber hat sich mit dem Aufschwung der balneologischen Wissenschaft in den letzten Jahrzehnten ein besonderer Zweig für die Erforschung der Moore, Schlamme und Erden (Peloide) entwickelt, der sich mit den vielen Problemen des Wesens der Wirkungsweise der Moorbäder befaßte und den empirisch gefundenen Tatsachen die wissenschaftliche Begründung gab. In demselben Maße hat auch die Technik sich in diesem Gebiet entwickelt und neue Einrichtungen und neue Verfahren geschaffen.

Die Gewinnung und Verarbeitung des Moores. Bis zur Verwendung des Torfes zu einem Bad sind eine Reihe von Arbeitsgängen erforderlich, um das Bademittel in der besten Form und Güte unter intensivster Auswirkung der Heilmedien dem Kranken zur Verfügung zu stellen.

Vor Erschließung eines Torflagers ist es dringend erforderlich, eine Untersuchung des Materials über seine Eignung vorzunehmen, die nachstehende Punkte umfassen soll: 1. Form der Ablagerung, 2. Art des Torfes, Mächtigkeit, 3. Aufbau und Gliederung, 4. Mineralbestand und Untergrund, 5. Entstehung und Alter.

In Deutschland ist die durch Professor Dr. H. VOGT ins Leben gerufene Arbeitsgemeinschaft der Reichsanstalt des deutschen Bäderwesens mit der Preußischen Geologischen Landesanstalt in Berlin damit befaßt, die Untersuchungen nach einheitlichen Richtlinien vorzunehmen, um einmal den Bädern einwandfreies Material an die Hand zu geben und zum anderen auch praktische Aufgaben bei der Gewinnung, Lagerung und Aufbereitung des Moores zu erfüllen.

Da nach einheitlichen Richtlinien gearbeitet wird, ist ein Vergleich der verschiedenen Torfe möglich, so daß eine über die praktische Erfahrung hinausgehende, bewußte Anwendung dieser Heilmittel sich immer mehr durchsetzt.

Ungewohnt ist dem Balneologen das Wort „Torf“, das germanischen Ursprungs ist, da die Moorländer Europas vorzugsweise von Germanen besiedelt wurden.

Da die Anwendung des Torfes als Brennmaterial allgemein bekannt ist, wird fälschlicherweise damit auch der Begriff verbunden, daß Torf ein trockenes Material sein muß. Das ist aber nicht der Fall, der Geologe, Chemiker und Torffachmann definiert: Torf ist der Inhalt der Lagerstätte Moor. Torf ist ein dunkles, kohlenstoffreiches Gemenge mehr oder weniger zersetzter Pflanzenteile, das erdgeschichtlich jüngste Glied der Verwandlungsreihe der Kohlen, die vom Torf über Braun- und Steinkohle zum Anthrazit führt.

Sprachlich ist es falsch zu sagen „Bademoor“, entsprechend müßte man den Badeschlamm als Badesee bezeichnen; denn Schlamm lagert oftmals im See oder Meer. Der Gebrauch des Wortes „Moorbad“ kann nach R. POTONIÉ dadurch gerechtfertigt werden, daß man darin, wie in einem Moor, also im natürlichen Lager badet, wie es z. B. in Saint Amand Les Eaux und in Héviz (Ungarn) nach HYNIE und KONTEK üblich ist.

Im folgenden wird, wie dies auch von der deutschen Moorkommission des Reichsfremden-Verkehrsverbandes beschlossen worden ist, der Ausdruck „Torf“ gebraucht, wenn vom Material die Rede ist und „Moor“, wenn die Lagerstätte gemeint ist. Die Bezeichnung Moorbad wird beibehalten.

Chemische und physikalische Vorgänge. *Haldenlagerung* wird im allgemeinen nur bei wenigen Mooren angewandt, die anorganische Stoffe enthalten, wobei deren Oxydation durch die Lagerung einen Zweck hat. Es sind dies die Eisenvitriolmoore, die in dem nativen Zustand das Eisen in unlöslicher Form als Markasit und Pyrit enthalten. Hier wird durch die Lagerung eine Oxydation der Sulfide zu wasserlöslichen Ferrosulfat erzielt; es kommt auch zur Bildung von freier Schwefelsäure, die ihrerseits vorhandenes Brauneisen zu lösen vermag. Das hierbei entstehende Ferrisulfat wird nach Untersuchungen von W. ZÖRKENDÖRFER bei der Erhitzung des Torfes zu Ferrosulfat reduziert. Ferrosulfat reagiert sehr sauer, infolge hydrolytischer Spaltung und es ist als besondere Wirkung der Vitriolmoore ein starker Hautreiz anzunehmen. Bei den anderen Torfen sieht man von einer Haldenlagerung deshalb ab, weil gerade die im frischen Torf enthaltenen labileren Sulfide nach Untersuchungen von L. R. WEIS als therapeutisch wichtig anzusehen sind. Es sprechen auch noch physikalische Gründe gegen die Haldenlagerung. Der naturfeuchte Torf trocknet ab, die Kolloide entquellen, sie trocknen zu Brocken zusammen und vermögen nicht wieder aufzuquellen, sie sind irreversibel. Im thermischen Verhalten tritt bei Torfen mit reichlich organischer Substanz zwar praktisch keine Verschlechterung ein, wie von W. ZÖRKENDÖRFER und auch von STOCKFISCH und BENADE festgestellt wurde, aber die Wärmehaltung der Moorerden mit wenig organischer Substanz wird deutlich herabgemindert. Der von HEIDUSCHKA und MÖLLERING angegebene Vorgang ist wesentlicher.

Durch die Schrumpfung der Torfkolloide wird der Aufteilungsgrad geringer und gerade der Dispersionsgrad ist für die Berührung der wirksamen Moorsubstanz mit der Haut des Badenden ausschlaggebend. Je gröber die Teilchen des Bademediums bei einer unregelmäßigen Gestalt sind, um so geringer ist die Größe ihrer gesamten Berührungsfläche mit der Haut. Äußerst fein verteilte Moorpartikelchen dagegen vermögen die Gesamtoberfläche der Haut fast lückenlos zu bedecken und auch in die feinsten Furchen einzudringen. Die Feinstruktur des Torfes bleibt nur erhalten, wenn man ihn nicht so lange der Luft aussetzt.

Für die beste Zubereitung kommt es außerdem an auf *feinste Verarbeitung des Torfes.* Zur Erreichung dieser Aufgabe sind die geeignetsten Zerkleinerungsmaschinen und Rührmechanismen erforderlich, die die Aufquellung und Lösung des Torfes sicherstellen. Die Aufbereitung mit der Hand ist als nicht ausreichend anzusehen, denn hierbei wird der Torf weder gut aufgeteilt, noch ist eine gleichmäßige Temperatur des Bademediums zu erzielen.

Je kleiner der Torf verarbeitet und je intensiver das Rühren mit gleichzeitiger Erwärmung vor sich geht, desto mehr wird eine volle Ausnutzung der chemischen und physikalischen Komponenten erfolgen.

Nach, von BENADE vorgenommenen Versuchen über die Veränderungen der Moorbäder durch Zusatz von Meerwasser, Sole und konzentrierten Elektrolytlösungen hat sich ergeben, daß im chemischen Verhalten keine wesentlichen Änderungen eintreten. Von den in den Solen enthaltenen Salzen wird Kochsalz von den Torfkolloiden nur in sehr geringem Maße adsorbiert, es bleibt also im Moorbad wirksam. Eisen- und Calciumionen werden etwas stärker adsorbiert, denn man findet in der Preßflüssigkeit stets weniger Fe und Ca, als zugesetzt wurde. Vermutlich kommt es auch zur Bildung von wasserlöslichem Eisen- und Calciumhumat. Die Kolloide werden teilweise geflockt, das vorher capillar festgehaltene Wasser, das durch Pressung nicht zu entfernen war, läßt sich nach Zusatz von Soda weitgehend abpressen, die Struktur des Torfes wird also vergröbert. Abkochen der Torfmasse ist deshalb falsch, weil ein Teil der Kolloide koalugiert und die Mikroflora abgetötet wird. Außerdem hat gekochter Torf die Neigung zu schimmeln.

Wärmehaltung und Wärmeabgabe der Torfe. Man ist heute in der Lage, den Begriff Wärmehaltung fester zu umreißen. Nach dem Vorschlag S. JUDD. LEWIS' wird sie definiert durch den Quotienten: Spezifisches Gewicht × spezifische Wärme (Wärmeleitzahl). Die Wärmehaltung ist ein Zeitmaß, wie BENADE ausführt. Sie gibt an, in wieviel Sekunden ein Würfel von 1 cm Kantenlänge eine Temperaturveränderung um 1° C erfährt, wenn die Wärmezufuhr oder der Wärmeentzug je Sekunde gleich den durch die Wärmeleitzahl des betreffenden Stoffes angegebenen Calorien ist. In welchem Bereich die Peloide verschiedener Art und Herkunft liegen, zeigt folgende Tabelle (BENADE):

Tabelle 9.

Wärmehaltung bezogen auf plus 5° C in gebrauchsfertigem Zustand.

Moorerde, Badetorfe	750—890
Organische Schlamme, Sapropele, Gyttgen	650—800
Schlicke, Quellen Thermalsedimente	450—680
Kreide und getrocknete Sedimente	350—450
Heilerden: Lehme, Tone, Lös, gemahlenes Gestein	300—480

Entscheidend für die Höhe der Wärmehaltung ist der Gehalt an organischer Substanz: je mehr vorhanden ist, desto besser hält das Peloid die Wärme. Die oft sehr stark gequollene Torfsubstanz vermag Wasser maximal bis zum 20fachen Betrag des eigenen Gewichtes festzuhalten. Während man, wie vorstehend ausgeführt, die Wärmehaltung exakt bestimmen kann, ist man aber heute noch nicht in der Lage, das schwierige Problem der Wärmeabgabe und des Wärmeüberganges auf den menschlichen Körper genau definieren zu können. Die Hauptschwierigkeit besteht darin, daß die Wärmeübergangszahl, also die Wärmemenge, die durch die Austauschfläche vom Wärmeträger zum Wärmeempfänger in der Zeiteinheit geht, noch nicht bekannt ist. Durch Temperaturmessungen wird nur der Abkühlungsverlauf im Meßpunkt bestimmt, man kann also nicht angeben, wieviel Calorien die gesamte Masse bis zu einem bestimmten Zeitpunkt abgibt.

Die Konsistenz der Moorbäder. Über die Konsistenz der Moorbäder hat BENADE Untersuchungen durchgeführt. Experimentell konnte festgestellt werden, daß die für Bäder geeignete Konsistenz im Zustande voller Wassersättigung vorhanden ist:

Tabelle 10.

Bad	Wassergehalt der entnommenen Badprobe = %	Wassergehalt experimentell ermittelte Normalkonsistenz %	Bad	Wassergehalt der entnommenen Badprobe = %	Wassergehalt experimentell ermittelte Normalkonsistenz %
Bramstedt	84,91	84,72	Misdroy	81,03	82,67
Eilsen	75,48	76,20	Polzin	95,69	94,67
Lausick	79,27	78,02	Rauschen	91,60	90,99
Liebenstein	96,13	95,36	Saarow	88,91	89,52
Liebenwerda	81,14	82,30	Schönfließ	82,32	83,36
Luckau	82,00	82,33	Steben	86,66	87,73
Lüneburg	83,76	83,77	Warmbrunn	94,52	93,68

Die in der Tabelle zusammengestellten Zahlen zeigen eine brauchbare Übereinstimmung des Wassergehaltes der entnommenen Proben mit den experimentell gefundenen Werten. Die mittlere Abweichung der Werte beträgt $\frac{\text{plus}}{\text{minus}}$ 0,73%. Es ist also die Möglichkeit gegeben, aus einer Materialeigenschaft heraus unter Ausschaltung der subjektiven Ansicht die Konsistenz festzulegen. Danach kann auch angegeben werden, wieviel Frischtorf und wieviel Wasser zur Bereitung eines Bades genommen werden muß. Damit ist das Problem aber noch nicht gelöst, denn unter praktischen Verhältnissen wird man nicht mit Dezimalwaage und Litermaß die Mischung vornehmen. Daß im allgemeinen Bäder von geeigneter Konsistenz hergestellt werden, beweist die vorstehende Tabelle, denn die Festlegung ist aus der Praxis heraus entwickelt worden. Der Praktiker kennt sein Material und die Konsistenz der Bäder ganz genau und es ist in erster Linie Vertrauenssache, daß Bäder immer von richtiger Konsistenz hergestellt werden. Aber es ist doch wünschenswert, außerdem eine Kontrollmöglichkeit zu haben. Hierzu kann man sich eines Aräometers bedienen, wie es z. B. zur Schnellbestimmung der BAUMÉ-Grade von Sole benutzt wird.

In vielen Bädern werden auf ärztliche Verordnung dünne, mittlere und dicke Schlammbäder (Moorerdebäder) abgegeben; in Bad Nenndorf wird deren Konsistenz mit einem nach spezifischen Gewicht geeichten Aräometer nachgeprüft. Man hat sich auf drei Eintauchtiefen geeinigt. Bei diesen Messungen ist es natürlich klar, daß das abgelesene spezifische Gewicht nicht mit dem der Masse übereinstimmt; denn bei der hohen inneren Reibung im Moorbad bleibt der Schwimmer in beliebiger Stellung stehen. Es kommt also in allererster Linie darauf an, wie man das Aräometer eintaucht. Am besten gelangt man zu reproduzierbaren Werten, wenn man 5 Minuten nach dem Einlassen des Moorbades in die Wanne das untere Ende des Aräometers mit der Oberfläche des Bades in Berührung bringt und dann das Aräometer fallen läßt. Man liest die Eintauchtiefe genau nach einer $^1/_2$ Minute ab. Der Versuch wird an mehreren Stellen des Bades durchgeführt. Falls nicht Klumpen und gröbere Teile im Bad sind, kommt man immer wieder zu den gleichen Werten. Zu berücksichtigen ist ferner, daß die Eintauchtiefe vom Zeitpunkt des Durchmischens abhängig ist. Macht man den Versuch längere Zeit nach dem Durchrühren, so findet man geringere Eintauchtiefen, denn die Torfteilchen bilden gewissermaßen ein Gefüge, das das Einsinken verhindert. Auch die Temperatur spielt eine Rolle hierbei, weil die innere Reibung mit steigender Temperatur abnimmt. Durch Ermittlung des Wasserbindungsvermögens sind wir in der Lage, die „Normalkonsistenz" festzulegen. Darauf kann mit dem Brei von normaler Konsistenz das Instrument geeicht werden, mit dem dann in der Praxis die Kontrolle ausgeführt wird, solange dasselbe Material zur Badbereitung verwendet wird.

Die Temperatur der Moor- und Schlammbäder. Ein sehr wichtiger Punkt ist die gleichmäßige Temperatur der Moor- und Schlammbäder. Die Schwierigkeit dies zu erreichen, liegt darin, daß im Moorbad kein Wärmeausgleich durch Strömung stattfindet, in der unbeweglichen Masse erfolgt der Ausgleich von Temperaturunterschieden nur äußerst langsam durch Wärmeleitung. Das Bestreben muß dahin gehen, im Rührbottich einen völlig in der Temperatur ausgeglichenen Brei zu haben, der eine bestimmte Temperatur von 39° C aufweist. Soll das Bad mit einer höheren Temperatur abgegeben werden, so muß die Nachregulierung in der Wanne vorgenommen werden. Hierbei muß unter kräftigen, raschen Bewegungen das Einleitungsrohr mit Dampf in die Wanne eingeführt werden und das Bademoor kräftig umgerührt werden. Bei dieser Art der Nachwärmung mit Wasserdampf tritt so gut wie keine Flüssigkeitszufuhr ein, denn Wasserdampf hat einen großen Wärmeinhalt, je kg bei 1,5 atü und 600 kcal, bezogen auf plus 40°. Zur Erhöhung der Temperatur von 250 Liter Bademasse um 1° C sind nur rd. 0,5 cbm oder 375 g Dampf notwendig. Heißwasserzusatz ist abzulehnen, da er das Bad zu viel verdünnt. Übertemperatur der Bademasse im Rührbottich ist unerwünscht und sie verursacht außerdem mehr Arbeit, weil zur Abkühlung der Bäder viele kalte Moorbademasse erforderlich ist, die gründlich mit der heißen Bademasse vermischt werden muß. Es ist auch völlig unsinnig, den Brei im Rührbottich unnötig hoch zu erwärmen, um ihn dann von Hand mühselig wieder kälter zu machen.

Kaltwasserzusatz zur Abkühlung hat ungünstige Veränderungen der Konsistenz zur Folge. Hierfür ein Beispiel: 250 Liter Moorbademasse sollen von 45 auf 40° abgekühlt werden. Die Wärmekapazität (spezifische Wärme je Liter)

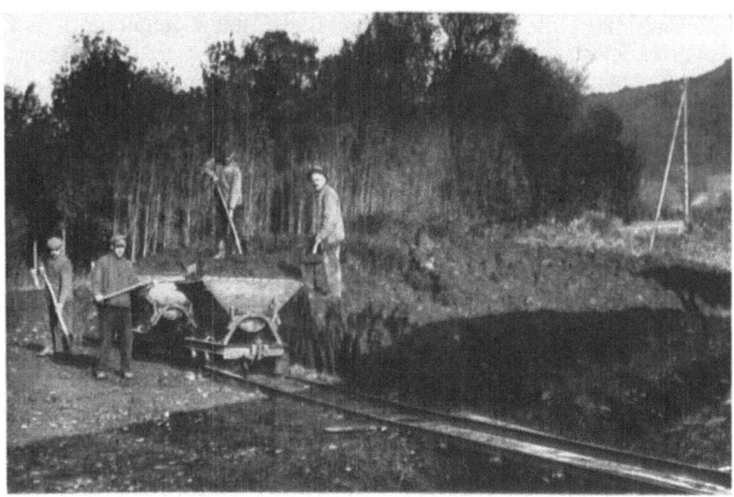

Abb. 104. Das Stechen des Torfes. (Nach POTONIÉ.)

beträgt rd. 0,95 kcal; mithin müssen der Temperatur entzogen werden $250 \times 0{,}95 \times 5 = 1128$ cal. Würde zur Abkühlung Kaltwasser von 12° C benutzt, so wären 38 Liter nötig (je Grad 7,6 Liter) und damit wird die Masse viel zu dünn.

Die genaue Temperatureinstellung ist deshalb wichtig, weil die Erhöhung oder Veränderung des Temperaturgefälles im Bad eine proportionale Erhöhung oder Verminderung der Wärmeabgabe zur Folge hat. Wenn also z. B. ein Moorvollbad von 38° C gegenüber dem Körper des Badenden (37°) das Gefälle 1 hat und eine Wärmemenge — um überhaupt eine Zahl der in Frage kommenden Größenordnung zu nennen — von 60 kcal an den Körper abgibt, so werden bei einem Bad von 39° C während der gleichen Badedauer 120 kcal und bei 40° C 180 kcal abgegeben. Die Wärmewirkung ist also ganz verschieden.

Auch die richtige Handhabung des Thermometers bei dem Messen der Badetemperatur muß hier erwähnt werden; das Thermometer muß hin- und herbewegt werden, denn sonst ist nach kurzer Zeit die Ablesung der tatsächlichen Badetemperatur gar nicht möglich. Versuche, die BENADE ausgeführt hat, ergaben, daß ein in ein Vollbad eingetauchtes Thermometer erst nach 21 Minuten die richtige Temperatur erreicht und anzeigte. Daraus ergibt sich, daß das Thermometer erst nach einer gewissen Eintauchzeit abgelesen werden soll. Es ist auch empfehlenswert, nur von einem Laboratorium oder Apotheke geprüfte Thermometer zu verwenden, denn die Instrumente sind oft mit großen Fehlern behaftet.

B. Technische Arbeiten bei der Aufbereitung des Torfes.

In den vorausgegangenen Abschnitten wurden die chemischen und physikalischen Gesichtspunkte erörtert, die auf die Aufbereitung von größter Bedeutung sind und in der Praxis bei der Durchführung der technischen Arbeiten zur Aufbereitung ihren Niederschlag finden müssen. Diese Arbeiten zerfallen in *a) Gewinnung, b) Vorbereitung, c) Zerkleinern, d) Rühren, Erwärmen* und *Mischen, e) Förderung in die Badezellen, f) Einrichtung der Badezellen.*

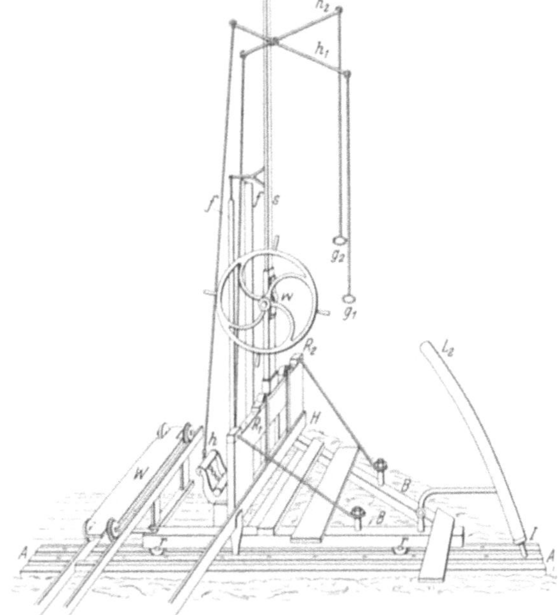

Abb. 105. Torfstechmaschine. (Nach HAUSDING.)

a) Die Gewinnung. Die Gewinnung von Torf zu Badezwecken erfolgt in derselben Weise wie bei Brenntorf; nach Senkung des Grundwasserspiegels wird ein sog. Torfstich von wechselnder Breite 20 bis 200 m angelegt und die Grasnarbe abgeräumt, darauf wird der Torf abgestochen. Dabei sollten Schichten, die stark Holz und Steine führen, beseitigt werden. Bei hohem Grundwasserspiegel legt man kleinere Gruben an, die man durch eine Stauwand aus Torf gegen bereits ausgegrabene Gruben sichert (s. Abb. 104).

Auch kann man besondere Torfstechmaschinen (s. Abb. 105) verwenden, die es gestatten, den Torf 2 bis 6 m unter dem Wasserspiegel abzustechen. Bei holz- und wurzelfreien Torf arbeiten die Maschinen sehr gut und haben sich in fast 100jährigem Gebrauch gut bewährt. Das Prinzip beruht darauf, daß ein U-förmiges Messer, das an einer Zahnstange sitzt, senkrecht in das Moor getrieben wird. Dadurch wird eine Säule von rechteckigem Querschnitt durch die ganze Tiefe des Moores vom Rande getrennt. Der U-förmige Stechkasten wird dann durch ein von der Seite zugeführtes Bodenmesser unten abgeschlossen, so daß die abgestochene Säule auf diesem ruht. Mit Hilfe des Zahnradgetriebes wird die Zahnstange und damit die Säule emporgehoben und dabei in Einzelstücke zerteilt.

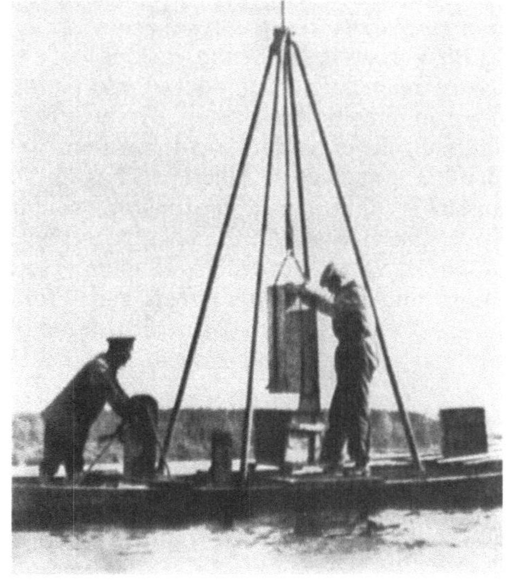

Abb. 106. Schlammgewinnung vom Kahn aus. (Fa. Schering, Berlin.)

Die Gewinnung von organischem Schlamm erfolgt z. B. aus dem Schollener See vom Kahn aus, dessen Boden einen kastenartigen Ausschnitt hat (Abb. 106). Es wird in den Seegrund ein an einem Gestänge befestigter Greifer versenkt, der durch eine Vorrichtung am Gestänge unter Wasser verschlossen werden kann. Dadurch ist es möglich, den Schlamm aus der Tiefe emporzuheben. Schlick wird durch Bagger gehoben oder bei Ebbe in den Watten abgestochen. In Wilhelmshaven wird er durch eine Rohrleitung zum Badehaus gefördert.

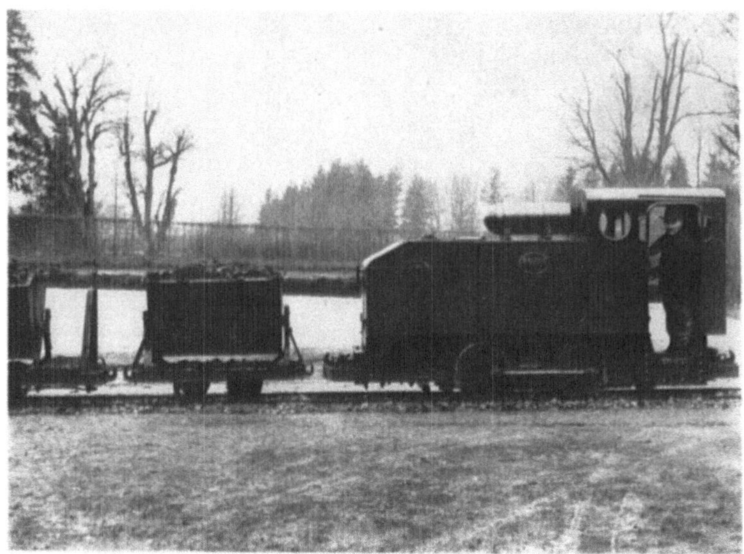

Abb. 107. Moorzufuhr zum Badehaus in Bad Pyrmont.

Im übrigen wird sich die Gewinnungsart nach den jeweiligen Verhältnissen richten müssen.

b) Die Vorbereitung. Aus zweckmäßigen Gründen wird der Torf für Badezwecke entweder nach Lagerung oder direkt zum Moorbad gebracht, im letzteren Fall wird er in einem geeigneten Raum, Schuppen od. dgl. gegen Austrocknen geschützt, gelagert. Der Torf kann unmittelbar nach dem Abstechen abgefahren werden. Eine *geringe* Abtrocknung, bei der das Porenwasser aus dem Torf heraussickert und auch verdunstet, macht bei solchen Torfen nichts aus, die viel organische Substanz, also nur wenig Asche enthalten.

Nach Benada wurde ein Hochmoortorf mit 1,41% Asche in der Trockensubstanz und ein Flachmoortorf mit 11,45% Asche auf sein Wasserbindungsvermögen geprüft, einmal im naturfeuchten Zustand, also bei einem Wassergehalt von rd. 85% und zum andern nach der Abtrocknung auf rd. 80%. Da

Tabelle 11. Ausgiebigkeit von naturfeuchtem und etwas abgetrocknetem Badetorf.

Material	Feuchtigkeitsgehalt des Materials vor der Mischung mit Wasser %	Für 1 Bad von 250 Liter sind folgende Mengen feuchten Torfes und Wasser notwendig: Torf — Wasser	Zahl der Bäder, die aus 3 t Wagenladungen bereitet werden können, abgerundet	Mehrbetrag %
Hochmoortorf . .	85,78	178 kg pl. 81 Liter	17	—
„ . .	79,90	149 kg pl. 111 Liter	20	18
Flachmoortorf . .	86,76	200 kg pl. 61 Liter	15	—
„ . .	79,98	166 kg pl. 97 Liter	18	20

die Torfe im wassergesättigten Zustand die für die Bäder geeignetste Konsistenz (s. oben S. 168) besitzen, konnte aus den Versuchen berechnet werden, wieviel Bäder aus einer Wagenladung von 3 t Torf bereitet werden können.

Aus der vorstehenden Tabelle geht hervor, daß man durch die Abtrocknung Ersparnisse erzielen kann, denn das Material wird ausgiebiger; aber die Abtrocknung darf nicht so weit gehen, daß eine Verkrustung eintritt. Verkrusteter Torf hat sein Quellungsvermögen verloren. Um eine „Faustregel" zu gebrauchen: Der Torf darf soweit abtrocknen, daß er sich noch gut zusammenballen läßt, ohne daß er bröckelt und bei stärkerem Druck soll sich die Masse

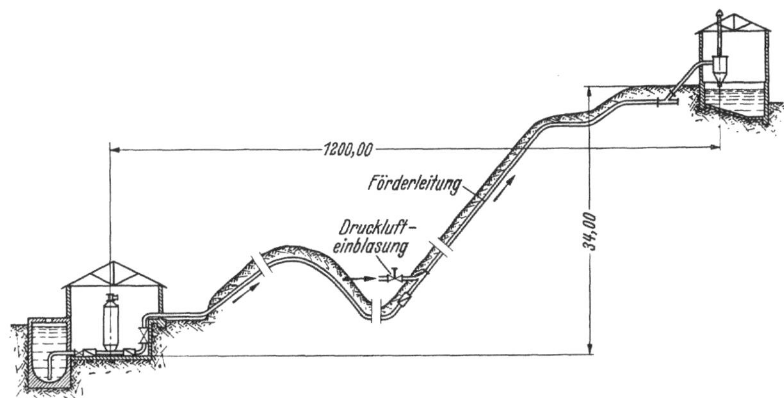

Abb. 108. Moorförderanlage mittels Druckluft in Bad Meinberg.

zwischen den Fingern hindurchpressen lassen. Über die Abfuhr ist nichts besonderes zu erwähnen. Diese geschieht meistens durch Pferdefuhrwerke oder Lastkraftwagen, gelegentlich auch durch Feldbahnen (Abb. 107). Eine bemerkenswerte technische Anlage ist in Bad Meinberg in Gebrauch, die den Torf nach den Badehäusern fördert (Abb. 108). Dort hat man die Zerkleinerung des Torfes an den Gewinnungsort verlegt, so daß der frisch gestochene Torf an Ort und Stelle gemahlen wird. Aus diesem Behälter saugt nun eine Mammut-Baggeranlage, die mit Druckluft betrieben wird, der Firma Borsig-Rheinmetall, den Torf an und drückt ihn dann durch eine Rohrleitung von 1200 m Länge und bei 34 m Höhenüberwindung nach den Badehäusern. Die Leistung ist pro Stunde 20 cbm. Die Kosten der gesamten Anlage beliefen sich auf rd. 90000 RM. Sie erspart aber neben den laufenden Abfuhrkosten die Störungen im Kurviertel durch das Abfahren.

c) Die Zerkleinerung des Torfes. Die Zerkleinerung des Torfes für Badezwecke ist die wichtigste Vorrichtung im Bereich der Aufbereitung. In den meisten Moorbädern wird hierfür ein älteres Verfahren geübt, das zum Teil maschinell, zum Teil manuell ist (s. Abb. 109).

In dem Abschnitt über chemische und physikalische Vorgänge wurde bereits ausgeführt, daß nur ein sehr gut zerkleinertes Material die beste Wärmehaltung und die größte Ausnutzung der Heilmedien garantiert. Dazu gehören geeignete Mühlen. Leider sind die meisten der heute in Gebrauch befindlichen Mühlen in den Moorbädern nicht in der Lage, den Torf so zu zerkleinern, wie es gewünscht wird. Das kommt daher, daß die Mühlen aus der Torfgewinnungsindustrie (Abb. 110), die ja schon viel früher als die Moorbäder den Torf zu Brennzwecken zerkleinerten, einfach übernommen wurden, die das Material, hier die Torfsoden, wohl richtig verarbeiteten, aber die erforderliche Feinheit des

Badetorfes nicht erreichen konnten. Dieses ist auch leicht erklärlich, denn die Struktur des Gewollten bewegt sich gerade entgegengesetzt: die Mühlen für die Torfsoden sollen das Material verdichten, wobei es gar keine Rolle spielt, ob größere oder kleinere Wurzeln oder Fasern darin enthalten sind, während bei dem Badetorf das Material gelockert und die Wurzeln und Fasern zerkleinert werden müssen.

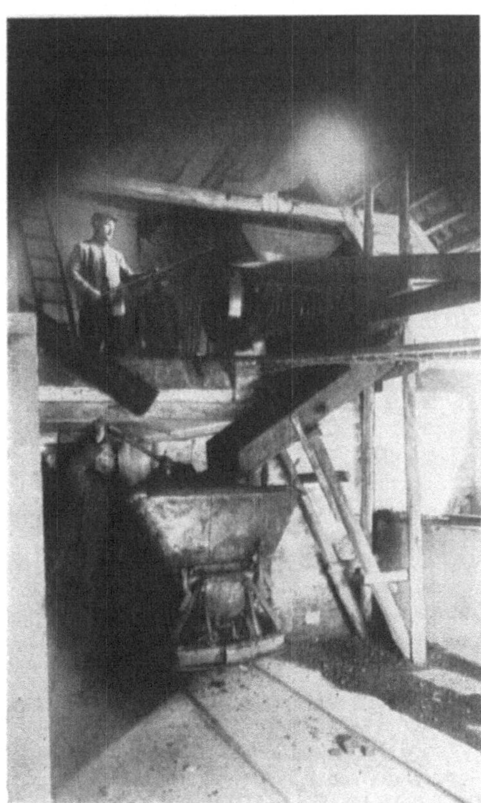

Abb. 109. Moormühle in Bad Pyrmont.

Wenn man ein Sieb mit 2 cm Maschengröße in ein fertiges Moorbad eintaucht und wieder hochhebt, wird man erstaunt sein, wieviel größere Teile in dem Sieb zurückbleiben. Wir müssen es also erreichen, daß die Zerkleinerung unter 2 cm Korngröße bleibt. Vielfach hat man den Torf vor dem Badbereiten nur deshalb weitgehend abtrocknen lassen, weil er in feuchtem Zustande sich nur unvollkommen zerkleinern läßt. Es ist also ein Beweis für die Unzulänglichkeit der Mühle, wenn man sich mit dem Material nach der Mühle richten muß, während gerade das Umgekehrte der Fall sein sollte. Als Moormühle wird meist eines der 5 Systeme der Abb. 111 verwendet. Diese sind in folgenden Formen entwickelt:

als Brechwerk (mit Schlagbolzen versehene Wellen) zum Zerbrechen von Wurzeln und Holzteilen, auch harte Klumpen sollen damit zerkleinert werden;

als Reißwerk mit 2 gegeneinander arbeitenden Schnecken mit Wellen, die zähe und klebrige Massen zerteilen;

als Schneidwerk mit 2 messerbesetzten Wellen, die gegeneinander arbeiten, die stark faserhaltigen Torf zerschneiden sollen;

als Mischwerk mit 2 Schnecken und Messer mit Wellen zum durcheinanderarbeiten und

als Mahlwerk mit geriffelten 2 Walzen, zum Zerkleinern von holz- und steinfreiem Torf.

Es handelt sich dabei um Vorwerke, die bei den Maschinen aus der Brenntorfindustrie verwendet werden zum Zwecke der Vorzerkleinerung des Torfes, der dann in die Formmaschine oder Torfpresse gelangt (s. Abb. 110), aus der das Material als dichter Strang austritt.

Außer den Mühlen aus der Brenntorfindustrie sind in verschiedenen Moorbädern auch Mühlen aus anderen Industrien ausgeprobt worden, so aus der Tonindustrie, der Erzaufbereitung usw., die aber ebensowenig wie die vorerwähnten ihren Zweck voll erfüllen. Damit soll aber nicht gesagt sein, daß die Mühlen als solche schlecht sind, oder daß bei der Aufbereitung des Torfes nicht die genügende Sorgfalt aufgewendet wurde, es ist lediglich eine Fehlleitung in Ermangelung einer geeigneten Mühle. Weniger schwierig ist die Zerkleinerung von Schlamm, wie er z. B. in Bad Eilsen zur Verwendung kommt. Dort ist eine Mühle in Gebrauch, die sich für die Zerkleinerung des Schlammes sehr

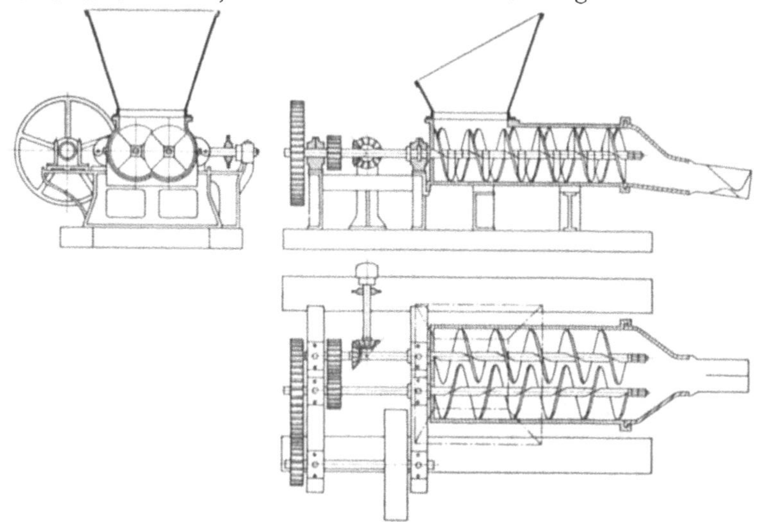

Abb. 110. Torfmühlen aus der Brenntorfindustrie, Schnitt und Draufsicht. (Nach ULTMANN.)

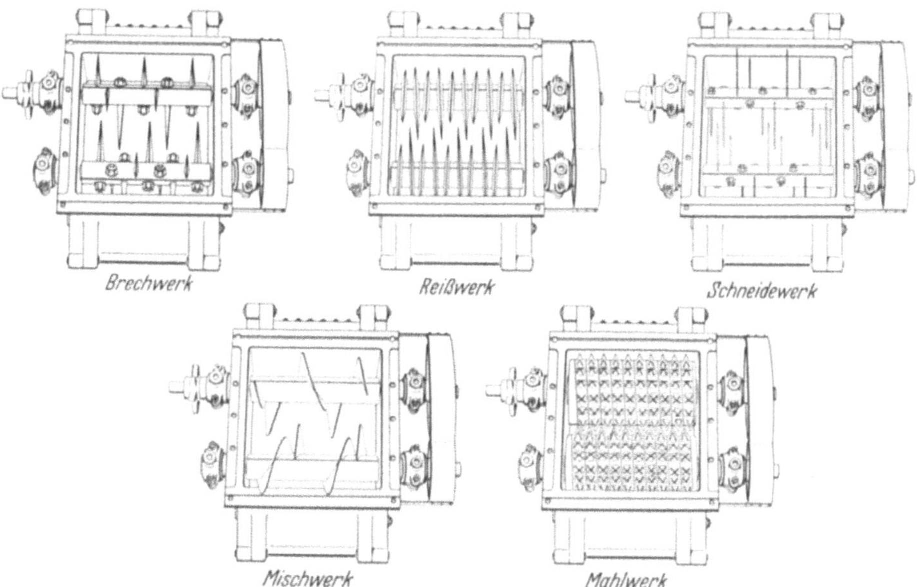

Abb. 111. Vorwerke zu den Torfmühlen zum Brechen, Reißen, Schneiden, Mischen und Mahlen. (Fa. Osenberg, Berlin-Lichtenberg.)

gut eignet. Es ist dies eine sog. Schleudermühle, die unter dem Namen „Teutonia-Mühle“ von der Fa. Westfalia-Dinnendahl-Gröppel A. G., Bochum hergestellt wird. Der Arbeitsgang dieser Mühlen spielt sich so ab (Abb. 112), daß das Mahlgut von einer Wurfscheibe aufgenommen und gegen einen Prellring geschleudert wird. Die Mahlwerkzeuge in der Mühle rotieren mit sehr hohen Geschwindigkeiten von 1500 bis 3600 Umdrehungen in der Minute und zerkleinern daher den Schlamm sehr schnell und ausgiebig. Während des Mahlens wird Wasser zugesetzt, so daß der Schlamm schon breiartig austritt. Der Schlamm aus dem Schollener See wird nicht zerkleinert; auch der Schlick bedarf kaum einer besonderen Zerkleinerung.

Es sind ferner Mühlen für die Zerkleinerung des Badetorfes in Gebrauch (Piering in Eich i. Sa.), die in sehr sinnreichen Anordnungen das Aussortieren von Steinen und Wurzeln vornehmen, aber die eigentliche Feinzerkleinerung wird auch damit nicht erreicht.

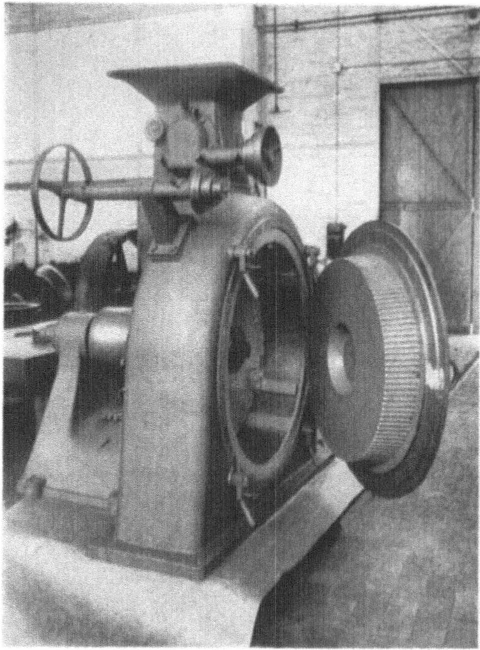

Abb. 112. Teutonia-Mühle zum Zerkleinern von Schlamm als Schleudermühle gebaut. (Fa. Westfalia-Dinnendahl-Gröppel A.G. Bochum.)

In gemeinsamer Arbeit von Dr. Benade und dem Verfasser entstand die *Konstruktion einer Mühle*, die auf Grund der Erfahrungen auf diesem Gebiete ausgearbeitet wurde. Aus vorhandenem Material wurde in leichter Ausführung eine solche Mühle gebaut, die bei den Versuchen ein äußerst günstiges Resultat zeigte. Es wurde nicht nur ein feines Material, sondern auch eine beachtliche Leistung mit der kleinen Mühle erreicht.

In Abb. 113 ist die Konstruktion dargestellt, und zwar im Längen- und Querschnitt. Die Mühle hat liegende Bauart und sieht eine schwere, aus Gußeisen bestehende Ausführung vor. Der Arbeitsgang spielt sich wie folgt ab: Der Torf gelangt bei dem Trichter zum Einwurf, wird hier von einem Vorwerk erfaßt, das grobe Holzstücke und Wurzeln zerschlägt und evtl. Steine ausräumt. Das hier zu sehende Vorwerk besteht aus einem schweren gebogenen, gußeisernen Rost, in dessen Spalten schwere, scharfe Messer eingreifen, die an einer Walze sitzend von dieser betätigt werden. Der Torf fällt daher schon gelockert und vorzerkleinert in die eigentliche Mühle, in welcher eine Transportschnecke mit 3 verschiedenen Schneckenarten eingebaut ist. Diese Schnecken erfassen bzw. saugen den Torf aus dem Trichter und befördern ihn nach dem Austrittsmundstück der Mühle; auf diesem Wege wird er bereits an Rippen, die sich an den Innenwänden befinden, zerrieben. Zur besseren Pressung ist das Mundstück konisch ausgebildet und erhält als Abschluß eine gußeiserne Siebplatte mit 12 bis 15 mm großen Löchern. Der Torf wird nun gegen diese Siebplatte gepreßt, während gleichzeitig ein rotierendes, vierarmiges, starkes Stahlmesser den Torf scharf an der Innenseite zerschneidet. Aus den Löchern tritt dann außen in kleinen Strängen das feine Material heraus. Während des Mahlens wird Heißwasser zugesetzt, dessen genaue Dosierung zur Berieselung des Torfes sehr wichtig ist. Durch den Zusatz von Heißwasser wird erreicht, daß schon während der Zerkleinerung die Quellungs- und Lösungsvorgänge bei dem Torf einsetzen und dadurch ein gut vorbereitetes Material dem Rührbottich zugeführt wird. Bei Zusatz von 70° C Heißwasser erreicht der so verarbeitete Torf eine Temperatur von rd. 20° C. Selbstverständlich kann dem jeweiligen Material entsprechend ein dafür geeignetes Vorwerk eingeschaltet werden, auch ist unter Umständen bei wenig Fremdstoffen enthaltendem Material überhaupt kein Vorwerk nötig. Damit soll gesagt werden, daß es ein

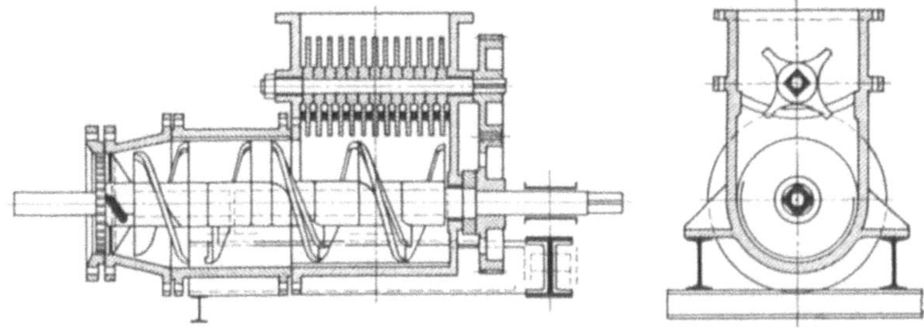

Abb. 113. Moormühle nach FRIEDRICH mit und ohne Vorwerk mit Förderschnecke und Schneidmesser.

Universalvorwerk nicht geben kann, während die eigentliche Zerkleinerung immer dieselbe bleiben muß. Die Mühle kann sowohl von einer Transmission angetrieben werden, als auch von einem Elektromotor mit Vorgelege. Die Leistung ist pro Stunde 8 bis 10 cbm Rohtorf, Kraftbedarf rd. 6 PS.

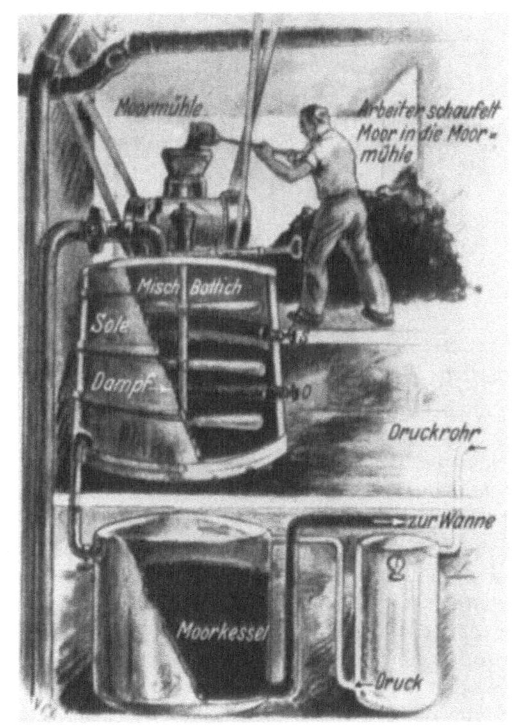

Abb. 114. Rührwerk für Moorbottich mit senkrechter Welle und waagerechten Rührflügeln (Bad Kissingen).

Bei dieser Mühle werden die Holzteilchen mit zerkleinert; hiergegen ist nichts einzuwenden. Das Holz ist meist stark zersetzt und in einem torfähnlichem Zustand; außerdem ist es von humusführendem Wasser durchtränkt. Es ist also keine Verschlechterung des Torfes. Es darf sich aber nicht um frisches Holz handeln.

d) Rühren, Erwärmen und Mischen des Torfes. Der nächste Arbeitsgang bei der Aufbereitung ist der des Mischens, Erwärmens und Rührens. Diese drei Vorgänge greifen so innig ineinander, daß ihre Besprechung auch nur gemeinsam erfolgen kann. Dazu wird der zerkleinerte Torf in Rührbottiche gebracht. Als Material für solche Bottiche hat sich vor allem Holz bewährt und in den alten großen Moorbädern stehen fast durchweg Holzbottiche im Gebrauch. Soweit die Moore säurefrei und arm an löslichen Mineralsalzen sind, kann auch Eisen, Beton usw. hierfür verwendet werden. Für stark aggressive Mineralmoore stehen heute für Neuanlagen außer Holz auch noch andere widerstandsfähigere Werkstoffe zur Verfügung. Während des Einbringens wird Wasser zugesetzt, und zwar am besten Heißwasser. Dieses fördert die Quellung und Lösung des Torfes.

Zum Erwärmen wird Frischdampf eingeblasen, möglichst soll der Eintritt des Dampfes an mehreren Stellen erfolgen, um eine bessere Durchdringung des Torfes mit Dampf zu erreichen. Während dieser Vorbereitung wird durch ein maschinell betriebenes Rührwerk der Inhalt des Bottiches durchgearbeitet und dadurch mit Wasser gemischt und durch den Dampf erwärmt. Vielfach wird auch statt des gewöhnlichen Trinkwassers Mineralwasser, Meerwasser oder Sole zugesetzt. Die Rührwerke bestehen meistens aus einer senkrechten Welle, die unten am Boden des Bottichs in einem

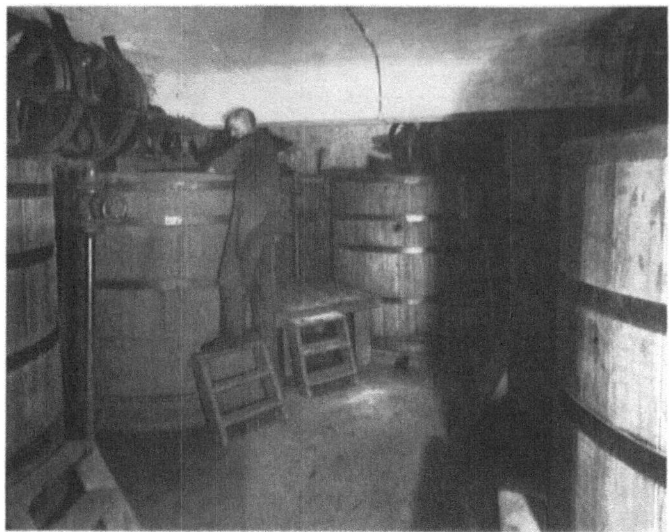

Abb. 115. Rührbottiche in Bad Pyrmont.

Spurlager läuft. An der Welle sind mehrere Flügelarme befestigt (Abb. 114), die den Torf umrühren. Diese Rührer arbeiten langsam mit höchstens 50 Umdrehungen in der Minute, der Rührprozeß mit allen derartigen Rührwerken dauert mindestens 2 Stunden (Abb. 114, 115 u. 116). Größe und Inhalt dieser Bottiche ist der Wannenzahl entsprechend zu bemessen, meist schwanken sie zwischen 2 bis 10 cbm. Bei der Berechnung der Größe sind folgende Regeln zu beachten: Bei Verwendung von Flügelrührer dauert die Aufbereitung einschließlich Füllen 2 Stunden, ob der Behälter nun kleiner oder größer ist, spielt dabei keine Rolle. Hat ein Moorbad bzw. ein Badetrakt nun 30 Badezellen, so können mit diesen 30 Badezellen in einer sechsstündigen Betriebszeit und einer Badedauer bis zu 20 Minuten mit Reinigen und Neuherrichten des Bades zusammen 40 Minuten gerechnet, 6 Stunden = 360 Minuten, 360 : 40 = 9 Bäder pro Zelle oder $30 \times 9 = 270$ Bäder in den 6 Stunden abgegeben werden. Diese 270 Bäder à 250 Liter erfordern = 71500 Liter Bademoor. Nun gibt es zwei Möglichkeiten, eine *den ganzen Tagesbedarf* vorher, also am Nachmittag vorzubereiten, rühren, mischen und erwärmen, und den anderen Tag früh für die richtige Temperatur nur eine Nachwärmung unter gleichzeitigem Rühren zu sorgen. Diese Möglichkeit bedingt dann, daß so viele Bottiche aufgestellt werden müssen, die den ganzen Tagesbedarf aufnehmen können. In diesem Falle also rd. 72000 Liter oder 6 Bottiche à 12000 Liter. In Holz hätten diese folgende Abmessungen: Durchmesser = 3,00 m am Boden, oben am Rand 2,80 m, Tiefe vom Rand bis zum Boden = 2,00 m. Die Holzstärken wären im Boden = 12 cm und in der Wand = 10 cm. Der Boden soll in der Wand eingefugt sein, damit er nicht direkt auf der Lagerung aufsitzt, wodurch das Bilden von Schwamm verhindert wird. Der Einbau des Rührwerkes bei Flügelrührer soll so geschehen, daß die Lagerung der Wellen, Lager und Zahnradgetriebe nicht auf dem oberen Behälterrand erfolgt, sondern auf besonderen neben den Bottichen errichteten Sockeln. Der Antrieb dieser Rührwerke für die 6 Bottiche kann in diesem Falle von einer Transmission aus erfolgen, weil ja alle 6 Bottiche auf einmal in Betrieb genommen werden. Diese Art Ausführung hat viele Vorzüge, sie ist aber auf der anderen Seite sehr teuer in der Anlage und in der Unterhaltung.

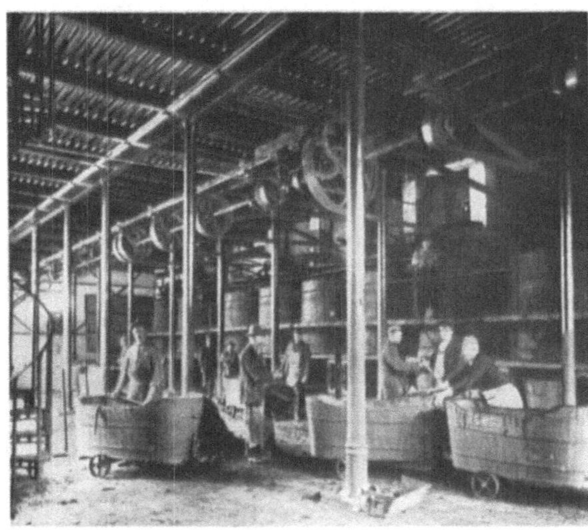

Abb. 116. Rührbottiche in Bad Elster.

Die zweite Möglichkeit, die am meisten in den Moorbädern zu finden ist, ist die, die Bottiche so zu bemessen, daß sie *während des Badens immer wieder beschickt* werden. Bei Annahme desselben Beispieles von 270 Bädern ergäbe in diesem Falle die Berechnung der Bottiche: In 6 Stunden sollen 270 Bäder abgegeben werden oder pro Stunde 45 Bäder, diese 45 Bäder erfordern $45 \times 250 =$ 11250 Liter Moor. Da für die Aufbereitung, wie voraufgeführt, 2 Stunden beansprucht werden, so können mit 1 Behälter von 12000 Liter in einer sechsstündigen Betriebsdauer bei zweimaliger Beschickung 24000 Liter oder für 90 Bäder aufbereitet werden, da 270 Bäder abgegeben werden sollen, so ergeben sich in diesem Falle 270 : 90 = 3 Bottiche à 12000 Liter.

Dieses Prinzip findet sich im einzelnen mit manchen Abweichungen in der Mehrzahl unserer Moorbäder wieder, vor allem auch gerade in den alten großen bekannten Bädern. Je nach Größe des Bades stehen solche Anlagen in den verschiedensten Größen in Gebrauch und haben sich für große und größte, wie für kleine Anlagen aufs beste bewährt. Bei sehr großen Bädern wird die Anlage meist auf mehrere selbständige Teilanlagen für verschiedene Badetrakte zerlegt oder auch auf verschiedene örtlich völlig getrennte Badehäuser aufgeteilt. Wirtschaftlich gesehen erscheint eine solche Zergliederung in Hinblick auf die Zeiten schwacher Inanspruchnahme, zu welchen man dann nur eine einzige Anlage in Betrieb setzt, vorteilhaft.

Daneben hat sich ein weiteres System in der Aufbereitung der Moorbäder Eingang verschafft, das von der Firma Rheinmetall-Borsig in verschiedenen Moorbädern eingeführt wurde. Diese Anlagen werden durch Preßluft betrieben und können sowohl zum Mischen und Rühren, als auch zum Fördern des Torfes als Frischmoor, wie auch für abgebadetes Moor verwendet werden. Das System beruht auf folgendem Prinzip: Taucht man in ein genügend weites Rohr ein zweites, engeres Rohr ein, durch welches man Druckluft (Abb. 117) einbläst, so steigt die Luft in dem weiteren Rohr hoch, erzeugt eine Turbulenz und zieht damit die Flüssigkeit hoch und bringt sie am Ende des Rohres zum Auslaufen.

Dieses System ist als Mischer-Rührer für die Mooraufbereitung ausgebildet worden (Abb. 118). Der vom Lager kommende Torf wird in der über dem Behälter stehenden Mühle gemahlen und fällt von dieser direkt in den Behälter; hier wird Wasser zugesetzt, zum Rühren dienen die Mammutrührwerke, die im Mittelpunkt des Mischbehälters stehen und mit deren Hilfe das Bademoor am Grunde des Behälters abgesaugt und durch einen Streuschirm über die Oberfläche des Behälterinhaltes verbreitet wird. Hierdurch ergibt sich eine innige Durchmischung. In jeder Ecke des Mischbehälters sind außerdem noch Rüttelrohre angebracht, welche mittels Preßluft das Bademoor aufwühlen und durchmischen. Zur Erwärmung wird Dampf eingeblasen. Bei diesem System liegen die Behälter im Boden versenkt und sind aus Zement hergestellt. In der Abb. 118 wird eine schematische Darstellung gebracht, wie das System arbeitet, um den fertigen Badeschlamm aus dem tief liegenden Behälter zu heben. Der Kompressor erzeugt hier in dem einen Kessel Luftunterdruck, wodurch die Masse in ihn hineingesaugt wird. Zu gleicher Zeit wird das in dem zweiten Kessel befindliche Material durch Druckluft in die Förderleitung hineingeschoben. Das Umstellen von Saugen auf Drücken in beiden Kesseln geschieht durch eine Umsteuervorrichtung, die nach Abb. 119 und 120 durch Schwimmer im Innern des Kessels betätigt wird, die den Stand der Flüssigkeit vermittels Hebel und Gestänge auf die an dem Kessel angebaute

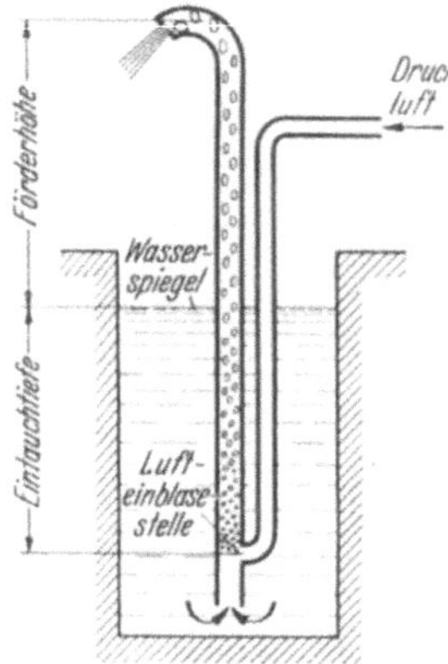

Abb. 117. Prinzip einer Mammut-Pumpe. (Fa. Rheinmetall-Borsig A.G., Berlin).

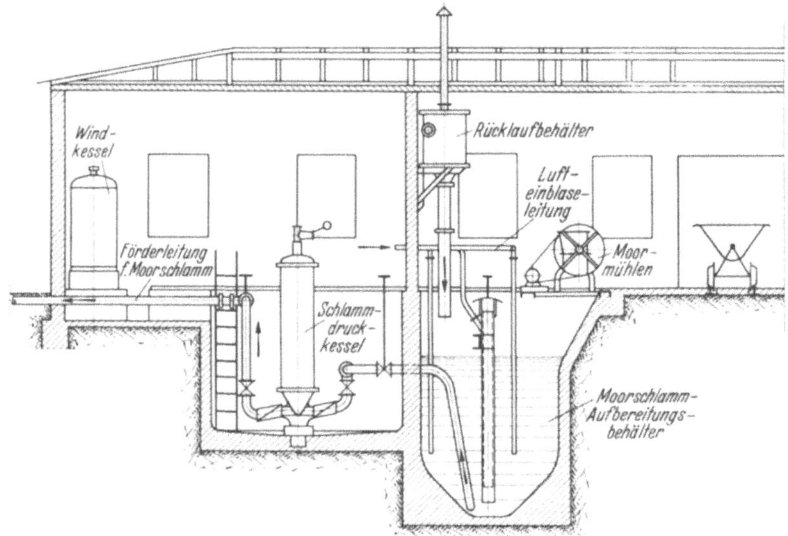

Abb. 118. Mammut-Baggeranlage als Moorrührer. (Fa. Rheinmetall-Borsig A.G., Berlin.)

Vor- und Hilfssteuerung übertragen, die ihrerseits dann die Hauptsteuerung betätigen (Abb. 121).

Zur Frage, ob die Einwirkung der Luft auf das Bademoor nachteilig wirken könnte, sei bemerkt, daß, wenn Luft auf eine Flüssigkeit gepreßt wird, sich die Luft dann löst, die beim Nachlassen des Druckes wieder entbunden wird. Beim Bademoor wird außerdem ein Teil der Luft in Capillaren zurückgehalten, wodurch das Wärmeisolierungsvermögen sich erhöht.

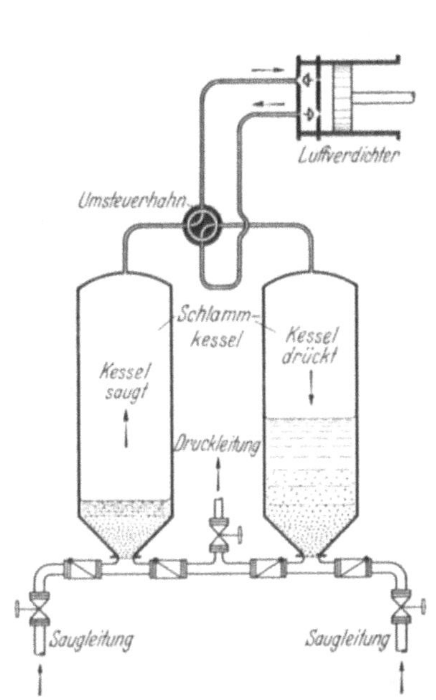

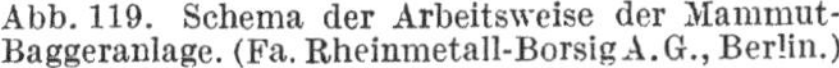
Abb. 119. Schema der Arbeitsweise der Mammut-Baggeranlage. (Fa. Rheinmetall-Borsig A.G., Berlin.)

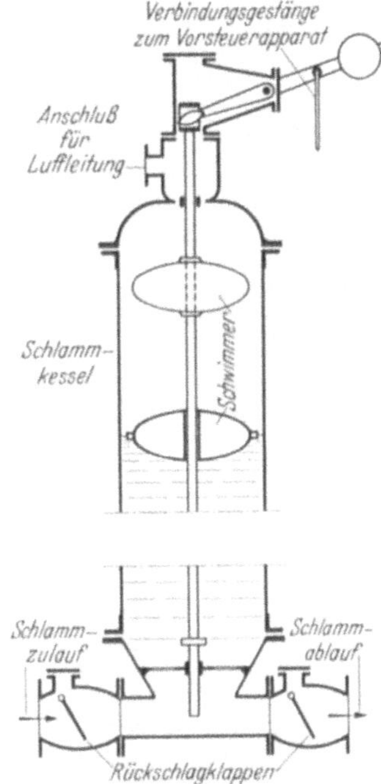

Abb. 120. Schema der Umsteuerung der Mammut-Baggeranlage. (Fa. Rheinmetall-Borsig A.G., Berlin.)

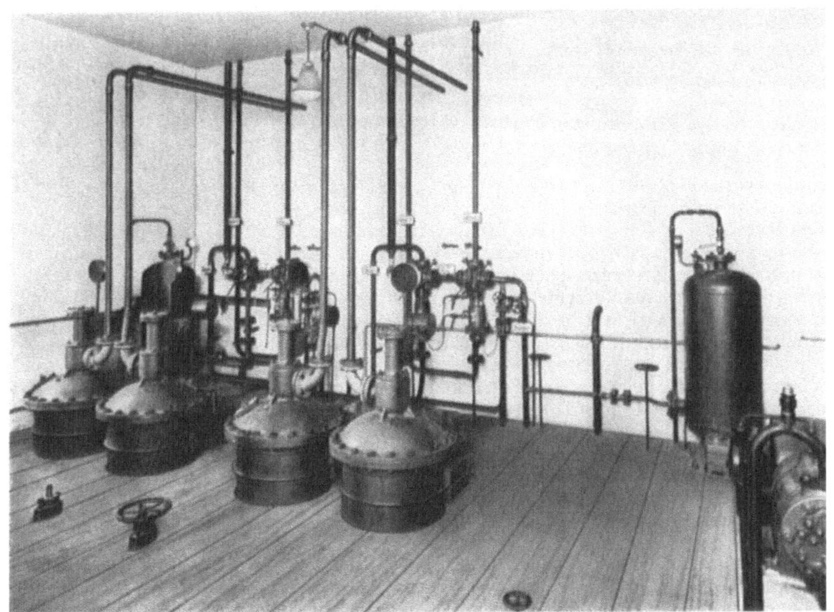

Abb. 121. Gesamtansicht der Mammut-Baggeranlage im Moorbad Bad Landeck.

Es lag der Gedanke nahe, ob nicht durch eine Intensivierung die Arbeitszeit abgekürzt werden kann. Ein Hochleistungskreiselmischer der Firma Eberhard Hoesch & Söhne in Düren im Rheinland gab Veranlassung, Proben damit zu machen. Da der Rührer in der chemischen Großindustrie bereits mit bestem Erfolg zum Rühren und Mischen der verschiedensten Säuren, Farben, Lacke usw. verwendet wurde, wurde auch ein solcher Rührer in einem Moorbad in einen vorhandenen hölzernen Rührbottich von 3100 Liter Inhalt eingebaut.

Bevor von den Versuchen berichtet wird, soll eine Beschreibung und Funktion des Rührers gemacht werden.

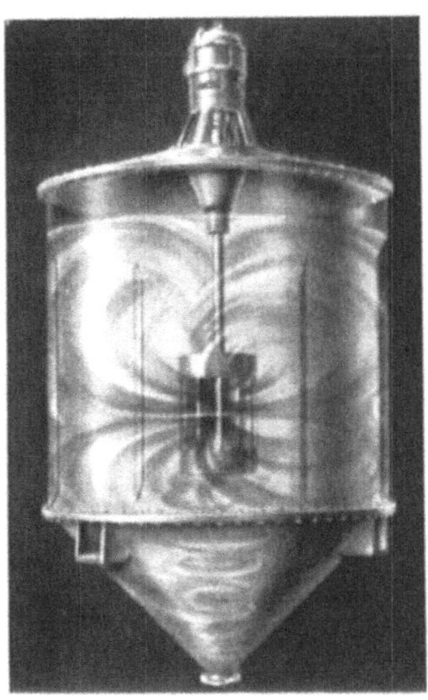

Abb. 122. Zyklon-Hochleistungskreiselrührer und Mischer für Moorbottiche. (Fa. Eb. Hoesch u. Söhne, Düren.)

Es handelt sich bei diesem Rührelement um einen Hochleistungskreiselmischer (Abb. 122) nach der Art eines Ventilators. Die Arbeitsweise geht so vor sich, daß das Rührelement entweder nur von oben, oder nur von unten, oder aber auch von oben und unten gleichzeitig, je nach Zweckmäßigkeit, dann aber auch je nach Art und Beschaffenheit der einzelnen Mischkomponente mit großer Energie einzieht, an die Außenperipherie des Zylinders abgeschleudert wird und mit Hilfe der Treibrippen in feinster Verteilung in die umgehende Flüssigkeitszone hineinversprüht.

Die Abbildung zeigt den Weg, den die Flüssigkeit im Gefäß nimmt. Durch geeignete Einrichtungen einfachster Art wird ein Kreisen der Flüssigkeit im Behälter verhindert. Der Flüssigkeitsspiegel befindet sich in völliger Ruhe und lediglich um die Rührachse herum ist ein Saugstrudel wahrzunehmen. Die Rührwerke werden je nach Zweckmäßigkeit und Örtlichkeit sowohl mit ganz einfachem Riemenantrieb, als auch mit Flanschmotor, horizontal oder vertikal über ein Reduktionsvorgelege ausgerüstet.

Nun zu den Versuchen, die mit einem solchen Hochleistungskreiselmischer zum Rühren von Badetorf vorgenommen wurde. Wie schon erwähnt, wurde ein solcher Rührer in einen vorhandenen Rührbottich von 3100 Liter Inhalt eingebaut, was übrigens ohne große Kosten und Arbeit vor sich ging, da die vorhandenen Rührflügel von der senkrechten Welle abgeschraubt und der neue Kreiselmischer an die senkrechte Welle anmontiert wurde. Durch Auswechseln von Riemenscheiben wurde die Tourenzahl der senkrechten Welle von 50 Umdrehungen in der Minute auf 200 in der Minute gesteigert und der Rührer arbeitet sofort von Anbeginn einwandfrei, und zwar so intensiv, daß in schneller Abwicklung aller Teile in dem Bottich in Bewegung gesetzt werden, wobei, wie schon oben angeführt, sich der Moorspiegel in völliger Ruhe befindet, daher kein Überspritzen, trotzdem der Behälter bis zum Rand gefüllt ist; es ist nur das Einsaugen um die Rührachse wahrzunehmen. Der Rührer arbeitet ohne jedes Geräusch bei 200 Umdrehungen in der Minute und bereitet den Inhalt besser und gleichmäßiger in einem Viertel der Zeit vor als der Flügelrührer. Das bedeutet wirtschaftlich sehr viel, da eine Ersparnis an Kraftkosten eintritt; die größere Wirtschaftlichkeit ist darin zu erblicken, daß eine Leistung in der Zubereitung erreicht wird, die es ermöglicht, eine große Anzahl Bäder mit weniger Aufwand an Apparaten, wie bisher herzurichten. Es handelt sich bei den Versuchen nicht um Einzelversuche, sondern um die Ergebnisse einer viermonatlichen Betriebszeit.

Anschließend wollen wir uns noch mit der Frage beschäftigen, welche Intensivierung der vorher beschriebene Kreiselrührmischer bei der Aufbereitung leistet. In der Abb. 123 ist ein Entwurf dargestellt, in welchem eine Mooraufbereitungsanlage mit einer Stundenleistung von 100 Bädern à 240 Liter projektiert ist. Eine solche Anlage würde eine Intensivierung aller Vorgänge verlangen, sie würde aber auch Höchstleistungen bei geringstem Aufwand an Maschinen und Apparaten, sowie Betriebskosten erreichen.

Das Projekt sieht für die Aufbereitung 2 Aggregate vor, die jedes für sich und aber auch gemeinsam benutzt werden können. Jedes Aggregat setzt sich aus 1 Zubringer-Transportschnecke, 1 Mühle und dem Behälter mit dem Rührer zusammen. Die Unterteilung in 2 Aggregate erfolgt einmal aus Betriebssicherheit, um bei einem Ausfall des einen Aggregates noch eine Reserve zu haben, und zum anderen bei weniger starker Frequenz nicht mit allzu großer Apparatur arbeiten zu müssen. Der Vorgang beginnt mit dem Zubringen von frisch gestochenem Torf durch Bagger oder sonst einer derartigen Einrichtung, die den Torf in einen Behälter abwirft. Von diesem Behälter gelangt der Torf dann durch 2 Trichter zu den 2 Transportschnecken, die ihn damit zu den Mühlen bringen und in diese einwerfen. Während des Mahlens soll Heißwasser zugesetzt werden und zwar im Verhältnis des jeweiligen Torfes zum Wasser. Von den Mühlen fällt der feinzerteilte Torf direkt in die Bottiche. Diese haben einen Nutzinhalt von 6000 Liter und können daher die Masse

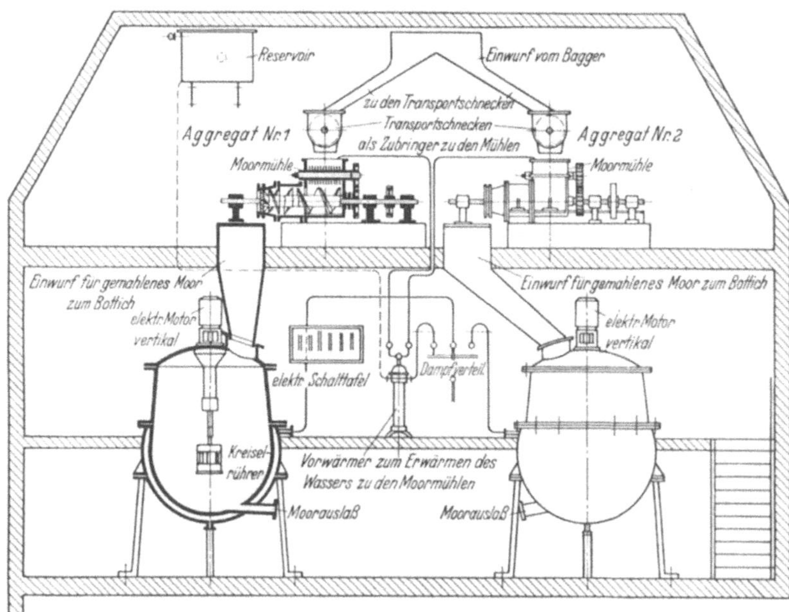

Abb. 123. Schema der Intensivierung bei der Mooraufbereitung.

für 25 Bäder à 240 Liter aufnehmen. Diese 6000 Liter können in dem Bottich in einer $^1/_2$ Stunde aufbereitet werden. Die kurze Aufbereitungszeit wird durch folgende Komponenten erreicht:

1. Der Torf wird schon mit rd. 20° C vorgewärmt und bereits aufgequollen und salbenartig weich dem Bottich zugeführt.
2. Der Hochleistungskreiselmischer rührt das Moor so intensiv, daß es nach kurzer Zeit eine gleichmäßige Konsistenz aufweist.
3. Die große Heizfläche, die durch die Form des Bottichs durch den angeflanschten Heizmantel gebildet wird, ermöglicht einen schnellen Wärmeaustausch zwischen Heizdampf und Moormasse in viel besserem Ausmaße, als durch das Einblasen von Dampf in die Masse zu erreichen wäre. Unterstützt wird der Vorgang durch die schnelle Bewegung der Masse durch den Rührer.

Es können daher in der Stunde bei zweimaliger Beschickung des Bottichs $2 \times 25 = 50$ Bäder zubereitet werden; mit 2 Aggregaten also 100 Bäder. Die Bottiche sind aus Schmiedeeisen hergestellt, haben einen Kugelboden und einen angeflanschten Heizmantel, dessen Zwischenraum mit Hochdruckdampf von 4 atü gespeist wird. Die Heizfläche ist 6,28 qm groß und gibt in dem vorliegenden Fall bei einer Dampftemperatur von 140° C stündlich 640000 WE ab. Die Erwärmung des Moores erfordert stündlich $2 \times 6000 = 12000 \times 25 = 300000$ WE.

Der Kreiselrührer wird durch einen Flanschmotor angetrieben. Die Anlage ist in allen Teilen übersichtlich projektiert und bedarf nur wenig Bedienungspersonal: erforderlich ist je ein Mann zur Überwachung der Torfzubringung von außen, desgleichen bei den Transportschnecken und schließlich zur Bedienung der elektrischen-, der Dampf- und der Wasseranlage. Die Bedienung ist auf der Bühne zentral angeordnet. Von dieser Stelle aus werden die Motoren für die Transportschnecken, Mühlen und Rührer eingeschaltet, sowie die Dampf- und Wasserzuführungen geregelt.

Auch die Temperaturen in den Bottichen können an Fernthermometern abgelesen werden. Das Heißwasser wird ebenfalls auf der Bühne durch einen Gegenstromvorwärmer erzeugt und durch ein besonderes Reservoir gespeist. Dies geschieht, um Schwankungen in der Wasserzufuhr zu vermeiden.

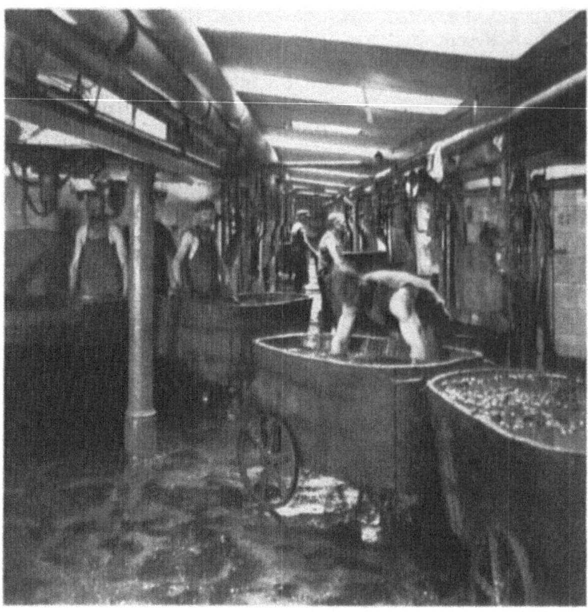

Abb. 124. Nochmaliges Durchmischen in der Wanne (Bad Pyrmont).

Technisch ist eine solche Anlage ohne zu große Kosten herzustellen, da alle Teile aus bekannten, in anderen Industriebetrieben bewährten Einrichtungen bestehen. Es können natürlich auch Anlagen mit kleineren und größeren Leistungen geschaffen werden.

e) Förderung des fertigen Bademoores in die Badezellen. Über die Badebereitung in der Badezelle durch Einbringen von gemahlenem Torf in die Wanne, dem dann Heißwasser zugesetzt wird und dem durch ein kurzes Umrühren die Konsistenz gegeben werden soll, ist zu sagen, daß diese Badebereitung grundsätzlich abzulehnen ist. In dieser kurzen Zeit des Rührens ist es unmöglich, den Torf zum Quellen und Lösen zu bringen, noch viel weniger gelingt es, eine homogene, gleichmäßige Masse herzustellen. Von den verschiedenen Systemen zur Förderung des badefertigen Moores sind als die gebräuchlichsten zu nennen:

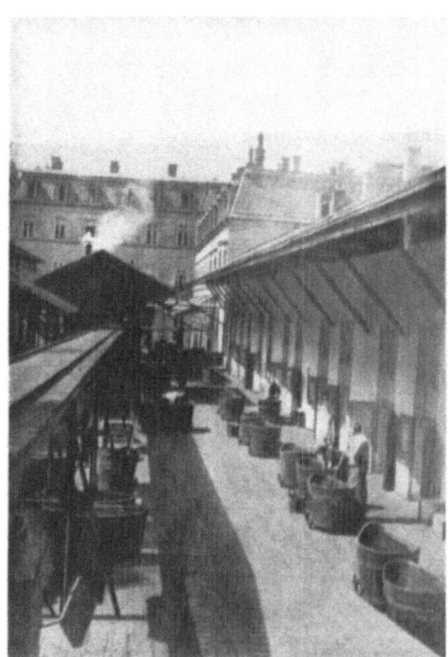

Abb. 125. Die fertigen Moorbäderwannen vor den Einfahrten in die Badezellen in Marienbad.

1. Einbringen durch fahrbare Wannen.
2. Einbringen durch fahrbare Gefäße zu feststehenden Wannen.
3. Einbringen durch Rohrleitungen mittels Pumpen und Druckluft in Rohrleitungen zu feststehenden Wannen.

Das am meisten im Gebrauch befindliche System ist das Einbringen mit fahrbaren Wannen in die Badezellen.

Dazu werden Wannen aus Holz verwendet, die entweder auf Fahrgestellen montiert oder mit Rädern versehen sind. Die Wannen werden in Moorküchen vor der Füllung nochmals mit Wasser ausgespritzt und dann unter die Moorbottiche gefahren und das Moor eingelassen. Hierauf wird durch ein Thermometer die Temperatur festgestellt und evtl. durch Zusatz von kaltem oder warmem

Moor oder Wasser die gewünschte Temperatur und Konsistenz durch Mischen und Rühren hergestellt (Abb. 124). Dann wird die Wanne in die Zelle gefahren (Abb. 125 und 126), dazu ist die Fahrbahn meistens asphaltiert und bei einigen Moorbädern ist die Wannenbahn geschlossen um Zugerscheinungen in der Badezelle zu vermeiden. Es gibt aber auch Moorbäder, die auf die geschlossene Wannenbahn verzichten, dafür ist dann ein besserer Verschluß an der Wanneneinfahrtür notwendig. Ein praktischer Verschluß ist eine zweiflügelige Schiebetür, die in Mauerschlitzen geht und außerdem noch eine nach oben zu schiebende mit Gegengewichten ausbalancierte Tür, beide mit Gummidichtungen in den Fugen, erhält. Gut bewährt haben sich Wannen, die auf 3 Räder gesetzt werden, von denen eins an beweglicher Achse sitzt, dadurch läßt sich die Wanne leicht genau an die gewünschte Stelle fahren, ohne daß man Schienen und Transportwagen bedarf.

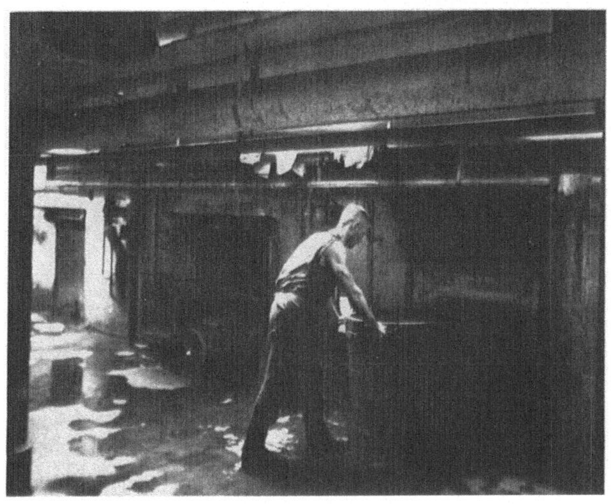

Abb. 126. Das fertige Moorbad wird in die Zelle geschoben.

In den Abb. 127a und 127b ist die Anordnung der Badezelle im Grundriß und Schnitt zu ersehen. Für die Wannenplätze ist der Fußboden vertieft, für die Reinigungswanne weniger als für die Moorwanne, die auf 3 Rädern läuft, die oberen Ränder der Wanne liegen in gleicher Höhe und werden durch eine Abdeckung, die aus Holz, Marmor oder Fliesenbelag besteht, abgeschlossen. Haltestangen erleichtern das Ein- und Aussteigen.

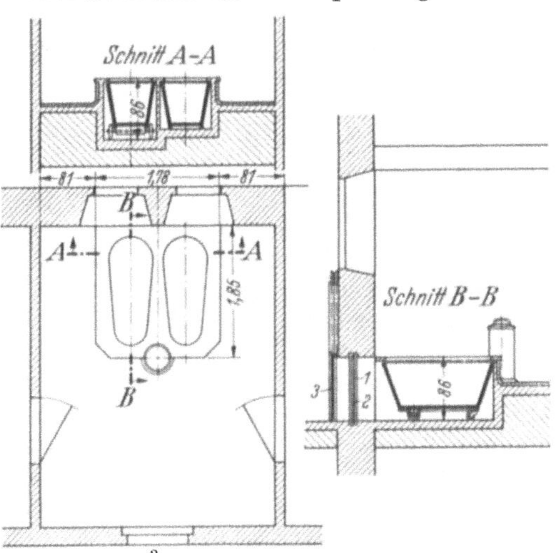

Abb. 127a und b. Grundriß und Schnitt einer Moorbadezelle mit fahrbarer Wanne.

Als Beispiel für das System der fahrbaren Wannen seien hier noch die Verhältnisse in dem wohl größten deutschen Moorbadbetrieb (Elster) erwähnt: dort ist dieses System seit vielen Jahren in Gebrauch. Im Jahre 1937 wurden in Bad Elster 88995 Moorbäder abgegeben; aus dieser Zahl ergibt sich, daß bei starker Frequenz in den Sommermonaten an einem Tage bis zu 700 Moorbäder abgegeben werden. Zu einem Moorvollbad werden $^1/_4$ cbm oder 4 Ztr. Frischmoor verwendet. Das Moor wird in der Moorküche zubereitet, und zwar in 13 Bottichen, in die fahrbaren Wannen eingelassen, die Temperaturen gemessen, hierauf werden sie auf glatten Asphaltbahnen nach den einzelnen Moorbadezellen gefahren. Nach Beendigung des Bades wird die Wanne auf demselben Wege wieder abgeholt, das verbadete Moor in einen großen Sammelbehälter geschüttet und von dort mit einer Baggeranlage (Abb. 128) in die etwa 1,5 km von dem Badegebäude liegenden Torflager gedrückt, wo es bis zu seiner Wiederverwendung etwa 10 Jahre liegen bleibt. Ebensolche Anlagen sind von alters her in den bekannten großen Moorbädern, die weitaus die größten Badebetriebe haben (Pyrmont, Nenndorf, Marienbad usw.) in Gebrauch und haben sich dort vollauf, wie die obige Darstellung zeigt, bewährt. Die neuere bisher in der Ausführung auf kleinere Bäder beschränkte Entwicklung (Liebenwerda, Liebenstein, Landeck, Blankenburg, Eilsen, Warmbrunn usw.) dürfte sich aber in der Richtung auf die dargestellten Systeme der Druck- und Sauganlagen (Rohrzu- und -ableitung) vollziehen. Es mußte daher diese neuzeitliche Technik hier besonders eingehend dargestellt und auch der Versuch einer Berechnung über ihre Leistungsfähigkeit im großen vorgelegt werden.

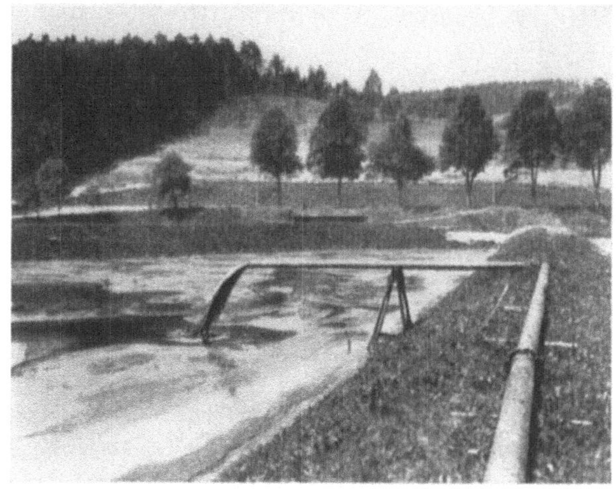

Abb. 128. Ableitung von gebrauchtem Moor. (Fa. Rheinmetall-Borsig A.G., Berlin.)

Bei der zweiten Art der Einbringung des fertigen Bademoores handelt es sich um eine weniger bekannte Ausführung. Hierbei wird das Badegut ebenfalls maschinell vorbereitet und statt in fahrbaren Wannen in Gefäßen, die in einem gesonderten Gang laufen, den Badezellen zugebracht. Die Badewannen stehen fest in den Zellen, der Zulauf in die Wannen erfolgt durch eine Rutsche, in die vom Gang her der Inhalt des Gefäßes eingefüllt wird. Der Ablauf des abgebadeten Moores erfolgt durch weite Rohre nach einem Sammelbecken.

Wie oben im einzelnen schon dargestellt wurde, gelangte man durch die Fortschritte der Technik dazu, das badefertige Moor durch Rohrleitungen nach den Badezellen zu feststehenden Wannen zu bringen. Man benutzt dazu entweder Pumpen oder Druckluft. Die Pumpen müssen imstande sein, auch dicken Brei zu fördern. Die Pumpen werden in der Nähe der Bottiche aufgestellt, und zwar so, daß der Moorbrei der Pumpe zufließt. Die Pumpe drückt dann das Moor in eine Rohrleitung, die zu den Badezellen führt. Bei Pumpenanlagen muß eine Ringleitung angelegt werden, d. h. die Leitung führt von der Pumpe in einen Ring mit Abzweigen zu allen Wannen und kehrt dann zu den Bottichen zurück. Das bedeutet, daß während der ganzen Badezeit die Pumpe dauernd im Betrieb ist und das Moor durch die Leitungen pumpt. Es kann dann jederzeit in den Badezellen Moor abgezapft werden. Die Rohrleitungen müssen in ihrem Material dem jeweiligen Moor angepaßt sein, bei Eisenmoor kann unbedenklich Gußeisen oder Schmiedeeisen verwendet werden, dabei ist zu beachten, daß die einzelnen Rohrlängen leicht auseinander genommen werden können. Sie müssen durch Flanschen verbunden sein. Schmiedeeiserne Rohre sind ebenfalls mit Flanschen zu verbinden, da bei Verbindungen mittels Gewinde es leicht vorkommt, daß sich Dichtungsteile beim Anziehen der Gewinde nach innen verziehen und den freien Durchlauf stören, da sich der dicke Moorbrei an solchen Stellen festsetzt und nach kurzer Zeit die Rohrleitung verstopft. Bei schwefelhaltigem Moor sind Kupferrohrleitungen oder besser moderne Werkstoffe angebracht, die ebenfalls durch Flanschen miteinander verbunden werden (s. S. 115).

Die richtige Dimensionierung der Rohrleitung ist sehr wichtig, der Einlauf in die Wanne soll mindestens 50 mm l. W. haben, die Ringleitung soll bei 10 Wannen mindestens 100 mm l. W. haben, bei größerer Anzahl von Wannen dementsprechend größer. Alle Absperrorgane müssen Schieber sein, die geöffnet einen freien Durchlauf haben. Zapfhähne nur als Conushähne, Niederschraubhähne sind unbrauchbar. Die Verwendung von Druckluft ist auch in verschiedenen Ausführungen im Gebrauch, einmal mit Rückleitung zu den Rührbottichen

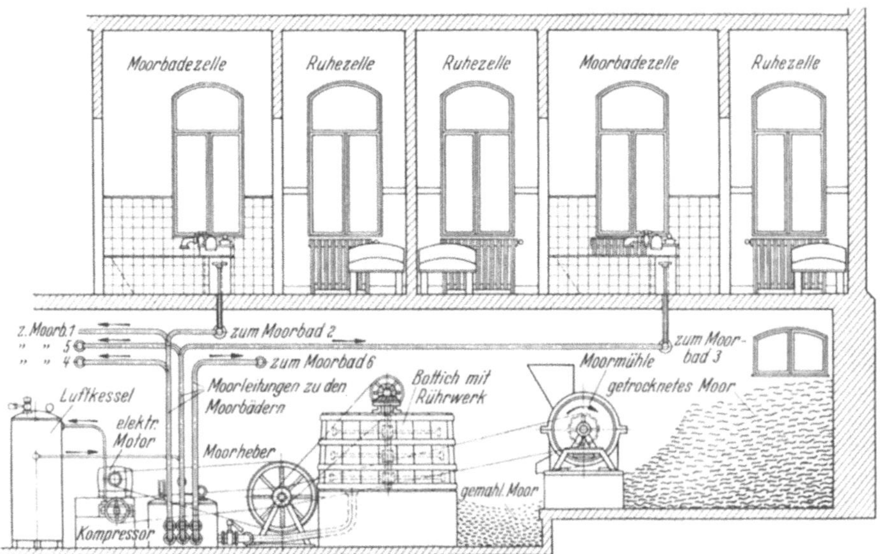

Abb. 129. Schematische Darstellung der Mooraufbereitungs- und Moorförderanlage im Moorbad Bad Liebenwerda.

zurück und eine Ausführung mit Einzelleitungen zu den feststehenden Wannen. Die Anlagen mit Rückleitungen werden im Anschluß an die Rührbottiche mit Druckluft betrieben, wie sie im Abschnitt unter Rührwerke der Firma Rheinmetall-Borsig beschrieben sind. Die dort bezeichnete Mammut-Baggeranlage saugt und drückt nun durch ihre beiden Behälter das badefertige Moor durch eine Rohrleitung, die als Ringleitung ausgebildet ist, zu den Wannen, an denen dann beliebig Moor abgezapft werden kann. Während der Badezeit ist die Anlage ständig im Betrieb und drückt das nicht abgezapfte Moor in ein höher liegendes Auffanggefäß, von welchem es dann wieder in den Rührbehälter abfließt. Diese Anlagen sind in einigen neu eingerichteten Moorbädern, wie in Bad Landeck (Abb. 121) und in Bad Lausick im Betrieb. Diese Anlagen mit Rückleitungen sind für Bäder mit einer größeren Anzahl Wannen zweckmäßig, da während des Badebetriebes damit gerechnet werden kann, daß dauernd an irgend einer Wanne abgezapft wird und nur verhältnismäßig wenig Moor wieder zurückgeführt wird. Bei kleineren Bädern und auch in solchen, die in der Vor- und Nachsaison nicht so viele Bäder abgeben, wird das vorerwähnte System unrentabel, da hierbei das Moor durch die Leitungen unter Umständen stundenlang unnütz umgewälzt wird, wodurch einmal Kraftkosten und Kosten für die Erwärmung entstehen. Große Bäder werden sich durch eine Verteilung der Gesamtanlage auf mehrere Teilanlagen, von denen man jede für sich in Betrieb halten oder schließen kann, helfen. Aber auch abgesehen davon, wird sich hier oft schon der Rohrdimensionen wegen eine solche Teilung empfehlen. Für die genannten kleinen Bäder aber ist folgende Anlage zweckmäßiger. Diese Anlage ist in Bad Liebenwerda (Abb. 129) seit längeren Jahren in Betrieb und hat sich sowohl bei starkem Andrang als auch bei langsamem Betrieb bestens bewährt. In der Abbildung ist schematisch der Betriebsvorgang dargestellt. Der Torf wird von Hand in die Mühle eingeworfen und dort gemahlen, fällt dann in die Vertiefung vor den Bottichen, von wo er in die Bottiche geschaufelt wird. In diesen Bottichen wird der Torf mit Wasser vermischt, maschinell gerührt, mittels Dampf erwärmt und badefertig gemacht. Vor den Bottichen steht ein Moorheber, in diesen wird das fertige Moor aus den Rührbottichen durch eine Rohrleitung mit Schnellschlußschieber eingelassen, der Moorheber dadurch gefüllt. Die Druckluft wird durch einen Kompressor erzeugt, in einem Luftbehälter aufgespeichert und in einer Leitung dem Moorheber zugeführt. Beim Öffnen des Luftventils tritt die Luft oben

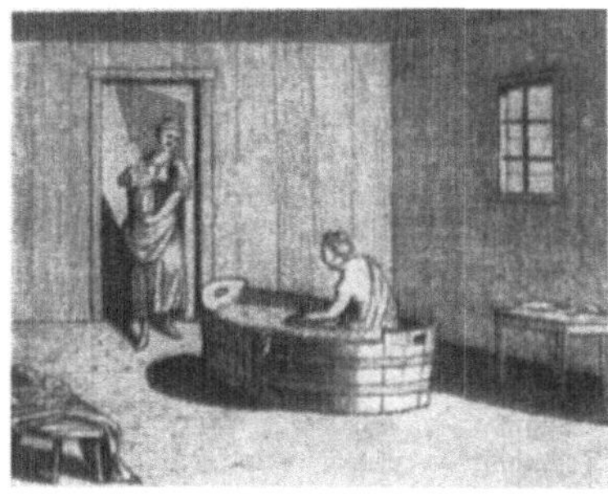

Abb. 130. Ansicht einer Moorbadezelle vor rd. 100 Jahren. (Kurverw. Bad Elster.)

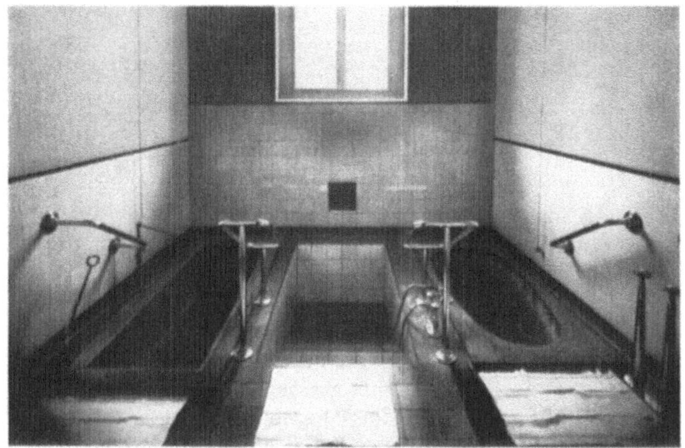

Abb. 131. Ansicht einer Moorbadezelle mit fahrbaren Wannen in Bad Meinberg.

in den Moorheber ein und bildet hier ein Luftkissen, das auf das Moor drückt und es in die Leitungen preßt. Die Leitungen werden durch Schnellschlußschieber geöffnet und geschlossen.

Der Moorheber ist zentral unter den Badezellen aufgestellt, so daß die einzelnen Leitungen auf dem kürzesten Wege zu den Wannen eine beschränkte Länge haben. Der Heber hat 1000 Liter Nutzinhalt, ist mit Thermometer, Sicherheitsventil, Mannloch und Probierhahn versehen. Die Füllung der Wanne mit rd. 300 Liter dauert $^1/_2$ Minute. Sehr wichtig ist, daß die Temperatur des badefertigen Moores in dem Moorheber an dem Eintauchthermometer abgelesen werden kann, ferner daß durch Anschluß einer Dampfleitung an den Moorheber die Möglichkeit gegeben ist, den Inhalt nachzuwärmen. Die Füllung der Wannen geschieht in der Weise, daß das Badepersonal durch ein Sprachrohr dem Mooraufbereiter die Nummer der Badezelle angibt, worauf der Heber unter Druck gesetzt und der Schnellschlußschieber der Rohrleitung, die in das betreffende Bad führt, geöffnet wird. Inzwischen ist an der Wanne ein zweiter Regulierschieber geöffnet worden, der nach dem Einlaufen wieder geschlossen wird.

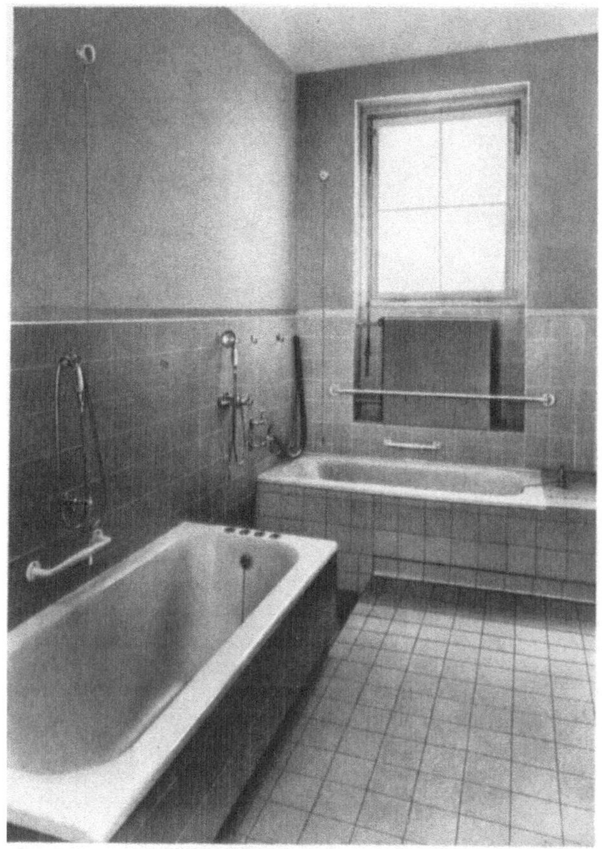

Abb. 132. Ansicht einer Moorbadezelle mit fester Moorwanne in Bad Landeck.

f) Einrichtung der Moorbadezellen. Über die Ausgestaltung, Technik und Hygiene der Badezellen siehe die Abb. 130, 131, 132, 133 und 134. Abb. 130 stellt eine alte Badezelle aus dem Staatsbad Elster dar, während Abb. 131 eine Moorbadezelle mit fahrbaren Wannen aus Bad Meinberg zeigt. Abb. 132 und 133 gibt eine anschauliche Darstellung neuzeitlich ausgestatteter Badezellen aus Bad Landeck und dem Teufelsbad in Blankenburg am Harz. Abb. 134 zeigt einen Grundriß einer Moorbadezelle im Moorbad Bad Liebenwerda.

Wo das Moor in Rohrleitungen zugeführt wird, sind feststehende Wannen aufgestellt, in Bad Landeck gußeiserne, emaillierte Wannen, in Blankenburg keramische Wannen, in Form und Ausführung wie die Moorwannen in Bad Liebenwerda. Wo fahrbare Wannen verwendet werden, ist in die Badezelle vielfach eine feststehende Wannenumrandung eingebaut, in welche die Wanne eingefahren wird. In Bad Elster, Liebenwerda, Blankenburg sind die Moor- und Reinigungswannen parallel zueinander aufgestellt, während in Landeck die Wannen im Winkel zueinander stehen. Dazwischen ist ein Abbrauseraum angelegt. Die Parallelwannen haben sich gut bewährt, da sie das Umsteigen von einer Wanne in die andere vereinfachen. Bei den keramischen Wannen sind beide Wannen aus einem Betonkörper, der durch eine Trennwand in 2 Wannen geteilt wird, die dann entsprechend mit Fliesen verkleidet sind und

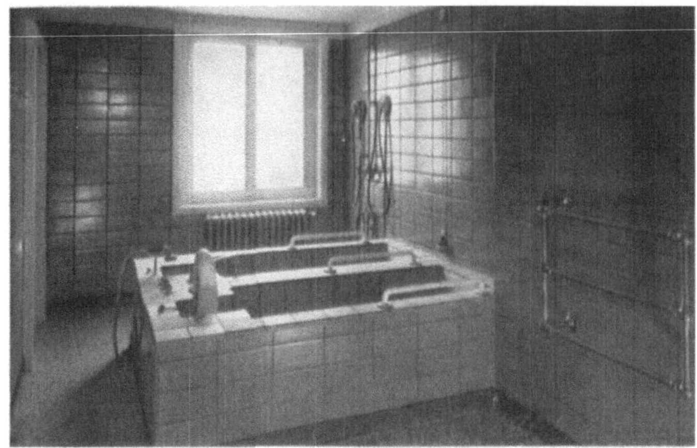

Abb. 133. Ansicht einer Badezelle im Schlammbad Teufelsbad mit fester Schlammwanne in Blankenburg a. Harz.

einen guten gepflegten Eindruck machen. Die Fliesen sind von besonders hartgebrannter, glasierter Ausführung, die von den Moorsäuren nicht angegriffen werden. Die Zulaufbatterien sind am Fußende der Wannen eingebaut

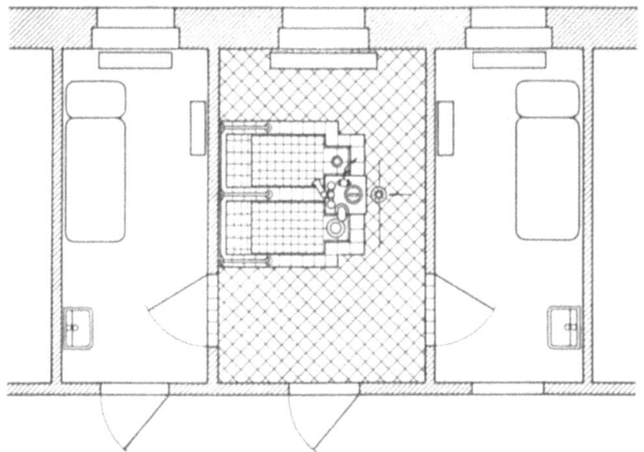

Abb. 134. Grundriß einer Moorbadezelle mit fester Moorwanne und 2 Ruheräumen im Moorbad Bad Liebenwerda.

und enthalten Moorzulauf, Kalt- und Warmwasser, sowie 1 Mischventil mit Handbrause. Außerdem enthält die Badezelle noch einen Wäschewärmer, sowie Herz- und Kopfkühlapparate. Zweckmäßig ist es die Wände, der Moorbadezelle bis an die Decke zu verfliesen, da durch die Dämpfe jeder Wandanstrich schnell zerstört wird. Nach dem Bad muß ganz besonders bei den anstrengenden Moorbädern für die nötige Nachruhe gesorgt sein. Diese Nachruhe in die Badezelle selbst zu verlegen, ist unzweckmäßig. Eigene Ruheräume sind sowohl für den

Patienten besser, als auch wirtschaftlicher, weil durch die Nachruhe die Badezelle zu lange belegt bliebe. Es muß deshalb für die nötigen möglichst unmittelbar an die Badezelle anschließenden Ruheräume gesorgt werden. Die beste Lösung ist, neben der Badezelle je 2 Ruhezellen (Abb. 134) anzuordnen, die ein Ruhebett zum Nachschwitzen enthalten, sowie Kleiderablage und ein Handwaschbecken mit Frischwasseranschluß. Betr. Wannenmaterial s. S. 150.

Infolge seiner dickbreiigen Konsistenz eignen sich Moor, Schlamm und Schlick nicht nur zu Wannenbädern, sondern auch zu *Packungen.* Die Aufbereitung des Materials hierzu ist die gleiche, nur muß der Brei entsprechend

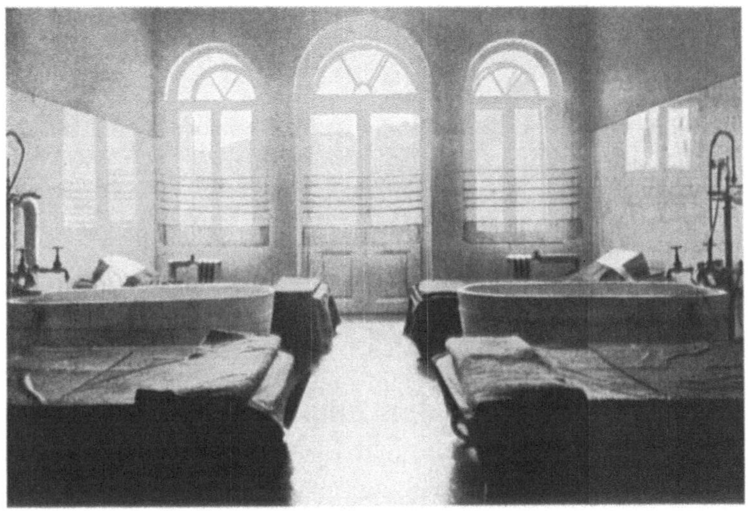

Abb. 135. Moorpackungsraum in Marienbad.
(Aus: LODGMANN-STEIN: Die Sudetendeutschen Selbstverwaltungskörper, Bd. 11: Marienbad. Berlin-Friedenau: Deutscher Kommunalverlag 1932. Abbildung S. 122).

dicker angerührt werden. Eine nachträgliche Versteifung aus einem Einheitsbrei für Wannenbäder durch Zusatz festen Moores ist aus den bereits dargelegten Gründen nicht zweckmäßig. Viel besser ist es, den Packungsbrei in einem eigenen Rührbottich anzurühren. Der Transport zur Zelle geschieht im allgemeinen in tragbarer oder fahrbaren Behältern.

Die Badezelle enthält an Stelle der Moorbadewanne ein entsprechendes Ruhebett, auf welchem die Packung verabfolgt wird. Dieses soll aus Materialien hergestellt sein, welche leicht zu reinigen sind, am besten Metallpritschen mit dicken Gummiauflagen. Daneben muß die Zelle ein Reinigungsbad und Brausen enthalten (Abt.). Auch hier sollen die Auskleide- und Ruheräume anschließend vorhanden sein (Abb. 135).

Die *Beseitigung des gebrauchten Moores* geschieht bei den fahrbaren Wannen meistens in der Weise, daß die Wanne mit dem gebrauchten Moor zu einem Spülplatz gefahren, hier entleert und gleich gründlich gereinigt wird. Um den Arbeitsvorgang abzukürzen, kann die Wanne auf ein Kippgestell gefahren und durch dieses umgekippt und schnell entleert werden. Das abgebadete Moor fällt in eine Sammelgrube, von wo es, entweder mit Pumpen oder Druckluftanlage (Abb. 128) nach Ablagerungsgruben gedrückt wird, um hier zu trocknen und nach längerer Lagerung und Bepflanzung (rd. 10 Jahre) wieder verwendet zu werden. Bei kleineren Bädern wird das abgebadete Moor in Moorteiche geleitet, dort abgetrocknet und dann durch Fuhrwerk abgefahren. In Moorbädern mit festen Wannen geschieht die Entleerung durch ein Bodenablaßventil von mindestens 100 mm l. W., das mit einem kurzen Rohr derselben Weite das Moor in eine offene Rinne bringt, die es dann zur Ablagerung in Moorteiche weiterleitet. Rohrleitungen zur Ableitung des gebrauchten Moores zu verwenden, sind nicht zu empfehlen, da infolge des geringeren Gefälles das Moor die Leitungen schnell verstopft.

Literatur.

BENADE, W.: (1) Moore, Schlamme und Erden. Dresden u. Leipzig 1938. — (2) Balneologe **1936**, H. 10. — Vortrag auf dem Internat. Bäderkongreß. Budapest 1937. — (4) Vortrag auf dem Internat. Bäderkongreß. Nauheim 1938.

FRIEDRICH, C.: Vortrag auf dem Internat. Bäderkongreß. Budapest 1937.

HEIDUSCHKA, A. u. K. MÖLLERING: Z. Baln. **1936**, H. 7.

LEWIS, S. JUDD.: Arch. of Med. Hydrol. **1935**, 57.

POTONIÉ, R.: Pharmaz. Ztg **1934**, 58.

SAVONAROLA: Die Bäder und Heilquellen Italiens. — SCHREIBER, H.: Moorkunde, S. 14. Berlin 1927. — STOCKFISCH, K. u. BENADE: Balneologe **1935**, H. 5.

WEIS, L. R.: Balneologe **1935**, H. 2.

ZÖRKENDÖRFER, W.: Balneologe **1935**, H. 6, 9 u. 10.

4. Technik der Inhalation, des Gurgelns, der Trinkkuren.

A. Technik der Inhalation.

Von

B. WAGNER-Bad Salzbrunn.

Mit 23 Abbildungen.

Die neuzeitlich eingerichteten Inhalatorien in den Kurorten dienen der Verabfolgung von zwei Gruppen von Inhalationen. Die eine Gruppe bezweckt, Mineralbestandteile meist in Form von *Mineralwassernebel* (gegebenenfalls mit Zusatz von ätherischen Ölen u. dgl.) an die erkrankten Schleimhäute heranzubringen. Sie strebt also eine pharmakologische Wirkung an. Die andere Art der Inhalation, die pneumatische, übt entweder durch abwechselnde Zuführung von *komprimierter und von verdünnter Luft* am pneumatischen Einzelapparat oder durch den Aufenthalt in der unter Überdruck oder Unterdruck stehenden *pneumatischen Kammer* eine physikalische Wirkung auf die Atmungsorgane aus.

Zur Durchführung einer *Inhalationskur* der ersten Gruppe dienen in den Kurorten Apparate, die mit Preßluft betrieben werden. In der Regel strebt man eine möglichst feine Zerstäubung des angewendeten Mineralwassers an und in dieser Beziehung werden die neuzeitlichen Vorrichtungen dieser Art allen billigen Anforderungen gerecht.

Die Schaffung der wissenschaftlichen Grundsätze für die Inhalation verdanken wir vor allem HEUBNER und seinen Schülern.

HEUBNER hat dabei folgende Begriffsbestimmungen aufgestellt:

Nebelmenge ist in Liter je Minute die Menge des Gases (Luft), das durch seinen Druck die Vernebelung erzeugt und mit Tröpfchen beladen den Apparat verläßt. Die Nebelmenge ist abhängig vom Druck des treibenden Gases und vom Lumen der Düse. Die Nebelmenge wächst mit steigendem Druck langsamer an als dieser. Der Widerstand einzelner Apparate schwankt bis zum achtfachen, so daß zur Erzeugung gleicher Nebelmengen unter Umständen bei einem Apparat ein achtmal stärkerer Druck erforderlich ist wie bei einem anderen.

Die in der Zeiteinheit dem Patienten zugeführte Nebelmenge soll möglichst größer oder mindestens nicht kleiner sein als der Atembedarf. Dieser beträgt für den ruhenden Patienten 8 bis 10 Liter Luft während der Einatmung je Minute. Da nun der während der Ausatmungsperiode erzeugte Nebel ungenutzt entweicht, muß der Bedarf an Inhalationsnebel doppelt so hoch bemessen werden als die Atemgröße, also zu 20 bis 25 Liter je Minute.

Nebeldichte ist die in der Volumeinheit (Liter) Luft enthaltene Menge (cmm) zerstäubter Lösung. Bei jeder Zerstäubung wässeriger Lösungen tritt eine Konzentration der angewandten Lösung infolge von Wasserverdunstung ein. Sie ist bei hohem Zerstäubungsdruck geringer als bei niedrigem und mittlerem.

Die „*korrigierte Nebeldichte*" (d. h. die Nebeldichte unter Berücksichtigung des Verdunstungsfaktors) wurde von SIEGEL für Kochsalz- und Calciumchloridlösungen in verschiedenen Konzentrationen ziemlich gleichmäßig gefunden. Sie betrug in den von SIEGEL untersuchten Fällen 10 bis 15 cmm je Liter.

Eine Nebeldichte von 20 cmm je Liter läßt sich im allgemeinen ohne Schwierigkeiten erreichen. Das Optimum liegt bei 30 cmm je Liter.

Als *Nebelgehalt* wird die Menge der in 1 Liter des Nebels enthaltenen nichtflüchtigen Substanz (Salze) in mg bezeichnet, die in der zur Zerstäubung gelangenden Flüssigkeit gelöst war. Der Nebelgehalt steigt, wie zu erwarten, bei gleichem Vernebelungsdruck mit der Konzentration der ursprünglichen Lösung an und dürfte bei der zur therapeutischen Inhalation in Frage kommenden Konzentration kaum über 2 mg/L zu treiben sein.

Die Nebeltröpfchen sind bei geringeren Konzentrationen der angewendeten Salzlösungen feiner als bei höheren, vielleicht infolge sekundärer Wasserverdunstung von den bereits gebildeten Nebeltröpfchen (R. SIEGEL).

Zerstäubungsgrad ist die Art der Zusammensetzung des Nebels aus Tröpfchen verschiedener Größe. Der Zerstäubungsgrad entscheidet über die Stellen der Atemwege, an denen der Niederschlag des Nebels vorwiegend erfolgt.

Jeder Zerstäubungsapparat bildet nun Tröpfchen verschiedener Größenordnung. Hierüber gibt eine Darstellung von HÜCKEL ein anschauliches Bild; bei stärkerem Druck fehlen die ganz großen Tropfen, zahlenmäßig steigen die kleineren an. Trotzdem stellen auch dann noch die größeren Tropfen in bezug auf ihr Volumen den größeren Beitrag zum Gesamtvolumen des Nebels. Bei *Ölzerstäubung* bleibt die Größe der Tropfen ungefähr gleich; große Tropfen sinken der Schwerkraft folgend nieder; kleine bleiben länger schweben, soweit sie durch die Zerstäubung keine eigene Geschwindigkeit besitzen. Tropfen unter $^1/_2\,\mu$ Durchmesser unterliegen nicht mehr den Gesetzen der Schwerkraft, sondern stehen den Gasmolekülen des Luftstromes gleich.

Das Schicksal der Tropfen bei *Zerstäubung wässeriger Flüssigkeiten* ist ein anderes. Kleine Tropfen verdampfen schneller als große. Die Tropfen fließen teilweise zusammen und vergrößern sich so. Durch die Wasserverdunstung reichert sich die Salzkonzentration der Tröpfchen mehr und mehr an.

Nach EICHHOLTZ und JUNG entfalten die inhalierten Salzteilchen zunächst eine rein osmotische Wirkung. Diese ist abhängig von der ursprünglichen Konzentration der verstäubten Lösung. Unter bestimmten Umständen aber kann die Konzentration der Salze in den Nebelteilchen durch Verdampfung rasch ansteigen. Ein Teil von ihnen gibt sogar das Wasser vollständig ab und wird in Form von Salzkernen inhaliert.

Diese Verdunstung kann durch Zuführung erwärmter Luft in die Umgebung der Düsen wesentlich gefördert werden. Nach KIONKA ist aber auch diese sog.

Trockeninhalation (vgl. Abb. 140, S. 197) immer noch eine Tröpfcheninhalation, schweben doch die eingeengten Mineralwassertröpfchen in einer gesättigten Wasserdampfatmosphäre; von einer „Mineralstaubeinatmung", wie einmal gesagt wurde, kann natürlich nicht die Rede sein.

Etwas anderes ist es bei primärer Erzeugung reinen Kochsalzrauches, der sich sekundär mit einem Flüssigkeitsnebel mischt. Hier haben wir es tatsächlich mit Salzkernen zu tun.

Über die günstigste Größe der Nebeltröpfchen hat MUSZKAT Untersuchungen angestellt. Der mittlere Durchmesser der Einzeltröpfchen soll 0,005 bis 0,02 mm betragen. Die nach fünfmaliger Teilung aus den lobulären Bronchiolen hervorgegangenen Endverzweigungen haben einen Durchmesser von 0,3 bis 0,4 mm, und der Durchmesser der Alveolen bei 40jährigen Männern beträgt 0,2 bis 0,25 mm, ist also zehnmal so groß als die größten Einzeltröpfchen. Demnach gewähren nur solche Inhalationsapparate die Sicherheit, daß eine genügend große Menge Flüssigkeitsstäubchen bis in die tieferen Luftwege schwebend gelangen, welche eine genügende *Nebeldichte* und einen hinreichenden *Zerstäubungsgrad* verbürgen.

BLUMENFELD warnt vor einer zu weit getriebenen Zerstäubung, weil relativ größere Tröpfchen infolge der stärkeren Schwerkraftbeschleunigung durch die Inspirationsluft mehr Aussicht haben, in die Alveolen einzudringen als feinere.

Läßt man die Inhalationsnebel bei Temperaturen einatmen, die wesentlich über Körperwärme liegen, so verdichtet sich der Nebel an den kühleren Schleimhautflächen der oberen Atemwege zum Niederschlag, unabhängig von der Tröpfchengröße. Auch zu kühle Temperatur ist wegen der Erkältungsgefahr zu vermeiden. Nach HEUBNER werden die in die Bronchiolen gelangenden Nebeltröpfchen hauptsächlich durch die Wirbelbildung beim Übergang von der Einatmung zur Ausatmung niedergeschlagen.

HÜCKEL und KIPPER haben durch Versuche die grundsätzlich wichtige Tatsache der Abhängigkeit der Resorption inhalierten Nebels vom Atemtypus nachgewiesen. Es muß also beim Inhalieren auf eine richtige Atemtechnik besonderer Wert gelegt werden. Sie fanden aber auch, daß bei freier Exspiration die Resorption erheblich sein kann. Von geeigneten Inhalationsnebeln auch hohen Zerstäubungsgrades können unter Umständen mehr als 50% zur Resorption gelangen.

Bei der Zerstäubung erhält jeder Nebeltropfen eine *elektrische*, meist negative *Ladung*, entsprechend dem sog. LENARD-Effekt. Bei diesem handelt es sich um folgendes: Alle Stoffe, also auch ein Wassertropfen, haben an ihrer Oberfläche eine sog. Doppelschicht, d. h. zwei eng beieinander liegende Lagen positiver und negativer Elektrizität. Je nach dem Material liegt die positive Seite einmal innen, ein andermal außen. Solange diese Doppelschichten unverletzt sind, üben sie nach außen keine Wirkung aus. Das ist erst der Fall, wenn die äußere Haut der Doppelschicht zerstört wird, wie es z. B. durch Reiben eines Glasstabes mit einem Seidenlappen geschieht — Reibungselektrizität.

Genau das gleiche ist der Fall, wenn Wasser fein zerstäubt wird. Man muß annehmen, daß bei diesem Vorgang die Doppelschicht „zerfetzt" wird und die Tröpfchen geladen zurückbleiben.

Diese Erscheinung haben SCHÄFFER und FRIEDLÄNDER zur Bestimmung der Niederschlagsgröße von Inhalationsnebeln in den Luftwegen benutzt. Sie schlagen den Nebel durch ein elektrisches Hochspannungsfeld mit Hilfe eines sog. Elektrofilters nieder, das ohne merklichen Widerstand für den Atmenden doch die gesamte Nebelmenge zurückhält und durch Wägung festzustellen gestattet.

CAUER hat eine Methode zur Kontrolle und Normung von Rauminhalatorien auf Grund der chemischen Analyse einzelner Bestandteile des zerstäubten

Mineralwassers ausgearbeitet und in einigen Bädern praktisch erprobt. In bestimmten, durch Trockengasmesser gemessenen Mengen Inhalationsnebel wird z. B. Jod und Brom durch Auswaschen der Luft in Potaschelösung und nachherige colorimetrische Bestimmung, Kochsalz- und Calciumgehalt durch Hindurchleiten der Luft durch destilliertes Wasser und nachfolgende Titration bezüglich gravimetrische Bestimmung festgestellt.

EWERS gibt in umfassenden Arbeiten einen Überblick über die theoretischen Grundlagen der Inhalationstherapie und beschreibt weiter eine große Anzahl von Inhalationsapparaten nach Art und Wirkung.

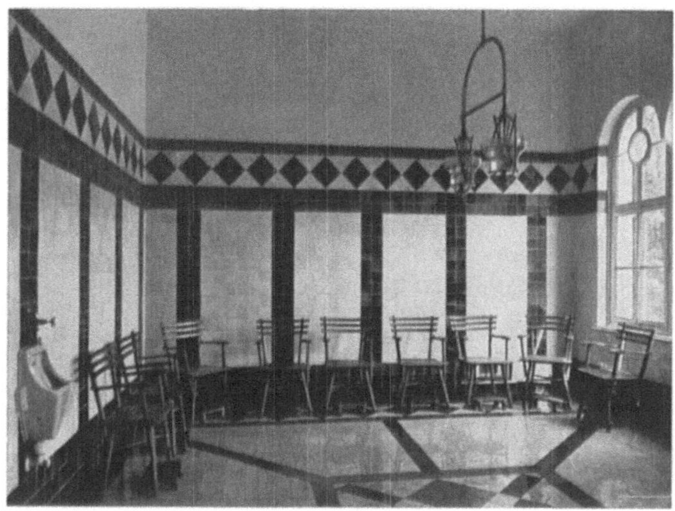

Abb. 136. Rauminhalatorium.
(Aufn. HÖSSLE-München.)
Die Vernebelung des Raumes, dessen Wände und Fußboden mit Fliesen bedeckt sind, erfolgt durch zwei an der Decke hängende Raumzerstäuber. Ein Spucknapf mit fließendem Wasser ist im Vordergrund links sichtbar.

Für den Praktiker besonders wertvoll sind die Ausführungen von DIENER über die Einrichtung neuzeitlicher Inhalatorien in technischer und hygienischer Beziehung.

FEIGEN gibt in einer Studie über Inhalationstechnik eine Beschreibung der gebräuchlichsten Inhalationsapparate und ihre Arbeitsweise.

Die *Verabfolgung der Inhalationen* erfolgt entweder im Rauminhalatorium (Gesellschaftsinhalatorium) oder am Einzelapparat.

Das Gesellschaftsinhalatorium ist ein größerer Raum oder Saal, in welchem bis zu 30 Patienten gleichzeitig auf bequemen Sitzgelegenheiten Platz nehmen und den den Raum erfüllenden Flüssigkeitsnebel ohne jede Anstrengung einatmen. Mehr wie 30 Personen gleichzeitig inhalieren zu lassen, empfiehlt sich nicht, da gegenseitige Störungen durch Husten und Räuspern sonst unvermeidlich sind, zumal viele Patienten nicht gewöhnt sind, sich in dieser Beziehung irgendeinen Zwang aufzuerlegen. Die Räume müssen leicht lüftbar sein und abwaschbare Wände, fugenlose nach der Mitte zu entwässernde Fußböden, Spucknäpfe mit fließendem Wasser und Heizeinrichtung besitzen. Ihre Größe muß so sein, daß auf den Patienten ein Luftraum von 5 cbm kommt. Vor dem Eintritt in den Inhalationsraum erhält jeder Patient einen weißen Leinenmantel, um seine Kleidung vor der Einwirkung der Feuchtigkeit zu schützen. Fußbänke halten die Bodenfeuchtigkeit von der Fußbekleidung fern.

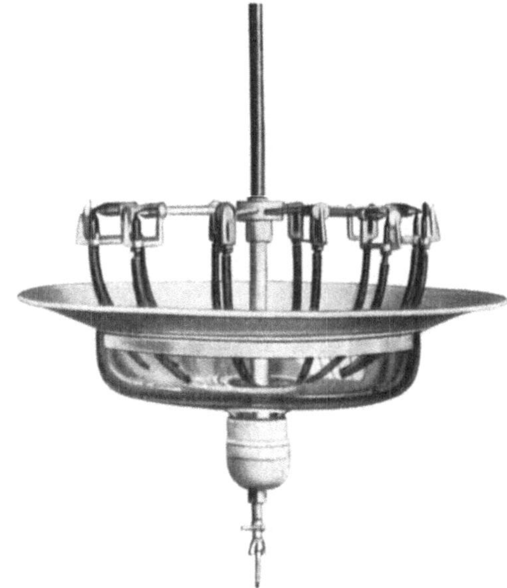

Abb. 137. Deckenraumvernebler nach Draeger.
(Aufn. Draegerwerk, Lübeck.)
Die 12 sternförmig angeordneten Düsen entnehmen die zu zerstäubende Sole einer mit Metallrand versehenen Glasschale. Die Zuführung der Preßluft erfolgt von der Decke aus durch ein senkrechtes Rohr, das gleichzeitig die ganze Vorrichtung trägt.

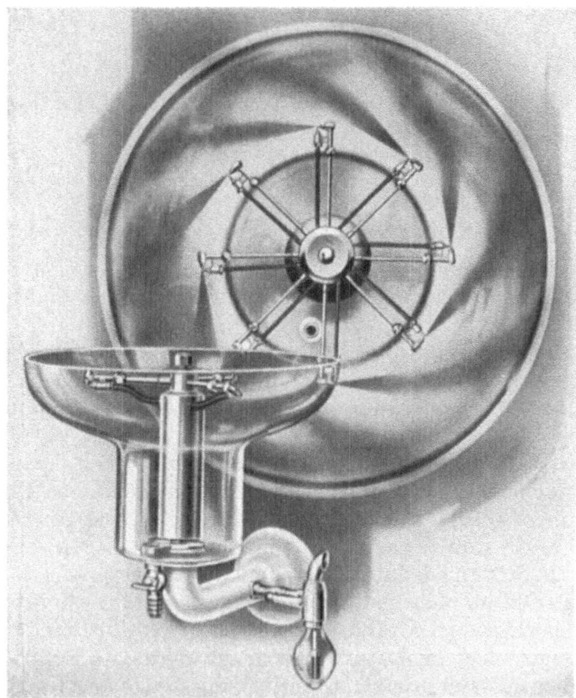

Abb. 138. Raumvernebler (Inhabad).
(Aufn. Inhabad G.m.b.H., Berlin.)
Acht Düsen sind radial auf einem in Kugellagern laufenden Radkranz angeordnet, der durch den Rückstoß der ausströmenden Preßluft nach Art eines Segnerschen Wasserrades in schnelle Umdrehung versetzt wird und eine schnelle Verteilung des Nebels im Raum bewirkt.

Einen zweckmäßig eingerichteten Raum für Gesellschaftsinhalation zeigt Abb. 136. Wände und Fußboden sind mit Fliesen bedeckt. Ein Spuckbecken mit Spülung sehen wir links im Vordergrund. Zwei Verneblerapparate hängen an der Decke.

Aus der großen Zahl von Modellen dieser Raumvernebler seien die folgenden erwähnt. Der S. 196 dargestellte Deckenraumvernebler (Draegerwerk, Lübeck) besitzt einen Verneblerstern mit 12 Düsen, die das zu zerstäubende Mineralwasser aus der mit Metallrand versehenen Glasschale entnehmen, während die für den Betrieb erforderliche Preßluft von oben zugeführt wird (Abb. 137).

Einen Raumvernebler (Inhabad-Berlin) mit acht an einem radartig drehbaren Kranz befestigten Düsen zeigt Abb. 138. Die ausströmende Preßluft versetzt durch den Gegenstoß nach Art des SEGNERschen Wasserrades den Düsenkranz in schnelle Umdrehung und verteilt durch den entstehenden Luftwirbel den Nebel sehr schnell im Raum.

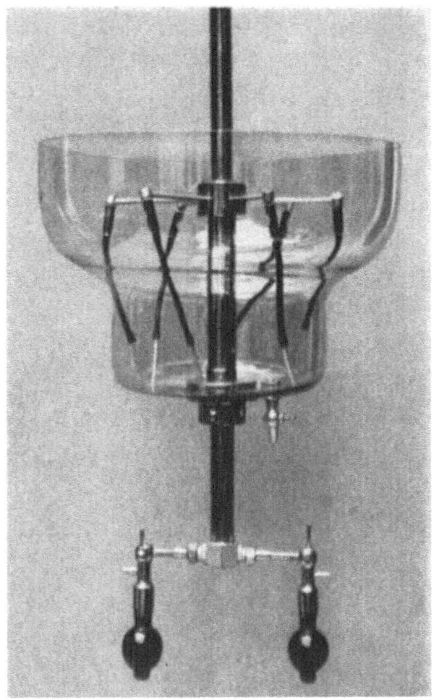

Abb. 139. Raumvernebler (C. HEYER.) (Aufn. CARL HEYER-Bad Ems.) Acht Düsen sind feststehend in eigenartiger Schrägstellung angeordnet, die einen rotierenden, sich schnell im Raum verteilenden Nebel erzeugt.

Eine neue Düsenform verwendet HEYER-Ems bei der Rauminhalation. Diese Düsen sind feststehend und erzeugen infolge ihrer besonderen Anordnung und Form rotierenden Nebel, der in allen Feinheitsgraden reguliert werden kann. Insbesondere ist die Möglichkeit gegeben, die Tröpfchengröße auf ein Mindestmaß zu verringern. Mit dem Vernebler können noch kleine Ölzerstäuber, z. B. für Latschenkieferöl, verbunden werden.

In manchen Fällen wird eine Trockeninhalation (Abb. 140) gewünscht, die allerdings nur bei Solequellen in Frage kommt. So stellt z. B. die Inhabadgesellschaft einen Apparat für Trockeninhalationen her, der ganz ähnlich wie der in Abb. 138 gezeigte in einer Glasschale acht Düsen rotieren läßt. Der durch die Düsen erzeugte Solenebel streicht an einem

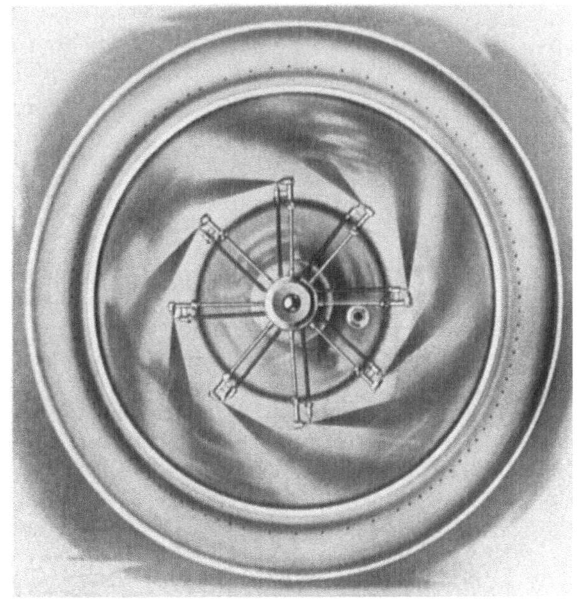

Abb. 140. Inhabadapparat für Trockeninhalation. Den rotierenden Düsenkranz umgibt ein Hohlring, aus dessen nach innen gerichteten Öffnungen heiße Luft strömt, die ein Verdunsten des Wassergehaltes des Solenebels bewirkt.

nach innen offenen Hohlring vorbei, aus dem heiße Luft ausströmt. Die feinen, in der Luft wirbelnden Soletröpfchen geben im Augenblick ihren Wassergehalt an die heiße Luft ab und die mikroskopisch kleinen Salzkerne verteilen sich in der Luft des Raumes.

Neuerdings wird auch eine sog. Tarninhalation angeboten. Dabei wird Kochsalz bei etwa 1400° in einem Tiegel auf elektrischem Wege geschmolzen und verdampft allmählich. Der Kochsalzdampf wird durch Druckluft in den Raum gedrückt. In den Strom des Kochsalznebels wird die durch Druckluft versprühte Inhalationsflüssigkeit (Mineralwasser oder ätherisches Öl) hineingetrieben. Die Kochsalznebelteilchen dienen dann als Träger der eigentlichen Inhalationsflüssigkeitströpfchen. Dadurch wird ein ungemein feiner Mineralwassernebel erzeugt. Ob dieses Gerät gerade für Bäder geeignet ist, die ihr natürliches Heilgut auf den Patienten möglichst in ungemischter Form einwirken lassen sollen, erscheint zweifelhaft.

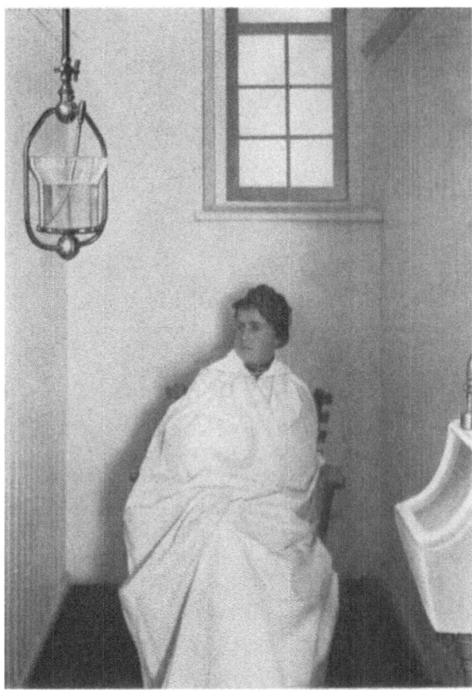

Abb. 141. Einzelzelle für Rauminhalation. (Aufn. v. Hössle-München.)
Mit Hilfe des an der Decke hängenden Raumzerstäubers wird der kleine Raum eingenebelt. Der Patient sitzt mit einem Leinenkittel zum Schutze der Kleider bekleidet auf einem bequemen Stuhl. Im Vordergrund rechts ein Spucknapf mit Wasserspülung.

Für solche Patienten, die die Rauminhalation nicht im Gesellschaftssaal benutzen sollen oder wollen, sind Einzelkabinen vorgesehen, die im großen und ganzen die gleiche Einrichtung zeigen wie die Gesellschaftsinhalatorien (Abb. 141).

Während bei der *Rauminhalation* der Patient bequem und zwanglos in seinem Sessel sitzt und den den ganzen Raum erfüllenden Mineralwassernebel von Zimmertemperatur einatmet, ist bei der Inhalation am Einzelapparat eine rege Mitarbeit des Patienten erforderlich. Andererseits kann man mit dem Einzelapparat die Luftwege, namentlich die oberen, nachdrücklicher beeinflussen und kann den Nebel von bestimmten Temperaturen auf die erkrankten Schleimhäute einwirken lassen.

Der Erfolg der *Apparatinhalation* ist nicht zum kleinsten Teil von sachgemäßer Unterweisung und richtiger persönlicher Technik des Inhalierens abhängig. Beim Einzelapparat, bei dem einer durch Wegabkürzung intensiver gestalteten Wirkung auf die tieferen Luftwege zuliebe die Nachteile der Mundatmung in Kauf genommen werden, soll nicht sie ausschließlich stattfinden, sondern ein Wechsel von Mund- und Nasenansatz oder wenigstens des Atmungsweges von der Inspiration zur Exspiration, so daß letztere durch die Nase erfolgt. Das Mundansatzstück soll selbst bei nasaler Ausatmung nicht in den Mund genommen werden, weil der auch während der Exspiration unveränderte Dampfdruck die Atmung forciert und beengt macht, vielmehr ihm nur dicht genähert werden. Für die Haltung des Patienten, die im übrigen zur Erleichterung tiefer Einatmung bequem und zwanglos bei aufgestützten Armen und richtiger

Höheneinstellung sein muß, ist die Hauptsache die Abflachung der Zunge, die individuell verschieden erreicht wird; sie erfordert durchaus nicht immer ein Vorziehen der Zunge, mitunter dagegen ein Niederdrücken mit dem Spatel. Ihr gegenüber ist eine doch nur sehr unvollkommen erreichbare Streckung des Atmungsrohrs durch Vorneigung des Oberkörpers, schwache Rückbeugung des Kopfes und das meist als unbequem empfundene Vorstrecken der Zunge von geringer Bedeutung (BLUMENTHAL).

Aus der großen Zahl der angebotenen Apparate für Einzelinhalation sind einige Beispiele herausgegriffen, ohne damit sagen zu wollen, daß der eine

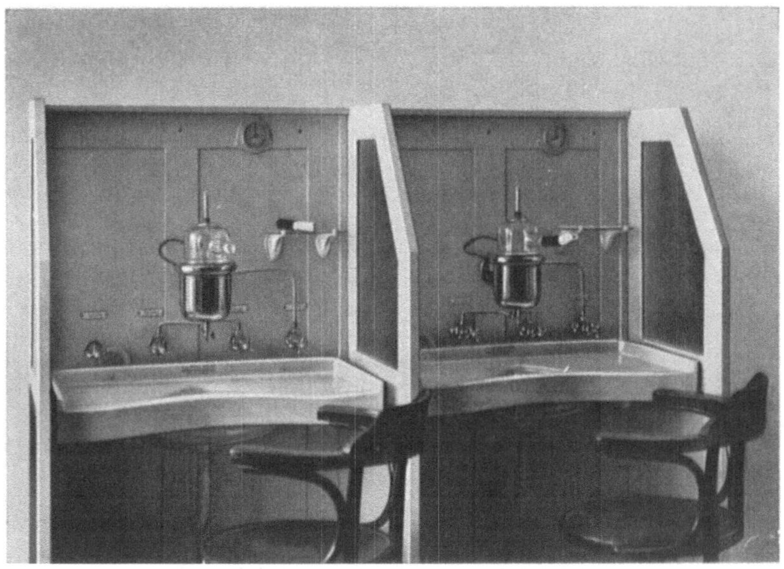

Abb. 142. Warminhalationsapparat nach v. HÖSSLE. (Aufn. v. HÖSSLE-München.)

In einem doppelwandigen Kessel, der mit warmem und kaltem Wasser beschickt werden kann, hängt das Solegefäß mit der zu zerstäubenden Flüssigkeit. Über das Solegefäß ist eine Glashaube mit angeformtem Austrittsrohr für den Solenebel gestülpt. Ein Glaszerstäuber ist an der Rückseite der Haube angebracht. Auf das Austrittsrohr wird mit Hilfe eines Gummischlauches das Mundstück aufgesteckt.

besser oder schlechter ist wie der andere. Überhaupt ist die Frage nach dem „besten" Inhalationsapparat kaum befriedigend zu beantworten, weil die gestellten Ansprüche zu verschieden sind. Die Zusammensetzung des zu zerstäubenden Mineralwassers, z. B. ob Kochsalz-, oder alkalisches, oder Schwefelwasser und die Forderung einer genauen oder nur annähernden, jeweils verschiedenen Temperatureinstellung, die leichtere oder schwierigere Bedienung lassen einmal das eine, dann wieder das andere Modell als das geeignetere erscheinen.

Abb. 142 zeigt den Warminhalationsapparat „Ideal" der Firma v. Hössle-München. In einem doppelwandigen Kessel hängt das herausnehmbare Glasgefäß (Solegefäß) zur Aufnahme der zu zerstäubenden Flüssigkeit. Auf dem Solegefäß sitzt lose eine Glashaube (Glasoberteil) mit angeformtem Austrittsrohr für den Solenebel. Der Glaszerstäuber wird an der Rückseite der Haube mittels Gummistopfen eingesetzt. Auf das Austrittsrohr wird das Mund- oder Nasenansatzstück mit Hilfe eines kurzen Gummischlauches aufgesteckt. Ein Thermometer in der Glashaube gestattet die Ablesung der Temperatur des Solenebels. Durch Zuleitung von kaltem und warmem Wasser in den

Doppelkessel kann man diesen erwärmen oder abkühlen. Seine Temperatur überträgt sich dann auf das Solegefäß und schließlich auf den Solenebel.

Häufig ist ein Zusatz von ätherischen Ölen, z. B. Latschenkieferöl, Eukalyptusöl, Terpentinöl, Menthol, Perubalsam od. dgl. zum Mineralwassernebel erwünscht. Man hat früher unendlich viele Versuche gemacht, um diese Öle dem zu zerstäubenden Mineralwasser in einer Form beizugeben, die einen gleichmäßigen Gehalt des Nebels an diesen durchaus nicht indifferenten Stoffen von Anfang bis Ende der Inhalation gewährleisten. Man setzte z. B. die ätherischen Öle in alkoholischer Lösung dem Mineralwasser zu. Es zeigte sich aber der Übelstand, daß nach wenigen Minuten, namentlich wenn die Inhalationsflüssigkeit erwärmt wurde, der Alkohol in das Wasser hinüber diffundierte, während das ätherische Öl zu größeren Tropfen zusammenfloß und an die Oberfläche des Mineralwassers stieg. Der Erfolg war der, daß der Patient nur im Anfang der Inhalation von dem Zusatz des ätherischen Öls Nutzen hatte, während gegen Schluß von diesem kaum noch etwas zu spüren war, weil ja das senkrechte „Wasserröhrchen" der BERGSONschen Düse vom Boden des Gefäßes das Mineralwasser ansaugt. Man hat weiter versucht mit Hilfe von Gummiarabicum und fetten Öl Emulsionen herzustellen. Abgesehen davon, daß diese ihren Zweck nur mangelhaft erfüllen, führen sie zu Verschmierungen und Verstopfungen der Düsen. Eine durchaus befriedigende Verteilung des ätherischen Öls gelingt mit Hilfe der Alkalisalze sulfonisierter Fettsäuren. Deren Verwendung hat aber wegen der unvermeidlichen Reizwirkung große Bedenken. Man ist deshalb dazu übergegangen, Mineralwasser und ätherisches Öl gesondert zu zerstäuben und die Nebel beider Mittel unmittelbar vor dem Inhalieren zusammenzuführen.

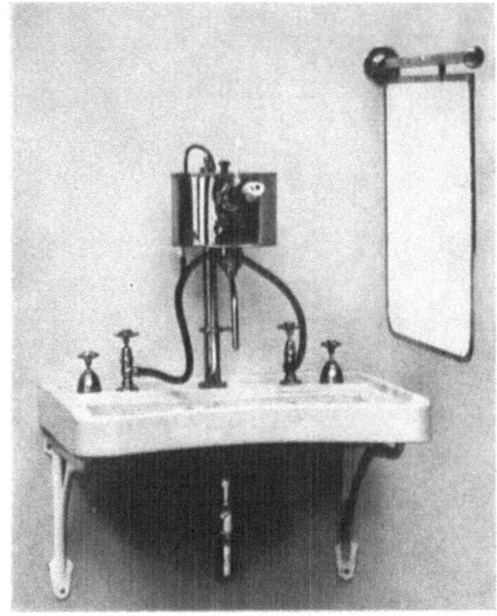

Abb. 143. Universal-Inhalationsapparat. (Nach CARL HEYER-Bad Ems.)
Ein vernickelter Kessel nimmt zwei Gläser mit Sole und die Zerstäuberdüse auf. Durch Zuleiten von warmem oder kaltem Wasser kann die Temperatur des Kesselinnern und damit des Sprays eingestellt werden. Zwei bis vier Ölzerstäuber an der Rückwand des Kessels geben ihren Inhalt durch einen Vielwegehahn an den Spray ab. Sole- und Ölnebel werden durch ein Porzellanrohr dem Mundstück zugeführt.

Ein Apparat, der allen diesen berechtigten Anforderungen für den praktischen Gebrauch entspricht, ist der Universal-Inhalationsapparat von Carl Heyer-Bad Ems (Abb. 143). Das Gerät besteht aus einem vernickelten oder verchromten Kessel, der an einer Säule je nach Bedarf höher oder tiefer gestellt werden kann. Dieser Kessel nimmt zwei Gläser mit der Sole oder dem Mineralwasser sowie die Zerstäuberdüse auf und kann durch Zuleiten von warmem oder kaltem Wasser temperiert werden. An der Rückseite des Kessels sind 2 bis 4 Ölzerstäuber angebracht, die durch einen Vielwegehahn nach Belieben eingeschaltet werden können. Der Ölnebel wird zusammen mit dem Solenebel durch ein durch den Kessel geführtes Porzellanrohr hindurchgetrieben, erwärmt sich hier und gelangt dann zu dem an dem Porzellanrohr mit Hilfe eines kurzen Gummischlauches befestigten Mund- oder Nasenansatzstück. Man kann sowohl den Solenebel allein anstellen, wie auch den Ölnebel für sich betätigen. Auch ein sog. SCHNITZLER-

Aufsatz, der einen kräftig spülenden Spray erzeugt und eine Vorrichtung für die wechselweise, sog. schottische Dusche läßt sich anbringen.

Als bemerkenswerte Neuerung bringt die Inhabad G.m.b.H. einen Inhalationsapparat heraus, der ganz aus Glas hergestellt ist. Er dürfte sich besonders für Inhalation von Schwefelwässern eignen, die alle Metalle angreifen. Die Abbildung 144 zeigt die Glasapparatur in drei verschiedenen Anwendungsformen.

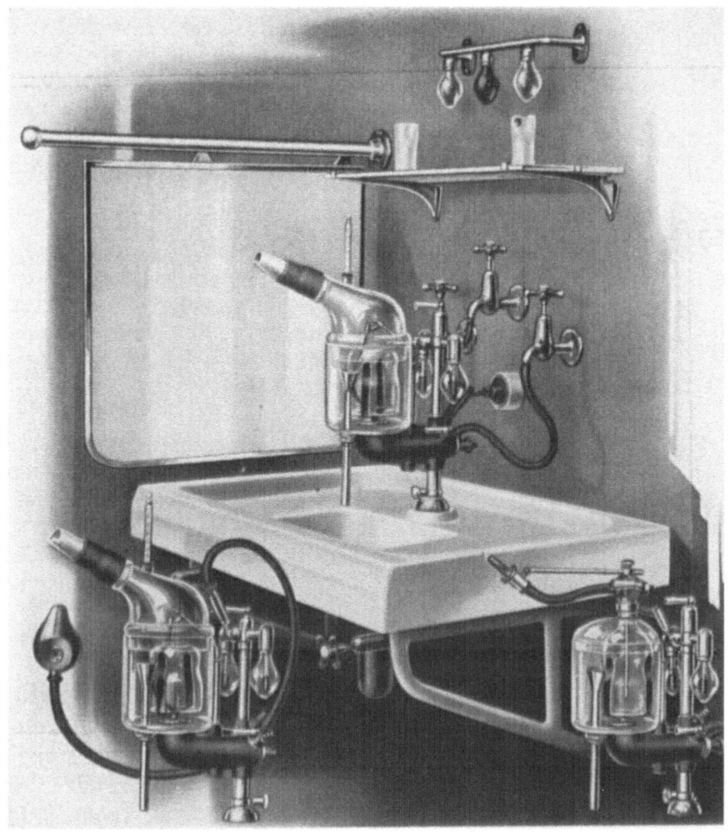

Abb. 144. Inhalationsapparate aus Glas. (Nach Inhabad, G.m.b.H., Berlin.)

Diese ganz aus Glas hergestellten Apparate eignen sich namentlich für die Metall stark angreifenden Wässer, z. B. Schwefelwässer. Die Erwärmung des Sprays erfolgt durch elektrische Heizung. Oben sehen wir einen Apparat, der für Solezerstäubung und gleichzeitige Ölvernebelung geschaltet ist. Links unten Ölvernebelung mit Maskenatmung, rechts unten Einrichtung für SCHNITZLER-Spray.

Ein Inhalationsapparat, der ganz den Bedürfnissen und Voraussetzungen, wie sie in Bad Salzbrunn vorliegen, angepaßt ist, wurde vom Bearbeiter dieses Abschnitts mit zwei Mitarbeitern konstruiert und an 60 Plätzen in dem im Frühjahr 1939 dem Betriebe übergebenen neuen Kurmittelhause daselbst eingebaut (Abb. 145). Der Apparat konnte bei der sehr geringen Aggressivität der Salzbrunner Quellen ganz aus verchromten Metall hergestellt werden: Er besteht aus einem doppelwandigen Kessel, in welchem eine, die Druckluft zur Düse heranführende Rohrschlange liegt. Durch Zuleitung von warmem und kaltem Wasser in den Kesselmantel wird die Druckluft vorgewärmt und das Kesselinnere und damit der Spray auf die gewünschte Temperatur eingestellt. Der Ölzerstäuber befindet sich vorn am Apparat und wird der leichten

Auswechselbarkeit wegen durch eine eigenartige Federung festgehalten. Die Zuleitungen von Druckluft, warmem und kaltem Wasser sind in der Haltesäule untergebracht, also von außen nicht sichtbar, trotzdem aber leicht zugänglich. Der Apparat erlaubt eine schnelle und genaue Einstellung der Tempera tur, er ist leicht zu bedienen, da er größere zerbrechliche Teile nicht besitzt, er ist leicht zu reinigen und sieht, da der Kessel verhältnismäßig klein ist, sehr gefällig aus.

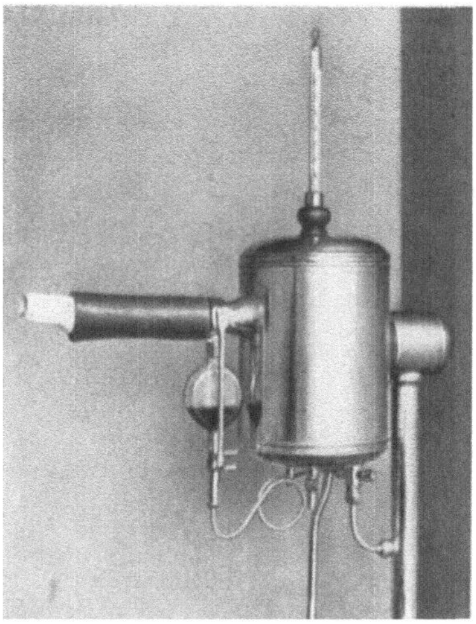

Abb. 145. Inhalationsapparat „Bad Salzbrunn". (Nach Dr. WAGNER.)

Der Apparat „Bad Salzbrunn" ist aus dem Bestreben hervorgegangen, eine leichte Reinigungsmöglichkeit, schnelle und bequeme Bedienung und leichte Einstellbarkeit der Temperatur des Sprays zu erzielen. Glatte, abgerundete Oberfläche, Vermeidung offenliegender Schlauchzuführungen, Verlegung des durch Federdruck auswechselbaren Ölzerstäubers nach vorn, großer Mantelraum und kleiner Soleraum im Kessel sind charakteristisch für den Apparat.

Die Apparate für Einzelinhalationen werden an oder über Steingut- oder Feuertonbecken angebracht, die man in Reihen zusammenstellt. Zwischen je zwei Plätzen ist gewöhnlich eine Milchglasplatte in Metallfassung als Trennwand angebracht (Abb. 146). Bei der häufig zu findenden Zwanglosigkeit, mit der die Expektoration ausgeübt wird, kann die unmittelbare Nachbarschaft eines hemmungslosen Husters sehr unangenehm auf weniger robuste Patienten wirken. Eine Abtrennung der einzelnen Inhalationsplätze durch hohe Wände ist daher empfehlenswert (Abb. 147).

Zur Erzeugung der Druckluft benutzt man Kolbenkompressoren oder Rundlaufluftpumpen. Letztere werden neuerdings wegen des geräuschloseren Arbeitens vorgezogen (Abb. 148).

Wichtig ist, daß jedes Inhalatorium über genügend große Aufenthaltsräume verfügt, in denen sich die Patienten nach dem Inhalieren eine Zeitlang aufhalten können, ehe sie sich ins Freie begeben.

Im Inhalatorium muß eine straffe Disziplin herrschen und ein gut geschultes Personal vorhanden sein, das die Patienten immer wieder auf die richtige Art des Inhalierens hinweist. Der beste Inhalationsapparat nützt nichts, wenn er falsch angewendet wird.

Den Grundriß einer neuzeitlichen Inhalatoriumsanlage zeigt Abb. 149, S. 205.

Bei der Planung des Inhalatoriums wurde besondere Rücksicht auf die Forderung genommen, daß man den Patienten nach der Inhalation geräumige Wandelgänge und behagliche Ruheplätze, vor Wind und Wetter geschützt, bieten muß, um Erkältungen zu vermeiden. Der Haupteingang von der Straße her führt in der senkrechten Achse durch einen, wenige Stufen enthaltenden Treppenvorbau in eine große, mit Glasdach versehene Eingangshalle, die links Kassen und Auskunftstelle, rechts die Kleiderablage enthält. Nach dem Durchschreiten dieser Halle gelangt man zu den Inhalationsräumen, und zwar finden wir nach rechts drei Säle für Einzelinhalation, links zwei ebensolche, an die sich weiter nach links zwei Säle für pneumatische Apparatinhalation und dann (auf der Abbildung nicht mehr sichtbar) drei pneumatische Kammern anschließen. Verfolgen wir die Hauptachse geradeaus, so gelangen wir durch einen Warteraum nach einem kreisförmigen Vorraum, um den drei ebenfalls kreisförmige Räume für Gesellschaftsinhalation angeordnet sind. Von dem Vorraum sind weiter drei Räume mit Einzelzellen sowohl für Raum- wie für Apparatinhalation zugänglich. In der waagerechten Mittelachse des Gebäudes finden wir ferner zwei gärtnerisch ausgestaltete Schmuckhöfe, die windgeschützt, bei günstigem Wetter auch den Aufenthalt im Freien erlauben. Die Wandelgänge führen

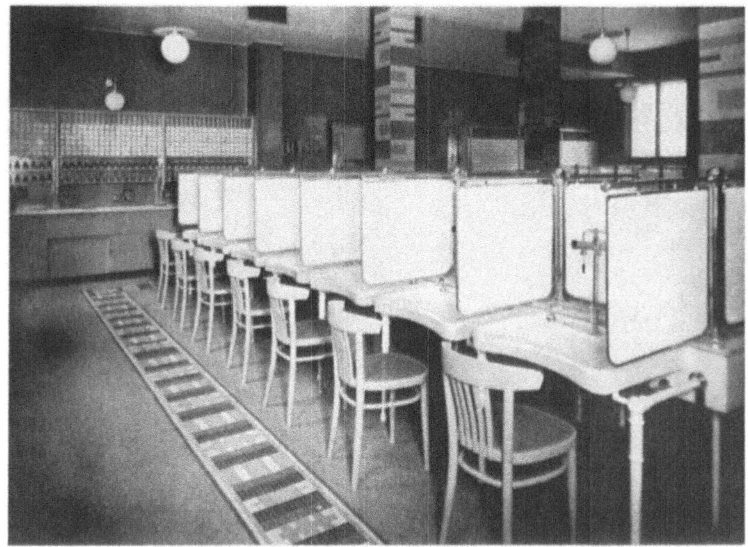

Abb. 146. Reihentische für Einzelinhalation.
(Aufn. C. HEYER-Bad Ems.)
Die Apparate für Einzelinhalation hat man vielfach reihenweise zusammengestellt, um Platz zu sparen und die Installation zu vereinfachen. Die einzelnen Plätze sind durch Milchglasscheiben voneinander getrennt.

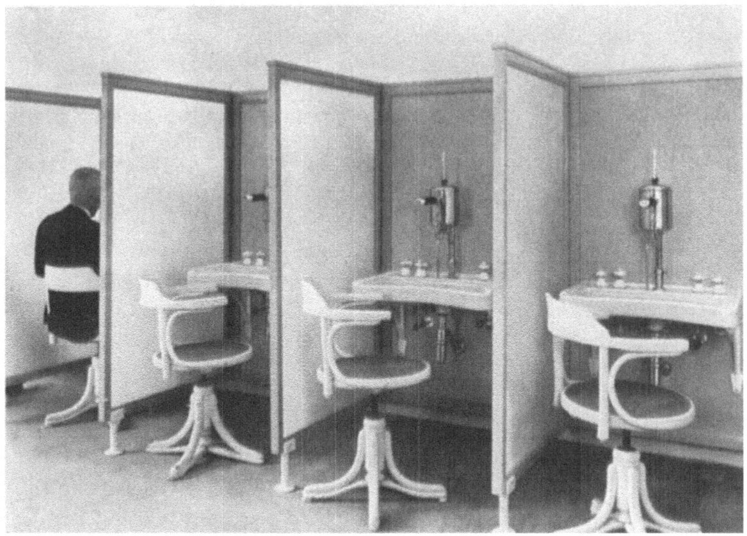

Abb. 147. Durch Glaswände abgetrennte Plätze für Einzelinhalation.
(Aufn. Kurverw. Bad Salzbrunn.)
Hygienisch wie ästhetisch zweckmäßig ist die Abtrennung der einzelnen Inhalationsplätze voneinander durch hohe Milchglaswände, durch die eine gegenseitige Belästigung der Patienten vermieden wird.

nach rechts zu den unter dem gleichen Dache befindlichen Mineralbädern, Fango-, Kaltwasser- und Elektroabteilungen.

In manchen Bädern, die sich mit der Behandlung von Katarrhkranken befassen, hat man Freiluftinhalatorien eingerichtet. Man stellt unter einer eventuell überdachten, aber nach allen Seiten freien Garten- oder Parkfläche, die durch eine lebende Hecke etwas gegen Wind geschützt ist, Raumzerstäuber auf, wie sie oben beschrieben worden sind. Die Patienten sitzen genau so wie im geschlossenen Raum in bequemen Stühlen und atmen den Sole- oder Mineralwassernebel in der freien Luft ein. Bei mildem Wetter mit schwacher Luftbewegung hat diese Art der Gesellschaftsinhalation entschieden Vorteile vor der in geschlossenen Räumen stattfindenden.

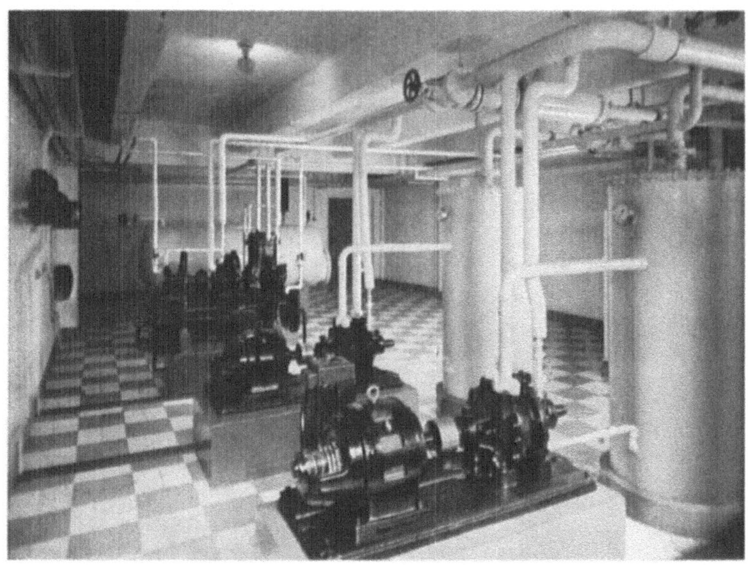

Abb. 148. Maschinenanlage für Inhalatorien.
(Aufn. C. HEYER-Bad Ems.)
Die mit Rundlaufkompressoren und Windkesseln ausgestattete Maschinenanlage zeichnet sich durch geräuschlosen und sauberen Betrieb aus.

Eine mustergültige Anlage dieser Art zeigt Abb. 150.

DÖRTER sagt darüber folgendes: Der Zerstäuber selbst steht in der Mitte des eigentlichen Liegeplatzes, welcher an zwei Seiten von zwei kleinen, im Abstand von etwa 40 m voneinander stehenden Gradierwerken abgegrenzt ist. Der Liegeplatz ist etwas erhöht angelegt und ist von einer Pergola eingefriedigt, die mit wildem Wein und Schlingrosen bewachsen ist, nach der einen Seite aber breite Ausblicke in die Landschaft gestattet.

Der Zerstäuber ist als offenes sechseckiges Becken ausgebildet mit einem Durchmesser von etwa 2 m. Im Inneren dieses Beckens befindet sich ein Kranz von 40 Zerstäuberdüsen aus Bronze, die durch einen elektrisch betriebenen Luftkompressor betätigt werden.

Die älteste Art der Freiluftinhalation ist die an *Gradierwerken.* In den Kurorten, wo eine Kochsalzgewinnung stattfindet, pflegt man die Kochsalzwässer zunächst dadurch auf einen höheren Gehalt zu bringen, daß man sie über hochauf geschichtete, durch Gerüste zusammengehaltene Dornenzweige rieseln läßt. Diese Aufbauten sind 8 bis 10 m hoch. Die Sole wird in Verteilerrinnen gepumpt, die sich auf den Dornaufbauten befinden und läuft dann Tropfen für Tropfen an den Dornen herunter. Durch den Aufprall der unzähligen Tropfen während des Herunterrieselns auf die tiefer gelegenen Dornen wird ein Teil der Sole aufs feinste zerstäubt und teilt sich der umgebenden Luft mit.

Den Aufbau eines Gradierwerkes veranschaulicht Abb. 151. Das Gerüst ist aus starken Balken zusammengesetzt, die seitliche Verstrebungen besitzen, um die durch allmähliche Ausscheidung von Kalksalzen (Dornstein) aus der Sole

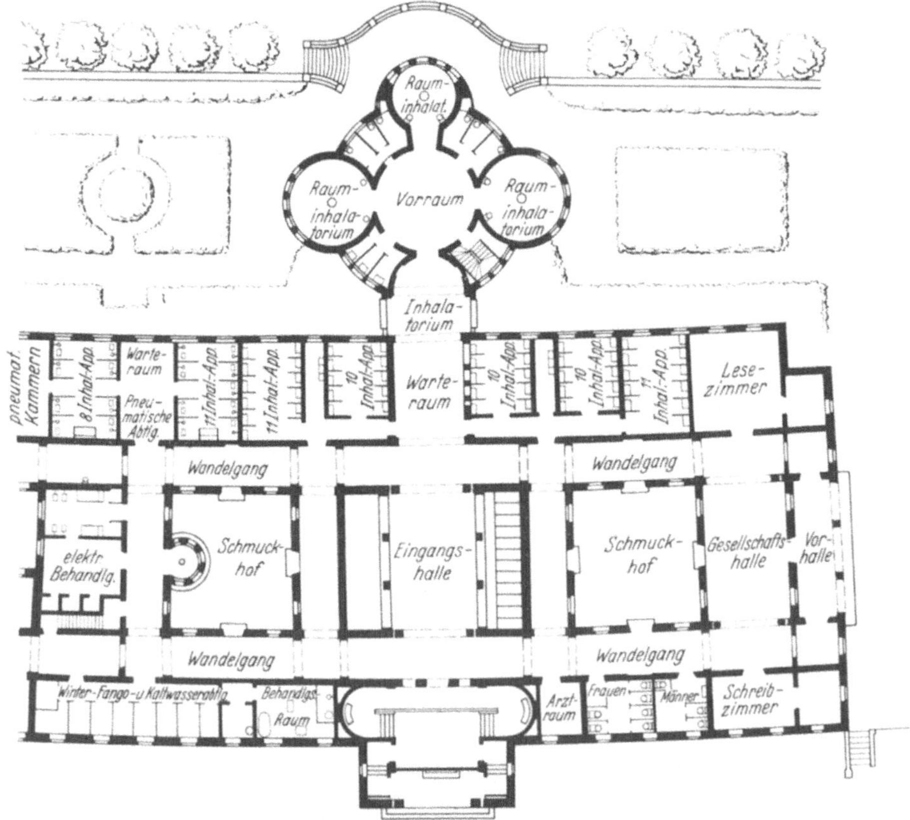

Abb. 149. Gesamtplan des neuen Inhalatoriums in Bad Salzbrunn. (Aufn. Kurverw. Bad Salzbrunn.)

Das Inhalatorium enthält 3 Gesellschaftsräume und 6 Einzelzellen für Rauminhalation. Ferner 5 Räume mit 52 Apparaten und 3 Einzelzellen für Apparatinhalation. Weiter 2 Räume mit 19 Apparaten für pneumatische Kammern. Große Warte- und Gesellschaftshallen erlauben einen behaglichen Aufenthalt vor und nach dem Inhalieren.

immer schwerer werdenden Dornenaufbauten sicher zu tragen, aber auch, um dem bei der großen Wandfläche sehr starken Winddruck genügend Widerstand zu leisten.

Um ein schnelles Verdunsten der Sole zu erzielen, ordnet man die Gradierwerke so an, daß ihre Achse im rechten Winkel zur Hauptwindrichtung steht. Ein fertiges Gradierwerk zeigt Abb. 152, während Abb. 153 die Pfleglinge eines Kinderheims bei der Morgengymnastik am Gradierwerk darstellt.

Liesegang fand in seinen Untersuchungen über den Chloridgehalt der Luft in der Umgebung des Gradierwerkes Salzelmen, daß Flüssigkeitströpfchen der Gradiersole von geringem Durchmesser und entsprechend größerer Schwebefähigkeit die vom Gradierwerk kommende Luft auf weite Strecken durchsetzten und noch in 300 m Entfernung nachgewiesen werden konnten.

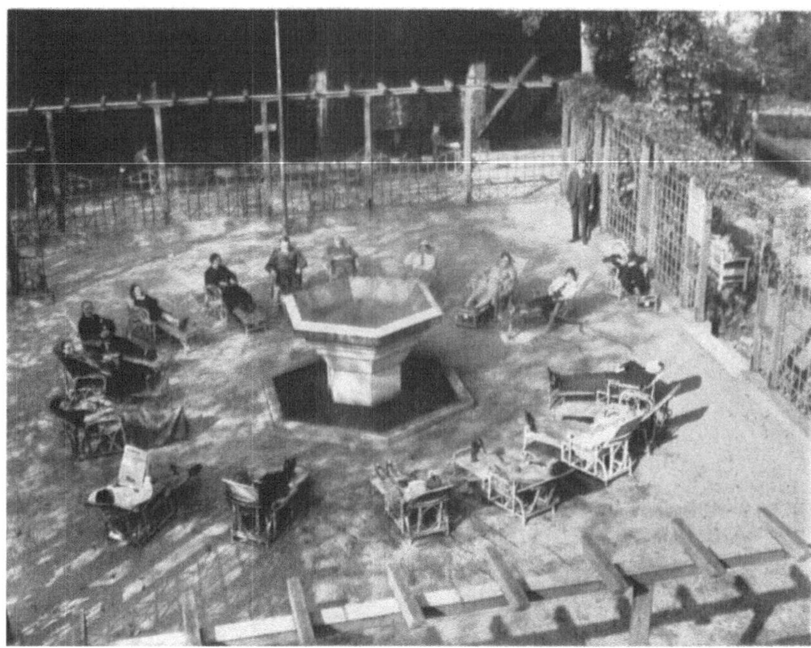

Abb. 150. Freiluftinhalatorium in Bad Kreuznach.
(Aufn. Dr. WILH. BURGER-Karlsruhe i. B.).
Auf einem windgeschützten Liegeplatz befindet sich ein 2 m im Durchmesser fassendes Becken mit der Sole die durch 40 Bronzedüsen zerstäubt und von den auf Liegestühlen rings um das Becken ruhenden Patienten eingeatmet wird.

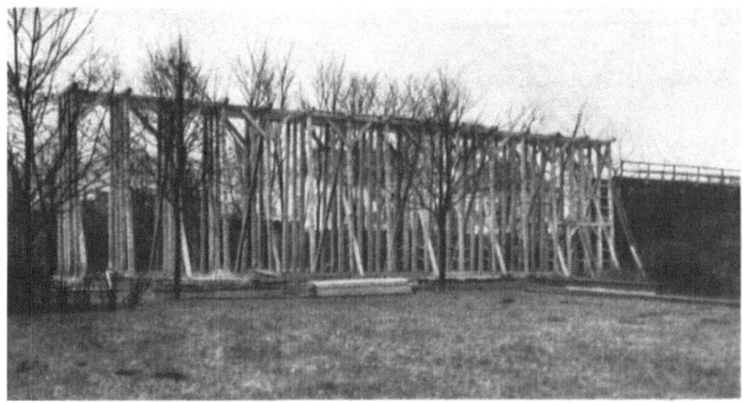

Abb. 151. Balkengerüst eines Gradierwerkes.
(Aufn. Sol- und Moorbad Lüneburg.)
Um die etwa 10 m hohen durch Kalkausscheidungen sehr schwer werdenden Dornenaufbauten eines Gradier werkes zu tragen und gleichzeitig dem starken Winddruck genügend Widerstand zu leisten, bedarf es eine schweren Balkengerüstes.

CAUER stellte an den Gradierwerken in Bad Nauheim noch in einer Entfernung von 800 m in der Wanderrichtung des Windes einen Kochsalzgehalt von 0,021 mg je cbm Luft fest, bei Windstille und Nebel sogar 0,065 mg.

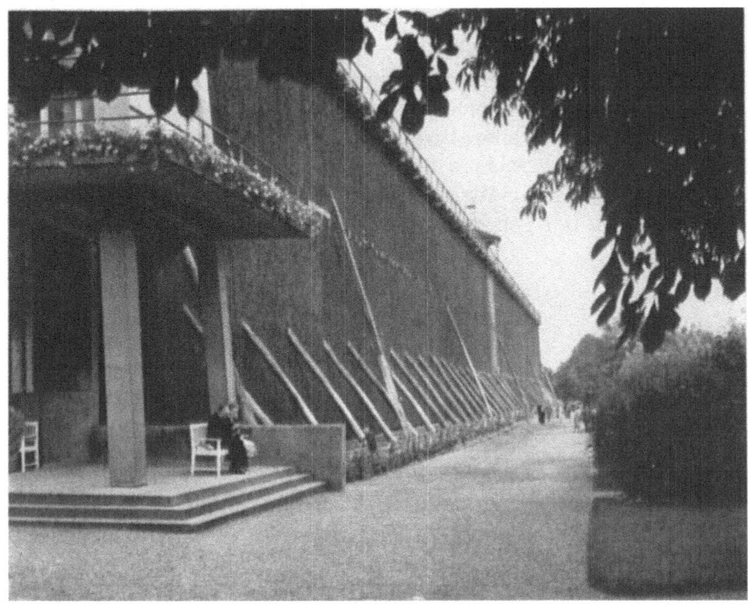

Abb. 152. Fertiges Gradierwerk.
(Aufn. FRIEDR. LÜBBERT-Bad Rothenfelde i. W.).
Die Abbildung zeigt uns ein fertiges Gradierwerk mit sauber aufgeschichteten Dornenaufbauten und zahlreichen Verstrebungen.

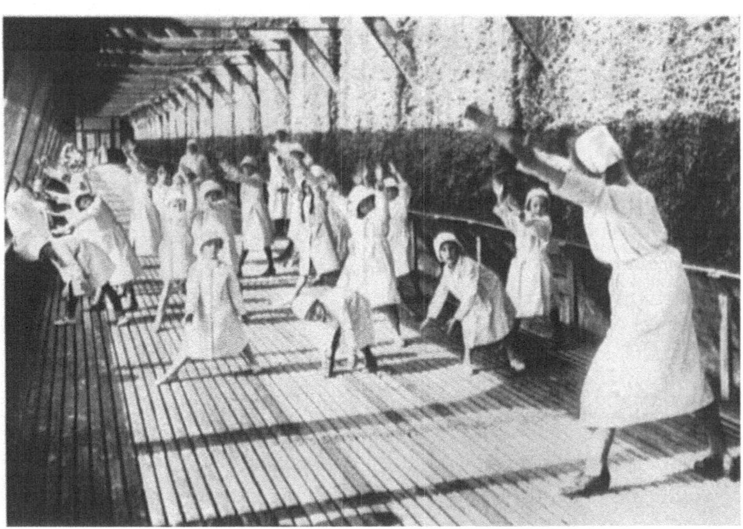

Abb. 153. Morgengymnastik am Gradierwerk.
(Aufn. Kurverw. Bad Salzungen.)
In einem neben dem Gradierwerk herlaufenden überdachten Gang, der seitlich der Luft und der Sonne ungehinderten Zutritt gewährt und zum Schutze gegen von unten her eindringende Nässe mit einem Lattenrost belegt wird, werden gymnastische Übungen zur Unterstützung der Wirkung des Gradierwerks vorgenommen.

ASCHOFF, der gemeinsam mit dem meteorologischen Universitätsinstitut in Frankfurt Untersuchungen über die Kreuznacher Salinenluft durchgeführt hat, findet, daß die Ionisierung der Luft überall da am stärksten ist, wo die herabträufelnde Sole der Gradierwerke ihren Hauptanteil der Emanation an die Luft abgibt. Mit der Ionenbildung geht eine Entladung der Ionen durch Vereinigung negativer und positiver Ladungen Hand in Hand.

Zum Vernebeln stark wirkender Medikamente, wie Glycirenan und Bronchovydrin bedient man sich bisweilen besonderer Medikamentenvernebler, die mit komprimiertem Sauerstoff betrieben werden (Abb. 154).

Legt man keinen besonderen Wert auf die Sauerstoffwirkung, so ist es zweckmäßiger, die Verneblung der genannten Medikamente mit vorgewärmter Druckluft zu bewerkstelligen, weil von Asthmatikern ein kalter Spray häufig unangenehm empfunden wird.

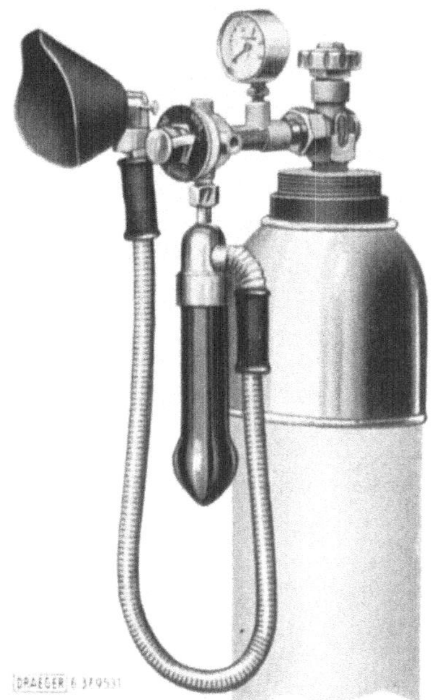

Abb. 154. Medikamentenvernebler nach Draeger.
(Aufn. Draegerwerk, Lübeck.)
Zum Vernebeln stark wirkender Medikamente zwecks Inhalation dienen besondere Vernebler, die häufig mit komprimiertem Sauerstoff betrieben werden. Die Einatmung erfolgt mit Hilfe einer Maske.

Außer den namentlich aufgeführten ist noch eine ganze Reihe von guten Raumzerstäubern und Inhalationsapparaten in Gebrauch, z. B. solche von Bulling, Haertel, Heryng, Jahr, Wahsmuth, Reif, Göbel, Körting. E. Burkhardt gibt eine neue Inhalationsapparatur mit gesteuerter elektrischer Aufladung der Teilchen an. Sie ermöglicht die Erzeugung von nur negativ oder nur positiv geladenen Teilchen oder auch gleichzeitig beider Arten in verschiedenen Verhältnissen zueinander. Wieweit diese neuen Erkenntnisse praktische Bedeutung für die Kurorte erlangen werden, muß die Zukunft lehren.

Pneumatische Inhalationen. Wir unterscheiden bei den Einrichtungen für die pneumatische Inhalation einerseits pneumatische Kammern, andererseits pneumatische Einzelapparate. In den ersteren befinden sich die Patienten während der $1^3/_4$ Stunden dauernden Sitzung unter erhöhtem, $^1/_2$ Stunde lang allmählich ansteigendem Luftdruck, der $^3/_4$ Stunden auf der Höhe erhalten wird und dann während der Dauer einer $^1/_2$ Stunde allmählich wieder absinkt. Gewöhnlich wird Schwachdruck (0,3 atü) und Starkdruck (0,5 atü angewendet). Die pneumatischen Kammern sind zimmerartige Räume aus Schmiedeeisen (Kesselblech) oder Eisenbeton. Neuerdings zieht man die letzteren vor, weil sie sich leichter wohnlich gestalten und bei den Patienten nicht das Gefühl des Eingesperrtwerdens aufkommen lassen.

Es muß streng darauf geachtet werden, daß die Eisenarmierung der Eisenbetonkammern eine genügend starke sei, denn man muß bedenken, daß z. B. auf einer Kammerwand von $5 \times 2^1/_2$ m bei 0,5 atü ein Druck von 12,5 t ruht. Aber dadurch, daß diese Belastung sich fortwährend ändert, nämlich von 0 auf 0,5 atü und umgekehrt, ist die Inanspruchnahme der Wände eine um so größere. Bei den aus Kesselblechen zusammengenieteten Kammern bewirkt der Luftdruck Ausbauchen der Wandungen um mehrere Zentimeter. Darauf muß Rücksicht genommen werden, falls die eiserne Kammer eingemauert wird.

Die Fenster bestehen aus Scheiben von besonders widerstandsfähigem, starkem Glase, die mittels Gummidichtungen in Stahlrahmen befestigt sind.

Die Eingangstür ist aus Stahlplatte hergestellt, besitzt einen mehrfachen Riegelverschluß und schließt vollkommen luftdicht ab. Elektrische Schalter, Luftventile, Manometer, Kontrolluhren u. dgl. für den Betrieb der pneumatischen Kammer sind in übersichtlicher Form in Regulierpulten vereinigt.

Der Betrieb der Kammern erfolgt in der Weise, daß filtrierte Außenluft mit Hilfe von Kolben- oder von Rundlaufgebläsen angesaugt und zusammengepreßt wird. Dabei tritt starke Erwärmung ein, die durch Wasserkühlung beseitigt wird. Ein Wasser- und Ölabscheider sorgt für Befreiung der Druckluft von diesen Beimengungen. Die Druckluft tritt durch waagerechte Schlitze

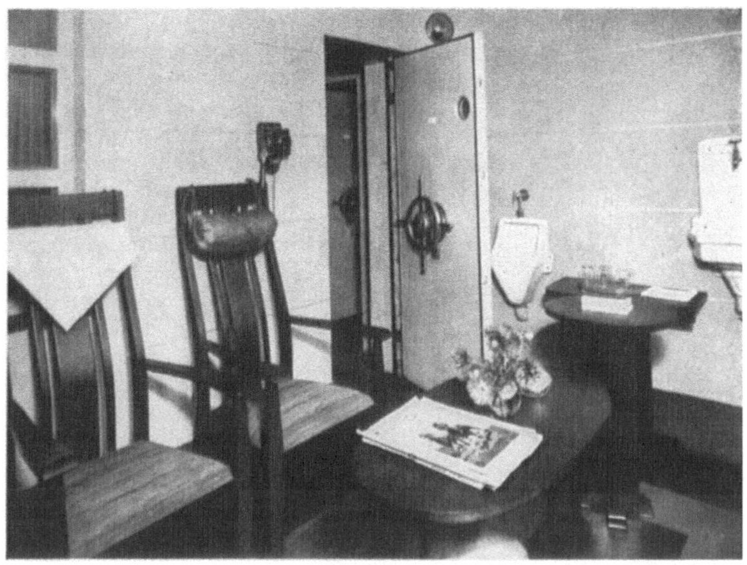

Abb. 155. Pneumatische Kammer aus Eisenbeton.
(Aufn. CARL HEYER-Bad Ems.)
Um den Patienten den Aufenthalt in der pneumatischen Kammer behaglich zu machen und ihm das Gefühl des Eingesperrtseins zu nehmen, verwendet man neuerdings fast durchweg wohnzimmerartig eingerichtete Kammern aus Eisenbeton.

am Boden der Kammer ein und verläßt den Raum durch ein in der Decke angebrachtes Ventil. Die Druckregelung in der Kammer erfolgt in der Weise, daß das Gebläse ständig die gleiche Luftmenge in die Kammer drückt, während durch Regelung des Deckenventils der jeweils erforderliche Luftdruck in der Kammer eingestellt wird. Beim Absinken des Luftdruckes muß besonders vorsichtig verfahren werden. Erfolgt die Entspannung zu schnell, so kann vermöge der dabei auftretenden Abkühlung leicht Nebelbildung in der Kammer eintreten.

Ein kleiner Vorraum — Schleuse — gibt die Möglichkeit, Patienten, die die Kammer während einer Sitzung verlassen müssen oder ärztliche Hilfe brauchen, herauszuführen, oder ihnen in der Kammer beizustehen. Die Tür der Kammer während der Sitzung von außen zu öffnen, solange sie unter Überdruck steht, ist unmöglich. Schließt man dagegen die Tür der Vorkammerschleuse und setzt diese unter den gleichen Druck, wie er im Innern der Kammer herrscht, so kann die Tür von der Kammer zur Schleuse ohne Mühe geöffnet werden. Der Kranke wird in die Schleuse geführt, die Tür zur Kammer geschlossen und der Druck in der Schleuse allmählich abgelassen, wonach die Schleusentür nach außen geöffnet werden kann.

Neuerdings richtet man die Gebläse für die pneumatischen Kammern so ein, daß sie nicht nur als Druckgebläse arbeiten, sondern durch Umschaltung von Ventilen auch als Sauggebläse wirken können, so daß die Kammern nicht nur als Überdruck-, sondern auch als Unterdruckkammern benutzt werden können.

Die *pneumatischen Einzelapparate* dienen in erster Reihe zur sog. Wechselatmung nach WALDENBURG, d. h. der Patient atmet verdichtete Luft ein und atmet in verdünnte Luft aus. Die beiden Atmungsphasen werden also verstärkt, ohne daß der Patient sich dabei besonders anstrengen muß.

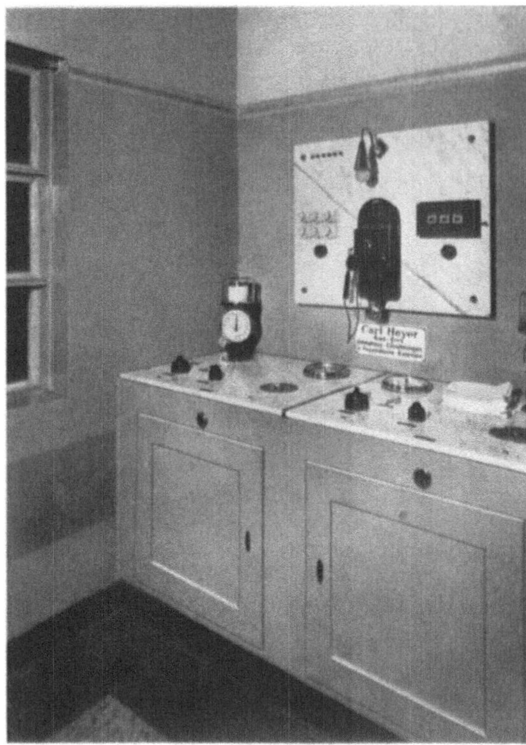

Abb. 156. Regulierpult für pneumatische Kammern. (Aufn. CARL HEYER-Bad Ems.)
Die elektrischen Schalter für den Antrieb der Kompressoren, die Ventile für die Einstellung des Druckes, Manometer, Kontrolluhren, Feuchtigkeitsmesser, Fernsprecher und Klingelanlage aus dem Inneren der Kammer sind übersichtlich auf einer großen Marmortafel angeordnet.

Bei den gebräuchlichen Apparaten dieser Art ist die Anordnung so getroffen, daß der Patient mit Hilfe eines leicht zu betätigenden Ventils abwechselnd verdichtete Luft und verdünnte Luft einem Mundstück zuführt, das er an die Lippen oder zwischen den Lippen hält. Die Nasenatmung ist dabei auszuschalten, nötigenfalls durch Aufsetzen eines Nasenklemmers. Natürlich kann man den gleichen Apparat auch zur Ein- und Ausatmung mit Unterdruck benutzen, ebenso wie man in geeigneten Fällen gegen Überdruck ausatmen lassen kann.

Wir führen in der Abbildung zwei Apparattypen vor, die gegenwärtig große Verbreitung gefunden haben.

Der von Carl Heyer-Bad Ems gebaute Apparat besteht aus einem kastenartigen Unterbau, der zwei Ventile enthält, deren eines eine Einstellung zur Einatmung von verdichteter oder verdünnter Luft ermöglicht, während das andere die Ausatmung in verdünnte oder gegen verdichtete Luft erlaubt. Auf dem Unterbau ruht ein Unter- und Gegendruckkessel mit Ventilen zum genauen Einstellen des Druckes oder Unterdruckes der Ein- und Ausatmungsluft. Ferner sind Druck- und Unterdruckmesser und eine elektrische Erwärmungseinrichtung für die Einatmungsluft nebst Thermometer vorgesehen. Zwei große, senkrecht stehende Zylinder dienen mit Hilfe besonderer Ventile dem Druckausgleich. Ein- und Ausatemluft werden dem vom Patienten zu betätigenden mit auswechselbarem Mundstück versehenen Ventil zugeführt. In die Druckluftleitung kann ein Medikamentvernebler für ätherische Öle, Glycirenan u. dgl. eingeschaltet werden (Abb. 157).

Etwas anders ist der von der Inhabad-Gesellschaft gebaute pneumatische Apparat eingerichtet. Er besteht aus einem schwarz gebeizten Kasten aus

Messingblech, der im Inneren durch eine Querwand geteilt ist. An der Rückwand des Kastens sind die Anschlüsse für Druck- und Saugluft angebracht, deren Stärke durch Ringventile eingestellt werden kann. Zur Feineinstellung befinden sich noch zwei weitere kegelförmige Ventile vorn auf dem Kasten. Federmanometer geben die Höhe von Druck und Unterdruck in cm Wassersäule an. Eine dreistufige elektrische Heizung gestattet das Vorwärmen der Einatmungsluft. Ferner ist eine Luftbefeuchtungseinrichtung und eine Vorrichtung zur Zugabe ätherischer Öle vorgesehen. Druck- und Saugluft sind

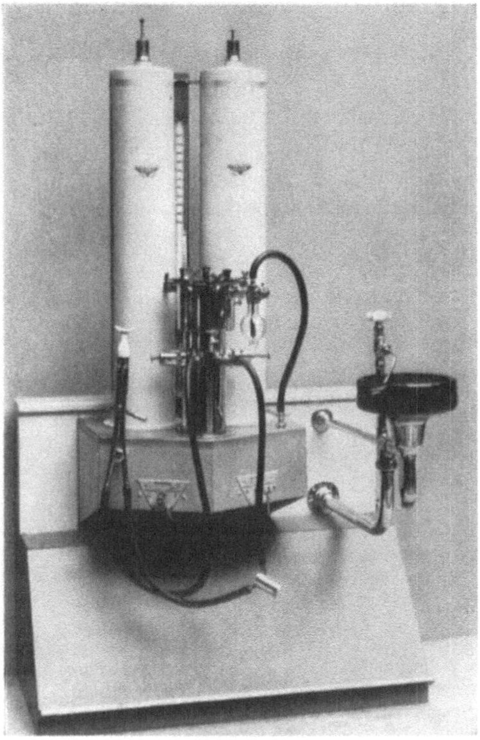

Abb. 157.

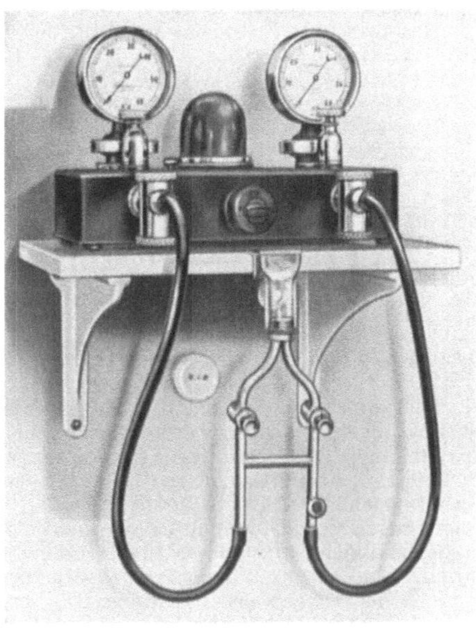

Abb. 158.

Abb. 157. Pneumatischer Einzelapparat nach HEYER.
(Aufn. CARL HEYER-Bad Ems.)
Der zur Wechselatmung nach WALDENBURG dienende pneumatische Apparat gestattet die Entnahme von Druck- und Saugluft mit Hilfe eines vom Patienten zu betätigenden Ventils, auf welches ein zweckmäßig geformtes Mundstück aufgesetzt wird. Der Druckluft können ätherische Öle in Nebelform beigegeben werden.

Abb. 158. Pneumatischer Einzelapparat nach Inhabad.
(Aufn. Inhabad G.m.b.H., Berlin.)
Der die gleichen Zwecke wie Abb. 157 verfolgende Apparat ist einfacher gebaut und sieht die Vernebelung von ätherischen Ölen nicht vor.

in einem Klarinettenventil zusammengefaßt, das ein Glasmundstück trägt. Beim Niederdrücken des linken Ventilknopfes wird der Druckluft, beim Betätigen des rechten Ventils der Saugluft der Zugang geöffnet (Abb. 158).

Das Glasmundstück wird zweckmäßig vorn nicht gerade abgeschnitten gearbeitet, sondern bogenförmig ausgeschnitten, der Zahnreihe entsprechend.

Die Mundstücke sind ein etwas schwacher Punkt der pneumatischen Apparate. Man hat sie an Stelle der nicht leicht sauber zu haltenden und ohne Gummidichtung nicht dicht schließenden Atmungsmasken, die Mund und Nase einschließen, gewählt, weil sie billig und leicht zu reinigen sind und dicht abschließen. Die Unterdruckatmung mit Hilfe des Mundstücks ruft aber bei den meisten Patienten einen starken Speichelfluß hervor, ein Übelstand, der bei der

Verwendung von Masken nicht eintritt. Vielleicht beschert uns die Technik bald eine Maske aus einem neuen Werkstoff, die der Gesichtsbildung jedes Patienten angepaßt werden kann.

Literatur.

Aschoff: Z. Kurortwiss. **1933**, 17.

Blumenfeld: Z. Bäderkde **1930**, 448. — Blumenthal: Handbuch der Balneologie, Bd. V, S. 166. 1926.

Cauer: (1) Z. Kurortwiss. **1932**, 308. — (2) Veröff. Med.verw. **39**, H. 6, 71. — (3) Balneologe **1936**, 555.

Diener: Fortschr. Ther. **1928**, H. 17. — Dörten: Z. Bäderkde **1930**, 788.

Eichholtz u. Jung: Arch. f. exper. Path. **1937**, 203. — Ewers: (1) Med. Welt **1937**, 114. — (2) Balneologe **1937**, 21.

Feigen: Z. Bäderkde **1930**, 1064.

Heubner: (1) Z. exper. Med. **10**, 269 (1920). — (2) Klin. Wschr. **1925 II**, 2099. — Hückel: Z. physik. Ther. **1925**, H. 2. — Hückel u. Kipper: Z. physik. Ther. **30**, H. 4.

Kionka: Z. Bäderkde **1929**, 77.

Liesegang: Z. Kurortwiss. **1933**, 24.

Muszkat: Z. Bäderkde **1929**, 337.

Schäfer, Cl.: Persönl. Mitt. — Schäffer u. Friedländer: Z. exper. Med. **50**, H. 1/2. — Siegel: Z. physik. Ther. **31**, H. 6.

B. Technik der Einatmung radonhaltiger Luft.

Von

Erich Wollmann-Berlin.

1898 stellte das Ehepaar Curie in Paris aus den Rückständen der Uranfabrik von St. Joachimsthal das erste Radiumsalz her. 1900 wurde von Dorn das Zerfallsprodukt des Radiums, das gasförmige Radon, entdeckt. 1903 wiesen Bumstedt und Whealer in Bergwerken und Allen in Bath zum ersten Male Radon als Bestandteil eines Quellwassers nach. 1904 gelang Aschoff in Bad Kreuznach und Elster und Geitel in Baden-Baden derselbe Nachweis in den Quellsedimenten deutscher Heilquellen. Eine Entdeckung jagte die andere, und alle naturwissenschaftlichen Erkenntnisse gerieten durch den Revolutionär Radium ins Wanken. Auch das Interesse der Ärzte wandte sich ihm zu, nachdem seine Heilwirkungen erkannt waren. Während die durch Zerstörung organischer Zellen heilende γ-Strahlen- (Radiumstark-) Therapie an die Kliniken gebunden blieb, entwickelte sich die α-Strahlen- (Radiumschwach-) Therapie mit ihrer aufbauenden Wirkung vornehmlich am Ursprung von Quellen, für deren altbewährte Heilwirkung nachträglich die bisher vergeblich gesuchte Erklärung gefunden oder deren Heilkraft neu entdeckt wurde. Neben die alten Radiumbäder traten neue. Überall wurde mit dem Eifer gearbeitet, der einer so weltbewegenden Sache wert war.

Die Bade- und Trinkkur stand in den Radiumbädern wie in den meisten anderen Heilbädern, die nicht gerade der Behandlung der Atmungsorgane dienen, zunächst im Vordergrund. Merkwürdig früh wurde in den Dienst der Kur aber auch die *Einatmung radonhaltiger Luft* gestellt, die in den von radioaktivem Wasser durchflossenen Quellstolln gefunden wurde. Mit Hilfe eines Ventilators wurde sie einem durch Doppeltüren und Doppelfenster abgedichteten, sonst aber wie ein Lesezimmer eingerichteten Raum zugeleitet, in dem die Kurgäste 1 bis 2 Stunden lang die radioaktive Luft einatmeten (Emanatorium). Wie bald und wie intensiv man sich mit diesem Problem beschäftigte, beweist unter anderem eine Patentschrift R. Friedrichs, Oberschlema aus dem Jahre 1910. In ihr sind Verfahren und Vorrichtungen, mit denen das in der Stollnluft vorhandene oder aus dem Stollnwasser maschinell ausgeschüttelte Radon in einem Emanatorium nutzbar gemacht werden soll und später auch tatsächlich nutzbar gemacht worden ist, genau beschrieben zu einer Zeit, wo es noch kein Radiumbad Oberschlema gab, ja noch nicht einmal das Wasser der neu entdeckten Radonquellen zum Trinken ausgegeben wurde. Dadurch, daß die Luft des Quellstollns durch einen Ventilator abgesaugt wird, dringt aber von über Tage frische Luft nach und verdünnt die Stollnluft immer mehr, bis ihr Radongehalt auf unwirksame Höhe herabsinkt. Die Anreicherung der Stollnluft mit Radon ist außerdem nicht so sehr der Entgasung radioaktiven Quellwassers als der Gasaushauchung des Gesteins zu verdanken. Die Stollnluftaktivität ist deshalb sehr stark vom jeweiligen Barometerstand abhängig. Diese Schwankungen sind besonders genau an der radonhaltigen Luft der Rudolfshöhle in Bad Kreuznach beobachtet worden, aus der das dortige Emanatorium gespeist wird.

Die Unsicherheit, die in der Veränderlichkeit radioaktiver Stollnluft liegt, hat auch in den Badeorten mit radioaktiver Stollnluft sehr bald dazu geführt, radioaktives Wasser in einem schmiedeeisernen Turm *maschinell zu zerstäuben* und das dabei in die Luft übertretende Radon mit dieser gemeinsam in das Emanatorium zu blasen.

Zwischen der Konzentration des Radons im Wasser und des Radons in der Luft besteht ein ganz bestimmtes Verhältnis, das sich nur mit der Temperatur ändert. Füllt man z. B. eine Flasche halbvoll mit radonhaltigem Wasser und verschließt sie luftdicht, so verteilt sich das Gas allmählich auf die gleich großen Volumina Wasser und Luft

$$\text{bei } 10^\circ = 1:3; \quad \text{bei } 20^\circ = 1:4; \quad \text{bei } 30^\circ = 1:5.$$

Mit zunehmender Temperatur wird also die Verteilung des Gases zwischen Wasser und Luft immer mehr zugunsten der Luft verschoben.

Wissenschaftlich nennt man das Verhältnis der Konzentration des Gases in der Flüssigkeit zu der Konzentration in der Gasphase die „OSTWALDsche Löslichkeit“. Sie wird als Koeffizient mit α' bezeichnet (LANDOLT — BÖRNSTEIN).

Tabelle 12. OSTWALDsche Löslichkeit für Radon.

Temperatur Grad	OSTWALDsche Löslichkeit	Temperatur Grad	OSTWALDsche Löslichkeit	Temperatur Grad	OSTWALDsche Löslichkeit
0	0,510	30	0,200	70	0,118
5	0,420	40	0,160	80	0,112
10	0,350	50	0,140	90	0,109
20	0,255	60	0,127	100	0,107

Die OSTWALDsche Löslichkeit zeigt an, wie weit günstigenfalls die Entgasung eines radioaktiven Wassers durch Zerstäubung getrieben werden kann. Der im Wasser verbleibende Radonanteil hängt nämlich nur von der zu wählenden Konzentration des Radons in der Luft ab. Wenn es also feststeht, daß die Konzentration der einzuatmenden Luft K_l sein soll, so hat das Wasser, das vor der Zerstäubung eine Konzentration K_{w1} hatte, auch nach intensivster Zerstäubung noch mindestens eine Konzentration $K_{w2} = K_l \cdot \alpha'$. Das ist also der *unvermeidbare* Verlust an Radon bei der Zerstäubung. In Prozenten ausgerechnet ist er:

$$\frac{K_{w2} \cdot 100}{K_{w1}}.$$

Beispiel 1: Die Konzentration der Luft K_l soll sein . . . . = 5 nC/l
die Temperatur des Wassers t ist . . . . = 10°
„ Konzentration des Wassers vor der Zerstäubung K_{w1} = 5 nC/l
„ Konzentration des Wassers nach der Zerstäubung K_{w2}
$= K_l \cdot \alpha' = 5 \cdot 0{,}350 = 1{,}75$ nC/l

der unvermeidbare Verlust in Prozent $= \dfrac{K_{w2} \cdot 100}{K_{w1}}$

$$= \frac{1{,}75 \cdot 100}{5} = 35\%$$

Beispiel 2: . . . . K_l . . . . $= 5$ nC/l

t . . . . $= 50°$

K_{w1} . . . . $= 5$ nC/l

K_{w2} . . . . $= 5 \cdot 0{,}140 = 0{,}7$ nC/l

Unvermeidbarer Verlust . . . . $= \frac{0{,}7 \cdot 100}{5} = 14\%$.

Bei diesen beiden Beispielen handelt es sich um ein extrem schwachradioaktives Wasser. Ist dieses Wasser noch dazu kalt, so ist der unvermeidbare Verlust unerträglich hoch. Im 50grädigen Thermalwasser ist er zwar wesentlich niedriger, man wird aber hier, wenn man nicht sehr viel Wasser zur Verfügung hat, in 2 Stufen zerstäuben, d. h. das Wasser durch 2 hintereinandergeschaltete Zerstäubungstürme laufen lassen, um einen besseren Wirkungsgrad zu erzielen.

Der *tatsächliche* Verlust liegt noch höher als der *unvermeidbare*, weil jede Zerstäubung unvollkommen ist. Man kann den tatsächlichen Verlust aber sehr nahe an den unvermeidbaren heranbringen, wenn die Zerstäubungsanlage sachgemäß ausgeführt wird.

Viel günstiger liegen die Verhältnisse von vornherein bei einem starkradioaktiven Wasser.

Beispiel 3: . . . . K_l . . . . $= 20$ nC/l

t . . . . $= 14°$

$K_{w1} =$ . . . . $= 300$ nC/l

$K_{w2} = 20 \cdot 0{,}300$ . . . . $= 6$ nC/l

Unvermeidbarer Verlust . . . . $= \frac{6 \cdot 100}{300} = 2{,}0\%$.

Versuche ergaben einen *tatsächlichen* Verlust von 3,6%, also etwa das $1^1/_2$fache des *unvermeidbaren* Verlustes.

Es ist nun noch nötig auszurechnen, wieviel Wasser für die Zerstäubung benötigt wird, um eine bestimmte Luftmenge mit einer bestimmten Konzentration aufladen zu können:

Zu Beispiel 3 (einstufige Zerstäubung):

Das Emanatorium fasse 100 Personen, denen je 30 l Luft in der Minute zugeführt werden sollen;

der gesamte Luftbedarf ist also . . . . $100 \cdot 30 = 3000$ l/min

die gesamte benötigte Radonmenge ist . . . . . $3000 \cdot 20 = 60000$ nC/min

die benötigte Wassermenge bei einem unvermeidbaren Verlust von 2,0% ist . . . . $= \frac{60000}{300 - 6} = 204$ l/min.

Zu Beispiel 2 (einstufige Zerstäubung):

Zahl der Personen $= 50$; gesamter Luftbedarf . . . . . $= 1500$ l/min

gesamte benötigte Radonmenge $= 1500 \cdot 5$ . . . . $= 7500$ nC/min

benötigte Wassermenge (Verlust $= 14\%$) . . . $= \frac{7500}{5 - 0{,}7} = 1740$ l/min.

Zwingt aber die zur Verfügung stehende Wassermenge dazu, den immerhin noch recht hohen Verlust von 14% herunterzudrücken, so wird man die Zerstäubung in 2 Stufen durchführen. Das ergibt dann folgende Betriebsverhältnisse:

1. Stufe: . . . . K_l . . . . $= 8{,}15$ nC/l

t . . . . $= 50°$

K_{w1} . . . . $= 5$ nC/l

K_{w2} . . . $= 8{,}15 \cdot 0{,}140$. . $= 1{,}14$ nC/l.

2. Stufe: . . . . K_l . . . . $= 1{,}85$ nC/l

K_{w1} . . . . $= 1{,}14$ nC/l

K_{w2} . . . . $= 1{,}85 \cdot 0{,}140 = 0{,}26$ nC/l.

Unvermeidbarer Verlust . . . . $= \frac{0{,}26 \cdot 100}{5} = 5{,}2\%$

benötigte Wassermenge . . . . $= \frac{7500}{4{,}74} = 1582\ \text{l/min}$

In der 1. Stufe wird folgende Radonmenge aus dem Wasser freigemacht: . . . . $= 1582 \cdot 3{,}86 = 6107\ \text{nC/min}$

in der 2. Stufe . . . . $= 1582 \cdot 0{,}88 = 1392\ \text{nC/min}$

in beiden Stufen zusammen . . . . $= 7499\ \text{nC/min}$.

Die Luft verteilt sich zu gleichen Teilen auf beide Zerstäubungstürme, wie folgende Rechnung zeigt:

1. Stufe . . . . $\frac{6107}{8{,}15} = 749\ \text{l/min}$

2. Stufe . . . . $\frac{1392}{1{,}85} = 752\ \text{l/min}$

$= 1501\ \text{l/min}$.

Die Zerstäubung in 2 Stufen ist also so zu führen, daß die benötigte Luftmenge zu gleichen Teilen auf die beiden Zerstäubungstürme verteilt wird. Das Gemisch aus beiden Hälften hat die gewünschte Luftaktivität von 5 nC/l.

Die heute noch gebräuchlichste Art, ein Emanatorium einzurichten, ist die des *Raumemanatoriums*. Das Zerstäuben erfolgt in einem schmiedeeisernen Turm mit Hilfe einer großen Anzahl von Düsen, durch die das Wasser hindurchgepreßt wird. Gleichzeitig wird Luft durch einen Ventilator in den Turm hinein und durch den entstehenden Wassernebel hindurch geblasen. Sie lädt sich dabei mit Radonauf und strömt unter dem Druck desselben Ventilators einem Raum zu, in dem eine größere Anzahl Menschen sitzt, um die radioaktive Luft einzuatmen. Dieser Raum wird Emanatorium genannt.

Selbst die an radioaktivem Wasser reichsten Heilbäder sind aber nicht in der Lage, große Raumemanatorien mit soviel radioaktiver Luft zu füllen, daß man sie durch Fenster oder Türen entweichen lassen könnte. Solche Emanatorien sind deshalb immer mit dichtschließenden Doppelfenstern und Luftschleusen versehen, und der gleiche Ventilator, der die Luft durch den Zerstäubungsturm hindurch in das Emanatorium drückt, saugt sie auch wieder zurück, so daß sie einen ständigen Kreislauf vollführt *(Zirkulationsverfahren)*.

Auf diesem Kreislauf wird die durch die Atmung erzeugte Kohlensäure absorbiert, es wird Sauerstoff in genau dosierter Menge als Ersatz für den verbrauchten Sauerstoff zugesetzt, und es wird ein Teil der Luftfeuchtigkeit auf Kühlschlangen niedergeschlagen (DRP 273538).

Trotzdem ist ein solches Emanatorium, wenn es intensiv benutzt wird, eine nie versiegende Quelle von Klagen der Kurgäste, ja von Schwindel- und Ohnmachtsanfällen. Die Luft in einem so dichtbesetzten Raumemanatorium riecht trotz aller Regeneration schlecht, Verspritzen von Fichtennadelextrakt oder Ozonisierung mit Hilfe einer Funkenstrecke bringt nur wenig Erfolg. Denn alle diese Versuche, die verbrauchte Luft zu verbessern, gehen von falschen Voraussetzungen aus.

Nur wenn der *Kohlensäuregehalt* der Luft 1% übersteigt, übt er einen schädlichen Einfluß auf den Menschen aus. Da ein so hoher Gehalt während einer Einatmungssitzung nie erreicht wird, ist die Kohlensäureabsorption überflüssig.

Ebensowenig schadet die Abnahme des *Sauerstoffgehaltes*, wie sie in einer einstündigen Sitzung zustande kommt. Deshalb ist auch der Sauerstoffzusatz überflüssig. Die Frage, ob die Aufnahme des Radons in der Lunge durch einen künstlich herbeigeführten Sauerstoffüberschuß gefördert wird, bleibe hier unerörtert.

Der *üble Geruch*, der sich in mit Menschen gefüllten Räumen entwickelt, ist auf die *Ausdünstungen der Menschen* zurückzuführen. Diese Ausdünstungen können auch in chemisch nicht nachweisbaren Spuren durch den Geruch festgestellt werden. Sie bestehen aus flüchtigen Fettsäuren, Schwefelwasserstoff, Mercaptanen, Schwefelammonium und anderen Gasen. Eine ausgesprochen giftige Wirkung dieser übelriechenden Gase hat in der vorhandenen Verdünnung bisher nicht nachgewiesen werden können. Sie können aber Ekel, Widerwillen und Brechneigung und bei ganz besonders empfindlichen Menschen Schwindel- und Ohnmachtsanfälle erzeugen.

Die wichtigste Ursache für die Schwierigkeiten in einem dichtbesetzten Raumemanatorium ist die Wärmestauung, die sich schon bei 22° und bei einer relativen Feuchtigkeit von 60—80% einstellt und bei Herz- und Gefäßkranken Unbehagen, Beklemmung und Schwindel auslöst. KRUSE will bei älteren Kurgästen die obere Grenze für Temperatur und relative Feuchtigkeit auf 20° und 50% festgesetzt wissen (KRUSE).

Mit Hilfe eines Thermo-Hygrographen habe ich festgestellt, daß die Temperatur in einem dichtbesetzten Raumemanatorium während der Hochsaisonmonate Juni bis August am Ende einer Sitzung fast immer 22° erreichte oder überschritt. Die relative Feuchtigkeit lag in diesen Monaten stets zwischen 70 und 80%.

Es gibt eben nur ein wirklich durchgreifendes Mittel, die Luft in einem so dichtbesetzten Raum frisch zu erhalten, das ist die *Lüftung*. Diese ist aber wegen der Seltenheit des Radons bei Raumeinatmung nicht anwendbar.

Das von BACHMANN, LORENSER, VOCKE und mir seit 1933 nach sorgfältigen Vorversuchen und unter mehrfacher Abänderung der Einzelheiten ausgebildete *neue System* hat zu einem vollen Erfolg geführt. Es sind im Radiumbad Oberschlema jetzt 8 helle, auch während der Sitzung zu lüftende, von allen Geruchfängern wie Teppichen und Polsterstühlen freigehaltene Einatmungsräume vorhanden, die zusammen 112 Sitzplätze haben. Außerdem sind noch 2 kleine Raumemanatorien da, die aber wenig benutzt werden.

Die Zerstäubung des Wassers erfolgt wie früher in einem Turm, in dem *90 Düsen* auf 17 Düsenstränge verteilt sind. Diese Stränge sind einzeln abstellbar, so daß der Wasserdurchsatz nach Belieben gedrosselt werden kann. Bei einem Druck von 6 atü leistet jede Düse 2,83 l/min, alle 90 zusammen also 255 l/min.

Der Druck wird erzeugt von einer nahezu geräuschlos laufenden, mehrstufigen *Zentrifugalpumpe* mit einer Leistung von 250 l/min. Das zerstäubte *Wasser* hat 300—350 nC/l und eine Temperatur von 14°. Andere Gase außer dem Radon enthält es nicht.

Der *Ventilator* läuft vollkommen geräuschlos. Er ist ein sog. Orgelgebläse von Junkers und leistet normal 2500 l/min. Turm, Pumpe und Ventilator sind in einem unmittelbar neben den Emanatorien liegenden Raum untergebracht, der von den Kurgästen besichtigt werden kann.

Das Einatmen erfolgt durch *Nickelmasken*, die an einen dreifach drehbaren Arm angeschraubt sind und sich dem Gesicht leicht anlegen, da sie vollkommen gewichtsentlastet sind. Ein dichter Anschluß an das Gesicht ist nicht nötig. Es kann sogar ein kleiner Abstand davon gehalten werden. Die Atmungsluft, die nicht zwischen Gesicht und Maske entweichen kann, wird durch ein Rückschlagventil mit großem Querschnitt und kleinen Widerstand ausgestoßen.

In der Ruhe hat ein erwachsener Mensch einen durchschnittlichen Luftbedarf von 8—12 l/min. Im Augenblick der Einatmung ist er aber viel größer. Damit nun keine Nebenluft eingeatmet wird, wird die an den Maskenarmen befindliche Feineinstellung so eingeregelt, daß jede Maske 25—30 l/min Luft erhält, also etwa das Zweieinhalbfache des durchschnittlichen Luftbedarfs.

Der große Luftüberschuß wirkt bei der Ausatmung als ziemlich starker Zug im Gesicht. Um lästige oder gar schädliche Wirkungen dieser Zugluft zu verhüten, wird die Luft an den in jedem Emanatorium befindlichen Verteilungsrohren mit Dampf auf etwa 30° angewärmt.

Die Luft hat einen *Radongehalt* von 20—25 nC/l und damit, bei gleicher Menge zerstäubten Wassers, viermal soviel wie in dem alten Raumemanatorium. Dabei erhält jeder Kurgast nur Frischluft. Die Aufladung des Raumes mit Radon, die ja nebenbei mit erfolgt, bleibt unausgenutzt. An heißen Tagen stehen die Fenster der Maskenemanatorien offen. Kohlensäureabsorption und Sauerstoffzusatz sind überflüssig geworden. Klagen über schlechte Luft hat es nicht mehr gegeben. Anfänglich kamen öfters Schwindelanfälle vor, weil viele Kurgäste glaubten, mit der Einatmung eine übertriebene Atemgymnastik verbinden zu müssen. Nachdem Anschläge „Normal atmen!" angebracht worden waren, verstummten auch diese Klagen.

Die Masken sind ziemlich teuer. Es ist deshalb darauf verzichtet worden, jedem Kurgast seine eigene Maske zu geben. Dafür werden die Masken aber auf dem Flur vor dem Emanatorium in großen dampfbeheizten *Sterilisatoren* keimfrei gemacht. Dadurch, daß die Kurgäste das Sterilisieren sehen und überwachen können, ist jeder Ekel geschwunden. Die wenigen Überempfindlichen benutzen eines der beiden kleinen Raumemanatorien. Der Maskenvorrat des Bades beträgt bei Verabreichung von bis zu 1000 Sitzungen je Tag nur etwa 250 Stück.

Die rohrgeflochtenen *Stühle* sind für den Zweck besonders konstruiert, mit einer bequemen Rücken- und Kopfstütze versehen und stehen mit dem Rücken an dem Kasten, in dem die Verteilungsrohre untergebracht sind, so daß kein Kurgast dem anderen ins Gesicht sehen kann. Die Kopfstütze wird mit einer Papierserviette bedeckt.

Das Kurmittel der Einatmung radonhaltiger Luft hat mit der neuen Einrichtung zum erstenmal seine Aschenbrödelstellung verloren, die es bisher überall einnahm.

Literatur.

DRP. 273538.
LANDOLT-BÖRNSTEIN, 5. Aufl., 1, S. 763 u. Erg.-Bd. I, S. 305.
KRUSE: Gutachten über das Raumemanatorium des Radiumbades Oberschlema.
WINCKLER: Mineralquellentechn. **1916**, 184.

C. Technische Einrichtungen zum Gurgeln.

Von

B. WAGNER-Bad Salzbrunn.

Mit 3 Abbildungen.

Im Anschluß an Inhalations- oder Trinkkur wird in vielen Kurorten, besonders in solchen, die sich mit der Behandlung Katarrhkranker befassen, die *Gurgelkur* angewendet. Für diese Zwecke findet man Gurgelanlagen von den einfachsten Ständen bis zu den mit allen Bequemlichkeiten ausgestatteten Zellen vertreten.

Der wesentlichste Bestandteil aller Gurgeleinrichtungen ist ein geräumiges Steingut- oder Fayencebecken mit Rundspülung. Ferner gehört zu der Ausstattung rechts und links von dem Becken je eine Metallstange, an denen sich der Patient festhält, wenn er beim Gurgeln den Kopf weit nach hinten überbeugt. Als dritter notwendiger Einrichtungsgegenstand muß noch ein Wandbrett oder eine Glasplatte vorhanden sein, auf die der Patient während des Gurgelns sein Glas absetzen kann.

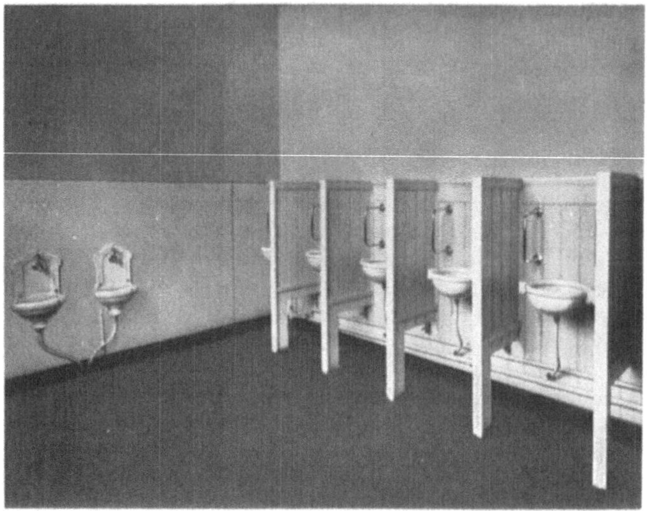

Abb. 159. Einfache Gurgelanlage.
(Aufn. v. HÖSSLE-München.)

Die einzelnen, durch Holzwände voneinander getrennten Gurgelstände besitzen Spuckbecken mit Wasserspülung und Handgriffe, an denen sich der Patient hält, wenn er beim Gurgeln den Kopf nach hinten überneigt.

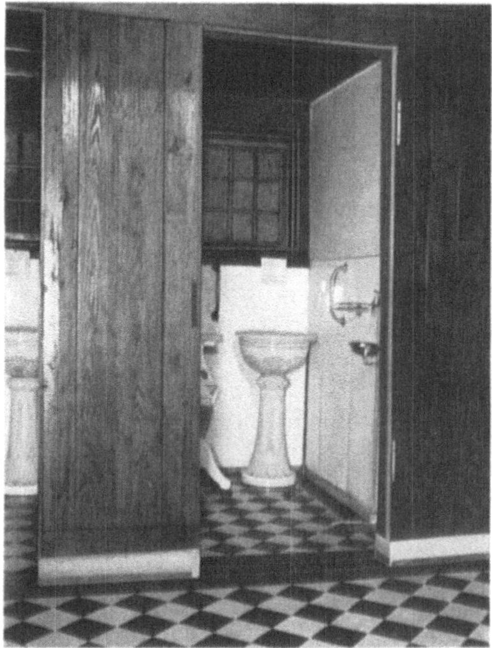

Abb. 160. Einzelzellen zum Gurgeln (Bad Salzbrunn).
(Aufn. Verfasser.)

Die mit Fliesenbelag an Wänden und Fußboden versehene Zelle besitzt ein Spuckbecken mit Rundspülung, Metallstangen zum Festhalten beim Gurgeln mit zurückgebeugtem Kopf, einen Sessel zum Gurgeln im Sitzen, Zuleitung von warmem Mineralwasser, Fußbodenentwässerung.

Die einzelnen Gurgelstände müssen durch Trennwände voneinander geschieden sein. Möglichst glatte weiße Flächen: Holz mit Ölanstrich oder am besten Fliesenbelag müssen eine leichte Sauberhaltung gestatten.

Abb. 159 zeigt uns einen Blick in eine Gurgelanlage mit offenen Ständen (v. HÖSSLE), Abb. 160 gibt eine Anlage mit geschlossenen Zellen wieder. Die letztere besitzt Fliesenbelag am Fußboden und an den Wänden, ferner Fußbodenentwässerung und Hohlkehlen am Fußboden entlang. Jede Zelle hat einen Zapfhahn für kaltes und warmes Mineralwasser und ist noch mit einem bequemen Stuhl ausgestattet, der das Gurgeln auch im Sitzen ermöglicht.

Wenn bei einem Kurmittel die richtige Technik der Anwendung von Wichtigkeit ist, so ist es gerade beim Gurgeln der Fall.

Zwei Fehler werden beim Gurgeln von den Patienten immer wieder gemacht: einmal wird ein zu großer Schluck Mineralwasser genommen und dann bemüht man sich unter Zurückziehen der Zunge ein möglichst lautes „gurgelndes“ Geräusch zu machen. Beides ist grundfalsch. Es soll *nicht mehr Wasser* angewendet werden *als einem Eßlöffel voll* entspricht und an Stelle der Zungenvibration mit ständigem Hochschleudern des Gurgelwassers gegen den Gaumen soll das *richtige Halsbad* bei *vorgestreckter Zunge* treten. Mit Recht betont STEMMLER die Pflicht des Arztes, den Patienten die am meisten ersprießliche Arbeit des Gurgelns einzustudieren.

Mit der Gurgelkur wird häufig auch eine Behandlung der Schleimhäute durch *Nasenspülungen* verbunden. Das dabei anzuwendende Mineralwasser muß vorher vom größten Teil der freien Kohlensäure (z. B. durch Umgießen) befreit werden, weil die austretenden Gasbläschen einen viel zu starken Reiz auf die Schleimhäute der Nasenmuschel ausüben. Ferner muß das Wasser möglichst Körpertemperatur haben.

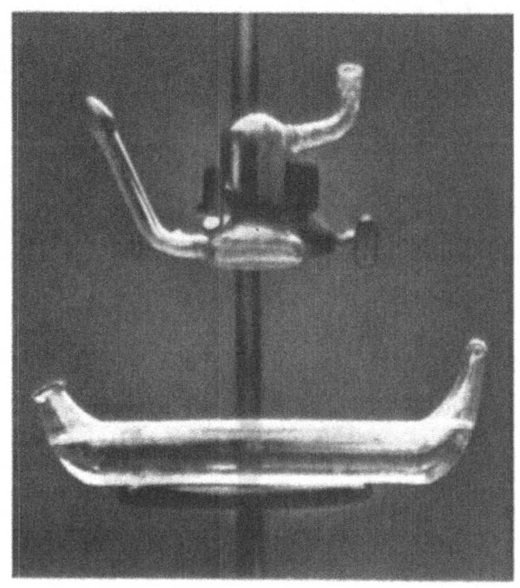

Abb. 161. Glasgeräte für Nasenspülungen. (Aufn. Verfasser.)
Oben Nasenkännchen, bequem zu handhaben, aber wenig Mineralwasser fassend und leicht zerbrechlich, unten Nasenschiffchen, das etwas Geschicklichkeit bei der Handhabung erfordert, aber einen größeren Wasserraum besitzt und wegen seiner glatten Form weniger zerbrechlich ist.

Bei den Nasenspülungen werden *Nasenkännchen* oder *Nasenschiffchen* verwendet. Die ersteren sind kleine Kännchen von geringem Fassungsraum aus Glas und sind leicht zerbrechlich. Die wesentlich mehr Wasser fassenden und infolge ihrer glatten fast zylindrischen Form weit haltbareren Nasenschiffchen verdienen den Vorzug (Abb. 161).

Unrichtig ausgeführte Nasenspülungen können durch Eindringen von Wasser in die Nebenhöhlen oder in die Stirnhöhle leicht erheblichen Schaden anrichten. Es ist daher auch hier eine sorgsame Unterrichtung des Patienten durch den Arzt über die Technik der Nasenspülung erforderlich.

D. Technische Einrichtungen für Trinkkuren.

Von

B. WAGNER-Bad-Salzbrunn.

Mit 10 Abbildungen.

Die Einrichtungen für Trinkkuren sollen dem Kurgast eine bequeme und hygienisch einwandfreie glasweise Entnahme des Kurbrunnens ermöglichen. Selbstverständlich müssen dabei die wertvollen Eigenschaften des Mineralwassers in vollem Umfange erhalten bleiben.

Zu den Grundsätzen der modernen angewandten Quellenwissenschaft gehört die Forderung, daß die Trinkbrunnen (Heilbrunnen) bei der Trinkkur rein und unvermischt abgegeben werden (VOGT). Der noch vor einigen Jahrzehnten beliebt gewesene Zusatz von Molke zum Mineralwasser ist fast ganz verschwunden.

Die zu treffenden Vorrichtungen können ganz verschiedener Art sein. Sie sind bedingt durch die Höhe des Mineralwasserspiegels oder die Steighöhe eines Sprudels, durch die Art und Menge der Mineralbestandteile, durch die vom Arzt verordnete und die natürliche Temperatur des Wassers, durch die baulichen und die Geländeverhältnisse und anderes mehr.

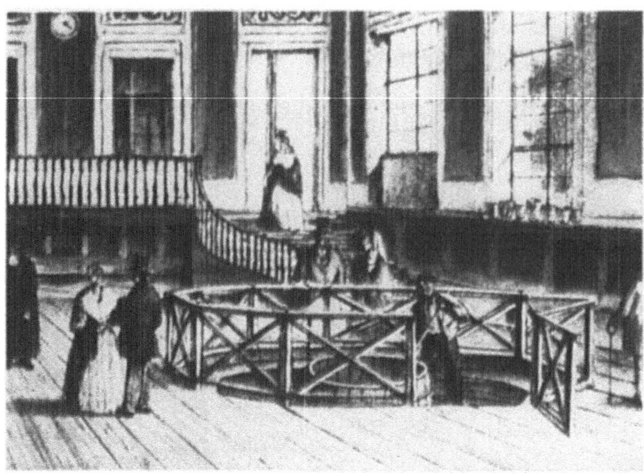

Abb. 162. Brunnenhalle in Bad Salzbrunn anno 1866. (Alter Stich.) Die Füllung der Brunnengläser erfolgte damals in der Weise, daß der Brunnenschöpfer das Glas mit Hilfe einer Metallklammer an einer langen Stange befestigte und in den offenen Brunnenschacht eintauchte.

Am einfachsten liegt der Fall dort, wo die Quelle mit der für die Trinkkur geeigneten Temperatur in einer Rohrfassung 1 m oder höher über Fußboden zutage tritt. In diesem Falle kann man das Wasser von der Fassung aus einer dem Bedarf angepaßten Anzahl von Hähnen zuleiten, an denen die Gläser vom Bedienungspersonal gefüllt werden. Verfügt man über sehr reichlich Wasser, so kann man die Hähne ständig laufen lassen. Der Kurgast füllt dann selbst sein Glas am Ausfluß.

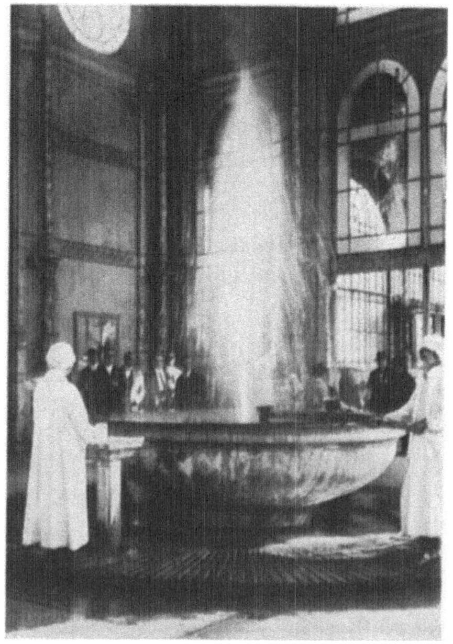

Abb. 163. Karlsbader Sprudel. (Aufn. Kurverw. Karlsbad.) Das Füllen der Trinkbecher an dem in ungedrosseltem Zustand haushoch springenden Sprudel erfolgt in der Weise, daß die Becher in eine an einer langen Stange befestigten Blechtülle in den herabfallenden Strahlenregen gehalten werden.

Schwieriger ist die Sache, wenn der Spiegel der Quelle oder des Brunnens unter dem umgebenden Erdreich liegt. Noch vor 50 Jahren war es in diesem Falle üblich, das Brunnenglas, das mit Hilfe einer federnden Klammer an einer Stange befestigt wurde, durch Eintauchen unter den Wasserspiegel zu füllen. Diese unhygienische und die Beschaffenheit des Mineralwassers ungünstig beeinflussende Art des „Brunnenschöpfens“ ist wohl überall verschwunden. Der Merkwürdigkeit halber bringen wir obenstehend eine Abbildung aus dem Jahre 1866, das noch diese alte Arbeitsweise zeigt (Abb. 162).

Zum Heben des Mineralwassers von der Quelle bis an die Ausgabestelle sind verschiedene Methoden in Gebrauch.

In einem jetzt zum deutschen Reich gehörigen Weltkurort wird das Wasser einer am Grunde eines 2 m tiefen Schachts gefaßten Quelle zunächst von einem an der Fassung sitzenden Mädchen in das Glas gefüllt, dann einem auf halber Höhe stehenden Mädchen gereicht und von diesem einem dritten zur Aushändigung an die Kurgäste weitergegeben. Trotz aller Umständlichkeit geht das Verfahren schnell vor sich.

In anderen Kurorten hat man in solchen Fällen kleine Aufzüge oder Transportbänder eingebaut.

Benutzt man Pumpen, was ja meist der Fall ist, so muß das Mineralwasser der Pumpe mit eigenem Gefälle zufließen, ein Ansaugen des Wassers muß wegen des dabei unvermeidlichen Gasverlustes also vermieden werden.

Die verwendeten Pumpen müssen soviel Fassungsraum haben, daß sie ganz langsam arbeiten und das Wasser nur wenig bewegen.

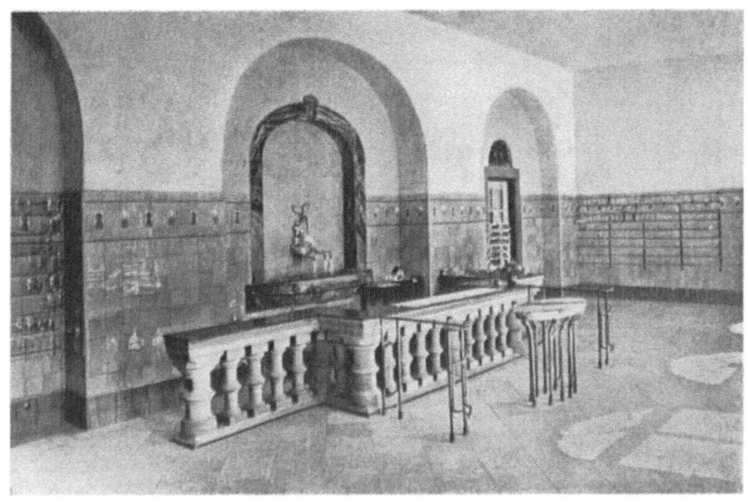

Abb. 164. Aufn. Kurverw. Bad Bertrich.
Der Trinkbrunnen in Bad Bertrich steigt durch eigenen Druck zu der mit vier Hähnen ausgestatteten Füllvorrichtung.

An einigen Beispielen sei gezeigt, in welch mannigfaltiger Weise die Verabfolgung des Kurbrunnens erfolgt.

Wohl die eigenartigste Trinkquelle und gleichzeitig die sonderbarste Methode für die Füllung der Brunnengläser finden wir beim Karlsbader Sprudel (Abb. 163).

Das 73° warme Wasser dieser mächtigen Quelle springt, wenn nicht gedrosselt, haushoch und wird einer Fontaine gleich stoßweise nach oben geworfen. Die Brunnenbecher werden zum Füllen mit Hilfe langer Bambusstangen, die am Ende eine Haltevorrichtung tragen, in den niederfallenden Thermalwasserregen gehalten.

Wegen der hohen Temperatur des Wassers werden als Trinkgefäße Porzellanbecher verwendet.

Der Trinkbrunnen in Bertrich hat mit 32° gerade die richtige Trinktemperatur. Die Steighöhe der Quelle ist eine solche, daß das Wasser mit eigenem Druck einer Auslaufvorrichtung mit 4 Hähnen zugeleitet werden kann, an denen die Gläser gefüllt werden (Abb. 164).

Eine hygienisch wie ästhetisch außerordentlich glückliche Lösung des Problems der Brunnenglasfüllung finden wir in der neuen Trinkhalle in Bad Neuenahr. Die 35° warmen alkalischen Thermen gelangen an eigenartigen, glänzend weißen Ständen, denen das Mineralwasser in weißemaillierten Rohren zufließt, zur Ausgabe (Abb. 165).

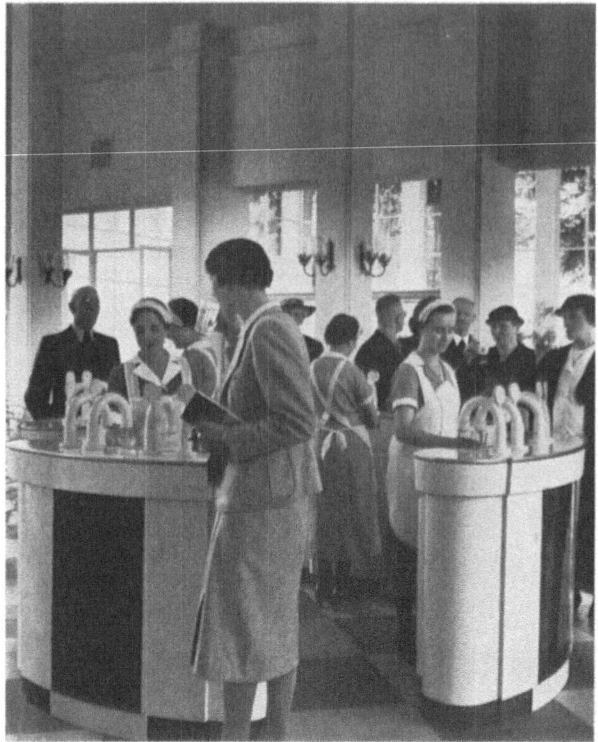

Abb. 165. Sprudelausgabe in Bad Neuenahr.
(Aufn. RUTH HALLENSLEBEN-Köln a. Rh.).
Die Brunnenausgabe erfolgt hier an glänzend weißen Ständen aus ebensolchen Rohren. Die aus Holz hergestellten Stände sind mit polierten Astralonplatten verkleidet, die Rohrleitungen bestehen aus Mipolam. Beides sind im Inlande hergestellte neue Werkstoffe, die an Stelle der devisenverschlingenden Metalle, Kupfer und Zinn, getreten sind.

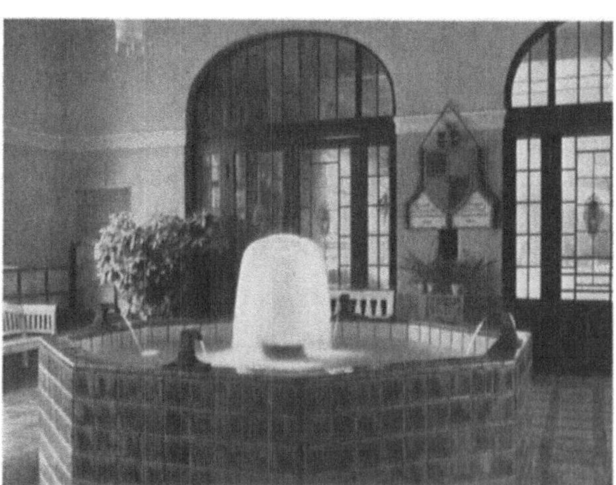

Abb. 166. Großer Sprudel in Altheide.
(Aufn. Photo-Marx in Glatz.)
Außer aus dem mächtigen Hauptsteigrohr ergießt sich der Altheider Sprudel auch noch aus vier ständig fließenden kleineren Ausläufen in ein achteckiges Becken. An den vier Ausläufen können die Kurgäste ihre Gläser füllen und nach Bedarf das mit 10° der Erde entspringende Mineralwasser durch Zusatz von künstlich erwärmtem, einem Wandbrunnen entströmendem temperieren.

Zwei Druckknöpfe an jedem Stand gestatten die kurzzeitige Entnahme des noch besonders auf 65° erwärmten Sprudels, während die beiden naturwarmen Ausläufe ständig sprudeln.

Die pultartigen Stände sind aus Holz hergestellt und mit polierten Astralonplatten verkleidet. Die Auslaufrohre bestehen aus Mipolam, das in der Wärme beliebig geformt werden kann. Astralon wie Mipolam sind neue synthetische Werkstoffe, die im Inlande hergestellt werden und sich an Stelle der Devisen kostenden Metalle, wie Kupfer und Zinn, ausgezeichnet bewährt haben.

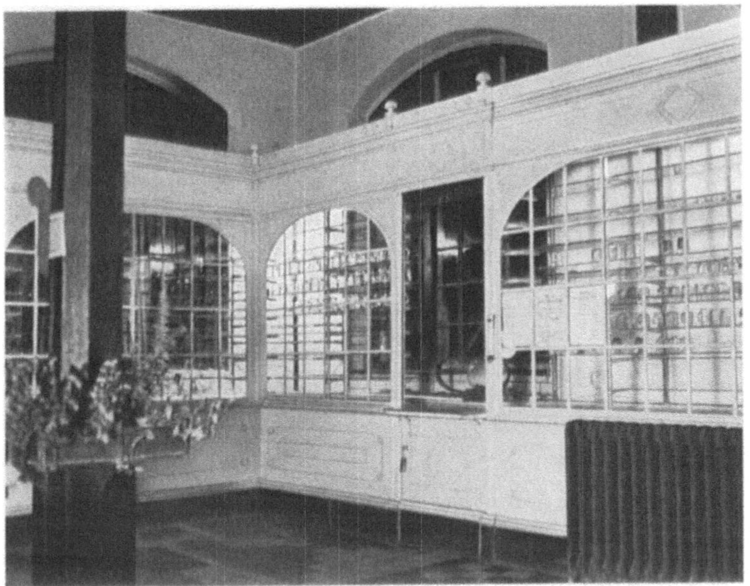

Abb. 167. Gläserschrank (Bad Salzbrunn).
(Aufn. Verfasser.)

Die Aufbewahrung der Gläser erfolgt hier in einem geschlossenen, mit Glasregalen ausgestatteten Schrank in welchem sie auch gereinigt und getrocknet werden.

Beim großen Sprudel in Altheide ist folgende Einrichtung getroffen worden. Der Sprudel, dessen Steigrohr einen etwa 0,5 m hohen Glasaufsatz trägt, ergießt sein Wasser in ein achteckiges Becken, das mit seinem Rande vier ständig fließende Ausläufe trägt. Da die Sprudeltemperatur nur etwas über 10° beträgt, ist neben dem Becken ein ständig fließender Wandbrunnen angeordnet, der auf 40° gehalten wird (Abb. 166).

Tritt die Quelle nicht bis an die Erdoberfläche, so muß man das Wasser heben oder man hilft sich in geeigneten Fällen in der Weise, daß man die Kurgäste zur Quelle hinabsteigen läßt. Eine solche Einrichtung finden wir an der Eisenquelle in Bocklet. Eine Treppenanlage führt zu der Brunnenhalle, deren Sohle vertieft ist, dort nimmt der Kurgast sein Glas in Empfang.

Im allgemeinen ist es in Bädern mit einer großen Besucherzahl nicht empfehlenswert, die Kurgäste über zahlreiche Treppenstufen gehen zu lassen, da dies für ältere und für fußkranke Patienten eine Unbequemlichkeit darstellt und gelegentlich auch zu Unglücksfällen Anlaß geben kann.

Eine sehr zweckmäßige und schöne Trinkkuranlage hat Bad Nauheim seit vielen Jahren in Betrieb. Das Wasser der für die Trinkkur benutzten Quellen wird durch Pumpen zu einer mit Keramik künstlerisch verzierten Ausschankstelle zusammengeführt. Für jede Quelle sind zwei Hähne vorgesehen, einer für naturwarmes und einer für besonders erwärmtes Mineralwasser. Die Erwärmung erfolgt in der Weise, daß beim Öffnen des Warmwasserhahnes eine elektrische Heizvorrichtung, die in einem Metallzylinder untergebracht ist, betätigt wird. Das zu erwärmende Wasser fließt unmittelbar bevor es ins Trinkglas gelangt, über diesen Metallzylinder.

In Bad Salzbrunn geht die glasweise Abgabe des Mineralwassers in folgender Weise vor sich. Die Kurgäste treten von außen an eine aus poliertem

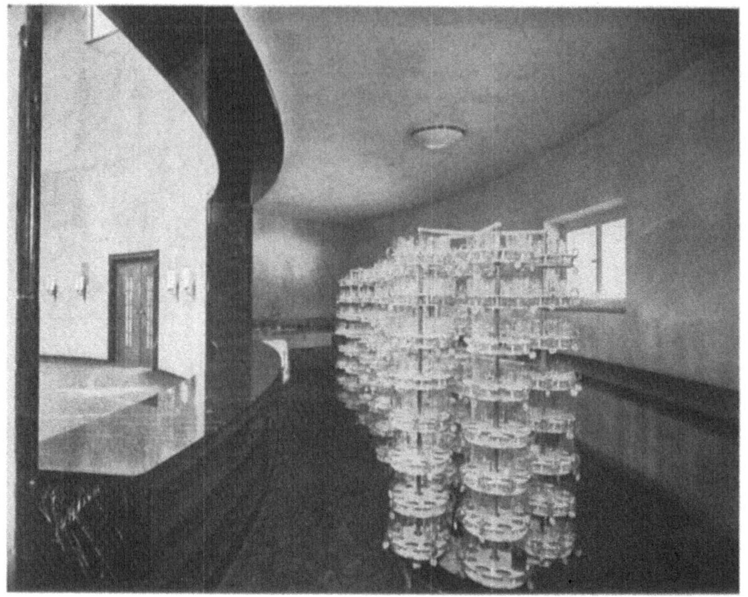

Abb. 168. Gläserausgabe mit Gläserwagen (Bad Tölz).
(Aufn. Krankenheiler Jodquellen A.G., Bad Tölz.)
Auf einem Fahrgestell sind drehbare, mit Schutzrand versehene Scheiben in acht Stockwerken übereinander angebracht. Jeder Wagen faßt 256 Gläser.

schwedischem Granit hergestellte Balustrade heran, an der sich auf der Innenseite sieben Zapfstellen befinden. Diese gestatten die Entnahme des Wassers mit Quellentemperatur (12°) und erwärmten Wassers (40°), so daß zwischen diesen Temperaturgrenzen sich alle gewünschten Wärmegrade erzielen lassen. Neben der einen Zapfstelle ist ein Schalter für eine elektrisch angetriebene Pumpe angebracht, der das Mineralwasser aus der Quelle mit eigenem Gefälle zufließt und die es erst in einen Windkessel zum Abfangen der Pumpenstöße und dann zu den Zapfstellen drückt. Ein Teil des Wassers durchströmt eine mit genauer Wärmeregelung ausgestattete Erwärmungsvorrichtung.

Zur Aufnahme des Trinkbrunnens benutzt man meist Gläser mit angeschmolzenem Henkel oder Porzellanbecher mit Henkel. Eine eigenartige Becherform ist in Karlsbad üblich. Es sind dies flache Porzellanbecher, deren Henkel hohl ist, also eine Röhre bildet. Diese steht durch eine Öffnung dicht über dem Boden mit dem Inneren des Bechers in Verbindung und öffnet sich in der Höhe des Becherrandes nach außen durch einen kleinen Rohrstutzen, der zum Trinken dient. Die Einrichtung hat den Zweck, das sehr heiße Wasser beim Durchgang durch das Henkelrohr abzukühlen.

Der Fassungsraum der Brunnenbecher beträgt meist 200 bis 250 ccm.

Manche Brunnen werden nicht rein, sondern wegen ihrer Konzentration (z. B. Vitriolwässer, Solen u. a. m.) verdünnt getrunken. An der Quelle in Saalfeld benutzt man zum Abmessen des Mineralwassers eine Art Einnehmegläser mit Einteilung, da nur 5 bis höchstens 20 ccm jeweils mit Süßwasser vermischt getrunken werden. In Bad Dürkheim sind für den gleichen Zweck graduierte Meßzylinder in Gebrauch, die 100 ccm fassen. Als höchste Einzelgabe gelten hier 70 ccm.

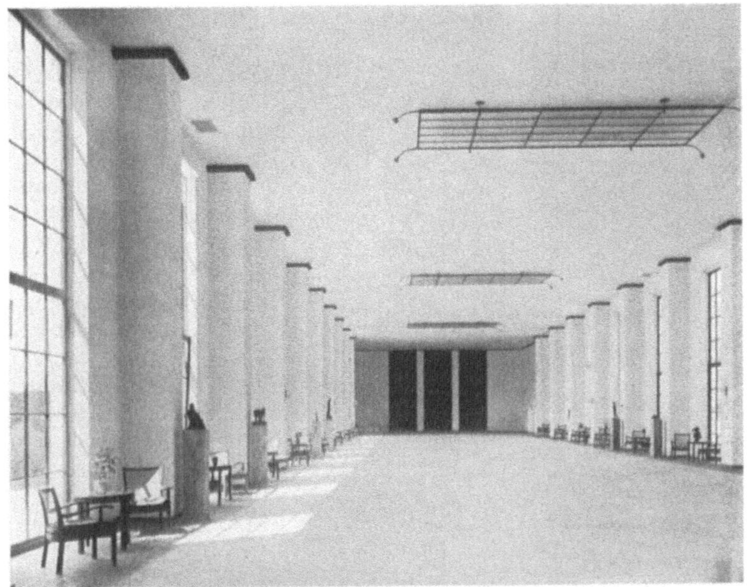

Abb. 169. Geschlossene Wandelhalle Bad Tölz.
(Aufn. K. GUNDERMANN-Würzburg.)
Beispiel einer vorbildlichen Anlage einer Wandelhalle, die mit ihren versenkbaren Fenstern bei günstigem Wetter ausgiebigen Luftzutritt ermöglicht, aber auch bei schlechtem Wetter ausreichenden Schutz gewährt.

Bisweilen ist es notwendig, das freie Kohlendioxyd aus dem Mineralwasser zum größten Teil zu entfernen, weil es vielleicht ein unerwünschtes Aufblähen des Magens und damit Herz- oder Atembeschwerden erzeugt. Zu dem Zweck kann man z. B. das angewärmte Mineralwasser in dünnem Strahl in das tief gehaltene Glas einlaufen lassen. Oder man gießt das Wasser einigemal aus einem Glase in ein anderes und wieder zurück. In Kissingen z. B. verstehen es die Brunnenschöpfer, das Umgießen von Glas zu Glas in fast meterlangem Strahl zu bewerkstelligen. Schon das Umrühren des erwärmten Wassers mit einem Glasröhrchen, wie man es zuweilen zum Brunnentrinken benutzt, um die Zähne zu schonen, führt zu erheblichem Kohlensäureverlust. Durch Einblasen von Luft mit Hilfe eines Röhrchens kann man die gasförmige Kohlensäure fast quantitativ austreiben.

In den Fällen, wo eine *Erwärmung des Trinkbrunnens* notwendig ist, muß es als Grundsatz gelten, diese erst unmittelbar vor dem Einfüllen des Mineralwassers in das Glas vorzunehmen. Eine kurze und schnelle Erwärmung ruft viel weniger Zersetzungserscheinungen, selbst bei den empfindlichen alkalischen Quellen, hervor wie eine milde, lange dauernde. Die Technik bietet eine ganze Reihe von zweckmäßigen Einrichtungen dieser Art, z. B. mit Dampf beschickte Gegenstromapparate, elektrische Erwärmungsvorrichtungen; selbst die in der

Küche gebräuchlichen, gasbeheizten Durchlauferhitzer sind unter Umständen recht brauchbar.

In manchen Bädern hat man Wannen mit warmem Wasser beim Trinkbrunnen angebracht, in die die Kurgäste ihre gefüllten Gläser zum Anwärmen stellen sollen. Diese Einrichtung hat manche Nachteile, einerseits weil das Anwärmen verhältnismäßig lange dauert, wenn das Wasser in der Wanne nicht sehr warm ist, andererseits weil die Gläser leicht springen, wenn es zu heiß ist; weiter aber, weil beim Herausnehmen der Gläser aus dem Wasserbade ein Verspritzen der ablaufenden Tropfen kaum zu vermeiden ist.

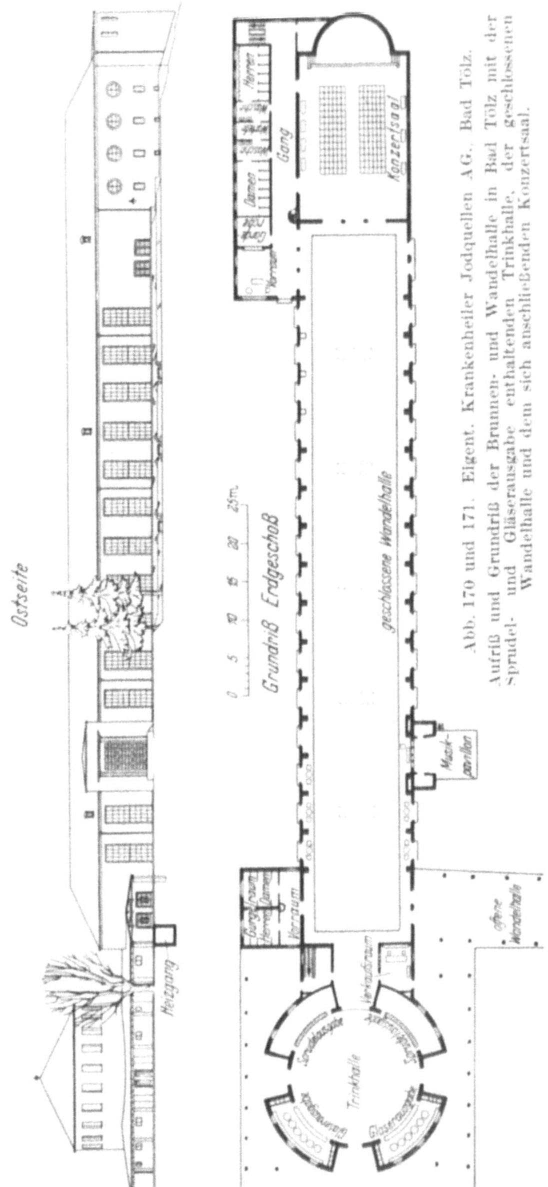

Abb. 170 und 171. Eigent. Krankenheiler Jodquellen AG., Bad Tölz. Aufriß und Grundriß der Brunnen- und Wandelhalle in Bad Tölz mit der Sprudel- und Gläserausgabe enthaltenden Trinkhalle, der geschlossenen Wandelhalle und dem sich anschließenden Konzertsaal.

Zur Bequemlichkeit der Kurgäste findet man vielfach die sog. Gläserschränke. Der Gast gibt sein mit anhängender Nummer versehenes Glas an einer Stelle ab, wo es einwandfrei gereinigt und von anhaftendem Eisen- oder Kalkansatz befreit wird.

Dann wird es bis zum nächsten Gebrauch hinter Glas vor Staub und Verunreinigungen geschützt, aufbewahrt (Abb. 167).

Neuerdings benutzt man auch gern Gläserwagen. Auf einem Fahrgestell sind drehbare, mit Schutzrand versehene Scheiben in acht Stockwerken übereinander angebracht, auf denen die Gläser stehen und leicht nach jeder Stelle gefahren werden können (Abb. 168).

Die Aufbewahrungs- und Entnahmestelle für die Gläser (Gläserstand) muß entfernt von (nicht neben) der Entnahmestelle für Mineralwasser sein, damit die Kurgäste gezwungen sind, einen etwas größeren Weg zu machen, was für spezielle Trinkkuren (Fettsucht) notwendig, für alle aber wichtig ist (Vogt). Dieser Grundsatz ist z. B. in der Wandelhalle in Bad Pyrmont durchgeführt, wo die Gläserausgabe im äußersten linken Flügel, die Brunnenausgabe aber im äußersten rechten Flügel untergebracht ist. Die Entfernung zwischen beiden Ausgaben beträgt rund 60 m.

Als Beispiel einer vorbildlichen Anlage von Brunnen- und Wandelhalle aus neuester Zeit seien die Einrichtungen in Bad Tölz genannt. Es ist sowohl eine offene wie eine geschlossene Wandelhalle vorhanden. Die letztere besitzt vom Fußboden bis zur Decke reichende Fenster, deren untere Hälfte versenkbar ist und bei günstigem Wetter einen ausgiebigen Luftzutritt ermöglicht, so daß der Kurgast bei jedem Wetter ausreichenden Schutz, aber auch reichlich frische Luft genießt. (Abb. 169, 170, 171.)

Noch nicht voll befriedigend gelöst ist die Konstruktion eines brauchbaren, hygienisch richtigen Gläserspülers. Die gebräuchlichen Modelle schicken wohl einen kräftigen Wasserstrahl nach dem inneren Boden des Glases, aber der von den Lippen berührte Rand wird nicht genügend vom Wasser getroffen und gereinigt. Die Tatsache, daß die meisten Gläserspüler durch Aufsetzen der Ränder des umgestülpten Glases auf das gleiche federnde, die Spülung einschaltende Metallkreuz betätigt werden, auf das alle vorhergehende aufgedrückt worden sind, ist weder hygienisch noch ästhetisch angenehm.

III. Chemie der Heilwässer, Moore und Schlamme.

Von

W. ZÖRKENDÖRFER-Breslau.

Mit 6 Abbildungen.

1. Allgemeine Mineralquellenchemie.

A. Bestandteile, Definition und Einteilung der Mineralquellen.

Im Rahmen der Balneologie besteht die Aufgabe der Chemie in erster Linie darin, für die Heilwirkungen der Wässer und Moore die chemischen Grundlagen beizubringen. Sie soll uns Mittel in die Hand geben, die Heilwässer zu charakterisieren und in wohldefinierte, für unsere Zwecke brauchbare Klassen zu teilen. Wenn auch dagegen der Einwurf erhoben werden kann, daß es uns allein auf die Wirkungen und nicht auf die Zusammensetzung ankommt, bleibt dennoch die Chemie das einzige, worauf eine wirklich scharfumschriebene Definition und Einteilung aufgebaut werden kann. Und es ist ja auch hauptsächlich der Chemismus, welcher die Heilwässer von gewöhnlichem Wasser unterscheidet.

Fragen wir, welche *Bestandteile* diese Unterschiede bedingen, so sehen wir, daß es im allgemeinen *Mineralstoffe* sind und deshalb führen diese Wässer den Namen *Mineralwässer*. Eine Übersicht über die wichtigsten Bestandteile soll uns Tabelle 13 geben. Hier sind einmal die Kationen, zum anderen die Anionen und Säuren nach den Mengen geordnet, bis zu welchen sie in Mineralwässern auftreten (HINTZ und GRÜNHUT). Diese Zahlen sollen uns nur ein annäherndes Bild über die Größenordnung geben, vereinzelte Extremwerte bleiben dabei unberücksichtigt. Da aber auch unsere gewöhnlichen Süßwässer Mineralstoffe enthalten, sind auch diese Werte (KLUT, STOOF) zum Vergleich mit herangezogen.

Tabelle 13. Bestandteile der Mineralwässer.

	Süßwasser	Mineralwasser	
	mg/kg	mg/kg	mval/kg
Gelöste feste Stoffe	bis 500	bis 250000	bis 4500
Kationen:			
Natrium ($Na^{\cdot}$)	„ 100	„ 100000	„ 4500
Magnesium ($Mg^{\cdot\cdot}$)	„ 50	„ 5000	„ 400
Calcium ($Ca^{\cdot\cdot}$)	„ 200	„ 2000	„ 100
Kalium ($K^{\cdot}$)	„ 10	„ 1000	„ 25
Eisen ($Fe^{\cdot\cdot}$, $Fe^{\cdot\cdot\cdot}$)	„ 5	„ 50	„ 2
Strontium ($Sr^{\cdot\cdot}$)		„ 50	„ 1
Barium ($Ba^{\cdot\cdot}$)		„ 40	„ 0,5
Ammonium ($NH_4^{\cdot}$)	„ 1	„ 10	„ 0,5
Lithium ($Li^{\cdot}$)		„ 10	„ 1
Mangan ($Mn^{\cdot\cdot}$)	„ 5	„ 5	„ 0,2
Aluminium ($Al^{\cdot\cdot\cdot}$)		„ 1	„ 0,01
Anionen und Säuren:			
Chlorid (Cl')	bis 100	bis 160000	bis 4500
Sulfat (SO_4'')	„ 300	„ 40000	„ 1000
Bicarbonat (HCO_3')	„ 200	„ 4000	„ 100
Freie Kohlensäure (CO_2)	„ 100	„ 4000	
Kieselsäure (H_2SiO_3)	„ 60	„ 120	
„Gesamtschwefel“ (S)	„ 1	„ 120	„ 6
Nitrat (NO_3')	„ 100	„ 100	„ 1,5
Phosphat (HPO_4'')	„ 1	„ 100	
Bromid (Br')	„ 1	„ 100	„ 1
Jodid (J')	„ 0,08	„ 40	„ 0,1
Fluorid (F')	„ 8	„ 10	„ 0,5
Borsäure (H_2BO_3)		„ 10	
Arsen (As)	„ 0,1	„ 10	„ 0,1
Titansäure (H_2TiO_3)		„ 1	

Ein Blick auf diese Tabelle läßt unschwer zwei große Gruppen von Stoffen unterscheiden: 1. solche, die in *größeren Mengen* auftreten und 2. in kleineren Mengen *seltenere Stoffe,* unter welchen sich aber verschiedene biologisch bedeutungsvolle finden. Neben diesen durch ihren Chemismus ausgezeichneten Wässern gibt es aber noch eine Reihe anderer, welche einen solchen Unterschied vermissen lassen, dennoch aber deutliche Heilwirkungen auslösen. Meist weisen diese die gleichen geologischen Besonderheiten auf, wie die Mineralquellen, in der Mehrzahl handelt es sich um *warme Wässer.* Deshalb rechnen wir auch 3. *die Thermen* zu den Heilwässern, auch dann, wenn sie sich chemisch nicht mit Sicherheit von gewöhnlichem Wasser unterscheiden lassen.

Die *Definition* der Mineral- oder Heilwässer kann deshalb nicht von einem einzigen Gesichtspunkt ausgehen, sondern muß zumindest diese drei verschiedenen Möglichkeiten vorsehen. Da sich die gleichen Stoffe in kleineren Mengen auch in gewöhnlichem Wasser vorfinden (Tabelle 13), müssen wir gegen dieses irgendwelche Grenzen ziehen. Solche haben allerdings immer etwas Willkürliches. Doch liegen hier die Dinge so, daß Übergangsformen ziemlich selten sind. Wenn die Grenze überschritten wird, so meistens gleich um höhere Beträge (Grünhut). Eine Ausnahme machen eigentlich nur Gipsquellen. Bei solchen sind Übergangsformen häufig. Auf Grund der empirisch beobachteten Werte wurden im deutschen Bäderbuch solche Grenzwerte von Hintz und Grünhut aufgestellt und später noch von Grünhut erweitert und haben durch die

Nauheimer Beschlüsse[1] allgemeine Gültigkeit erlangt. Hierin ist die Definition der Mineralwässer folgendermaßen festgelegt:

„*Unter Mineralwasser im Sinne von Handel und Verkehr versteht man solche Wässer, deren Gehalt an festen gelösten Stoffen mehr als 1 g in 1 kg beträgt oder die sich durch ihren Gehalt an gelöstem Kohlendioxyd oder an gewissen seltener vorkommenden Stoffen von den gewöhnlichen Wässern unterscheiden und endlich auch solche Wässer, deren Temperatur dauernd höher liegt als 20° C.* Mit Beziehung auf die Abgrenzung des Gehaltes an den erwähnten seltener vorkommenden Stoffen sei auf die Abhandlung von GRÜNHUT verwiesen." Diese GRÜNHUTschen Grenzwerte geben wir in folgender Tabelle wieder, in welcher nur für die radioaktiven Substanzen der ursprüngliche Wert (3,5 ME) entsprechend einer späteren Neuregelung *(Salzuflener Beschlüsse*[2]*)* abgeändert wurde.

Tabelle 14. Grenzwerte, welche Mineralwässer von gewöhnlichen Wässern scheiden.

Name des Bestandteils	Nauheimer Beschlüsse mg	In Aussicht genommene Neuregelung mg
Lithium-Ion ($Li^{\cdot}$)	1	—
Strontium-Ion ($Sr^{\cdot\cdot}$)	10	—
Baryum-Ion ($Ba^{\cdot\cdot}$)	5	—
Ferro- oder Ferri-Ion ($Fe^{\cdot\cdot}$ bzw. $Fe^{\cdot\cdot\cdot}$)	10	20
Brom-Ion (Br')	5	—
Jod-Ion (J')	1	5
Fluor-Ion (F')	2	—
Hydroarsenat-Ion ($HAsO_4''$)	1,3	1,3
Meta-arsenige Säure ($HAsO_2$)	1	1
Gesamtschwefel (S) entsprechend Hydrosulfid-Ion + Thiosulfat-Ion + Schwefelwasserstoff	1	1
Metaborsäure (HBO_2)	5	—
Freies Kohlendioxyd (CO_2)	250	500
Radium-Emanation	Salzuflener Beschlüsse	80 ME = 29 nC
Feste Radiumsalze (Ra)		10^{-7} mg

Für die Charakterisierung als Mineralwasser genügt es, wenn einer dieser Grenzwerte überschritten wird, oft werden wir aber auch mehrere dieser Merkmale gleichzeitig finden, wenn auch wohl niemals alle. Praktische Bedeutung für die Zurechnung zum Mineralwasser haben aber nur wenige dieser Stoffe, außer den in größeren Mengen auftretenden Stoffen einschließlich der freien Kohlensäure eigentlich nur das *Eisen,* der *Schwefel* und die *radioaktiven Substanzen.* Einige andere dieser Grenzzahlen sind mehr für die Einteilung der Mineralwässer, als für die Zurechnung zum Mineralwasser überhaupt von Bedeutung.

Selbstverständlich muß es sich bei Heilwässern stets um hygienisch einwandfreie Wässer handeln, welche auf natürlichem Wege entstanden sind. Gelöste Stoffe, die wir als Verunreinigungen ansehen müssen, können nicht zur Charakterisierung als Mineralwasser verwendet werden.

In der *wissenschaftlichen* Balneologie können diese Beschlüsse heute als allgemein anerkannt gelten. Dagegen haben sie keine *gesetzliche Verankerung,* sind für die Unternehmer deshalb nicht unbedingt bindend. Neuerdings aber wird dieser Mangel im Zuge der Neuorganisation des deutschen Bäderwesens behoben, indem die Nauheimer Beschlüsse in die Richtlinien des Reichsfremdenverkehrsbandes für die Preisgestaltung der Kurverwaltungen eingebaut wurden

[1] Balneol. Ztg **23**, 75 (1912).
[2] Z. Kurortwissensch. **2**, 83 (1932).

und demnächst sollen sie durch eine eigene Verordnung Gesetzeskraft erhalten. Hierbei sind einige Abweichungen von der alten Fassung vorgesehen, die wir jeweils mit anführen, weil diese wohl demnächst die gültigen Bestimmungen darstellen werden.

Wenn den Mineralquellen Heilwirkungen zukommen, wie uns eine alte Erfahrung lehrt, müssen wir diese wohl den gelösten Mineralstoffen zuschreiben. Daher wird sich der Begriff der *Heilquellen* im allgemeinen mit dem der Mineralquellen decken. Gewiß kann es Quellen geben, welche sich nur durch biologisch unwirksame Stoffe vom gewöhnlichen Wasser unterscheiden. Bei dem engen Zusammenhang von Wasser- und Salzhaushalt und den vielen gegenseitigen Beziehungen der Mineralstoffe untereinander sowohl in biologischer wie auch in geologischer Beziehung ist dies zwar wenig wahrscheinlich. Andererseits handelt es sich bei den Mineralstoffen um relativ indifferente Körper, bei welchen die therapeutischen Wirkungen meist nur in kleinen Ausschlägen bestehen, zu deren Zustandekommen vielfach erst eine längere Zeit notwendig ist. Einer exakten Bestimmung der wirksamen Schwellendosis, welche für eine pharmakologische Definition der Mineralwässer notwendig wäre, weil ja dieselben Stoffe auch in den Süßwässern vorhanden sind, stehen daher große Schwierigkeiten entgegen. So erscheint eine scharfe Trennung von den Süßwässern auf Basis der Wirkungen undurchführbar und nur durch die chemische Definition erreichbar. Soll ein Mineralwasser als *Heilwasser* systematisch angewandt werden — ob es nun die Grundlage für den Betrieb eines Heilbades abgeben, oder als Versandheilbrunnen dienen soll — dann müssen wir von ihm natürlich verlangen, daß es *nicht nur der chemischen Definition entspricht, sondern auch wirklich einwandfrei nachgewiesene Heilwirkungen entfaltet.*

Aus den Übergängen zu unseren gewöhnlichen Trinkwässern ergibt sich, daß gewisse Mineralwässer auch als Getränk brauchbar sein müssen. Hochkonzentrierte Mineralwässer eignen sich natürlich hierzu nicht, doch viele schwächere, besonders Säuerlinge sind wegen ihres angenehmen Geschmackes hierfür beliebt. So kommen wir zu der Gruppe der *Tafelwässer*, wozu sowohl Süßwässer wie Mineralwässer verwendet werden können. Eine scharfe Grenze gegenüber den Heilbrunnen besteht nicht. Die Tafelwässer sind an keine Heilwirkung gebunden, können aber unter Umständen gleichzeitig brauchbare Heilwässer sein (z. B. Fachingen).

Die Definition des Mineralwassers birgt auch schon die Grundlagen zu einer *Einteilung* in bestimmte Mineralwasserklassen in sich. Nach ihrer *Konzentration* können wir schon zwei große Gruppen unterscheiden:

1. die *höher mineralisierten Quellen* mit mehr als 1 g fester Bestandteile in 1 kg Wasser und

2. die *einfachen Quellen*, welche diese Grenze nicht erreichen und lediglich durch ihren *Gehalt an selteneren Stoffen* oder durch ihre *Temperatur* als Mineralwässer gekennzeichnet werden.

Die *erste Gruppe* werden wir nun je nach ihrem Chemismus unterteilen. Welche Stoffe hieran einen wesentlichen Anteil nehmen können, ersehen wir schon aus Tabelle 13. Diese zeigt uns, daß in Grammengen nur wenige Bestandteile vorkommen, und zwar von den Kationen nur die Alkalien (Natrium und Kalium) und Erdalkalien (Calcium und Magnesium) — nur in seltenen Fällen kommt noch das Eisen hinzu — und von den Anionen nur Chlorid, Sulfat und Hydrocarbonat. Aus deren Kombinationsmöglichkeiten ergeben sich von selbst die verschiedenen Klassen, die wir aus folgendem Schema entnehmen können:

Tabelle 15.

Vorwaltende		Anionen		
		HCO_3	Cl	SO_4
Kationen	Na	alkalische Quellen	Kochsalzquellen	Glaubersalzquellen
	Ca	erdige Quellen	Chlorcalciumquellen	Gipsquellen
	Mg			Bitterwässer
	(Fe)			(Vitriolquellen)

Die veralteten Bezeichnungen wie muriatisch, salinisch, sulfatisch, die sich vielfach heute noch finden, sind wir bestrebt, zu meiden (HEUBNER) und durch die deutschen Namen Kochsalzquellen, Glaubersalzquellen, Gipsquellen usw. zu ersetzen. In der Chemie sind diese alten Ausdrücke schon längst ausgemerzt und zum Großteil auch in der Medizin.

Für die *einfachen* Quellen, deren Gesamtkonzentration unter der 1 g-Grenze bleibt, stützen wir die Einteilung auf dieselben Bestandteile, welche diese Wässer zu Mineralwässern stempeln. Im allgemeinen werden wir auch der Einteilung die *Grenzwerte der Nauheimer Beschlüsse* zugrunde legen. Eine Ausnahme machen wir bei den Kohlensäurequellen (Säuerlingen). Hier verlangen wir für die Einreihung in diese Gruppe mindestens 1 g CO_2, während für die Zurechnung zu den Mineralwässern 250 mg ausreichen. Den umgekehrten Fall sieht die bevorstehende Neuregelung bei den Eisenquellen vor: Hier soll für die Klasseneinteilung der alte Grenzwert von 10 mg erhalten bleiben, auch wenn der für Mineralwässer erforderliche Wert erhöht wird (näheres S. 279).

Da oft mehrere Grenzwerte gleichzeitig überschritten werden, wäre es überflüssig und nur verwirrend, auf alle Stoffe, für welche sich ein Grenzwert aufstellen läßt, eine besondere Mineralwasserklasse aufzubauen. Viel besser werden wir uns auf weniger, und zwar auf die biologisch wichtigen beschränken. Denn der Zweck unserer Einteilung soll ja letzten Endes ein medizinischer sein. Als heute allgemein anerkannte Klassen unterscheiden wir hier: Eisenquellen, Arsenquellen, Schwefelquellen, Jodquellen, radioaktive Quellen, Kohlensäurequellen oder Säuerlinge und Thermalquellen. Fassen wir nun unsere beiden Hauptgruppen wieder zusammen, so kommen wir zu den in Tabelle 16 zusammengestellten und definierten Mineralwasserklassen.

Tabelle 16. Einteilung der Heilquellen.

Quellenklasse	Enthalten in 1 kg des Wassers wenigstens
Alkalische Quellen	1 g feste Stoffe, davon vorherrschend Natrium- und Hydrocarbonat-Ionen
Erdige Quellen	1 g feste Stoffe, davon vorherrschend Calcium-, Magnesium- und Hydrocarbonat-Ionen
Kochsalzquellen	1 g feste Stoffe, davon vorherrschend Natrium- und Chlor-Ionen
Chlorcalciumquellen	1 g feste Stoffe, davon vorherrschend Calcium- und Chlor-Ionen
Glaubersalzquellen	1 g feste Stoffe, davon vorherrschend Natrium- und Sulfat-Ionen
(Echte) Bitterwässer	1 g feste Stoffe, davon vorherrschend Magnesium- und Sulfat-Ionen
Gipsquellen	1 g feste Stoffe, davon vorherrschend Calcium-, Magnesium- und Sulfat-Ionen
Eisenquellen	10 mg Eisen (Fe)
Arsenquellen	0,7 mg Arsen (As) = 1,0 mg $HAsO_2$ oder 1,3 mg $HAsO_4$
Schwefelquellen	1 mg „titrierbaren Schwefel“ (S)
Jodquellen	1 mg (bzw. 5 mg[1]) Jod (J)
Radioaktive Quellen	29 nC = 80 MACHE-Einheiten oder 10^{-7} mg Radium
Kohlensäurequellen (Säuerlinge)	1 g freie Kohlensäure (CO_2)
Thermalquellen	20° C

[1] Als Neuregelung in Aussicht genommen.

Tabelle 17. Unterteilung der Kochsalzquellen.

		Hauptkationen	Hauptanionen	Nebenbestandteile
	Einfache Kochsalzquellen . . . . (z. B. Münster a. Stein, Ischl)	Na	Cl	—
I. Mehrere Hauptbestandteile	Alkalische Kochsalzquellen . . . . (Aßmannshausen)	Na	Cl, HCO_3	—
	Glauberkochsalzquellen . . . . . (Mergentheim)	Na	Cl, SO_4	—
	Chlorcalciumkochsalzquellen . . . (Suhl)	Na, Ca (Mg)	Cl	—
	Erdige Kochsalzquellen	Na, Ca (Mg)	Cl, HCO_3	—
	Gipskochsalzquellen . . . . (Altenau)	Na, Ca (Mg)	Cl, SO_4	—
	Bitterkochsalzquellen . . . . . . (Friedrichshall)	Na, Mg	Cl, SO_4	—
	Alkalische Glauberkochsalzquellen. (Salzig)	Na	Cl, HCO_3, SO_4	—
	Erdige Glauberkochsalzquellen . .	Na, Ca (Mg)	Cl, HCO_3, SO_4	—
II. je 1 Nebenbestandteil	Kochsalzsäuerlinge	Na	Cl	CO_2
	Eisenkochsalzquellen . . . . . . (Kreuznach, Kösen)	Na	Cl	Fe
	Arsenkochsalzquellen	Na	Cl	$HAsO_2(HAsO_4)$
	Schwefelkochsalzquellen . . . . . (Ischl, Salzbergschwefelquelle)	Na	Cl	HS, H_2S
	Jodkochsalzquellen . . . . (Hall, Heilbrunn)	Na	Cl	J
	Radioaktive Kochsalzquellen . . . (Kreuznach, Theodorshaller Br.)	Na	Cl	Radon
	Kochsalzthermen . . . . (Wiesbaden, Baden-Baden)	Na	Cl	(warm)
III. Mehrere Haupt- und Nebenbestandteile	Kochsalzthermalsäuerlinge . . . . (Nauheim)	Na	Cl	CO_2 (warm)
	Erdige Kochsalzthermalsäuerlinge) (Soden a. Taunus)	Na, Ca (Mg)	Cl, HCO_3	CO_2 (warm)
	Erdige Kochsalzsäuerlinge . . . . (Nauheim, Ludwigsbr.)	Na, Ca (Mg)	Cl, HCO_3	CO_2
	Eisensolquellen . . . . (Reichenhall)	Na	Cl	Fe
	Eisenkochsalzsäuerlinge . . . . . (Oeynhausen)	Na	Cl	Fe, CO_2
	Eisenkochsalzthermalsäuerlinge . . (Nauheim, Kurbr.)	Na	Cl	Fe, CO_2 (warm)
	Eisenchlorcalciumkochsalzquellen . (Suderode)	Na, Ca (Mg)	Cl	
	Eisenchlorcalciumkochsalzsäuerlinge (Kissingen, Homburg)	Na, Ca (Mg)	Cl	Fe, CO_2
	Jod-Eisen-Kochsalzquellen . . . . (Kreuznach, Karlshaller Br.)	Na	Cl	Fe, J
	Jod-Eisen-Chlorcalciumkochsalz-quellen . . . . (Salzschlirf, Kinderbr.)	Na, Ca (Mg)	Cl	Fe, J
	Jod-Eisen-Chlorcalciumkochsalz-säuerlinge . . . . (Salzschlirf, Tempelbr.)	Na, Ca (Mg)	Cl	Fe, J, CO_2
	Jod-Chlorcalciumkochsalzquellen . (Sulzbrunn)	Na, Ca (Mg)	Cl	J
	Jod-Schwefel-Kochsalzthermen . . (Wiessee)	Na	Cl	J, HS (warm)
	Alkalische Schwefelkochsalzthermen (Aachen)	Na	Cl, HCO_3 (CO_3)	HS (warm)
	Arsen-Chlorcalciumkochsalzquellen (Dürkheim)	Na, Ca (Mg)	Cl	$HAsO_2$
	Arsen-Chlorcalciumkochsalzsäuer-linge . . . . (Kronthal, Stahlbr.)	Na, Ca (Mg)	Cl	$HAsO_4$

In der Natur gibt es keine reinen Stoffe und keine scharfen Grenzen, sondern hier finden sich stets verschiedene Stoffe nebeneinander und infolgedessen alle möglichen Übergangsformen. So auch bei den Mineralwässern. Neben verhältnismäßig reinen Typen finden sich zahlreiche Wässer, bei welchen neben den vorwaltenden Ionen noch andere Bestandteile ebenfalls eine Rolle spielen und zur Charakterisierung des betreffenden Wassers mit herangezogen zu werden verdienen. Bei den selteneren Stoffen, für welche wir feststehende Grenzwerte haben, werden wir uns auch hierbei an diese Werte halten und eine Kochsalzquelle, eine alkalische, eine erdige Quelle usw. als Eisenkochsalzquelle, alkalische oder erdige Eisenquelle bezeichnen, wenn sie mehr als 10 mg Eisen enthält. Schwieriger ist es bei der Kombination mehrerer in größeren Mengen auftretender Stoffe. Hier war es bisher ganz dem subjektiven Ermessen des Beurteilers überlassen, von welcher Grenze ab er die an zweiter oder dritter Stelle stehenden mit zur Charakterisierung heranziehen will. In der bevorstehenden Neuregelung soll auch hier eine Norm geschaffen werden. Und zwar ist ein Grenzwert von 20 Äquivalentprozenten (deren Definition s. S. 246) vorgesehen. Für die Charakterisierung einer Heilquelle wären hiernach außer den beiden vorwiegenden Ionen noch jene heranzuziehen, welche sich mit wenigstens 20 Äquivalentprozent an deren Zusammensetzung beteiligen[1].

Bei der Fülle der Möglichkeiten müssen wir darauf verzichten, hier alle diese Mischformen anzuführen. Nur an einer Gruppe soll die Vielfältigkeit und Benennung gezeigt werden. Wir wollen hierfür die Kochsalzquellen herausgreifen (Tabelle 17).

Je nach den Ionen, welche außer Na und Cl die 20 Äquivalentprozente überschreiten — wobei wir die Alkalien Na + K und die Erdalkalien Ca + Mg zusammenzählen können —, kommen wir zu den ersten 8 Unterklassen der Tabelle 17. Treten nun aber noch Nebenbestandteile hinzu, kommen wir schon durch die bloße Kombination von Na und Cl mit je nur einem dieser Nebenbestandteile zu weiteren 7 Gruppen. Diese können sich aber wieder mit allen 8 Typen der ersten Gruppe, wie auch untereinander in der mannigfaltigsten Weise kombinieren. So können in allen der ersten 8 Unterklassen Säuerlinge, Eisenquellen usw. auftreten. Deshalb ist es nicht einmal möglich, auch nur bei den Kochsalzquellen alle diese Kombinationsmöglichkeiten aufzuzählen, zumal ja auch mehrere Nebenbestandteile gleichzeitig auftreten können, wie Eisen und Kohlensäure, Eisen und Arsen, Jod und Schwefel usw. In der dritten Gruppe sind daher aus dieser Fülle nur einige wenige Beispiele aus bekannten deutschen Bädern angeführt.

Ebenso gibt es für die in erster Linie durch bestimmte seltenere Stoffe charakterisierten Heilwässer, wie Eisenquellen, Schwefelquellen, Jodquellen, Radiumquellen usw. die mannigfaltigsten Kombinationsmöglichkeiten mit anderen selteneren Bestandteilen, wie mit den in größerer Menge auftretenden Mineralstoffen. Wir unterscheiden hier die Wässer unter der 1-g-Grenze als *einfache* Eisen-, Schwefel-, Radiumquellen usw. von den *stärker mineralisierten* Eisen-, Schwefel-, Radium-Mineralquellen, welche wieder den verschiedenen Klassen und Unterklassen angehören können. Schon in der Zusammenstellung der Kochsalzquellen haben wir verschiedene solche Kombinationsmöglichkeiten kennengelernt. Ebenso finden sich Kombinationen mit den verschiedenen anderen Mineralwasserklassen. So treffen wir z. B. Eisenquellen fast in allen Klassen und innerhalb dieser wieder in den verschiedensten Unterklassen an. Finden wir doch auf Tabelle 17 allein unter den Kochsalzquellen bereits 9 verschiedene Eisenkochsalzquelltypen. Aber auch die weniger häufigen Bestandteile wie Jod, Radium, Arsen verteilen sich auf eine ganze Reihe verschiedener Mineralwasserklassen, so daß *irgendeine Quelle als Ganzes betrachtet doch immer wieder durch die verschiedenen Begleitstoffe ihre individuellen Besonderheiten erhält.* Dies mag uns das Beispiel der Radiumquellen zeigen. Obwohl wir hiervon nur wenige Wässer haben, zerfallen diese schon in eine ganze Reihe von Unterklassen:

---

[1] Diese Zahl wurde erst kurz vor Drucklegung bekannt. Sie konnte deshalb für den speziellen Teil nicht mehr berücksichtigt werden.

Tabelle 18. Unterteilung der Radiumquellen.

	Bestandteile	
Einfache Radiumquellen (Oberschlema, Joachimsthal)		Radon
Einfache Radiumthermen (Gastein)		Radon (warm)
Einfache Radium-Eisensäuerlinge (Flinsberg, Steben)		Radon, Fe, CO_2
Einfache Radium-Schwefelthermen (Landeck)		Radon, HS (warm)
Erdalkalische Radium-Eisensäuerlinge (Brambach)	Na, Ca, HCO_3	Radon, Fe, CO_2
Alkalische Radiumthermen (Teplitz-Schönau)	Na, HCO_3	Radon (warm)
Radioaktive Chlorcalcium-Kochsalzquellen (Kreuznach)	Na, Ca, Cl	Radon

B. Das Wasser.

Wenn wir für gewöhnlich die Atome als ganz genau definierte Gebilde betrachten von stets gleichbleibendem Aufbau und gleichbleibenden physikalischen und chemischen Eigenschaften; so ist dies nur bedingt richtig. Es hat sich gezeigt, daß zahlreiche Elemente zwei (oder mehr) Arten von Atomen mit verschiedenem Atomgewicht besitzen, welche wir aber in ihrem chemischen Verhalten nicht oder kaum voneinander unterscheiden können. Wir bezeichnen dies als *Isotopie.* Der Anteil der isotopen Atome am Aufbau des Elementes scheint fast stets konstant zu sein und aus diesem Verhältnis ergibt sich das empirische Atomgewicht, welches natürlich zwischen dem der beiden Komponenten liegen muß.

Auch das Wasserstoffatom hat ein derartiges Isotop mit dem Atomgewicht 2 (Orey, Brickwedde und Murphey), welches wir als *Deuterium* (D) bezeichnen. Das von diesem gebildete Wasser (D_2O) mit dem Molekulargewicht 20 nennen wir *schweres Wasser.* Gerade beim Wasser hat sich gezeigt, daß dessen Gehalt an schwerem Wasser nicht immer gleich ist, sondern daß es leichteres und schwereres Wasser gibt. Chemisch reagiert der schwere Wasserstoff etwas träger als der normale. Die physikalischen Konstanten des schweren Wassers sind von gewöhnlichem Wasser meßbar verschieden. L. Fresenius (4) zeigt dies in folgender Tabelle:

Tabelle 19.

	H_2O	D_2O
Dichte d_4^{20}	1,000000	1,1056
Siedepunkt	100,00°	101,42°
Schmelzpunkt	0,000°	3,8°
Temperatur der maximalen Dichte	4°	11,6°
Löslichkeit von NaCl in 1 g Wasser	0,359 g	0,305 g
Löslichkeit von $BaCl_2$ in 1 g Wasser	0,357 g	0,289 g
Konstante der Oberflächenspannung bei 20°	72,75	67,8

Nach dieser Entdeckung wurden Wasserproben verschiedener Herkunft auf ihren Gehalt an schwerem Wasser untersucht, darunter auch verschiedene Mineralwässer. Nachdem es verschiedenen Analytikern nicht gelungen war, einen Unterschied gegenüber gewöhnlichem Wasser nachzuweisen (Schwarz, Küchler und Steiner, Schneider und Sležák, Hansen, Rüsting und

HEVEDING), konnten R. FRESENIUS und DICK aus Wiesbadener Mineralquellen reinste Wasserproben darstellen, welche sich in ihrer Dichte von solchen aus Leitungswasser gewonnenen meßbar unterschieden und damit den Beweis für einen Gehalt an schwerem Wasser erbringen, welcher an sich zwar sehr klein ist, aber den des Leitungswassers doch um das mehrfache übersteigt.

Die einzelnen Wassermoleküle liegen nun aber nicht etwa einfach nebeneinander, sondern treten unter Bildung von *Polymeren* miteinander in Beziehung. In dieser Hinsicht lassen sich mit Sicherheit 2 Formen des Wassers unterscheiden, eine höher komplexe das α-*Wasser*, welches besonders reichlich in festem Zustand, also im Eis auftritt und eine im flüssigen Zustand überwiegende β-*Form*. Diese beiden Formen gehen natürlich leicht ineinander über, dabei bilden sich von physikalischen Faktoren abhängige Gleichgewichtszustände heraus. Den hierfür wichtigsten Faktor stellt die Temperatur dar. Nach REDLICH gelten folgende Beziehungen:

Temperatur	0	20	40	60	80	100°
% α-Wasser	39	26,2	16,3	9,3	5,2	2,8.

Demnach müßte auch in dieser Hinsicht Thermalwasser eine andere Zusammensetzung aufweisen, als kaltes Wasser. Bisher läßt sich noch nicht sagen, wie schnell bei Temperaturänderungen diese Umwandlung vor sich geht. Wenn sie nicht plötzlich erfolgt, so könnte auch Wasser gleicher Temperatur je nach seiner unmittelbaren Vorgeschichte Unterschiede zeigen, z. B. juveniles vor kurzem aus Dampf kondensiertes Wasser sich von gewöhnlichem Grundwasser unterscheiden. Ob gelöste Stoffe diese Gleichgewichte beeinflussen, ist ebenso unentschieden, wäre aber denkbar.

Jedenfalls ergibt sich aus diesen Tatsachen, daß die Zusammensetzung des Wassers mit der Formel H_2O durchaus noch nicht erschöpft ist. Vielmehr sind auf diesem Gebiete noch zahlreiche Probleme ungelöst. Jedenfalls braucht Wasser und Wasser nicht immer dasselbe zu sein, auch wenn wir hierunter nur die chemische reine Substanz verstehen. Welche Bedeutung diese Befunde für die Balneologie haben, kann erst die Zukunft ergeben.

C. Die Elektrolyte.

In wässeriger Lösung sind Salze bekanntlich nicht als solche enthalten, sondern größtenteils in *Ionen* dissoziiert (ARRHENIUS). Es finden sich also nebeneinander einerseits positiv geladene Metall-Ionen ($Na^{\cdot}$, $Ca^{\cdot\cdot}$ usw.), welche bei der Elektrolyse zur Kathode wandern und daher Kationen genannt werden, und negativ geladene Ionen des Säurerestes oder Anionen (Cl', SO_4'' usw.). Allerdings ist die Dissoziation niemals wirklich vollständig[1], sondern es kommt stets zu einem Gleichgewicht zwischen Ionen und undissoziiertem Anteil. Wenn letzterer auch praktisch verschwindend klein sein kann, erscheint er für viele Betrachtungen doch wichtig. Seine Größe ergibt sich aus bestimmten Gesetzen. Wenn wir die Konzentrationen der Ionen mit $[A]$ und $[B]$ und die Konzentration des nichtdissoziierten Anteils mit $[A\ B]$ bezeichnen, so gilt die Beziehung $\frac{[A]\cdot[B]}{[AB]} = k \cdot 1000$, wobei k die *Dissoziationskonstante*, eine für jede Substanz charakteristische Größe ist. Aus dieser Gleichung läßt sich leicht berechnen, daß die Dissoziation mit steigender Konzentration abnehmen muß. Den dissoziierten Anteil (die Gesamtmenge = 1 gesetzt) bezeichnen wir als *Dissoziationsgrad*, welcher also mit der Verdünnung zunimmt. Um einen Begriff über seine

[1] Die neuere Aktivitätstheorie kann in diesem in der Hauptsache für Nichtchemiker bestimmten Buche außer Acht gelassen werden.

Größe zu geben, führen wir diesen am Beispiel einer Kochsalzlösung an. Hier beträgt er bei einer Konzentration

von	5000	mval	im	Liter	(= 29,2%):	0,742
„	500	„	„	„	(= 2,92%):	0,880
„	50	„	„	„	(= 0,292%):	0,961
„	5	„	„	„	(= 0,0292%):	0,996.

In Lösungen, welche wie die Mineralwässer zahlreiche Ionen nebeneinander enthalten, liegen die Verhältnisse weniger übersichtlich. Lösen wir z. B. in einer NaCl-Lösung, in welcher also das Gleichgewicht $\frac{[Na]\cdot[Cl]}{[NaCl]} = k$ besteht, noch KCl, so muß durch dessen Dissoziation die Chlorionenkonzentration ansteigen. Hierdurch wird das bestehende Gleichgewicht gestört und unsere Konstante k kann nur dadurch aufrechterhalten werden, daß ein Teil der Na- und Cl-Ionen in den nichtdissoziierten Zustand zurückkehrt. Aus dieser Betrachtung ergibt sich die allgemeine Regel, daß *Kombinationen von Salzen mit gleichnamigen Ionen die Dissoziation herabdrücken.*

Dies hat nicht nur für den physikalisch-chemischen Zustand, sondern besonders auch für die Löslichkeit seine Bedeutung. Nehmen wir wieder voriges Beispiel mit dem Unterschied, daß es sich um eine gesättigte Kochsalzlösung handelt. In diesem Falle ist die Konzentration [NaCl] konstant, also vereinfacht sich unsere Gleichung zu $[Na^{\cdot}]\cdot[Cl'] = k$ und führt den Namen *Löslichkeitsprodukt.* Auch jetzt muß Zusatz von KCl wieder die Dissoziation zurückdrängen. Da die Lösung jedoch gesättigt war, eine Zunahme des gelösten undissoziierten Anteils daher nicht möglich ist, muß dieses Zuviel an Na und Cl auskristallisieren. Also *drängen Salze mit gleichnamigen Ionen auch ihre Löslichkeit gegenseitig zurück* (NERNST).

Setzen wir unserer Kochsalzlösung jedoch beispielsweise Kaliumnitrat zu, können wir uns zunächst für beide Salze unabhängig voneinander die Dissoziation so denken, als ob jedes für sich allein vorhanden wäre. In der Lösung haben wir dann nebeneinander $Na^{\cdot}$, $K^{\cdot}$, Cl', NO_3', NaCl und KNO_3. Nun gibt es hier 2 Ionenpaare, welche nebeneinander nicht beständig sein können, sondern zu neuen Salzen zusammentreten müssen: $Na + NO_3$ und $K + Cl$. Es muß sich also noch undissoziiertes Natriumnitrat und Kaliumchlorid bilden, bis auch hierfür die Dissoziationskonstanten erreicht sind. Dieses Ausscheiden von Ionen muß natürlich wieder zu deren Ersatz aus NaCl und KNO_3 führen. Das Ergebnis ist also eine Erhöhung der Dissoziation und damit der Löslichkeit.

Kombinationen von Salzen mit ungleichnamigen Ionen werden also im allgemeinen gegenseitig ihre *Löslichkeit erhöhen,* jedoch nur unter der Bedingung, daß die neu entstehenden Salze leicht löslich sind. Bringen wir dagegen etwa $CaCl_2$ in eine Na_2SO_4-Lösung, wird sich aus den Ca- und SO_4-Ionen, welche nun nebeneinander vorhanden sind, $CaSO_4$ bilden. Hieran wird die Lösung dessen geringerer Löslichkeit entsprechend sehr bald gesättigt sein. Ein weiterer Anstieg des Ca über seine Löslichkeit in Form von $CaSO_4$ hinaus ist daher nicht möglich, obwohl das $CaCl_2$ sehr gut wasserlöslich ist. So wird *durch die Anwesenheit bestimmter Ionen anderen schon eine enge Grenze gesteckt.* Immerhin aber wird die Löslichkeit gerade für die schwer löslichen Ionenkombinationen durch andere gleichzeitig anwesende Ionen merklich erhöht.

Solche gegenseitigen Beeinflussungen der Löslichkeit spielen gerade im Mineralwasser, wo zahlreiche Ionen nebeneinander auftreten, eine wichtige Rolle. Fast immer finden sich dabei auch Kationen und Anionen, welche miteinander schwerlösliche Salze geben, also Lösungen, die in bezug auf dieses oder jenes Salz gesättigt sind. Dabei treten solche Ionenpaare oft in Mengen auf, in welchen sie für sich allein in Wasser nicht löslich wären. So zeigen auch zahlreiche Versuche, natürliche Mineralwässer künstlich nachzuahmen, daß es nicht gelingt, alle Bestandteile in den analytisch bestimmten Mengen zur Lösung zu bringen.

Während die Salze alle stark dissoziiert sind, weisen *Säuren* und *Basen* hierin große Unterschiede auf und gerade für diese hat die Dissoziation eine besondere Bedeutung. Denn hier ist eines der entstehenden Ionen das H- bzw. OH-Ion, von welchem die Acidität bzw. Alkalität der Lösung bestimmt wird. Die Dissoziationskonstante bildet hier das Maß für die *Stärke der Säuren oder Basen.* Während starke Säuren ebenso wie die Salze praktisch vollständig dissoziiert sind, liegen schwache Säuren — wie z. B. die Kieselsäure — zum großen Teil in nichtdissoziierter Form in molekularer Lösung vor. Mittelstarke Säuren nehmen natürlich eine Mittelstellung ein. Bei mehrbasigen Säuren und mehrsäurigen Basen geht die Dissoziation stufenweise vor sich. Für die Schwefelsäure z. B. nach der Gleichung: $H_2SO_4 \rightleftarrows H^{\cdot} + HSO_4'$, letzteres dissoziiert erst wieder sekundär weiter: $HSO_4' \rightleftarrows H^{\cdot} + SO_4''$. Diese zweite Stufe ist stets schwächer dissoziiert als die erste. Folglich finden sich immer alle 3 Ionen nebeneinander. Ebenso verhalten sich die sauren Salze mehrbasiger Säuren, während für Neutralsalze theoretisch zwar dasselbe gilt, die zweite Stufe jedoch praktisch ebenfalls vollständig dissoziiert, so daß wir hier die Zwischenstufe vernachlässigen können.

Für die Beeinflussung der Dissoziation durch andere Ionen gilt dasselbe, was wir oben für Salze ausgeführt haben, nur hat es hier wegen der Veränderung des p_H noch seine besondere Bedeutung. Während wir bei den Salzen die Gesamtkonzentration ins Auge gefaßt haben, müssen wir hier in erster Linie die Wasserstoffionenkonzentration beachten. Wir setzen also in die Formel der Dissoziationskonstante die Ionen $[H^{\cdot}]$ (= Wasserstoff-Ion) und $[S']$ (= Säurerest) ein und erhalten so die Formel: $\frac{[H^{\cdot}] \cdot [S']}{[HS]} = k$. Aus den oben angestellten Betrachtungen und dieser Formel geht ohne weiteres hervor, daß eine Vermehrung des Wertes $[S']$ — also Zusatz eines Salzes mit demselben Anion — die Wasserstoffionenkonzentration $[H^{\cdot}]$ zurückdrängen muß, und zwar um so mehr, je kleiner die Dissoziationskonstante, d. h. je schwächer die Säure ist.

Auf dieser Beziehung zwischen Säure und gleichnamigem Salz beruht die *Pufferwirkung.* Wenn wir zu einem solchen Gemenge eine stärkere Säure zusetzen, so muß deren Dissoziation so weit zurückgedrängt werden, bis das p_H der Dissoziationskonstanten der schwachen Säure entspricht. Die Acidität kann also die der schwachen Säure nicht übersteigen, solange die Menge der starken Säure die der Metall-Ionen nicht überschreitet. Die Lösung verhält sich also so, als ob nur die schwache Säure in freier Form, die starke hingegen als Salz gebunden wäre.

Neben der Dissoziation kommt aber auch der entgegengesetzte Vorgang, das Zusammentreten von mehreren Molekülen, zu einer neuen Einheit, in Betracht. Hier gibt es alle Übergänge von Gruppen, welche nur aus wenigen Molekülen bestehen und sich demnach von der molekularen Lösung kaum unterscheiden bis zu größeren Aggregaten, welche dann kolloidal gelöst erscheinen. In verdünnten wässerigen Lösungen tritt eine solche Aggregation gegenüber der Dissoziation ganz in den Hintergrund. Immerhin liegen Beobachtungen vor, welche solche Annahmen wenigstens für manche Salze und besonders für schwach dissoziierte Säuren oder Basen berechtigt erscheinen lassen. Einerseits können gleichartige Moleküle zu *Polymeren* zusammentreten, andererseits aber auch verschiedenartige: Hierher gehört die Bildung von *Hydraten,* indem sich Salzmoleküle mit Wassermolekülen vereinigen. Eine solche Hydratbildung kann jedoch nur bei hochkonzentrierten Lösungen (Solquellen) einige Bedeutung erlangen. Aber auch verschiedenartige Ionen können miteinander zu neuen *Komplexionen* zusammentreten.

D. Quellgase.

Während die festen Stoffe zu ihrem ständigen Austritt aus der Erde in Form einer Quelle Wasser als Vehikel brauchen, können Gase für sich, also trocken zutage treten. Wir haben dann reine *Gasquellen* vor uns. Chemisch und physikalisch liegen in diesem Falle die einfachsten Verhältnisse vor. Die gasförmigen Stoffe sind alle in molekularer Form vorhanden, ohne Dissoziation und ohne Polymerisation und sind sämtlich in jedem Verhältnis miteinander mischbar. Solche Gasquellen enthalten, soweit sie uns balneologisch interessieren, besonders: Kohlendioxyd, Stickstoff, Sauerstoff, Kohlenoxysulfid, Kohlenwasserstoffe, Schwefelwasserstoffe, Edelgase, Radon.

Vielfach treten solche Gase aber auch gemeinsam mit Mineralwasser oder in Wasser gelöst zutage. Wie bereits besprochen, können auch gasförmige Bestandteile allein ein Wasser als Mineralwasser charakterisieren. Meist werden sie sich aber in Gemeinschaft mit festen Stoffen hier vorfinden.

Sind Gase und Wasser gleichzeitig nebeneinander vorhanden, wird sich immer wenigstens ein Teil des Gases in dem Wasser lösen, ebenso wie wenn wir z. B. ein festes Salz mit Wasser zusammenbringen. Bei genügend langer und inniger Berührung, wie es bei Mineralwasser auf seinem Wege durchs Gestein wohl meist geschehen ist, wird sich das Wasser mit dem Gase sättigen, wenn dieses im Überschuß vorhanden ist. So liegt das Gas hier in zwei verschiedenen Formen nebeneinander vor, *in freiem Zustand* und *in wässeriger Lösung.* Diese beiden Anteile stehen miteinander im Gleichgewicht, d. h. also die Löslichkeit von Gasen in Wasser ist nicht nur von den chemischen und physikalischen Verhältnissen der Lösung selbst — wie z. B. von Konzentration und Temperatur — abhängig, sondern zum Unterschied von den Lösungen fester Stoffe auch von einem Faktor, welcher außerhalb der Lösung gelegen ist: der Konzentration des freien Gases. Unter Konzentration verstehen wir bei einem Gas die in der Raumeinheit vorhandene Gasmenge oder — da die Anzahl der Moleküle dem Druck proportional ist — den *Gasdruck.* Diesem ist die Löslichkeit des Gases in Wasser proportional, bei Gasgemischen dem Partialdruck des betreffenden Gases.

Für verschiedene Gase ist die Wasserlöslichkeit sehr verschieden. Von den uns interessierenden Gasen zeichnen sich das Kohlendioxyd und der Schwefelwasserstoff durch eine besonders hohe Löslichkeit aus. Sie ist beim Kohlendioxyd etwa 30mal so groß wie bei Sauerstoff oder Methan und etwa 60mal so groß wie bei Stickstoff. Daraus ergibt sich, daß die quantitative Zusammensetzung der im Mineralwasser gelösten und der in demselben Wasser frei aufsteigenden Gase bei weitem nicht etwa die gleiche ist. Bestehen die freien Gase z. B. aus Kohlendioxyd und Stickstoff zu gleichen Teilen, so wird sich in Wasser 60mal soviel Kohlensäure lösen als Stickstoff. Bei den gasreichsten Quellen, den Säuerlingen, überwiegt ja auch in den frei aufsteigenden Gasen stets das Kohlendioxyd bei weitem. Anders beim Schwefelwasserstoff, welcher sich trotz seiner hohen Löslichkeit stets nur in kleinen Mengen im Mineralwasser findet. Wenn die Schwefelquellen von frei aufströmendem Gas begleitet sind, enthalten diese entsprechend den geschilderten Beziehungen immer nur kleine Spuren von Schwefelwasserstoff und bestehen meist vorwiegend aus Stickstoff (HINTZ und GRÜNHUT 3).

Aus diesen Ausführungen folgt aber auch, daß der Gehalt eines Mineralwassers an gelösten Gasen eine sehr labile Größe darstellen muß. Schon jede Druckverminderung und jede Berührung mit einem anders zusammengesetzten Gasgemisch — also Einwirkungen, welche schon beim Austritt des Wassers aus der Erde an die Atmosphäre zwangsläufig vor sich gehen — müssen hier neue Bedingungen schaffen, welche bei gasreichen Quellen zu Übersättigung und zum Entweichen des nunmehr überschüssigen Gases führen müssen. Das wichtigste Beispiel hierfür stellt das Kohlendioxyd dar. Da für die Löslichkeit der Gase nicht der Gesamtluftdruck, sondern nur der Partialdruck des betreffenden Gases maßgebend ist, der Kohlensäuregehalt der Luft, mit welchem das Wasser nun in Berührung tritt, jedoch sehr niedrig ist, kann trotz der hohen Löslichkeit des Kohlendioxyds bei Gleichgewicht mit der Luft nur etwa 5 bis 10 mg CO_2 pro 1 in der Lösung verbleiben. Wenn unsere Säuerlinge aber meist 1 bis 2, einzelne bis 4 g CO_2 enthalten, muß also der größte Teil aus dem Wasser entweichen. Dies geht nun allerdings nicht plötzlich vor sich, sondern die Übersättigung bleibt noch geraume Zeit bestehen und erst allmählich entweicht das Gas in Form kleiner Bläschen.

E. Instabile Stoffe im Mineralwasser.

In dem Entweichen von Gasen haben wir eben schon ein Beispiel für Veränderungen im Chemismus der Mineralwässer kennengelernt, welche auf dem Vorhandensein instabiler Stoffe, Konzentrationen oder Zustandsformen beruhen, also vom Augenblick des Austritts des Wassers an die Erdoberfläche an vor sich gehen müssen. Solchen Veränderungen wollen wir jetzt unser Augenmerk zuwenden.

Zunächst bleiben wir bei dem Beispiel des Kohlendioxyds. Dieses ist im Mineralwasser nicht nur als solches gelöst, sondern da es ein Säureanhydrid ist, verbindet es sich — wenn auch nur zum kleinen Teil — mit dem Wasser zu echter Kohlensäure:

$$CO_2 + H_2O \rightleftarrows H_2CO_3 .$$

Auch für diese Reaktion besteht ein Gleichgewicht, so daß die Menge gelöster freier H_2CO_3 und mit ihr als freier Säure wieder die Wasserstoffionenkonzentration vom Gehalt an gelöstem CO_2 abhängt. Dessen Entweichen muß also eine Abnahme der Wasserstoffionenkonzentration zur Folge haben. Als freie Säure steht die H_2CO_3 bzw. deren Ionen aber auch wieder ihrerseits im Gleichgewicht zu den übrigen Ionen des Mineralwassers. Daher müssen sich auch hier gewisse Verschiebungen bemerkbar machen.

Besondere Bedeutung hat der *Kohlensäuregehalt* für jene Metalle, deren Karbonate in Wasser schwer löslich sind, wie z. B. die Erdalkalien. So liegt das *Calcium* in den erdigen Quellen, aber auch im Süßwasser neben den Anionen der Kohlensäure vor. Bei einem Überschuß an Kohlensäure müssen wir also, wenn wir diese beiden Ionen für sich allein betrachten, und als Salz darstellen wollten, diesem die Formel des sauren Salzes $Ca(HCO_3)_2$ zuschreiben. Wenn wir dieses Salz in Wasser lösen (in Wirklichkeit ist es ja in fester Form nicht beständig), müßte es, wie wir bereits gesehen haben (s. S. 237) in 2 Stufen dissoziieren. Doch wird die zweite Stufe nur einen sehr niedrigen Dissoziationskoeffizienten aufweisen. Immerhin aber sind neben viel Calcium-Ionen CO_3''-Ionen, wenn auch nur in sehr geringer Menge vorhanden, welche miteinander das sehr schwer lösliche $CaCO_3$ bilden. Daher kann auch die Löslichkeit des $Ca(HCO_3)_2$ in reinem Wasser nicht sehr groß sein. Denken wir uns in diese

Lösung aber noch viel CO_2 bzw. H_2CO_3 hinein, welche in erster Stufe mäßig stark, in zweiter Stufe ebenfalls sehr schwach dissoziiert, so ergibt sich:

in der $Ca(HCO_3)_2$-Lösung:	viel Ca	viel HCO_3	*wenig* H	wenig CO_3,
in der CO_2-Lösung:		viel HCO_3	*viel* H	wenig CO_3

in der resultierenden Lösung: Vor allem also ein starker Anstieg der H-Ionenkonzentration. Da für die zweite Dissoziationsstufe des $Ca(HCO_3)_2$ nach den auf S. 235 besprochenen Gesetzmäßigkeiten $\frac{H^{\cdot} \cdot CO_3''}{HCO_3}$ konstant bleiben muß, kann die starke Zunahme des $H^{\cdot}$ nur durch die Abnahme des CO_3 auf einen entsprechend kleinen Bruchteil ausgeglichen werden. In dem Maße, in welchem die Konzentration des CO_3-Ions abnimmt, muß somit entsprechend dem Löslichkeitsprodukt von $CaCO_3$ die Löslichkeit für Calcium um ein vielfaches ansteigen. In einem Mineralwasser, in welchem dieses Gleichgewicht besteht, muß also umgekehrt das Entweichen von CO_2 die Löslichkeit des Calciums stark beeinträchtigen, so daß Calciumcarbonat unlöslich ausfällt. Analog verhält sich eine Reihe anderer Kationen.

Andere Veränderungen im Mineralwasser beruhen auf der *Oxydation* bestimmter Bestandteile an der Luft. Da Sauerstoff in Mineralquellgasen meist fehlt, oder doch nur in sehr geringen Mengen auftritt, können im Mineralwasser zahlreiche Stoffe in niedriger Oxydationsstufe vorliegen. Diese werden zum Teil gegen Luftsauerstoff sehr empfindlich sein. Hierher gehört z. B. der *Schwefelwasserstoff* und sein Ion SH'. Die Oxydation führt hier teils zu löslichen höheren Oxydationsstufen (Polysulfiden, Sulfiten und schließlich Sulfaten), zum Teil aber auch zu elementarem Schwefel, welcher zunächst kolloidal in Lösung bleibt und sich langsam als Trübung abscheidet. Dadurch verliert die Quelle bei langem Stehen einen ihrer wirksamsten Bestandteile ganz oder doch zum Teil.

Einen Fall, in dem beide hier genannten Vorgänge die Löslichkeitsabnahme durch Entweichen der Kohlensäure und die Oxydation durch den Luftsauerstoff ineinander spielen, stellt das *Eisen* dar. Dieses liegt in Mineralwässern fast stets als Ferro-Ion vor, meist durch überschüssige Kohlensäure in Lösung gehalten. Hier sind die Karbonate nicht beständig, sondern gehen sehr rasch in Hydroxyd über (Hydrolyse). Das frisch gefällte kolloidale Ferrohydroxyd ist nun besonders leicht oxydierbar. Andererseits aber nimmt bei der Oxydation des zweiwertigen Ferro- zu dreiwertigem Ferrieisen die Äquivalentmenge der Kationen zu, die Acidität daher ab, weil das dreiwertige Eisen um die Hälfte mehr Kohlensäure oder sonstige saure Valenzen zur Neutralisation braucht. Durch diese Verschiebung des p_H wird also wieder die Ausfällung des Eisens begünstigt.

Wie eine ganze Reihe anderer Schwermetalle besitzt das Eisen katalytische Eigenschaften, welche gerade in neuerer Zeit erhöhtes Interesse gefunden haben. Auch diese sind von den Zustandsformen des Eisens abhängig. In eisenhältigen Mineralwässern wurden derartige katalytische Reaktionsbeschleunigungen ebenfalls festgestellt, und zwar zeigen diese Wässer Oxydasen-, Peroxydasen- und Katalasenreaktionen, die aber beim Stehen des Wassers mehr oder minder rasch verschwinden. Während BAUDISCH und WELO glaubten, zu deren Erklärung Komplexbildungen mit strukturchemischen Besonderheiten des Moleküls annehmen zu müssen („aktives Eisen"), haben zahlreiche hierdurch veranlaßte Untersuchungen von verschiedener Seite dafür keine Anhaltspunkte ergeben. Wohl wissen wir, daß diese Reaktionen von den Zustandsformen der Metalle im Mineralwasser, vor allem von denen des hier verbreitetsten, des Eisens abhängen. Daneben erscheint auch die Bedeutung des Mangans ziemlich sichergestellt. Durch Ultrafiltration solcher Wässer hat sich gezeigt, daß die

Wirksamkeit in manchen Fällen in das Ultrafiltrat übergeht, also dem ionisierten Eisen zukommt [FRESENIUS (1)], in anderen Fällen aber zurückgehalten wird und wohl durch kolloidales $Fe(OH)_3$ bedingt ist (GLENARD). Beim Übergang dieses kolloidalen Ferrihydroxyds in grobdispersen Zustand geht diese Wirkung verloren, was sich jedoch ohne die komplizierten Erklärungsversuche BAUDISCHS einfach durch den Dispersionsgrad zwanglos erklären läßt, da uns ja auch bei vielen anderen Stoffen Eigenschaften bekannt sind, welche nur in fein verteiltem kolloidalem Zustand oder im Status nascendi beobachtet werden können.

Schließlich müssen wir als letztes noch eine Art der Veränderung von Mineralwässern erwähnen, welche nicht von äußeren Bedingungen abhängig, sondern in der Natur der gelösten Stoffe selbst begründet ist. Dies ist die durch den Zerfall der Emanation zwangsläufig bedingte Abnahme der Radioaktivität. Näheres hierüber bei den Radiumquellen S. 289.

2. Die Mineralwasseranalyse.

Die Grundlage für jede Beurteilung einer Heilquelle ist deren Analyse. Die Kenntnis ihrer Grundlagen ist nicht nur für den Chemiker wichtig, welcher das Wasser untersucht, sondern auch für jeden, der sich aus der Analyse ein Urteil über eine Quelle bilden will, also für den Arzt genau so, wie für den Techniker und Badefachmann. Für alle diese Nichtchemiker kommt es dabei nicht auf die Methodik an, sondern darauf, sich aus den von Chemikern ermittelten Zahlen eine anschauliche Vorstellung über die Zusammensetzung der Quelle bilden zu können. Hierzu ist vor allem eine Klarheit über die Darstellungsweise der Analyse und die ihr zugrunde liegenden Größen erforderlich.

A. Die Darstellung der Analyse.

Was wir analytisch bestimmen, sind die verschiedenen Ionen bzw. Säuren und Basen, welche in dem untersuchten Wasser enthalten sind. Hieraus mußte man in früheren Zeiten unter großen Schwierigkeiten die Salze berechnen, welche in dem Wasser enthalten sein sollten [BUNSEN, R. FRESENIUS]. Eine solche Analyse („*Salztabelle*") zeigte folgendes Bild:

Tabelle 20. Salztabelle. Ems. Kränchen I. (Aus Dtsch. Bäderbuch.)

1 kg Mineralwasser enthält	g
Kaliumchlorid (KCl)	0,0450
Natriumchlorid ($NaCl$)	0,9926
Natriumbromid ($NaBr$)	0,000487
Natriumjodid (NaJ)	0,000020
Natriumsulfat (Na_2SO_4)	0,06248
Natriumhydrocarbonat ($NaHCO_3$)	2,194
Lithiumhydrocarbonat ($LiHCO_3$)	0,004302
Ammoniumchlorid (NH_4Cl)	0,001438
Calciumhydrophosphat ($CaHPO_4$)	0,001296
Calciumhydrocarbonat ($Ca(HCO_3)_2$)	0,2615
Strontiumhydrocarbonat ($Sr(HCO_3)_2$)	0,002243
Bariumhydrocarbonat ($Ba(HCO_3)_2$)	0,001138
Magnesiumhydrocarbonat ($Mg(HCO_3)_2$)	0,2371
Ferrohydrocarbonat ($Fe(HCO_3)_2$)	0,004045
Manganohydrocarbonat ($Mn(HCO_3)_2$)	0,000185
Kieselsäure (Meta) (H_2SiO_3)	0,06141
	3,865
Freies Kohlendioxyd (CO_2)	1,100
	4,965

Wie wir heute wissen, sind diese Salze in wässeriger Lösung nicht oder nur zu einem verschwindend kleinen Anteil als solche enthalten, dagegen zum Großteil in Ionen dissoziiert. Damit hat die Berechnung bestimmter Salze ihren Sinn verloren. Wir werden also den wirklichen Verhältnissen viel näher kommen, wenn wir einfach die Ionen angeben, wie wir sie bei der Analyse gefunden haben. Abgesehen von der Unrichtigkeit und Willkürlichkeit jeder Salzberechnung gibt uns diese alte Darstellungsweise aber auch ein sehr unübersichtliches Bild, weil die einzelnen Ionen meist auf mehrere Salze verteilt erscheinen und ihre wirkliche Menge dadurch verschleiert wird.

Interessiert uns z. B. die Alkalität des Emser Kränchens, dessen Analyse wir eben dargestellt haben, so müssen wir nach dem Hydrocarbonatgehalt fragen, wie wir später (s. S. 264) sehen werden. In der Salztabelle finden wir nun folgende Hydrocarbonate:

$NaHCO_3$	2,194 g	(enthält	72,6%	HCO_3)
$LiHCO_3$	0,0043 g	„	89,8%	„
$Ca(HCO_3)_2$	0,2615 g	„	75,5%	„
$Sr(HCO_3)_2$	0,002243 g	„	58,0%	„
$Ba(HCO_3)_2$	0,001138 g	„	47,0%	„
$Mg(HCO_3)_2$	0,2371 g	„	83,4%	„
$Fe(HCO_3)_2$	0,004045 g	„	67,6%	„
$Mn(HCO_3)_2$	0,000185 g	„	69,1%	„

An Natriumsalzen wieder finden wir in dieser Analyse:

NaCl.	0,9926 g	enthält	39,4%	Na
NaBr	0,000487 g	„	22,3%	„
NaJ	0,00002 g	„	15,3%	„
Na_2SO_4 . . .	0,06248 g	„	32,4%	„
$NaHCO_3$ . . .	2,194 g	„	27,4%	„

Aber auch die Summe dieser Salze gibt uns noch keine genaue Angabe, da der Gehalt an irgendeinem Ion (hier HCO_3) in verschiedenen Salzen verschieden ist, wie die letzte Spalte dieser beiden Tabellen zeigt. So schwankt der Na-Gehalt der hier angeführten Natriumsalze zwischen 15 und 39%.

Eine solche Darstellungsweise können wir also auch *nicht als zweckmäßig* ansehen und *lehnen sie* daher *ab*. Unbegreiflicherweise findet man aber auch jetzt noch nicht nur ältere, sondern auch neue Analysen in dieser Weise wiedergegeben.

Demgegenüber enthält die moderne Analysendarstellung, die *Ionentabelle*, die Ionen so, wie wir sie bei der Untersuchung finden, also stets die Gesamtmengen an den betreffenden Stoffen. Diese *Gesamtmengen* sind es ja auch, welche uns interessieren. Über den physikalisch-chemischen Zustand sollen uns diese Zahlen nichts unmittelbar aussagen. Um den natürlichen Verhältnissen einigermaßen nahezukommen, drücken wir alle Bestandteile, die wir als *stark dissoziiert* annehmen müssen, als *Ionen,* alle *schwach dissoziierten* Stoffe als ganze *Moleküle* aus. Diese unsere heutige Darstellungsweise geht auf HINTZ und GRÜNHUT (2) zurück und ist im Deutschen Bäderbuch für alle Quellen durchgeführt.

Den Gehalt an verschiedenen Bestandteilen können wir nun aber auch in verschiedenen Größen ausdrücken, deren jede ihre Vor- und Nachteile hat, so daß sich keine durch die andere ganz ersetzen läßt. Wir reihen daher stets mehrere Rubriken mit verschiedenen Größen aneinander, so daß man je nach Bedarf diese oder jene Zahlen entnehmen kann. Die Bestandteile werden nach Kationen und Anionen getrennt aufgezählt; daran schließen sich die schwach dissoziierten festen Substanzen, welche wir als ganze Moleküle anführen und schließlich die gasförmigen Bestandteile. So ergibt sich folgendes Bild:

Tabelle 21. Ionentabelle. Kissingen, Rakoczy. (Aus Dtsch. Bäderbuch.)

1 kg Mineralwasser enthält	mg	mmol	mval	Äqu. %
Kationen:				
Kalium-Ion ($K^{\cdot}$)	150,6	3,846	3,846	2,60
Natrium-Ion ($Na^{\cdot}$).	2290	99,35	99,35	61,17
Lithium-Ion ($Li^{\cdot}$)	3,30	0,4694	0,4694	0,317
Ammonium-Ion ($NH_4^{\cdot}$).	0,958	0,0545	0,0545	0,0368
Calcium-Ion ($Ca^{\cdot\cdot}$).	541,8	13,51	27,02	18,27
Magnesium-Ion ($Mg^{\cdot\cdot}$)	202,2	8,302	16,60	11,22
Ferro-Ion ($Fe^{\cdot\cdot}$)	15,28	0,2733	0,5467	0,370
			147,89	100,0
Anionen:				
Nitrat-Ion (NO_3')	6,766	0,1091	0,1091	0,074
Chlor-Ion (Cl')	3891	109,8	109,8	74,23
Brom-Ion (Br')	6,449	0,0807	0,0807	0,055
Sulfat-Ion (SO_4'')	741,2	7,716	15,43	10,43
Hydrophosphat-Ion (HPO_4'') . .	3,548	0,0370	0,0739	0,050
Hydrocarbonat-Ion (HCO_3') . .	1368	22,43	22,43	15,17
	9221	266,0	147,9	100,0
Kieselsäure (Meta) (H_2SiO_3) . .	16,8	0,2142		
	9238	266,2		
Freies Kohlendioxyd (CO_2) . . .	2058	46,77		
	11296	313,0		

Sämtliche *Gehaltsangaben* werden auf *1 kg Mineralwasser* bezogen.

Alle anderen Angaben, z. B. Prozente, müssen wir aus Gründen der Einheitlichkeit und Vergleichbarkeit ablehnen. Angaben pro Liter machen in den meisten Fällen keinen nennenswerten Fehler, nur bei sehr hoch konzentrierten Quellen, z. B. Solquellen, bei welchen das spezifische Gewicht bis etwa 1,2 betragen kann, würden solche Angaben nennenswerte Unterschiede ergeben. Die Umrechnung von Werten, welche im Liter gefunden wurden, auf 1 kg erfolgt durch Division durch das spezifische Gewicht.

Gewichtsmengen finden sich in der ersten Rubrik verzeichnet. Solche werden in g oder mg angegeben. Bisher war bei uns in Deutschland die Angabe in g nach dem Beispiel des Deutschen Bäderbuches allgemein üblich. Nach einer neueren internationalen Vereinbarung wurde jedoch die Darstellung in mg festgesetzt. Vorläufig haben wir in der Literatur mit beiden Darstellungen zu rechnen, bis sich die neue allgemein eingebürgert hat. Hierdurch dürften aber keine Schwierigkeiten entstehen, da beide Größen allgemein geläufig sind und augenblicklich ineinander verwandelt werden können. Jede der beiden Angaben hat ihre Vorzüge, die Gramme bei größeren, die Milligramme bei kleineren Mengen.

Über die *Gesamtkonzentration* der Quelle sollen uns die verschiedenen Summen ein Bild geben. In der Rubrik nach Gewichtsmengen bilden wir 3 Summen:

1. Die Ionensumme (Kationen und Anionen zusammen), welche in unserem Beispiel 9221 mg beträgt;

2. die Summe der gelösten festen Bestandteile, zu welchen außer den Ionen die nicht oder nur schwach dissoziierten Bestandteile gehören, wie Kieselsäure, Borsäure, organische Substanzen u. a., in unserem Beispiel 9238 mg, und

3. die Summe aller gelösten Stoffe einschließlich der gasförmigen (CO_2, N u. a.), in unserem Beispiel 11269 mg. Je nach dem Gesichtspunkte, unter welchem wir die Analyse betrachten, können wir diese oder jene Summe entnehmen.

Die Einheit im Aufbau der Materie sind nicht Gewichtseinheiten, sondern *Atome* und *Moleküle*. Diese haben aber bekanntlich sehr verschiedene Gewichte. Über quantitative chemische Beziehungen verschiedener Bestandteile zueinander sagen uns daher die Gewichtszahlen nichts unmittelbar aus. Wohl aber können wir solche Beziehungen daraus berechnen. Um dem Leser diese Rechnung zu ersparen, führt die moderne Mineralwasseranalyse in den übrigen Rubriken die bereits zu diesem Zwecke fertig berechneten Zahlen auf.

Millimol oder *mg-Ion*. Da das wirkliche Molekül eine viel zu kleine Größe darstellt, als daß wir mit ihm rechnen könnten, und außerdem seine wahre Größe zu wenig genau bekannt ist, nehmen wir als Einheit ein bestimmtes Vielfaches hiervon. Das Gewicht dieser Einheit muß für verschiedene Stoffe verschieden sein, und zwar proportional dem Molekulargewicht. Wir nehmen daher als Einheit soviel mg jedes Stoffes, als sein Molekulargewicht anzeigt und nennen sie Milligrammolekül oder Millimol (mmol). Sie enthält $6{,}1 \cdot 10^{20}$ Moleküle. Diese können wir natürlich nicht nur für wirkliche Moleküle berechnen, sondern auch für beliebige Atomgruppen oder Einzelatome, z. B. auch für die Ionen. Da wir in diesem Falle streng genommen nicht vom Molekül sprechen können, wird hierfür manchmal der Ausdruck *Milligramm-Ion* gebraucht, ebenso aber auch die Bezeichnung Millimol. Insbesondere bei einer tabellenmäßigen Darstellung kommen diese beiden identischen Bezeichnungen natürlich in eine Rubrik unter dem Namen Millimol.

Wir *berechnen* also die Zahlen dieser zweiten Rubrik, indem wir die mg-Werte durch das Ionengewicht (Atom- bzw. Molekulargewicht) dividieren. So berechnen wir in unserer Analyse (Kissinger Rakoczy) beispielsweise:

$$\mathrm{Cl} = 3891\ \mathrm{mg.\ Atomgewicht\ des\ Cl} = 35{,}46,\ \mathrm{also}\ \frac{3891}{35{,}46} = 109{,}8\ \mathrm{mmol\ Cl.}$$

$$\begin{aligned} \mathrm{HCO_3} = 1368\ \mathrm{mg.\ Atomgewicht:}\quad & \mathrm{H:}\ \ 1{,}008 \\ & \mathrm{C:}\ 12{,}005 \\ \mathrm{O} = 16{,}00 \cdot 3 = {} & \underline{48{,}00} \\ \mathrm{Ionengewicht\ HCO_3}\ \ & 61{,}013, \end{aligned}$$

$$\mathrm{also}\ \frac{1368}{61{,}013} = 22{,}43\ \mathrm{mmol\ HCO_3}.$$

Diese Rubrik gibt uns also Aufschluß über die Menge der im Wasser enthaltenden Ionen bzw. nicht dissoziierten Moleküle. In ihr haben wir das beste Maß für alle die physikalisch-chemischen Eigenschaften und Wirkungen, welche nicht von der Art, sondern nur von der *Menge der vorhandenen Teilchen* abhängen, wie vor allem der *osmotische Druck*. Über diesen bzw. über den osmotischen Partialdruck der Einzelkomponenten gibt uns die Millimoltabelle Auskunft. Durch den verschiedenen Dissoziationsgrad verschiedener Salze ergeben sich allerdings geringe Abweichungen.

An Summen bilden wir hier wieder dieselben, wie bei der mg-Tabelle, also einmal die Ionensumme, dann die Summe der festen Bestandteile, welche für uns am wichtigsten ist, da sie uns über den osmotischen Partialdruck der festen Stoffe belehrt, deren direkte Messung oft nicht möglich ist — soweit wir im speziellen Teil die Millimol-Summe anführen, ist diese gemeint — und schließlich die Gesamtsumme einschließlich der gasförmigen Bestandteile.

Millival. Wie wir gesehen haben, gibt uns die Millimol-Tabelle über die Anzahl der Ionen oder Moleküle Aufschluß. Sie läßt jedoch die Wertigkeit unberücksichtigt. Für viele Zwecke ist diese aber von großer Bedeutung. Deshalb müssen wir noch eine weitere Einheit einführen, welcher nicht das Molekulargewicht, sondern das *Äquivalentgewicht* zugrunde liegt. Bei einwertigen Ionen ist das Äquivalent mit dem Ion identisch, bei zwei- oder mehrwertigen Ionen enthält das Ion 2, 3 ... Äquivalente. Folglich ist das Äquivalentgewicht je nach der Wertigkeit die Hälfte, ein Drittel usw. des Ionengewicht oder $= \frac{\text{Ionengewicht}}{\text{Wertigkeit}}$. Dieses wieder in mg ausgedrückt nennen wir *Milligramm-Äquivalent* oder *Millival* (mval).

Greifen wir wieder aus unserem Analysenbeispiel einige Ionen heraus, so kommen wir zu folgender Berechnung:

Tabelle 22.

	mg	Atomgew.	Wertigk.	Äqu.-Gew.	mval	mmol
Na	2290	23,00	1	23	$\frac{2290}{23} = 99,35$	(99,35)
Ca	541,8	40,07	2	$\frac{40,07}{2} = 20,03$	$\frac{541,8}{20.03} = 27,02$	(13,51)
Mg	202,2	24,32	2	$\frac{24,32}{2} = 12,16$	$\frac{202,2}{24,32} = 16,60$	(8,30)

Bei einwertigen Ionen sind also die Zahlen der Millimol- und Millival-Rubrik gleich, bei zweiwertigen betragen die Millivalwerte das Doppelte der Millimole usw.

Über quantitative chemische Beziehungen der verschiedenen Ionen gibt nur diese Berechnungsweise sofort Aufschluß. Betrachten wir z. B. das Lithium neben dem Natrium: Hier können wir die gewichtsmäßigen Werte durchaus nicht miteinander vergleichen, sondern müssen bedenken, daß das Lithium ein Molekulargewicht von rd. 7 hat gegenüber 23 bei Natrium. So braucht die gleiche Gewichtsmenge Li 3,3mal soviel an Anionen zur Bindung, als das Natrium. Am deutlichsten und zugleich am bedeutungsvollsten wird der Unterschied zwischen mg und mval, wenn wir Anionen und Kationen miteinander in Beziehung setzen. So sehen wir in unserem Analysenbeispiel (S. 243) in der mval-Tabelle sofort, daß das Chlor mit 109 mval den Natriumgehalt (99 mval) leicht übersteigt, oder das HCO_3 mit 22 mval hinter dem Ca (27 mval) etwas zurückbleibt, während es an Gewicht einen Wert von mehr als das Doppelte des Ca erreicht. Überhaupt sind die Anionen im Mineralwasser meist viel schwerer, als die Kationen. Bilden wir für beide getrennt die mg-Summe, so erhalten wir in unserer Analyse 3204 mg für die Kationen und 6017 mg für die Anionen. In Äquivalenten gerechnet müssen diese beiden Summen dagegen gleich sein. Deshalb addieren wir in der mval-Rubrik nur die Kationen und Anionen untereinander. Eine weitere Summe ist hier überflüssig. Da wir bei den nicht dissoziierten Stoffen von Wertigkeit eigentlich nicht sprechen können, beschränken wir uns mit der mval-Angabe auf die Ionen, während für H_2SiO_3, CO_2 usw. diese Rubrik frei bleibt. Bei Bezeichnung der Gesamtkonzentration beschränkt sich die mval-Angabe also stets auf die Ionen bzw. die Anionen- oder Kationensumme (welche ja einander gleich sein müssen).

Alle bisher betrachteten Größen geben uns über die Mengen Aufschluß, in welchen die einzelnen Stoffe in einem Wasser vorhanden sind, nur in verschiedenen Maßen ausgedrückt. Daneben interessiert uns vom medizinischen Gesichtspunkt aber auch noch das *Verhältnis einzelner Stoffe zueinander*, unabhängig von ihrer Gesamtmenge. Gerade bei Mineralstoffen, welche sich im Stoffwechsel vielfach gegenseitig beeinflussen, ist dieses Verhältnis von besonderer Bedeutung. Deshalb bringt man neuerdings vielfach neben den 3 Rubriken des Bäderbuches — allenfalls unter Verzicht auf die Millimole — in einer oder zwei weiteren Rubriken auch noch das *relative Mengenverhältnis* der einzelnen Ionen zur Darstellung. Bestimmte Quotienten, wie sie in der medizinischen Literatur vielfach gebraucht werden, z. B. K : Ca lassen sich bei so vielen

Bestandteilen nebeneinander wohl kaum allgemein durchführen, so daß nur eine *prozentuale Darstellung* in Frage kommt. Auch hierbei können wir der Berechnung sowohl Äquivalente als auch Gewichtsanteile zugrunde legen. Wir unterscheiden demnach *Äquivalent-* und *Konzentrationsprozente.*

Äquivalentprozente. Hier betrachten wir Kationen und Anionen ganz für sich und setzen deren Äquivalentsumme gleich 100. Wir erhalten dann für jedes Kation seinen *prozentualen Anteil* an der *Kationenkonzentration*, für die *Anionen analog.* Diese Werte geben uns ohne weiteres Aufschluß über den Anteil, welchen irgendein Ion an der Gesamtzusammensetzung nimmt. So sehen wir in unserem Beispiel an dieser Rubrik sofort, daß es sich mit 67% Na und 74% Cl um eine Kochsalzquelle handelt, daß weiterhin besonders die Erdalkalien (Ca und Mg) mit 18 + 11% hervortreten usw.

Konzentrationsprozente. Ebenso können wir auch die Gewichtsmengen einer relativen Berechnung zugrunde legen. Hier nehmen wir die Gewichtssumme der Kationen und Anionen zusammen als Grundlage und setzen diese = 100. Diese Zahl gibt uns also an, welchen Anteil ein bestimmter Stoff an der Gesamtmenge der Ionen — abgesehen von den schwach dissoziierten Säuren — hat. Da diese Gesamtmenge, auf welche wir uns hier beziehen, variabel ist, und für Anionen und Kationen gesondert schwanken kann, erscheinen die Konzentrationsprozente zur Beurteilung der Mengenverhältnisse viel schlechter geeignet, als die Äquivalentprozente. Dies soll uns folgendes Beispiel zeigen. Denken wir uns eine Lösung von je 1 mval Na und Ca, also je 50 Äquivalentprozente einmal als Chloride, ein andermal als Bicarbonate gelöst. Wir erhalten dann folgendes Bild:

Tabelle 23.

	mg	Konz.-%	Äqu.-%		mg	Konz.-%	Äqu.-%
Na	23	20,2	50	Na	23	13,9	50
Ca	20	17,5	50	Ca	20	12,1	50
Cl	71	62,3	100	HCO_3 . . .	122	74	100
Summe	114	100		Summe	165	100	

Obwohl sich an den *Kationen* überhaupt *nichts geändert* hat, erhalten wir doch nur durch den Austausch der Anionen *andere Prozentwerte.* Der Anteil am Gesamtgewicht interessiert uns aber nicht, sondern nur das Verhältnis der Kationen bzw. der Anionen untereinander. Hierüber geben uns die *Äquivalentprozente* viel besser Aufschluß. Dieses Beispiel zeigt aber auch weiter, daß wir Vergleiche zwischen Kationen und Anionen an Hand der Konzentrationsprozente überhaupt nicht ziehen können, vielmehr erscheinen die Anionenwerte gegenüber den Kationen als viel zu hoch.

Wie bei den absoluten Werten gibt uns also auch hier bei den relativen die Betrachtung in Äquivalenten eine viel bessere Vorstellung über die Mengenverhältnisse der einzelnen Ionen.

Der Vorteil der Analysendarstellung in mehreren Rubriken liegt darin, daß wir ihr je nach dem Gesichtspunkte, unter welchem wir das betreffende Wasser gerade betrachten, diese oder jene Zahlen entnehmen können, ohne erst selbst Umrechnungen vornehmen zu müssen. Am wichtigsten erscheinen nach dem Ausgeführten die Angaben in Gewichtsmengen, in Millival und in Äquivalentprozenten. Wenn man nicht zu viele Rubriken angeben will, genügt die Beschränkung auf diese drei. Von den Millimolen interessiert uns höchstens die Gesamtsumme, die dann allenfalls noch als solche angeführt werden kann. Oder man ersetzt bei den nicht ionisierten Stoffen der Millivalrubrik durch Millimole. Eine solche Analyse zeigt dann folgendes Bild:

Tabelle 24. Karlsbad, Mühlbrunnen. (Aus PRINZ-KAMPE.)

1 kg Mineralwasser enthält	mg	mval	Äqu.-%
Kationen:			
Kalium-Ion ($K^{\cdot}$)	95,74	2,448	2,829
Natrium-Ion ($Na^{\cdot}$)	1690	73,50	84,86
Lithium-Ion ($Li^{\cdot}$)	2,897	0,4174	0,482
Ammonium-Ion ($NH_4^{\cdot}$)	0,132	0,0073	0,0085
Calcium-Ion ($Ca^{\cdot\cdot}$)	130,3	6,501	7,506
Strontium-Ion ($Sr^{\cdot\cdot}$)	0,249	0,0057	0,0066
Magnesium-Ion ($Mg^{\cdot\cdot}$)	44,77	3,682	4,250
Ferro-Ion ($Fe^{\cdot\cdot}$)	1,254	0,0449	0,052
Mangano-Ion ($Mn^{\cdot\cdot}$)	0,198	0,0072	0,0083
		86,61	100,00
Anionen:			
Chlor-Ion (Cl')	601,3	16,96	19,58
Brom-Ion (Br')	0,722	0,0090	0,010
Jod-Ion (J')	0,003	0,00003	0,00003
Fluor-Ion (F')	2,063	0,1086	0,125
Sulfat-Ion (SO_4'')	1641	34,18	39,45
Hydrophosphat-Ion (HPO_4'')	0,291	0,006	0,007
Hydroarsenat-Ion ($HAsO_4''$)	0,199	0,0028	0,003
Hydrocarbonat-Ion (HCO_3'')	2157	35,36	40,81
	6368	86,63	99,99
			Millimol:
		Ionensumme:	151,0
Borsäure (Meta) (HBO_2)	2,678		0,0611
Kieselsäure (Meta) (H_2SiO_3)	89,60		1,148
	6460		152,2
Freies Kohlendioxyd (CO_2)	717,7		16,31
	7178		168,5

B. Tabellen wichtiger Umrechnungsfaktoren.

Nicht immer werden Analysen, welche uns in die Hand kommen, in der hier beschriebenen Weise dargestellt sein. Manchmal werden wir sie erst durch Umrechnungen in eine brauchbare oder vergleichbare Form bringen müssen. Wie solche Umrechnungen im Prinzip geschehen, ist besprochen worden. Um die Rechnung aber nach Möglichkeit zu erleichtern und zu vereinfachen, finden sich in den folgenden Tabellen die wichtigsten Faktoren bereits berechnet. Um die gesuchte Zahl zu erhalten, brauchen wir nur die gegebene mit dem zugehörigen Faktor, den wir aus diesen Tabellen entnehmen, multiplizieren.

Tabelle 25. Berechnung einiger charakteristischer Größen.

Gesucht	Gegeben	Faktor	Gesucht	Gegeben	Faktor
Schwefel S	HS'	0,9696	Radium mst . . .	nC (mμC)	2,75
	H_2S	0,9408	nC (mμC) .	mst	0,364
	S_2O_3''	0,5671	ME . . .	Eman	0,275
	ccm H_2S	1,537		nC pro Liter	2,75
			Eman . .	ME	3,64
Arsen As	$HAsO_4''$	0,5357		nC pro Liter	10,00
	$HAsO_2$	0,6942	nC pro Liter	ME	0,364
	AsO_4'''	0,5394		Eman	0,100
	H_2AsO_4'	0,5316			
	AsO_2'	0,7008	Hydrocarbonat HCO_3	halb-gebundene Kohlensäure	2,774
	As_2O_3	0,7561			
	As_2O_5	0,6506			
			Kohlensäure CO_2 g	ccm CO_2	1,976

Tabelle 26. Umrechnungsfaktoren

Gesucht (Kationen)	Gegebenes						
	Nitrat XNO_3	Chlorid XCl	Bromid XBr	Jodid XJ	Sulfat und Biphosphat X_2SO_4, X_2HPO_4	Hydrosulfat, Triphosphat $XHSO_4$, XH_2PO_4	Phosphat X_3PO_4
$H^{\cdot}$ . . .	0,0160	0,0276	0,0125	0,00788	0,0205	0,0103	0,0308
$Na^{\cdot}$ . .	0,2705	0,3934	0,2235	0,1534	0,3238	0,1915	0,4206
$K^{\cdot}$ . . .	0,3867	0,5245	0,3285	0,2355	0,4487	0,2871	0,5524
$Li^{\cdot}$ . . .	0,1006	0,1637	0,0799	0,0518	0,1263	0,0667	0,1797
$NH_4^{\cdot}$ . .	0,2253	0,3372	0,1842	0,1245	0,2730	0,1567	0,3628
$Ca^{\cdot\cdot}$ . .	0,2442	0,3610	0,2004	0,1363	0,2944	0,1711	0,3874
$Sr^{\cdot\cdot}$ . .	0,4140	0,5527	0,3541	0,2566	0,4770	0,3110	0,5804
$Ba^{\cdot\cdot}$ . .	0,5255	0,6595	0,4622	0,3511	0,5885	0,4144	0,6844
$Mg^{\cdot\cdot}$ . .	0,1640	0,2554	0,1320	0,0874	0,2020	0,1113	0,2774
$Fe^{\cdot\cdot}$ . .	0,3105	0,4405	0,2589	0,1803	0,3676	0,2234	0,3764
$Fe^{\cdot\cdot\cdot}$ . .	0,2309	0,3256	0,1889	0,1279	0,2793	0,1608	0,3700
$Mn^{\cdot\cdot}$ . .	0,3070	0,4365	0,2558	0,1779	0,3638	0,2205	0,4643
$Al^{\cdot\cdot\cdot}$ . .	0,1270	0,2030	0,1014	0,0665	0,1583	0,0851	0,2218

Gesucht (Anionen)	Gegebenes					
	Natrium NaX	Kalium KX	Lithium LiX	Ammonium NH_4X	Calcium CaX_2	Strontium SrX_2
NO_3'	0,7295	0,6133	0,8994	0,7747	0,7560	0,5860
Cl'	0,6066	0,4755	0,8363	0,6628	0,6309	0,4473
Br'	0,7765	0,6715	0,9201	0,8158	0,7996	0,6459
J'	0,8466	0,7645	0,9482	0,8755	0,8637	0,7434
$SO_4'' = HPO_4''$	0,6762	0,5513	0,8737	0,7270	0,7056	0,5230
$HSO_4' = H_2PO_4'$ . . .	0,8085	0,7129	0,9333	0,8433	0,8289	0,6890
PO_4'''	0,5794	0,4476	0,8203	0,6372	0,6126	0,4196
S_2O_3''	0,7092	0,5891	0,8900	0,7567	0,7368	0,5613
S aus $X_2S_2O_3$ . .	0,4022	0,3341	0,5048	0,4291	0,4179	0,3184
HS'	0,5898	0,4582	0,8265	0,6470	0,6227	0,4300
S aus XHS . . .	0,5719	0,4443	0,8013	0,6302	0,6179	0,4170
HS aus X_2S . . .	0,4235	0,2998	0,7196	0,4633	0,4585	0,2762
S	0,4107	0,2907	0,6978	0,5295	0,4445	0,2679
$HAsO_4''$	0,7527	0,6417	0,9098	0,7951	0,7775	0,6150
As aus X_2HAsO_4 .	0,4031	0,3448	0,4873	0,4259	0,4166	0,3295
$HAsO_2$	0,8310	0,7399	0,9479	0,8709	0,8504	0,6008
As aus $XAsO_2$ . .	0,5768	0,5132	0,6580	0,6045	0,5903	0,4268
HCO_3'	0,7262	0,6094	0,8979	0,7718	0,7528	0,5820
HCO_3 aus X_2CO_3 .	0,5754	0,4414	0,8257	0,6349	0,6095	0,4131
CO_3''	0,5660	0,4339	0,8121	0,6245	0,5996	0,4065
OH'	0,4250	0,3031	0,7101	0,4852	0,4591	0,2796
O''	0,2580	0,1699	0,5354	0,3072	0,2854	0,1544

zur Berechnung von Ionen aus Salzen.

Salz							
Thiosulfat $X_2S_2O_3$	Hydrosulfid XHS	Sulfid X_2S	Hydro-arsenat X_2HASO_4	Hydro-carbonat $XHCO_3$	Carbonat X_2CO_3	Hydroxyd XOH	Oxyd X_2O
0,0177	0,0296	0,0592	0,0142	0,0163	0,0325		
0,2908	0,4102	0,5893	0,2473	0,2738	0,4339	0,5748	0,7418
0,4109	0,5409	0,7092	0,3584	0,3906	0,5661	0,6970	0,8354
0,1100	0,1735	0,3022	0,0902	0,1021	0,1879	0,2898	0,4645
0,2433	0,3530	0,4705	0,2049	0,2282	0,3755	0,5146	0,6926
0,2632	0,3773	0,5556	0,2225	0,2472	0,4004	0,5409	0,7147
0,4387	0,5700	0,7321	0,3850	0,4180	0,5935	0,7205	0,8457
0,5506	0,6750	0,8108	0,4952	0,5297	0,6960	0,8015	0,8958
0,1782	0,2689	0,4314	0,1480	0,1662	0,2884	0,4169	0,6031
0,3324	0,4578	0,6352	0,2850	0,3140	0,4820	0,6214	0,7773
0,2494	0,3601	0,5372	0,2100	0,5838	0,3828	0,5225	0,6992
0,3288	0,4537	0,6314	0,2818	0,3104	0,4778	0,6176	0,7745
0,1387	0,2145	0,3603	0,1143	0,1289	0,2313	0,3467	0,5303

Salz							Säureanhydrit
Barium BaX_2	Magnesium MgX_2	Ferro FeX_2	Ferri FeX_3	Mangan MnX_2	Aluminium AlX_3	freie Säure HX	
0,4745	0,8360	0,6895	0,7691	0,6930	0,8730	0,9840	N_2O_5: 1,148
0,3405	0,7446	0,5595	0,6557	0,5635	0,7970	0,9724	
0,5378	0,8680	0,7411	0,8111	0,7442	0,8986	0,9875	
0,6489	0,9126	0,8197	0,8721	0,8221	0,9335	0,9921	
0,4115	0,7980	0,6324	0,7207	0,6362	0,8415	0,9795	SO_3: 1,200
0,5856	0,8887	0,7766	0,8392	0,7785	0,9143		P_2O_5: 1,366
0,3156	0,7226	0,5316	0,6700	0,5357	0,7782		P_2O_5: 1,338
0,4494	0,8218	0,6676	0,7508	0,6712	0,8613	0,9824	
0,2549	0,4661	0,3786	0,4259	0,3807	0,4885	0,6608	
0,3250	0,7311	0,5422	0,6399	0,5437	0,7855	0,9704	S: 1,031
0,3151	0,7089	0,5258	0,6204	0,5297	0,7615		
0,1951	0,5865	0,3761	0,4772	0,3801	0,6598		
0,1892	0,5686	0,3648	0,4628	0,3686	0,6397	0,9704	
0,5048	0,8520	0,7150	0,7900	0,7182	0,8857	0,9858	As_2O_5: 1,235
0,2704	0,4563	0,3830	0,4323	0,3848	0,4745	0,6616	As_2O_5: 0,6616
0,7163	0,9060	0,8006	0,8427	0,8034	0,9310		As_2O_3: 1,117
0,4972	0,6293	0,5557	0,5849	0,5576	0,6462		A_2O_3: 0,7575
0,4703	0,8338	0,6860	0,7662	0,6896	0,8711		CO_2: 1,386
0,3093	0,7234	0,5265	0,6275	0,5308	0,7814		
0,3040	0,7116	0,5180	0,6172	0,5220	0,7687		CO_2: 1,364
0,1984	0,5830	0,3785	0,4785	0,3825	0,6530		O: 1,063
0,1043	0,3968	0,2227	0,2957	0,2266	0,4699		

Tabelle 27. Umrechnung von Milligramm und Millival ineinander.

Gesucht: Gegeben: Faktor:	mg mval Äqu.-Gew.	mval mg $\frac{1}{\text{Äqu.-Gew.}}$	Gesucht: Gegeben: Faktor:	mg mval Äqu.-Gew.	mval mg $\frac{1}{\text{Äqu.-Gew.}}$
$H^{\cdot}$	1,008	0,9919	NO_3' . . .	62,01	0,01613
$Na^{\cdot}$	23,00	0,04348	Cl'	35,46	0,02820
$K^{\cdot}$	39,10	0,03220	Br'	79,92	0,01251
$Li^{\cdot}$	6,94	0,1441	J'.	126,92	0,007879
$NH_4^{\cdot}$ . . .	18,04	0,05544	F'	19,0	0,05264
$Ca^{\cdot\cdot}$. . . .	20,03	0,04991	SO_4'' . . .	48,03	0,02082
$Sr^{\cdot\cdot}$	43,81	0,02282	HSO_4' . . .	97,07	0,01030
$Ba^{\cdot\cdot}$. . . .	68,68	0,01455	H_2PO_4' . .	97,06	0,01030
$Mg^{\cdot\cdot}$ . . .	12,16	0,08224	HPO_4'' . .	48,02	0,02083
$Fe^{\cdot\cdot}$. . . .	27,92	0,03582	PO_4''' . . .	31,68	0,03156
$Fe^{\cdot\cdot\cdot}$ . . .	18,61	0,05374	HCO_3' . . .	61,01	0,01639
$Mn^{\cdot\cdot}$ . . .	27,46	0,03641	CO_3'' . . .	30,00	0,03333
$Zn^{\cdot\cdot}$. . . .	32,68	0,03060	HS'. . . .	33,07	0,03293
$Ni^{\cdot\cdot}$. . . .	29,34	0,03408	S''	16,03	0,06238
$Co^{\cdot\cdot}$	29,48	0,03392	S_2O_3'' . . .	56,06	0,01783
$Cu^{\cdot}$	63,57	0,01573	$HAsO_4''$ . .	69,99	0,01429
$Cu^{\cdot\cdot}$. . . .	31,78	0,03147	OH'. . . .	17,01	0,05880
$Al^{\cdot\cdot\cdot}$. . . .	9,03	0,1108	O''	8,000	0,1250

Tabelle 28. Umrechnung aus alten Maßen.

Gegeben	Gesucht	Faktor	Gegeben	Gesucht	Faktor
Pfund à 16 Unzen .	kg	0,4682	Unze pro Pfund à 16 Unzen.	g pro kg	62,52
Apothekerpfund à 12 Unzen	kg	0,3512	Unze pro Apothekerpfund à 12 Unzen.	g pro kg	83,33
Wiener Pfund . . .	kg	0,5600	Gran pro Pfund à 16 Unzen	mg pro kg	36,23
Unze.	g	29,26	Gran pro Apothekerpfund à 12 Unzen.	mg pro kg	48,31
Gran.	mg	16,96			
Kubikzoll	ccm	17,6			

C. Die Beurteilung von Mineralwässern auf Grund der Analyse.

Nachdem wir mit den Grundlagen der Analysendarstellung vertraut sind, wollen wir uns die Frage vorlegen, was wir aus der Analyse einer Mineralquelle entnehmen können.

Über die *Gesamtkonzentration* geben uns die verschiedenen Summen Auskunft. Hierbei müssen wir zunächst darauf achten, ob die gelösten festen Stoffe entsprechend der Definition der Mineralquellen die Grenze von 1 g erreichen. Hierfür gilt also die mittlere der 3 Summen einschließlich Kieselsäure u. ä., jedoch ohne die gasförmigen Bestandteile, vor allem ohne CO_2.

Bei den höher mineralisierten Quellen gibt uns die Konzentration aber auch weiterhin eine brauchbare Unterteilung. Ziehen wir physiologische Betrachtungen mit heran, werden wir eine solche in *hypotonische, isotonische* und *hypertonische* Wässer vornehmen. Was bezeichnen wir als isotonisch? Ein direktes Maß für den osmotischen Druck gibt uns die Gefrierpunktserniedrigung. Dies hat jedoch einen Nachteil: Bei einer Einteilung nach der Konzentration denken wir zunächst an die festen Stoffe, während der wirkliche osmotische Druck der Quelle von der Gesamtmenge aller gelösten Stoffe einschließlich der Gase abhängt. Letztere sind für uns in dieser Hinsicht wegen ihrer Labilität von untergeordnetem Interesse, weshalb uns eine osmotische Konzentrationsangabe mit Beschränkung auf die festen Stoffe erwünscht erscheint. Daher nehmen wir den osmotischen Partialdruck der festen Stoffe als Grundlage. Nun ist der osmotische Druck der Summe der gelösten Einzelteilchen — unabhängig von deren Art und Größe — proportional, also wird uns die Anzahl dieser Einzelteilchen ein brauchbares Maß abgeben. Über diese sagt uns weder die Gewichts- noch die Äquivalentmenge etwas näheres aus, wohl aber die Millimol-Summe, wenn wir vollständige Dissoziation voraussetzen bzw. annehmen, daß der mittlere Dissoziationsgrad der verschiedenen Salzlösungen bei isotonischer Konzentration gleich ist, was wohl ohne großen Fehler geschehen kann. Als Bezugsgröße können wir die physiologische Kochsalzlösung annehmen. Diese enthält pro Liter 9500 mg NaCl, also bei einem Molekulargewicht von 58,46 an Na wie an Cl je $\frac{9500}{58,46} = 162$, zusammen 325 mmol. Natürlich werden wir nach oben wie nach unten eine gewisse Breite noch als praktisch isotonisch gelten lassen.

Welche Bestandteile treten nun in einem Wasser besonders hervor? Bei den *höher mineralisierten Quellen*, d. h. bei denen, die die 1-g-Grenze überschreiten, betrachten wir zunächst die *quantitativ hervortretenden Ionen*. Nach dem oben Ausgeführten ist hier die äquivalentmäßige Betrachtung der gewichtsmäßigen vorzuziehen. Tritt 1 Anion und 1 Kation besonders stark in den Vordergrund, wird sich dies natürlich in allen Rubriken deutlich zu erkennen geben. Das anschaulichste Bild über diese quantitativen Verhältnisse geben uns die Äquivalentprozente, besonders auch in weniger übersichtlichen Fällen, wo mehrere Anionen oder Kationen gleichzeitig hervortreten. Auf die vorwaltenden Ionen gründet sich die Einteilung der höher mineralisierten Quellen. So können wir die Klassen, unter welche ein Wasser einzuteilen ist, aus der Analyse leicht erkennen:

Tabelle 29.

	Salzbrunn[1] Oberbrunnen		Wildungen[2] Georg-Viktor-Quelle		Salzuflen[2] Neubrunnen		Franzensbad[2] Glauberquelle IV	
	mval	Äqu.-%	mval	Äq.-%	mval	Äqu.-%	mval	Äqu.-%
Na	38,2	*70,7*	2,4	9,8	143,3	82,1	282,2	83,0
Ca	6,1	11,6	11,7	46,6	18,8	10,8	27,9	7,9
Mg	7,4	14,0	10,3	41,1	11,4	6,6	12,0	3,5
	52,7		25,0		174,5		339,8	
Cl	3,0	5,7	0,1	0,6	145,2	83,2	71,6	21,1
SO_4	7,0	13,3	1,2	4,9	15,1	8,7	213,2	62,7
HCO_3	42,5	*80,9*	23,6	94,4	14,1	8,1	55,0	16,2
	52,7		25,0		174,5		339,8	
Vorwaltende Ionen	Na, HCO_3		Ca, Mg, HCO_3		Na, Cl		Na, SO_4	
Bezeichnung	alkalische Quelle		erdige Quelle		Kochsalz-(Sol-)Quelle		Glaubersalzquelle	

Je nach diesen vorwaltenden Ionen haben wir folgende Mineralwasserklassen unterschieden:

Tabelle 30.

Vorwaltende		Anionen: HCO_3	Anionen: Cl	Anionen: SO_4
Kationen	Ma	alkalische Quellen	Kochsalzquellen	Glaubersalzquellen
	Ca	} erdige Quellen	} Chlorcalciumquellen	Gipsquellen
	Mg			Bitterwässer
	Fe			(Vitriolquellen)

[1] Dtsch. Bäderbuch. — [2] SCHMIDT, SCHNELLE u. WOLLMANN.

Mit der Feststellung der vorwaltenden Ionen können wir uns aber noch nicht begnügen, sondern müssen stets auch die anderen Bestandteile des Mineralwassers berücksichtigen. Dabei müssen wir bald mehr die absoluten Zahlen ins Auge fassen, bald mehr die relativen (Äqu.-%). So sehen wir in unseren eben angeführten Beispielen, daß der Salzuflener Neubrunnen mehr Ca enthält als die Wildunger Georg-Viktor-Quelle. Vergleichen wir diese beiden Quellen aber von dem Gesichtspunkt physikalisch-chemischer Wirkungen der Mineralstoffe auf die Biokolloide aus, bei welchem sich Alkalien und Erdalkalien antagonistisch gegenüberstehen, dann werden wir von der Georg Viktor-Quelle eine viel stärkere Kalkwirkung erwarten können als vom Neubrunnen, wo diese durch das Na zum Teil aufgehoben wird. Immerhin aber ist auch hier der relative Kalkgehalt mit 10,8 Äqu.-% weit höher als in den Körperflüssigkeiten. In anderen Fällen wird es uns wieder viel mehr auf die absoluten Werte ankommen. So wird z. B. die Abführwirkung sulfathaltiger Wässer deren absolutem Sulfatgehalt parallel gehen und somit von den folgenden beiden Wässern (Tab. 31) die Albert-Quelle viel wirksamer sein als der Lullusbrunnen, obwohl bei ihr das Sulfat hinter dem Chlorid weit zurücktritt, während es beim Lullusbrunnen vorwaltet, um so mehr, als zwischen dem Cl und SO_4 in dieser Hinsicht kein Antagonismus, sondern im Gegenteil, eine Verwandtschaft in der Wirkung besteht.

Tabelle 31.

	Mergentheim, Albertquelle (Nach SIEBER)			Hersfeld, Lullusbrunnen (Dtsch. Bäderbuch)		
	mg	mval	Äqu.-%	mg	mval	Äqu.-%
K	4388	112,2	18,3	17	0,4	0,6
Na	9350	406,3	66,4	960	41,7	66,3
Ca	641	32,0	5,2	309	15,4	24,4
Mg	777	63,9	10,4	38	3,1	4,8
Cl	14788	417,0	68,0	353	9,9	15,8
SO_4	7145	148,7	24,3	1934	40,3	64,0
HCO_3	2985	48,9	8,0	770	12,6	20,0
	24918	614,7		4452	62,9	

So müssen wir uns bemühen, je nach Anwendung und Wirkungsweise zu einer mehr individuellen als schematisierenden Beurteilung zu kommen. Aber auch die *in kleinen Mengen auftretenden Stoffe* müssen wir dabei berücksichtigen, denn gerade unter ihnen zeichnen sich mehrere durch eine besondere *biologische Wirksamkeit* aus. Diejenigen Quellen, deren Gesamtkonzentration unter der 1-g-Grenze bleibt (einfache Quellen) werden hauptsächlich oder nur durch solche Stoffe charakterisiert. Aber auch für die höher mineralisierten Quellen sind diese nicht minder wichtig. In ihren Wirkungen treten sie oftmals so hervor, daß diese „Nebenbestandteile" zu Hauptbestandteilen und den wichtigsten Trägern der Wirksamkeit werden können. So finden wir auch vielfach, z. B. im Deutschen Bäderbuch, zahlreiche erdige Quellen, Gipsquellen, Kochsalzquellen und andere nicht unter diese sondern unter die Eisenquellen, Schwefelquellen od. dgl. eingereiht. Aber auch die Stoffe, welche in noch viel kleineren Mengen vorkommen *(Minimalbestandteile)* können sich an den Wirkungen beteiligen (FRESENIUS u. a.). So können alle diese Stoffe den Charakter einer Quelle in mancher Hinsicht modifizieren.

Beispiele hierfür sollen uns einige Quellen zeigen (s. Tabelle 32), bei welchen Na und Cl weitaus vorwalten, die wir somit als Kochsalzquellen ansprechen müssen. Auch in der Konzentration sind sie einander ähnlich. Bei näherer Betrachtung der Nebenbestandteile finden wir jedoch weitgehende Unterschiede, welche uns bei der Beurteilung dieser Wässer nach ganz verschiedenen Richtungen weist.

Tabelle 32.

Gehalt in mg an	Aachen[1] Kochbrunnen	Homburg[1] Stahlbrunnen	Heilbrunn[1] Adelheidquelle	Wiesbaden[1] Kochbrunnen	Pyrmont[1] Wolfgangquelle	Kreuznach[1] Elisabethbrunnen	Dürkheim[2] Maxbrunnen
Na	1570	2310	2383	2692	2735	4156	4596
K		131,3	2,8	96,54	30,69	79,98	505,5
Li	0,01	1,997	Spuren	3,758	0,363	10,84	22,29
NH_4				6,304	1,508	7,564	14,07
Rb		Spuren		Spur			1,16
Cs		Spuren		Spur			0,75
Ca	59,7	467,6	18,1	346,2	532,4	764,8	976,3
Sr	3,6	5,064	3,6	12,48	6,962	43,96	51,80
Ba		0,248		0,668		42,63	
Mg	5,87	98,55	6,91	49,84	157,4	68,64	
Fe		34,44	0,2	3,317	0,192	14,61	77,34
Mn		1,938		0,582	4,836	0,425	2,67
Zn					0,115	3,673	0,37
Cu					Spur		
Co		} 0,012					
Ni					Spur		
Al		Spuren	0,53			0,106	
NO_3		1,151		1,824	4,098		
Cl	1637	4244	3014	4656	3927	7836	9410
Br		0,591	45,8	3,375	0,58	38,73	19,04
J		0,014	25,5	0,017	0,002	0,365	
Fl	31,8						
SO_4		8,344	13,0	62,42	1334		
HPO_4	13,2	0,629	Spuren	0,026	0,023	0,339	62,04
$HAsO_4$				0,168	0,010	0,285	0,05
HCO_3	210	1037	1159	562	1267	538	379,9
CO_3	376						
OH	24,8						
HS	24,6	0,064					
HBO_2		Spuren	Spuren	4,201	1,166	1,653	25,19
H_2SiO_3	94,0	22,32	16,2	85,68	19,58	17,33	15,76
H_2TiO_3				0,008	Spur		
Organ. Subst. .	29,2	Spuren	6,0			Spur	
CO_2		2053	29,0	309	1706	123	165,8
H_2S		0,606		Spur			
N_2		Spuren	14,9	5,82			
O_2				1,40			
CH_4		Spuren	17,9				

Unter den Kationen fällt uns quantitativ zunächst bei mehreren dieser Quellen ein ziemlich hoher Kalkgehalt auf, am deutlichsten bei Dürkheim mit etwa 20 Äqu.-% (erdige Kochsalzquelle). Auch die übrigen Erdalkalien zeigen weitgehende Unterschiede. So findet sich bei Kreuznach ein auffallend hoher

[1] Deutsches Bäderbuch.
[2] Nach Fresenius (aus Prospekt).

Sr- und Ba-Gehalt. Unter den Alkalien fällt uns neben dem Natrium bei einigen Quellen der Kaliumreichtum auf (Homburg, Wiesbaden). Von den Schwermetallen verdient zunächst das Eisen Beachtung, welches die Quellen von Homburg und Kreuznach zu Eisenquellen stempelt, aber auch in anderen in nennenswerter Menge vorhanden ist. Daneben finden sich noch Mangan (Homburg), welches bei Pyrmont sogar das Eisen deutlich übersteigt, Zink (besonders Kreuznach) Kupfer, Kobalt, Nickel und endlich Arsen, welches Dürkheim zur Arsenquelle stempelt. Unter den Anionen fällt uns der hohe Bromgehalt einiger Quellen auf (Heilbrunn, Kreuznach), wobei ersteres gleichzeitig eine Jodquelle ist. Aber auch bei Kreuznach ist der Jodgehalt erwähnenswert, wenn er auch den Grenzwert nicht erreicht. Bei Pyrmont tritt wieder der Gehalt an Sulfat und Hydrocarbonat (Alkalität) hervor, während Aachen, welches durch den Hydrosulfidgehalt als Schwefelquelle gekennzeichnet wird, die Alkalität vorwiegend dem sekundären Carbonat-Ion verdankt, neben dem sogar freie OH-Ionen enthalten sind. Wiesbaden zeichnet sich wieder durch seinen Gehalt an Kieselsäure, Borsäure und Titansäure aus. Von den gasförmigen Bestandteilen stempelt die Kohlensäure Homburg, Pyrmont und Dürkheim zu Säuerlingen, wodurch sich diese Quellen besonders als Badequellen von den kohlensäurefreien oder -armen Kochsalzquellen grundsätzlich unterscheiden.

Von den Minimalbestandteilen, welche durch die Analyse meist nicht erfaßt werden, wenn eine Bestimmung heute auch weitgehend möglich ist, ganz abgesehen, zeigen diese wenigen Beispiele, daß eine ausführliche Analyse zahlreiche Anhaltspunkte für die Beurteilung der Heilquellen gibt und daß wir nur in seltenen Fällen einen *einzigen Stoff* als den alleinigen Träger der Wirksamkeit ansprechen können, daß vielmehr meistens *zahlreiche Einzelfaktoren zusammenwirken.* Dabei gibt es so viele Kombinationsmöglichkeiten, daß wir letzten Endes jede Quelle als ein *Individuum für sich* betrachten müssen, welches sich von anderen, die in den Hauptbestandteilen mit ihr fast identisch erscheinen, durch diese oder jene Nebenbestandteile doch deutlich unterscheidet. Diese Beispiele zeigen uns aber auch, inwieweit wir derartige individuelle Unterschiede an Hand der Mineralwasseranalyse feststellen und unserem Urteil zugrunde legen können.

D. Die Arten der Analyse.

Mineralwasseranalysen können in sehr verschiedenem Umfange ausgeführt werden, je nachdem, bis zu welcher Größenordnung man die gelösten Stoffe erfassen will. Untersuchungen auf die in sehr geringer Menge auftretenden Bestandteile erfordern eine entsprechende Erfahrung gerade in derartigen Analysen und ein sehr sorgfältiges Arbeiten, geben uns aber dafür die weitestgehenden Aufschlüsse über die Zusammensetzung einer Quelle.

Wir haben soeben gesehen, daß auch die Bestandteile, welche nur in kleineren Mengen auftreten, für die Beurteilung einer Heilquelle von Bedeutung sein können. Da solche Untersuchungen sehr zeitraubend und dementsprechend kostspielig sind, müssen wir uns vielfach mit kleineren Analysen unter Außerachtlassung der Nebenbestandteile begnügen.

Wir unterscheiden also die sozusagen vorschriftsmäßige große Analyse und die kleine orientierende Pauschanalyse.

Große Mineralwasseranalyse. Über diese Analyse als Grundlage für die Beurteilung von Mineralwässern haben wir im vorhergehenden bereits berichtet.

So können wir uns hier darauf beschränken, eine solche Analyse als Beispiel anzuführen.

Tabelle 33. Große Mineralwasseranalyse. Nenndorf, Gewölbequelle. (Dtsch. Bäderbuch.)

1 kg Mineralwasser enthält	mg	mval
Kalium-Ion ($K^{\cdot}$)	4,446	0,1136
Natrium-Ion ($Na^{\cdot}$)	158,4	6,87
Lithium-Ion ($Li^{\cdot}$)	0,177	0,0252
Ammonium-Ion ($NH_4^{\cdot}$)	0,985	0,0545
Calcium-Ion ($Ca^{\cdot\cdot}$)	477,7	23,82
Strontium-Ion ($Sr^{\cdot\cdot}$)	8,502	0,1941
Magnesium-Ion ($Mg^{\cdot\cdot}$)	106,7	8,757
Ferro-Ion ($Fe^{\cdot\cdot}$)	0,384	0,0137
Mangano-Ion ($Mn^{\cdot\cdot}$)	0,080	0,0029
		39,85
Chlor-Ion (Cl')	132,8	3,747
Brom-Ion (Br')	0,456	0,0057
Jod-Ion (J')	0,018	0,0001
Sulfat-Ion (SO_4'')	1316	27,41
Hydrophosphat-Ion (HPO_4'')	0,048	0,0010
Hydroarsenat-Ion ($HAsO_4''$)	0,082	0,0012
Hydrocarbonat-Ion (HCO_3'')	478,8	7,848
Hydrosulfid-Ion (HS')	28,0	0,847
	2,714	39,86
Borsäure (HBO_2)	4,604	
Kieselsäure (H_2SiO_3)	22,18	
	2,740	
Freies Kohlendioxyd (CO_2)	128	
Schwefelwasserstoff (H_2S)	35,6	
	2904	

Daneben Spuren von Zink, Kupfer, Aluminium, Titansäure.

Orientierende Pauschanalyse. Wenn wir hier auf die Bestimmungen der *Nebenbestandteile verzichten*, so muß die Analyse doch so weit gehen, daß sie uns ein Urteil über die Zusammensetzung des Wassers gestattet. Hierzu ist erforderlich, daß sie nach *balneologischen Gesichtspunkten* ausgeführt wird. Sie muß wenigstens *alle Hauptbestandteile* enthalten. Als solche betrachten wir alle Stoffe, welche *quantitativ* hervortreten, außer denen aber noch die in *kleinen Mengen wirksamen Bestandteilen, wenn sie in Mengen oberhalb des Grenzwertes* vorhanden sind. Deshalb muß wenigstens qualitativ auf diese geprüft werden.

Demgegenüber sind kleine Analysen, welche sich nicht nach diesen Grundsätzen halten, für unsere Zwecke unbrauchbar. So wird besonders die *Trinkwasseruntersuchung* auf Mineralwässer übertragen. Dabei wird gar nicht berücksichtigt, daß der Zweck der Untersuchung ein völlig verschiedener ist. Bei der Trinkwasseranalyse handelt es sich in erster Linie um eine Prüfung auf eventuelle Verunreinigungen. Deshalb untersucht man auf Nitrate, Nitrite, Ammoniak usw., Stoffe, die im Mineralwasser fast niemals eine wesentliche Rolle spielen und auf Eigenschaften, die bei Verwendung als Gebrauchs- und Industriewasser wichtig sind, wie die Härte, mit denen wir für Heilzwecke aber nichts anfangen können. Demgegenüber bleiben die für uns wichtigen Bestandteile bei Untersuchungen nach dem Schema der Trinkwasseranalyse meist unberücksichtigt. Deshalb müssen wir solche als *für unsere Zwecke unbrauchbar* ablehnen.

Tabelle 34. Analyse nach dem Schema der Trinkwasseruntersuchung.

1 Liter des Wassers enthält:

Trockenrückstand	1221 mg
Glührückstand	1001 mg
Glühverlust	220 mg
Salpetersäure	nicht nachweisbar
Salpetrige Säure	,, ,,
Ammoniak	,, ,,
Schwefelwasserstoff	,, ,,
Chlor (Cl)	127 mg
Schwefelsäure (SO_3)	107 mg
Kalk (CaO)	106 mg
Eisen	5,7 mg
Gesamthärte	19,9 D. H°
Bleibende Härte	7,3 D. H°
Oxydierbarkeit ($KMnO_4$-Verbrauch)	40 mg

Tabelle 35. Kleine Mineralwasseranalyse desselben Wassers.

1 Liter Wasser enthält:

	mg	mval	Äqu.-%
$Na^{\cdot}$	207	8,6	52,3
$K^{\cdot}$	19	0,5	3,1
$Ca^{\cdot\cdot}$	76	3,8	23,2
$Mg^{\cdot\cdot}$	40	3,3	20,2
$Fe^{\cdot\cdot}$	5,7	0,2	1,2
Summe der Kationen		16,4	100
Cl'	127	3,6	21,9
J'	1,3	0,01	—
SO_4''	129	2,7	16,4
HCO_3'	616	10,1	61,7
Summe der Anionen		16,4	100
Gesamtsumme	1221		

Kontrolluntersuchungen. Eine besondere Bedeutung haben kleine Analysen zu häufigeren Nachuntersuchungen von Quellen bereits bekannter Zusammensetzung. Im allgemeinen ist der Chemismus von Mineralquellen konstant und weist vielfach, solange überhaupt verläßliche Analysen bestehen, keine wesentlichen Änderungen auf. Dauernde Beobachtungen ergeben, daß die Konzentration ständig kleinen Schwankungen unterliegt, welche um einen Mittelwert herum pendeln. Solche Schwankungen sind zum Teil auf äußere Einflüsse, wie Änderungen des äußeren Druckes — Luftdruck und Grundwasserstand — oder des Wasserzuflusses, vielleicht auch teilweise auf Vorgänge in der Erdtiefe zurückzuführen. Dagegen kommen auch plötzliche grobe Veränderungen im Chemismus vor.

Solche können durch geologische Vorgänge in der Erde bedingt sein, wie tektonische Lageveränderungen in den Quellspalten, fallen daher meist mit anderweitig kenntlichen Erscheinungen (Erdbeben) zusammen. Von besonderer praktischer Bedeutung sind aber Veränderngen durch künstliche Eingriffe, vor allem durch Bergbau oder durch Bohrungen, welche sogar zum vollständigen Versiegen von Mineralquellen führen können. Ist die Quellspalte durch eine sehr gut ausgebildete wasserundurchlässige Schicht abgedichtet, kann deren Durchschlagen plötzlich ein Ausbleiben der Quellen zur Folge haben. Meist aber wird sich bei einer guten Beobachtung eine solche Annäherung an die Quellspalte bereits vorher durch Warnungszeichen ankündigen. Aber auch ohne Eingriffe von außen führen Schäden an der Quellfassung von selbst zu Undichtigkeiten, so daß je nach den Druckverhältnissen entweder Mineralwasser zum Teil andere Wege findet oder Süßwasser in die Quelle eintritt und diese verdünnt. Dadurch wird natürlich ihre Wirksamkeit beeinträchtigt. Bei unzweckmäßiger Gestaltung der Umgebung könnte sogar einmal hygienisch nicht einwandfreies Grundwasser nun in die Quelle gelangen. Regelmäßige Beobachtungen werden solche Schäden sogleich erkennen lassen, so daß sie rechtzeitig behoben werden können.

Aus diesen Gründen scheint die *ständige Überwachung* als ein Gebot für alle Heilquellen. Am besten ist natürlich die tägliche Kontrolle, wenigstens sollte eine solche in bestimmten Abständen, etwa wöchentlich, erfolgen — selbstverständlich auch bei saisonmäßigem Betrieb ganzjährig. Das Ausmaß der Analyse kann für diese Zwecke wesentlich eingeschränkt werden. Auch an die Genauigkeit stellen wir hierbei weniger hohe Anforderungen, so daß wir uns hierfür mit einfachen Schnellmethoden begnügen können. Auf diese Weise wird eine ständige Überwachung mit verhältnismäßig geringem Zeit- und Kostenaufwand ermöglicht. Um hier den Weg zu zeigen, erscheint es uns gerade im Hinblick auf die regelmäßige Mineralwasserkontrolle geboten, auch aus der Methodik der Mineralwasseranalyse einiges hier aufzunehmen.

Welche Bestandteile geben uns hierüber die besten Aufschlüsse? Eine allgemein gültige Antwort auf diese Frage gibt es nicht. Alle Versuche, bestimmte Methoden allgemein einzuführen, mußten bei der verschiedenartigen Zusammensetzung der Mineralquellen fehlschlagen. Vielmehr muß diese Frage nach dem Chemismus der zu beobachtenden Quelle *individuell* entschieden werden. So können wir gewissermaßen als Richtlinien hier nur die allgemeinen Gesichtspunkte anführen, welche für die Auswahl der Bestimmungen maßgebend sind und versuchen, für die wichtigsten Mineralquelltypen Beispiele anzuführen.

Neben *Schüttung* und *Temperatur* erscheint im allgemeinen die *Gesamtkonzentration* der Quelle und der Gehalt an den sie *charakterisierenden Bestandteilen* am wichtigsten.

Zur Ermittlung der Gesamtkonzentration tritt die Wägung des Trockenrückstandes heute gegenüber der Bestimmung physikalisch-chemischer Größen — wie elektrische Leitfähigkeit oder Brechungsindex — oder deren Berechnung aus der Summe der Hauptbestandteile in den Hintergrund. Wenn wir die Gesamtkonzentration auf Grund von Einzelbestandteilen berechnen wollen, genügt die Summe der Kationen oder der Anionen allein, da beide in Äquivalenten ausgedrückt gleich sein müssen. Aus Gründen der einfacheren Methodik empfiehlt sich hierfür die Bestimmung der Anionen. Von diesen haben bei allen höher mineralisierten Quellen nur drei einen wesentlichen Anteil an der Gesamtkonzentration: Chlorid, Bicarbonat und Sulfat, im Einzelfalle fällt oft auch noch eins oder zwei hiervon weg. Will man sich daneben auch noch über die Kationen orientieren, genügt von den Hauptbestandteilen meist die Bestimmung des Calciums und Magnesiums oder der Erdalkalien gemeinsam. Die Forderung für die technische Kontrollanalyse sind hiermit eigentlich erfüllt. Vom medizinischen Standpunkt interessieren uns vielfach auch noch andere in kleinen Mengen vorhandene Bestandteile. Inwieweit diese mit aufgenommen werden sollen, muß von Fall zu Fall entschieden werden. Wenigstens sollten diese doch ab und zu einmal bestimmt werden. Vor allem bietet hier das Eisen vielfach Interesse. Zur technischen Begutachtung erscheint dieses weniger geeignet, weil es vielfach spontan größere Schwankungen aufweist als andere Bestandteile, z. B. in Abhängigkeit vom Kohlensäuregehalt. Größere Schäden lassen sich aber auch aus dem Eisengehalt leicht erkennen. Nach diesen Grundsätzen kommen wir für die Hauptgruppen etwa zu folgenden Richtlinien:

Tabelle 36.

Quelltypen	Regelmäßige Untersuchungen	
	im allgemeinen	Bei gewissen Quellen je nach Zusammensetzung außerdem noch
Alkalische Säuerlinge	HCO_3	Cl, Fe
Erdige und erdalkalische S.	HCO_3, Ca	SO_4, Fe
Kochsalzquellen	Cl	HCO_3, Ca, Fe, $SO_4 \cdot$ J
Glaubersalzquellen	SO_4, Cl, HCO_3	Fe, Mg
Bitterwasser	SO_4, Cl, Mg	
Eisenquellen	HCO_3, Fe	SO_4, As
Schwefelquellen	titrierbare S.	
Radiumquellen	Radon	
Kohlensäurebäder	CO_2	

Bei Badequellen, welche flüchtige Bestandteile enthalten, ist neben der Untersuchung der Quelle selbst die des fertigen Badewassers angezeigt.

E. Gesetzliche Analysennormen.

Um für die Zukunft für alle deutschen Bäder ausreichende Unterlagen zur Beurteilung der Heilquellen sicherzustellen, hat der Reichsfremdenverkehrsverband 1938 im Verordnungswege eine für alle deutschen Bäder verbindliche Regelung der Anfertigung von Heilwasseranalysen erlassen, welche wir hier wiedergeben:

Große Heilwasseranalyse. 1. Eine große Heilwasseranalyse, die nicht älter als 20 Jahre ist, muß vorhanden sein *von jedem natürlichen Heilwasser*, mit dem jährlich entweder an mehr als 3000 Kurgäste Trinkkuren verabreicht oder mehr als 50000 Flaschen Heilwasser versandt oder mehr als 30000 Bäder bereitet werden.

2. Die große Heilwasseranalyse dient auch der Forschung. Es sollen deshalb bei ihr die *genauesten und neuzeitlichsten Untersuchungsverfahren* Anwendung finden.

3. Die große Heilwasseranalyse muß mindestens enthalten: *a) Allgemeine Angaben.* Name und Anschrift des untersuchenden Instituts, Tag der Probeentnahme, die durch den Beauftragten des untersuchenden Instituts auszuführen ist, Kennzeichnung der Entnahmestelle nach allgemeiner Lage, nach Höhe über NN und unter gewachsenem Boden, Schüttung in l/min, kurze Beschreibung der geologischen Verhältnisse, Tiefe, Durchmesser und Verrohrung des Bohrloches, sonstige Beobachtungen.

b) Sinnesprüfung nach Geruch, Geschmack, Färbung und Klarheit bei der Probenahme, nach 8 Stunden und nach Eingang im Laboratorium unter Angabe der seit der Probenahme verstrichenen Zeit.

c) Physikalische und physikalisch-chemische Untersuchung. Temperatur in °C an der Entnahmestelle unter Angabe der Lufttemperatur und des Barometerstandes, spezifisches Gewicht bei 15° C, bezogen auf Wasser von 4° C, Reaktion ausgedrückt durch den p_H-Wert unter Angabe der Art der Bestimmung. (Bei Schwefelwässern wird die Bestimmung in Ermangelung zuverlässiger Methoden vorläufig nicht ausgeführt), Radioaktivität: Gehalt an Rn (Radium-Emanation, Radon), ausgedrückt in nC/l (1 nC = 1 Nannocurie = 1×10^{-9} Curie); auf Antrag auch an Ra (Radium) in $1 \cdot 10^{-9}$ g/l und Tn (Thorium-Emanation, Thoron) ausgedrückt in nC/l, Dissoziationsgrad, berechnet aus der elektrischen Leitfähigkeit, spektroskopische Untersuchung.

d) Chemische Untersuchung. Gehalt an dissoziierten Ionen in mg/kg, in Millival, in Millivalprozent. Gehalt an nichtdissoziierten Bestandteilen einschließlich der Gase in mg/kg und Millimol (Edelgase auf Antrag), Summen der Kationen, der Anionen und der nichtdissoziierten Bestandteile in Millimol.

e) Charakteristik.

4. Die große Heilwasseranalyse darf nur in einer der drei folgenden Fassungen veröffentlicht werden: a) Vollständige Fassung, die für alle wissenschaftlichen Arbeiten bestimmt ist. Sie ist ohne Aufforderung dem Reichsfremdenverkehrsverband und der Reichsanstalt für das deutsche Bäderwesen zur Verfügung zu stellen.

b) Mittlere Fassung (vor allem für größere Prospekte bestimmt) bestehend aus: Name und Anschrift des untersuchenden Instituts, Tag der Probenahme, Temperatur, Radioaktivität, chemische Untersuchung wie unter 3d, Charakteristik.

c) Kleine Fassung (vor allem für Etiketts und kleinere Prospekte bestimmt) bestehend aus: Name und Anschrift des untersuchenden Instituts, Tag der Probenahme, Milligrammspalte, Millivalprozentspalte, Gehalt an nichtdissoziierten Bestandteilen einschließlich der Gase, Charakteristik.

Kleine Heilwasseranalyse. 1. Eine kleine Heilwasseranalyse, die nicht älter als 20 Jahre ist, muß vorhanden sein von jedem natürlichen Heilwasser, mit dem Trinkkuren am Ort verabreicht, Heil- oder Tafelwasser versandt, Bäder hergestellt oder Inhalatorien und Emanatorien gespeist werden, wenn nicht nach oben eine große Heilwasseranalyse erforderlich ist.

2. Die kleine Heilwasseranalyse muß mindestens enthalten: *a) Allgemeine Angaben.* Name und Anschrift des untersuchenden Instituts, Tage der Probenahme, die durch den Beauftragten des untersuchenden Instituts auszuführen ist, Kennzeichnung der Entnahmestelle nach allgemeiner Lage, nach Höhe über NN und unter gewachsenem Boden, Schüttung in l/min, kurze Beschreibung der geologischen Verhältnisse, Tiefe, Durchmesser und Verrohrung des Bohrloches, sonstige Beobachtungen.

b) Sinnesprüfung nach Geruch, Geschmack, Färbung und Klarheit bei der Probenahme, nach 8 Stunden und nach Eingang im Laboratorium unter Angabe der seit der Probenahme verstrichenen Zeit.

c) Physikalisch-chemische Untersuchung. Temperatur in °C an der Entnahmestelle unter Angabe der Lufttemperatur und des Barometerstandes, Reaktion ausgedrückt durch den p_H-Wert unter Angabe der Art der Bestimmung. (Bei Schwefelwässern wird die Bestimmung in Ermangelung zuverlässiger Methoden vorläufig nicht ausgeführt.)

Radioaktivität durch Rn in 1 nC/l $= 1 \cdot 10^{-9}$ C/l.

d) Chemische Untersuchung. Gehalt an $K^{\cdot}$, $Na^{\cdot}$, $NH_4^{\cdot}$, $Ca^{\cdot\cdot}$, $Mg^{\cdot\cdot}$, $Fe^{\cdot\cdot}$, $Mn^{\cdot\cdot}$, NO_2', NO_3', Cl', SO_4'', HCO_3', H_2SiO_3, CO_2, H_2S, gegebenenfalls an J, Br, As und anderen die Quelle charakterisierenden Bestandteilen, in mg/kg, in Millival und Millivalprozent bzw. in Millimol.

3. Die kleine Heilwasseranalyse darf nur in einer der drei oben angeführten Fassungen veröffentlicht werden.

Kontrollanalyse. 1. Eine Kontrollanalyse muß alljährlich angefertigt werden von jedem Heilwasser, für das nach oben eine große Heilwasseranalyse vorliegt. Für alle übrigen Heilwässer sind alle 3 Jahre Kontrollanalysen anzufertigen. Die Kontrollanalysen sind möglichst auf die verschiedenen Jahreszeiten zu verteilen.

2. Die Kontrollanalyse soll den chemischen Nachweis der für das betreffende Heilwasser wichtigsten Bestandteile enthalten.

Hygienische Untersuchungen. 1. Eine hygienische Untersuchung, die zunächst nicht älter als 3 Jahre ist, muß vorhanden sein von jedem Heilwasser, dessen Wasser getrunken, eingeatmet oder zur Verabreichung von Heilbädern verwendet wird, und von jedem bei der Abfüllung von Versandheil- und Versandtafelwasser verwendeten Zusatz- und Flaschenspülwasser.

2. Die hygienische Untersuchung ist eine rein ärztliche, an Ort und Stelle einzuleitende Untersuchung und besteht aus der hygienisch-chemischen, mikroskopischen und bakteriologischen Prüfung sowie der unerläßlichen Ortsbesichtigung durch den untersuchenden Arzt. Dabei ist die hygienische Beschaffenheit der Gewinnung, Verarbeitung, Zuleitung und Verabreichung der Heilwässer (zugleich auch der Bade-, Einatmungs- und Trinkräume), der Gläser- und Flaschenspülung und außerdem auch der Abfallwässerableitung zu untersuchen.

F. Methodik der Mineralwasseruntersuchung[1].

Wenn wir im Rahmen dieses Lehrbuches einige analytische Methoden mit aufnehmen, so haben wir die praktischen Bedürfnisse der Kurorte im Auge. Es soll sich also keineswegs etwa um Standardmethoden handeln — bezüglich dieser müssen wir auf die chemischen Lehrbücher verweisen — sondern bei der Auswahl war die rasche und einfache Durchführbarkeit maßgebend, so daß sich diese Methoden sowohl zur raschen Orientierung über die Zusammensetzung einer Quelle, als auch zur technischen Kontrollanalyse eignen.

Chlorid.

1. Nach Mohr. *Prinzip.* Als Indicator dient Kaliumchromat. In einer Mischung von Chlorid und Chromat fällt Silber zunächst als das schwerer lösliche AgCl. Erst nach dessen quantitativer Ausfällung entsteht ein roter Niederschlag von Ag_2CrO_4.

Ausführung. Wassermengen entsprechen 0,2 bis 0,5 mval Cl werden mit einigen Tropfen 10%iger Kaliumchromatlösung versetzt und mit n/50-Silberlösung unter Rühren titiert, bis ein rötlicher Niederschlag bestehen bleibt.

1 ccm n/50 $AgNO_3$ = 1/50 mval Cl.

Gibt diese Methode keinen scharfen Umschlag, so wendet man das Volhardsche Verfahren an.

2. Nach Volhard. *Prinzip.* Cl wird durch Ag ausgefällt. Der Silberüberschuß wird mit Rhodankalium gegen Eisen als Indicator zurücktitriert.

Ausführung. In ein 100-ccm-Meßkölbchen mißt man 50 ccm Wasser oder weniger (1/2 bis 2 mval Cl entsprechend). Chlorarme Wässer muß man etwas einengen. Bei Säuerlingen wird der Hauptteil der CO_2 weggekocht. Dann setzt man etwa 5 ccm konzentrierte HNO_3, 5 ccm einer gesättigten Eisenalaunlösung und je nach Chlorgehalt 10 bis 25 ccm n/10 $AgNO_3$ (genau gemessen) zu, füllt auf 100 auf und mischt gut um. Nach Absetzen im Dunkeln filtriert man durch ein trockenes Filter und titriert 50 ccm des Filtrates mit n/10 KCNS bis zur deutlichen Rotfärbung (Ferri-rhodanid)

$$[\text{ccm n/10 } AgNO_3 - 2\ (\text{ccm n/10 KCNS})] \cdot 10 = \text{mval Cl}.$$

[1] Weiteres bei Hintz u. Grünhut (1), Kionka (3), Wagner (2), K. Zörkendörfer (2).

Hydrocarbonat.

Prinzip. Gegen einen Indicator, dessen Umschlag im saueren Bereich noch jenseits des p_H der freien Kohlensäure liegt, reagieren Bicarbonate alkalisch, auch bei Anwesenheit freier Kohlensäure und können infolgedessen mit einer starken Säure direkt titriert werden.

Als Indicator eignet sich hierzu Methylorange-Indigo (LUTHER), bei welchem der Umschlag von Grün in Rotviolett viel schärfer kenntlich ist, als bei Methylorange allein. Man mengt hierzu gleiche Teile einer 0,05%igen Methylorangelösung mit einer 0,2%igen Indigocarminlösung. Der Umschlagston soll ein reines Grau darstellen, was man durch Probetitration prüft. Schlägt er ins Gelbe oder Blaue, muß man das Mengenverhältnis entsprechend korrigieren. Von neueren Indicatoren eignet sich hierzu auch Bromphenolblau (Umschlag von Blau in Gelb).

Ausführung. Eine entsprechende Mineralwassermenge (etwa 1 bis 2 mval HCO_3) wird in einer weißen Porzellanschale mit einigen Tropfen LUTHERS Indicator oder Bromphenolblaulösung versetzt mit n/10 HCl titriert. Bei stark alkalischen Quellen kann man auch n/4 oder n/5 Salzsäure verwenden.

$$1 \text{ ccm n/10 HCl} = 0{,}1 \text{ mval } HCO_3.$$

Sulfat.

Nach DIETL. *Prinzip.* SO_4 wird als schwerlösliches Benzidinsulfat ausgefällt. Im Niederschlag kann neben der schwachen Base Benzidin die starke Schwefelsäure gegen einen Indicator mit Umschlag im alkalischen Bereich direkt titriert werden.

Ausführung. In einem ERLENMEYER-Kolben versetzt man eine entsprechende Wassermenge (etwa 2 mval SO_4) mit einem Tropfen Methylorange und tropfenweise mit verdünnter Salzsäure bis zur Rotfärbung und fällt mit Benzidin, und zwar bei sulfatreicheren Wässern mit 150 ccm der verdünnten Lösung, bei Wassermengen von mehr als 100 ccm statt dessen mit 15 ccm Stammlösung. Nach gutem Absitzen filtriert man, am besten durch ein WITTsches Filter und wäscht mit stark verdünnter Benzidinlösung nach, bringt den Niederschlag mitsamt Filtrierpapier mit heißem Wasser quantitativ in den Kolben zurück, kocht auf und titriert möglichst heiß unter mehr maligem kräftigem Schütteln des verschlossenen Kolbens mit n/10 NaOH gegen Phenolphthalein.

$$1 \text{ ccm n/10 NaOH} = 0{,}1 \text{ mval } SO_4.$$

Benzidinlösung. 56 g Benzidinchlorhydrat (Kahlbaum) werden mit 5 ccm rauchender Salzsäure in einer großen Reibschale verrieben und auf 2 Liter aufgefüllt. Von dieser Stammlösung stellt man eine Verdünnung 1:10 her.

Jod.

Nach GRÖGER. *Prinzip.* Jodide werden mit $KMnO_4$ zu Jodaten oxydiert, während Chloride und Bromide unverändert bleiben. Das gebildete Jodat wird jodometrisch bestimmt, und zwar setzt es bei Zugabe von JK in Überschuß sechsmal soviel Jod in Freiheit, als ursprünglich in Form von Jodid vorhanden war:

$$KJ + 2\,KMnO_4 + 5\,H_2O = KJO_3 + 2\,K_2O + 2\,Mn(OH)_4$$
$$KJO_3 + 5\,KJ + 3\,H_2O = 6\,J + 6\,K_2O.$$

Das Jod wird nunmehr mit Thiosulfat titriert.

Ausführung. 500 ccm Mineralwasser oder weniger (höchstens 50 mg J) werden mit überschüssigem Natriumcarbonat auf ein kleines Volumen eingeengt, filtriert und mit wenig Wasser gewaschen. Das Filtrat erhitzt man zum Sieden und setzt tropfenweise 4%ige $KMnO_4$-Lösung zu bis zur dauernden Rotfärbung der über dem Niederschlag stehenden Flüssigkeit. Zur Zerstörung dieses Überschusses setzt man einige Tropfen Alkohol hinzu, filtriert nach Absetzen und wäscht mit heißem Wasser nach. Nach Erkalten säuert man mit Phosphorsäure an, setzt 0,5 g JK und einige Tropfen Stärkelösung zu und titriert mit n/20 Thiosulfat.

$$1 \text{ ccm n/20 Thiosulfat} = 0{,}00833 \text{ mval J} = 1{,}06 \text{ mg J}.$$

Titrierbarer Schwefel.

Prinzip. Die niederen Oxydationsstufen des Schwefels werden direkt mit Jodlösung titriert. Bei der Reaktion der meisten Mineralwässer geht hierbei die Oxydation des Schwefelwasserstoffes bzw. des SH-Ions nur bis zum Schwefel, die des Thiosulfats bis zum Tetrathionat.

$$H_2S + J_2 = S + H_2J,$$
$$Na_2S_2O_3 + J_2 = Na_2S_4O_6 + 2\,NaJ.$$

Aus diesen Gleichungen ist ersichtlich, daß der Sulfidschwefel viermal soviel Jod verbraucht, als der Thiosulfatschwefel. Da Hydrosulfidion und Schwefelwasserstoff die eigentlichen Charakteristica der Schwefelquellen darstellen, berechnen wir den Schwefelgehalt nach deren Gleichung. Der Thiosulfatschwefel wird somit bei dieser Methode nur zu $^1/_4$ seines wahren Wertes miterfaßt.

Ausführung. Bei Wässern unbekannter Zusammensetzung titriert man zunächst in einem Vorversuch das Wasser direkt mit n/100 Jodlösung gegen Stärke. Zur eigentlichen Bestimmung mißt man zuerst den Hauptteil der notwendigen Jodlösung ein, bei kohlensäurearmen Mineralwässern fügt man noch 50 ccm gesättigter Natriumbicarbonatlösung und 1,5 ccm konzentrierter (7 n) Salzsäure hinzu, schwenkt um und mißt nun sogleich das Mineralwasser ($^1/_2$ bis 3 mg Gesamt-S) in diese Vorlage und titriert rasch mit n/100 Jodlösung zu Ende.

1 ccm n/100-Jodlösung = 0,005 mmol = 0,16 mg „Gesamtschwefel".

Calcium.

Prinzip. Das Calcium wird als Oxalat ausgefällt und im Niederschlag die Oxalsäure nach Auflösen in Schwefelsäure mit Permanganat titriert.

Ausführung. 200 ccm Mineralwasser (bei sehr Ca-reichen Wässern entsprechend weniger) mißt man in einen Erlenmeyer-Kolben und oxydiert das Ferroeisen durch Zusatz einer Messerspitze Ammonpersulfat. Dessen Überschuß wird durch Kochen zerstört. Dann säuert man mit verdünnter Salzsäure an, bis ein Tropfen Methylorange rot einfällt, kocht nochmals auf, setzt n-Oxalsäure in kleinem Überschuß zu und neutralisiert mit verdünntem Ammoniak gegen Phenolphthalein. Nach einigen Stunden filtriert man durch ein kleines quantitatives Filter oder ein Wittsches Filter, wäscht mit verdünntem Ammoniak und bringt Filter und Niederschlag mit heißem Wasser in den Fällungskolben zurück. Nun setzt man reichlich verdünnte Schwefelsäure zu, erhitzt bis zum beginnenden Sieden, schüttelt kräftig durch und titriert heiß n/10 (bei geringem Kalkgehalt mit n/100) Permanganatlösung bis zur bleibenden Rotfärbung.

1 ccm n/10 $KMnO_4$ ≙ 0,1 mval Ca.

Im Filtrat der Calciumfällung kann Magnesium in üblicher Weise als Pyrophosphat bestimmt werden.

Eisen.

Prinzip. Das Eisen liegt im Mineralwasser fast stets als Ferro-Ion vor. Dieses wird durch $KMnO_4$ zu Ferrieisen oxydiert. Durch den Permanganatverbrauch kann die Eisenmenge bestimmt werden.

Wegen der spontanen Oxydation an der Luft und des Ausfallens von Eisen bei Abnahme der Kohlensäure muß das Wasser bald nach Entnahme aus der Quelle zur Untersuchung gelangen. Für Quellen, welche Ferrieisen enthalten, eignet sich diese Methode nicht bzw. gibt sie uns nur über das in Ferroform vorliegende Eisen Aufschluß.

Ausführung. Man mißt 200 ccm Mineralwässer in einen Stehkolben von etwa $^3/_4$ Liter Inhalt, fügt reichlich verdünnte Schwefelsäure und 6 ccm Mangansulfatlösung zu und titriert mit n/100 $KMnO_4$ bis zur bleibenden Rosafärbung.

1 ccm n/100 $KMnO_4$ = 0,02 mval Fe = 0,558 mg Fe.

Mangansulfatlösung. Zu einer Mischung von 250 ccm Phosphorsäure (spezifisches Gewicht 1,30), 150 ccm Wasser und 100 ccm konz. Schwefelsäure gießt man eine Lösung von 50 g kryst. Mangansulfat in 250 ccm Wasser.

Freie Kohlensäure.

Nach Dietl. *Prinzip.* Die Kohlensäure wird durch überschüssige Natronlauge gebunden. Den Überschuß titriert man zurück gegen Phenolphthalein, dessen Umschlagspunkt zwischen dem p_H von Na_2CO_3 und $NaHCO_3$ liegt. Also wird hierdurch nur die Hälfte der Kohlensäure titriert: $Na_2CO_3 + HCl = NaHCO_3 + NaCl$. Dafür stört aber die Anwesenheit von Bicarbonaten nicht. Fehler, welche sich durch Ausfallen der Erdalkalien als Carbonate ergeben würden, werden dadurch vermieden, daß man diese durch Zusatz von Tartraten oder Citraten in Lösung hält.

Ausführung. Man entnimmt das Wasser (50 ccm) unmittelbar aus der Quelle bzw. aus dem Bad mit einer auf Überlauf geeichten Pipette, in welche es durch den eigenen Druck, also ohne Saugen, einfließt. Die vollständige Füllung wird durch Aufsetzen eines kleinen Schlauchstückchens erleichtert, welches man vor Entleeren der Pipette wieder abnimmt. Den Inhalt der Pipette läßt man in die Vorlage fließen, die bereits mit 50 ccm n/10 NaOH und 5 ccm eines Gemisches von gleichen Teilen gegen Phenolphthalein neutralisierter n-Natriumcitrat- und ebenfalls neutralisierter n-Seignettesalzlösung und einigen Tropfen Phenolphthalein beschickt war. Oder man versieht die gewogene beschickte Vorlage mit einem doppelt durchbohrten Stopfen, durch dessen eine Bohrung ein Glasrohr nach innen und dessen andere eins nach außen reicht, senkt diese in das Wasser so ein, daß das zweite Rohr noch über die Wasseroberfläche hinausragt und läßt etwa 50 ccm Wasser einfließen, dessen Menge man durch eine neuerliche Wägung bestimmt. Im Laboratorium wird das Gefäß gekühlt und vorsichtig unter Vermeidung lokaler Übersäuerung mit n/10 HCl titriert, wenn nötig unter neuerlichem Zusatz von Phenolphthalein.

(ccm n/10 NaOH — ccm n/10 HCl). 4,4 = mg CO_2.

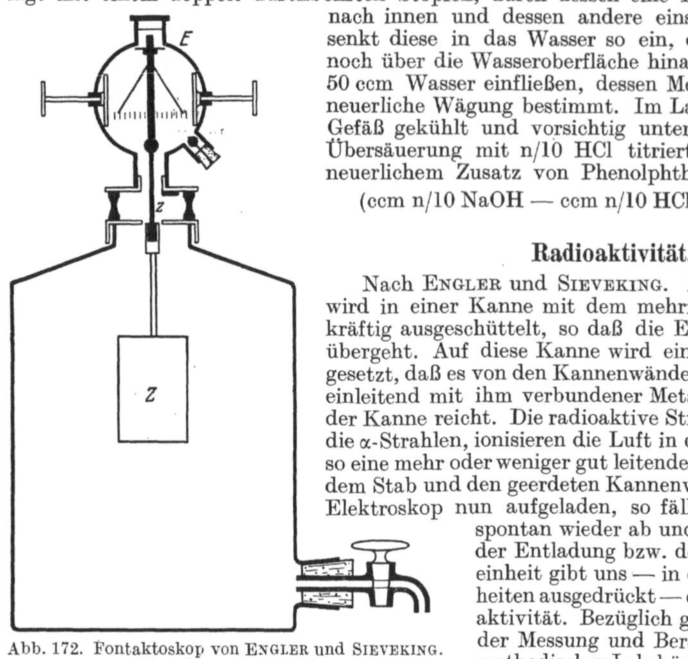

Abb. 172. Fontaktoskop von ENGLER und SIEVEKING. (Aus PRINZ-KAMPE.)

Radioaktivität.

Nach ENGLER und SIEVEKING. *Prinzip.* Das Wasser wird in einer Kanne mit dem mehrfachen Volumen Luft kräftig ausgeschüttelt, so daß die Emanation in die Luft übergeht. Auf diese Kanne wird ein Elektroskop so aufgesetzt, daß es von den Kannenwänden isoliert ist, während einleitend mit ihm verbundener Metallstab in das Innere der Kanne reicht. Die radioaktive Strahlung, insbesondere die α-Strahlen, ionisieren die Luft in der Kanne und stellen so eine mehr oder weniger gut leitende Verbindung zwischen dem Stab und den geerdeten Kannenwänden her. Wird das Elektroskop nun aufgeladen, so fällt diese Ladung jetzt spontan wieder ab und die Geschwindigkeit der Entladung bzw. der Voltabfall pro Zeiteinheit gibt uns — in elektrostatischen Einheiten ausgedrückt — ein Maß für die Radioaktivität. Bezüglich genauerer Einzelheiten der Messung und Berechnung muß auf die methodischen Lehrbücher verwiesen werden.

3. Spezielle Mineralquellenchemie.

Nachdem wir die allgemeine Zusammensetzung der Mineralquellen aus zahlreichen Einzelbestandteilen und die Grundlagen der Analysendarstellung kennengelernt haben, können wir nunmehr daran gehen, uns mit der Zusammensetzung der Mineralwässer im einzelnen zu befassen. Hier kommt uns die bereits besprochene *Einteilung* zugute, mit deren Hilfe wir in das bunte Gemenge verschieden zusammengesetzter Wässer ein System bringen können. Dabei ist uns wohl bewußt, daß jedes System etwas Künstliches darstellt, daß wir eine Einteilung nur an der Hand einzelner Merkmale schaffen können, während andere unberücksichtigt bleiben und daß es in der Natur immer Übergänge gibt. Letzten Endes müssen wir bei der komplizierten Zusammensetzung der Mineralwässer und der vielfachen gegenseitigen Beeinflussung der Mineralstoffe in ihren Wirkungen jede Quelle als ein Individuum für sich betrachten. Jedoch erst innerhalb einer wohlcharakterisierten Mineralwasserklasse können wir uns über die individuellen Besonderheiten der gerade betrachteten Quelle einigermaßen ein Bild machen.

Die Einteilungsprinzipien haben wir bereits kennengelernt und gesehen, daß hierbei verschiedene Gesichtspunkte nebeneinander in Betracht kommen. Dies mag auf den ersten Blick als eine große Schwierigkeit erscheinen, wäre es aber in Wirklichkeit nur dann, wenn man auf äußerste Systematik Wert legt. Soll uns die Gruppeneinteilung dagegen in erster Linie als Grundlage für die medizinische Bewertung eines Wassers dienen, können getrost mehrere Einteilungsprinzipien nebeneinander herlaufen. Es wird dann natürlich vorkommen, daß wir irgendeine Quelle in zwei oder mehrere verschiedene Klassen einreihen können. Dies will mir nicht als ein Nachteil erscheinen; im Gegenteil: Gerade die Stellung eines Wassers zwischen verschiedenen Gruppen oder die gleichzeitige Zuteilung zu mehreren solchen wird uns einer individuellen Beurteilung näherbringen. Je nach Art der Wirkungen der betreffenden Einzelgruppen werden wir von dem gerade betrachteten Wasser einmal eine Kombination — allenfalls Kumulation — der Wirkungen dieser Einzelgruppen zu erwarten haben, in anderen Fällen eine Zwischenstellung. Deshalb wollen wir uns hier auch gar nicht bemühen, überall künstlich scharfe Grenzen zu ziehen, sondern da wo fließende Übergänge vorhanden sind, gerade auf diese hinweisen.

Die Grundsätze der Einteilung sind S. 230 bereits dargelegt. Auch auf die Ausführungen über die Beurteilung der Mineralwasseranalyse (S. 250) sei hier verwiesen.

A. Alkalische Quellen.

Zunächst wollen wir jene Quellen betrachten, unter deren Anionen das *Hydrocarbonat-* oder *Bicarbonat-Ion* HCO_3 vorwaltet. Überwiegt gleichzeitig unter den Kationen das *Natrium*, so sprechen wir von alkalischen Quellen. Den reinsten Fall würde eine Lösung von $NaHCO_3$ darstellen, welche nach der Definition der Mineralwässer mindestens 1 g pro kg enthielte, das wären 274 mg Na und 726 mg HCO_3 oder je 11,9 mval. Wir haben also Werte von etwa 10 mval aufwärts zu erwarten. Obwohl $NaHCO_3$ verhältnismäßig gut löslich ist und sich beide Ionen in der Natur reichlich vorfinden, bleibt die Konzentration dieser Quellen immer in verhältnismäßig engen Grenzen meist zwischen 20 und 70 mval HCO_3. Höhere Werte sind schon Ausnahmen. Dies findet seine Erklärung darin, daß sich neben dem Natrium stets noch andere Kationen in diesen Quellen finden, welche schwerlösliche Carbonate bilden und so dem HCO_3 eine Schranke setzen. Die alkalischen Quellen sind also stets hypotonisch. Einige Beispiele für ihre Zusammensetzung gibt Tabelle 37.

Tabelle 37.

Alkalische Quellen	Gehalt in mval pro kg an			
	Na	Ca + Mg	HCO_3	Gesamt-konzentr.
Bertrich, Bergquelle	26,0	4,7	14,9	31,1
Neuenahr, Augustaquelle	17,1	9,9	26,4	29,1
Ems, Kränchen I	43,9	6,5	32,7	51,1
Salzbrunn, Oberbrunnen	38,2	13,5	42,5	52,7
Fachingen	35,0	12,7	42,0	49,1
Vichy Hopital	73,3	9,9	74,4	84,0
Eisenkappel, Carinthiaquelle I	91,0	18,1	77,8	111,6
Passug, Fortunatusquelle	104,5	18,4	107,3	125,7

Das HCO_3' verleiht den Quellen als Ion einer schwachen Säure, dem die starke NaOH gegenüber steht, alkalischen Charakter. Wir müssen zwei Maße der Alkalität scharf auseinanderhalten: Die *wahre Reaktion* und die *Alkalimenge*. Der chemischen Formel nach ist das $NaHCO_3$ eigentlich ein saures Salz. Seine alkalische Reaktion beruht auf der Hydrolyse, der aus 2. Dissoziationsstufe aus ihm hervorgegangenen CO_3''-Ionen (s. S. 237). Daher kann die wahre alkalische Reaktion nur sehr gering sein, sie erreicht nur ein p_H von etwa 8, aber auch dieses nur in reiner Lösung, d. h. vor allem bei Abwesenheit von freier CO_2. Viele dieser Quellen sind aber gleichzeitig Säuerlinge. Dann muß ein Gleichgewicht zwischen H_2CO_3 und HCO_3' eintreten, wobei die Reaktion bis über den Neutralpunkt hinaus auf ein p_H von etwa 6 (MICHAELIS) verschoben wird.

Tabelle 38. Beispiel eines alkalischen Säuerlings.
Neuenahr, Augustaquelle. (Dtsch. Bäderbuch).

1 kg Mineralwasser enthält	mg	mval	Äqu.-%
$Na^{\cdot}$	394,9	17,13	58,80
$Ca^{\cdot\cdot}$	88,40	4,409	15,13
$Mg^{\cdot\cdot}$	66,34	5,446	18,69
$Fe^{\cdot\cdot}$	30,1	1,08	3,70
$Al^{\cdot\cdot\cdot}$	9,65	1,07	3,67
		29,14	
Cl'	56,7	1,60	5,47
SO_4''	51,8	1,08	3,71
HCO_3'	1614	26,45	90,80
	2342	29,13	
CO_2	1262		
	3604		

Diese Quellen bezeichnen wir als *alkalische Säuerlinge.* Dieser Name soll nun keinen Widerspruch darstellen. Denn trotz der sauren Reaktion bleibt die im Wasser enthaltene *Alkalimenge* unverändert bestehen. Nur kommt sie jetzt nicht mehr in der Reaktion zum Ausdruck, sondern in der zweiten Ausdrucksform der Alkalität, im *Säurebindungsvermögen.* Ein Zusatz von Säure kann die Reaktion der Lösung nicht über die Acidität der Kohlensäure hinaus verschieben, bis alles HCO_3 verdrängt ist (Pufferwirkung). Wir haben also im HCO_3-Gehalt ein Maß für die Alkalität des Wassers bezüglich seines Säurebindungsvermögens *(Titrationsalkalität).* Und in dieser Beziehung bleiben die alkalischen Säuerlinge alkalisch, auch wenn ihre wahre Reaktion sauer ist. Von den verschiedenen Größen gibt uns die Angabe in mval auch hierfür die beste Bezugsgröße. Diese Bezeichnung ist identisch mit den auch in der Medizin gebräuchlichen Aciditäts- oder Alkalitätsangaben, z. B. Magensaft, Harn usw.

Gegenüber dem Natrium treten die anderen Alkali-Ionen stets in den Hintergrund, doch ist Kalium in kleinen Mengen immer vorhanden, Lithium kann gelegentlich den Grenzwert von 1 mg überschreiten, so daß wir von Lithiumwässern sprechen können. Zum Beispiel Salzbrunn, Oberbrunnen 1,55 mg, Luhatschowitz, Johannquelle 6 mg. Reichlicher finden sich oft Calcium und Magnesium. Diese führen uns in einer kontinuierlichen Reihe bis zu den erdigen Quellen hinüber. Die Übergangsglieder bezeichnen wir als alkalisch-erdige Quellen (s. S. 266). Bei reichlichem Chlorgehalt sprechen wir von alkalischen Kochsalzquellen (auch alkalisch-muriatisch s. S. 270) bei Sulfatgehalt von alkalischen Glaubersalzquellen (alkalisch-salinisch). Auch Eisen überschreitet öfter den für Eisenquellen gültigen Grenzwert (alkalische Eisenquellen: z. B. Kudowa, Neuenahr).

Den bisher besprochenen alkalischen Quellen schließt sich noch eine kleine Gruppe an, welche durch CO_3- und OH-Ionen charakterisiert sind. Deren wahre Reaktion kann wesentlich stärker alkalisch sein, als dies durch HCO_3 allein möglich ist. Freie Kohlensäure können sie dagegen nicht enthalten. An Äquivalenten ist ihre Alkalität meist viel geringer als bei den alkalischen Säuerlingen, meist bleibt ihre Konzentration unter der 1-g-Grenze. Einige Beispiele zeigt Tabelle 39.

Endlich müssen wir noch erwähnen, daß zahlreiche Quellen HCO_3 neben anderen Ionen enthalten. Wenn diese hier auch quantitativ zurücktreten, verleihen sie den betreffenden Wässern bei Vorwalten des Na dieselbe Alkalität, wie wenn sie allein vorhanden wären. Deshalb sollen im Anschluß an die wichtigsten deutschen Bäder, in welchen sich alkalische Quellen finden (Tabelle 40), auch andere Quellen mit nennenswerter Alkalität hier angeführt werden (Tabelle 41).

Tabelle 39.

	Gehalt in mval an				Gesamtkonzentr.	
	HCO_3	CO_3	OH	Gesamtalkal.	mval	g
Landeck, Marienquelle	0,54	0,49	0,36	1,39	2,08	0,18
Warmbrunn, Antonienquelle	2,27	1,09	0,19	3,55	9,24	0,75
Polzin, Friedrich Wilhelm-Quelle	5,02	2,95	0,23	8,20	10,4	0,82
Kainzenbad, Kainzenquelle	1,70	6,54	1,54	9,78	10,67	0,63
Aachen, Kochbrunnen	3,44	12,5	1,46	17,4	71,6	4,34
Aussig, Stadtbadquelle	3,84	13,22	1,38	18,44	26,8	1,67

Tabelle 40. Alkalische Quellen Deutschlands.

	Na		HCO_3		Gesamtkonzentr.	
	mg	mval	mg	mval	mg	mval
Biertrich, Bergquelle	598	26,0	887	14,9	2394	31,1
Bilin, Josefsquelle	1749	75,9	4383	71,85	7308	90,58
Birresborn, Lindenquelle	1113	48,2	3680	60,3	5515	70,1
Esenkappel, Carinthiaquelle I	2097	90,97	4746	77,8	8633	111,6
Ems, Kränchen I	1013	43,9	1995	32,7	3864	51,1
Kaiserbrunnen	978	42,4	1954	32,0	3743	49,4
Kesselbrunnen	1011	43,9	1948	31,9	3824	50,9
Fachingen (nur Versand)	805	35,0	2560	42,0	3914	49,1
Fentsch, Fentscher Quelle (nur Versand)	1348	58,6	1669	27,4	4959	73,7
Gießhübl-Sauerbrunn, Franz Josefsquelle	297	12,9	1169	19,1	1725	19,9
Gleichenberg, Emmaquelle	1474	64,1	3309	54,2	6081	80,1
Konstantinsquelle	1810	78,7	3957	64,9	7342	97,3
Godesberg, Draischbrunnen	527	22,9	1470	24,1	2631	35,0
Hönningen, Hubertussprudel	1256	54,5	3553	58,2	6413	86,3
Karlsbad, Mühlbrunnen	1699	73,8	2107	34,5	6500	87,3
Sprudel	1675	72,8	2105	34,5	6353	85,1
Kudowa, Oberbrunnen	319	17,0	1445	23,7	2393	28,1
Eugenquelle	513	22,3	1710	28,0	3064	34,6
Gasquelle	529	22,9	1883	30,9	3088	37,5
Luhatschowitz (Protekt. Böhmen-Mähren), Vinzenzquelle	2364	102,8	4670	76,5	9408	121,5
Louisenquelle	3743	162,4	6400	104,9	14014	185,7
Marienbad, Waldquelle	843	36,6	1809	29,6	3987	51,2
Neuenahr, Augustaquelle	395	17,1	1614	26,4	2342	29,1
Viktoriaquelle	386	16,7	1429	23,4	2093	26,1
Großer Sprudel	355	15,4	1547	25,4	2274	28,5
Willibrodussprudel	336	14,6	1516	24,8	2223	27,9
Poděbrad (Protekt. Böhmen-Mähren) Riegerquelle	669	29,1	2355	38,6	4023	53,1
Libušaquelle	667	29,0	2338	38,3	3980	52,5
Preblau (nur Versand)	991	43,1	2927	48,0	4313	51,4
Salzbrunn, Oberbrunnen	881	38,2	2594	42,5	4208	52,7
Mühlbrunnen	632	27,4	2240	36,7	3430	42,8
Louisenquelle	566	24,5	2125	34,8	3258	42,3
Wilhelmsquelle	317	13,8	918	15,0	1607	20,0
Salzig, Salzborn	2114	91,7	2300	37,7	7545	107,4
Selters, Augusta Viktoria-Sprudel	1592	36,1	2981	28,5	7017	101,1
Teplitz-Schönau, Urquelle	238	10,3	605	9,9	1058	12,5
Tönnisstein, Tönnissteiner Sprudel	1335	57,9	3577	58,6	6270	83,9
Vilbel, Friedrich Karl-Sprudel	926	40,3	3312	54,3	5809	78,7

Tabelle 41. Alkalität anderer Mineralquellen Deutschlands.

	HCO_3 mg	HCO_3 mval		HCO_3 mg	HCO_3 mval
Aachen, Kaiserquelle . . .	1031	16,9	Neustadt, Elisabethquelle .	1677	27,5
Rosenquelle	882	14,5	Bonifaziusquelle	1793	29,4
Kochbrunnen	s. Tab. 39		Oeynhausen, Oeynhausen-Sprudel	1380	22,7
Elster, Königsquelle	1126	18,5	Orb, Philippsquelle	2055	33,7
Franzensbad, Franzensquelle	1231	20,2	Ludwigsquelle	1351	22,1
Hersfeld, Lullusbrunnen . .	770	12,6	Pyrmont, Wolfgangquelle .	1267	20,8
Homburg, Landgrafbrunnen	1932	31,6	Salzhausen, Salzbrunnen III	774	12,2
Elisebethbrunnen . . .	1445	23,7	Salzschlirf, Tempelbrunnen .	1767	29,0
Ludwigsbrunnen	1018	16,7	Bonifaziusbrunnen . . .	1217	19,9
Kissingen, Rakoczy	1368	22,4	Salzuflen, Neubrunnen. . .	863	14,1
Pandur	1345	22,0	Soden b. Saalmünster, Ottoquelle	1629	26,7
Königsborn, Friedrichborn .	742	12,2	Barbarossaquelle	1978	32,4
Kronberg, Kronthalbrunnen	1030	16,9	Großer Solsprudel . . .	2935	48,1
Marienbad, Kreuzbrunnen .	2931	48,0	Soden a. T., Milchbrunnen .	1002	16,9
Mergentheim, Albertquelle .	2985	48,9	Champagnerbrunnen . .	1417	23,2
Karlsquelle	1346	22,1	Wiesbaden, Kochbrunnen .	562	9,2
Nauheim, Kurbrunnen . . .	1339	21,9			
Karlsbrunnen	486	7,9			

Bekannte Bäder des Auslandes: Abano (Italien), Borshom (Rußland), Elöpatak (Ungarn), Passug (Schweiz), Ramlösa (Schweden), Rohitsch (Jugoslawien), Royat (Frankreich), Tarasp (Schweiz), Tivoli (Italien), Vals (Frankreich), Vichy (Frankreich), Wrnitzi-Bad (Rumänien).

B. Erdige Quellen.

Denken wir uns das Natrium bei den alkalischen Säuerlingen allmählich durch *Calcium* und *Magnesium* ersetzt, so führt uns eine kontinuierliche Reihe über die *alkalisch-erdigen* zu den *erdigen Säuerlingen* über. Die Anordnung in dieser Reihe wird durch das Verhältnis der Alkalien zu den Erdalkalien oder die Äquivalentprozente an diesen oder jenen bestimmt. Da unter den Alkalien wieder stets das Natrium weitaus vorwaltet, begehen wir keinen großen Fehler, wenn wir die Äquivalentprozente des Natriums zugrunde legen, die wir aus der modernen Analyse direkt entnehmen können. Eine Auswahl aus dieser Reihe zeigt Tabelle 42.

Tabelle 42.

Erdalkalische und erdige Säuerlinge		Na Äqu.-%	Na mval	Ca mval	Mg mval	HCO_3 mval	Gesamtkonzentr. mval
alkalisch	Ems, Kränchen I	86	43,9	3,2	3,2	32,7	51,1
	Kudowa, Eugenquelle	64	22,2	8,1	0,8	28,0	34,6
alkalisch-erdig	Tatzmannsdorf, Karlsquelle . .	49	33,2	23,1	10,2	50,6	68,1
	Salzbrunn, Kronenquelle . . .	48	13,9	8,7	5,5	25,0	29,0
	Wildungen, Helenenquelle . .	42	29,3	17,6	21,8	50,5	68,8
erdige Quellen	Reinerz, laue Quelle	26	8,8	15,5	6,5	32,7	34,1
	Marienbad, Rudolfsquelle . . .	20	6,1	13,3	9,5	27,1	30,5
	Driburg, Kaspar-Heinrichquelle	15	6,3	12,6	6,1	18,2	19,3
	Wildungen, Georg-Viktorquelle	10	2,0	10,2	8,6	20,1	21,3
	Obladis, Sauerbrunnen	0,42	0,1	22,9	5,3	22,6	28,4

Tabelle 43. Beispiel eines erdigen Säuerlings.
Wildungen, „Georg Viktor-Quelle". (Nach SCHMIDT, SCHNELLE und WOLLMANN.)

1 kg Mineralwasser enthält	mval	mg	Äqu.-%
$K^{\cdot}$	6,473	0,1655	0,66
$Na^{\cdot}$	56,51	2,457	9,81
$Li^{\cdot}$	0,182	0,0262	0,10
$Ca^{\cdot\cdot}$	233,7	11,67	46,62
$Ba^{\cdot\cdot}$	0,083	0,0012	0,01
$Mg^{\cdot\cdot}$	125,2	10,30	41,15
$Fe^{\cdot\cdot}$	10,79	0,386	1,54
$Mn^{\cdot\cdot}$	0,796	0,028	0,11
		25,03	
Cl'	5,869	0,1655	0,66
SO_4''	59,19	1,232	4,92
HPO_4''	0,198	0,0041	0,02
HCO_3'	1442	23,63	94,40
	1941	25,03	
HBO_2	0,525		
H_2SiO_3	23,88		
H_2TiO_3	0,004		
	1955		
CO_2	2652		
	4617		

Tabelle 44. Erdige Quellen Deutschlands.

	Ca		Mg		HCO_3	
	mg	mval	mg	mval	mg	mval
Altheide, Großer Sprudel	278	13,9	30	2,5	1216	19,9
Charlottensprudel	131	6,6	17	1,4	613	10,0
Driburg Caspar-Heinrichquelle	253	12,6	74	6,1	1108	18,1
Hauptquelle[1, 2]	709	35,4	112	9,9	1352	22,6
Hersterquelle[1]	713	35,5	187	15,3	1368	22,4
Flinsberg, Niederbrunnen[2]	125	6,2	50	4,1	789	12,9
Griesbach, Katharinenquelle[2]	334	16,6	42	3,5	1385	22,7
Trinkquelle[2]	527	26,3	56	4,6	1507	24,7
Imnau, Denzelquelle	536	26,7	42	3,6	1554	25,5
Fürstenquelle	391	19,5	77	5,3	1285	21,0
Kohlgrub Schmelzhausquelle[2]	216	10,8	10	0,8	794	13,0
Langenau/Schl., Emilienquelle[2]	131	6,6	49	4,0	847	13,9
Langenschwalbach, Weinbrunnen[2]	159	7,9	115	9,4	1311	21,5
Liebenstein, Kasimirquelle[2]	217	10,8	82	6,8	953	15,6
Lippspringe, Arminiusquelle[1]	494	24,6	72	5,9	639	10,5
Marienbad, Rudolfsquelle	266	13,3	115	9,5	1653	27,1
Niedernau, Römerquelle	368	18,4	89	7,3	1542	25,3
Obladis, Sauerbrunnen	459	22,9	65	5,3	1377	22,5
Petersthal, Sophienquelle[2]	377	18,8	83	6,8	1682	27,6
Pyrmont, Hauptquelle[1, 2]	525	26,2	107	8,8	1026	16,8
Helenenquelle[1, 2]	568	28,3	114	9,3	953	15,6
Reinerz, laue Quelle[2]	310	15,5	80	6,6	1993	32,7
Ulrikenquelle[2]	185	9,2	53	4,3	1161	19,0
Kalte Quelle	140	7,0	37	3,0	825	13,5
Schwarzbach, Viktoriaquelle[2]	169	8,4	80	6,6	1054	17,3
Überkingen, Helfensteinquelle	357	17,8	11	0,9	1198	19,6
Wildungen, Georg-Viktorquelle[2]	204	10,1	105	8,6	1225	20,1
Reinhardsquelle	206	10,3	100	8,2	1159	19,0
Talquelle[2]	160	8,0	77	6,3	907	14,9
Schloßquelle[2]	125	6,2	121	9,9	1165	19,1

[1] Erdige Gipsquellen. [2] Erdige Eisensäuerlinge.

Sollen Ca und Mg neben HCO_3 vorwalten, sind Quellen mit mehr als 1 g fester Bestandteile bei der Schwerlöslichkeit der Carbonate nur durch Zurückdrängen der 2. Dissoziationsstufe möglich. Die erdigen Quellen werden also fast stets Säuerlinge sein. Auch hier haben wir mit der gleichen unteren Grenze von etwa 10 mval zu rechnen. Nach oben ist der Konzentration durch die Löslichkeitsverhältnisse auch bei Anwesenheit freier Kohlensäure eine enge Grenze gesteckt. Die Werte an Ca und Mg steigen kaum über 30 mval.

Wegen des geringeren Dissoziationsgrades der Hydroxyde (der geringeren Stärke der Basen) ist der *alkalische Charakter* dieser Quellen weniger stark ausgesprochen als bei den alkalischen Quellen. Mit der geringeren Stärke der Basen hängt auch die größere Neigung der Erdalkalien zu Komplexbildungen zusammen. Eine solche ist im Mineralwasser besonders mit dem HCO_3-Ion möglich. Wenigstens liegen bei Magnesiumsalzlösungen Beobachtungen vor, welche die Annahme eines Komplexions [$MgHCO_3'$] rechtfertigen [Hintz u. Grünhut (3)].

Calcium und Magnesium treten in den erdigen Quellen stets nebeneinander auf, wobei meist, doch nicht immer das Calcium überwiegt. Oft erreichen erdige Säuerlinge einen erheblichen Eisengehalt und werden dann meist in erster Linie als Eisenquellen bewertet. Andere Anionen treten neben dem HCO_3 meist ganz in den Hintergrund. Doch finden sich auch solche, bei denen gleichzeitig Chlor oder Sulfat (erdige Gipsquellen) hervortritt. Diese führen uns zu den Chlorcalcium- bzw. Gipsquellen hinüber (s. dort).

Tabelle 45. Alkalisch-erdige Quellen Deutschlands.

	Na		Ca		Mg		HCO_3	
	mg	mval	mg	mval	mg	mval	mg	mval
Bodendorf, Matthäus-Sauerbrünnchen	166	7,2	83	4,1	98	8,0	1064	17,4
Brambach, Wettinquelle[4]	214	10,6	172	9,2	37	2,5	1084	16,7
Grenzquelle[4]	494	21,5	416	20,8	36	3,0	1823	29,9
Cannstatt, Berger Sprudel[2]	727	31,6	647	32,3	101	8,3	1270	20,8
Wilhelmsbrunnen[2]	661	28,7	667	33,3	115	9,4	1140	18,8
Deutschkreuz (nur Versand)	331	14,4	268	13,4	60	5,0	1842	30,2
Gögging, Stinker[3]	269	11,7	70	3,5	74	6,1	1005	16,5
Krondorf (bes. Versand)	363	15,8	138	6,9	109	9,0	2047	33,5
Kudowa, Gottholdquelle[1]	266	11,5	162	8,1	34	2,8	1219	20,0
Nauheim, Ludwigsbrunnen[2]	181	7,8	133	6,6	43	3,5	554	9,1
Niederbreisig[1]	485	21,1	248	12,4	329	27,4	3345	54,8
Poděbrad (Protekt. Böhmen-Mähren), Libušaquelle	667	29,0	236	11,8	96	7,0	2338	38,3
Riegerquelle	669	29,1	256	12,8	100	8,2	2355	38,6
Pyrawarth, Parkquelle[1]	302	13,1	166	8,3	90	7,4	833	13,6
Rippoldsau, Wenzelquelle[1]	343	14,9	421	21,0	74	6,1	1487	24,4
Leopoldquelle[1]	285	12,4	553	27,6	86	7,1	2074	34,0
Salzbrunn, Kronenquelle	321	13,9	175	8,7	67	5,5	1526	25,0
Selterser, Mineralbrunnen[2]	832	36,1	312	15,6	104	8,5	1736	28,5
Tatzmannsdorf, Karlsquelle	765	33,2	464	23,2	124	10,2	3087	50,6
Franzensquelle[1]	400	17,4	188	9,4	71	5,8	2386	39,1
Teinach, Bachquelle	291	12,6	266	13,3	52	4,2	1694	27,8
Tönnisstein, Natron-Lithionquelle	419	18,2	130	6,5	143	11,8	1908	31,3
Vellach, Quelle II	802	34,8	592	29,5	38	3,1	3740	61,3
Vilbel, Friedrich-Karlsprudel	926	40,3	471	23,5	166	13,5	312	54,2
Wildungen, Helenenquelle	675	29,3	353	17,6	259	21,2	3079	50,5
Königsquelle[1]	604	26,2	268	13,4	177	14,6	2307	37,8

[1] Eisenquelle. [2] Kochsalzquelle. [3] Schwefelquelle. [4] Radioaktiv.

Einschlägige bekannte Quellen des Auslandes: Bormio (Italien), Buzias (Rumänien), Evian (Frankreich), Fideris (Schweiz), Leukerbad (Schweiz), Manitou (Amerika), St. Moritz (Schweiz), Pellegrino (Italien).

C. Kochsalzquellen.

Als Kochsalzquellen (früher auch muriatische Quellen genannt), bezeichnen wir Mineralquellen, unter deren Kationen das *Natrium*, unter deren Anionen das *Chlor* überwiegt. Die untere Grenze von 1 g enthält bei einer reinen Kochsalzlösung 393 mg Na und 607 mg Cl oder je 17 mval. Von hier an finden wir alle Konzentrationen bis zur gesättigten Kochsalzlösung, welche etwa 260 g NaCl oder je 4500 mval Na und Cl enthält. Wegen dieser großen Spanne ist gerade hier eine Unterteilung nach der Konzentration besonders wichtig. Zunächst scheidet man schon seit alter Zeit die hochkonzentrierten Quellen als *Solquellen* von den *Kochsalzquellen* in engerem Sinne ab. Als Grenzwert für diese Trennung gilt ein Gehalt an NaCl von 15 g oder an Na und Cl je mindestens 260 mval. Die Solquellen sind im allgemeinen ausgesprochene Badequellen, während die Kochsalzquellen in engerem Sinne auch vielfach zu Trinkkuren und zur Inhalation angewandt werden. Natürlich ist diese Grenze durchaus nicht so scharf zu ziehen, sondern es stehen auch zahlreiche schwächere Solquellen noch als Trinkquellen und zur Inhalation in Verwendung.

Die eigentlichen Kochsalzquellen teilen wir wieder in hypotonische, annähernd isotonische und hypertonische. Wie bereits besprochen, gibt uns hierfür die Millimolsumme die beste Grundlage ab (s. S. 244 u. 250). Die Isotonie liegt bei etwa 320 mmol. Deshalb wollen wir bei der Übersicht über die Kochsalzquellen die Gesamtkonzentration nicht wie sonst in mval, sondern in mmol angeben.

Tabelle 46. Beispiel einer Kochsalzquelle.
Baden-Baden, „Friedrichsquelle". (Deutsches Bäderbuch.)

1 kg Mineralwasser enthält	mg	mval	Äqu.-%
$K^{\cdot}$	69,06	1,76	3,97
$Na^{\cdot}$	796,7	34,56	77,98
$Li^{\cdot}$	9,62	1,37	3,09
$Cs^{\cdot}$	1,021	0,0077	0,018
$Ca^{\cdot\cdot}$	122,2	6,096	13,75
$Sr^{\cdot\cdot}$	2,13	0,0486	0,112
$Mg^{\cdot\cdot}$	4,79	0,393	0,887
$Fe^{\cdot\cdot}$	0,648	0,025	0,057
$Mn^{\cdot\cdot}$	1,624	0,0591	0,135
		44,32	
Cl'	1365	38,50	86,86
Br'	4,095	0,0512	0,118
SO_4''	155,7	3,242	7,31
HPO_4''	0,138	0,0029	0,0065
$HAsO_4''$	0,455	0,0065	0,015
HCO_3'	154,1	2,525	5,69
	2687	44,33	
H_2SiO_3	165		
	2852		
CO_2	18,0		
	2870		

Tabelle 47.

Kochsalzquellen	Gesamtkonzentration g	mmol	Δ	Solquellen	Ges.-Konz. g	mmol
Aßmannshausen	1,1	31	0,042	Orb, Philippsquelle . . .	24,6	750
Soden, Milchbrunnen . .	3,9	113	0,200	Cammin	32,1	1070
Kissingen, Maxbrunnen Süd	4,3	120	0,340	Salzuflen, Paulinenquelle	59,0	1878
Wiesbaden, Kochbrunnen	8,6	273	0,483	Hamm, Werriesquelle . .	83,0	2731
Homburg, Elisabethbrunnen	11,2	345	0,627	Oeynhausen, Bülowbrunnen	101,2	3309
Kreuznach, Elisabethquelle	13,6	428	0,797	Reichenhall	234,2	7878
Soden, Solbrunnen . . .	17,6	556	0,945	Bex	319,9	10512

Neben dem Cl tritt vielfach auch das HCO_3 hervor, in Mengen, wie wir sie bei den alkalischen Quellen kennengelernt haben (s. S. 263). Wir bezeichnen solche Quellen als alkalische Kochsalzquellen, welche mit abnehmenden Chlorgehalt zu den alkalischen Quellen überführen. Einige Beispiele dieser Reihe zeigt Tabelle 48 (s. auch Tabelle 41, S. 266).

Tabelle 48.

	Gehalt in mval an Na	Cl	HCO_3	Ges.-Konz.
Ems, Kränchen I	43,9	17,1	32,7	51,1
Luhatschowitz, Vinzenzquelle	102,8	44,7	76,5	121,5
Soden a. T., Milchbrunnen	41,7	43,7	16,4	60,2
Kissingen, Rakoczy	99,3	109,8	22,4	147,9
Homburg, Elisabethbrunnen	132,8	160,1	23,7	184,3
Orb, Philippsquelle	307,6	339,1	33,7	403,4
Salzuflen, Paulinenbrunnen	847,9	876,5	27,1	985,2

Das Kalium tritt gegenüber dem Na stets zurück. Einige Beispiele von Quellen mit bemerkenswertem K-Gehalt seien hier angeführt:

Tabelle 49.

Kaliumreiche Kochsalzquellen	K g	K mval	K Äqu.-%	Na g	Na mval
Salzuflen, Sophienquelle	0,45	11,6	1,1	18,7	811,4
Orb, Philippsquelle	0,46	11,8	2,9	7,1	307,6
Theodorshalle, Hauptbrunnen . . .	1,07	27,3	14,0	3,1	133,3
Salzderhelden	1,41	36,2	0,8	100,3	4350
Hallein	2,54	64,9	1,4	100,4	4467
Kösen, Solquelle	3,25	83,0	9,6	16,4	710,2
Mergentheim, Albertquelle	4,38	112,2	18,2	9,3	406,3
Aussee, Sole	4,99	127,7	2,8	96,5	4198

Über andere Nebenbestandteile, welche zu bestimmten Mineralwasserklassen überführen, siehe dort (J S. 287, SO_4 S. 274, Ca und Mg S. 272, Fe S. 279).

Tabelle 50. Kochsalzquellen Deutschlands.

	Na		Cl		Ges.-Konz.	
	g	mval	g	mval	g	mmol
Aachen, Kaiserquelle	1,42	61,6	1,60	45,1	4,65	131,9
Viktoriaquelle	1,47	63,8	1,69	47,7	4,66	135,6
Rosenquelle	1,33	57,7	1,54	43,6	4,36	123,7
Abtenau	2,13	92,7	3,31	93,3	9,06	242,2
Aßmannshausen	0,27	11,6	0,35	9,8	1,12	30,8
Baden-Baden, Ursprung	0,85	36,8	1,39	39,2	2,90	87,3
Friedrichsquelle	0,79	34,5	1,36	38,5	2,85	85,8
Fettquelle	0,87	37,8	1,46	41,1	2,94	90,4
Deutsch-Altenburg	0,75	32,5	1,10	31,1	3,79	95,5
Dürkheim, Maxquelle	5,01	217,3	10,02	282,6	16,67	540,6
Virgiliusquelle	4,05	175,9	7,80	219,0	13,02	424,4
Essen, Bohrlochquelle	1,72	74,8	2,87	76,5	5,26	169,2
Salzquelle	5,03	218,2	7,99	225,5	13,87	463,6
Frankenhausen, Elisabethquelle	1,64	71,6	2,71	76,5	7,17	191,4
Gandersheim, Hroswitaquelle	5,41	234,8	8,60	242,7	16,32	516,5
Wilhelmsquelle	2,36	102,4	3,70	104,5	6,69	217,9
Hall i. O.Ö., Tassiloquelle	4,94	214,8	7,96	224,6	13,59	453,8
Guntherquelle	0,97	42,2	1,24	35,0	2,86	44,2
Homburg, Solsprudel	7,59	329,5	14,02	395,5	26,53	825,9
Elisabethbrunnen	3,06	132,8	5,68	160,1	11,25	345,1
Ludwigsbrunnen	2,02	87,8	3,81	107,4	7,60	232,1
Louisenbrunnen	1,22	53,0	1,99	56,2	1,78	139,2
Ischl, Maria-Louisenquelle	2,77	120,6	4,27	120,6	7,96	257,7
Kissingen, Solsprudel	4,11	178,5	6,71	189,3	14,97	442,9
Rakoczy	2,29	99,3	3,89	109,8	9,24	266,2
Pandur	2,19	94,1	3,62	102,1	8,67	249,8
Maxbrunnen Süd	0,93	40,3	1,66	46,8	4,32	120,2
Königsborn, Friedrichsborn	3,53	153,1	5,28	149,1	10,09	324,7
Kreuznach, Elisabethquelle	4,16	180,3	7,84	221,0	13,63	427,9
Viktoriaquelle	4,10	178,0	7,91	223,1	13,34	432,5
Hauptbrunnen Theodorshalle	3,07	133,3	6,71	189,4	11,91	373,2
Kronberg, Kronthalbrunnen	1,42	61,5	2,25	63,6	5,24	154,2
Liebenzell, Kleinwildbad	0,33	14,5	0,38	10,8	1,26	34,3
Münster a. Stein, Hauptbrunnen	2,26	89,1	4,05	114,1	7,22	231,9
Nauheim, großer Solsprudel	7,70	334,1	13,37	377,1	24,96	792,2
Kurbrunnen	5,59	442,5	9,82	276,9	18,02	574,3
Karlsbrunnen	2,46	106,6	4,29	121,1	7,81	250,3
Neustadt (Saale), Bonifaziusbrunnen	5,82	252,5	9,79	276,1	20,83	623,3
Elisabethquelle	3,55	154,2	6,01	169,5	13,76	399,9
Orb, Martinusquelle	3,59	155,8	5,95	167,9	14,14	106,6
Philippsquelle	7,09	307,6	12,02	339,1	24,64	750,0
Pyrmont, Wolfgangquelle	2,73	118,6	3,93	110,8	10,02	285,2
Salzhausen, Salzbrunnen III	4,11	178,5	7,44	209,9	14,11	441,3
Stahlquelle	0,61	26,5	1,29	36,4	2,69	79,1
Salzschlirf, Bonifaziusbrunnen	4,86	210,9	7,87	222,1	16,28	501,7
Kinderbrunnen	1,72	74,5	2,95	83,2	7,03	200,7
Salzuflen, Sophienbrunnen	7,79	338,8	12,09	340,9	23,97	748,0
Loosequelle	1,14	49,6	1,83	51,1	5,08	137,2
Sassendorf, Charlottenquelle	1,99	86,4	3,40	96,0	6,38	201,0
Soden a. T., Milchbrunnen	0,96	41,7	1,54	43,4	3,93	112,7
Champagnerbrunnen	2,57	111,6	4,00	112,8	8,51	261,7
Mayor	5,67	246,2	9,04	255,1	17,73	559,4
Sulzbrunn, Römerquelle	0,75	32,6	1,29	36,4	2,74	82,9
Tölz-Heilbrunn, Adelheidquelle	2,38	103,4	3,01	85,0	6,69	209,4
Vilbel, Friedrich Karl-Sprudel	0,92	40,3	0,84	23,6	5,81	
Wiesbaden, Kochbrunnen	2,69	116,8	4,66	131,3	8,59	273,5
Faulbrunnen	1,27	55,1	2,30	64,8	4,35	135,6
Wiessee, Wilhelminaquelle	4,78	207,9	5,84	164,7	13,49	209,5

Tabelle 51. Solquellen Deutschlands.

	Ges.-Konz. g	Ges.-Konz. mmol		Ges.-Konz. g	Ges.-Konz. mmol
Aussee	270	8848	Oeynhausen, Kaiser-Wilhelm-Sprudel	45	1395
Bernburg	268	9072	Oldesloe, Kaiserquelle	24	809
Berchtesgaden, Mischsole	260	8673	Orb, Philippsquelle	25	750
Cammin	32	1070	Ludwigsquelle	21	642
Dievenow, Sole Ost	45	1513	Pyrmont, Bohrlochsole	41	1252
Dürrheim, Bohrloch 1	262	8858	Raffelsberg		
Dürenberg, Solquelle	79	3176	Rappenau	262	8899
Frankenhausen, Schüttschachtquelle	263	8887	Ravensberg		
Gelnhausen, Sprudel 5	40	1242	Reichenhall, Edelquelle	234	7878
Hall i. O.Ö., Margarethenquelle	20	678	Rothenfelde, alte Quelle	61	1965
Hall i. Tirol	266	8999	Saarow	19	629
Hallein	270	8999	Salzderhelden	265	8933
Hallstatt	264	8905	Salzdetfurth	66	2130
Hamm, Werriesquelle	83	2731	Salzelmen		
Harzburg, Solquelle	65	2162	Salzgitter	264	8924
Krodoquelle	16	547	Salzhemmendorf	58	1940
Heidelberg	82	2588	Salzschlirf, Sprudel	46	1394
Heringsdorf	40	1357	Salzuflen		
Homburg, Solsprudel	26	826	Salzungen, Bohrbrunnen II	265	8956
Karlshafen	22	735	Schwäb.-Hall, Haalquelle	53	1714
Kösen, Solquelle	53	1647	Schwartau, Elisabethquelle	35	1181
Kolberg, Salzbergquelle	51	1698	Segeberg	279	9334
Marktsole	38	1271	Soden a. T., großer Solsprudel	34	1049
Wilhelmsquelle	24	798	Soden b. Salmünster		
Lüneburg	246	8119	Barbarossaquelle	22	676
Melle, alte Quelle	23	669	Badequelle	30	937
Münder a. Deister	74		Sooden-Allendorf	45	1440
Nauheim, Friedrich Wilhelm-Sprudel	34	1088	Sulza Beustquelle	107	3539
Großer Solsprudel	25	792	Kunstgrabenquelle	42	1375
Nenndorf, Soldorfer Sole	62	1998	Sülze, Badehausquelle	58	1903
Oeynhausen, Oeynhausen-Sprudel	42	1280	Werl, Solquelle	74	2434
			Westernkotten	83	2714
			Wimpfen	261	8835

Tabelle 52. Einschlägige bekannte Quellen des Auslandes.

Kochsalzquellen	Solquellen
Atami (Japan)	Bex (Schweiz)
Balaruc (Frankreich)	Droitwich (England)
Bourbon-Lancy (Frankreich)	Govora (Rumänien)
Bourboule (Frankreich)	Iwonicz (Polen)
Harrogate (England)	Rheinfelden (Schweiz)
Mondorf (Luxemburg)	Salies de Beárn (Frankreich)
Montecatini (Italien)	Salsomaggiore (Italien)
Saratoga (Amerika)	Saxon les bains (Schweiz)
Slanic (Rumänien)	Zablacz (Polen)

D. Chlorcalciumquellen.

Bei diesen Quellen waltet unter den Anionen das *Chlorid* vor, unter den Kationen die *Erdalkalien* (besonders Ca), oder diese kommen dem Na, welches fast immer in erheblichen Mengen vorhanden ist, fast gleich. So ergibt sich von selbst ein Übergang zu den Kochsalzquellen. Diese enthalten ja Ca und Mg als regelmäßige Bestandteile, oft in Mengen, welche die der erdigen Quellen weit übersteigen (Chlorcalcium-Kochsalzquellen).

Tabelle 53.

	Gehalt in mval an			
	Na	Ca	Mg	Cl
Wiesbaden, Kochbrunnen	116,8	17,3	4,1	131,3
Homburg, Elisabethbrunnen	132,8	34,5	12,1	160,1
Schwäb.-Hall, Haalquelle	495,6	61,0	3,3	499,0
Oeynhausen, Quelle II	599,6	81,2	26,3	617,5

Tritt nun das Na zurück, so kommen wir zu den Chlorcalciumquellen (erdmuriatischen Quellen).

Tabelle 54.

Chlorcalciumquellen	mval					Na Äqu.-%
	Na	Ca	Mg	Cl	Ges.-Konz.	
Fürth	44,1	36,9	15,2	67,0	99,4	44
Suhl, Ottilienquelle	112,2	86,1	0,4	192,0	201,8	56
Cannstatt, G. Daimler-Quelle	87,6	107,9	23,2	185,3	222,1	39
Suderode	193,6	182,9	8,7	393,2	394,5	49
Thale, Hubertusbrunnen	286,7	224,4	0,4	512,0	512,0	56
Oeynhausen, Wittekindquelle	81,3	299,1	66,1	426,5		19

Tabelle 55. Beispiel einer Chlorcalciumquelle.
Cannstatt, „Gottlieb Daimler-Quelle." (Nach SIEBER.)

1 kg Mineralwasser enthält	mg	mval	Äqu.-%
$K^{\cdot}$	65	1,7	0,8
$Na^{\cdot}$	2015	87,6	39,6
$Ca^{\cdot\cdot}$	2162	107,9	53,2
$Mg^{\cdot\cdot}$	288	23,3	10,5
$Fe^{\cdot\cdot}$	14	0,5	0,2
		221,2	
Cl'	6580	185,3	83,5
SO_4''	1352	28,1	12,7
HCO_3'	469	7,7	3,5
	12952	221,2	
H_2SiO_3	21		
	12973		
CO_2	247		
	13220		

Tabelle 56. Chlorcalciumquellen Deutschlands.

	Na		Ca		Cl	
	mg	mval	mg	mval	mg	mval
Cannstatt, G. Daimler-Quelle	2015	87,6	2162	107,9	6580	185,3
Wilhelmsbrunnen	661	28,7	667	33,3	1060	29,9
Berger Sprudel	727	31,6	646	32,3	1110	31,3
Oeynhausen, Wittekindquelle	1866	81	5933	249	15120	374
Suderode, Behringerbrunnen	4463	193,6	3668	182,9	13940	393,2

Einschlägige bekannte Bäder des Auslandes: Heluan (Ägypten), Herkulesbad (Rumänien), Redruth (England).

Der Löslichkeit des $CaCl_2$ nach könnten diese Quellen außerordentlich hohe Konzentrationen erreichen, welche jedoch durch andere Nebenbestandteile erheblich eingeschränkt werden. Andererseits ist bei dem hohen Kalkgehalt sowohl dem SO_4 wie dem HCO_3 eine sehr enge Grenze gesteckt, so daß unter den Anionen das Cl eigentlich stets das Bild beherrscht. Bei niedrigen Konzentrationen sind dagegen Übergänge zu den erdigen und Gipsquellen häufig.

E. Glaubersalzquellen.

Das dritte Hauptanion, das Sulfat, ist unter den dreien das seltenste. So ist auch die Zahl der Sulfatquellen relativ gering, weshalb vielfach alle als *Bitterquellen* zusammengefaßt werden (Deutsches Bäderbuch). Doch scheint es uns richtiger, auch hier nach den Kationen zu unterteilen und die Glaubersalzquellen [K. Zörkendörfer (3)] und Gipsquellen [Kionka (1), A. Winkler] als eigene Klassen von den eigentlichen Bitterwässern abzutrennen, was auch dem allgemeinen Sprachgebrauch besser entspricht. Bei den *Glaubersalzquellen* (früher auch salinische Quellen) muß demnach unter den Kationen das Natrium überwiegen und tut dies meist bei weitem. Calcium ist neben dem Sulfat schwerlöslich und kann daher nur bei niedriger Gesamtkonzentration hervortreten. Bei solchen schwachen Wässern finden wir daher häufig Übergänge zu den Gipsquellen. Hohe Magnesiumwerte führen uns dagegen zu den echten Bitterwässern hinüber. Bei reichlichem Kohlensäuregehalt findet sich oft Eisen in nennenswerten Mengen. Unter den Anionen treten meist auch Chlor und Hydrocarbonat in diesen Quellen auf, vielfach finden sich daher Übergangsformen zu den alkalischen und Kochsalzquellen, welche wir in Anbetracht der Wirkungen des SO_4 ebenfalls mit zu den Glaubersalzquellen rechnen, insbesondere bei hohem absolutem Sulfatgehalt, ohne daß eine scharfe Grenze gezogen werden soll. Beispiele für relativ reine Glaubersalzquellen, wie für solche Übergangsformen zeigen uns die folgenden Tabellen.

Tabelle 57. Beispiel einer Glaubersalzquelle.
Marienbad, „Kreuzbrunnen". (Nach Schmidt, Schnelle u. Wollmann.)

1 kg Mineralwasser enthält	mg	mval	Äqu.-%
$K^{\cdot}$	293,3	7,501	4,8
$Na^{\cdot}$	2946	128,1	80,3
$Li^{\cdot}$	1,26	0,182	0,10
$Ca^{\cdot\cdot}$	246,6	12,31	7,72
$Sr^{\cdot\cdot}$	0,49	0,0118	0,009
$Ba^{\cdot\cdot}$	0,29	0,0043	0,001
$Mg^{\cdot\cdot}$	121,7	10,00	6,72
$Fe^{\cdot\cdot}$	20,37	0,730	0,45
$Mn^{\cdot\cdot}$	4,46	0,1625	0,10
$Al^{\cdot\cdot\cdot}$	3,69	0,4106	0,25
		159,4	
Cl'	1200	33,81	21,21
SO_4''	3725	77,54	48,64
HCO_3'	2931	48,05	30,14
HPO_4''	0,44	0,0103	0,005
	11494	159,4	
H_2SiO_3	74,84		
	11570		
CO_2	2077		
	13647		

Tabelle 58.

Glaubersalzquellen	Na		SO_4		Cl	HCO_3
	mval	Äqu.-%	mval	Äqu.-%	mval	mval
Hersfeld, Lullusbrunnen	41,6	66	40,3	64	9,9	12,6
Elster, Albertquelle	74,2	94	44,5	56	18,5	16,8
Salzquelle	101,9	91	83,3	73	12,9	17,9
Marienbad, Kreuzbrunnen	128,1	80	77,5	49	33,8	48,0
Windsheim, St. Annaquelle	127,2	75	87,5	51	70,6	11,8
Franzensbad, Glauberquelle IV . .	282,2	83	213,2	63	71,7	55,0

Tabelle 59.

Glaubersalz-Kochsalzquellen	SO_4		Cl		HCO_3	
	mval	Äqu.-%	mval	Äqu.-%	mval	Äqu.-%
Sulza, Karl-Alex.-Sophienquelle . .	103,6	12	731,9	87	10,9	1
Melle, Trinkquelle	87,4	20	330,0	77	13,0	3
Mergentheim, Albertquelle	148,7	24	417,0	68	48,9	8
Karlsquelle	82,4	30	162,0	62	22,0	8
Frankenhausen, Elisabethquelle . .	18,8	32	76,5	66	2,0	2
Salzig, Salzborn	25,3	24	44,4	41	37,7	35

Tabelle 60.

Alkalische Glaubersalzquellen	SO_4		Cl		HCO_3	
	mval	Äqu.-%	mval	Äqu.-%	mval	Äqu.-%
Tarasp, Luziusquelle	34,5	17	65,5	33	100,6	50
Bertrich, Bergquelle	12,8	41	3,7	12	14,5	46
Karlsbad, Mühlbrunn	35,3	41	17,3	20	34,5	39
Salzig, Salzborn	25,3	24	44,4	41	37,7	35
Elster, Königsquelle	29,3	40	25,7	35	18,5	25

Eine Sättigung mit Glaubersalz wird niemals erreicht, doch schwankt die Konzentration innerhalb ziemlich weiter Grenzen bis zu etwa 10 g SO_4. Die Isotonie kann wesentlich überschritten werden, so daß wir hypo-, iso- und hypertonische Wässer unterscheiden können. Nach der osmotischen Konzentration geordnet, erhalten wir etwa die in der folgenden Tabelle 61 angeführte Reihe. Dabei liegt die Isotonie bei etwa 325 mmol (s. S. 251). Das Verhältnis der molaren Konzentration zu dieser Zahl ist in der zweiten Spalte berechnet. Natürlich geht diese Reihe mit der absoluten Sulfatkonzentration nicht genau parallel.

Tabelle 61.

	mmol-Summe	Verhältnis z. Isoton.	SO_4 g	Cl g	Δ
Mergentheim, Albertquelle	1106	3,6 :1	7,1	14,8	
Franzensbad, Glauberquelle IV . .	554	1,7 :1	10,2	2,5	
Mergentheim, Karlsquelle	406	1,4 :1	4,0	5,7	0,90
Tarasp, Luciusquelle	389	1,2 :1	1,6	2,4	0,680
Windsheim, S. Annaquelle	276	0,85:1	4,2	2,5	
Marienbad, Kreuzbrunnen	269	0,83:1	3,7	1,2	0,435
Elster, Salzquelle	184	0,57:1	4,0	1,4	0,39
Grenzach, Grenzquelle	175	0,54:1	3,0	1,3	
Karlsbad, Mühlbrunnen	153	0,47:1	1,7	0,6	0,270
Franzensbad, Salzquelle	120	0,37:1	0,9	0,3	0,190
Hersfeld, Lullusbrunnen	95	0,29:1	1,9	0,3	
Bertrich, Bergquelle	54	0,16:1	0,6	0,1	

Tabelle 62. Glaubersalzquellen Deutschlands.

	Na		SO_4			Gesamt-konzentration	
	mg	mval	mg	mval	Äqu.-%	mval	mmol
Bertrich, Bergquelle	598	26,0	615	12,8	41	31,1	54,3
Elster, Salzquelle	2350	101,9	4003	83,3	73	114,1	183,3
Albertquelle	1712	74,3	2136	44,5	56	80,0	135,4
Moritzquelle	665	28,8	645	13,4	40	33,7	58,6
Franzensbad, Glauberquelle IV	6491	282,1	10242	212,9	63	339,8	554,5
Glauberquelle III	3503	152,9	4285	89,2	50	179,8	308,2
Franzensquelle	822	35,7	925	19,3	49	39,0	67,9
Salzquelle	1448	62,9	1763	36,7	52	70,3	120,4
Grenzach (nur Versand)	1801	78,1	3009	62,6	56	111,5	175,5
Hersfeld, Lullusbrunnen	960	41,7	1934	40,3	69	62,9	95,5
Karlsbad, Mühlbrunnen	1699	73,9	1695	35,3	39	87,3	152,2
Sprudel	1675	72,8	1620	33,7	40	85,1	149,7
Marienbad, Kreuzbrunnen	2946	128,1	3725	77,5	48	159,4	268,2
Ferdinandsquelle I	3106	135,0	3559	74,1	46	159,1	271,1
Alfredsquelle	1850	80,2	2255	46,9	47	99,5	168,0
Windsheim, St. Annaquelle (bes. Versand)	2933	127,2	4201	87,5	51	170,1	276,5

Tabelle 63. Glaubersalz-Kochsalzquellen Deutschlands.

	Na		SO_4		Cl	
	mg	mval	mg	mval	mg	mval
Frankenhausen, Elisabethquelle	1637	71,0	1812	37,7	2712	76,5
Melle, Trinkquelle	8189	356,0	4200	87,4	11696	329,8
Neue Quelle	6869	278,7	3687	76,8	9164	258,4
Mergentheim, Albertquelle	9350	406,3	7145	148,7	14788	417,0
Karlsquelle	4643	201,0	3960	82,4	5746	162,0
Neustadt, Marienquelle	6248	272,6	1840	38,3	10530	297,0
Herrmannsquelle	4760	206,5	1816	37,8	8101	228,5
Oeynhausen, Quelle I	13430	582,6	4530	94,4	20280	572,0
Orb, Philippsquelle	7090	307,6	1470	30,6	12020	339,1
Rothenfelde, alte Quelle	20940	908,6	2918	60,7	32900	928,1
Salzig, Salzborn	2114	91,7	1217	25,3	1573	44,4
Salzschlirf, Tempelbrunnen	4471	194,0	1478	30,8	7784	219,6
Salzuflen, Paulinenquelle	13840	600,6	3486	72,6	21360	602,5
Schmalkalden	3768	136,5	1895	39,4	6416	181,0
Schwäb.-Hall, Haalquelle	18672	810,1	3826	79,7	28803	812,5
Soden b. Saalmünster, gr. Solsprudel	9937	431,1	1443	30,0	17020	480,2
Sulza, Carl-Alexander-Sophienquelle	17390	754,7	4978	103,6	25950	731,9

Bekannte Bäder des Auslandes: Essentuki (Rußland), Felső Alap (Ungarn), Gervais (Frankreich), Jaszykarajenöi (Ungarn), Rohitsch (Jugoslawien), Tarasp (Schweiz).

F. Bitterwässer.

Bei den Bitterwässern in engerem Sinne (echte Bitterwässer, Bittersalzwässer) steht dem *Sulfat* das *Magnesium* als vorwaltendes Kation gegenüber. Diese Wässer können hohe Konzentrationen erreichen und haben sie eigentlich auch immer, weil sie bei niederer Konzentration in die Gipswässer übergehen. Nach der Löslichkeit des $MgSO_4$ wären Werte bis zu 250 g oder 4000 mval möglich. Meist liegt die Gesamtkonzentration zwischen 5 und 50 g oder 100 bis 1000 mval.

Der Kalkgehalt kann bei dem hohen Sulfatgehalt nur gering sein, auch HCO_3 tritt meist ganz zurück. Dagegen finden sich Natrium und Chlor oft in reichlichen Mengen, so daß wir Übergangsformen zu den Kochsalzquellen oder Glaubersalzquellen häufig sehen.

Tabelle 64. Beispiel eines Bitterwassers.
Friedrichshall, „Bitterwasser“. (Deutsches Bäderbuch.)

	mg	mval	Äqu.-%
$K^{\cdot}$	76,67	1,958	0,455
$Na^{\cdot}$	4947	214,6	49,88
$Ca^{\cdot\cdot}$	305,7	15,25	3,544
$Mg^{\cdot\cdot}$	2417	198,4	46,12
		430,2	
Cl'	7952	224,3	52,14
Br'	6,28	0,0786	0,016
SO_4''	9396	195,6	45,46
HCO_3'	624,7	10,24	2,38
	25730	430,2	
H_2SiO_3	14,60		
	25740		

Tabelle 65.

	Na		Mg		Cl		SO_4	
	mg	mval	mg	mval	mg	mval	mg	mval
Birmensdorf	3912	170,1	4028	331,5	583	16,4	24177	503,7
Friedrichshall	4947	214,6	2412	198,4	7952	224,3	9396	195,6
Saidschitz	1973	85,8	3011	247,6	210	5,9	14080	293,2
Hunyadi Janos	6931	301,4	3938	323,8	863	24,3	29030	743,5
Franz-Josef-Bitterwasser	7836	333,1	4500	370,0	1312	39,6	36460	759,1
Sternhof	14900	646,5	9100	747,2	1452	41,0	66580	1386,6

Zu kurörtlichem Betrieb werden Bitterwässer im allgemeinen nicht verwendet, sondern meist nur als Versandwässer.

Bitterwässer Deutschlands: Friedrichshall, Laa a. Thaya, Püllna, Saidschitz, Scharaditz Protekt. Böhm.-Mähren), Sedlitz, Sternhof (Protekt. Böhm.-Mähren).

Bekannte Bitterwässer des Auslandes: Budapest: Apenta, Franz-Josefs-Bitterwasser, Hunyadi Janos; Birmensdorf (Schweiz), Mont Mireil (Frankreich).

G. Gipsquellen.

Zu den Gipsquellen (früher sulfatische Quellen) gelangen wir, wenn wir bei den erdigen Quellen das HCO_3 durch SO_4 ersetzt denken, so daß dieses unter den Anionen vorwaltet. Die Kationenverhältnisse bleiben dieselben wie dort, d. h. die Erdalkalien sollen vorherrschen, unter diesen wieder das Calcium, oder wenigstens soll Calcium und Magnesium in gleicher Größenordnung vorkommen. Da eine reine Gipslösung schon bei einem Gehalt von etwa 2 g oder 30 mval pro kg gesättigt ist, ist die Konzentration dieser Quellen stets verhältnismäßig niedrig und bewegt sich in ähnlichen Werten, wie die der erdigen Quellen. Zum Unterschied von diesen ist die freie Kohlensäure ohne besondere Bedeutung für die Löslichkeit, sie tritt in reinen Gipsquellen auch ziemlich selten auf. Wässer ähnlicher Zusammensetzung in geringerer Konzentration finden sich vielfach auch bei den Süßwässern, so daß gerade bei dieser Klasse fließende Übergänge zwischen Süßwasser und Mineralwasser bestehen. Übergangsformen finden wir ferner besonders zu den erdigen Quellen und zu den Bitter- und Glaubersalzquellen. Über Beziehungen zu den Schwefelquellen s. S. 285.

Tabelle 66.

	Gehalt in mval an						
	Na	Ca	Mg	Cl	SO_4	HCO_3	Ges.-Konz.
Contrexville	3,5	28,0	0,7	0,2	26,7	5,5	32,4
Hüsede, Badequelle	2,0	31,0	2,6	2,0	29,3	4,5	35,8
Lippspringe, Arminiusquelle . .	6,9	24,6	5,9	5,4	21,8	10,5	37,8
Salzuflen, Inselquelle	11,1	25,3	6,4	11,3	26,6	4,5	42,8
Driburg, Hauptquelle	6,3	35,4	9,9	1,3	29,6	22,2	53,4
Cannstatt, Wilhelmsbrunnen .	28,7	33,3	9,4	29,9	24,0	18,8	72,8
Acquorossa	1,2	24,9	8,6	0,1	28,2	8,7	36,0
Rheinfelden, Magdenquelle . .	0,32	28,9	10,5	0,04	34,8	5,6	40,4

Tabelle 67. Beispiel einer Gipsquelle. Lippspringe, „Arminiusquelle".
(Deutsches Bäderbuch.)

1 kg Mineralwasser enthält	mg	mval	Äqu.-%
$K^{\cdot}$	12,7	0,324	0,857
$Na^{\cdot}$	158,8	6,889	18,22
$Ca^{\cdot\cdot}$	493,7	24,62	65,13
$Mg^{\cdot\cdot}$	72,04	5,915	15,64
$Fe^{\cdot\cdot}$	1,5	0,053	0,14
		37,80	
NO_3'	6,8	0,11	0,29
Cl'	191,4	5,398	14,28
SO_4''	1048	21,82	57,73
HCO_3'	639,0	10,47	27,70
	2624	37,80	
CO_2	247,3		
	2871		

Tabelle 68. Gipsquellen Deutschlands.

	Ca		SO_4		Gesamt-Konzentr.
	mg	mval	mg	mval	mval
Baden b. Wien, Ursprung[3]	290	14,4	755	15,7	30,0
Bentheim, neue Quelle[3]	658	32,8	1351	28,1	37,5
Berka, Carl-Augustbrunnen	583	29,2	1430	29,8	38,6
Cannstatt, Wilhelmsbrunnen[2] . . .	667	33,3	1155	24,0	72,8
Driburg, Hauptquelle[1, 4]	709	35,4	1420	29,6	53,0
Hersterquelle[1]	713	35,5	1478	30,8	55,9
Kaiserstahlquelle[1, 4]	655	32,7	1470	30,6	51,4
Eilsen, Julianenquelle[3]	633	31,6	1648	34,3	45,9
Georgenquelle[3]	593	29,6	1673	34,8	44,2
Fiestel[3]	406	20,3	1188	24,7	33,6
Hüsede	622	31,0	1408	29,3	35,8
Langenbrücken[3]	221	11,0	626	13,0	22,8
Lippspringe, Kurbrunnen	493	24,6	1052	21,9	36,5
Arminiusquelle	494	24,6	1048	21,8	37,8
Meinberg, Neubrunnen I	611	30,5	1462	30,4	36,6
Mergentheim, Wilhelmsbrunnen[2] . .	620	30,9	2101	34,7	78,3
Nenndorf, Trinkquelle[3]	477	23,8	1315	27,4	40,2
Obladis, Schwefelbrunnen	443	22,1	1074	22,4	30,2
Pyrmont, Hauptquelle[1, 4]	525	26,2	960	20,0	39,6
Helenenquelle[1, 4]	568	28,3	1119	23,3	42,0
Salzuflen Inselquelle	506	25,3	1277	26,6	42,8
Sebastiansweiler, obere Quelle[3] . .	194	9,7	564	11,7	24,7

[1] Erdig. [2] Kochsalzquelle. [3] Schwefelquelle. [4] Eisenquelle.

Einschlägige bekannte Quellen des Auslandes: Acquarossa (Schweiz), Bath (England), Brennerbad (Italien), Contrexville (Frankreich), Karuizawa (Japan), Leukerbad (Schweiz), Mitterndorf (Italien), Montecatini (Italien), Rheinfelden (Schweiz) Magdenquelle, Szkleno (Ungarn), Vals (Schweiz), Viterbo (Italien), Vittel (Frankreich), Weißenburg (Schweiz).

H. Eisenquellen[1].

Mit dem Eisen kommen wir zu jenen Mineralwasserbestandteilen, die quantitativ zurücktreten, sich aber durch ihre Wirksamkeit in verhältnismäßig kleinen Mengen einen Platz unter den biologischen Hauptbestandteilen gesichert haben. Und deshalb sind sie auch für die Einteilung der Mineralwässer von Bedeutung. Hier müssen wir absolute Grenzzahlen aufstellen. Für das Eisen haben Hintz und Grünhut (2) eine solche auf *10 mg Fe* festgelegt. Nachträglich hat sich nun herausgestellt, daß diese Zahl vielleicht etwas zu tief gegriffen ist. In manchen Gegenden, z. B. in der norddeutschen Tiefebene, finden sich nämlich zahlreiche Grundwässer, welche ihrer Genese nach nicht den Mineralwässern entsprechen, diesen Grenzwert jedoch übersteigen. Um diese auszuschalten, ist neuerdings eine Abänderung dieses Grenzwertes, soweit er für die Scheidung von Süßwasser und *Mineral- bzw. Heilwasser* gilt, auf *20 mg Fe* vorgesehen. Dagegen soll zur Kennzeichnung eines Mineralwassers als Eisenwasser — also, wenn das Wasser durch andere Bestandteile bereits als Mineralwasser charakterisiert wird, — der alte Grenzwert von 10 mg erhalten bleiben.

Dadurch sind wir schon zur Unterteilung der Eisenquellen gelangt. Erstens kennen wir solche Wässer, die sich von gewöhnlichem Wasser nur durch ihren Eisengehalt unterscheiden. Diese nennen wir *einfache Eisenquellen*. Hierfür wäre nach der vorgesehenen Neuregelung ein Gehalt von mindestens 20 mg erforderlich.

Bei der Betrachtung der Anionen erscheint vor allem der HCO_3-Gehalt wichtig, weil dieser die Löslichkeit des Eisens weitgehend bestimmt (s. S. 239). Wir fassen daher alle Eisenquellen mit nennenswertem HCO_3-Gehalt als *Eisencarbonatquellen* zusammen, wobei das HCO_3 durchaus nicht vorwalten muß. Je höher der HCO_3-Gehalt, desto geringer muß die Löslichkeit des Eisens sein, wenn sie nicht durch Verschiebung des p_H wieder erhöht wird. So hat die freie Kohlensäure ebenso, wie beim Calcium auch hier eine große Bedeutung. Wir werden es also bei den Eisencarbonatquellen meist mit Säuerlingen zu tun haben, aber auch geringere Kohlensäurewerte können sich hier schon auswirken. So kommen wir von den einfachen Eisencarbonatquellen zu den einfachen Eisensäuerlingen:

Tabelle 69. Einfache Eisenquellen und Eisensäuerlinge.

	Fe		HCO_3	CO_2	Gesamt-Konzentr.
	mg	mval	mval	g	mg
Augustusbad, Stollenquelle	11,0	0,39	0,6	0,03	136
Polzin, Friedrich-Wilhelmquelle	30,6	1,10	5,0	0	825
Überlingen	29,3	1,05	5,9	0,29	629
Flinsberg, Oberbrunnen	11,8	0,42	5,0	2,5	469
Steben, Tempelquelle	21,8	0,78	8,1	2,7	742
Alexandersbad, Louisenquelle	18,4	0,66	6,6	2,3	622

Doch bleibt trotz der CO_2 die Löslichkeit beschränkt, der Eisengehalt bewegt sich meist zwischen 10 und 50 mg. Werte über 100 mg halten Hintz und Grünhut (3) für unmöglich und bezweifeln die Richtigkeit solcher Angaben.

[1] Der oft auch gebrauchte Name Stahlquellen ist falsch. Stahl ist eine Legierung von Eisen mit Eisencarbid (Fe_3C) und nur in festem Zustand beständig, in wässeriger Lösung, daher auch in Mineralquellen aber unmöglich [Wagner (1)].

Tabelle 70. Beispiel eines einfachen Eisensäuerlings.
Flinsberg, „Oberbrunnen". (Deutsches Bäderbuch.)

1 kg Mineralwasser enthält	mg	mval	Äqu.-%
$K^{\cdot}$	6,025	0,1639	2,92
$Na^{\cdot}$	22,65	0,9829	18,66
$Li^{\cdot}$	0,139	0,0274	0,520
$NH_4^{\cdot}$	0,402	0,0223	0,423
$Ca^{\cdot\cdot}$	38,65	1,928	36,60
$Mg^{\cdot\cdot}$	20,95	1,720	32,65
$Fe^{\cdot\cdot}$	11,77	0,4213	8,00
$Mn^{\cdot\cdot}$	0,324	0,0118	0,224
		5,268	
Cl'	4,968	0,1401	2,66
SO_4''	5,739	0,1195	2,27
HPO_4''	0,690	0,0144	0,273
HCO_3'	304,6	4,993	94,80
	417,0	5,267	
H_2SiO_3	51,88		
H_2TiO_3	0,318		
	469,2		
CO_2	2544		
	3013		

Dasselbe gilt natürlich auch für die höher mineralisierten Eisenquellen, insoferne sie HCO_3-Ionen enthalten. Hier finden wir Eisenquellen ebenfalls besonders unter den CO_2-reichen Quellen aller Klassen, vor allem auch bei den erdigen Säuerlingen. Gerade bei diesen steht physiologisch oft das Eisen so im Vordergrund, daß wir zahlreiche unter ihnen in erster Linie als Eisenquellen werten (z. B. Schwalbach, Driburg, Pyrmont, Reinerz), vielfach aber auch bei Kochsalzquellen u. a. In allen diesen Eisencarbonatquellen liegt das Eisen fast stets als Ferro-Ion vor. Ferrieisen ist bei Anwesenheit von HCO_3-Ionen sehr schwer löslich. Deshalb findet sich solches nur in seltenen Ausnahmen (z. B. Ludwigsquelle in Orb). Bei Zutritt von Luft oxydiert das Ferroeisen leicht und fällt als Ferrioxydhydrat (Eisenocker) aus (näheres S. 240).

In HCO_3-freien Wässern kann das Eisen dagegen weit höhere Werte bis zu mehreren g erreichen. Dies finden wir bei einer ziemlich seltenen, aber um so interessanteren Mineralwasserklasse, den *Vitriolquellen*. Unter den Anionen überwiegt hier das Sulfat, unter den Kationen tritt das Natrium ganz in den Hintergrund, auch Ca und Mg treten zurück, so daß das Eisen zum vorwaltenden Kation wird. Die Konzentration dieser Wässer kann somit auch bei Vorwalten des Eisens die 1-g-Grenze überschreiten, muß es aber nicht. Das Eisen kann hier in seinen beiden Oxydationsstufen auftreten.

Neben dem Eisen können bei diesen Quellen auch andere Metalle in größeren Mengen vorkommen, als in HCO_3-hältigen Wässern. Quantitativ steht hier das Aluminium an erster Stelle, welches unter Umständen sogar noch vor dem Eisen vorwalten kann, so daß wir zu *Alaunquellen* kommen. Solche finden wir z. B. in Japan, wo die Vitriolquellen überhaupt sehr verbreitet sind. Aber auch andere Schwermetalle treten in Mineralquellen auf, vielfach mit dem Eisen vergesellschaftet, jedoch nicht unbedingt an dieses gebunden. Da sie vielfach ähnliche Löslichkeitsverhältnisse zeigen, wie das Eisen, können sie in relativ größeren Mengen insbesondere in den Vitriolquellen auftreten. Einige bemerkenswerte Beispiele zeigt Tabelle 73:

Tabelle 71. Beispiel einer Vitriolquelle.
Levico, „Starkquelle". (Österr. Bäderbuch.)

1 kg Mineralwasser enthält	mg	mval	Äqu.-%
$H^{\cdot}$	13,89	13,78	13,18
$K^{\cdot}$	1,913	0,0489	0,048
$Na^{\cdot}$	2,081	0,0905	0,087
$NH_4^{\cdot}$	1,27	0,0704	0,067
$Ca^{\cdot\cdot}$	105,34	5,2578	5,03
$Mg^{\cdot\cdot}$	96,98	7,9752	7,63
$Fe^{\cdot\cdot}$	1886,14	67,554	64,62
$Mn^{\cdot\cdot}$	5,17	0,1882	0,180
$Zn^{\cdot\cdot}$	128,46	3,9302	3,76
$Cu^{\cdot\cdot}$	28,87	0,9084	0,869
$Pb^{\cdot\cdot}$	1,304	0,0126	0,012
$Al^{\cdot\cdot\cdot}$	42,68	4,7247	4,52
		104,54	
SO_4''	4353,87	90,6395	86,70
HSO_4'	1337,78	13,78	13,18
$HAsO_4$	8,5	0,121	0,116
	8014	104,54	
H_2SiO_3 (Meta)	43,13		
Organ. Subst.	12,7		
	8069		
CO_2	53,75		
N_2	17,42		
	8140		

Tabelle 72.

Vitriolquellen	Gehalt in mval an					
	$H^{\cdot}$	$Fe^{\cdot\cdot}$	$Fe^{\cdot\cdot\cdot}$	$Al^{\cdot\cdot\cdot}$	HSO_4'	SO_4''
Harrogate, Alaunquelle	—	12,7	16,6	22,5	—	78,4
Lausick, Herrmannsquelle	—	55,1	—	0,025	—	73,2
Levico, Starkquelle	13,8	67,5	—	4,7	13,8	90,6
Roncegno, Vitriolquelle	—	0,28	45,4	15,6	—	88,1
Ronneby, Eckholtzquelle	1,3	32,8	—	26,6	1,3	75,1
Linda, Moorstichquelle	2,2	35,3	60,6	17,0	2,2	137,0

Tabelle 73.

	Gehalt in mg an					
	Mn	Al	Zn	Ni	Cu	Pb
Harrogate, Alaunquelle	—	202	—	—	—	—
Levico, Starkquelle	5,1	42,7	128	—	28,9	1,3
Linda, Moorstichquelle	—	154	55,8	5,23	5,96	—
Muskau, Trinkquelle	2,6	28,5	—	—	—	—
Roncegno, Vitriolquelle	15,1	141	—	2,55	11,6	—
Ronneby, Eckholtzquelle	52,6	239	—	3,36	—	—
Alexisbad, Ernabrunnen	0,3	—	—	—	2,69	—
Elster, Königsquelle	9,1	—	—	—	—	—
Hersfeld, Lullusbrunnen	0,3	—	4,3	—	—	—
Kreuznach, Elisabethquelle	0,4	0,1	3,67	—	—	—
Langenau, Elisenquelle	0,7	0,097	—	0,039	—	—
Tharandt, Sidonienquelle	1,8	—	—	—	0,08	—
Saalfeld, Heilquelle	—	185,7	—	—	19,6	—

Genau umgekehrt, wie bei den alkalischen Quellen haben wir hier eine Kombination schwacher Basen (Fe) mit der starken Schwefelsäure vor uns. Deshalb reagieren die Vitriolquellen stets sauer. Außerdem ist oft noch die Schwefelsäure nicht vollständig mit Basen abgesättigt. Dann erscheinen neben den Neutralsalzen — wie $FeSO_4$ — auch saure Salze — $Fe(HSO_4)_2$ — bzw. in Ionenform geschrieben das primäre Ion HSO_4'. Es kann sogar zum Auftreten freier Schwefelsäure kommen. In der Ionentabelle finden wir dann freie $H^{\cdot}$-Ionen verzeichnet (Tabelle 71 u. 72). Das p_H solcher Wässer liegt im saueren Bereich weit außerhalb der sonst in Mineralwässern vorkommenden Werte, etwa zwischen 1 und 2.

Tabelle 74. Eisenquellen Deutschlands.

	mg Fe		mg Fe
Einfache Eisencarbonatquellen:			
Alexisbad, Ernabrunnen	25,8	König, Fafnirbrunnen	15,1
Alexisbrunnen	15,6	Lauchstädt	23,0
Augustusbad, Stollenquelle	11,0	Polzin, Friedrich Wilhelmquelle	30,6
Berggießhübel, Friedrichsbrunnen	36,4	Marienbadquelle	32,1
Ems, Eisenquelle	13,4	Schmeckwitz	33,5
Hermsdorf	44,2	Überlingen	29,3
Einfache Eisensäuerlinge:			
Alexandersbad, Louisenquelle	18,4	Schwalbach, Stahlbrunnen	27,4
Flinsberg, Oberbrunnen	11,8	Steben, Tempelquelle	21,8
Karlsbrunn, Wilhelmsquelle	41,8	Wildungen, Stahlquelle	26,6
König Ottobad, Sprudel	44,8		
Erdige und alkalische Eisenquellen:			
Brambach, Wettinquelle	17,0	Liebenstein, Heilquelle	48,9
Driburg, Hauptquelle	26,0	Marienbad, Ambrosiusbrunnen	52,4
Kaiserstahlquelle	15,3	Maximilianbad	
Einöd, Georgsquelle	13,6	Niedernau, Stahlquelle	49,6
Elster, Moritzquelle	16,7	Petersthal, Petersquelle	16,6
Königsquelle	29,4	Pyrawarth, Parkquelle	39,5
Albertquelle	20,4	Pyrmont, Hauptquelle	26,9
Fentsch, Fentscher Quelle (nur Versand)	13,3	Helenenquelle	18,5
		Reinerz, laue Quelle	15,3
Flinsberg, Niederbrunnen	19,0	Rippoldsau, Wenzelquelle	43,0
Franzensbad Neuquelle	27,5	Leopoldsquelle	20,7
Griesbach, Trinkquelle	27,4	Salzbrunn, Kramerbrunnen	19,2
Hersfeld, Lullusbrunnen	55,5	Schwalbach, Weinbrunnen	20,2
Imnau, Casparquelle 2	18,4	Schwarzbach Viktoriaquelle	16,5
Johannisbrunn, Marienquelle	34,7	Tatzmannsdorf, Franzensquelle	22,8
Kohlgrub, Schmelzhausquelle	30,0	Vellach, Quelle IV	13,9
Kudowa, Eugenquelle	11,8	Wildungen, Talquelle	13,8
Gottholdquelle	12,4	Georg-Viktorquelle	10,7
Langenau, Emilienquelle	15,4		
Eisenreiche Kochsalzquellen:			
Bocklet, Stahlquelle	28,2	Neustadt, Bonifaziusquelle	10,0
Cammin	11	Oeynhausen, Quelle I	53
Cannstatt, Weiblein	16	Orb, Philippsquelle	26,0
Homburg, Stahlbrunnen	34,4	Ludwigsquelle	46,9
Elisabethbrunnen	11,0	Salzhausen, Stahlquelle	31,7
Kissingen, Rakoczy	15,3	Salzschlirf, Tempelbrunnen	24,8
Pandur	13,4	Sassendorf, Charlottenquelle	
Kreuznach, Elisabethquelle	14,6	Soden a. T., Wilhelmsbrunnen	19
Karlshaller Brunnen	22,9	Soden b. Saalmünster, Ottoquelle	47
Kronberg, Wilhelmsquelle	14,3	Suderode	39,8
Nauheim, Kurbrunnen	10,7		
Vitriolquellen:			
Alexisbad, Selkebrunnen	30,0	Muskau, Trinkquelle	82,1
Lausick, Herrmannsquelle	1539	Oppelsdorf, Albertquelle	16,5
Albertquelle	524	Saalfeld (nur Versand)	1275
Muskau, Badequelle	474,7		

Bekannte Bäder des Auslandes: Auteuil (Frankreich), Beppu (Japan), Dorna Watra (Rumänien), Haarlem (Holland), Harrogate (England), Innichen (Italien), Levico (Italien),

Malmedy (Belgien), Mitterbad (Italien), St. Moritz (Schweiz), St. Olafsbad (Norwegen), Roncegno (Italien), Ronneby (Schweden), Sandefjord (Norwegen), Sarratoga (Nordamerika), Spa (Belgien), Unzen (Japan), Val Sinestra (Schweiz), Vals (Frankreich).

J. Arsenquellen.

Zu den selteneren Metallen im Mineralwasser gehört auch das Arsen. In der ursprünglichen Form unserer Mineralquelleneinteilung (Deutsches Bäderbuch) sind die Arsenquellen nicht als eigene Klasse enthalten, werden neuerdings aber wegen der biologischen Wirksamkeit des Arsens als solche zusammengefaßt [SCHÜTZ, VOGT, LAMPERT (1), KUNSZT]. In kleinen Mengen findet man Arsen gar nicht selten, wenn man nur daraufhin untersucht (WALCHNER, THENARD, R. FRESENIUS). Von hier an führen uns Quellen mit nennenswertem Arsengehalt zu den eigentlichen Arsenquellen über, für welche wir *0,7 mg As = 1 mg* $HAsO_2$ *= 1,3 mg* $HAsO_4''$ als Grenzwert betrachten (GRÜNHUT).

Tabelle 75.

	mg As		mg As
Pyrmont, Wolfgangquelle . . .	0,005	Reinerz, laue Quelle	0,13
Aachen, Schwertbadquelle . .	0,014	Kreuznach, Elisabethquelle . .	0,15
Hersfeld, Lullusbrunnen . . .	0,021	Nauheim, Kurbrunnen	0,23
Nenndorf, Trinkquelle	0,07	Baden-Baden, Friedrichsquelle.	0,24
Wiesbaden, Kochbrunnen . . .	0,09	Orb, Ludwigsquelle	0,28
Oeynhausen, Kaiser Wilhelm-sprudel	0,11	Liebenstein, Kasimirquelle . .	0,29
		Hönningen, Hubertussprudel .	0,62

Tabelle 76.

Arsenquellen	mg As	Sonstiger Charakter
Kronthal, Stahlbrunnen	1,7	Kochsalzsäuerling
Kudowa, Eugenquelle	2,3	Vitriolquelle
Linda, Moorstichquelle	2,4	kochsalzalkalischer Säuerling
Val Sinestra, Ulrichquelle	2,8	alkalischer Eisensäuerling
Levico, Starkquelle	4,5	Vitriolquelle
La Bourboule, Sedaige	4,7	alkalische Kochsalzquelle
San Orsola	7,3	Vitriolquelle
Dürkheim, Virgiliusbrunnen	8,3	Chlorcalcium-Kochsalzquelle
Maxquelle	14,3	,, ,,
Roncegno, Vitriolquelle	39,9	Vitriolquelle

Wie die Beispiele (Tab. 76) zeigen, gehören die Arsenquellen meist noch anderen Mineralwasserklassen an. Besonders häufig finden sie sich unter den Vitriolquellen, aber auch unter allen anderen Klassen treten gelegentlich Arsenquellen auf.

Vom Arsen kennen wir 2 Oxydationsstufen. Deren Unterscheidung ist bei solch geringen Mengen nicht leicht, daher sind die Angaben über die Formen oft als unsicher zu bewerten. In der Regel soll in Mineralquellen das fünfwertige Arsen auftreten, welches wir dem p_H der meisten Quellen entsprechend als $HAsO_4$-Ion annehmen müssen. Wir berechnen daher das Arsen in dieser Weise, wenn es nicht erwiesen ist, daß es sich in dem betreffenden Wasser um dreiwertiges Arsen handelt (z. B. Dürkheim). Dieses wird entsprechend seinem geringeren Dissoziationsgrad meist als undissoziierte arsenige Säure ($HAsO_2$) vorliegen.

Tabelle 77. Beispiel einer Arsenquelle.
Bad Dürkheim, „Maxquelle". (Nach FRESENIUS aus Prospekt.)

1 kg Mineralwasser enthält	mg	mval	Äqu.-%
$K^{\cdot}$	505,5	12,93	4,73
$Na^{\cdot\cdot}$	4593	199,8	73,15
$Li^{\cdot}$	22,29	3,211	1,17
$Rb^{\cdot}$	1,16	0,0136	0,0050
$Cs^{\cdot}$	0,75	0,0057	0,0021
$NH_4^{\cdot}$	14,07	0,7800	0,285
$Ca^{\cdot\cdot}$	976,3	48,73	17,84
$Sr^{\cdot\cdot}$	51,80	1,182	0,423
$Mg^{\cdot\cdot}$	77,34	6,360	2,33
$Fe^{\cdot\cdot}$	2,67	0,0137	0,0050
		273,15	
Cl'	9410	265,4	97,16
Br'	19,04	0,2382	0,087
J'	0,23	0,0018	0,00066
SO_4''	62,04	1,2926	0,4724
HPO_4''	0,05	0,0010	0,00037
HCO_3'	379,9	6,228	2,280
	1612	273,15	
HBO_2 (Meta)	25,19		
$HAsO_2$ (Meta)	19,56 = 13,58 mg As		
H_2SiO_3 (Meta)	15,76		
	16180		
CO_2	165,8		
	16350		

Tabelle 78. Arsenquellen Deutschlands.

	mg As		mg As
Dürkheim, Maxquelle	13,6	Kudowa, Eugenquelle	2,3
Virgiliusquelle	8,3	Gasquelle	0,7
Kronthal, Stahlbrunnen	1,7	Liebwerda, Marienquelle	1,2
		Saalfeld, Heilquelle (nur Versand)	2,42

Tabelle 79. Bekannte Bäder des Auslandes.

	mg As		mg As
La Bourboule (Frankreich)	4,7	Val Sinestra (Schweiz)	2,8
Levico (Südtirol)	4,5	Vals (Frankreich)	1,1
Roncegno (Südtirol)	39,9	Yellowstone-Park, Hol Springs (Amerika)	2,4
Srebrenica	4,6		

K. Schwefelquellen.

Bisher ist uns der Schwefel stets als SO_4-Ion begegnet. Er kann aber auch in seiner niedereren Oxydationsstufe auftreten, wenn auch nur in viel kleineren Mengen. An erster Stelle steht hier der biologisch sehr wirksame *Schwefelwasserstoff*. Als schwache Säure kann dieser ebenso wie die Kohlensäure sowohl in freiem Zustand wie auch „halbgebunden" in Form des primären Ions *SH'* auftreten. Das sekundäre *S''*-Ion findet sich wohl nur in seltenen Ausnahmefällen. Das *SH-Ion* kennzeichnet die Schwefelquellen im engeren Sinne. Zum

Unterschied von diesen bezeichnen wir jene Quellen, welche nur freien H_2S enthalten, als reine Schwefelwasserstoffquellen. Zwischen dem H_2S und dem SH-Ion bestehen dieselben Gleichgewichtszustände, wie wir sie zwischen der Kohlensäure und dem Hydrocarbonat kennengelernt haben. Sind auch diese gleichzeitig vorhanden, müssen auch sie mit in das Gleichgewicht einbezogen werden.

Diese Schwefelverbindungen gehören zu jenen Mineralquellbestandteilen, welche gegen Sauerstoff sehr empfindlich sind. An der Luft entsteht durch Oxydation einerseits elementarer Schwefel, welcher zunächst noch kolloidal gelöst bleibt, sich aber bald als Trübung abscheidet oder zum Teil vom Schwefelwasserstoff zu *Polysulfiden* gelöst wird ($H_2S + nS = H_2S_{n+1}$), andererseits höhere lösliche Oxydationsprodukte, wie *Thiosulfate* und schließlich Sulfate. Thiosulfat wird auch mehrfach bei der Analyse frischer Quellen gefunden und scheint somit auch primär in Schwefelquellen vorzukommen. Ob Polysulfide ursprünglich als solche vorhanden sind, ist noch nicht erwiesen, jedenfalls können sie sich beim Stehen des Wassers bilden.

Als quantitatives Maß nehmen wir die Summe des in all diesen niederen Oxydationsstufen vorhandenen Schwefels und bezeichnen diese als „*Gesamtschwefel*" oder „*titrierbaren Schwefel*". Dabei müssen wir hervorheben, daß somit der Sulfatschwefel in diesem Gesamtschwefel nicht inbegriffen ist. Bemerkt sei außerdem noch, daß bei Anwesenheit von Thiosulfat wegen dessen geringeren Jodverbrauches die direkt titrierte Menge mit der berechneten nicht übereinstimmt (s. S. 260). Als Grenzwert gilt der Gehalt von *1 mg Gesamtschwefel* (GRÜNHUT). Von hier an aufwärts finden sich Mengen bis zu über 100 mg. Der Schwefelgehalt kann also außerordentlich verschieden sein.

Tabelle 80.

	Gehalt in mg an			
	SH	S_2O_3	H_2S	Ges.-S.
Landeck, Marienquelle	1,99	—	—	1,93
Schallerbach	6,66	—	—	6,45
Baden b. Wien, Ursprung	12,1	17,2	—	21,5
Nenndorf, Gewölbequelle	23,1	0,5	35,7	56,2
Herkulesbad, Elisabethquelle	43,3	15,9	10,7	62,1
Innichen, Schwefelquelle	19,2	—	53,7	72,9
Wiessee, König Ludwig-III.-Quelle	120,5	—	4,9	121,4

Natürlich findet sich auch der Schwefel vielfach mit anderen Mineralstoffen kombiniert, so daß wir neben einfachen Schwefelquellen Vertreter verschiedener anderer Mineralwasserklassen antreffen. Da der Schwefelwasserstoff seine Entstehung vielfach der Reduktion von Gips verdankt (siehe Geol. Teil), werden wir besonders diesen oft in Schwefelquellen finden (Baden bei Wien, Eilsen, Nenndorf, Schinznach). Häufig sind auch Kochsalzquellen (Aachen, Bex, Harrogate, Ischl, Soldorfer Sole in Nenndorf u. a.). Kohlensäure findet sich meist nur in geringen Mengen. Säuerlinge können ihrem p_H entsprechend höchstens vorwiegend Schwefelwasserstoffquellen sein. Dagegen sind die eigentlichen Schwefelquellen öfters gleichzeitig alkalisch. Bemerkenswert erscheint hierbei, daß sich unter ihnen relativ häufig carbonatalkalische Quellen finden, was für die Schwefelwirkung auf die Haut vielleicht von Bedeutung ist. Bei diesen Quellen kann natürlich freier Schwefelwasserstoff nicht vorkommen.

Tabelle 81. Beispiel einer Schwefelquelle.
Baden b. Wien, „Ursprungsquelle“. (Österr. Bäderbuch 2 A.)

1 kg Mineralwasser enthält	mg	mval	Äqu.-%	mg S.
$K^{\cdot}$	11,9	0,304	1,03	
$Na^{\cdot}$	198,5	8,630	28,73	
$Ca^{\cdot\cdot}$	289,8	14,464	48,15	
$Mg^{\cdot\cdot}$	80,7	6,636	22,09	
		30,036	100,00	
Cl'	326,1	9,196	30,60	
SO_4''	754,70	15,713	52,27	
S_2O_3''	17,19	0,306	11,05	9,68
HCO_3'	271,08	4,453	14,82	
HS'	12,1	0,366	1,26	9,32
	1952,1	30,036	100,00	19,00
H_2SiO_3	28,86			
CO_2	33,4			
	1981,0			

Tabelle 82.

	Alkalität mval			Schwefel mg		
	HCO_3	CO_3	OH	SH	S_2O_3	Ges.-S.
Aachen, Kochbrunnen	3,44	12,5	1,46	24,6	—	23,4
Bentheim, alte Quelle	5,59	1,26	0,09	21,5	7,5	24,1
Fiestel, Badequelle	2,19	3,51	0,64	47,5	—	46,0
Landeck, Marienquelle	0,55	0,49	0,36	1,99	—	1,91

Eine Reihe von Schwefelquellen gehört den Thermen an, wie Aachen, Baden bei Wien, Budapest, Harrogate, Landeck, Schinznach, Trentschin, Wiessee u. a.

Tabelle 83. Schwefelquellen Deutschlands.

	Ges.-S. mg		Ges.-S. mg
Aachen, Kaiserquelle	3,8	Längenfeld	1,0
Rosenquelle	6,1	Landeck, Marienquelle	1,9
Pockenbrunnen	23,4	Georgenquelle	2,4
Baden b. Wien, Ursprung	21,5	Langenbrücken, Waldquelle	21,1
Josefsbadquelle	15,9	Schwefelquelle	17,7
Sauerhofbadquelle	9,7	Langensalza	24,3
Bentheim, alte Quelle	24,1	Mingolsheim	61,0
Neue Quelle	4,9	Münder, St. Annenquelle	32,0
Bocklet, Schwefelquelle	11,4	Nenndorf, Trinkquelle	62,3
Boll, Schwefelquelle	16,1	Badequelle	14,8
Deutsch-Altenburg, Fieberbrunnen	61,0	Gewölbequelle	56,2
Schwefelquelle	3,2	Soldorfer Sole	11,7
Dirsdorf	2,0	Oberdorf	1,1
Eilsen, Julianenquelle	56,8	Oldesloe, Schwefelquelle	23,8
Georgenquelle	47,1	Salzhausen, Schwefelquelle	27,1
Fallersleben, Hoffmannquelle	11,5	Salzschlirf, Schwefelquelle	9,6
Fiestel	5,0	Sebastianweiler, obere Quelle	59,2
Gögging, Stinker	5,9	Schallerbach	6,4
Goisern	3,2	Wien-Meidling, Pfannsches Mineralbad	4,9
Groß-Ullersdorf	3,6	Wiessee, König Ludwig-III.-Quelle	121,4
Hohenems	26,2	Wilhelminaquelle	104,2
Ischl, Salzberg Schwefelquelle	54,6		

Tabelle 84. Bekannte Bäder des Auslandes.

	mg S		mg S
Aix les bains (Frankreich) . .	5	Küstendil (Bulgarien)	
Alvenau (Schweiz)	2	Lubien (Polen)	96
Amelie les bains (Frankreich) .	8	Luchon (Frankreich)	32
Budapest (Ungarn)	3	Montmirail (Frankreich) . . .	12
Enghien les bains (Frankreich)	56	Parad (Ungarn)	14
Gurnigel (Schweiz)	56	Sandefjord (Norwegen)	45
Harrogate (England)	107	Schinznach (Schweiz)	81
Herkulesbad (Rumänien) . . .	54	Trentschin-Teplitz (Slowakei) .	
Innichen (Italien)	73		

L. Jodquellen.

Neben dem Chlor finden sich in Mineralquellen besonders in dessen Begleitung in kleinen Mengen auch die anderen Halogene: Jod, Brom und Fluor (LIEBIG). Von diesen kommt biologisch vor allem dem Jod eine Bedeutung zu. Deshalb fassen wir auch die Jodquellen zu einer eigenen Klasse zusammen [SCHÜTZ, KUNSZT, VOGT, LAMPERT (1)], wenn sie auch im deutschen Bäderbuch noch nicht erscheinen. Der GRÜNHUTsche Grenzwert liegt bei *1 mg J*, für die bevorstehende Neuregelung ist aus biologischen Gesichtspunkten heraus eine *Erhöhung* auf *5 mg J* vorgesehen. Brom tritt vielfach mit Jod gemeinsam auf, eine eigene Klasse Bromquellen aufzustellen, erübrigt sich aber.

Jod- und Bromwässer sind fast stets gleichzeitig Kochsalzquellen. Nur vereinzelt tritt der Kochsalzgehalt so zurück, daß die Gesamtkonzentration unter der 1-g-Grenze bleibt, wir also von einfachen Jodquellen sprechen können (Tölz). Dann aber ist meist auch der Jodgehalt nicht hoch und die Erhöhung des Grenzwertes wird diese Wässer meist aus den Jodquellen ausscheiden. Gelegentlich findet sich Jod auch in alkalischen Quellen, z. B. Luhatschowitz. Meist bewegt sich der Jodgehalt der Jodwässer von dem Grenzwert von 1 bzw. 5 mg aufwärts bis zu etwa 50 mg. Noch höhere Werte sind schon sehr selten. Einige Beispiele zeigt Tabelle 85.

Tabelle 85. Jodquellen.

	J		Cl	Na	Gesamt-konzentr.
	mg	mval	mval	mval	mval
Dürkheim, Virgiliusquelle	2,1	0,017	219,9	175,9	223,9
Kreuznach, Karshaller Brunnen . .	4,8	0,038	144,3	132,8	158,6
Sulzbrunn, Römerquelle	13,1	0,103	36,4	32,6	44,3
Heilbrunn, Adelheidquelle	23,6	0,201	85,0	103,4	105,1
Hall (O.Ö.), Tassiloquelle	26,3	0,207	224,6	214,8	230,3
Wiessee, Wilhelminaquelle	34,8	0,274	165,4	207,3	209,7
Darkau, Royerquelle	38,4	0,302	428,4	369,1	430,2
Zablacz	127,7	1,00	727,7	604,6	732,6
Govora, Bratianuquelle	204	1,61	0166	1490	1686

Tabelle 86. Beispiel einer Jodquelle (Jodkochsalzquelle). Bad Hall (Oberösterreich), „Tassiloquelle". (Österr. Bäderbuch 2 A.)

1 kg Mineralwasser enthält	mg	mval	Äqu.-%
$NH_4^{\cdot}$	23,26	1,289	0,56
$Li^{\cdot}$	0,3956	0,057	0,025
$Ka^{\cdot}$	17,48	0,447	0,19
$Na^{\cdot}$	4931	214,829	93,27
$Ca^{\cdot\cdot}$	129,0	6,440	2,80
$Sr^{\cdot\cdot}$	11,13	0,254	0,11
$Mg^{\cdot\cdot}$	85,36	7,020	3,05
$Fe^{\cdot\cdot}$	0,234	0,0084	0,0036
$Al^{\cdot\cdot\cdot}$	0,05	0,0059	0,0026
		230,35	100,00
Cl'	7964,32	224,598	97,50
Br'	71,05	0,889	0,385
J'	26,27	0,207	0,090
HCO_3'	284,0	4,656	2,02
	13553,5	230,35	99,995
HBO_2 (Meta)	9,1		
H_2SiO_3 (Meta)	15,32		
C (organisch)	12,9		
	13590,8		
CO_2	41,9		
	13632,7		

Tabelle 87. Jodquellen Deutschlands.

	J mg	Ges.-Konz. g		J mg	Ges.-Konz. g
Dürkheim, Virgiliusquelle	2,12	13,0	Salzderhelden	4,3	157
Goisern	3,5	0,7	Schwartau, Elisabethquelle	3,4	35,5
Hall (O.Ö.), Johannesquelle	41,1	20,1	Friedrich August-Quelle	3,6	33,7
Tassiloquelle	26,3	13,6	Seeg, Marienquelle (nur Jodsalzgewinnung)	14,8	3,0
Güntherquelle	4,4	2,8	Sulza, Kunstgrabenquelle	19	42,1
Heilbrunn, Adelheidquelle	25,5	6,7	Mühlenquelle	5,5	58,2
Kolberg	1,0	50	Sulzbrunn, Römerquelle	13,1	2,7
Kreuznach, Karlshaller Brunnen	4,8	9,9	Tölz[1]	um 1	
Luhatschowitz (Protekt. Böhm.-Mähr.), Ottoquelle	6,8	9,5	Wels, Gindelhuberquelle (nur Versand)	28,8	14,1
Louisenquelle	11,5	14,0	Wiessee, Wilhelminaquelle	34,0	13,4
Salzschlirf	2,3	7,0	König Ludwig-III.-Quelle	34,6	13,5

[1] Neufassungen im Gang.

Tabelle 88. Einschlägige bekannte Quellen des Auslandes.

	mg J		mg J
Bex (Schweiz)	9,9	Lipik (Jugoslawien)	12,1
Csiz (Polen)	42,8	Salsomaggiore (Italien)	60
Darkau (Polen)	38,4	Saxon les bains (Schweiz)	90
Dessa Molong (Java)	81,4	Trescaro (Italien)	191
Govora (Rumänien)	204	Wildegg (Schweiz)	33,3
Iwonicz (Polen)	19,2	Zablacz (Polen)	127

M. Sonstige Klassen.

Die Reihe der festen Stoffe, welche für die therapeutische Anwendung der Mineralquellen richtunggebend sind, ist mit den besprochenen eigentlich abgeschlossen. Wie wir schon mehrfach erwähnt haben, treten daneben noch verschiedene andere Stoffe auf und man kann Quellen, welche sich durch diesen oder jenen auszeichnen, zu weiteren Klassen zusammenschließen. Soweit aber damit nicht wirklich therapeutische Richtlinien geschaffen werden, halten wir eine weitere Vermehrung der Klassen für überflüssig (GRÜNHUT). Etwas sicheres in dieser Beziehung können wir heute von den übrigen festen Bestandteilen eigentlich noch nicht aussagen. Erst tiefere Einblicke in die Wirkungen der „Nebenbestandteile“ werden uns hier vielleicht in Zukunft weiterhelfen.

Dem *Lithium* wird gelegentlich eine Bedeutung beigemessen, welche aber noch keineswegs als erwiesen gelten kann und von zahlreichen Autoren abgelehnt wird. Dieses findet sich als Begleiter des Natriums besonders in *Kochsalzquellen,* auch in alkalischen Quellen. Als lithiumreiche können wir Wässer mit mehr als 3 mg Li ansehen (HINTZ und GRÜNHUT [3]). Einige Beispiele lithiumreicher Wässer seien hier genannt:

Tabelle 89. Lithiumreiche Quellen.

	mg Li		mg Li
Salzomagiore, Solquelle . . .	122	Elster, Königsquelle	12,9
Franzensbad Glauberquelle IV	100	Kreuznach, Elisabethquelle . .	10,8
Redruth	79	Baden-Baden, Friedrichsquelle .	9,6
Vals, Madelene	61,8	Toraspe, Luciusquelle	9,1
Bentlage, Bohrlochsole	19,2	Kissingen, Runder Brunnen . .	6,5
Dürkheim, Maxquelle	15,8	Münster a. Stein, Hauptbrunnen	5,0
Bourbonne, Quelle X	14,6		

Auch *Kalium* findet sich fast stets in kleinen Mengen, kann aber gelegentlich auch mit Werten von mehreren g hervortreten, besonders in Kochsalzwässern (s. da S. 270). Das Auftreten von Schwermetallen haben wir bei den Eisenquellen (S. 280) bereits besprochen. Eigene Klassen hierfür aufzustellen, erübrigt sich wohl.

Von Anionen wäre noch das *Brom* zu nennen, welches sich besonders in Kochsalz- und Jodquellen findet. In neuerer Zeit wird vielfach auch der *Kieselsäure* eine Bedeutung zugeschrieben. So sieht WINKLER die Kieselbrunnen als eigene Mineralwasserklasse an. Kieselsäure findet sich in sehr zahlreichen Mineralquellen, aber auch in Süßwässern in nicht viel kleineren Mengen (s. S. 228). Deshalb ist es schwer, auch wenn man sie für wertvoll hält, eine wohlcharakterisierte Klasse zu bilden, ohne zahlreiche Süßwässer mit hineinzunehmen. So hat auch GRÜNHUT für die Kieselsäure keinen Grenzwert aufstellen können.

Damit können wir die festen Stoffe verlassen und zu den gasförmigen übergehen. Über die Bedeutung der Edesgase wissen wir noch gar nichts. So bleiben uns als weitere Klassencharakteristica nur die Kohlensäure und die Radiumemanation übrig.

N. Radioaktive Quellen.

Die Charakteristica dieser Wässer bilden die radioaktiven Elemente, das sind solche, welche ständig gewisse Strahlen aussenden. Und zwar kennen wir drei verschiedene Arten *radioaktiver Strahlung.* Zwei hiervon sind corpusculäre Strahlen, und zwar die *α-Strahlen,* elektrisch positiv geladene Heliumatomkerne, die *β-Strahlen* Elektronen — also elektronegativ und identisch mit den Kathodenstrahlen — während die *γ-Strahlen* mit den Röntgenstrahlen identisch sind, also sehr kurzwellige Lichtstrahlen darstellen.

Durch diese ständigen Ausstrahlungen müssen in den Substanzen, von welchen diese Strahlen ausgehen, Umwandlungen vor sich gehen, bei der Aussendung von energetischen Strahlen müssen nach dem Gesetz von der Erhaltung der Energie Formen von geringerem Energieinhalt entstehen, bei der Aussendung corpusculärer Strahlen müssen sie aber auch stoffliche Veränderungen erleiden, und zwar, da die Strahlen auch von den Elementen ausgesendet werden, Umsetzungen im Atom selbst. Durch Abgabe von Heliumatomkernen (α-Strahlen) muß das Atom in ein neues übergehen, welches sich vom Ausgangsatom um das Atomgewicht des Heliums = 4 unterscheidet.

Die wichtigsten radioaktiven Elemente leiten sich vom *Uran* (Atomgewicht = 238) ab. Nach dreimaliger Abgabe von α-Strahlen gelangen wir zum *Radium* (A.-G. 226) und von diesem nach Abgabe eines weiteren He-Atoms zum gasförmigen *Radon,* auch *Radiumemanation* genannt (A.-G. 222). Aus diesem entsteht im Verlauf der weiteren Umwandlung noch eine Reihe fester radioaktiver Körper (Radium A, B, ...), welche über das Polonium schließlich in ein stabiles, nicht mehr radioaktives Endprodukt, das Blei (A.-G. 207) übergehen bzw. ein mit diesem isotopes (s. S. 234) Element, welches sich vom Blei nur durch eine geringe Differenz im Atomgewicht unterscheidet.

Die Strahlungsintensität muß der Umwandlungsgeschwindigkeit proportional gehen. Diese ist für die einzelnen Glieder sehr verschieden und für jedes eine Konstante. Also werden gleiche Mengen der verschiedenen Glieder dieser Reihe in ihrer Radioaktivität wie in ihrer Haltbarkeit stark voneinander abweichen. Ein Maß für beides gibt uns die *Halbwertszeit,* das ist jene Zeit, nach welcher die Menge des betreffenden Stoffes um die Hälfte abgenommen hat.

Tabelle 90.

	Halbwertszeit	Strahlenart		Halbwertszeit	Strahlenart
Uran I. . . .	$5,4 \cdot 10^9$ Jahre	α	Radium B . .	26,7 Minuten	β
Uran X_1 . . .	24,6 Tage	β	Radium C . .	19,5 Minuten	α, β, γ
Uran X_2 . . .	1,5 Minuten	β, γ	Radium C_2 . .	1,4 Minuten	β
Uran II . . .	10^6 Jahre (?)	α	Radium C' . .	10^{-6} Sekunden	α
Jorium	10^5 Jahre (?)	α	Radium D . .	16 Jahre	β
Radium . . .	1580 Jahre	α	Radium E . .	5 Tage	β
Radon	3,85 Tage	α	Radium F . .	140 Tage	α
Radium A . .	3 Minuten	α	Blei	—	—

Außer der Uranreihe kennen wir noch zwei weitere Reihen radioaktiver Elemente, welche sich vom *Thorium* und *Aktinium* ableiten. Auch Thoriumaktivität kommt in Heilquellen öfters vor, wenn auch seltener als Radioaktivität, soweit bisher auf die Unterscheidung Rücksicht genommen wurde. Auch hier gibt es wieder ein gasförmiges Glied, das Thoron (Thoriumemanation), welches eine viel kürzere Lebensdauer besitzt als das Radon. Im übrigen liegen die Verhältnisse analog.

Die Radioaktivität der Mineralquellen beruht in den meisten Fällen auf diesen *gasförmigen Gliedern,* dem Radon- bzw. Thoron. Aus deren Halbwertszeit — bei Radon etwa 4 Tage — geht hervor, daß die Wirksamkeit des Wassers beim Lagern rasch verlorengehen muß. Bei ihrer Flüchtigkeit können die gasförmigen Glieder natürlich auch aus dem Wasser entweichen und in die Quellgase übergehen, oder dem Wasser auch künstlich entzogen werden (Emanatorien). Die Radioaktivität dieser Quellgase beruht naturgemäß nur auf ihrem *Radongehalt.* Dagegen können die Wässer außerdem auch noch *feste radioaktive Elemente* enthalten, insbesondere Radium selbst als Salz bzw. Ion, welches auch nach Entzug des Radons noch im Wasser verbleibt und ihm eine ständige Aktivität (Restaktivität) verleiht. Entsprechend dem langsamen Zerfall des Radiums ist diese im allgemeinen viel geringer, als die durch Radon bewirkte Aktivität, bleibt aber sehr lange unvermindert erhalten.

Maße. Der Gehalt an radioaktiven Substanzen ist gewichtsmäßig stets außerordentlich gering. Eine gewichtsmäßige Bestimmung des Radon ist bisher nicht möglich. So müssen wir dessen Menge auf physikalische Einheiten beziehen. Seine Bestimmung beruht auf seinem Vermögen, die Luft zu ionisieren und der Messung der hierdurch bedingten Leitfähigkeit für den elektrischen Strom. Daher gibt uns die absolute elektrostatische Einheit ein brauchbares Maß für die Radioaktivität und wir bezeichnen die ihr entsprechende Radonmenge als Stat (St) bzw. deren 1000. Teil als *Millistat* (mSt). Das gebräuchlichste

Maß war in Deutschland bisher die MACHE-*Einheit* (ME), das ist die Menge an mSt in einem Liter Wasser oder Luft. Die ME ist somit nur eine *Konzentrationseinheit* und darf ebensowenig als Maß einer absoluten Menge radioaktiver Substanzen herangezogen werden, als beispielsweise Prozente zur Bezeichnung irgendwelcher Gewichtsmengen. Neuerdings bürgert sich aber immer mehr eine internationale Einheit ein, das CURIE (C), welches in Zukunft wohl das alleinige Maß der Radioaktivität bilden wird. Zum Unterschied von der ME ist es wieder eine absolute Mengeneinheit, und zwar jene Radonmenge, welche sich mit 1 g Radium in radioaktivem Gleichgewicht befindet. Das heißt bei Anwesenheit von Radiumelement wird die ständige Abnahme des Radongehaltes durch dessen Neubildung aus dem Radium ausgeglichen und es stellt sich ein Gleichgewichtszustand ein, indem ohne Störung von außen neben einer bestimmten Radiummenge ständig eine hiervon abhängige bestimmte Radonmenge vorhanden ist. Und die mit 1 g Ra in Gleichgewicht befindliche Radonmenge ist das Curie. Praktisch kommen hiervon nur kleine Bruchteile in Betracht. Als praktisches Maß verwenden wir deshalb nur das *Nanocurie* (nC), auch *Millimikrocurie* (mμC) genannt, das ist 10^{-9} C. Dieses entspricht 2,75 mSt.

In kleinen Mengen ist das Radon sehr verbreitet und findet sich auch in jedem frisch aus der Erde aufsteigendem Wasser, und zwar oft in viel größeren Mengen, als man früher annahm. Daher hat sich hier der ursprüngliche Grenzwert GRÜNHUTs (3,5 ME) als viel zu niedrig erwiesen und mußte neu festgesetzt werden (*Salzuflener Beschlüsse*[1]). Danach verlangen wir heute:

für Badequellen . . . . 29 nC pro kg Wasser = 80 ME
für Trinkquellen . . . 290 nC pro kg Wasser = 800 ME
(für Inhalation . . . . 2,9 nC pro Liter Luft = 8 ME).

Für die Bezeichnung als radioaktives Wasser müssen wir demnach mindestens 29 nC (80 ME) verlangen.

Die *Restaktivität* wird dagegen in der Regel gewichtsmäßig angegeben, berechnet auf Radium. Für solche Quellen, welche durch feste Radiumsalze gekennzeichnet sind, ist als Grenzwert ein Gehalt von 10^{-10} g Ra festgesetzt (Salzuflener Beschlüsse), also eine Menge, welche dem Wasser eine ständige Restaktivität von 0,1 nC pro 1 (= 0,275 ME) verleiht. Gegenüber den Emanationsquellen erscheint diese Aktivität verschwindend klein. Der Radiumgehalt solcher Wässer liegt in Grenzen bis zu $15 \cdot 10^{-10}$ g (etwa 4 ME) (ASCHOFF, GENSER).

Demnach müssen wir unter den Radiumquellen schon zwei Gruppen unterscheiden, die Radonquellen, welchen die überwiegende Mehrzahl der Wässer angehört, und solche die vorwiegend durch ihren Gehalt an festen Radiumsalzen gekennzeichnet sind. Dazwischen gibt es natürlich Übergänge (Tab. 31).

Tabelle 91.

	Radiumemanation		Feste Radiumsalze	
	nC/l	ME	mg	= ME
Heidelberg	2,9	8	$14{,}1 \cdot 10^{-7}$	3,85
Kreuznach, Theodorshaller Brunnen . . .	62	170	$6{,}9 \cdot 10^{-7}$	1,9
Landeck (Georgenquelle)	75	206	—	—

In ihrer übrigen Zusammensetzung zeigen auch die Radiumquellen große Unterschiede. Neben einfachen kalten Radiumquellen, welche vielfach Bergwerksstollenquellen sind (Oberschlema, Joachimsthal), finden wir radioaktive Thermen (Landeck, Gastein, Joachimsthal, Teplitz) aber auch verschiedene

[1] Z. Kurortwissensch. 2, 83 (1932).

mineralisierte Radiumquellen, so Kochsalz- oder Solquellen (Heidelberg, Kreuznach), alkalisch-erdige Säuerlinge (Brambach), Eisensäuerlinge (Flinsberg, Steben), Schwefelquellen (Landeck) u. a.

Tabelle 92. Radiumbäder Deutschlands.

	nC/l	ME		nC/l	ME
Badgastein, Hauptquelle . .	60	166	Kreuznach, Theodorshaller		
Reißenerstollen	112	308	Brunnen	62	170
Brambach, Wettinquelle . .	826	2270	Landeck, Georgenquelle . .	75	206
Wiesenquelle.	63	173	Friedrichsquelle	44	120
Flinsberg, Juliusquelle . .	115	317	Oberschlema, Hindenburg-		
Heinrichsquelle	65	180	quelle.	4910	13500
Oberbrunnen	39	107	Heinrichsgesenk	365	1000
Hofgastein (s. Badgastein)			Steben, Tempelquelle . . .	56	154
Heidelberg	3	8	Teplitz-Schönau.	33	92
Joachimsthal:					
Danielstollen II	437	1200			
Danielstollen I	221	623			

Tabelle 93. Einschlägige bekannte Quellen des Auslandes.

	nC	ME		nC	ME
Budapest (Ungarn)	37	103	Masutomi (Japan).	518	1425
Bagneres de Luchon (Frank-			Misasa (Japan)	52	142
reich)	41	114	Termas Orion (Spanien) . .	—	—
Gouergour (Algier)	120	320	Valdemorillo (Spanien) . .	220	600
Ischia (Italien)	54	149	Virginia, Hot Springs		
Laco Ameno (Italien) . . .	135	372	(Amerika)	95	260

O. Kohlensäurequellen (Säuerlinge).

Während für die Zurechnung zu den Mineralquellen überhaupt ein Gehalt von 0,25 g gelöster freier Kohlensäure genügt, werden die Kohlensäurequellen oder Säuerlinge durch einen Kohlensäuregehalt von mindestens *1 g* CO_2 gekennzeichnet. Schon äußerlich sind diese Wässer an dem starken Perlen durch Entweichen überschüssiger Kohlensäure kenntlich. Denn der weitaus größte Teil der gelösten Kohlensäure muß entweichen, sobald das Wasser unter normalen Atmosphärendruck kommt. Doch geht diese Entgasung immerhin so langsam vor sich, daß während der Dauer eines Bades nur ein kleiner Teil entweicht und auch am Ende der Badedauer noch eine starke Kohlensäureübersättigung vorhanden ist. Bei höherer Temperatur wird die Austreibung wesentlich beschleunigt, weshalb die Erwärmung kalter Säuerlinge zu Badezwecken unter besonderen Vorsichtsmaßregeln, insbesondere einer peinlichen Vermeidung von Überhitzung geschehen muß (siehe Techn. Teil). Bei sehr heißen Thermen erfolgt daher die Entgasung schon beim Austritt der Quelle so rasch, daß wir gar nicht mehr von Säuerlingen sprechen können, auch wenn der ursprüngliche unterirdische Kohlensäuregehalt entsprechend hoch ist. So enthält z. B. der Karlsbader Sprudel, welcher mit einer Temperatur von 71° austritt, trotzdem er von sehr reichlich gasförmiger Kohlensäure begleitet wird, nur noch 0,4 g CO_2 gelöst.

Über die *Formen,* in welchen die Kohlensäure im Mineralwasser auftritt und deren Bezeichnung herrscht vielfach noch Unklarheit, weshalb wir zunächst diese Begriffe festlegen müssen. Da die Kohlensäure sowohl ein Gas als auch eine Säure ist, kann schon der Begriff „*freie Kohlensäure*“ zu Mißverständnissen führen. Bei einem Gas verstehen wir unter frei den gasförmigen Aggregatzustand, im Gegensatz zu gelöstem oder sonst physikalisch gebundenen Gasen. Bei einer Säure dagegen besagt der Begriff frei, daß sie nicht chemisch gebunden

Tabelle 94. Beispiel eines einfachen Säuerlings.
Brückenau, „Wernarzer Quelle“. (Deutsches Bäderbuch.)

1 kg Mineralwasser enthält	mg	mval	Äqu.-%
K	4,40	0,112	6,49
Na	4,514	0,1958	11,32
Ca	16,93	0,8444	48,82
Mg	6,697	0,5498	31,79
Fe	0,699	0,0250	1,45
Mn	0,075	0,0027	0,15
		1,730	
Cl	2,91	0,0822	4,75
SO_4	9,67	0,201	11,62
HPO_4	0,54	0,011	0,64
HCO_3	87,57	1,435	82,99
	134,01	1,729	
H_2SiO_3	19,99		
	154,00		
CO_2	2239		
	2393		

(als Salz), sondern als Säure vorliegt. Dabei kann sie aber wohl in Wasser gelöst sein. In Wasser gelöste H_2CO_3 wäre somit bei ihrer Betrachtung als Säure als frei zu bezeichnen, bei ihrer Betrachtung als Gas dagegen nicht. Im allgemeinen gilt in der Balneologie die erste Auffassung, indem wir alle nicht chemisch gebundene, also in Form von H_2CO_3 oder CO_2 vorliegende Kohlensäure freie Kohlensäure nennen. Eindeutig wird die Bezeichnung, wenn wir gelöste freie Kohlensäure sagen. Wollen wir aber auch die Adsorption an Wasser ausschließen, so sprechen wir besser von gasförmiger Kohlensäure.

Auch die *gebundene Kohlensäure* bedarf noch einer näheren Erörterung. Klar ist dieser Begriff für sekundäre Carbonate, z. B. Na_2CO_3, aus welchem die Kohlensäure nur durch chemische Eingriffe in Freiheit gesetzt werden kann. Anders bei den primären Carbonaten: Wie bereits ausgeführt, stehen diese im Gleichgewicht mit der gleichzeitig anwesenden gelösten freien Kohlensäure. Entweicht diese — was durch Ausblasen oder Kochen sehr beschleunigt werden kann —, muß solche zur Bildung eines neuen Gleichgewichtes aus dem HCO_3 ersetzt werden, welche wir wieder austreiben können usw. Aus einer solchen Lösung kann man also mehr Kohlensäure entnehmen, als in freier Form vorhanden, und zwar so lange, bis alles HCO_3 in CO_3 übergegangen ist, das ist nach der Gleichung:

$$2\,HCO_3 = H_2CO_3 + CO_3$$

die Hälfte der Hydrocarbonatkohlensäure. Deshalb bezeichnen wir diese — die Hälfte der HCO_3-Kohlensäure — vielfach als *halbgebundene Kohlensäure*, welcher die andere nicht austreibbare Hälfte nebst der gegebenenfalls primär als CO_3'' vorhandenen als gebundene Kohlensäure gegenübersteht.

Für die Benennung als Säuerling ist der Gehalt an gelöster freier Kohlensäure maßgebend. Quellen, welche sich nur hierdurch von Süßwässern unterscheiden, nennen wir *einfache Säuerlinge*. Da die Kohlensäure dem Wasser ein erhöhtes Lösungsvermögen verleiht, finden wir solche in der Natur relativ selten, meist werden sich die Säuerlinge auch noch mit anderen Mineralstoffen anreichern. So haben wir bei den erdigen und Eisenquellen schon zahlreiche Beispiele kennengelernt und die Bedeutung der Kohlensäure für die Löslichkeit besprochen. Aber auch unter den alkalischen Quellen, den Kochsalzquellen, den Glaubersalzquellen u. a. finden wir vielfach Säuerlinge vertreten.

Tabelle 95. Einfache Säuerlinge Deutschlands.

Gehalt in g an	CO_2 g	Feste Bestandteile mg	Gehalt in g an	CO_2 g	Feste Bestandteile mg
Brückenau, Stahlquelle	2,784	524	Königswart, Richardsquelle	3,060	197
Wernarzer Quelle	2,293	154	Langenau, Elisenquelle	1,890	718
Sinneberger Quelle	1,831	161	Liebwerda, Christianquelle	2,277	534
Charlottenbrunn, Theresienquelle	1,04	810	Niedernau, Olgaquelle	?	560
Ditzenbach, Sauerbrunn	1,92	672	Reinerz, kleine Wiesenquelle	2,063	950
Flinsberg, Kellerquelle	1,916	121	Sinzig, ältere Quelle	1,517	727

Tabelle 96. Kohlensäurebäder Deutschlands.

	g CO_2		g CO_2
	Einfache, alkalische und erdige Säuerlinge:		
Altheide	1,0—2,6	Imnau	1,5—2,2
Brückenau	1,8—2,7	Königswart	2,7—3,0
Charlottenbrunn	1,0	Liebwerda	2,1—2,2
Eisenkappel	4,9—5,7	Luhatschowitz (Protekt. Böhm.-Mähr.)	1,4—3,3
Ems	1,0—1,3	Neuenahr	1,1—1,4
Gleichenberg	1,8—2,3	Niederbreisig	1,5—3,9
Godesberg	1,8		
Hönningen	1,0		
	Einfache, alkalische und erdige Säuerlinge:		
Poděbrad (Protekt. Böhm.-Mähr.)	1,7—2,7	Sinzig	1,5—1,8
Schwalbach	2,0—2,7	Tatzmannsdorf	1,0—2,5
Salzbrunn	1,0	Teinach	1,3—2,1
Sauerbrunn	2,4	Tönnisstein	1,9—2,3
		Überkingen	1,6—2,1
	Eisensäuerlinge:		
Alexandersbad	2,0	Konstantinsbad	2,5—2,7
Bocklet	2,5	Kudowa	1,1—2,2
Brambach	2,3	Langenau Schl.	1,7—3,5
Cannstatt	1,2—2,0	Liebenstein	1,9—2,5
Driburg	2,4—5,0	Marienbad	1,9—2,7
Elster	1,4—3,5	Neustadt (Saale)	1,7
Flinsberg	1,9—2,5	Orb	1,9—2,6
Griesbach	1,4—2,4	Petersthal	1,8—2,5
Herrmannsborn	1,3—2,1	Pyrmont	1,2—2,5
Homburg	2,7—2,8	Reinerz	1,6—2,3
Johannisbrunn	3,0—3,3	Rippoldsau	2,0
Karlsbrunn	1,2—1,6	Schwalbach	2,0—2,7
Kissingen	1,6—2,3	Schwarzbach	1,5
Kohlgrub	1,5	Steben	2,2—2,7
König Ottobad	1,3—2,2	Wildungen	2,0—2,5
	Sol- und Kochsalzsäuerlinge:		
Cannstatt		Rothenfelde	1,0—2,2
Gelnhausen	1,6—1,7	Salzschlirf	1,1—1,7
Homburg	2,7—2,8	Salzuflen	1,1
Kissingen	1,6—2,3	Selters	2,3—2,6
Nauheim	2,9—3.9	Soden (Taunus)	1,0—1,4
Neustadt (Saale)	1,7	Soden b. Saalmünster	1,3
Oeynhausen	1,3	Vilbel	2,6
Orb	1,9—2,6	Waldließborn	1,0
Pyrmont	1,2—2,5		

Bekannte Bäder des Auslandes: Bourbonne-Lancy (Frankreich), Buzias-Heilbad (Rumänien), Dorna Watra (Rumänien), St. Moritz (Schweiz), Rohitsch (Jugoslawien), Royat (Frankreich), Sliac (Slowakei), Schuls-Tarasp (Schweiz), Vals (Frankreich).

P. Thermen.

Zahlreiche Mineralquellen zeichnen sich außer ihrer chemischen Zusammensetzung vor den Süßwässern auch durch eine höhere Temperatur aus. Liegt diese dauernd über 20°, so bezeichnen wir diese Wässer als Thermen. Wie eingangs bereits erwähnt, gibt es hierunter auch Heilquellen, welche nur durch ihre Temperatur charakterisiert werden. Diese nennen wir *einfache Thermen* oder *Akratothermen*. Außer ihrer Temperatur werden sich diese vielfach auch noch durch andere Stoffe oder Eigenschaften von Süßwässern unterscheiden, welche wir bisher nicht mit Sicherheit erfassen können. Bei genauerer Betrachtung lassen viele dieser Quellen chemische Analogien zu den Mineralwässern oder bestimmten Gruppen von ihnen erkennen. So zeigen mehrere ein deutliches Überwiegen des Natriums, was bei Süßwässern nicht die Regel ist, wenigstens im Urgebirge, aus welchem diese Thermen meist entspringen. Wenn auch kein grundsätzlicher Unterschied vom Süßwasser an sich festgestellt werden kann, unterscheiden sie sich also chemisch vielfach wenigstens von den Oberflächenwässern ihrer Umgebung.

Tabelle 97.

	Gehalt in mval an					Gesamt-konzentration mg
	Na	Ca	Mg	Cl	HCO_3	
Schlangenbad, Römerquelle . .	4,26	0,65	0,15	4,15	0,98	378
Warmbrunn, neue Quelle . . .	6,84	0,41	0,005	1,19	2,76	666
Wildbad, Mischwasser	6,51	1,97	0,24	4,15	4,05	711

So liegt der Schluß nahe, daß auch die chemisch nicht erfaßten Minimalbestandteile sich von denen der Süßwässer unterscheiden könnten. Die einfachen alkalischen Thermen (Warmbrunn) haben wir schon bei den alkalischen Quellen kennengelernt (S. 264). So können wir je nach unseren Auffassungen auch die höhere Temperatur nur als ein äußerliches Merkmal dieser Quellen ansehen und das eigentliche wirksame Agens in noch unbekannten Stoffen oder Eigenschaften suchen.

Doch ist auch die *Temperatur* ein nicht zu unterschätzender Faktor. Nach ihrer Temperatur können wir die Thermen je nach deren Lage zum Indifferenzpunkt (etwa 35°) in hypertherme, isotherme und hypotherme einteilen. Eine solche Unterteilung hat allerdings nur dann eine Berechtigung, wenn das Wasser tatsächlich in der natürlichen Temperatur zur Anwendung kommt, worauf aber gerade bei den Wildbädern meist geachtet wird. So führen wir hier einige Beispiele an. Allerdings kann die Temperatur der verschiedenen Quellen eines Bades so weit auseinanderliegen, daß beide Bädertypen nebeneinander vorhanden sind (z. B. Warmbrunn).

Tabelle 98.

Hypertherme Wildbäder		Hypotherme Wildbäder	
Bath	42—47°	Schlangenbad	28—31°
Warmbrunn	24—42°	Badenweiler	26°
Wildbad	35—39°	Wiesenbad	20°

Diesen einfachen Thermen stehen verschiedene mineralisierte Thermen von geringer Gesamtkonzentration sehr nahe. Hierher gehören einerseits solche Quellen, deren Bestandteile in den betreffenden Konzentrationen bei Applikation auf die Haut als relativ indifferent betrachtet werden können, wie erdige, alkalische und Gipsthermen, auch schwache Kochsalzthermen, andererseits solche, deren Wirkung in ähnlicher Richtung liegt wie bei den „Thermalbädern", besonders Schwefel- und Radiumthermen. So werden unter dem Begriff der Thermalbäder auch solche vielfach mit einbegriffen. Demgegenüber finden sich in einer zweiten Hauptgruppe solche Mineralquellen vertreten, welche von sich aus eine starke Wirkung, insbesondere auch von der Haut aus aufzuweisen haben. Dazu gehören vor allem die Solthermen und stärkeren Kochsalzthermen wie die Kohlensäurethermen.

Tabelle 99. Thermalbäder Deutschlands.

		Einfache Thermen:			
Badenweiler	26°	Villach	29°	Wildbad	34—39°
Johannisbad	29°	Warmbrunn	24—43°	Wildstein	35°
Schlangenbad	31°	Wiesenbad	20°	Wolkenstein	29°
		Erdige und Gipsthermen:			
Bodendorf	32°	Lippspringe	21°	Häring	39°
		Alkalische Thermen:			
Bertrich	33°	Hönningen	32°	Niederbreisig	33—34°
Ems	21—50°	Neuenahr	29—36°	Teplitz-Schönau	46°
		Schwefelthermen:			
Aachen	33—73°	Groß-Ullersdorf	25—28°	Schallerbach	36°
Baden b. Wien	24—30°	Landeck	20—29°	Wiessee	21°
Dtsch.-Altenburg	24°				
		Radiumthermen:			
Heidelberg	27°	Landeck	20—29°	Teplitz-Schönau	46°
Badgastein	49°	Hofgastein	45°		
		Kochsalz- und Solthermen:			
Aßmannshausen	31°	Heidelberg	27°	Salzuflen	20—37°
Baden-Baden	44—68°	Liebenzell	23—26°	Soden (Taunus)	21—24°
Cannstatt	20°	Münster a. Stein	31°	Waldließborn	33°
Bernburg	26°	Nauheim	30—34°	Wiesbaden	45—65°
Frankenhausen	20°	Oeynhausen	24—33°	Wiessee	21°
Hamm	33°	Raffelberg	26°		
		Kohlensäurethermen:			
Cannstatt	20°	Krotzingen	40°	Niederbreisig	33—34°
Einöd	27°	Nauheim	30—34°	Oeynhausen	24—33°
Ems	21—40°	Neuenahr	29—36°	Soden (Taunus)	21—24°
Hönningen	32°				

Bekannte Bäder des Auslandes: Acquarossa (Schweiz), Aix (Frankreich), Banjaluka (Rumänien), Bath (England), Beppu (Japan), Bormio (Italien), Budapest (Ungarn), Buxton (England), Chaudes Aigues (Frankreich), Dax (England), Leukerbad (Schweiz), Luxeuil (Frankreich), Plombieres (Frankreich), Ragaz-Pfäfers (Schweiz), Trentschin-Teplitz (Slowakei), Vichy (Frankreich), Warmsprings (USA.).

R. Einfache kalte Quellen.

Als letzte müssen wir noch eine Gruppe von Wässern hier erwähnen, welche in keinem Punkte unserer Definition entsprechen, also nicht den Mineralwässern zugehören (Grünhut), die jedoch ebenfalls therapeutisch zu Trink- und Badekuren verwendet werden.

Einfache kalte Quellen Deutschlands: Bibra, Charlottenbrunn (neue Quelle), Flinsberg, Pavillonquelle (Stahlquelle), Freienwalde, Margaretenbad, Königsquelle, Jordanbad, Lauchstädt, Scheuden, St. Wolfgang-Fusch, Traunstein.

S. Gasquellen und Quellgase.

Gase sind in ihrem Austreten nicht an Wasseraustritte gebunden, sondern können auch allein zutage treten. Auch diese *reinen Gasquellen* werden zu Bädern verwendet. Dem schließt sich noch die Anwendung von *Quellgasen* an, welche aus Mineralquellen entweichen und ebenso angewendet werden können. Nach ihren Hauptbestandteilen können wir sie in zwei Gruppen teilen:

Kohlensäuregasquellen (Mofetten) und Stickstoffgasquellen (*Milhaud* und *Langenieux*).

Therapeutisch sind wohl die *Kohlensäuregasquellen* (Mofetten) am wichtigsten. Sie bestehen weit überwiegend aus CO_2, dem in geringer Menge Stickstoff und andere Gase beigemengt sind. Die zweite Gruppe von Gasquellen, welche in der Hauptsache aus Stickstoff besteht, wird nur dann angewandt, wenn sie entsprechend wirksame Beimengungen enthalten. Vor allem kommen an solchen Beimengungen Schwefelwasserstoff oder Radiumemanation in Betracht. Wir sprechen dann von *Schwefelgasen* oder *radioaktiven Gasen*. Letztere werden auch zur Inhalation verwendet, natürlich nach entsprechender Mischung mit Luft oder Sauerstoff (Radiumemanatorien).

Gasbäder Deutschlands: *Kohlensäuregasbäder:* Franzensbad, Homburg, Karlsbad, Kissingen, Kudowa, Meinberg, Nauheim, Petersthal. *Schwefelgasbäder:* Nenndorf.

Einschlägige bekannte Bäder des Auslandes: Baden bei Zürich, Krynica.

T. Meerwasser und Mineralseen.

Unter Mineralwässern verstehen wir im allgemeinen nur Quellwässer entsprechender Zusammensetzung. Ihnen schließen sich in chemischer Beziehung noch manche offene Gewässer an, vor allem das Meerwasser. Dieses zeichnet sich bekanntlich besonders durch seinen Kochsalzgehalt aus, entspricht also mit Mineralwässern verglichen etwa einer Sole. Innerhalb der Klasse der Kochsalzwässer hat das Meerwasser auch wieder seine Besonderheiten. Solche werden schon durch den Charakter des Meeres als offenes Gewässer bestimmt. Zum Unterschied von den Quellwässern bedingt die dauernde Berührung mit der Atmosphäre einen Gleichgewichtszustand mit dieser, welcher eine ganze Reihe von Stoffen ausschließt bzw. deren Konzentration sehr enge Grenzen steckt.

Die Zusammensetzung des Weltmeeres ist überall wenigstens in bezug auf die Hauptbestandteile ziemlich gleich und zeigt nur leichte örtliche Konzentrationsunterschiede. Als Normalzusammensetzung können wir die von DITTMAR aus 77 Einzelanalysen verschiedener Herkunft berechneten Mittelwerte (Tabelle 100) ansehen, welche wir hier in der gleichen Form, wie unsere Mineralwasseranalysen, wiedergeben.

Tabelle 100. Mittlere Zusammensetzung des Meerwassers. (Nach DITTMAR.)

1 kg Mineralwasser enthält	g	mval	Äqu.-%
$Na^{\cdot}$	10,708	465,5	76,98
$K^{\cdot}$	0,387	9,90	1,638
$Ca^{\cdot\cdot}$	0,420	20,97	3,468
$Mg^{\cdot\cdot}$	1,317	108,3	17,91
		604,7	
Cl'	19,341	545,45	90,20
Br'	0,066	0,83	0,137
SO_4''	2,688	55,96	9,254
HCO_3'	0,150	2,458	0,406
	35,077	604,7	

Daneben finden sich in kleinen Mengen noch zahlreiche andere Bestandteile. Deren Mengen bleiben im allgemeinen weit hinter denen, die wir in Mineralwässern kennengelernt haben, zurück. Über diese Mengenverhältnisse macht WATTENBERG folgende Angaben:

Tabelle 101. Die Minimalstoffe des Meerwassers. (Nach WATTENBERG.)
(Gehalt in mg pro Liter Meerwasser.)

Lithium	0,110	Zink.	0,005	Jod	0,050
Rubidium . . .	0,200	Quecksilber . .	0,00003	Fluor	1,400
Caesium	0,002	Vanadium . . .	0,0003	Selen	0,004
Barium	0,050	Molybdän . . .	0,0005	Silicium	bis 1,500
Aluminium . . .	0,600	Silber	0,0003	Phosphor . . .	bis 0,060
Eisen	0,002	Gold	0,000004	Arsen	0,015
Mangan	0,005	Uran	0,002	Nitrat	bis 0,600
Nickel	0,0001	Thorium	0,001	Nitrit	bis 0,050
Kupfer	0,005	Radium	10^{-10}	Ammoniak . . .	bis 0,050

Diese *Konstanz* der Zusammensetzung gilt allerdings *nur für das Weltmeer*. Abgeschlossene Meere und Meeresbuchten können hiervon *erhebliche lokal bedingte Abweichungen* zeigen. So steigt im Kaspischen Meer der Sulfatgehalt auf das dreifache des normalen Wertes an, so daß wir dessen Zusammensetzung geradezu mit der einer Kochsalzbitterquelle vergleichen können und im Toten Meer wieder findet sich Magnesium in größerer Menge als Natrium, während das Sulfat fast gänzlich fehlt. Eine Vernachlässigung solcher Unterschiede zwischen verschiedenen Meeren erscheint daher unstatthaft.

Tabelle 102.

	Äquivalentprozente							
	Na	K	Ca	Mg	Cl	Br	SO_4	HCO_3
Meerwassermittelwert (nach DITTMAR)	76,98	1,64	3,47	17,91	90,20	0,137	9,25	0,406
Nordsee (aus VOGT)	73,0	1,6	3,4	22,0	91,3	—	8,6	0,17
Mittelmeer (nach CLARKE) . .	77,0	2,0	3,55	17,4	90,0	0,14	9,5	0,39
Totes Meer (nach CLARKE) . .	31,5	4,0	*11,0*	*53,4*	98,8	0,75	0,43	0,035
Kaspisches Meer (aus BEHRENDBERG)	63,3	1,0	6,7	28,9	69,8	0,037	*29,4*	0,72

Gesetzmäßige Abweichungen von der Normalzusammensetzung des Meerwassers zeigen abgeschlossene Meere mit reichlichem Süßwasserzufluß in der gemäßigten Zone, wo der Zufluß größer ist als die Verdunstung. Hier bleibt vor allem die Konzentration weit hinter der des Weltmeeres zurück. Dies sehen wir deutlich an der Ostsee. Schon in den Meerengen, welche diese von der Nordsee trennen, nimmt das Salzgehalt sehr rasch ab, aber auch in der Ostsee selbst sinkt er mit der Entfernung von dieser Verbindung mit dem offenen Meer allmählich immer weiter. Dies zeigen uns folgende Zahlen, wie auch Abb. 173.

Tabelle 103. Salzgehalt der Ostsee. (Nach SCHULZ.)

Skagerrak	28 g	pro kg
Kattegat	18 g	„ „
Lübecker Bucht. . .	12 g	„ „
Rügen	8 g	„ „
Danziger Bucht . . .	7,2 g	„ „

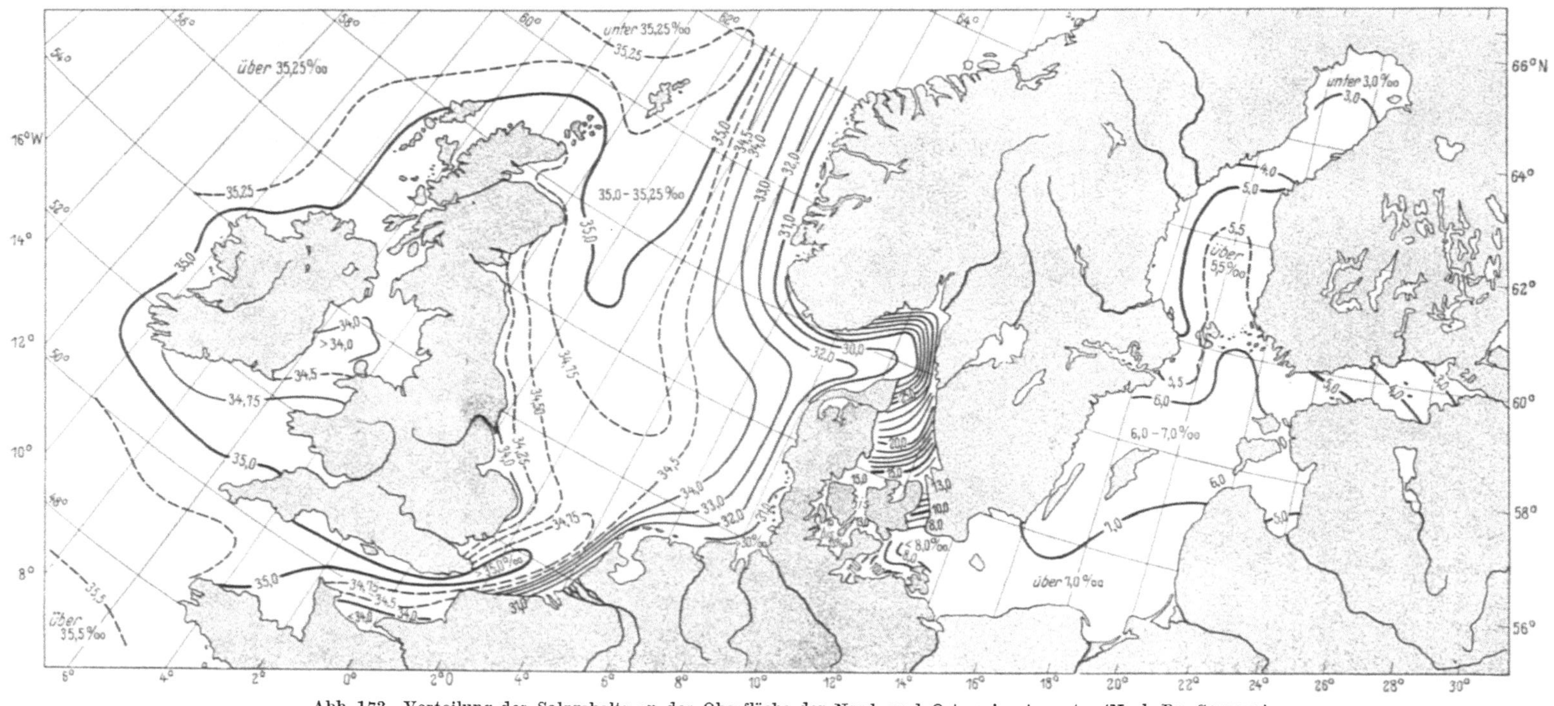

Abb. 173. Verteilung des Salzgehalts an der Oberfläche der Nord- und Ostsee im August. (Nach Br. Schulz.)

Eine ähnliche Zusammensetzung wie das Meerwasser haben die *Limane*, das sind Meeresbuchten, deren Verbindung mit dem Meer durch Sandbänke, Dünen u. dgl. mehr oder minder abgeschnitten sind und nur noch in losem Zusammenhang mit diesem stehen (STURZA). Aber auch im Binnenland kommen *salzhaltige Seen* vor. Auch hier steht oft das *Kochsalz* im Vordergrund und insoferne besteht eine chemische Verwandtschaft mit dem Meerwasser. Die Konzentration solcher Seen kann ebenso, wie die der Solen innerhalb weiter Grenzen schwanken. Es können aber auch andere Salze bzw. Ionen vorherrschen. So haben wir neben den *Kochsalzseen alkalische Seen* (z. B. den Neusiedler See), *Alaunseen* (Komotau), *Glaubersalzseen* usw. Einige Beispiele zeigt Tabelle 104.

Tabelle 104. Zusammensetzung einiger Mineralseen. (Gehalt in g.)

	Liman Tekirghiol (Nach STURZA)	Kochsalzsee Balta alta (Nach STURZA)	Glaubersalzsee Lacul Fundata (Nach STURZA)	Alkalischer See Neusiedler See (Österr. Bäderbuch 2. A.)
Na	21,796	56,183	7,7838	0,3281
Ca	0,177	—	0,0261	0,0117
Mg	2,806	5,671	2,0541	0,0571
Cl	37,886	72,460	7,5377	0,1030
SO_4	6,927	13,845	1,21969	0,1250
HCO_3	0,002	17,323	1,2652	0,8535
	71,392	165,482	30,864	1,4784

4. Chemie und Physik der Peloide.

Unter dem Namen *Peloid* [1], d. h. schlammähnlich fassen wir verschiedene Naturstoffe zusammen, welche ebenfalls zu Badezwecken verwendet werden. Ihr gemeinsames Merkmal ist ihre Zusammensetzung aus feinverteilten wasserunlöslichen Stoffen, welche mit Wasser einen mehr oder minder homogenen Brei bilden. In dieser Form werden sie zu Bädern und Packungen verwendet. Auch in der Natur liegen sie vielfach in diesem Zustande vor, können aber auch relativ trocken unter Umständen zu festen Gesteinen verhärtet auftreten (Eifelfango, Jurafango), daß sie erst künstlich zu einem brauchbaren Bademedium verarbeitet werden müssen. (Auch die feucht vorkommenden Peloide machen oft einen Verarbeitungsprozeß durch.)

Chemisch stellen die Peloide keine einheitliche Klasse dar, sondern hier werden Materialien verschiedener Zusammensetzung auf Grund anderer Merkmale zusammengeschlossen. Wir finden darunter solche vorwiegend organischer Natur, wie rein anorganische. Eine für uns brauchbare *Einteilung* hat BENADE (3, 4) geschaffen, welche wir in Tabelle 105 wiedergeben und unserer Betrachtung zugrunde legen.

Bei den Peloiden sind balneotherapeutisch nicht nur die chemischen Eigenschaften von Bedeutung, sondern in noch viel höherem Maße die physikalischen Eigenschaften, weshalb wir uns zunächst diesen zuwenden. Gerade diese sind es, welche der ganzen Klasse der Periode das Gepräge geben [LOEWE, W. ZÖRKENDÖRFER (2)], während chemisch die verschiedenen Untergruppen solche Unterschiede zeigen, daß gar keine Ähnlichkeit mehr zu erkennen ist. Deshalb soll auch die chemische Zusammensetzung bei den betreffenden speziellen Materialien, wie Mooren, organischen Schlammen, mineralischen Peloiden usw. behandelt werden, während wir die physikalischen Eigenschaften, welche allen gemein sind, vorwegnehmen.

[1] Arch. med. Hydrol. 12, 265 (1934).

Tabelle 105. Klassifikation der Peloide. [Nach BENADE (4).]

I. Heilsedimente. — Unterwasserablagerungen.

a) *Biolithe.* Aus organischem Material oder unter Mitwirkung von Organismen entstanden.

organogen:

vorwiegend organischer Charakter:	vorwiegend mineralischer Charakter:
1. Torfe: Hochmoortorf, Zwischenmoortorf, Flachmoortorf, Moorerden. 2. Organische Schlamme: Sapropel = Faulschlamm, Gyttja = Halbfaulschlamm.	3. Schlicke: Watten-Liman-Fluß-Schlicke. 4. Quellenschlamme: Thermalschlamme, Schlamme aus kalten Quellen. 5. Kreiden und Kalke. 6. Erze (Ocker, Pyrit). 7. Guren (Kieselgur).

b) *Abiolithe.* Durch Ablagerung von reiner Mineralsubstanz entstanden.

minerogen:

1. Sedimentton.	2. Sand.

II. Heilerden. — Verwitterungsprodukte von Mineralien.

Verwitterungstone, Lehme, Mergel, Löß, Lößlehm.

A. Mechanische Eigenschaften.

Zum Unterschied vom Mineralwasser sind die festen Bestandteile nicht (oder nur zum kleinen Teil) in Wasser gelöst, sondern liegen neben diesem in festem Zustande in mehr oder minder feiner Verteilung vor. Das Wasser füllt aber nicht nur die Poren zwischen den festen Teilchen aus, sondern zwischen diesen beiden Phasen wirken Kräfte, welche sie aneinander binden oder das leicht bewegliche Wasser an die schwerer bewegliche feste Substanz. Nach der Natur dieser Kräfte teilt OSTWALD das Wasser der Peloide in

1. Okklusionswasser (in Hohlräumen über 1 mm),
2. Capillarwasser (in Hohlräumen unter 1 mm),
3. Kolloidal gebundenes Wasser (Quellungswasser),
4. Intracellulär osmotisch gebundenes Wasser,
5. Chemisch gebundenes Wasser (Hydrat- u. Konstitutionswasser).

So vermag der feste Anteil bis zu einer bestimmten Grenze *(Wasserkapazität)* das Wasser festzuhalten und dessen Abtropfen zu verhindern. Die Menge dieses Wassers und die Festigkeit seiner Bindung kann entsprechend den verschiedenen Kräften sehr verschieden sein. Es finden sich durchaus nicht immer alle Bindungsarten nebeneinander, sondern manche (z. B. Quellungswasser) sind an das Vorhandensein bestimmter Stoffe (besonders organischer) oder Zustandsformen (Kolloide) gebunden. Besonders durch Quellung können Wassermengen aufgenommen werden, welche das Porenwasser weit überschreiten. Daher haben im allgemeinen die an organischen Stoffen reichen Peloide (z. B. Torfe) eine weit höhere Wasserkapazität als die vorwiegend mineralischen [STOCKFISCH und BENADE (1)]. Das Porenwasser (= Okklusions- und Capillarwasser) nimmt mit dem Feinheitsgrad des Materials zu, was am besten bei den reinen Mineralschlämmen zu erkennen ist, wo die Verhältnisse nicht durch Quellungswasser verwischt werden.

Für die Wasserkapazität der Peloide gibt BENADE (4) folgende Werte an:

Tabelle 106. Wasserkapazität. [Nach BENADE (4).]

	Wasserkapazität	Folglich Wassergehalt des badefertigen Breies %
Maximalwert, gelegentlich bei Hochmoortorf	24	96
Häufige Werte bei Flachmoortorfen, Gyttjen und Sapropelen	5—12	85—93
Moorerden	2—3	65—75
Schlicke	0,6—2	40—65
Mineralpeloide	0,3—0,7	(25—40)

Aus der Wasserkapazität ergibt sich die Konzentration, in der die Peloide zu Bädern zubereitet werden. Als normale Konsistenz für Wannenbäder hatten STOCKFISCH und BENADE anfänglich einen Wassergehalt von 125% der Wasserkapazität angegeben. Später hat BENADE diesen auf Grund ausgedehnter praktischer Erfahrungen auf 100% der Wasserkapazität festgelegt. Der badefertige Moorbrei ist also eben mit Wasser gesättigt. Aber auch Breie mit noch höherem Wassergehalt sind möglich und wenigstens für beschränkte Zeit stabil, jedoch nur bis zu einer bestimmten Grenze (Stabilitätsgrenze). Diese liegt in der Regel bei einem Wassergehalt von etwa 200% der Wasserkapazität [W. ZÖRKENDÖRFER (2)]. Noch dünnere Aufschwemmungen entmischen sich schon innerhalb der Badezeit und verlieren dadurch den Charakter von Peloidbädern.

Konsistenz. Der breiförmige Zustand stellt eine Übergangsform zwischen festem und flüssigem Aggregatzustand dar. Diese Zwischenstellung kommt in erster Linie in der *Zähigkeit* (Viscosität) zum Ausdruck, d. h. in dem Widerstand *(Reibung)*, welcher sich Bewegungen innerhalb der Masse entgegensetzt. Bei Flüssigkeiten ist dieser Widerstand sehr klein und wird schon durch geringe Unterschiede im hydrostatischen Druck überwunden, die Niveauunterschiede gleichen sich also sofort vollkommen aus. Anders beim Brei. Hier ist der Widerstand erheblich größer und dementsprechend ein höherer Druck zu seiner Überwindung notwendig. Bei Wassersättigung ist die Konsistenz aller Peloide sehr ähnlich (BENADE und STOCKFISCH). Hier ist ein Überdruck von mehreren dm Wasser zu seiner Überwindung notwendig. Ein solcher Brei steht somit an der äußersten Grenze des Flüssigen [W. ZÖRKENDÖRFER (2)]. Bei Erhöhung des Wassergehaltes nimmt die Reibung sehr rasch ab und schon bei 150% der Wasserkapazität haben wir einen ganz dünnflüssigen Brei vor uns. So kann die Konsistenz der Bäder innerhalb weiter Grenzen schwanken und wird in vielen Kurorten abgestuft in dicke (etwa volle Wasserkapazität), mittlere und dünne. Über den Widerstand bei verschiedenem Wassergehalt geben uns obenstehende Beispiele (Tabelle 107) ein Bild.

Tabelle 107. Reibungswiderstand bei verschiedenem Wassergehalt. [Nach W. ZÖRKENDÖRFER (2)].

Wassergehalt in % der Wasserkapazität	Widerstand g pro cm²	
	Peloran	Posido
100	25	46
125	9	7,9
150	4,5	1,6
200	0,4	0,31
300	0,02	0,047

Sinkt der Wassergehalt unter die Wasserkapazität, so nimmt der Reibungswiderstand rasch derart zu, daß der Brei in eine steife knetbare Masse übergeht. Zu Vollbädern ist diese nicht mehr brauchbar, weil sie die Atembewegungen unmöglich machen würde, dagegen eignet sie sich gut für *Packungen.* Hierzu sind wieder die fließbaren Breie ungeeignet. Von solchen wird der Packungsbrei durch die *Fließgrenze* abgegrenzt. Auf der anderen Seite kommen wir bei weiterer Herabsetzung des Wassergehaltes zur *Ausrollgrenze,* bei welcher die Masse ihren Zusammenhang verliert und zerbröckelt. So bleibt auch für die

Packungsmasse eine verhältnismäßig enge und einigermaßen definierbare brauchbare Zone übrig. Die Breite dieser Zone wird durch die *Plastizitätszahl* angegeben [BENADE (2)]. Als Beispiel für die Lage dieser Grenzen mag uns der Homburger Tonschlamm dienen.

Tabelle 108. Grenzen der Packkonsistenz des Homburger Tonschlamms. [Nach BENADE (2).]

	Wassergehalt g Wasser pro 100 g Trockensubstanz	
	Tonschlamm fein	Tonschlamm grob
Wasserkapazität	58	54
a) Fließgrenze	80	69
b) Ausrollgrenze	27	30
Plastizitätszahl = a—b	53	39

Auch die übrigen Eigenschaften des Badebreies hängen weitgehend von seinem Wassergehalt ab. So ergibt sich das *spezifische Gewicht* aus dem der Trockensubstanz und dem des Wassers. Daraus folgt, daß Peloidbreie mit hoher Wasserkapazität nur unbedeutend schwerer sein können als Wasser [CARTELLIERI, JACOB, STARK, BENADE (3)], zumal auch die organischen Stoffe relativ leicht sind. Demgegenüber ist der feste Anteil der reinen Mineralschlämme mit einem spezifischen Gewicht um 2,5 herum relativ schwer und bei der geringen Wasserkapazität hat auch der badefertige Brei noch ein wesentlich höheres spezifisches Gewicht als Wasser, bis zu etwa 1,8 (s. Tabelle 109).

Tabelle 109. Spezifische Gewichte. [Nach BENADE (3, 4).]

Art der Peloide	In wasserfreiem Zustand	In badefertigem Zustand	In Packungskonsistenz
Badetorfe	1,5—1,9	1,01—1,25	1,05—1,35
Moorerden	2,0—2,5	1,15—1,5	1,25—1,60
Organische Schlamme	1,9—2,4	1,10—1,35	1,20—1,50
Schlicke, Quellenschlamme	2,4—2,7	1,30—1,70	1,40—1,75
Kreiden und getrocknete Sedimente, Heilerden (Ton, Lehm, Löß)	2,5—2,9	—	1,6 —2,0

B. Das Wärmeverhalten.

Von den verschiedenen Eigenschaften der Peloide wird die größte Bedeutung heute dem Wärmeverhalten beigemessen. Werden doch die Peloide therapeutisch meist heiß, somit als Wärmeträger verwendet. In der Natur finden sie sich meist kalt vor, nur in seltenen Fällen treten sie so auf, daß sie naturwarm zur Anwendung gelangen. So müssen sie in der Regel erst künstlich auf die gewünschte Temperatur gebracht werden. Durch die Temperatur allein ist jedoch die Wärmewirkung noch lange nicht bestimmt, sondern neben ihr spielen noch verschiedene andere Faktoren eine nicht zu unterschätzende Rolle [KIONKA (2), SCHADE, LENDEL, LAMPERT (3), u. a.].

Zunächst müssen wir *Wärmegrad* (Temperatur) und *Wärmeinhalt* (Energieinhalt in Form von Wärme) unterscheiden. Die Wärmemenge ist natürlich proportional der Masse, aber auch bei gleicher Masse können zwei Stoffe gleicher Temperatur verschiedenen Wärmeinhalt haben. Temperaturänderungen um die gleichen Grade sind dann mit Aufnahme bzw. Abgabe verschieden großer Wärmemengen verbunden. Die Calorienzahl, welche für 1 g eines Stoffes notwendig ist, um die Temperatur um 1° zu erhöhen, nennen wir *spezifische Wärme*, jene für 1 ccm des Stoffes *Wärmekapazität*. Die Wärmekapazität ist daher = spezifische Wärme · spezifisches Gewicht. Während in der Physik meist der Begriff der spezifischen Wärme verwendet wird, erscheint es uns bei Betrachtung von Bademedien richtiger, gleiche Volumina miteinander zu vergleichen, also die Wärmekapazität zu verwenden.

Von den uns interessierenden Stoffen liegt die spezifische Wärme und Wärmekapazität für Wasser sehr hoch (1,0), für die festen Bestandteile der Peloide wesentlich niedriger. Über diese können uns die Werte für einige Gesteine und einige organische Stoffe (Chemiker-Taschenbuch) ein Bild geben (Tabelle 110).

Tabelle 110.

Anorganische Stoffe	Spezifische Wärme	Spezifisches Gewicht	Wärmekapazität	Organische Stoffe	Spezifische Wärme
Schiefer	0,18	2,7	0,49	Holzschliff	0,324
Quarz	0,19	2,66	0,50	Rohseide	0,331
Granit	0,20	2,8	0,55	Cellulose	0,264
Basalt	0,205	3,0	0,61	Wolle	0,411
Marmor	0,21	2,7	0,56	Kork	0,485

Hiernach ist die spezifische Wärme bei Mineralstoffen (um 0,2) im allgemeinen geringer als bei organischen (um 0,3). Dagegen werden diese Unterschiede bei der Wärmekapazität durch das spezifische Gewicht weitgehend wieder ausgeglichen. Rechnen wir bei den organischen Stoffen das spezifische Gewicht mit rund 1,5, so kommen wir hier auf sehr ähnliche Werte wie bei den Mineralstoffen. Die Wärmekapazität des festen Anteils der Peloide können wir also auf Durchschnittswerte von 0,5 bis 0,6 veranschlagen. Für den badefertigen Brei muß sie zwischen diesem Wert und dem des Wassers (1,0) liegen. Ihre Höhe wird hauptsächlich durch den Wassergehalt (oder die Wasserkapazität) bestimmt.

Nun müssen wir uns der *Wärmebewegung* zuwenden. Besteht zwischen 2 Punkten ein Temperaturgefälle, so entsteht ein Wärmestrom, welcher diese Unterschiede auszugleichen bestrebt ist. Ein solcher Ausgleich kann auf verschiedene Weise vor sich gehen:

1. Durch *Wärmeleitung*. Diese beruht auf einem echten Wärmestrom, welcher (ähnlich wie ein elektrischer Strom) durch die ruhende Materie fließt. Je nach Berechnungsweise können wir Wärmeleitvermögen und Temperaturleitvermögen unterscheiden.

2. *Wärmekonvektion*. Darunter verstehen wir den Wärmetransport durch Strömungen der Masse selbst. Solche werden in Flüssigkeiten durch die Unterschiede verschieden warmer Teilchen im spezifischen Gewicht hervorgerufen, können aber auch künstlich erzeugt werden (Rühren).

3. *Wärmestrahlung*.

Für den Endeffekt ist jene Größe maßgebend, welche sich aus dem *Zusammenwirken* aller dieser Einzelfaktoren ergibt *(Wärmeausgleichvermögen)*. Bei Flüssigkeiten wird dieser Ausgleich in erster Linie durch die Wärmekonvektion besorgt. Erst in zweiter Linie kommt die Wärmeleitung hinzu, welche beim Wasser gering ist. Auch die Wärmestrahlung ist bei den für uns in Betracht kommenden Temperaturen sehr niedrig. Anders bei den Peloiden. Durch die hohe Viscosität wird die Wärmekonvektion praktisch vollständig unterbunden (Jacob, Kionka, Benade, W. Zörkendörfer), so bleibt fast nur die Wärmeleitung übrig.

Das Wärmeleitvermögen ist für jeden Stoff eine Konstante. Es wird ausgedrückt durch die (physikalische) Wärmeleitzahl λ, das ist die Anzahl Calorien, welche durch 1 cm^2 einer 1 cm dicken Platte in 1 Sekunde fließt, wenn die Temperaturdifferenz 1° beträgt. Als Beispiel führen wir einige Zahlen an (Chemiker-Taschenbuch):

Tabelle 111.

	λ		λ
Quarz	0,0133—0,0215	Seide	0,00089
Marmor	0,0054—0,0084	Kautschuk	0,00055
Schiefer	0,0036	Holz	0,0003—0,0010
Ton	0,0021—0,0036	Leder	0,00038
Wasser[1]	0,0013	Luft[1]	0,0000566

[1] Ohne Wärmekonvektion.

Diese Zahlen zeigen, daß die Mineralstoffe die Wärme wesentlich besser leiten als die organischen Bestandteile. Auch für das Wasser ist die reine Wärmeleitung (d. h. mit Ausschluß der Wärmekonvektion) gering, sie steht den organischen Stoffen nahe. In einem Peloidbrei, in dem die Konvektion aufgehoben ist, müssen wir also für den wässerigen Anteil mit dieser Zahl rechnen, während frei bewegliches Wasser wie in einem Wasserbad weitaus besser leitet. Hieraus ergibt sich, daß sich die Peloidschlämme langsamer erwärmen als Wasser, diese Wärme aber auch langsamer wieder abgeben, also lange festhalten, was schon den ersten Untersuchern aufgefallen ist (CARTELLIERI, JACOB, LÜBBEN u. a.). Diese langsame Abgabe der Wärme (geringe Wärmeleitung) ist für Peloidschlämme charakteristisch und wird als therapeutisch wertvoll angesehen (KIONKA, SCHADE, LENDEL, BENADE). Um eine Zahl zu erhalten, welche der Wertigkeit proportional geht, wurde neuerdings der Begriff der Wärmehaltung $= \frac{\text{Wärmekapazität}}{\text{Wärmeleitzahl}}$ eingeführt (JUDD LEWIS).

Für die Wärmehaltung der einzelnen Peloide ist somit einmal der Gehalt an organischen bzw. anorganischen Bestandteilen maßgebend, vor allem aber auch der Wassergehalt des badefertigen Breies, welcher sich aus der Wasserkapazität ergibt (s. S. 301). Bei hoher Wasserkapazität muß sich die Wärmehaltung der theoretischen Wärmehaltung des Wassers ohne Wärmekonvektion von 769 [BENADE (1)] nähern. An organischen Stoffen reiche Peloide (Torfe) haben auch bei niedriger Wärmekapazität ähnliche Werte, Mineralschlamme dagegen wesentlich niedrigere. Für die verschiedenen Klassen der Peloide gibt BENADE (1, 4) folgende Werte für den badefertigen Zustand an:

Tabelle 112. Wärmehaltung der Peloide. [Nach BENADE (4).]

	Wärmehaltung
Badetorfe und Moorerden	750—890
Organische Schlamme	650—800
Watten-, Liman- und Thermalschlicke	450—680
Kreiden, getrocknete Sedimente	350—450
Heilerden, Lehme, Tone, Löß, gemahlene Gesteine	300—480

BENADE (4) macht noch darauf aufmerksam, daß durch gasförmige Kohlensäure bei Ausschaltung der Wärmekonvektion die Wärmehaltung der Pelvide gesteigert wird, was eine praktische Bedeutung gewinnt, wenn Moorbäder mit kohlensäurereichen Mineralwässern angerührt werden. Dadurch kann die Wärmehaltung des Moorbreies noch weiter erhöht werden.

C. Bademoore.

Für Wannenbäder stehen vor allem die Moorbäder in Verwendung. Das aus dem Moor gestochene Material, aus welchem diese bereitet werden, führt den Namen *Torf*. Im Bäderwesen wird allerdings vielfach fälschlich auch dieses als Moor bezeichnet.

Entsprechend ihrer Entstehung aus Pflanzen (s. Geol. Teil) bestehen die Torfe vorwiegend aus *organischer Substanz*, enthalten jedoch daneben stets auch noch einen *anorganischen Anteil*, und zwar die Aschenbestandteile der moorbildenden Pflanzen wie fremde Mineralbeimengungen, welche den Gesteinen der Umgebung entstammen. Wir unterteilen diese Beimengungen nach ihrer Größe in *Sand* (über 0,05 mm) und *Feinasche*. Ihre Menge wechselt sehr und darf 40% der Trockensubstanz nicht übersteigen (STRACHE). Bei Werten über dieser Grenze sprechen wir von Moorerden, welche bei weiterem Ansteigen der Minera'-bestandteile schließlich in die humosen Erdböden übergehen. Sehr wenig Mineralstoffe enthalten die Hochmoortorfe.

Tabelle 113. Organischer und mineralischer Anteil einiger Torfe [1].

	Gehalt in % der Trockensubstanz an			
	organischen Bestandteilen	Asche	Sand	
Rhön, rotes Moor	98,0	1,1	0,43	Hochmoortorfe
Warmbrunn	94,55	4,21	1,24	
Flinsberg	84,26	11,05	4,69	Flachmoortorfe
Landeck	66,44	10,22	23,34	
Driburg	48,32	20,02	31,64	Moorerden
Nenndorf	34,44	23,29	42,25	

Charakteristisch für Torfe ist der *organische Anteil*. Genetisch betrachtet können wir hier 2 Hauptgruppen von Stoffen unterscheiden: 1. Unzersetzte oder nur wenig veränderte Pflanzenstoffe wie *Cellulose*, *Hemicellulosen*, *Lignin*, *Pektine*, *Harze* und 2. die aus diesen durch den Vertorfungsprozeß hervorgegangenen Stoffe. Dieser Prozeß, welcher bei Sauerstoffmangel vor sich geht, führt zu hochmolekularen kohlenstoffreichen Verbindungen, die wir als Huminkörper zusammenfassen. Von ihnen läßt sich leicht in größerer Menge eine Substanz mit Säurecharakter und einem Molekulargewicht von etwa 1350 (S. ODEN) isolieren, *die Humussäure:* $C_{59}H_{35}O_{17}N(COOH)_4(OH)_3(CHCHO)$? (STADNIKOFF). Außerdem findet sich ein alkaliunlöslicher Rest noch ungeklärter Natur — Humin oder Humuskohle genannt — welcher der Humussäure chemisch nahestehen dürfte und kleine Mengen wasserlöslicher (Fulvosäure oder Krensäure) und alkohollöslicher (Hymatomelansäure) Humussäuren.

Die Mengen an diesen Humusstoffen bzw. in mineralstoffreichen Torfen ihr Anteil an der organischen Substanz oder ihr Verhältnis zu den Gesamtkohlehydraten — das ist Cellulosen + Hemicellulosen — [BENADE (1)] gibt uns ein Maß für den Vertorfungsgrad. Mit der Zersetzung der nativen Pflanzenstoffe verschwindet auch langsam die pflanzliche Struktur und die hochmolekularen Humusstoffe mit ihrem ausgesprochenem Kolloidcharakter führen den Torf in eine mehr homogene für Badezwecke gut geeignete Masse über. Daher ist ein hoher Vertorfungsgrad erwünscht, während sich schwach zersetzte Torfe wohl als Brennmaterial gut eignen, für Bäder jedoch ziemlich unbrauchbar sind, besonders wenn sie viel grobe und harte Pflanzenteile (Holz) enthalten. Aber auch unter den Bademooren gibt es weitgehende Unterschiede. So zeigen schon die drei von BENADE (4) wiedergegebenen vollständigen Analysen (Tabelle 115) folgende Werte:

[1] Aus meist noch nicht publizierten Untersuchungen der Reichsstelle für Bodenforschung (W. BENADE), welche im Rahmen einer Arbeitsgemeinschaft mit der Reichsanstalt für d. dtsch. Bäderwesen in Breslau zahlreiche deutsche Peloide durchuntersucht hat.

Tabelle 114. Humussäuren und Kohlehydrate. [Nach BENADE (4).]

	Organische Bestandteile in % der Trockensubstanz	Huminsäuren in % der Trockensubstanz	Huminsäuren in % der organischen Substanz	Gesamtkohlehydrate	Quot. Huminsäuren. Kohlehydrate
Warmbrunn	94,57	29,94	31,66	24,57	1,22
Saarow	82,10	29,79	36,29	14,92	1,99
Berka	35,89	18,50	51,54	6,35	2,91

Bei der Vielgestaltigkeit der hochmolekularen organischen Stoffe ist es nicht möglich, analytisch wirklich alle Bestandteile im einzelnen zu erfassen. So müssen wir uns damit begnügen, diese in bestimmte Gruppen zu zerlegen. Während frühere Untersucher ihre Analysen meist wahllos auf diese oder jene Bestandteile beschränkten, wodurch keine vergleichbaren Bilder von der Zusammensetzung verschiedener Torfe erhalten wurden, hat neuerdings BENADE (4) ein Schema geschaffen, welches uns über die Hauptgruppen der organischen Stoffe Aufschluß gibt und zahlreiche deutsche Badetorfe durchuntersucht. Einige Beispiele aus diesen Analysen sollen uns ein Bild über die Zusammensetzung des organischen Anteils der Torfe geben. Die Darstellung der Mineralstoffe, welche wie bereits ausgeführt nichts für Moore Charakteristisches darstellt, geschieht nach dem gleichen Schema wie für die Mineralschlamme (s. S. 331). Bei der Beurteilung von Peloidanalysen müssen wir uns aber bewußt sein, daß die Zusammensetzung innerhalb eines Lagers weiten Schwankungen unterliegen kann und uns die Analyse nur Durchschnittswerte gibt.

Tabelle 115. Zusammensetzung einiger Moore. [Nach BENADE (4).]

	In % der Trockensubstanz			In 1000 Teilen der badfertigen Proben		
	Hochmoortorf Warmbrunn	Flachmoortorf Saarow	Moorerde Berka	Hochmoortorf Warmbrunn	Flachmoortorf Saarow	Moorerde Berka
Wasser	—	—	—	945,20	889,10	737,00
Mineralbestandteile	5,43	17,89	64,104	2,98	19,87	168,63
Organische Stoffe:						
Organischer (und Pyrit-) Schwefel S	0,27	0,85	0,59	0,15	0,95	1,55
Stickstoff (nicht hydrolysierbar) N	0,88	1,84	0,93	0,48	2,04	2,45
Bitumen: Wachse, Harze, Fette, Farbstoffe (löslich in Benzol-Alkohol)	13,63	5,43	2,26	7,47	6,02	5,94
Wasserlöslich: Pektine, Kohlehydrate, Eiweißstoffe, Humusbestandteile	6,69	5,18	2,11	3,67	5,73	5,55
Eiweißverbindungen (hydrolysierbar)	2,25	5,69	1,81	1,23	6,31	4,76
Hemicellulosen (leicht hydrolysierbar)	14,11	10,68	5,11	7,73	11,84	13,43
Cellulose (schwer hydrolysierbar)	10,46	4,24	1,24	5,73	4,70	3,26
Gesamthuminsäuren: Humussäuren, Hymatomelans., Humolignins. (alkalilöslich fällbar d. Mineralsäuren)	29,94	29,79	18,50	16,41	33,04	48,66
Humusbegleitstoffe, Fulvosäuren (alkalilöslich nicht fällbar durch Säuren)	8,23	9,75	2,38	4,51	10,81	6,28
Humine, Lignin, resistente N-Verbindungen (weder säure- noch alkalilöslich)	8,11	8,65	0,956	4,44	9,59	2,49
Summe der organischen Stoffe	94,57	82,10	35,886	51,82	91,03	94,37

In diesen Gruppen sind noch zahlreiche Einzelstoffe enthalten. Von diesen haben einzelne besonders lösliche bisweilen eine regere Beachtung gefunden. WAKSMAN faßt diese löslichen Stoffe als Humusbegleitstoffe zusammen. Darunter finden sich organische Säuren, wie Ameisensäure, Essigsäure, Oxalsäure und höhere Fettsäuren, Zucker, Alkohole, biogene Amine, Purinkörper u. a. m. Darunter können sich auch die verschiedenartigsten biologisch wirksamen

Tabelle 116. Östrogene Stoffe.

	Mäuseeinheiten in 1 kg Trockensubstanz		Mäuseeinheiten in 1 kg Trockensubstanz
Aibling	0,025	Nenndorf . . .	70—100
Bramstedt	0,091	Grund	80—100
Pyrmont	25—50		

Pflanzenstoffe in kleinen Mengen im Torf vorfinden. So wurden *östrogene Stoffe* („Ovarialhormone“) nachgewiesen [Aschheim und Hohlweg, Wehefritz und Gierhake (Tabelle 116)], Carotinoide (Baudisch und Euler), Gerbstoffe (Hoffmann, Kobert und Triller) u. a. Auch lösliche Mineralstoffe (z. B. aus Mineralquellen) können sich im Moor anreichern. Solche Moore werden als *Mineralmoore* bezeichnet (nicht zu verwechseln mit den an unlöslichen Mineralstoffen reichen Torfen und Moorerden). So können sich NaCl, $CaSO_4$ u. a. in nennenswerten Mengen finden. Besonders aber werden 2 Klassen hieraus öfters hervorgehoben: Schwefelmoore und Eisenmoore.

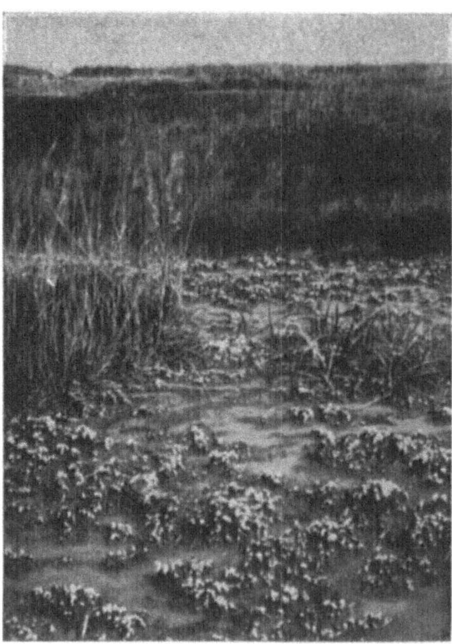

Abb. 174. Mineralmoor mit Salzauswitterungen. [Nach W. Zörkendörfer (3).]

Das *Schwefelmoor* wird durch seinen Gehalt an Schwefelwasserstoff bzw. Sulfiden oder elementarem Schwefel gekennzeichnet (Keilhack). Als Beispiel führen wir das Meinberger Moor (Preuß. geol. Landesanstalt) an:

In 1 kg Badebrei:

Sulfatschwefel (SO_3)	3,35 g
Sulfidschwefel (S)	0,0044 g
Flüchtiger Schwefel (H_2S) . . .	0,034 g

Eisen findet sich in Mooren in verschiedenen Verbindungen, hauptsächlich in unlöslicher Form. Vor allem finden sich Oxyde und Sulfide (van Bemmelen). Am wichtigsten ist das Eisendisulfid (Pyrit oder Markasit). Beim Lagern auf der Halde — an der Oberfläche aber auch schon im Moorlager (auf Abb. 174 als Salzauswitterung sichtbar) — entstehen hier aus durch Oxydation wasserlösliches Ferrosulfat, Schwefelsäure und elementarer Schwefel (Lehmann, Ludwig, Zörkendörfer). Als Beispiel mag ein Marienbader Moor gelten (s. Tabelle 117).

Tabelle 117. Pyritoxydation bei der Verwitterung. [Nach W. Zörkendörfer (1).]

	% der Trockensubstanz	
	frisch	verwittert
FeS_2	12,2	8,9
FeS	0,16	2,1
Fe säurelöslich	1,5	0,25
S elementar .	0,15	1,45
$FeSO_4$	0,16	5,5
$Fe_2(SO_4)_3$ . .	—	2,7

Bei Fehlen von säurelöslichen Oxyden (Fe_2O_3), Carbonaten ($CaCO_3$) u. dgl. tritt daneben auch freie H_2SO_4 auf [LUDWIG, HÖDELMOSER und PANZER, BENADE (4)]. So wurde gefunden (Reichsstelle für Bodenforschung):

in Franzensbader Moor	3,77 g H_2SO_4
in Pretzscher Moor	5,74 g ,,
in Schmiedeberger Moor	1,06 g ,,

Die Hauptbestandteile der Torfe — native Pflanzenstoffe, Humusstoffe und unter Umständen Mineralstoffe — müssen wir vor allem *als die Träger der physikalischen und physikalisch-chemischen Eigenschaften* ansehen. Aus dem Vorwiegen der organischen Substanz ergibt sich ein niedriges spezifisches Gewicht (s. Tabelle 109), weshalb die Moorbäder gerade auch zu Wannenbädern sehr brauchbar sind, und eine gute Wärmehaltung auch bei geringer Wasserkapazität. Die Wasserkapazität schwankt innerhalb weiter Grenzen, bei Hochmooren ist sie vielfach sehr hoch, bewegt sich oft aber auch in mittleren Werten (s. Tabelle 106). Auch von der Vorbehandlung ist sie weitgehend abhängig, bei zu starkem Austrocknen geht die Quellbarkeit zum Teil verloren [BENADE (5) u. a.]. Die Moorkolloide verleihen dem Torf eine hohe Adsorptionskraft (SCHADE, SOUCI).

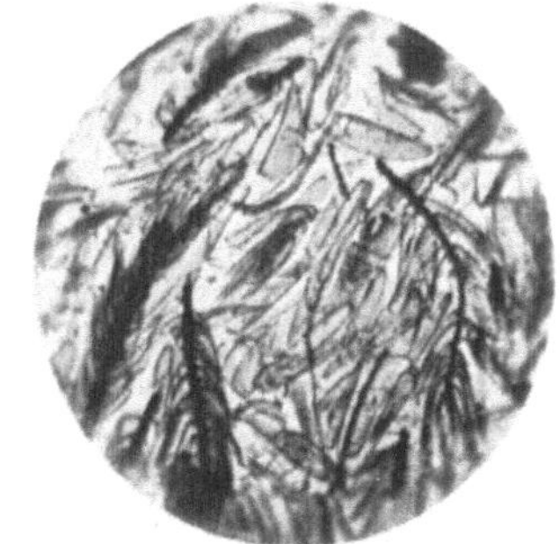

Abb. 175. Mikrobild von Hochmoortorf. (Nach v. BÜLOW.) [Aus BENADE (4).]

Die Wärmehaltung der Badetorfe schwankt zwischen 750 bis 890.

D. Organische Schlamme.

Bei den Schlammen überwiegt quantitativ fast stets der anorganische Anteil. Doch können auch organische Bestandteile in beträchtlichen Mengen — bis zu 40% [BENADE (4)] — auftreten. Raummäßig bilden diese im gequollenen Zustand dann den Hauptanteil und geben so dem ganzen Schlamm das Gepräge. Deshalb fassen wir diese Schlamme als eigene Klasse — Organische Schlamme [BENADE (3)] — zusammen. Diese machen einen Fäulnisprozeß durch. Humussäuren entstehen dabei nicht, sondern hochmolekulare Stoffe anderer Art. Beim Sapropel ist das Ausgangsmaterial vorwiegend pflanzlicher Natur und die Zersetzung verläuft rein anaerob unter starker Beteiligung von Bakterien. Neben organischen Stoffen verschiedener Art führt sie zu reichlicher Bildung von Schwefelwasserstoff, Sulfiden und elementarem Schwefel. Wir können die Sapropele somit auch unter die Schwefelschlamme einreihen. Gyttja entsteht vorwiegend aus Plankton und die Zersetzung verläuft hier zum Teil oxydativ. So kommt es hierbei zum Unterschied vom Sapropel nicht zur Schwefelwasserstoffbildung [BENADE (4)].

Der organische Anteil dieser Schlamme zeichnet sich durch ein sehr hohes Quellungsvermögen aus und so haben diese trotz des reichlichen Mineralgehaltes eine hohe Wasserkapazität und gute Wärmehaltung. Für letztere dürfte auch der Reichtum an Bitumen mitbestimmend sein. Das spezifische Gewicht ist für die badefertige Masse ebenfalls niedrig. So schließen sich diese Schlamme in ihren Eigenschaften eng an die Torfe an. Therapeutisch werden sie vorwiegend für Packungen verwendet. Doch eignen sie sich nach ihren Eigenschaften sehr gut auch für Vollbäder.

Als Beispiel für die Zusammensetzung mag folgende Analyse dienen. Die Differenzierung der organischen Substanzen ist hierbei noch wenig geklärt. Auffallend ist ihr Reichtum an Bitumen.

Tabelle 118. 2 Analysen organischer Schlamme. [Nach BENADE (4).]

	In % der Trockensubstanz		Berechnet auf 1 Liter badefert. Schlamm in g		Berechnet auf 100 Teile org. Subst.	
	Sapropel	Gyttja	Sapropel	Gyttja	Sapropel	Gyttja
Wasser	—	—	850,00	830,00	—	—
Mineralbestandteile	80,96	74,81	121,44	127,17	—	—
Organische Stoffe:						
Fette, Wachse (Harze), Farbstoffe, Zucker, Gerbstoffe	1,32	0,52	1,98	0,88	6,93	2,06
N-Verbindungen, Pektine	2,23	2,64	3,34	4,49	11,71	10,48
Eiweiß (hydrolysierbar)	4,38	4,13	6,57	7,02	23,02	16,39
Hemincellulosen	0,63	0,44	0,94	0,75	3,31	1,75
Cellulose	0,76	0,31	1,14	0,53	3,99	1,23
Hydrolysierbare Stoffe unbekannter Zusammensetzung (Differenz)	0,71	3,60	1,07	6,12	3,73	14,29
Lignin, resistente N-Verbindungen (nicht löslich)	9,01	13,55	13,52	23,04	47,31	53,80
Summe der organischen Stoffe	19,04	25,19	28,56	42,83	100,00	100,00

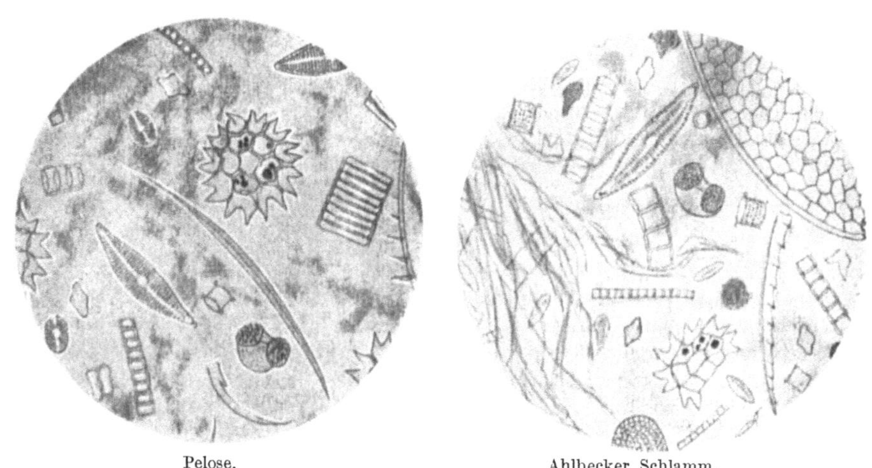

Pelose. Ahlbecker Schlamm.

Abb. 176. Mikrobild organischer Schlamme. (Nach ROSENBERG.)

Auch von den Mineralstoffen ist ein erheblicher Teil biogenen Ursprungs und besteht aus Schalen und Stützgerüsten von Mikroorganismen, was im mikroskopischem Bild deutlich zu erkennen ist (Abb. 176).

E. Mineralische Peloide.

Unter diesem Namen wollen wir alle übrigen Peloide zusammenfassen, bei welchen die organische Substanz ganz in den Hintergrund tritt oder fast völlig fehlt. Hier sind demnach Schlamme verschiedenartiger Herkunft und Zusammensetzung vereint. Wir finden hierunter sowohl Abiolithe wie Biolithe (s. S. 301), bei welchen entweder ursprünglich der organische Anteil zurücktrat oder bei welchem er im Laufe der Zersetzung größtenteils verschwunden ist (z. B. Kieselgur oder Kreide).

Eine Art Übergangsformen zwischen den Organismenschlammen und Mineralschlammen stellen die Schlicke dar, bei welchen die organische Substanz stark in den Hintergrund tritt, sich durch ihr hohes Quellungsvermögen in den Eigenschaften des Schlammes (Wasserkapazität usw.) aber noch deutlich zu erkennen gibt (s. Tabelle 106, S. 302).

Entsprechend der verschiedenartigen Herkunft ist auch die Zusammensetzung der Mineralschlamme nicht einheitlich. Bei den Sedimenten im engeren Sinne überwiegt meist Kalk ($CaCO_3$) oder Kieselsäure. Viel komplizierter ist die Zusammensetzung der Schlamme vulkanischen Ursprungs. Sie entspricht im großen und ganzen der Zusammensetzung der vulkanischen Gesteine. Aber auch reine Sedimentschlamme enthalten oft wechselnde Mengen von Zerfallsprodukten vulkanischer Gesteine (Schwemmsand oder Flugsand).

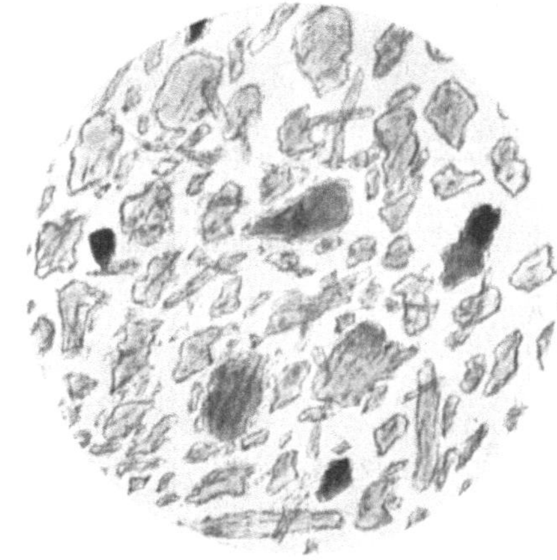

Abb. 177. Mikrobild von Eifelfango. (Nach ROSENBERG.)

Über die Zusammensetzung solcher kompliziert gebauter Schlamme gibt uns die chemische Analyse nur ungenügenden Aufschluß, denn sie vermittelt uns eigentlich nur die Elementarzusammensetzung bzw. die Metall- und Säureanteile, gibt uns aber keine Anhaltspunkte darüber, wie diese zu Mineralien gruppiert vorliegen. Hier hilft uns die mikroskopisch-petrographische Untersuchung weiter als die chemische Analyse. Den Hauptanteil bilden bei Schlammen vulkanischen Ursprungs meist Silicate. Ein Bild über die elementare Zusammensetzung einiger Schlamme gibt uns Tabelle 119. Wie bei der Gesteinsanalyse geben wir auch hier die Basen als Oxyde, die Säureanteile als Säureanhydride an.

Tabelle 119. Zusammensetzung mineralischer Schlamme. [Nach STOCKFISCH und BENADE (1).]

	Battaglia-fango	Eifelfango	Wilhelmshaven Schlick	Homburg Ton	Boll Posido
Fe_2O_3	4,18	10,98	7,70	4,39	5,14
Al_2O_3	6,56	11,16	8,75	21,17	8,07
CaO	19,54	6,42	7,75	1,23	23,33
MgO	4,73	5,98	1,89	1,13	1,46
K_2O	2,11	1,53	1,83	2,69	1,92
Na_2O	1,21	1,61	3,53	0,09	1,55
SiO_2	38,41	55,58	49,08	62,10	28,50
TiO_2	—	—	—	1,09	—
P_2O_5	0,18	0,43	0,08	0,12	0,25
CO_2	15,52	0,06	5,72	0,38	16,82
Cl	0,01	0,04	3,02	—	—
SO_3	0,44	0,03	1,90	0,29	0,35
Sulfid-S	0,69	—	0,12	—	2,47
Elementarer S.	—	—	—	—	—
N	0,17	0,02	3,29	—	0,22
Organische Stoffe	3,89	0,31	1,99	0,30	8,0
H_2O (gebunden)	0,81	4,51	1,53	4,69	1,05

Wasserlösliche Bestandteile finden sich in binnenländischen Mineralschlammen meist nur in sehr geringen Mengen. Meeresablagerungen, welche direkt aus dem Meer ausgehoben werden, enthalten eine der Wasserkapazität entsprechende Menge von Seewasser mit den hierin enthaltenen Salzen. Beträchtliche Mengen löslicher Salzc können sich gelegentlich in Limanen aus hochkonzentrierten Salzseen finden oder in solchen, welche durch Eintrocknen von Meeresbuchten entstanden sind. Unter diesen Salzen können sich gelegentlich auch besondere seltenere Salze (z. B. Jod und Brom) anreichern. Auch Schwefelverbindungen, wie Schwefelwasserstoff, Sulfide oder auch elementarer

Tabelle 120. Korngrößen (in % der Trockensubstanz). [Nach BENADE (4).]

	Größenordnung	Homburger Ton		Fango di Battaglia (trocken)		Wilhelmshaven Schlick		Eifelfango Handelspackung	
	über 2 mm	—	—	—	—	—	—	—	—
Sand	2—1	—		0,2		—		—	
	1—0,5	0,4	3,4	0,2	0,8	—	0,4	—	0,3
	0,5—0,2	3,0		0,4		0,4		0,3	
Mehlsand	0,2—0,1	2,5		14,0		1,6		4,4	
	100—50	7,8	24,5	7,2	35,2	2,8	16,1	21,2	50,0
	50—20	14,2		14,0		11,7		24,9	
Schluff	20—10	13,2		—		—		—	
	10—5	15,8	44,3	—	52,9	—	54,1	—	35,4
	5—2	15,3		—		—		—	
Feinstes	unter 2	27,6	27,6	9,9	9,9	24,1	24,1	13,1	13,1
Molekularlöslich		0,2	0,2	1,2	1,2	5,3	5,3	0,5	0,5

Tabelle 121. Moorbäder Deutschlands.

Aibling
Alexanderbad
Alexisbad
Altheide
Augustusbad
Berka
Binz
Blenhorst
Brambach (nur Teilpackungen)
Bramstedt
Cammin
Cranz
Cuxhaven
Dievenow
Driburg
Düben
Eilsen
Elster
Fiestel
Flinsberg
Franzensbad
Freienwalde
Gögging
Gottleuba
Griesbach
Grund
Heilbrunn (nur Packungen)
Heringsdorf
Hückermoor
Johannisbad-Schmeckwitz
Karlsbad
Karlsbrunn
Klosterlausnitz
Kohlgrub
Kolberg
König Ottobad
Konstantinsbad
Kudowa
Landeck
Landstuhl-Sickingen
Langenau Schl.
Langenbrücken
Langensalza
Lausick
Liebenwerda
Liebwerda
Lindau
Luckau
Lüneburg
Marienbad
Meinberg
Nenndorf
Neustadt (Saale)
Oppelsdorf
Petersthal
Polzin
Pretzsch
Pyrmont
Randringhausen
Reichenhall
Reinerz
Rippoldsau
Saarow
Salzungen
Saßnitz
Schmiedeberg
Schönfließ
Schwalbach
Schwartau
Schwarzbach
Seebruch
Segeberg
Steben
Sülze
Swinemünde
Tölz
Tönnisstein
Traunstein
Trebnitz
Warmbrunn
Warnemünde
Wilsnack
Wurzach

Versandmoor: Rotes Moor (Rhön). Verabreicht in Bad Bocklet, Brückenau, Hersfeld, Kissingen, Neustadt, Salzschlirf, Wiesbaden.

Schwefel finden sich in verschiedenen Mineralschlammen. Sie können entweder organischer Herkunft sein (s. Sapropele S. 306), oder auch rein anorganischer Herkunft (vulkanische Gase, Pyritlagerstätten u. dgl.).

Da die Mineralstoffe meist nicht quellungsfähig sind, haben die Mineralschlamme eine sehr geringe Wasserkapazität, in der Regel unter 1 [STOCKFISCH und BENADE (1)]. Nur wenn sie besonders quellungsfähige organische Stoffe enthalten, steigt sie etwas höher an. Das spezifische Gewicht ist relativ hoch. Daher eignen sich diese Schlamme schlecht zu Vollbädern und werden meist nur zu Packungen verarbeitet. Die Wärmehaltung ist wesentlich geringer als bei den Mooren und organischen Schlammen (s. Tabelle 112, S. 305). Wegen der Unfähigkeit zur Quellung wird die Wasserkapazität bei diesen Schlammen in erster Linie von der Korngröße abhängen. Deshalb ist diese gerade für die Mineralschlamme von besonderer Bedeutung. Von ihr werden die physikalischen Eigenschaften des Schlammes wesentlich bestimmt. Nach der Korngröße unterteilen wir die Mineralstoffe in Kies (über 2 mm), Sand, Schluff und Ton [STOCKFISCH und BENADE (1)]. Über den Anteil dieser verschiedenen Korngrößen in einigen Mineralschlammen gibt uns Tabelle 120 Aufschluß.

Tabelle 122. Schlammbäder Deutschlands.

Schlamme: Ahlbeck, Bentheim (Schwefelschlamm). Blankenburg (Harz).

Schlick: Büsum, Cuxhaven, Warnemünde, Wilhelmshaven.

Kreide: Saßnitz.

Ton: Homburg.

Sand: Köstritz.

Versandschlamme: Organische Schlamme: „Pelose“ aus Schollene (Schering), „Peloran“. Mineralschlamme: „Eifelfango“ aus Neuenahr; „Posido“ und „Jurafango“ aus Boll. Mineralschlamm: Teufelsbad Blankenburg (Harz).

Bekannte Peloidbäder des Auslandes: Acqui (Italien), Ahrensburg, Baleruc (Frankreich), Battaglia (Italien), Dax (Frankreich), Dorna Watra (Rumänien), Hapsal (Estland), Loka (Schweden), Odessa (Rußland), Pyrawarth (Österr.), Pistyan (Slowakei), Ronneby (Schweden), S. Amano (Frankreich), Sandefjord (Norwegen), Spaa (Belgien), Schinznach (Schweiz), Töplitz-Warasdin (IHS).

Untersuchungsmethoden für Peloide[1].

Auch hier müssen wir uns auf die Besprechung einiger für die Charakterisierung wichtiger orientierender Bestimmungen beschränken.

Allgemeine Zusammensetzung. Prinzip: Die 3 Hauptbestandteile: Wasser, organische Substanz und Mineralstoffe werden durch ihre Flüchtigkeit bei verschiedenen Temperaturen getrennt. Das Wasser wird durch Trocknen bei 105° entfernt und hierauf die organischen Stoffe verbrannt. Der jeweilige Gewichtsverlust wird als Wasser bzw. als organische Substanz betrachtet, der Glührückstand als Mineralanteil. Dies ist zwar nur annähernd richtig, genügt jedoch meist. Nur bei Anwesenheit von viel Carbonaten — in einer Vorprobe erkennbar am Aufbrausen mit verdünnter Salzsäure — ist die Gleichsetzung des Glühverlustes mit organischen Substanzen unstatthaft, weil auch die anorganisch gebundene Kohlensäure beim Glühen entweicht.

Ausführung. In einem geglühten gewogenen Porzellantiegel wird eine bestimmte Menge des Peloids im Trockenschrank bei 105° bis zur Gewichtskonstanz getrocknet und gewogen. Dann erhitzt man über freier Flamme zunächst vorsichtig, nachdem der Hauptanteil verbrannt ist, mit voller Flamme bis zum Glühen und wägt nach Erkalten wieder.

---

[1] Weitere Methoden siehe STOCKFISCH und BENADE (1).

Wasserkapazität. Nach STOCKFISCH und BENADE (3). Prinzip: Eine wasserübersättigte Aufschwemmung läßt man in einer feuchten Kammer (zur Vermeidung von Verdunstung) abtropfen und bestimmt durch Wägen das Endgewicht der nun mit Wasser gesättigten Masse.

Ausführung. Bei feuchten Peloiden muß zunächst der Wassergehalt des Ausgangsmaterials bestimmt werden (s. oben). Vorheriges Trocknen der Probe selbst ist unzulässig. 100 g werden in einer Porzellanschale mit destilliertem Wasser zu einer dünnflüssigen Masse angerührt und in ein Becherglas überspült. Bei Verwendung von stärker getrocknetem quellungsfähigem Material läßt man das Glas über Nacht im Thermostaten stehen. Dann wird 20 Minuten elektrisch gerührt und die Aufschwemmung in eine feucht gewogene (Gewicht a) Extraktionshülse überspült. Diese Hülse hängt man schwebend in einem Weckglas auf und läßt eine Woche absetzen. Dann wird außen anhaftendes Wasser abgetupft und gewogen (Gewicht b). Berechnung: Bezeichnen wir den im Vorversuch ermittelten Trockengehalt des Peloids, ausgedrückt in % mit Tr, so ist die

$$\text{Wasserkapazität} = \frac{b - a - Tr}{Tr}.$$

Wärmehaltung. Nach BENADE (1). Prinzip: In einem kugelförmigen Gefäß bekannter Größe wird der Brei mit Eis gekühlt. Aus dem Temperaturabfall im Mittelpunkt der Kugel läßt sich die Wärmehaltung berechnen. Die Messung erfolgt bei Peloiden, welche für Wannenbäder bestimmt sind, bei voller Wassersättigung, bei Packungsschlammen, bei Packungskonsistenz, und zwar stets bei bekanntem bzw. gleichem Wassergehalt.

Ausführung. Der Brei wird durch elektrisches Rühren möglichst gleichmäßig durchgerührt und luftblasenfrei in den Kugelkolben eingeführt. Bei dicken Breien wird er durch einen großen Trichter durch vorsichtiges Evakuieren in den Kolben gesaugt. Durch Einsenken des Kolbens in einen feinverteilten Eisbrei wird der Schlamm gekühlt und der Temperaturabfall beobachtet. Die Zeit, welche die Abkühlung zwischen 6,3° (t_1) und 3,7° (t_2) braucht, wird gestoppt.

Berechnung: Ist diese Zeit gemessen in Sekunden $= z$, so ist die Wärmehaltung $= \frac{0{,}108 \cdot z}{\log t_1 - \log t_2} = 0{,}4676 \cdot z$ für die angegebenen Temperaturen.

Sandgehalt. Bei Mineralschlammen werden die gröberen Anteile über 0,05 mm (Sand) feucht durch Siebe abgetrennt. Eine gewogene Menge des Schlammes wird mit Wasser angerührt und mit einem Wasserstrahl durch genormte Siebe gespült. Der Rückstand wird nach Trocknen zurückgewogen.

Literatur.

ARRHENIUS: Z. physik. Chem. **1**, 631 (1887). — ASCHHEIM u. HOHLWEG: Dtsch. med. Wschr. **1933**, H. 1. — ASCHOFF: Die Radioaktivität der deutschen Heilquellen. München 1935.

Bäderbuch, deutsches. Berlin 1907. — Bäderbuch, österreichisches. Wien 1914. — Bäderbuch, österreichisches. Wien 1928. — Bade- und Luftkurorte Japans. Tokyo 1911. — BAUDISCH u. WELO: Arch. f. Baln. **1**, 169 (1926). — BECKER: II. internat. Rad., S. 536. Brüssel 1910/11. — BEHREND u. BERG: Chemische Geologie. Stuttgart 1927. — v. BEMMELEN, HOITSEMA u. KLOBBIE: Z. anorg. Chem. **22**, 313 (1900). — BENADE: (1) Balneologe **3**, 467 (1936). — (2) Jb. preuß. Geol. Landesanst. **57**, 1 (1937). — (3) Balneologe **4**, 49 (1937). — (4) Moore, Schlamme, Erden (Peloide). Dresden 1938. — (5) Balneologe **4**, 189 (1937). — BENADE u. STOCKFISCH: Z. Bäderkde **5**, 308 (1930). — BENINDE: Z. Bäderkde **1**, 33 (1929). — BLANCK: Handbuch der Bodenlehre, Bd. 4. — BUNSEN: Z. anal. Chem. **10**, 420 (1871).

CARTELLIERI: Monographie der Mineralmoorbäder von Franzensbad bei Eger. Prag 1852. — Chemiker-Taschenbuch 1937. — CLARKE: Data of Geochemystry, 1916.

DIEM: Wien. med. Wschr. **1930 II**, 1224. — DIETL: Z. f. Baln. **5**, 191, 701 (1913). — DIETRICH u. KAMINER: Handbuch der Balneologie, Bd. 1. Leipzig 1916. — DITTMAR: Challenger Report. Phys. and Chem. **1**, 203 (1884).

FRESENIUS, L.: (1) Bäderkde **1**, 169 (1926). — (2) Veröff. Z.stelle Baln. N. F. **35** (1933). — (3) Balneologe **1**, 33 (1934). — (4) Balneologe **3**, 449 (1936). — FRESENIUS, L. u. HARPUDER: Med. Welt **1930 I**, Nr 15. — FRESENIUS, L. u. LEDERER: (1) Biochem. Z. **226**. — FRESENIUS, R.: Jb. Nassau. Ver. Naturkde **6**, 158 (1851). — FRESENIUS, R. u. DICK: Balneologe **4**, 468 (1937).

GENSER: Z. dtsch. Geol. Ges. **85**, 482 (1933). — GLENARD: Sur les propriétés physico-chimiques des eaux de Vichy. Paris 1911. — GRÖGER: Z. angew. Chem. **7**, 52 (1894). — GRÜNHUT: Z. f. Baln. **4**, **433**, 470 (1911).

HAEBERLIN: Lehrbuch der Meeresheilkund. Berlin 1935. — HANSEN, RÜSTUNG u. HVEDING: Klin. Wschr. **1935 I**, 684. — HINTZ: Z. Baln. **3**. — HINTZ u. GRÜNHUT: (1) KÖNIGS: Chemie der menschlichen Nahrungs- und Genußmittel, Bd. 3, Teil 3. Berlin 1918. — (2) im Deutschen Bäderbuch. — (3) in DIETRICH-KAMINER I.

JACOB: 4. schles. Bädertag. Reinerz 1876.

KEILHACK: In DIETRICH-KAMINER I. — KIONKA: (1) Z. Baln. **4**, 79 (1911). — (2) Ther. Gegenw. **66**, 110 (1925). — (3) ABDERHALDENS Handbuch der biologischen Arbeitsmethoden, Abt. IV, Teil 8. — (4) Z. Bäderkde **3**, 543 (1929). — KLUT: Ber. dtsch. pharmaz. Ges. **19**, 145 (1909). — KOBERT u. TRILLER: Z. Baln. **9**, 15 (1916). — KUNSZT: Z. physik. Ther. **36**, 93 (1929).

LAMPERT: (1) Heilquellen und Heilklima. Dresden 1934. — (2) Med. Welt **1935 I**, 632. — (3) Hippokrates **6**, 805 (1935). — LENDEL: (1) Z. physik. Ther. **42**, 6 (1932). — (2) Balneologe **1**, 235 (1934). — LEWIS: Arch. med. Hydrol. **13**, 56 (1935). — LIEBIG: Liebigs Ann. **98**, 51 (1856). — LOEWE: Z. physik. Ther. **33**, 12 (1927). — LÜBBEN: Baln. Z. **20**, 1 (1909). — LUDEWIG: Physik. Z. **22**, 298 (1921). — LUDWIG, HÖDELMOSER u. PANZER: Wien. klin. Wschr. **1899**, Nr 17.

MICHAELIS: Z. Baln. **6**, 336 (1914); **7**, 311 (1915). — Mineral- und Heilquellen der Schweiz. Bern 1937. — MÜLLER: Posido, Deutscher Heil-Urschlamm. Stuttgart 1935.

NUSSBERGER: Schweiz. med. Wschr. **1934 II**, 713.

ODÉN: Die Huminsäuren. Dresden 1922. — OSTWALD: Kolloid-Z. **29**, 316 (1921).

PRINZ u. KAMPE: Handbuch der Hydrologie. Berlin 1934.

ROSENBERG: Z. Bäderkde **3**, 834 (1929).

SCHADE: Veröff. Z.stelle Baln. N. F. **3** (1926). — SCHADE u. HAAGEN: Veröff. Z.stelle Baln. N. F. **12**. — SCHMIDT, SCHNELLE u. WOLLMANN: Großdeutschlands Heilbäder, Seebäder, Kurorte und Versandheilwässer. Berlin 1939. — SCHNEIDER u. SLEŽÁK: Chem. Obzor. **9**, 1, 160 (1934). — SCHÜTZ: Grundriß der Heilquellenlehre. Wien 1919. — SCHULZ: In HAEBERLINS Meeresheilkunde. — SCHWARZ, KÜCHLER u. STEINER: Z. Elektrochem. **40**, 298 (1934). — SIEBER: Die Schwäbischen Mineralquellen und Kurorte. Stuttgart 1935. — SOUCI: (1) Münch. med. Wschr. **1932**, Nr 2. — (2) Balneologe **4**, 1 (1937). — (3) Die Chemie des Moores. Stuttgart 1938. — (4) Veröff. Z.stelle Baln. N. F. **34** (1933). — SPIRO: Dtsch. med. Wschr. **1925**, Nr 16. — STADNIKOFF: Neuere Torfchemie. Dresden 1930. — STARK: Wien. med. Presse **1906**, Nr 45—49. — STOCKFISCH: Z. physik. Ther. **43**, 127 (1932). — STOCKFISCH u. BENADE: (1) Mitt. preuß. geol. Landesanst. **1930**, H. 11, 35. — (2) Balneologe **1**, 386 (1934). — (3) Balneologe **2**, 203 (1935). — STOOF: Z. Kurortwissensch. **2**, 91 (1932). — STURZA: Die Kochsalzwässer Rumäniens. Wien 1930.

THENARD: Ann. Chim. et Physic. **42**, 485 (1852).

UREY, BRICKWEDDE u. MURPHEY: Physic. Rev. **39**, 164 (1932).

VOGT: Die Meerwassertrinkkur. Berlin 1938. — Reichsmed. Kal. 1935—1939.

WAGNER: (1) Z. Bäderkde **2**, 1061 (1928). — (2) Z. Baln. **2**, 538 (1910). — WALCHNER: Liebigs Ann. **61**, 205 (1847). — WATTENBERG: (1) Z. anorg. Chem. **23** (1938). — (2) in VOGTS Meerwassertrinkkur. — WEHEFRITZ u. GIERHAKE: (1) Arch. Gynäk. **154**, 384 (1933). — (2) Dtsch. med. Wschr. **1936 I**, 423. — WINCKLER: (1) Z. Baln. **1**, 29 (1908). — (2) Z. Bäderkde **3**, 531 (1929).

ZÖRKENDÖRFER, K.: (1) Mooruntersuchungen. Prag 1911. — (2) Z. Baln. **3**, 592 (1911). — (3) Verh. Baln. Ges. **1921**, 149. — ZÖRKENDÖRFER, W.: (1) Balneologe **2** (1935). (2) Die typischen Eigenschaften der Peloide. Berlin 1938. — (3) Münch. med. Wschr. **1939 I**, 393.

IV. Wirkungsweise (Pharmakologie) der Heilquellen, Moore und Schlamme.

1. Allgemeiner Teil.

Die therapeutische Anwendung von Mineralwässern gründet sich auf die Erfahrung. Erst viel später hat man nach Erklärungen gesucht und langsam eine systematische Heilquellenlehre aufgebaut. Die Verabfolgung der Wässer kann auf verschiedene Weise geschehen, vor allem müssen wir zwei allgemein verbreitete Anwendungsformen unterscheiden: Die innerliche — die Trinkkur — und die äußerliche — die Badekur — denen sich noch einige Spezialanwendungen wie Inhalation, Spülungen u. dgl. anschließen. Trinkkur und Badekur sind aber keineswegs nur zwei verschiedene Darreichungsformen ein- und desselben Heilmittels. Nur in bestimmten, man kann fast sagen Ausnahmefällen, kann eine solche Auffassung gerechtfertigt erscheinen, daß wir beidesmal das gleiche Ziel — Zufuhr bestimmter Stoffe oder Stoffkomplexe — nur auf verschiedenem Resorptionswege vor Augen haben. Trink- und Badekur stellen zwei verschiedene Heilmethoden mit völlig verschiedenem Wirkungsmechanismus dar. So wirkt schon das Wasser innerlich genommen sozusagen mehr als solches, indem es in den Wasserhaushalt eingreift, während das Wasserbad mehr als eine physikalische Masse wirkt. Deshalb geht es nicht an, Wirkungen der Mineralwässer als solche zu besprechen, sondern wir müssen von vornherein Badekuren, Trinkkuren und Inhalationen gesondert behandeln.

A. Badekuren.

Von

J. KÜHNAU-Wiesbaden.

Mit 5 Abbildungen.

a) Wesen der Badekur.

Unter *Badekur* versteht man den serienmäßigen Gebrauch von Bädern in Mineralquellen zu Heilzwecken am Orte ihres Zutagetretens, d. h. unter Ausnutzung der anderen für diesen Ort charakteristischen („ortsgebundenen“) Heilfaktoren, insbesondere des Klimas. Sie besteht also ihrem Wesen nach in einer oft und über einen längeren Zeitraum hin wiederholten und daher sehr intensiven Einwirkung einer kompliziert zusammengesetzten Salzlösung erhöhter Temperatur auf das Hautorgan, wobei je nach der chemischen Eigenart dieser Salzlösung, also dem Charakter der Mineralquelle, sehr verschiedenartige therapeutische Effekte hervorgebracht werden, die noch durch die anderen ortsgebundenen Heilfaktoren und die Ernährung weiter modifiziert werden. Zu diesen in erster Linie an der Haut angreifenden Wirkungen der Temperatur und der gelösten Bestandteile des Mineralwassers addieren sich mechanische Einflüsse des Wassers selbst auf die eingetauchten Körperteile.

Die Anwendung von Badekuren ist eine der ältesten bekannten Heilmethoden. Eine jahrtausendalte Empirie hat zur Abgrenzung einer Reihe von Indikationsgebieten für die Badekur geführt, deren gemeinsames Merkmal darin besteht, daß die in ihnen zusammengefaßten Leiden durch die Badekur auf dem Wege einer *Reaktionsänderung („Umstimmung")* des Organismus einer Heilung zugeführt werden. Die Badekur stellt mit anderen Worten ganz ähnlich wie die Behandlung mit Eiweiß- oder Schwefelinjektionen eine Form der „unspezifischen Reiztherapie" dar (SCHOBER, GÉRONNE); sie ist jedoch vor den anderen Modi der unspezifischen Therapie dadurch gekennzeichnet, daß sie nicht wie diese körperfremde reaktionsändernde Substanzen auf parenteralem, also unbiologischem Wege in den Organismus hineinbringt, sondern durch protrahierte und wiederholte Applikation an sich unterschwelliger Reize auf die Haut die die Umstimmung hervorrufenden Wirkstoffe im Organismus selbst entstehen läßt und so die Umstimmung in zelladäquater, lebensgerechter Weise allmählich und unter Vermeidung brüsker, unphysiologischer Reaktionen zur Entwicklung bringt. Dieser am Gesamtorganismus angreifende „unspezifische" Fundamentaleffekt kombiniert sich bei einigen besonderen Mineralbadtypen mit spezifischen Wirkungen bestimmter Badbestandteile, die durch die Haut ins Körperinnere eindringen und dort in charakteristischer Weise einzelne Organfunktionen und Stoffwechselvorgänge beeinflussen (z. B. Radiumemanation). Aus der Verschiedenheit der Kombinationen von spezifischen und unspezifischen Wirkungsmechanismen bei den einzelnen zur Badekur verwendeten Mineralquellen ergibt sich die Vielseitigkeit der Indikationen für Badekuren.

Die Analyse der Bäderwirkungen zeigt, daß diese — gleichgültig, ob sie zu spezifischen oder unspezifischen Folgen am Organismus führen — auf einem dreifachen Wege zustande kommen, nämlich durch Zusammenwirken *mechanischer*, *thermischer* und *chemischer* Faktoren.

b) Wirkungsweise der Bäder.

α) Mechanische Wirkungen.

Die physiologisch und therapeutisch in Betracht kommenden mechanischen Effekte des Mineralbades bestehen in dem *Auftrieb* des Wassers und seinem *hydrostatischen Druck.* Das Studium dieser Effekte ist nur bei völliger Ausschaltung thermischer und chemischer Reize, also im *thermoindifferenten Süßwasserbad*, möglich. Der Begriff der Temperaturindifferenz ist aber kein absoluter und umfaßt je nach der zu prüfenden Badewirkung verschiedene Temperaturbereiche. KL. GOLLWITZER-MEIER unterscheidet eine „thermoreceptorisch-indifferente Wärmezone" (34 bis 35°) und eine „metabolisch-indifferente Wärmezone" (32 bis 38°); innerhalb jener wird Kreislauf und Atmung, innerhalb dieser der Gaswechsel thermisch nicht beeinflußt. Diese Indifferenzbegriffe sind den folgenden Angaben zugrunde gelegt.

Der *Auftrieb* bedingt eine erhebliche Herabsetzung des Gewichts der eingetauchten Körperteile, bezogen auf das verdrängte Wasser. Einschließlich des außer Wasser bleibenden Anteils (den Kopf zu 7% des Gesamtgewichts gerechnet) wiegt ein 70 kg schwerer Körper im Süßwasserbad nur 7,9 kg, im Nauheimer Thermalsolsprudel (Nr. 12) nur 6,4 kg und in der Reichenhaller Sole sogar —2,8 kg, d. h. er schwimmt in der Sole mit einem Auftrieb von 2,8 kg. Damit hat der Auftrieb eine entsprechende Entlastung des Bewegungsapparates zur Folge und ermöglicht vielfach Gelenkbewegungen, die außerhalb des Bades durch Muskelschwäche, Schmerzen oder Weichteilveränderungen verhindert werden; endlich verhütet er bei schwerbeweglichen Patienten Eintritt oder Fortschreiten eines Decubitus. Neben diesen unmittelbaren Wirkungen hat der Auftrieb aber auch noch sekundäre Folgen. Die zur Erhaltung des Gleichgewichts im Bad gegen den Auftrieb aufgewandte Arbeit führt zu einer mäßigen Steigerung der Herzfrequenz, der Atemgröße und des Herzminutenvolumens im Bad (GOLLWITZER-MEIER). Besonders deutlich ist dieser Effekt im Solbad das intensive Arbeit gegen den Auftrieb erfordert; hier ist außer der Herzfrequenz auch die Blutdruckamplitude stark erhöht (BISCHOFF und PAETSCH).

Zu diesen Wirkungen des Auftriebs addieren sich in jedem Bad diejenigen des *hydrostatischen Druckes,* die sich primär an den kompressiblen Gebilden, vor allem den Körperhöhlen und dem Venensystem auswirken. Sie führen zu vielfältigen und sehr komplizierten Umstellungen der Herztätigkeit, des Kreislaufs und der Atmung. Die Wirkungen des hydrostatischen Druckes sind noch nicht lange bekannt; noch im ersten Jahrzehnt dieses Jahrhunderts sprachen GLAX, MATTHES sowie SITTMANN der mechanischen Wirkung des Bades jede Bedeutung ab. STRASBURGER war der erste, der den Einfluß des hydrostatischen Druckes auf das Thoraxvolumen erkannte (1909), und TIGERSTEDT beobachtete 1918 erstmalig mechanisch bedingte Kreislaufveränderungen im Bad. Die methodischen Fortschritte der letzten Jahre haben unser Wissen auf diesem Gebiet wesentlich erweitert.

Besonders sinnfällig und praktisch bedeutsam ist die Wirkung des hydrostatischen Drucks auf den *Thorax.* Der Thoraxumfang nimmt im Vollbad um 1 bis 3,6 cm ab (STRASBURGER). Damit in Zusammenhang steigt der *intrathorakale* (intrapleurale) *Druck* im indifferenten Vollbad an (SCHOTT, KRÜGER und BUDELMANN), und zwar in direkter Abhängigkeit vom Niveau des äußeren Wasserspiegels (Tabelle 123).

Tabelle 123. Intrathorakaler Druck in cm H_2O beim Menschen (Pneumothoraxpatienten) im indifferenten Süßwasserbad.

Patient sitzend (nach SCHOTT)				Patient in schräger Haltung (nach KRÜGER-BUDELMANN)		
Wasserhöhe cm	Wasserstand	Druck		Wasserstand	Druck	
		insp.	exsp.		insp.	exsp.
—	—	— 4	— 2	—	— 2,8	— 0,9
20	Beckengürtel	— 4	— 1	Symphyse	— 3,0	— 0,8
30	Zwerchfell	— 2	+ 1	Crist. iliac.	— 3,2	— 1,0
40	Mamillen	0	+ 4	Nabel	— 2,0	— 0,6
45	Acromion	+ 2	+ 6	Rippenbogen	— 1,0	+ 0,4
50	Kinn	+ 2	+ 8	Mamillen	— 0,6	+ 2,0

In Übereinstimmung damit stellte BOCK an entbluteten Hunden fest, daß der hydrostatische Druck des indifferenten Bades sich zu 70% auf das Thoraxinnere fortpflanzt, d. h. daß eine das Brustbein um x cm übersteigende Wasserhöhe den Thoraxinnendruck um $0,7 \cdot x$ cm Wasser erhöht („hydromechanischer Bädereffekt"). Mit den Beobachtungen von SCHOTT und BOCK war die von STIGLER 1920 ausgesprochene Annahme, daß die im Thorax eingeschlossenen Organe dem Wasserdruck nicht ausgesetzt sind, widerlegt. Der auf der Brustwand lastende Druck steigt unter Wasser (bei Schlauchatmung) pro cm Tauchtiefe um 0,5 kg. Die Grenze der Inspirationsfähigkeit ist beim normalen Menschen in horizontaler Lage erreicht, wenn auf dem Sternum eine Wassersäule von 35 cm lastet, d. h. bei einem Wasserdruck von 17,5 kg (SCHOTT). Die Erhöhung des intrathorakalen Druckes wird außer durch die schon erwähnte Thoraxkompression hervorgerufen durch eine Hochdrängung des Zwerchfells im Bad (SARRE, KRÜGER und BUDELMANN). Dies geht daraus hervor, daß der intrathorakale Druck im Bad bereits ansteigt, bevor der Wasserspiegel den Thorax erreicht, z. B. zwischen Nabel und Xiphoid steht. Der dann bereits erhöhte Bauchinnendruck führt zu Zwerchfellhochstand und beeinflußt so auch den intrathorakalen Druck. Dessen Anstieg im Bad wird beim Gesunden bis zu einem gewissen Grade kompensiert durch Abnahme der Reserveluft (SARRE);

intrathorakaler Druck und Luftfüllung der Lunge sind bei gleichem hydrostatischen Druck umgekehrt proportional (KRÜGER und BUDELMANN). Trotz der Gegenregulation von seiten der Lunge ist aber der intrathorakale Druckanstieg im Bad stets nachweisbar; der Thorax wird also durch den hydrostatischem Druck stärker zusammengepreßt als die Lunge. Im Gegensatz zum Gesunden kann beim Herzkranken mit Stauungslunge und verminderter Lungenelastizität die Reserveluft nicht abnehmen (SARRE) und der intrathorakale Druck steigt daher beim Herzkranken im Bad unter gleichen äußeren Bedingungen stärker an als beim Gesunden.

Analog dem intrathorakalen Druck wird auch der *intraabdominale Druck* (Bauchinnendruck) durch den hydrostatischen Druck des Bades und mit diesem steigend erhöht (SCHOTT; Tabelle 124). Der Bauchumfang vermindert sich im Vollbad um 2,5 bis 6,5 cm (STRASBURGER). In noch größerem Umfang als auf das Thoraxinnere, nämlich zu 80%, pflanzt sich der Wasserdruck des Bades auf den Bauchraum fort (BOCK). Der erhöhte Bauchinnendruck bewirkt seinerseits einen vermehrten Rückfluß aus den Eingeweidevenen zum Herzen und eine Drosselung des Bluteinstromes aus den Beinen, die aber dadurch, daß auf den Beinen ein stärkerer Wasserdruck lastet, wieder kompensiert wird.

Tabelle 124. Bauchinnendruck beim gesunden Menschen, vom Rectum aus gemessen, im Knien. Indifferentes Bad. (Nach SCHOTT.)

Wasserhöhe in cm	Wasserstand	Bauch-innendruck
x	Symphyse	18 mm Hg
$x + 10$	Nabel	22 ,, ,,
$x + 20$	Xiphoid	26 ,, ,,
$x + 30$	Mamillen	28 ,, ,,
$x + 37$	Acromion	33 ,, ,,

In ähnlicher Weise wirkt sich der Wasserdruck des Bades am *Extremitäteninnern* aus. Allerdings besteht die Auffassung STIGLERs, wonach er sich bei den Extremitäten ungemindert bis auf den Knochen übertragen soll, nicht zu Recht, doch ergaben Versuche am überlebenden Extremitätenpräparat nach BORNSTEIN-GREMELS, daß sich der hydrostatische Druck des Bades zu 86% auf das Extremitäteninnere fortpflanzt (BOCK). TIGERSTEDT fand dementsprechend im Tierversuch eine Kompression der Beinvenen im Bad. Nach indifferenten Stehbädern von 12 bis 15 Minuten Dauer beobachtete v. MOLL bei gesunden Menschen regelmäßig eine Verkleinerung des Fußvolumens um 8 bis 53 ccm (0,6 bis 3,1%) als Ausdruck der Kompressionswirkung des Wassers. Dagegen trifft die naheliegende und auch z. B. von SCHOTT geäußerte Annahme, daß der Wasserdruck des Bades durch die mechanische Kompression der peripheren Venen auch den Venendruck beeinflusse, nicht zu (s. unten).

Diese mechanischen Einwirkungen des Bades auf Thorax, Bauchraum und Extremitäten beeinflussen ineinandergreifend in vielfältiger Weise Atmung, Kreislauf und Stoffwechsel. Am übersichtlichsten liegen die Verhältnisse bei der *Atmung*.

Im indifferenten Bad kommt es infolge des intrathorakalen Druckanstieges zu einer Herabsetzung der normalerweise durch den Unterdruck im Pleuraraum aufrechterhaltenen physiologischen Gegenspannung der Lunge (ihrer Überdehnung über die elastische Gleichgewichtslage hinaus) und infolgedessen zu vermehrter Neigung der Lunge, in ihre elastische Gleichgewichtslage zurückzukehren, ferner zu Abnahme ihres Luftgehaltes und ihrer Blutfüllung (STRAUB, GOLLWITZER-MEIER). Die Atmung bewegt sich im indifferenten Bad um eine herabgesetzte *Mittellage* herum (SARRE); die Herabsetzung der Mittellage tritt ein, sobald der Wasserspiegel den Nabel erreicht, und verhält sich ihm, wenn er über die Thoraxgrenze ansteigt, proportional (Abb. 178). Wird der Gesunde ohne aktive Muskeltätigkeit in ein volles Bad eingelassen, so sinkt die Mittelkapazität um 0,5 bis 1,5, im Mittel um 1 Liter. Dieses Luftvolumen der Lunge in der Mittellage nimmt damit gegenüber der Norm etwa um die Hälfte, von 3 auf 1,5 bis 2 Liter, ab. Die Abnahme erfolgt fast ausschließlich auf Kosten der Reserveluft. Da diese normalerweise etwa 1,2 Liter beträgt, hat der gesunde Mensch im Vollbad fast keine Reserveluft mehr. Trotz dieser Verringerung der Reserveluft ändert sich die Vitalkapazität im Bad nicht nennenswert (kurzdauernde Abnahmen, wie sie BUDELMANN in Bädern von 38° fand, sind wohl auf thermische Wirkungen zu beziehen). Das besagt, daß der Gesunde imstande ist, den mechanisch bedingten Abfall der Reserveluft im Bad durch eine Vermehrung der Komplementärluft auszugleichen. Daß die Verminderung der Mittellage im Bad rein hydrostatische Ursachen hat, geht aus ihrer Abhängigkeit vom Wasserstand und ihrem sofortigen Verschwinden beim Verlassen des Bades hervor. Bei dekompensierten Herzkranken mit Stauungslunge bleibt die Herabsetzung der Mittellage im Bad aus; dies bewirkt einen gegenüber der Norm vermehrten intrathorakalen Druckanstieg, der sich klinisch in Dyspnoe und Beklemmungen, sogar (infolge verringerter Coronardurchblutung) in Anfällen von Angina pectoris äußern kann. — Neben diesen Einflüssen auf die Atemmechanik übt der hydrostatische Druck im Bad auch solche auf die Atemgröße aus. Sogleich nach dem Eintauchen ins Bad wird eine kurzdauernde Vergrößerung der Atmung beobachtet, die großenteils durch Arbeit gegen den Auftrieb bedingt ist und schnell von einer immer mehr zunehmenden Verflachung und Verkleinerung der Atmung abgelöst wird (GOLLWITZER-MEIER; KRAMER und SARRE); das Atemvolumen pro Minute nimmt um 1 bis 2 Liter (etwa 20%), die mittlere Atemtiefe um 50 bis 100 ccm ab bei durchschnittlichem Gleichbleiben der Atemfrequenz (Tabelle 125). Die Impulse, die zu dieser Umstellung der Atemgröße führen, sind rein hydrostatischer Natur, jedoch verschiedener Art; es sind einmal direkte Wirkungen des Wasserdruckes, wie aus der Verschiedenheit der Umstellung bei hohem und niedrigem Wasserstand hervorgeht (Abb. 179), weiter aber auch indirekte insofern, als unter dem Einfluß veränderter Eigenreflexe der Atmung, ausgelöst durch hydrostatisch bedingte Änderungen der Atemstellung von Thorax und Zwerchfell, die Erregbarkeit des Atemzentrums herabgesetzt wird. Ein wichtiges Argument für die verminderte Ansprechbarkeit des Atemzentrums im indifferenten Bad ist darin zu erblicken, daß im gleichen Maße wie die Atmung kleiner wird, die alveoläre CO_2-Spannung zunimmt (Tabelle 125). Die Zunahme beträgt 1 bis 8, im Mittel 4 mm Hg oder 0,55 Vol.-%.

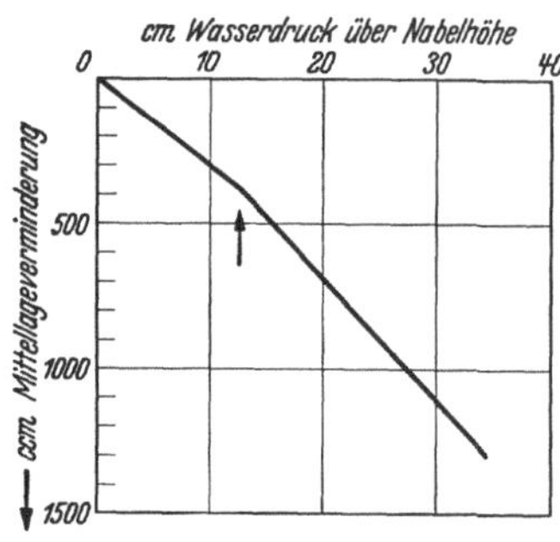

Abb. 178. Beziehung zwischen Wasserdruck und Mittellage. Das Absinken der Mittellage erfolgt steiler, sobald der Wasserspiegel die untere Lungengrenze überschreitet (Pfeil). (Nach KRAMER und SARRE.)

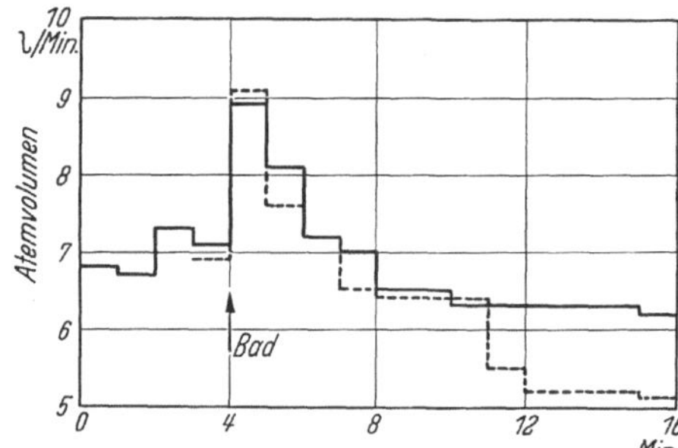

Abb. 179. Veränderung des Atemvolumens unter dem Einfluß des hydrostatischen Druckes. Ausgezogene Kurve bei flachem Liegen im Wasser und geringem Wasserdruck. Gestrichelte Kurve bei tiefem Liegen im Wasser und hohem Wasserdruck. Mittelwerte zahlreicher Versuche. (Nach GOLLWITZER-MEIER.)

Der Anstieg des intrathorakalen Druckes ist auch zum großen Teil verantwortlich für die Umstellungen im *Kreislauf*, die im indifferenten Bad beobachtet

Tabelle 125. Veränderungen der Atmung im indifferenten Süßwasserbad. Mittelwerte über die angegebenen Zeiten. (Nach KRAMER und SARRE.)

Zeit	Volumen l/Min.	Frequenz pro Min.	Atemtiefe ccm	Änderung der Mittellage	Alveolare CO_2-Spannung
Vp. We. Vor dem Bad (5 Min.) .	7,46	11	680		36,0 mm Hg
Im Bad 1. bis 10. Min. .	5,74	10	570	— 500	39,5 „ „
Im Bad 11. bis 20. Min.	4,88	9	540		44,7 „ „
Nach dem Bad (4 Min.)	5,93	9	660	+ 480	39,5 „ „
Vp. La. Vor dem Bad (5 Min.) .	8,43	20	420		37,0 „ „
Im Bad 1. bis 10. Min. .	8,46	23	370	— 750	39,0 „ „
Im Bad 11. bis 20. Min.	7,53	23	330		40,5 „ „
Nach dem Bad (4 Min.)	7,78	21	370	+ 750	35,5 „ „

werden. Besonders auffallend und eingehend untersucht ist der erstmalig von SCHOTT beobachtete *Anstieg des Venendruckes* im Bad (Tabelle 126). Er beträgt, nach MORITZ und v. TABORA gemessen, in der V. cubitalis normalerweise etwa 4 bis 8 cm H_2O, ist aber auch in der V. jugularis, femoralis, cava inf. und cava sup., also sowohl in intra- wie in extrathorakalen Venen, nachweisbar. Bemerkenswert ist die Art seiner Abhängigkeit von der Niveauhöhe des Badewassers.

Tabelle 126. Venendruck in cm H_2O in der V. cubitalis, bei Patienten mit kompensierten Vitien. Indifferentes Bad. (Nach SCHOTT.)

	Vor dem Bad	Im Bad nach			Nach dem Bad
		3 Min.	6 Min.	9 Min.	
Pat. 1	6,8	11,0	9,8	8,4	7,0
„ 2	9,5	14,4	12,8	13,1	8,8
„ 3	4,3	11,5	9,8	8,7	4,0

	Wasserhöhe	Wasserstand	Druck	
			insp.	exsp.
Pat. 4	10 cm	Nabel	9,5	10,5
	20 „	Herzspitze	11,8	12,3
	30 „	1/2 Sternum	16,8	21,3
	40 „	Acromion	23,9	24,4
	45 „	Mund	26,8	27,4

Beim Menschen fand SCHOTT, daß der Druckanstieg in der V. femoralis, cava inf., cubitalis und jugularis nur gering ist, solange der Wasserspiegel unter Herzhöhe bleibt. Oberhalb dieser Linie verläuft der weitere Druckanstieg steiler und etwa parallel dem Anstieg des Wasserspiegels. SCHOTT schloß daraus auf eine direkte Abhängigkeit des Venendruckes vom intrathorakalen Druck. KRÜGER und BUDELMANN fanden bei Hunden nach Anlegung eines Pneumothorax (zwecks Registrierung des intrathorakalen Druckes), daß der Venendruck in allen untersuchten Venen ansteigt, jedoch in verschiedenem Ausmaß. Die Druckzunahme ist in der V. femoralis stets am stärksten, in der V. jugularis und cava sup. schwächer und von ähnlicher Größenordnung (Tabelle 127). Aus der Registrierung des Venendruckes bei steigendem Wasserstand ergibt sich, daß der Druck in den einzelnen Venen verschiedenen Gesetzmäßigkeiten folgt. Die Zunahme tritt in der V. femoralis zuerst ein, jedoch nicht schon, wenn das Wasser nur die Beine bedeckt, sondern erst, wenn es das Abdomen erreicht hat. Steigt das Wasser über das Abdomen hinaus oder wird der intrathorakale Druck direkt durch Nachfüllung des Pneumothorax gesteigert, so nimmt der Druck in der V. femoralis nicht mehr wesentlich zu (Tabelle 128). Der Druckanstieg in den *Beinvenen* ist also weder durch lokale Kompression noch durch den intrathorakalen Druckanstieg, sondern fast ausschließlich durch die Zunahme des *Bauchinnendruckes* bedingt. Im Gegensatz dazu nimmt der Druck in der

Tabelle 127. Druckzunahme in verschiedenen Venen im indifferenten Bad. Hunde in Narkose, schräge Rückenlage. (Nach KRÜGER und BUDELMANN.)

	Tier Nr. 1	Tier Nr. 2
Wasserhöhe	28 cm	35 cm
Wasserstand	obere Thoraxgrenze	5 cm über Sternum
Druckzunahme in der		
V. femoralis	16,0 cm H_2O	31 cm H_2O
V. jugularis	3,5 ,, ,,	12,0 ,, ,,
V. cava sup.	4,5 ,, ,,	5,5 ,, ,,

V. cava sup. und *V. jugularis* erst zu, wenn das Badewasser anfängt, den Thorax zu bedecken oder der intrathorakale Druck durch einen Pneumothorax gesteigert wird (Tabelle 128). Da der Druck in der Cava und Jugularis, also intra- und extrathorakal, bei Variation des Wasserniveaus genau gleichzeitig ansteigt,

Tabelle 128. Venendruckzunahme im indifferenten Bad bei durch Pneumothorax verschieden stark erhöhtem intrathorakalem Druck. Hund in Narkose, schräge Rückenlage. Wasserstand 35 cm. (Nach KRÜGER und BUDELMANN.)

Pneumothorax	Zunahme des Druckes		
	in dem Thorax	in der V. femoralis	in der V. cava sup.
sehr gering	2,0 cm H_2O	31,0 cm H_2O	5,5 cm H_2O
gering	4,0 ,, ,,	32,0 ,, ,,	9,0 ,, ,,
stark	4,75 ,, ,,	30,5 ,, ,,	20,8 ,, ,,
sehr stark	5,5 ,, ,,	32,5 ,, ,,	30,0 ,, ,,

den Maximalwert erreicht und wieder absinkt, ist in beiden Fällen der Druckanstieg auf die Vermehrung des *intrathorakalen Druckes* zu beziehen. Das stimmt gut mit der von HENDERSON und KROETZ gefundenen Tatsache überein, daß der intrathorakale Druck das Nullniveau für den venösen Effektivdruck bildet und somit der Druck im Thorax und in den thoraxnahen Venen parallel variieren muß. Die früher geäußerte Annahme, daß die Ursache des Venendruckanstieges in einer durch mechanische Venenkompression hervorgerufene Steigerung des venösen Rückflusses zu suchen sei, kann deswegen nicht oder nur zum kleinsten Teil zutreffen, weil das Herzminutenvolumen, welches normalerweise ein Maß des venösen Blutangebots darstellt, im indifferenten Bad nur wenig — etwa um 5 bis 25% der Zunahme, die bei körperlicher Arbeit gefunden wird — erhöht ist (KROETZ und WACHTER). Derartige Steigerungen des venösen Rückflusses bewältigt das suffiziente Herz, ohne daß es zu Venendrucksteigerungen kommt.

Die geringfügige Steigerung des venösen Rückflusses im indifferenten Bad ist durch das Zusammenwirken mehrerer Faktoren (veränderte Atmung und Blutverteilung) bedingt, unter denen die Kompression der Extremitäten nur eine untergeordnete Rolle spielt (TURAN). Nur im Stehbad ist die Druckwirkung der Wassersäule auf die Beine so erheblich, daß der aufwärts allmählich abnehmende hydrostatische Druck den venösen Rückfluß verstärkt und damit eine therapeutische bedeutsame Ersparnis an Herzarbeit zur Folge hat (v. MOLL).

Der Venendruck steigt beim dekompensierten Herzkranken im Bad unter sonst gleichen Bedingungen um ein Mehrfaches höher an als beim Gesunden (BUDELMANN).

Der hydrostatische Druck des Bades bewirkt endlich (beim Hund) einen Druckanstieg im *rechten Vorhof*, der jedoch keine hohen Werte erreicht, solange eine wirksame Inspiration möglich ist (SCHOTT). Auch dieser Effekt hängt mit dem Anstieg des intrathorakalen Druckes zusammen, da dieser die Nullinie für den Druck im rechten Vorhof und damit auch weiterhin für die systolische Anfangsspannung darstellt (HENDERSON). Aus der letztgenannten Tatsache folgt, daß das Bad rein mechanisch durch Drucksteigerung im Thorax die Erreichung höherer systolischer Maxima und damit eine verbesserte Herzarbeit ermöglicht, solange der Druck einen gewissen Grenzwert („kritischen Spannungswert") nicht überschreitet.

Im Zusammenhang damit erhebt sich die Frage, inwieweit die hydrostatischen Kräfte des Bades sich am *Blutdruck* auswirken. Die schon lange bekannte Blutdrucksenkung im indifferenten CO_2-Bad kommt auch im indifferenten Süßwasserbad zustande und zwar nimmt sowohl der systolische wie der diastolische Druck ab. Aber während nach BISCHOFF und PAETSCH die Abnahme des diastolischen Druckes geringer ist als die des systolischen, fanden HERKEL und PAPAGEORGIU regelmäßig ein stärkeres Absinken des diastolischen Druckes und damit einen Anstieg der Amplitude. Dieser Widerspruch erklärt sich wohl mit der Verschiedenartigkeit der Versuchspersonen; die diastolische Drucksenkung im Bad ist nämlich um so größer, je höher der initiale Blutdruckwert liegt (HERKEL). Die Drucksenkung scheint auf der schon erwähnten zentralberuhigenden Wirkung des indifferenten Bades zu beruhen. Da gleichzeitig infolge der Arbeit gegen den Auftrieb die Pulsfrequenz etwas ansteigt, findet man im indifferenten Bad meist eine Vergrößerung des ZANDER-LILJESTRAND- (Amplituden-Frequenz-) *Produktes*. Dies stimmt, da ZANDER-LILJESTRAND-Produkt und Herzminutenvolumen sich gleich verhalten, mit der obenerwähnten mäßigen Vergrößerung des Herzminutenvolumens im indifferenten Bad überein. Andererseits ergibt sich aus der Blutdrucksenkung und der Vergrößerung des Minutenvolumens, daß unter dem Einfluß der hydrostatischen Faktoren des Bades der *periphere Gesamtwiderstand* $\left(\text{ausgedrückt durch den Quotienten } \frac{\text{mittlerer Blutdruck}}{\text{Sekundenvolumen}}\right)$ absinkt. Im indifferenten Bad ändern sich ferner die *Elastizitätsverhältnisse* der Aorta, zum Teil infolge direkter hydrostatischer Einflüsse, zum Teil indirekt-mechanisch bedingt infolge einer wohl durch Carotissinusreflexe ausgelösten Änderung des Kontraktionszustandes der Aortenwandmuskulatur (HERKEL und PAPAGEORGIU). Es kommt im Bad zu einer Verminderung der *Pulswellengeschwindigkeit* (normalerweise bis um 28%, beim Hypertoniker bis um 38% des Ausgangswertes) und parallel damit zu einer Abnahme des Volumelastizitätskoeffizienten, also einer Zunahme der *Dehnbarkeit der Gefäße*. Die *Pulsfrequenz* selbst wird im indifferenten Bad nicht einheitlich beeinflußt; meist überwiegt zu Anfang des Bades der pulsbeschleunigende Einfluß der Arbeit gegen den Auftrieb (s. oben), während weiterhin oft eine Pulsverlangsamung als Folge der zentralberuhigenden Wirkung des Bades beobachtet wird.

Die beträchtlichen Kreislaufeffekte, die durch die Wirkung des hydrostatischen Druckes vor allem auf die untere Körperhälfte im Bade zustande kommen, die Einengung der venösen Strombahn und die partielle Entleerung der abdominalen Blutdepots infolge der Erhöhung des Bauchinnendruckes bewirken schließlich auch Umstellungen in der *Herztätigkeit* selbst. Wie schon gesagt, nimmt im indifferenten Bad das *Minuten-* und das *Schlagvolumen* zu. Der Anstieg der Auswurfleistung ist in den ersten 5 Minuten des Bades am stärksten (HERKEL und PAPAGEORGIU), jedoch im ganzen nicht sehr erheblich. KROETZ und WACHTER fanden Zunahmen des Minutenvolumens um 20 bis 24%, BISCHOFF und PAETSCH nur 12%. Ältere Untersuchungen von BORNSTEIN, BUDELMANN und RÖNNEL, die Zunahmen bis 84% ergeben hatten, sind wegen ihrer unzulänglichen Methodik nicht verwertbar. Da der Anstieg des Minutenvolumens schon bei mäßiger körperlicher Arbeit 100 bis 400% beträgt, ist der Kreislaufantrieb im indifferenten Bad als gering zu bezeichnen. Er ist zum Teil verursacht durch Muskelspannungen und Arbeit gegen den Auftrieb (BISCHOFF und PAETSCH), zum Teil direkt durch den hydrostatischen Wasserdruck, da im Tierversuch die Zunahme des Minutenvolumens der Höhe des Badewasserstandes proportional ist (TIGERSTEDT).

Das Elektrokardiogramm zeigt, daß im indifferenten Bad die relative *Austreibungszeit*, bisweilen auch die *Systolendauer* Veränderungen aufweisen. BARTUSSEK berechnete unter Anwendung der Formel von FRIDERICIA $\left(K = \frac{S_E}{\sqrt[3]{p}},\; S_E = \text{Systolendauer},\; p = \text{Periodendauer}\right)$ den Ruhewert für K und daraus den Sollwert der Systolendauer für die gleiche Person im Bad. Er fand, daß die tatsächlich gemessenen Werte der Systolendauer im Vollbad stets bedeutend

Tabelle 129. Verlängerung der Systolendauer gegenüber dem Sollwert beim Menschen im indifferenten Bad. Horizontale Lage. Werte in sec^{-2}. (Nach BARTUSSEK.)

Vp.	Im Bad nach					Nach dem Bad
	1 Min.	5 Min.	10 Min.	15 Min.	30 Min.	
1	+1,20	+0,15	+0,55	+0,33	+1,06	−0,80
2	+0,98	+1,57	+1,50	+1,25	+0,60	−0,88
3	+1,70	+2,60	+2,10	+2,60	+1,70	−0,64

größer sind als die Sollwerte (Tabelle 129). Unter Benützung einer etwas abgeänderten Formel für die Berechnung der Systolendauer $\left(K = \frac{S_E}{\sqrt[2,5]{p}}\right)$ und einer analogen, empirisch ermittelten Beziehung zwischen Periodendauer und Austreibungszeit stellte andererseits HERKEL fest, daß im indifferenten Halb- und Dreiviertelbad bei sitzender Körperhaltung — also unter anderen Bedingungen als bei BARTUSSEK — die Systolendauer nicht oder nur ausnahmsweise, die relative Austreibungszeit dagegen regelmäßig (um 10 bis 15%) verlängert ist. Aus den Versuchen der beiden Autoren ergibt sich, daß im indifferenten Teilbad nur die *Austreibungszeit*, im Vollbad außerdem auch noch die *Gesamtsystolendauer* verlängert ist. Die im Teilbad gefundene Verlängerung der Austreibungszeit bei unveränderter Elektrokardiogramm-Systolendauer bedeutet aber *Verkürzung der Anspannungszeit*. Dies kann bei gleichzeitiger Vergrößerung des Schlagvolumens und normaler Dehnbarkeit der Aorta darauf beruhen, daß der mit dem Kreislaufantrieb verbundene Anstieg des venösen Rückflusses eine höhere Anfangsspannung der Kammern und damit eine kürzere Zeitdauer bis zur Öffnung der Aortenklappen bedingt. Bei fehlender oder geringer Vergrößerung des Schlagvolumens und Zunahme der Aortendehnbarkeit (wie sie im Bad gefunden wird, s. oben) sind jedoch rein mechanische Erklärungsmöglichkeiten nicht mehr gegeben. Hier ist eine Umstellung der Herztätigkeit selbst — wohl infolge einer Tonusänderung extrakardialer Nerven, vor allem des Vagus — anzunehmen. Therapeutisch wichtig ist, daß nach der BROEMSER-RANKEschen

Formel die Verlängerung der Austreibungszeit der Vergrößerung des Schlagvolumens insofern entgegenwirkt, als sie die Vergrößerung der Amplitude und Erhöhung des mittleren Blutdruckes durch das vermehrte Schlagvolumen verhindert, also eine Ökonomisierung der Herzarbeit zur Folge hat.

Bedeutsam sind die im letzten Jahr mittels einer besonders hierfür ausgearbeiteten röntgenkymographischen Technik gewonnenen Erkenntnisse vom Wesen der hydrostatischen Wirkungen des Bades auf die *Herz- und Gefäßform* (BOEHM und Mitarbeiter). Unerwartet war vor allem die Feststellung, daß beim Gesunden im indifferenten Bad Veränderungen an der Herzfigur auftreten, die bisher nur unter pathologischen Bedingungen beobachtet worden sind. Im einzelnen wurden folgende Abweichungen der Herzform von der Norm unter dem Einfluß des indifferenten Vollbades festgestellt:

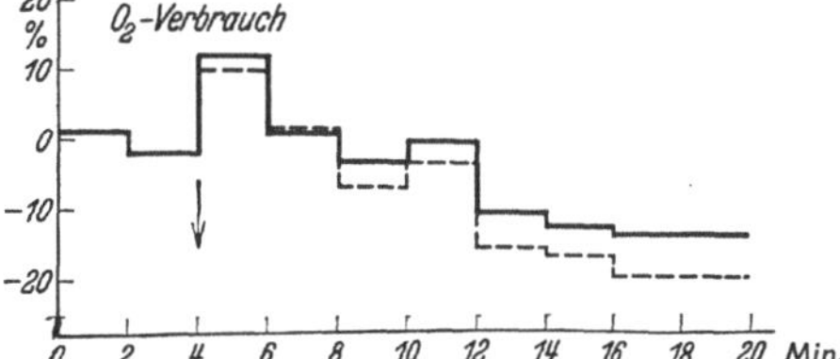

Abb. 180. Sauerstoffverbrauch bei flachem Liegen (ausgezogene Kurve) und tiefem Sitzen (gestrichelte Kurve) in der Wanne. Indifferentes Süßwasserbad (35°). (Nach KRAMER.)

1. Verbreiterung des Transversaldurchmessers des Herzschattens um durchschnittlich 0,8 cm (KNÖLLE), vor allem nach rechts (EKERT).

2. Verbreiterung des Gefäßbandes mit Veränderungen der Bewegungsform des rechten Gefäßbandrandes im Sinne des Auftretens ventrikulär geformter und ventrikelsynchroner Pulsationen bis weit ins Cavagebiet hinein („Prallfüllungssymptom“, bisher nur als Zeichen eines Myokardschadens bekannt) (EKERT).

3. Verlangsamung der Bewegung an der rechten und linken Herzkontur, besonders an den caudalen Abschnitten (Umwandlung des Bewegungstyps I nach PL. STUMPF in den Bewegungstyp II), meist mit Verharren der Ventrikelrandkurve in der Lateralstellung („laterale Plateaubildung“ nach HECKMANN), oft (EKERT) auch in Medialstellung („mediale Plateaubildung“, bisher nur bei schweren Myokardschäden und Dilatationen als Zeichen eingeschränkter und erschwerter systolischer Ventrikelentleerung beobachtet).

4. Bildung eines Aufhellungswinkels unter der Herzspitze (EKERT).

Die Veränderungen der Herzfigur im indifferenten Stehbad untersuchten BOEHM sowie LAURELL. Es wurden Deformierungen der rechten unteren Kontur infolge stärkeren Durchschlagens der Vorhofbewegungen, ferner das schon erwähnte „Prallfüllungssymptom“ und eine aufgesplitterte Pulsationszacke an der Herzspitze — sämtlich Symptome, die früher als pathologisch gedeutet wurden — unter dem mechanischen Einfluß des Stehbades festgestellt.

Untersuchungen mit dem REINschen Gaswechselschreiber förderten endlich die Erkenntnis zutage, daß sich der hydrostatische Druck des Bades auch am *Gesamtstoffwechsel* auswirkt (KRAMER). Teilweise handelt es sich dabei um eine direkte mechanische Wirkung der Wassersäule, was daraus hervorgeht, daß im Sitzen bei hohem Wasserstand der O_2-Verbrauch um 8 bis 10% stärker abnimmt als bei flachem Liegen und niedrigem Wasserniveau (Abb. 180). Zum Teil sind die Gaswechselveränderungen im indifferenten Bad indirekt-mechanisch durch Kreislaufumstellungen bedingt; indirekte und unmittelbare Druckeffekte greifen aber untrennbar ineinander. Beim Einsenken ins indifferente Bad kommt es als Folge des Kreislaufantriebs zu einem vorübergehenden Anstieg der O_2-Ausnützung und der CO_2-Produktion. Im weiteren Verlauf des Bades nimmt nach beendeter Kreislaufumstellung CO_2-Produktion und O_2-Verbrauch ab, dieser jedoch stärker als jene (maximal, bei 35°, um 22%). Entsprechend steigt der respiratorische Quotient im Bad — nach kurzdauerndem Absinken beim Eintauchen ins Bad — deutlich an (Tabelle 130). Beim Verlassen des Bades spielen sich genau gegenläufige Veränderungen am Gaswechsel ab (Abnahme des venösen Rückflusses, Wiederfüllung der Blutdepots!).

Tabelle 130. Verhalten des R.Q. einer gesunden Versuchsperson im thermoindifferenten Süßwasserbad. (Nach KRAMER.)

Vor dem Bad . . . . R.Q.	0,89	Im Bad nach 9 Min. . . . . R.Q.	0,91
Im Bad nach $^1/_2$ Min.	0,83	Beim Herausheben	0,97
Im Bad nach 2 Min.	0,92	Nach dem Bad 1 Min. . . .	0,92
Im Bad nach 5 Min.	0,94	Nach dem Bad 3 Min. . . .	0,88
Im Bad nach 7 Min.	0,98		

All diese Effekte des Auftriebs und hydrostatischen Druckes im Bad verdienen die Aufmerksamkeit des Arztes, weil sie therapeutischen Zwecken dienstbar gemacht werden können. Bisher ist das eigentlich nur in bezug auf die auftriebbedingte Bewegungserleichterung im Bad geschehen, die in der Behandlung rheumatischer Erkrankungen und alter Frakturen mit Erfolg benützt wird. Dagegen sind die Heilwirkungen des hydrostatischen Druckes kaum bekannt. EISENMENGER hat 1918 erstmalig Bäder mit besonderer Vorrichtung zur Variierung des Wasserstandes angegeben und ihre Anwendung bei Herz- und Kreislaufleiden empfohlen. v. MOLL verwertete den hydrostatischen Druck indifferenter oder mäßig warmer Stehbäder mit gutem Erfolg zur Behandlung von venösen oder Lymphstauungen, Gelenkschwellungen, Ödemen, Frakturen und Luxationen.

Abgesehen von den bisher beschriebenen therapeutisch bedeutsamen Einflüssen auf Kreislauf und Atmung übt der hydrostatische Druck auch noch eine beträchtliche Wirkung auf die *Diurese* aus. Die Harnmenge ist in jedem Bad unabhängig von der Temperatur, besonders zu Beginn des Bades, erhöht (Tabelle 131), und zwar um so mehr, je größer die auf dem Abdomen lastende Wassersäule ist (Tabelle 132). Der diuresefördernde Einfluß des hydrostatischen Druckes tritt erst in Erscheinung, wenn der Wasserspiegel Nabelhöhe überschreitet. Die Diuresesteigerung ist indirekt verursacht durch Erhöhung des intraabdominalen Drucks und damit des Venendruckes im Bereich der Splanchnicusgefäße und eine dadurch bedingte Verstärkung der Nierendurchblutung (THORINGTON-SCHMIDT, RICHARDS-PLANT, BAZETT-THURLOW-CROWELL-STEWART, GRIFFITHS-HANSELL). Im sehr heißen Bad wird der Diureseanstieg teilweise durch Vermehrung der Schweißsekretion kompensiert. Im Gegensatz zum warmen Bad bewirkt Aufenthalt im Heißluftraum keine vermehrte Diurese (Fehlen der hydrostatischen Druckwirkung; TALBERT).

Tabelle 131. Verhalten der Diurese vor, in und nach indifferentem Bad (36)°. Badbeginn 3 Stunden nach Frühstück. (Nach BAZETT.)

	Diurese	
	ccm/Std.	in einer Zeit von
Vor dem Bad	100	60 Min.
Im Bad (Dauer 225 Min.)	550	30 ,,
	750	30 ,,
	350	30 ,,
	240	45 ,,
	100	90 ,,
Nach dem Bad	50	60 ,,

Tabelle 132. Verhalten der Diurese vor, in und nach indifferentem Bad in Abhängigkeit vom Wasserstand. Badbeginn 8^{30} Uhr. (Nach BAZETT-THURLOW-CROWELL-STEWART.)

	Diurese	
	ccm/Std.	in einer Zeit von
Vor dem Bad, liegend	23	80 Min.
Im Bad, Wasserspiegel bei Symphyse	23	120 „
Im Bad, Wasserspiegel 2,5 cm über Nabel	29	90 „
Im Bad, Wasserspiegel am Hals	95	90 „
Nach dem Bad	23	60 „

β) Thermische Wirkungen.

Länger bekannt und vielseitiger als die mechanischen sind die *thermischen* Effekte des Mineralbades. Ihre Kenntnis und Berücksichtigung ist für den Badearzt deswegen wichtig, weil sie sich vielfach — gemeinsam mit den mechanischen Auswirkungen — den spezifisch-chemischen Einflüssen in schwer differenzierbarer Weise superponieren und diese verstärken oder modifizieren, obwohl ihr Angriffspunkt ein spezifischer und ganz andersartiger ist als der der mechanischen und chemischen Bäderwirkungen. Es ist charakteristisch für den komplexen Wirkungsmechanismus der Mineralbäder, daß gewisse physikalische und chemische Konstanten des Organismus, wie etwa Blutdruck oder Grundumsatz, durch die mechanischen, thermischen und chemischen Wirkungskomponenten des Bades gleichzeitig und gleichsinnig, aber auf ganz verschiedenen Wegen beeinflußt werden.

Tabelle 133. Thermische Konstanten der in der Balneotherapie benutzten Medien (bei 20°).

	Wärmeleitvermögen L	spezifische Wärme c	Wärmekapazität k	Wärmehaltung W
Kohlensäure	0,000036	0,202	0,00037	10,3
Luft	0,000059	0,241	0,00029	4,9
Wasser	0,00143	0,999	0,999	699
Konzentrierte Sole (25%)	0,00128	0,791	0,939	734
Flachmoortorf (83% Wasser[1])	0,00100	0,878	0,944	944
Schlick (49% Wasser[1])	0,00169	0,601	0,878	520
Lehm (28% Wasser[1])	0,00292	0,419	0,761	261
Paraffin	0,00059	0,700	0,616	1045

[1] Packungsfertig.

$L =$ Wärmemenge in cal., die durch 1 qcm einer 1 cm dicken Schicht bei 1° Temperaturdifferenz in 1 Sek. hindurchgeht.

$c =$ Wärmemenge in cal., die erforderlich ist, um 1 g des betreffenden Stoffes um 1° zu erwärmen.

$k = d \cdot c =$ Wärmemenge in cal., die erforderlich ist, um 1 ccm des betreffenden Stoffes um 1° zu erwärmen.

$W = k : L =$ Zeit in Sek., die erforderlich ist, um 1 ccm des betreffenden Stoffes um 1° zu erwärmen, wenn pro Sek. L cal. zugeführt werden.

(Nach den Daten der PTR., der Tabellen von LANDOLT-BÖRNSTEIN, der Tab. Biolog. und von BENADE.)

Die thermischen Einflüsse des Bades sind nicht solche der Wärme schlechthin, sondern in ihrer Ausprägung wesentlich mitbestimmt durch die thermischen Eigenschaften des Wärmespenders, also des Wassers. Die folgende Tabelle gibt eine Zusammenstellung der physikalischen Größen, die das thermische Verhalten der in der physikalischen und Balneotherapie zur Wärmeapplikation benutzten Medien bestimmen. Die Tabelle zeigt, daß sich nicht nur die gasförmigen Medien von den flüssigen bzw. halbflüssigen in ihren thermischen Qualitäten grundlegend unterscheiden, sondern daß auch zwischen den einzelnen Vertretern jeder dieser beiden Gruppen in thermischer Hinsicht weitgehende Differenzen bestehen. Dementsprechend verhält sich auch der menschliche Körper je nach der Natur des zu seiner Erwärmung verwandten Materials verschieden. Je größer die Wärmeleitzahl L des Mediums ist, um so schneller steigt die Körpertemperatur, um so mehr wird die physikalische Wärmeregulation in Anspruch genommen, eine um so geringere Temperaturdifferenz zwischen Medium und Körper ist erforderlich, um einen gleich großen Anstieg der Körpertemperatur zu bewirken, und um so niedriger liegt (bei flüssigen Medien) der Indifferenzpunkt (wobei allerdings zu berücksichtigen ist, daß dieser wesentlich durch Konvektion, Wärmekapazität und chemische Eigenschaften des Milieus beeinflußt wird). Je größer die Wärmekapazität ist, um so mehr Calorien werden bei gleich großer Abkühlung von dem Wärmeträger an den Körper abgegeben. Da das Wasser von allen in Betracht kommenden Medien die höchste spezifische Wärme und Kapazität aufweist, ist erklärlich, daß die Wärmewirkungen des Bades durch dessen thermophysikalische Eigenschaften wesentlich mitbedingt und von denen eines Luftbades gleicher Temperatur sehr verschieden sind. So geht z. B. aus Tabelle 134 hervor, daß die Sauerstoffsättigung des Armvenenblutes durch gleich temperierte Luft- und

Tabelle 134. Sauerstoffsättigung des Hämoglobins im Armvenenblut bei Wasser- und Luftbädern. (Nach GOLDSCHMIDT-LIGHT.)

	2 gesunde Versuchspersonen; Badtemperatur 5 bis 8°			
	O_2-Sättigungsdefizit des Hb in Vol.-%		Prozentuelle O_2-Sättigung des Hb	
	Vp. A.	Vp. B.	Vp. A.	Vp. B.
Wasserbad . . .	1,39	2,24	93,4	89,7
Luftbad	8,63	11,32	58,0	51,5

Durchschnittliche prozentuelle O_2-Sättigung des Hb			
im Luftbad		im Wasserbad	
von 5—10°	54,8	von 5—10°	84,7
von 25—30°	76,3	von 25—30°	66,5
		von 30—40°	68,5
		von 40—47°	95,3

Wasserbäder ganz unterschiedlich beeinflußt wird und daß in dieser Hinsicht Luftbäder von 25 bis 30° Wasserbädern von über 40° entsprechen (GOLDSCHMIDT-LIGHT). Wasser kühlt also die Haut stärker ab bzw. erwärmt sie weniger als Luft.

I. Physiologische Grundlagen der thermischen Wirkungen des Wasserbades.

Die vielseitigen Umstellungen, die sich im menschlichen Organismus unter dem Einfluß warmer oder kalter Bäder vollziehen, sind im wesentlichen durch einen einzigen Wirkungsmechanismus bedingt, nämlich eine *Funktionsänderung des Hautorgans*. Es ist bekannt, daß sich im warmen Bad die Haut rötet. Diese Hautrötung ist der Index einer *vermehrten Hautdurchblutung*, die sich auf alle Anteile des Hautgefäßnetzes erstreckt, vor allem auf die Capillaren, aber auch auf Arteriolen und oberflächliche Hautvenen. Eine verstärkte Hautdurchblutung wird auch in sehr kalten Bädern beobachtet, während kühle und mäßig kalte Bäder zu einer Abblassung der Haut führen und ihre Durchblutung verringern. So sinnfällig diese Phänome sind und so einheitlich sie aussehen, so schwer differenzierbar sind die Faktoren, die zu ihrer Entstehung führen. Daß es sich hierbei nicht einfach um einen direkten lokalen Temperatureffekt handelt, geht aus der Fernwirkung differenter (heißer und kalter) Teilbäder hervor, in denen die Hautgefäßerweiterung oder -verengerung auch auf die nichtgebadeten Körperteile übergreift (O. Müller, Strasser, Mosso, Alwens); ganz analoge Fernwirkungen werden in heißen Teilbädern auch hinsichtlich der Hauttemperatur (Cobet, Thomsen), des Extremitätenvolumens (Müller, Goldschmidt-Light), der Blutströmungsgeschwindigkeit (Stewart, Hewlett) und des Capillardruckes (Briscoe) beobachtet. Diese schon von Brown-Séquard bei streng lokaler Anwendung von Wärme- und Kältereizen festgestellte sog. *konsensuelle Reaktion* der Hautgefäße erstreckt sich auch auf die „innere Oberfläche“ des Körpers (Magen-, Darm-, Blasenschleimhaut, „*gleichsinnige Tiefenreaktion*“) und ist auch von dieser aus ohne Änderung der Rectaltemperatur an der Haut auslösbar (Aldenhoven-Korth). Sie greift, was therapeutisch wichtig ist, auch auf die Coronargefäße über (Lauber-Scholderer); schon warme Handbäder bewirken Erweiterung der Coronargefäße.

Bereits dieses Fehlen einer örtlichen Begrenztheit der thermischen Badeeffekte deutet auf ihren komplexen Charakter hin. Obwohl die Verhältnisse noch nicht völlig geklärt sind, kann man die Umstellung der Hautdurchblutung im warmen und kalten Bad und ihre Folgen am Gesamtorganismus auf das Zusammenwirken folgender Mechanismen zurückführen:

1. Eine durch Vermittlung der Thermoreceptoren *reflektorisch* zustande kommende direkte *Reizung der contractilen Gefäßelemente* (Krogh-Rehberg, Lewis). Diese thermoregulatorische Reaktion besteht im Falle des warmen Bades in einer Vasodilatation, welche einen Reflex darstellt, der schon im Rückenmark von den zentripetalen auf die zentrifugalen Bahnen umgeschaltet wird; im Gegensatz dazu wird die Vasokonstriktion (und die konsensuelle Kältereaktion) im kalten Bad durch einen über den Hirnstamm verlaufenden Reflex bewirkt und nicht durch das Rückenmark vermittelt. Die zentripetale Leitung dieses Reflexbogens ist nicht an das intakte Rückenmark gebunden, sondern durch extramedulläre Parallelschaltungen über den Grenzstrang gesichert (Foerster, Dennig).

2. Eine ohne Mitwirkung der Thermoreceptoren vor sich gehende, unmittelbar durch sympathische oder parasympathische Fasern (periarterielle Nervengeflechte) vermittelte vasomotorische Wirkung (Thauer). An diesem Effekt sind wahrscheinlich Axonreflexe, die innerhalb dieser Fasern zustandekommen, beteiligt. Die elektrodermatographischen Untersuchungen von Regelsberger haben gezeigt, daß die Parasympathicusfasern in der Haut nicht auf direkte, sondern auf reflektorische Reizung von den sensiblen Nervenendigungen her in Tätigkeit treten. Der Anteil dieses Mechanismus an der Regulation der Hautdurchblutung ist noch nicht ganz klargestellt.

3. Eine Hautzellenwirkung, die zur lokalen Freisetzung und späteren hämatogenen Ausbreitung gefäßwirksamer Stoffe führt, also auf rein *humoralem* Wege die periphere Gefäßeinstellung reguliert (Ebbecke, Lewis). Dieser Mechanismus ist von besonderer Bedeutung deswegen, weil die unter der Einwirkung des Bades freigesetzten Wirkstoffe nicht nur Hautdurchblutung und Kreislauf, sondern den gesamten und Intermediärstoffwechsel in vielfältiger Weise beeinflussen und daher im wesentlichen für die Stoffwechseleffekte des warmen Bades verantwortlich zu machen sind. Die humorale Steuerung der Hautdurchblutung im warmen und kalten Bad ist kein einheitlicher Vorgang,

da an ihr offenbar mehrere Stoffe beteiligt sind. Einer von ihnen wird unmittelbar am Orte der thermischen Einwirkung, unabhängig vom vegetativen Nervensystem freigemacht und erweitert elektiv die Capillaren; er besitzt große Ähnlichkeit und ist wahrscheinlich identisch mit dem *Histamin* (H-Substanz von LEWIS-GRANT; REIN; EBBECKE). HARRIS und später OTTENSTEIN konnten Histamin in der normalen Haut nachweisen. Die gefäßerweiternde Wirkung dieses Stoffes greift ohne nervöse Vermittlung an den Capillaren, außerdem aber auch auf dem Wege eines Axonreflexmechanismus, der über die sensiblen Nervenendigungen verläuft, an den Arteriolen an, denn sie ist cocainhemmbar und verschwindet nach Durchtrennung der sensiblen Nerven erst dann, wenn der Nerv degeneriert ist. Französische Forscher (z. B. UNGAR) begründen diese Arteriolenwirkung mit der Annahme spezifisch „histaminergischer“ Nervenfasern. Das Histamin (bzw. die ihm wirkungsgleiche H-Substanz), dessen Freisetzung von LEWIS und GRANT als Hauptursache der im warmen Bad eintretenden Gefäßerweiterung betrachtet wird, ist jedoch bei Wärmeeinwirkung nie mit Sicherheit in vermehrter Menge in Blut und Geweben nachgewiesen worden. BORNSTEIN und SCHEINER haben zwar zeigen können, daß unter dem Einfluß des Oeynhausener Thermalsprudelbades Stoffe ins Blut übertreten, die nach intracutaner Injektion des aus diesem Blut erhaltenen Serums bei einer zweiten Person eine Hautreaktion auslösen, welche der sog. „dreifachen Reaktion“ nach Histamin glich und nach Injektion von Normalserum ausblieb. Falls es sich hierbei wirklich um eine Freisetzung von Histamin gehandelt hat, so ist diese auf den chemischen, nicht auf den thermischen Reiz des Thermalsprudelbades zu beziehen. Wie HOFF und SCHAUDIG gezeigt haben, tritt nach Anwendung mechanischer Hautreize (Kratzen, Massage, Bürsten) ein mit Histamin nahverwandter oder identischer, quaddel- und hyperämieerzeugender Stoff ins Blut über, der auch wie Histamin eine Säurezunahme im Magensaft bewirkt (KALK). HOFF sowie LEHNER konnten weiter feststellen, daß kalte Teil- und Vollbäder (16°) zur Freisetzung des gleichen quaddelproduzierenden Stoffes führen wie mechanische Hautreize, daß dagegen warme Bäder den entgegengesetzten Effekt haben, d. h. die quaddelauslösende Eigenschaft des Serums herabsetzen (s. Tabelle 135). Mit der daraus zu ziehenden Folgerung, daß die

Tabelle 135. Verstärkung der quaddelproduzierenden Eigenschaft von intracutan injiziertem Serum durch verschiedene Hautreize und Bäder. (Nach HOFF.) Das nach Hautreiz gewonnene Serum produziert eine um x % größere Quaddelfläche als das vor dem Hautreiz entnommene Normalserum.

Hautreiz	x	Hautreiz	x
Bestreichen der Haut mit Stab	+ 45,1	Kaltes Bad (16°)	+130,7
Massage.	+ 47,4	Kühles Bad (32°)	+ 10,0
		Warmes Bad (40°)	− 14,2

histaminartige Substanz nur im kalten Bad freigesetzt wird, stehen die Beobachtungen von HORTON, BROWN und ROTH in Übereinstimmung, wonach lokale Abkühlung, kalte Zugluft, vor allem kalte Bäder (8°) in einem individuell verschiedenen, bei überempfindlichen Personen bisweilen lebensbedrohlichen Ausmaß zu örtlichen und Allgemeinreaktionen (Erythem, Blutdrucksenkung, Hyperacidität, Ödeme, Urticaria) führen, die denen nach Histaminapplikation völlig gleichen und nur durch Freisetzung von Histamin unter dem Einfluß der Kälte erklärbar sind. Wurde in den Versuchen von LEHNER und HORTON die der Wirkung des kalten Wassers ausgesetzte Extremität durch Anlegung einer Staubinde aus dem Kreislauf ausgeschaltet, so blieben die sonst beobachteten Allgemeinreaktionen aus, ein Beweis dafür, daß diese durch humorale

Ausbreitung eines lokal in der Haut gebildeten Stoffes von Histamincharakter verursacht werden. Schon früher hatten HARRIS, LEWIS, BLACKFORD, BRAY u. a. die akuten Kältewirkungen, z. B. die Kälteurticaria, als Histaminwirkungen aufgefaßt. Auch im Lungengewebe, dem neben der Haut histaminreichsten Gewebe, wird der Histamingehalt durch Einwirkung von Kälte stark erhöht, während er durch Wärme nicht beeinflußt wird (RIESSER). Wahrscheinlich sind auch die im kalten Bade oft auftretenden Herzstörungen (PARADE), die zum „Badetod“ führen können, mit auf eine plötzliche Überproduktion von Histamin in der Haut zu beziehen (HORTON-BROWN-ROTH). Daß ganz allgemein die Wirkungen injizierten Histamins denen eines kalten Bades gleichen und denen eines warmen Bades in vieler Hinsicht entgegengesetzt sind, geht aus Tabelle 136 hervor.

Tabelle 136. Vergleich verschiedener Körperkonstanten im warmen und kalten Bad und nach Histamininjektion.

	Im warmen Bad	Im kalten Bad	Nach Histamin
1. Zirkulierende Blutmenge	vermehrt	vermindert	vermindert (WOLLHEIM)
2. Blutdepots	entleert	gefüllt	gefüllt (MAUTNER-PICK)
3. Muskeldurchblutung	herabgesetzt	gesteigert	gesteigert (MARCOU)
4. Magensaftmenge und Acidität	herabgesetzt, oft nach initialer Vermehrung	vermehrt	vermehrt
5. Blutzucker	herabgesetzt	erhöht	meist erhöht
6. Hautcapillaren	erweitert	bei 20 bis 30° verengt, unterhalb 20° erweitert	erweitert

Diese Befunde lassen den Schluß zu, daß das Histamin als humoraler Wirkstoff in nennenswerter Menge — außer bei Allergikern — nur im *kalten* Bad gebildet wird, während für die humorale Ausbreitung der Kreislaufwirkungen des *warmen* Bades im wesentlichen andere Stoffe verantwortlich zu machen sind, und zwar vor allem das *Acetylcholin*. Daß die Hautgefäßwirkungen des warmen Bades nicht einfach Umkehrungen derjenigen des kalten Bades sind, hat SPRINGORUM gezeigt. Im Gegensatz zum Histamin, dessen Produktion unabhängig vom Nervensystem erfolgt, wird die Freisetzung des Acetylcholins durch eine Reizung der parasympathischen Nervenendigungen in der Haut ausgelöst. Nachdem LOEWI das Acetylcholin als den Stoff erkannt hat, welcher den parasympathischen Reiz auf das Erfolgsorgan überträgt, findet die von DALE empfohlene Bezeichnung der parasympathischen Nerven als „cholinergische“ zunehmend Anerkennung. Solche Nerven gibt es auch in der Haut, da Acetylcholin ein normaler Hautbestandteil ist (OTTENSTEIN-BÖHM, VARTIAINEN-KOSTIA). Primär liegt es in der Haut wie im Gehirn, Magen, Darm (LOEWI, CORTEGGIANI, GAUTRELET u. a.) in Form einer pharmakologisch unwirksamen Verbindung, offenbar mit Eiweiß, vor; aus dieser Vorstufe kann es leicht durch verschiedene Eingriffe freigesetzt werden. So steigt unter dem Einfluß des warmen Bades der Gehalt der Haut an (freiem) Acetylcholin an (GOLLWITZER-MEIER und BINGEL). Die schnelle Spaltung und Inaktivierung des Acetylcholins durch die Cholinesterase der Gewebe erschwert seinen Nachweis erheblich, doch ist sicher, daß das lokal unter Wärmeeinfluß gebildete Acetylcholin vom Blut fortgeschwemmt wird und auf diese Weise Allgemeinwirkungen zu entfalten vermag. So erklären sich wahrscheinlich die später zu besprechenden Wirkungen des warmen Bades auf die Chronaxie und den Kohlehydratstoffwechsel mit einem vorübergehend erhöhten Acetylcholingehalt von Blut und Gewebe. Acetylcholin beeinflußt die motorische Chronaxie in ähnlicher Weise wie das warme Bad (CHAUCHARD-CHAUCHARD); es verstärkt auch gleich diesem die Insulinwirkung (GORODETZKI), aktiviert die Muskel- und Gewebsglykolyse (DALE, MARNAY) und senkt den Blutzucker (JOURDAN-VIAL, COLARUSSO-BERAHA). Auch die Einflüsse des warmen Bades auf die Atmung sind zum Teil durch die analogen Effekte des Acetylcholins erklärbar (A., B. und P. CHAUCHARD, SCHWEITZER-WRIGHT).

Die Bildung einer parasympathicotropen Substanz im warmen Bad entspricht der Auffassung von STAHL, der die Wirkungen des warmen Bades als die eines erhöhten Vagustonus auffaßt. STAHL fand, daß intracutan gesetzte Adrenalinquaddeln durch warme Bäder ebenso wie durch vagusreizende (und sympathicuslähmende) Pharmaca vergrößert, durch kalte Bäder dagegen ebenso wie durch sympathicusreizende Mittel verkleinert werden. Da diese Beeinflussungen der Quaddelgröße auch an Hautpartien festgestellt wurden, die nicht direkt den thermischen Reizen des Bades ausgesetzt waren (Tabelle 137), schloß STAHL,

Tabelle 137. Einfluß warmer und kalter Bäder auf die Quaddelgröße nach intracutaner Injektion von 0,1 ccm Adrenalin (1:10 Millionen) (v. GRÖER-HECHTsche Reaktion). (Nach STAHL.)

	Quaddelgröße in qmm			
	Warmes Vollbad (38°)		Kaltes Vollbad (20°)	
	Rechter Arm (im Bad)	Linker Arm (außerhalb des Bades)	Rechter Arm (im Bad)	Linker Arm (außerhalb des Bades)
Vor dem Bad	120	100	121	99
1 Std. nach dem Bad . .	224	323	90	72
3 Std. nach dem Bad . .	195	210	56	72
6 Std. nach dem Bad . .	168	195	64	56

daß die Reaktionsanlage der gesamten Haut durch warme Bäder im Sinne eines erhöhten Vagustonus, durch kalte dagegen im Sinne eines erhöhten Sympathicustonus umgestimmt wird. Diese grundlegenden Befunde von STAHL (1923) demonstrierten zum erstenmal die wichtige Rolle des vegetativen Nervensystems für das Zustandekommen der Bäderwirkungen und haben später, wenigstens für das warme Bad, eine Bestätigung durch die Entdeckung der Acetylcholinproduktion im Bad erhalten. Im Lichte unseres heutigen Wissens kann jedoch die Auffassung, daß die Reaktionen des Körpers auf das warme und das kalte Bad genau gegensätzlich sind und durch Tonusschwankungen des autonomen Systems erklärt werden können, nicht mehr voll aufrechterhalten werden. Das körperliche Geschehen unter dem Einfluß der thermischen Badereize ist zu verwickelt, als daß es auf eine so einfache Formel gebracht werden könnte.

4. Ein Teil der thermischen Effekte des Bades ist schließlich auf eine von der Peripherie her fortschreitende Beeinflussung der Blut*wärme* zurückzuführen (GOLLWITZER-MEIER; BAZETT-GOLDSCHMIDT-MCGLONE-SRIBYATTA). Das gilt vor allem für die sog. chemische Wärmeregulation im kalten Bad, welches durch Senkung der Bluttemperatur eine regulatorische Gaswechselsteigerung hervorruft. Daß diese Steigerung unabhängig von der Kältewirkung auf die Thermoreceptoren eintritt, ergibt sich aus den Beobachtungen von GOLLWITZER-MEIER, wonach im indifferenten CO_2-Bad (32°) ein Stoffwechselanstieg infolge Erweiterung der Hautgefäße und dadurch bedingter Senkung der Rectaltemperatur

eintritt, obwohl die Thermoreceptoren in diesem Bad nicht erregt werden. Der Stoffwechselanstieg im kühlen Bad, die Grundlage der chemischen Wärmeregulation, kommt im wesentlichen dadurch zustande, daß durch die Senkung der Körpertemperatur die Schilddrüsentätigkeit angeregt wird (RING). BAZETT konnte den in kühlen Bädern bei Vermeidung von Muskelzittern eintretenden Anstieg der alveolären CO_2-Spannung, der einen Fall des respiratorischen Quotienten bis 0,7 und eine oberflächliche, irreguläre Atmung wie bei O_2-Mangel zur Folge hat, auf das gleichzeitige Absinken der Rectaltemperatur zurückführen. Dies ist am besten nachweisbar in Bädern, deren Anfangstemperatur von 30 bis 32° nach $^1/_2$ Stunde um 1° gesteigert wird; der vasokonstringierende Kältereiz fällt dann weg und die Temperatur sinkt infolge Abkühlung des Blutes in den erweiterten Hautcapillaren auf 35 bis 36°. Der Einfluß der Blutwärme auf die CO_2-Spannung ist wahrscheinlich durch die Temperaturabhängigkeit des Säurebasengleichgewichts, speziell der Pufferwirkung der Plasmaeiweißkörper zu erklären. Umgekehrt ist der Fall der alveolären CO_2-Spannung und der Anstieg des R.Q. im warmen Bad nicht auf dessen Hautreiz, sondern den Anstieg der Blutwärme zurückzuführen.

II. Charakter der thermischen Wirkungen des Wasserbades.

1. Physikalischer Wärmetransport und Wärmetiefenwirkung.

Nach älteren, lediglich orientierenden Versuchen von ZONDEK, COBET und KELLER sind systematische Untersuchungen über die Gesetzmäßigkeiten des Eindringens der Wärme aus dem Bad in den Körper erstmalig von GRUNER angestellt worden. Sie ergaben, daß im warmen Bad die Temperaturerhöhung pro Zeiteinheit, also die Geschwindigkeit des Eindringens der Wärme (x) um so höher ist, je höher die Badtemperatur T, je oberflächlicher gelegen das untersuchte Gewebe, je dünner das subcutane Fettpolster und je schlechter die Durchblutung der durchdrungenen Gewebsschichten ist:

$$x = K \cdot \frac{T}{\text{Schichtdicke} \cdot \text{Fettpolster} \cdot \text{Durchblutung}}.$$

K ist bei hoher Badtemperatur sehr klein und steigt mit abnehmender Badewärme stark an. Daher dringt Kälte schneller in das Gewebe ein als Wärme. Das Fettpolster der Subcutis verhindert den Temperaturanstieg im heißen Bad nicht, verzögert ihn aber bis aufs 3- bis 4fache des Wertes in fettlosen Körperstellen. Der Temperaturanstieg nimmt naturgemäß mit der Gewebstiefe ab (im Bad von 45° maximaler Anstieg in der Subcutis 9,3°, in Venennähe 6,5°, intramuskulär 6,2°); die endlich erreichte Temperatur ist jedoch in den einzelnen Gewebsschichten fast die gleiche (im Bad von 45° in der Subcutis 41,4°, in Venennähe 41,6°, intramuskulär 40,8°, im Venenblut 40,6°; KELLNER), entsprechend einer parabelähnlichen Funktion, die asymptotisch dem zu Gewebstod führenden Grenzwert von 42° zustrebt. Der Temperaturanstieg h des Gewebes ist proportional dem Quotienten

$$\frac{\text{Badtemperatur} - \text{anfängliche Gewebstemperatur}}{\text{Schichtdicke} \cdot \text{Durchblutung}}.$$

Praktisch ergibt sich daraus, daß zur Hautdurchwärmung kurze heiße Bäder (10 Minuten), zur Durchwärmung tieferer Schichten dagegen Bäder von mindestens 30 Minuten Dauer erforderlich sind und daß dürre Menschen leichter frieren (sich schneller auskühlen) und sich schneller wieder erwärmen als Leute mit reichlichem Fettpolster. Die Wärmehaltung im Bad, d. h. das Vermögen, die durch das Bad erhöhte Temperatur beizubehalten, ist in der Muskulatur wegen deren isolierterer Lage größer als in der Subcutis, variiert allerdings je nach ihrer Durchblutungsgröße. Nach dem Bad fällt im fettarmen Unterhautgewebe die Temperatur infolge von Verdunstung, Leitung und Strahlung erst steil, dann flacher auf den Ausgangswert ab, der um so später erreicht wird, je höher die Badtemperatur war (bei 43 bis 45° Badtemperatur erst nach 1 bis 2 Stunden!) und je mehr die Wärmeabgabe (durch gutes Abtrocknen und Einwickeln) verhindert wird. In der Muskulatur und im Fettgewebe erfolgt der Temperaturabfall dagegen ganz allmählich und kontinuierlich, da der Wärmeabtransport hier nur durch den Blutstrom erfolgt; jedoch wird hier der Ausgangswert im Gegensatz zur Subcutis schon nach etwa 50 Minuten erreicht. Dies beweist, daß die lang anhaltende Temperatursteigerung in der Subcutis nicht von der Badewärme herrührt, sondern Folge einer gesteigerten Durchblutung ist. Anders als der Temperaturabfall in Haut und Subcutis nach einem heißen Bad erfolgt der Temperaturanstieg nach einem kalten Bad (28°) ganz langsam und meist erst nach einer Latenzperiode, da die Gefäßverengerung im mäßig kalten Bad auch nach diesem noch eine Zeitlang anhält und daher eine Wiedererwärmung zunächst verhindert.

2. *Wirkungen auf Blutgefäße und Kreislauf.*

Der primäre und wichtigste Angriffspunkt der thermischen Badereize ist das Hautgefäßsystem. Im allgemeinen hat das warme Bad eine Dilatation, das kalte eine Konstriktion der Hautgefäße zur Folge (Amitin, Krogh, Adolph, Richet, O'Connor, Nothhaas u. a.). Da jedoch die vasomotorischen Effekte von Wärme und Kälte auf sehr verschiedenartigen Wegen zustande kommen und durchaus nicht genau gegenläufige Vorgänge sind, erklärt es sich, daß die Reaktionen der Hautgefäße auf die Badtemperatur nicht immer der eben formulierten Gesetzmäßigkeit folgen. So bewirken sehr heiße Bäder (zum Teil infolge von Schmerzreizen) Vasokonstriktion und „Gänsehaut" sowie Verschiebungen im Stoffwechsel, die sonst nur im kalten Bad eintreten, während umgekehrt sehr kalte Bäder die Gefäße erweitern, wobei je nach den Begleitumständen echte Hyperämie oder Cyanose resultiert (s. S. 339).

Der Wärmereiz des gewöhnlichen *warmen* Bades (38 bis 43°) hat eine periphere Gefäßerweiterung zur Folge, die zu sehr beträchtlichen Durchblutungssteigerungen führen kann. Sie betrifft, wie schon gesagt, Capillaren, Arteriolen und kleinste Venen in gleicher Weise und kommt ebenso durch Erweiterung der schon durchbluteten wie durch Eröffnung neuer Capillaren zustande. Am Versorgungsgebiet der Art. auricularis fand Springorum beim Hund im Bad von 44° eine Zunahme der Durchblutung von 3 ccm auf mehr als 18 ccm pro Minute, also auf 600%; das ist sehr viel angesichts der Tatsache, daß die Durchblutung der Muskulatur auch bei schwerster Muskelarbeit nie um mehr als 350% zunimmt. Beim Menschen ist die Durchblutung der Hautgefäße an den Extremitäten im warmen Bad bis 50mal größer als im kalten (Meakins-Davis, Goldschmidt-Light). Entsprechend ist das Armvolumen im warmen Bad erhöht (Goldschmidt-Light, Lampert). Noch bedeutender ist die Durchflußsteigerung der Fingergefäße im warmen Bad, und zwar auch dann, wenn die Finger selbst nicht miterwärmt werden. Wilkins, Doupe und Newman stellten auf plethysmographischem Wege fest, daß die Durchblutung eines beliebigen Fingers beider Hände bis auf das 300fache ansteigt, wenn ein Bein der Versuchsperson durch ein Teilbad auf 45° erwärmt wird (Tabelle 138). Die Durchflußsteigerung ist in der Endphalanx etwa dreimal größer als in der Mittelphalanx und nimmt weiter in der Reihenfolge Finger > Hand > Vorderarm ab (Grant-Pearson, Kunkel-Stead-Weiss). Bemerkenswert ist, daß die Durchblutungszunahme im Finger bei direkter isolierter Erwärmung des betreffenden Fingers in Wasser viel geringer ist und in diesem Falle auch in den Fingern der anderen

Tabelle 138. Durchblutung des Mittelfingers in cmm/Minute/10 ccm Fingervolumen bei Applikation verschieden temperierter Beinteilbäder. Durchschnittswerte von je 6 bis 8 Messungen. (Nach WILKINS, DOUPE und NEWMAN.)

Versuchsperson	Im Beinbad von 16°	Im Beinbad von 45°	Versuchsperson	Im Beinbad von 16°	Im Beinbad von 45°
1	100	9000	5	20	6000
2	450	8000	6	70	12000
3	150	10000	7	700	6000
4	150	7800			

Hand fehlt. Der Mechanismus der Durchblutungsvermehrung im warmen Bad wurde von LANDIS untersucht. Er fand im heißen Teilbad trotz Öffnung neuer Capillaren einen Druckanstieg in den Arteriolen bis aufs 4fache sowie eine Druckzunahme im venösen Capillarschenkel (bis um 70 cm Wasser), welche eine erhebliche Begünstigung des venösen Rückflusses aus der Haut zur Folge hat. Die Reaktion der Hautgefäße auf kalte Bäder ist nicht die Umkehr des Effektes warmer Bäder. So tritt die Durchblutungszunahme im warmen Bad erst nach einer Latenzzeit von 10 bis 20 Sekunden ein und klingt nach Aussetzen des Wärmereizes schnell wieder ab, während die Drosselung der peripheren Gefäße im kalten Bad ohne jede Latenz eintritt und länger anhält (Stromuhrversuche von SPRINGORUM); auch der Mechanismus der vasomotorischen Reflexe ist im warmen und kalten Bad verschieden (s. oben S. 329). Im *kalten* Bad verengern sich die Hautgefäße (KÜLBS-KÖNIGSFELD-ZIRL, FÖLLMER); die Durchblutung nimmt ab (z. B. im Capillargebiet der Art. auricularis bei 13° von 5 ccm auf 1 ccm pro Minute, also um 88%; SPRINGORUM). Eine große Zahl von Capillaren schließt sich; außerdem bilden sich Kurzschlüsse durch arteriovenöse Anastomosen aus, wodurch eine zu große Wärmeabgabe vermieden wird (GRANT-BLAND). Bei einer Badtemperatur von 18 bis 35° sind Arteriolen, Capillaren und kleine Venen aktiv kontrahiert, in Bädern von 5 bis 18° kommt es dagegen zu einer starken Capillarerweiterung — teils infolge einer Vasomotorenlähmung, teils bedingt durch Freisetzung capillaraktiver Stoffe in der Haut — bei gleichzeitiger Kontraktion von Arteriolen und Venen. Je nach der Größe des Stoffwechsels und Gasaustausches zwischen Blut und Geweben imponiert diese Capillarerweiterung als echte Hyperämie oder Cyanose (s. unten). Das Armvolumen ist dementsprechend bei Bädern von 18 bis 37° vermindert, bei sehr kalten Bädern (unterhalb 15°) vermehrt (HEWLETT, MOSSO).

Die Reaktion der Hautgefäße auf die Temperaturreize des Bades beschränkt sich, wie schon gesagt, nicht auf die im Bad befindlichen Körperteile, sondern greift als „konsensuelle Reaktion" auf die gesamte Körperoberfläche und die Schleimhäute über, zieht also sehr große Gefäßgebiete in Mitleidenschaft. Das warme Bad, selbst wenn es als Teilbad verabfolgt wird, bedingt damit recht erhebliche Kreislaufumstellungen und die Verlagerung beträchtlicher Blutmengen an die Peripherie; man kann diese Verlagerung mit GOLLWITZER-MEIER als eine Autotransfusion in die Peripherie bezeichnen. Sie könnte zu bedrohlicher Blutverarmung der inneren Organe, zu Blutdrucksenkung und Kollaps führen, wenn nicht gleichzeitig mit der peripheren Mehrdurchblutung Regulationsvorgänge einsetzten, die diese Gefahr beseitigen. Der eine dieser Vorgänge besteht in der reflektorischen Engerstellung der Gefäße des Körperinnern und stellt damit einen Sonderfall der sog. DASTRE-MORATschen Regel dar, welche besagt, daß sich die Gefäße der Körperoberfläche und Schleimhäute hinsichtlich ihrer Weite zu denen der inneren Organe gegensätzlich verhalten. Bereits 1910 haben O. MÜLLER und VEIEL ein entgegengesetztes Verhalten von Haut- und Splanchnicusgefäßen bei Wärme- und Kältewirkungen auf die Haut gefunden.

In neuerer Zeit hat vor allem Rein mit der Thermostromuhr diese Beobachtung an einzelnen tiefgelegenen Gefäßgebieten nachgeprüft und bestätigt. Er fand (am Hund) bei Abkühlung von 37° auf 14° (Luftbad) in allen untersuchten Gefäßprovinzen eine Zunahme der Durchblutungsgröße, die für die V. mesenterica sup. mehr als 400%, die A. carotis comm. 28%, die V. renalis 13% betrug. Umgekehrt wurde im warmen Luftbad eine Drosselung der zentralen Durchblutung beobachtet. Vermehrte Blutfüllung der Muskulatur und des Splanchnicusgebietes fanden auch Wertheimer und Melchert.

Ein weiterer ausgleichender Mechanismus, der die schädlichen Folgen einer Vermehrung oder Verminderung des peripheren Stromvolumens verhütet, besteht in der Inanspruchnahme der Blutdepots. Wird im warmen Bad das Blut des Körperinnern an die Peripherie geworfen, so kompensiert der Organismus die Blutverarmung der inneren Organe durch Entleerung des Blutdepots (Leber, Milz, subpapilläre Venenplexus), deren Blutvorrat so in den Kreislauf einbezogen wird (Barcroft, Eppinger, Benatt), und damit die zirkulierende Blutmenge erhöht (Wollheim, Tabelle 139). Das Umgekehrte vollzieht sich

Tabelle 139. Plasma- und Blutmenge vor (A) und nach (B) heißem Vollbad (38 bis 40°, 12 Min.), bei Normalpersonen. Trypanrotmethode. (Nach Wollheim.)

Versuchsperson	Plasmamenge ccm		Blutmenge ccm	
	A	B	A	B
1	2113	2534	4086	5008
2	2704	2957	5726	6261
3	1988	2637	3976	5278
4	3191	3462	5122	5540
5	2921	3047	5360	5590
6	2400	2629	4849	5435
7	1757	1882	3289	3525
8	2372	2557	4519	4788
Durchschnitt	2431	2713	4616	5178

im kalten Bad; das infolge der Vasokonstriktion aus der Haut verdrängte Blut „versackt" in dem Depot der subpapillären Venenplexus (Barcroft-Benatt-Greeson-Nisimaru).

Das Verhalten der Hautgefäße im Bad spiegelt sich in der *Hauttemperatur* wieder, deren Messung allerdings zur Beurteilung physiologischer Vorgänge nur bei Ausschaltung der rein physikalischen Effekte der Badetemperatur herangezogen werden kann. Dies gelingt durch Verfolgung der Temperatur nichtgebadeter Hautpartien bei Teilbädern. Warme Teilbäder haben als Ausdruck der konsensuellen Reaktion einen Hauttemperaturanstieg an der gesamten Körperoberfläche zur Folge. Er wird durch Atropin nicht beeinflußt, beruht also nicht auf einem über parasympathische Bahnen verlaufenden Reflex. Der konsensuelle Hauttemperaturanstieg erfolgt jedoch nur dann genau gleichsinnig mit der Temperatur des Teilbades, wenn dieses mit ganz allmählich steigender Temperatur verabfolgt (Hauffesches Teilbad!) wird (Thomsen). Bei von vornherein heißen Teilbädern oder heißen Güssen erfolgt dagegen zuerst eine plötzliche steile Senkung der Hauttemperatur an den nicht vom Bade betroffenen Partien, die von einem langsamen Temperaturanstieg abgelöst wird. Genau so — nicht, wie zu erwarten wäre, entgegengesetzt — wirken kalte Teilbäder: steiler Abfall und langsamer Wiederanstieg der Hauttemperatur noch während des Kältereizes (Thomsen; Lewis-Kerr-Stern-Landis). Dies deutet darauf hin, daß die konsensuelle Reaktion kein einheitlicher Vorgang ist, sondern — insbesondere bei Auftreffen plötzlicher und intensiver thermischer Reize auf die Haut — durch schwer deutbare Gegenregulationen kompliziert wird. Daß die Einflüsse des Bades auf die Hauttemperatur komplexer Natur sind, geht auch aus dem verschiedenen Verhalten von Hauttemperatur und Durchblutungsgröße hervor. Wie Abb. 181 zeigt, verläuft im kalten Beinbad die Kurve der Fingertemperatur weitgehend unabhängig von derjenigen der Fingerdurchblutung.

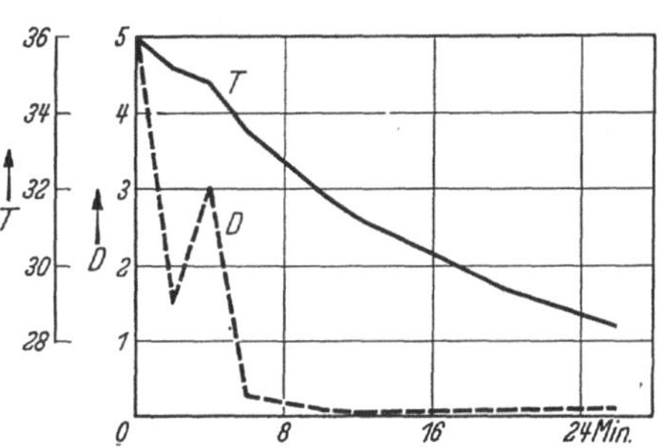

Abb. 181. Temperatur des rechten Zeigefingers T (in °C) und Durchblutung des rechten Mittelfingers D (in ccm/Min./10 ccm Fingervolum) im kalten Beinbad (20°) nach vorheriger Erwärmung der Beine auf 45°. Badbeginn bei 0 Min. (Nach WILKINS, DOUPE und NEWMAN.)

Die Veränderung der peripheren Durchblutung im warmen und kalten Bad kommt auch in dem Verhalten des peripheren Gesamtwiderstandes, der Strömungsgeschwindigkeit des Blutes in den peripheren Arterien, der Pulswellengeschwindigkeit in der Aorta und des Sauerstoffverbrauches in den Gefäßen der Peripherie zum Ausdruck. Da der lokale Strömungswiderstand umgekehrt proportional der 4. Potenz des Gefäßquerschnitts ist, sind in thermodifferenten Bädern beträchtliche Abnahmen des *peripheren Gesamtwiderstandes* zu erwarten. Dies trifft in der Tat zu; der periphere Widerstand ist im kalten Bad erhöht und im warmen Bad herabgesetzt (BAZETT-SCOTT-MAXFIELD-BLITHE; HERKEL) (Tabelle 140a bis c). Die Abnahme des Widerstandes ist um so größer, je höher die Temperatur des Bades ist. Bei der Beurteilung dieses Effektes ist zu berücksichtigen, daß bereits der hydrostatische Druck des indifferenten Bades den peripheren Widerstand beträchtlich senkt (Tabelle 140b).

Da der periphere Widerstand dem Stromvolumen pro Zeiteinheit, also der Strömungsgeschwindigkeit, und dem Blutdruck umgekehrt proportional ist, und der Blutdruck, wie unten gezeigt wird, außer in sehr heißen Bädern nicht ansteigt und in kalten nicht absinkt, müssen die Veränderungen des peripheren

Tabelle 140. a) Verhalten verschiedener Kreislaufgrößen im kalten, indifferenten und warmen Bad. Mittelwerte von 4 Versuchen. (Nach BAZETT und Mitarbeitern.)

	Arteriovenöse O_2-Differenz ccm/l	Puls-frequenz	Blutdruck	Min.-Vol./qm Oberfläche	Peripherer Widerstand[1]	Pulswellen geschw. Aorta asc.
Kaltes Bad (32°) . .	62,7	57	114:69	2,14	130	3,02
Indifferentes Bad (35°)	52,2	61	99:61	2,28	108	3,14
Warmes Bad (39°). .	53,5	92	108:59	2,81	78	3,99

[1] $= \frac{3 \cdot \text{mittl. Blutdruck}}{\text{Min.-Vol./qm Oberfl.}}$.

b) Verhalten verschiedener Kreislaufgrößen im indifferenten, warmen und heißen Bad. Mittelwerte von 2 Versuchen. (Nach HERKEL.)

	Puls-frequenz	Blutdruck	Schlag-volumen ccm	Min.-Vol. Liter	Peripherer Widerstand $\frac{\text{dyn/sec}}{\text{cm}^5}$	Elastiz. Koeff. Aorta dyn/cm[5]	Puls-wellen-geschw. Aorta m/sec
Vor dem Bad	68	113:72	53,9	3,65	2055	2390	6,00
Indifferentes Bad (36°). .	71	111:67	72,9	5,13	1390	1840	4,83
Warmes Bad (39°). . . .	83	117:63	79,5	6,62	1082	2120	5,56
Heißes Bad (42°)	120	132:63	72,3	8,35	877	3360	6,28

c) Relative Größe einiger Kreislaufkonstanten im kalten, indifferenten, warmen und heißen Bad, bezogen auf die Werte im indifferenten Bad = 100. Mittelwerte aus den Daten von BAZETT und Mitarbeitern und HERKEL.

	Puls-frequenz	Blutdruck		Schlag-volumen	Min.-Vol.	Peri-pherer Wider-stand	Puls-wellen-geschw. Aorta	Elast.-koeff. Aorta	Lei-stung des lin-ken Ven-trikels
		syst.	diast.						
Kaltes Bad (32°, 4 Vers.)	92	115	113	—	94	120	96	—	—
Indifferentes Bad (35 bis 36°)	100	100	100	100	100	100	100	100	100
Warmes Bad (39°, 7 Vers.)	132	107	95	117	130	72	117	107	136
Heißes Bad (41 bis 42°, 4 Vers.)	155	120	99	111	179	62	116	146	200

Gesamtwiderstandes mit gegensätzlichen Veränderungen der Stromgeschwindigkeit in der Peripherie verbunden sein. Tatsächlich ist im warmen Bad die *Strömungsgeschwindigkeit des Blutes* in den peripheren Arterien stark beschleunigt, in kalten Bädern verlangsamt (STEWART, HEWLETT-VAN ZWALUWENBURG, TIETZE, HERKEL). Die Strömungszeit Lunge-Finger ist im Bad von 42° um etwa 60% kürzer als im indifferenten Bad; diese Verkürzung kommt im Vollbad nur zum Teil (infolge Erhöhung des Minutenvolumens), im warmen Teilbad überhaupt nicht im zentralen Teil des Gefäßsystems zustande, da die Strömungszeit Lunge-Ohr, die einen Maßstab für die zentrale Strömungsgeschwindigkeit darstellt, im heißen Vollbad nur um 40%, im heißen Teilbad nicht verkürzt ist (Tabelle 141). Im kalten Bad ist die periphere Blutströmung

Tabelle 141. Veränderung der Strömungszeit Lunge-Finger und Lunge-Ohr im indifferenten und warmen Vollbad und im heißen Teilbad. (Nach HERKEL.)

	Lunge-Finger	Lunge-Ohr
1. Vor dem Bad	10,0 Sek.	3,7 Sek.
Indifferentes Bad (36°)	11,2 „	3,5 „
Warmes Bad (40°)	6,1 „	2,9 „
Heißes Bad (41,5°)	4,8 „	2,0 „
2. Vor dem Bad	10,8 „	3,9 „
Heißes Armbad (43°)	6,7 „	3,8 „

entsprechend stark verlangsamt. Aus einem Versuch von HERKEL geht besonders deutlich hervor, wie sehr die Strömungsgeschwindigkeit v in den Armgefäßen bei der gleichen Person von der Badetemperatur abhängt. Er fand für die Strecke Lunge-Finger im selben Bad:

bei 36°	9,7 Sek.	bei Senkung auf 35°	6,4 Sek.
bei Anstieg auf 42°	5,0 „	bei Senkung auf 29°	24,4 „

Im Zusammenhang damit steht die Tatsache, daß die *Blutumlaufszeit* im warmen Bad stärker verkürzt wird als im indifferenten (UDE); sie beträgt im Bad von 34° durchschnittlich 17,8 Sekunden (hier ist die Verkürzung durch die Zunahme des Minutenvolumens bedingt), im Bad von 38° 15,5 Sekunden gegenüber einem Ruhewert von 22,0 Sekunden.

Die periphere Durchblutung hat eine bemerkenswerte Rückwirkung auf den Füllungszustand der großen Arterienstämme. BAZETT fand, daß die *Pulswellengeschwindigkeit in der Aorta* (PWG) im warmen Bad beschleunigt, im kalten Bad verlangsamt ist (Tabelle 140). Da — wenigstens für die Aorta — eine Verlangsamung der PWG auf Erschlaffung der Muskulatur und damit auf

Querschnittszunahme des Gefäßes hinweist und überdies die PWG der Extremitätengefäße im kalten Bad nach LOMMEL und BAZETT erhöht ist, muß man aus dem Verhalten der PWG in der Aorta den Schluß ziehen, daß die großen Arterienstämme im kalten Bad als Blutreservoire fungieren können und damit den eigentlichen Blutdepots (s. oben S. 336) an die Seite zu stellen sind.

Da die starke Erhöhung der peripheren Durchblutung im warmen Bad nicht von einer Steigerung der Stoffwechselvorgänge im Gewebe und damit des Sauerstoffbedarfs begleitet ist (GROLLMAN, KRAMER), kann der in vermehrtem Umfange in die Peripherie transportierte Blutsauerstoff nicht voll ausgenützt werden; so erklärt sich, daß auch das Blut der Hautvenen im warmen Bad eine hellrote Farbe besitzt und daß es im warmen Bad eine weitaus höhere Sauerstoffsättigung und einen viel geringeren Kohlensäuregehalt aufweist als im indifferenten Bad oder außerhalb des Bades (MEAKINS-DAVIES, BARCROFT-NAGAHASHI, GOLDSCHMIDT-LIGHT; Tabelle 142). Im mäßig kalten Bad liegen

Tabelle 142. Änderung der prozentualen Sauerstoffsättigung[1] und des Kohlensäuregehaltes des Armvenenblutes in Bädern verschiedener Temperatur gegenüber dem Wert vor dem Bad. Mittelwerte (Zahl der jedem Wert zugrunde liegenden Versuche eingeklammert), berechnet nach den Daten von GOLDSCHMIDT-LIGHT.

Badtemperatur °C	Zu- bzw. Abnahme	
	der O_2-Sättigung des Hb	des CO_2-Gehalts
5—10	+ 18% (8)	— 2,2 Vol.-% (8)
10—20	— 4% (12)	+ 0,7 Vol.-% (11)
20—30	— 11% (9)	+ 0,1 Vol.-% (9)
30—40	— 3% (5)	— 0,6 Vol.-% (5)
40—47	+ 26% (3)	— 7,0 Vol.-% (3)

[1] = O_2-Gehalt · 100: O_2-Kapazität.

die Verhältnisse zunächst umgekehrt; infolge der Drosselung der peripheren Durchblutung sinkt bei gleichbleibender Stoffwechselintensität die Sauerstoffsättigung des Venenblutes; gleichzeitig steigt die im warmen Bad niedrige arteriovenöse O_2-Differenz (Tabelle 140a) und der Kohlensäuregehalt des Venenblutes stark an. Bei weiterer Senkung der Badtemperatur komplizieren sich die Verhältnisse: es tritt die chemische Wärmeregulation und damit ein allgemeiner Stoffwechselanstieg in Erscheinung; dieser bewirkt eine weitere Zunahme des Sauerstoffverbrauchs, des CO_2-Sättigungsdefizits und des CO_2-Gehalts des Venenblutes. Die O_2-Sättigung des Venenblutes weist ein Minimum bei einer Badtemperatur von 25°, sein CO_2-Gehalt ein Maximum bei 20° auf; es ist noch ungeklärt, warum die beiden Extreme nicht bei der gleichen Temperatur liegen. Die O_2-Verarmung des Blutes bleibt auch erhalten, wenn unterhalb 30° die im kühlen Bad kontrahierten Capillaren sich erweitern: es kommt dann zum Bild der *Cyanose*. Ist die Temperatur des Bades noch niedriger (5 bis 18°), so ändern sich die Verhältnisse wiederum; es tritt eine starke Herabsetzung der peripheren Oxydationsvorgänge und des Gasaustausches zwischen Blut und Geweben ein; gleichzeitig nimmt die Stabilität des Oxyhämoglobins zu und seine Dissoziation ab. All das hat zur Folge, daß das Blut in den erweiterten Capillaren bei so niedriger Badtemperatur stark arterialisiert und nicht mehr blaurot (cyanotisch), sondern rosarot bis hellcarminrot gefärbt ist (LEFÈVRE, GOLDSCHMIDT-LIGHT).

Die Vermehrung der peripheren Durchblutung, die Entleerung der Blutdepots und die daraus folgende Vergrößerung der zirkulierenden Blutmenge im warmen Bad zwingt das Herz zu vermehrter Auswurfleistung und legt dem linken Ventrikel eine erhöhte Arbeit auf; das kühle Bad beeinflußt die Leistung des Herzens in entgegengesetzter Richtung. Dementsprechend ist sowohl das *Schlagvolumen* wie das *Minutenvolumen* des Herzens im warmen Bad (38 bis 39°) über das bereits im indifferenten Bad zu beobachtende Zuwachsmaß hinaus erhöht, im mäßig kalten Bad herabgesetzt (Tabelle 140) (SCHAPALS, LINDHARD, BORNSTEIN, EISMAYER-CZYRNICK, BUDELMANN, HAHN, BAZETT und Mitarbeiter, BISCHOFF-PAETSCH). Der Anstieg des Minutenvolumens beträgt im warmen Bad (39°) durchschnittlich 30% (Abb. 182), in sehr heißen Bädern (Fieber- oder Überwärmungsbädern) kann er bis zu 400% betragen (KRUSEN-ELKINS); bei Herzkranken bleibt er im Stadium der Dekompensation meist aus (BUDELMANN). In mäßig kalten Bädern ist das Minutenvolumen bis um etwa 25% bei 28° Badtemperatur vermindert (Tabelle 140, Abb. 182); bei tieferen Temperaturen erfolgt jedoch ein steiler Wiederanstieg infolge von Muskelspannungen und Muskelzittern. Beziehungen zwischen Gaswechsel und Minutenvolumen bestehen nach KL. GOLLWITZER-MEIER nicht. Die Zu- und Abnahme des Minutenvolumens in warmen und kühlen Bädern ist einmal durch entsprechende Veränderungen des Schlagvolumens, weiter durch solche der *Pulsfrequenz* bedingt; beide Größen steigen im warmen Bad bis 39° an und nehmen im kalten Bad ab. Oberhalb 40° Badtemperatur steigt jedoch die Pulsfrequenz so steil an, daß die Anfüllungszeit sich auf Werte verkürzt, die eine normale Ventrikelfüllung nicht mehr zulassen und daher zu einer Verkleinerung des Schlagvolumens führen (Tabelle 140b, maximal bei 39,7° Körpertemperatur = etwa 43/44° Badtemperatur). Bei sehr heißen Bädern ist also die Zunahme des Minutenvolumens nur noch durch die Frequenzsteigerung bedingt. Die Pulsfrequenz wird im wesentlichen reflektorisch von der Haut- und der Bluttemperatur gesteuert. ADOLPH und FULTON fanden als Durchschnitt einer großen Beobachtungsreihe, daß die Pulsfrequenz pro Grad Körpertemperaturanstieg um 18,5 Schläge in der Minute zunimmt. — Die Steigerung der Auswurfleistung und der Herzarbeit tritt nicht nur im Vollbad, sondern auch bei warmen Teil-

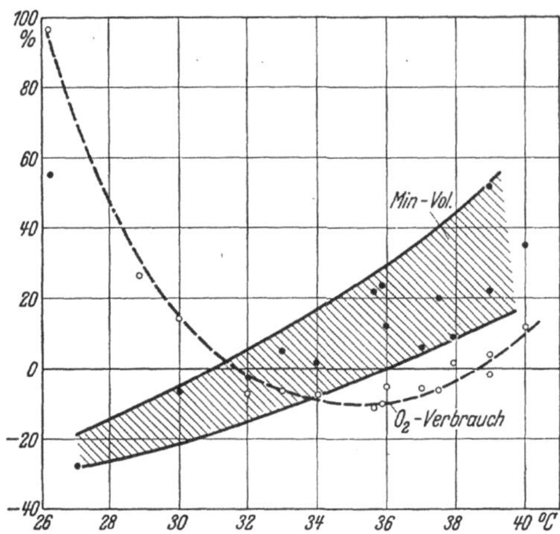

Abb. 182. Prozentuale Veränderungen von Herzminutenvolumen und Gaswechsel in Bädern verschiedener Temperatur. Gemessen an einer Versuchsperson an verschiedenen Tagen. (Nach GOLLWITZER-MEIER.)

Tabelle 143. Prozentualer Anstieg von Minutenvolumen, Pulsfrequenz und Herzarbeit in Teilbädern verschieden großer Hautbezirke. Endtemperatur 45°. (Nach VOIGT.)

Gebadeter Körperteil	Anstieg (in % des Wertes vor dem Bad)		
	des Min.-Vol.	der Frequenz	der Arbeit des linken Ventrikels
Ein Bein	22	22	17
Ein Arm	39	20	26
Ein Arm + ein Bein . . .	30	42	24
Beide Arme	45	56	39
Beide Arme und Beine . .	66	81	59

bädern, insbesondere bei ansteigenden HAUFFEschen Teilbädern auf, jedoch erst bei hohen Badtemperaturen (über 41°) und in um so geringerem Umfang, je kleiner die gebadete Körperfläche ist und je entfernter vom Herzen sie liegt (Tabelle 143; VOIGT, HERKEL). Die entgegengesetzten Angaben von LAUBER und SCHOLDERER, nach denen Teilbäder das Minutenvolumen nicht beeinflussen, erklären sich dadurch, daß diese Autoren das Minutenvolumen nicht in, sondern nach dem Bade gemessen haben.

Bemerkenswert ist die Feststellung von BAZETT und Mitarbeitern, daß die Zunahme des Schlagvolumens im Bad von 39° nur im Sommer nachweisbar ist, während es im Winter bei der gleichen Badtemperatur erheblich abzunehmen pflegt. Ein ähnlich gegensätzliches Verhalten im warmen Bad je nach der Jahreszeit wurde für die arteriovenöse O_2-Differenz und den diastolischen Blutdruck gefunden. Diese Beobachtungen, für die eine Erklärung noch fehlt, kann vielleicht mit zur Deutung der Tatsache herangezogen werden, daß die Behandlung Herzkranker im Bad während des Sommers oft bessere Erfolge zeitigt als im Winter.

Das Verhalten des peripheren Widerstandes, der Elastizitätsverhältnisse in der Aorta und des Minutenvolumens im Bad ermöglicht eine Analyse der unter dem Einfluß warmer und kalter Bäder eintretenden Veränderungen des *Blutdruckes*. Der Blutdruck ist ja eine komplexe Größe, und sein Verhalten im thermodifferenten Bad ist trotz der großen darüber vorliegenden Literatur erst in jüngster Zeit durch die quantitative Erfassung der ihn bestimmenden physikalischen Faktoren einer Erklärung zugänglich geworden. Über seine Beeinflussung durch die thermischen Reize des Bades lassen sich folgende allgemeine Angaben machen:

1. Im warmen Bad bleibt der systolische Druck zunächst nahezu unverändert. Liegt die Badetemperatur nur wenig über dem Indifferenzpunkt, so sinkt er meist — oft nach anfänglichem Anstieg — etwas ab (EDGECOMBE-BAIN, STRASBURGER, HILL-FLACK, GRÜNSFELD); bei etwa 39° steigt er im allgemeinen um geringe Beträge an (BAZETT, PEEMÖLLER-LUND, HERKEL; Tabelle 140). Der diastolische Druck sinkt dagegen im warmen Bad zwischen 37 und 40° regelmäßig und erheblich ab, so daß die Amplitude erhöht gefunden wird (BAZETT, BROSSE und Mitarbeiter, HERKEL, GRÜNSFELD, FÖLLMER u. a.).

2. Im heißen Bad (über 40°) steigt der systolische Druck — mit zunehmender Temperatur immer stärker — an; der diastolische Druck bleibt unverändert oder steigt ebenfalls an, jedoch in geringerem Ausmaß als der systolische, so daß die Amplitude stets vergrößert ist (STRASBURGER, BAZETT, BISCHOFF-PAETSCH).

3. Im kalten Bad steigt der systolische, mehr aber noch der diastolische Druck an (EDGECOMBE-BAIN, STRASBURGER, FÖLLMER, BAZETT); die Amplitude ist daher im kalten Bad vermindert (BROSSE und Mitarbeiter) um so mehr, als der systolische Druckanstieg in mäßig kalten Bädern oft nur vorübergehend ist (STRASBURGER).

4. In ansteigenden Teilbädern vom HAUFFEschen Typus bleibt sowohl der systolische wie der diastolische Druck praktisch unverändert (HERKEL).

Zur Erklärung des Blutdruckverhaltens im warmen Bad läßt sich auf Grund der Untersuchungen von BAZETT und HERKEL sagen, daß bei mäßiger Badewärme (38 bis 39°) die Herabsetzung des peripheren Widerstandes infolge der Erweiterung der Hautgefäße eine leichte Senkung hervorrufen kann, die jedoch durch die Vergrößerung des Minutenvolumens bald kompensiert wird, daß aber andererseits auch kein wesentlicher Druckanstieg erfolgen kann, da die Vergrößerung der Auswurfleistung des Herzens durch die vermehrte Aortendehnbarkeit, die in der Abnahme des Elastizitätskoeffizienten E der Aorta gegenüber dem Wert vor dem Bad (Tabelle 140 b) zum Ausdruck kommt, ausgeglichen wird. Bei steigender Badewärme nimmt die Aortendehnbarkeit allmählich ab (E wird größer, Tabelle 140b), der Windkessel der Aorta arbeitet härter, und infolgedessen steigt der systolische Druck. Der diastolische Druck dagegen bleibt niedrig oder nimmt noch weiter ab, da der periphere Widerstand mit zunehmender Badewärme immer mehr sinkt. Im heißen Bad (über 40°) steigt der systolische Druck noch weiter, da die Aortendehnbarkeit rapide abnimmt und gleichzeitig Minutenvolumen und zirkulierende Blutmenge immer größer werden. Dies hat schließlich auch ein Ansteigen des diastolischen Druckes zur Folge, doch bleibt auch im heißen Bad die Amplitude vergrößert. Im kalten Bad treten im wesentlichen gegenteilige Abläufe ein. Die Erhöhung des peripheren Widerstandes bewirkt vor allem eine Zunahme des diastolischen Druckes und damit eine Amplitudenabnahme. Soweit sich ein systolischer Druckanstieg nachweisen läßt, ist er rein peripher bedingt und wird — außer in sehr kalten Bädern — weitgehend kompensiert durch die Abnahme der Auswurfleistung und des elastischen Windkesselwiderstandes der Aorta (Zunahme der Aortendehnbarkeit, HERKEL).

In welchem Umfange die beschriebenen Kreislaufumstellungen das Herz zu vermehrter Arbeit zwingen, geht am besten aus den von HERKEL berechneten Werten für die Leistung des linken Ventrikels hervor; diese Leistung steigt im Bad von 42° aufs Doppelte an (Tabelle 140 c). Es ist leicht erklärlich, daß eine so starke Beanspruchung des Herzmuskels bei sehr langer Dauer die Grenzen der Leistungsfähigkeit des Herzens erreichen kann. Tatsächlich wurden in heißen Bädern von stundenlanger Dauer oder von extremer Temperatur (Fieberbädern) Erscheinungen beobachtet, die auf ein beginnendes Kreislaufversagen hindeuten: Unruhe, Dyspnoe, starke Verkleinerung des Schlagvolumens, Anstieg des Sauerstoffverbrauchs und der arteriovenösen O_2-Differenz als Ausdruck unzureichender Sauerstoffversorgung der inneren Organe (BAZETT). Die Insuffizienzsymptome werden zunächst durch Steigerung des peripheren Widerstandes und Kontraktion der großen Arterienstämme kompensiert, doch kann es in extremen Fällen oder bei nicht voll leistungsfähigem Herzen zu Kreislaufkollaps kommen.

Über das Verhalten des *Elektrokardiogramms* im warmen und kalten Bad liegen nur wenig exakte Beobachtungen vor. LATZEL fand Verlängerung der relativen Systolendauer und Erniedrigung der T-Zacke im warmen Bad; eine Abflachung des T wurde auch von HERKEL in ansteigenden Teilbädern festgestellt. PARADE sah in kalten Bädern häufig Erscheinungen, die er auf einen vermehrten Sympathicustonus bezieht: Interferenzdissoziation, passagere Vorhofsparoxysmen und Schwankungen der Sinusknotentätigkeit. Überwärmungs- (Fieber-) Bäder von 43 bis 45° bewirken eine Verkürzung der Überleitungszeit (des PR-Intervalls) bis um 0,06 Sekunden, maximal bei 40,6° Körpertemperatur (KRUSEN-ELKINS).

3. *Wirkungen auf die Atmung.*

Die beträchtlichen Veränderungen der Atemmechanik und des Gaswechsels im Bad sind im wesentlichen, wie früher dargelegt, durch den hydrostatischen Druck des Wassers bedingt. Diesen mechanischen Einflüsse auf die Atmung superponieren sich in Bädern extremer Temperatur solche thermischer Natur. Sie sind sehr vielseitig und können unter Umständen eindrucksvolle Symptome hervorrufen.

Der *Atmungstyp* verhält sich in heißen und kalten Bädern entgegengesetzt. In kühlen Bädern (31 bis 32°) nimmt die Atmung, solange sekundäre, durch Muskelspannungen und Muskelzittern ausgelöste Einflüsse vermieden werden, einen oberflächlichen, irregulären Charakter wie bei Sauerstoffmangel an. In kalten Bädern (unter 30°) dagegen steigt, sobald stärkere Muskelbewegungen auftreten, das Atemvolumen wieder an (Abb. 183). In warmen Bädern tritt eine allmählich einsetzende, mit der Badetemperatur zunehmende Vertiefung der Atmung ohne wesentliche Beschleunigung ein. Die Atmung nimmt in sehr heißen Bädern einen leichten CHEYNE-STOKES-Typus an. *Respirationsluft* und *Minutenvolumen der Atmung* nehmen um das 3- bis 4fache zu (Tabelle 144);

Tabelle 144. Einfluß der Badtemperatur (während eines Dauerbades) auf die Atmung. (Nach LANDIS-LONG-DUNN-JACKSON-MEYER.)

	Badtemperatur Grad	Körpertemperatur Grad	Respirationsluft ccm	Min.-Vol. Liter	R.Q.	O_2-Verbrauch pro Minute ccm	Alveolare CO_2-Spannung mm
Vor dem Bad		37,0					
Im Bad, 1.—45. Min.	35,9	37,4	583	7,13	0,83	295	41,6
„ „ 46.—120. „	36,3	37,2	618	8,33	0,82	361	38,3
„ „ 121.—210. „	41,9	38,1	1993	20,80	1,22	482	23,0
„ „ 211.—310. „	42,5	39,3	1556	21,64	1,10	541	18,7
„ „ 311.—445. „	36,6	38,5	487	8,28	0,79	360	42,7

letzteres kann bis auf 35 Liter pro Minute ansteigen (LANDIS). In sehr heißen Bädern wird die Atmung wieder etwas flacher, was BAZETT mit einer Wirkung des Hitzegefühls in Zusammenhang bringt. Infolge der Hyperpnoe im warmen Bad nimmt die *alveoläre CO_2-Spannung* mit zunehmender Badtemperatur in steigendem Maße ab (bis auf 15,6 mm; HAGGARD, BREDNOW, BAZETT, KOEHLER) (Tabelle 144 und 145), umgekehrt steigt sie im kalten Bad parallel mit der Temperatursenkung an (Tabelle 145). Die Ursache dieser Erscheinungen ist bereits

Tabelle 145. Alveoläre CO_2-Spannung und Blut-p_H zu Beginn (A) und am Ende (B) von Süßwasserbädern verschiedener Temperatur. Dauer der Bäder 60 Minuten. (Nach BREDNOW.)

Temperatur des Bades °C	Zahl der Versuche	Alveolare CO_2-Spannung mm			Blut-p_H		
		A	B	Diff.	A	B	Diff.
37,5	3	39,1	34,1	— 5,0	7,330	7,379	+ 0,049
35	2	36,4	33,7	— 2,7	7,355	7,378	+ 0,023
33	4	38,7	36,7	— 2,0	7,332	7,343	+ 0,011
31—32	3	37,8	39,4	+ 1,6	7,342	7,331	— 0,011
29—30	3	38,6	41,0	+ 2,4	7,307	7,286	— 0,021

oben (Abschnitt 2) erörtert worden. Neben dem Einfluß der Bluttemperatur scheint im warmen Bad auch noch eine Erregung des Atemzentrums durch den Wärmereiz eine Rolle zu spielen. Die Überventilation und der damit verbundene CO_2-Verlust im heißen Bad hat eine ausgesprochene Alkalose zur Folge, die sich in extremen Fällen in Verwirrungs- und Erregungszuständen und in tetanischen Krämpfen äußern kann (s. unten, Abschnitt 4); diese Symptome lassen sich in kürzester Zeit durch CO_2-Atmung beseitigen (BAZETT). Der *Sauerstoffverbrauch* zeigt dagegen ein ganz anderes Verhalten im Bad als die CO_2-Abgabe. Ähnlich dem Atemvolumen weist er ein Minimum in der sog. metabolisch-indifferenten Wärmezone (32 bis 38°) (GOLLWITZER-MEIER) auf, um in Bädern höherer oder tieferer Temperatur deutlich anzusteigen (Tabelle 144, Abb. 182 und 183). O_2-Verbrauch und CO_2-Spannung verhalten sich also im kalten Bad gleichsinnig, im warmen entgegengesetzt. Im warmen Bad ist es neben der erhöhten Atem- und Herztätigkeit und neben reflektorischen Einflüssen von der Haut aus die Blutwärme, die nach der VAN'T HOFFschen Regel die Verbrennungsvorgänge steigert, im kalten Bad die chemische Wärmeregulation und die Steigerung des O_2-Bedarfs durch die Muskelunruhe (KRAMER).

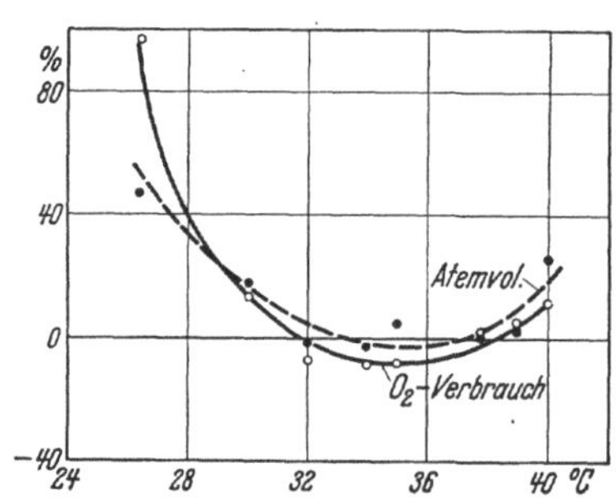

Abb. 183. Prozentuale Veränderung von Atemvolumen und Sauerstoffverbrauch in Süßwasserbädern verschiedener Temperatur gegenüber den Werten vor dem Bad. (Nach GOLLWITZER-MEIER.)

Aus den Veränderungen von O_2-Verbrauch und CO_2-Abgabe erklärte sich das Verhalten des *respiratorischen Quotienten* in Bädern verschiedener Temperatur nur zum Teil. Es spielen hierbei — neben der Art der im Körper verbrannten Stoffe — auch die rein atemmechanischen und zirkulatorischen Effekte des Bades (Entleerung der Blutdepots!) eine nicht leicht deutbare Rolle (KRAMER). Die Größe der Schwankungen des R.Q. im Bade ist jedenfalls bemerkenswert. Er nimmt im kühlen Bad (31 bis 32°) bis auf 0,7 ab (BAZETT), um im heißen Bad auf Werte über 1,2 anzusteigen (Tabelle 144).

4. *Wirkungen auf Blut, Harn und Magen-Darmkanal.*

Die Temperatur des Bades übt weitgehende Wirkungen auf die physikalische und chemische Struktur des Blutes aus. Unabhängig voneinander stellten zahlreiche Untersucher (BARBOUR und Mitarbeiter, STAHL-BAHN, KROETZ, BREDNOW, GRAWITZ, DAUTREBANDE) fest, daß im *warmen* Bad eine *Verdünnung*, im *kalten* eine *Eindickung* des Blutes erfolgt. Die Bluteindickung im Kaltbad dient dem Zweck, Temperaturstürze zu verhindern; sie wird durch einen zentralnervösen Mechanismus bedingt, denn sie unterbleibt nach Durchschneidung des Rückenmarkes in Höhe des 6. Cervicalsegments, wodurch auch die Aufrechterhaltung der Körpertemperatur unmöglich gemacht wird (BARBOUR). Die Blutverdünnung im warmen Bad, die sich in einer Abnahme der Viscosität, des Serumproteingehalts und der Trockensubstanz äußert, ist auf ein Einströmen eiweißarmer Gewebsflüssigkeit in die Blutbahn zurückzuführen (STAHL); dieser Vorgang führt zusammen mit der Entleerung der Blutdepots zu der schon erwähnten Zunahme der zirkulierenden Blutmenge im warmen Bad. Rechtzeitig einsetzende Gegenregulationen sorgen hier dafür, daß das Blutvolumen nicht allzu stark anwächst; sie bestehen in einer den Kreislauf entlastenden Steigerung der Schweißabsonderung und der Diurese. Die letztgenannte ist teils hydrostatisch, teils durch die gleich zu erwähnende im warmen Bad eintretende Alkalose (COLLIP-BACKUS) bedingt. Diese Gegenregulationen erklären den Befund von BREDNOW, wonach der Wassergehalt des Blutes auch im Warmbad abnehmen kann und oft im Indifferenzpunkt ein Maximum aufweist. Entsprechend steigt der Hämoglobingehalt des Blutes im kalten Bad infolge der Eindickung (GRAWITZ), aber auch im warmen Bad infolge der damit verbundenen Wasserverluste (BAZETT). — Die Konzentrationsveränderung der Blutbestandteile im warmen und kalten Bad ist jedoch nicht einfach die Folge einer Blutverdünnung oder -eindickung; vielmehr weisen manche der im Blut gelösten Stoffe auch unabhängig vom Wassergehalt des Blutes mengenmäßige Schwankungen unter dem Einfluß der Badtemperatur auf. So nimmt im kalten Bad der *Phosphatgehalt* des Blutes deutlich (bis um 0,8 mg-%) ab (KROETZ), während sich der Blutkalk nicht verändert. Diese Hypophosphatämie ist wahrscheinlich durch die gleichzeitig vorhandene Azidose (s. unten) bedingt, da nach der RONA-TAKAHASHI-GYÖRGYschen Formel

$$[Ca] = k \cdot \frac{[H]}{[HCO_3] \cdot [HPO_4]}$$

mit steigender Wasserstoffionenkonzentration bei konstantem Ca-Wert die Konzentration der Phosphate abnimmt. — Mit der von STAHL gefundenen gegensätzlichen Beeinflussung des vegetativen Systems durch warme und kalte Bäder (s. oben) hängt die therapeutisch wichtige Tatsache zusammen, daß der *Blutzucker* im kalten Bad steigt, im warmen Bad absinkt (MESSERLE, KESTERMANN, CATREIN) und daß sich entsprechend die Stoffwechsellage des Diabetikers im warmen Bad bessert, im kalten Bad (auch im Seebad) verschlechtert (CURSCHMANN, BRAUNROTH, FELSCH u. a.) (Tabelle 146). Der Einfluß differenter Bäder

Tabelle 146. Verhalten des Blutzuckers nach kalten, indifferenten und warmen Bädern. Je 6 Versuche an den gleichen Normalpersonen. (Nach KESTERMANN und BURGMANN.)

Temperatur des Bades	Abweichung gegenüber dem Wert vor dem Bad in mg-%								
	sofort nach dem Bad			1 Std. nach dem Bad			2 Std. nach dem Bad		
Grad	Min.	Max.	Mittel	Min.	Max.	Mittel	Min.	Max.	Mittel
26—28	+ 7	+15	+10	— 2	+10	+ 5	— 8	+5	0
33—35	— 4	+ 7	+ 1	— 5	+ 4	— 1	— 7	+6	—1
40—41	—22	— 2	—10	—19	— 5	—10	—14	+1	—4

auf die oxydativen Vorgänge im Organismus geht daraus hervor, daß der Gehalt des Blutes an wasserstoffübertragenden Substanzen durch warme Bäder stark verändert wird. Der *Askorbinsäure-* (C-Vitamin-) *Spiegel* des Blutes ist nach heißen Bädern bis ums 6fache erhöht (Werte vor dem Bad 0,17 bis 0,97, nachher 0,72 bis 1,69 mg-%; GABBE). Umgekehrt wird der Gehalt des Blutes an reduziertem *Glutathion* durch warme Bäder bis um 33% gesenkt (Werte vor dem Bad 38 bis 50, nachher 26 bis 42 mg-%; MARCHIONINI-OTTENSTEIN, NICOLESCO-CHIOSA, eigene Versuche). Beide Phänomene deuten auf eine Steigerung der oxydativen Prozesse im Blut infolge der Zunahme des Schlag- und Minutenvolumens und der dadurch erreichten besseren Sauerstoffversorgung der Gewebe hin. Im Glühlichtschwitzbad fand MARCHIONINI eine Reihe von Veränderungen der Blutzusammensetzung, die einen deutlichen Unterschied von den Verhältnissen im gewöhnlichen warmen Bad erkennen lassen und auf eine vermehrte Ausschüttung von Adrenalin und Thyroxin (verstärkte Aktivität des sympathico-adrenalen Systems) zu beziehen sind: Hyperglykämie, Zunahme des Blutkalks und Blutjods, Abnahme des Kaliums, Cholesterins, der Alkalireserve und der Diastase im Blut.

Die eindrucksvollste Veränderung, die der Blutchemismus unter dem Einfluß der Badtemperatur erleidet, betrifft die *aktuelle Reaktion* des Blutes. Kalte Bäder bewirken eine Verschiebung des Blut-p_H in saurer Richtung *(Azidose)*, warme und heiße eine solche in alkalischer Richtung *(Alkalose)* (BAZETT, HAGGARD, CAJORI-CROUTER-PEMBERTON, KOEHLER, LANDIS und Mitarbeiter, KROETZ, BREDNOW). Das p_H des Blutes nimmt im kalten Bad bis um 0,1 ab, im heißen Bad bis um 0,33 (LANDIS) zu (vgl. Tabelle 145 und 147). Teilbäder wirken hierbei wie Vollbäder (DAUTREBANDE). Da die Alkalireserve und die CO_2-Bindungskurven durch warme und kalte Bäder (außer im Glühlichtschwitzbad, s. oben) nicht verändert werden, ist die temperaturbedingte Verschiebung der Blutreaktion offenbar auf das Verhalten der arteriellen bzw.

alveolären CO_2-Spannung zurückzuführen, die im kalten Bad ansteigt (BENCZUR-BERGER, KROETZ), im warmen Bad absinkt (BOYCOTT-HALDANE, HAGGARD, KROETZ). Die Erhöhung der arteriellen und alveolären CO_2-Spannung im kalten Bad ist nach KROETZ bedingt durch eine vermehrte Verbrennung von Fetten und Kohlehydraten im Dienste der chemischen Wärmeregulation. (Das Verhalten der Blutgase in Bädern verschiedener Temperatur ist bereits auf S. 339 besprochen worden.) Während so die Kaltbadazidose als Azidose infolge einer CO_2-Stauung zu erklären ist, sind am Zustandekommen der Alkalose im heißen Bad außer der durch Überventilation (s. oben, Abschnitt 3) bedingten CO_2-Verarmung noch andere Faktoren beteiligt, nämlich Säureverluste infolge Schwitzens und vermehrter Diurese (LANDIS und Mitarbeiter) und gesteigerte CO_2-Abgabe durch die Haut (MOOG-V. D. ENDE-ANGENITZKY). In heißen Bädern von langer Dauer kann die Hyperpnoe zu einer derartig hochgradigen Alkalose führen, daß diese klinisch als Tetanie mit Spasmen, Verwirrungs- und Erregungszuständen, Atemnot, Krämpfen in Erscheinung tritt (LANDIS). In solchen Fällen bewirkt CO_2-Einatmung sofortige Erholung.

Tabelle 147. Aciditätsverhältnisse von Blut und Urin einer Normalperson im Bad bei variierter Temperatur. (Nach LANDIS, LONG, DUNN, JACKSON und MEYER.)

Temperatur des Bades	Blut		Urin			
	p_H	arterielle CO_2-Spannung	p_H	Acidität n/10-Säure pro ccm	NH_3 n/10 pro ccm	Menge ccm/Std.
Vor dem Bad	7,49	54,9	5,5	18,7	15,2	84
Im Bad 35,9° (45 Min.) . .	7,50	54,4				
„ „ 36,3° (75 Min.) . .			7,4	15,9	13,0	180
„ „ 41,9° (90 Min.) . .	7,64	41,5				
„ „ 42,5° (100 Min.) . .	7,59	37,9	7,4	2,9	5,9	82
„ „ 36,3° (145 Min.) . .	7,49	53,8	7,9	0,7	2,2	29

Über die Veränderung der *Formbestandteile* des Blutes unter dem Einfluß der Badetemperatur lassen sich nur wenig sichere Angaben machen. Im warmen Bad nimmt die Leukocytenzahl zu; sie kann nach sehr heißen Bädern bis auf 60000 ansteigen, nimmt aber bei langen oder wiederholten heißen Badeprozeduren infolge Versagens der Knochenmarksfunktion wieder ab (im Tierversuch bis auf leukopenische Werte). In warmen Bädern beobachtete GLITSCH einen Anstieg der Reticulocytenzahl. Auch im kalten Bad kann es infolge einer Verteilungsänderung vorübergehend zu einer peripheren Leukocytose kommen, die aber je nach den äußeren Umständen stark wechselt.

Die gleichen Verschiebungen, die die Acidität des Blutes unter der Einwirkung der thermischen Reize des Bades erleidet, finden sich auch im *Urin* wieder. Die *aktuelle* wie die *Titrationsacidität* des Harns nimmt im warmen Bade ab (BAZETT, CAJORI und Mitarbeiter, LANDIS und Mitarbeiter, s. Tabelle 147), im kalten Bade zu (allerdings oft erst nach vorübergehender Abnahme, die KROETZ als Kälteschreckalkalose deutet). Im heißen Bad sinkt die titrable Säure steil auf 0 bei gleichzeitiger oder nachfolgender p_H-Zunahme bis auf 7,9. Letztere überdauert den Wärmereiz oft bis um Stunden (Tabelle 147). Doch gehen p_H-Anstieg und Abnahme der titrablen Säure nicht genau parallel, vielmehr findet sich in lauen Bädern nahe dem Indifferenzpunkt oft eine p_H-Verschiebung ins Alkalische ohne Abnahme der Titrationsacidität (BAZETT). Der Anstieg des Harn-p_H im Warmbad ist, zum mindesten teilweise, der Ausdruck einer der Blutalkalose entgegenwirkenden Säureretention. Dies geht auch daraus hervor, daß das Harn-p_H im heißen Bad oft auf Werte ansteigt, die über denen des Blut-p_H liegen. In kalten Bädern kann die Titrationsacidität bis aufs 3fache zunehmen.

Der Säureausscheidung folgt sehr genau, wenn auch meist etwas im Unterschuß, die *Ammoniakausscheidung* im Harn (Tabelle 147). Sie steigt also im kalten und sinkt im warmen Bad (LANDIS). Dagegen ist die auch im indifferenten Bad zu beobachtende *Harnstoff*- und *Chlorausschwemmung* lediglich eine Folge der hydrostatisch bedingten Diuresesteigerung (s. S. 326). Sie bewirkt, daß trotz prozentualer Abnahme der Konzentration von Harnstoff und (weniger) von Chlor im Harn beider Stoffe, vor allem der Harnstoff, in Bädern nahe dem Indifferenzpunkt vermehrt ausgeschieden werden (BAZETT). In heißen Bädern wird diese mechanisch bedingte Chlordiurese kompensiert durch eine Chlorretention, welche als Ausdruck einer Umstellung im vegetativen System zu deuten ist und bedrohliche Chlorverluste verhindert. WALINSKI fand erhebliche, wenn auch nur kurzdauernde NaCl-Retentionen im warmen Bad (Tabelle 148). Im Überwärmungsbad (43 bis 45°) gibt der Körper mit dem

Tabelle 148. Tägliche Kochsalzausscheidung im Urin bei 6 gesunden Personen unter dem Einfluß eines heißen Bades. Am Versuchstag heißes Bad von 20 Minuten Dauer. (Nach WALINSKI.)

	NaCl-Ausscheidung in g			
	Vorperiode (Mittel von 3 Tagen)	Versuchstag	1. Nachtag	2. Nachtag
Tägliche NaCl-Aufnahme	4 g	6 g[1]	4 g	4 g
Vp. 1	3,77	0,98	5,12	4,58
„ 2	3,94	0,85	5,10	4,40
„ 3	3,75	0,82	5,04	4,48
„ 4	3,72	1,15	5,61	4,32
„ 5	3,73	1,00	5,16	4,62
„ 6	3,86	0,90	5,55	4,52

[1] Davon 2 g parenteral in Form einer 10%igen NaCl-Lösung.

Schweiß und dem Magensaft (s. unten) soviel Chlor ab, daß der Urin fast chlorfrei wird. Parallel mit diesen Chlorverlusten entwickelt sich im Überwärmungsbad oft ein ganz akuter Ikterus, der durch massive Kochsalzgaben leicht zu beseitigen ist (KRUSEN-ELKINS). Im Gegensatz zur Chlordiurese wird die Harnstoffausschwemmung im warmen Bad noch verstärkt, da hier zu dem hydrostatisch bedingten Faktor der Diuresesteigerung noch der thermisch bedingte einer vermehrten Nierendurchblutung tritt, welcher die Harnstoffausscheidung bis um 70% gegenüber dem Wert im indifferenten Bad vergrößert (FARR-MOEN). Im sehr heißen Bad nimmt auch die *Kreatininausscheidung* zu (KRUSEN-ELKINS), während die Menge der im Harn eliminierten *Harnsäure* im Gegenteil durch kalte Luft- und Wasserbäder gesteigert, durch warme herabgesetzt wird (CATHCART-LEATHES, CHIATELLINO-SAPEGNO). Dies ist auf die Erhöhung des Sympathicustonus im kalten Bad zurückzuführen (s. oben S. 332), denn HARPUDER konnte zeigen, daß durch sympathicotrope Pharmaca die Harnsäureausscheidung gesteigert, durch vagotrope herabgesetzt wird. Der Gehalt des Harns an *Askorbinsäure* (C-Vitamin) steigt ebenfalls nach kalten Bädern stark an, während er nach kalten Badeprozeduren (Süßwasser, Moor, Kreide) abnimmt (OHTA, CURSCHMANN); diese Veränderungen im C-Vitamingehalt des Urins halten 2 bis 3 Tage an und sind wahrscheinlich ebenfalls auf Umstellungen im Sympathicustonus zurückzuführen. GRAFF fand endlich, daß beim Lebergesunden die *Porphyrinausscheidung* im Harn durch kalte Bäder vermehrt, durch warme verringert wird.

Schon in den Frühzeiten der Balneotherapie ist die Wirkung kalter und warmer Bäder auf den *Verdauungstrakt* Gegenstand experimenteller Untersuchungen gewesen, doch haben diese älteren Versuche wegen unzulänglicher Methodik keine verwertbaren Ergebnisse gebracht. Erst mit den modernen Methoden, auf gastroskopischem (BRÜHL), röntgenologischem (FREUDE, RUHMANN) und tierexperimentellem Wege (an Bauchfisteltieren, KATSCH-BORCHERS) hat sich eindeutig zeigen lassen, daß nach Erwärmung der Bauchhaut, also auch im warmen Bad, Verstärkung und Beschleunigung der Peristaltik und Vermehrung der Schleimhautdurchblutung eintritt und daß Abkühlung der Bauchhaut (z. B. durch kalte Bäder) den entgegengesetzten Effekt hat. Diese thermischen Wirkungen stellen Reflexe dar, deren Umschaltstellen im 7. bis 9. Dorsalsegment liegen und die durch Anästhesierung der entsprechenden zentripetalen Segmentnerven unterdrückt werden können. Soweit sie sich in einer Veränderung der Schleimhautdurchblutung äußern, stellen sie einen Sonderfall der oben (S. 329) besprochenen „gleichsinnigen Tiefenreaktion" dar. Schwerer zu deuten sind die Wirkungen der Badtemperatur auf die Magensekretion. Mit wenigen, nicht sehr beweiskräftigen Ausnahmen aus älterer Zeit (PENZOLDT, PUSCHKIN) haben die bisherigen Untersucher gefunden, daß die Acidität und Menge des Magensaftes durch Wärmeapplikation (auch durch warme Bäder) herabgesetzt, durch Kälte und kalte Bäder gesteigert wird (SASSEZKY 1879, SIMON, WEIZ, VOLLERS, A. FISCHER, MÜLLER-HÖLSCHER, BOGENDÖRFER-SELL). In sehr heißen (Überwärmungs-)Bädern kann die Salzsäure völlig verschwinden und statt ihrer Milchsäure im Magensaft auftreten (KRUSEN-ELKINS). Eine genauere Analyse der Sekretionsverhältnisse mittels fraktionierter Ausheberung durch LÖWENSTEIN zeigte, daß der Magensaft auf thermische Reize hin ein zweiphasisches Verhalten zeigt: auf Kälte kurzdauernder Abfall, dann (nach etwa 30 Minuten) steiler Anstieg der Acidität, der stundenlang anhält, auf mäßige Wärme nach kurzdauernder Vermehrung der Säurewerte Rückgang der Acidität zur Norm oder unter die Norm für längere Zeit. Wärme- und Kälteeffekte sind offenbar nicht genau gegensätzlich. Gesichert ist jedenfalls das Auftreten einer beträchtlichen Hyperacidität im kalten Bad oder nach Kältereizen; dieses Phänomen ist nach dem oben (S. 330) Gesagten zweifellos auf das unter dem Kältereiz freigesetzte und in den Organismus fortgeschwemmte Histamin zurückzuführen und somit als humoraler Vorgang zu unterscheiden von den soeben erwähnten reflektorischen Einflüssen der Wärme auf Peristaltik und Schleimhautdurchblutung.

5. *Wirkungen auf die Haut.*

Die an den Anfang dieses Hauptabschnittes gestellte These, daß der primäre Angriffspunkt der thermischen Wirkungen des Bades die Haut sei, konnte mit dem Nachweis von Umstellungen in der Hautdurchblutung und der Freisetzung capillaraktiver Wirkstoffe in der Haut begründet werden. Daneben bewirkt aber das warme und kalte Bad noch andere Veränderungen in der Funktion des Hautorgans. Sie sind einmal erkennbar an dem Verhalten des elektrischen Hautwiderstandes, der im warmen Bad stark abnimmt, im kalten ansteigt (WELLS, DENSHAM, MEISSNER), ferner an dem der Potentialdifferenz der Grenzfläche Haut/Wasser, die ebenfalls im warmen und kalten Bad gegensätzliche Variationen aufweist (PECH), endlich am Verhalten der Chronaxie der sensiblen Hautnerven, die im warmen Bad verlängert, im kalten verkürzt ist (BORNSTEIN-BUDELMANN, MIXIUS, Tabelle 149). Im gleichen Sinne wie die sensible wird auch die motorische Chronaxie der oberflächlich liegenden Muskeln durch differente Bäder beeinflußt (Tabelle 149). Diese Veränderungen der Chronaxie, die wahrscheinlich auf Umstellungen der Tonuslage des vegetativen

Systems zurückzuführen sind (sie bleiben nach Ergotamin oder Grenzstrangdurchschneidung aus), geben nach Ansicht von BORNSTEIN eine Erklärung für die schmerzlindernde Wirkung des warmen und die schmerzverstärkende des kalten Bades. Aber auch in chemischer Hinsicht kann die Haut schon

Tabelle 149. Veränderungen der sensiblen Chronaxie (am Unterarm) und der motorischen Chronaxie (Biceps) in σ durch Bäder der verschiedenen Temperatur gegenüber den Werten vor dem Bad. (Nach BORNSTEIN und BUDELMANN.)

	Sensible Chronaxie			Motorische Chronaxie	
Versuchsperson	I	II	III	I	II
Kaltes Bad (24°) .	−0,036	−0,020	−0,010	−0,014	−0,026
Kühles Bad (33°) .	−0,028	0	−0,014	−0,002	−0,022
Warmes Bad (39°) .	+0,152	+0,034	+0,040	+0,122	+0,016

durch Süßwasserbäder verändert werden. CARRIÉ fand, daß warme Bäder Kochsalz, Cholesterin und Zucker aus der Haut auslaugen. Die Haut gibt ferner an das Badewasser Stoffe ab, die nach peroraler und parenteraler Zufuhr bei Normalpersonen den Zucker-, Kalk- und Milchsäuregehalt des Blutes senken, den Kalium- und Cholesteringehalt des Blutes steigern (SCHWARTZMANN, MARCHIONINI). Im warmen Bade verarmt also die Haut an zahlreichen physiologisch wichtigen Bestandteilen, ein Vorgang, der sicher nicht ohne Rückwirkungen auf den Gesamtorganismus ist.

Eine noch nicht sicher erklärte Erscheinung ist die sog. Thermoreaktion der Haut (REIN, KELLER), d. h. die Erscheinung, daß unter dem Einfluß der Wärme die Ionendurchlässigkeit der tieferen Hautschichten verändert, und zwar meist gesteigert wird. Das Ausmaß dieser Steigerung hängt von der Ladung der Epidermis ab. Ist diese elektronegativ, liegt z. B. ein alkalisches Thermalwasser vor, so bewirkt Erwärmung auf 35 bis 40° eine starke Durchlässigkeitserhöhung (Verschiebung des Hautpotentials in positiver Richtung); bei elektropositiver Ladung dagegen, also in sauren Mineralwässern, hat Erwärmung nun eine unbedeutende, und zwar um so geringere Steigerung der Durchlässigkeit zur Folge, je verdünnter das Mineralwasser ist. In sehr salzarmen saurer Wässern kann sogar die Durchlässigkeit bei Erwärmung abnehmen. Da mehrwertige Kationen die gleiche aufladende Wirkung wie H-Ionen haben (s. unten), können solche Kationen, z. B. Calcium, die Erhöhung der Hautdurchlässigkeit durch Wärme ebenfalls verhindern, wenn die Konzentration des calciumhaltigen Mineralwassers hinreichend gering ist; derartige Verhältnisse sind in manchen Thermalwässern gegeben.

γ) Chemische Wirkungen.

Im Gegensatz zu den mechanischen und thermischen Wirkungen, die jedes Süßwasserbad aufweist, kommen chemische Effekte nur den eigentlichen Mineralbädern zu und sind für diese charakteristisch. Sie sind darum der eigentliche Gegenstand balneologischer Forschung.

Die chemischen Wirkungen des Mineralbades kommen auf zwei grundsätzlich verschiedenen Wegen zustande. Der eine dieser beiden Mechanismen ist der, daß gewisse Bestandteile des Mineralbades in Ionenform (selten in Molekülform) in die Haut eindringen und von ihr festgehalten (an sie adsorbiert) werden. So entsteht eine Änderung des Mineralbestandes der Haut — eine Transmineralisation —, die ihrerseits eine Umstellung in dem elektrischen Verhalten und damit im Funktionszustand des Hautorgans herbeiführt; dieser veränderte Funktionszustand der Haut wirkt schließlich in komplizierter Weise — über das vegetative Nervensystem, durch humorale Impulse und durch Beeinflussung des endokrinen Apparats — auf den Gesamtorganismus zurück. Wie sich die Weitergabe dieser chemischen Reize seitens der Haut ans Innere des Organismus („Umstimmung") im einzelnen vollzieht, ist noch fast völlig unbekannt; fest steht nur, daß im Mittelpunkt dieser Gruppe chemischer Bäderwirkungen das *Hautorgan* selbst steht, welches hier gewissermaßen als Umschaltstation und im Sinne von E. F. MÜLLER als wahres, Reize aufnehmendes, verarbeitendes und weitergebendes „vegetatives Sinnesorgan" fungiert. Dieser wichtigen Rolle des Hautorgans gegenüber tritt die Art des den Hautreiz auslösenden chemischen Agens in den Hintergrund; verschiedenartige Ionen können genau die gleiche Funktionsumstellung des Hautorgans herbeiführen, und dieselbe Ionenart kann je nach der Konzentration, in der sie mit der Haut in Berührung kommt, und je nach dem Mengenverhältnis ihrer Mischung mit anderen Ionen die Haut in ganz verschiedener Weise beeinflussen. Die Natur der chemischen Wirkungen dieser Gruppe ist damit als *unspezifisch* gekennzeichnet. Die nach diesem Modus wirksamen Badbestandteile sind in erster Linie die Ionen der Alkali- und Erdalkalimetalle, das Chlorid-, Sulfat- und Phosphat-Ion.

Die Art und Weise, wie diese Ionen den Funktionszustand der Haut modifizieren, ist durch die Modellversuche von REIN, BÜCKING und vor allem von PH. KELLER dem Verständnis nähergebracht worden. Sie ist nur aus dem normalen physikalisch-chemischen Verhalten der Haut heraus zu verstehen. Die für die Vermittlung balneologischer Reize bedeutsamste Schicht der Haut, die Epidermis — die ihrerseits keineswegs nur eine Membran, sondern ein Organ mit aktivem Stoffwechsel darstellt —, verhält sich physikochemisch wie ein einheitlich gebauter Eiweißkörper, dessen isoelektrischer Punkt (Aciditätsgrad, in dem er weder eine positive noch eine negative Ladung aufweist), bei p_H 3,7, also im verhältnismäßig stark sauren Gebiet liegt (KELLER, WILKERSON). Bei jeder Reaktion, die alkalischer ist als p_H 3,7, also auch bei der normalerweise an der Hautoberfläche herrschenden, durch die Schweißrückstände bedingten schwach sauren Reaktion, sind an der menschlichen Epidermis Anionen adsorbiert, die ihr eine negative Ladung erteilen. Schwache Säuren von p_H 4 bis 7 wirken also auf die Haut in elektrochemischer und kolloidchemischer Hinsicht bereits wie Alkalien. Die negative Ladung der Epidermis bedingt, daß von den Ionen, die durch ein Mineralbad an die Haut herangebracht werden, nur die Kationen in die Haut eintreten können, während die Anionen von den gleichnamigen, in der Haut adsorptiv gebundenen Ionen abgestoßen werden. Die menschliche Epidermis ist also selektiv kationenpermeabel (REIN). Wird durch Behandlung der Haut mit verdünnten starken Säuren deren Reaktion über den isoelektrischen Punkt hinaus ins Saure verschoben, so kehrt sich ihr Ladungssinn um und die nunmehr positiv geladene Haut ist nur noch für Anionen durchlässig. Die Umkehr der Ladungs- und Durchlässigkeitsverhältnisse der menschlichen Epidermis läßt sich aber nicht nur durch Säuren, also Wasserstoff-Ionen, sondern auf viel physiologischerem Wege auch durch Kationen, also durch Baden der Haut in geeigneten Salzlösungen und Mineralwässern, erzielen. Allerdings sind zur Erreichung des Umladeeffektes bei den Kationen höhere Konzentrationen notwendig als bei den H-Ionen, und zwar um so höhere, je niedriger die Wertigkeit des Ions ist (KELLER). Nächst dem H-Ion wirken dreiwertige Ionen am stärksten, dann folgen zwei- und schließlich einwertige Kationen. Umgekehrt wirken, wenn selektive Anionenpermeabilität vorliegt, OH- und Bicarbonat-Ionen in entgegengesetztem Sinne umladend. Aus Tabelle 150 ist ersichtlich, daß die umladende Konzentration des einwertigen Kalium-Ions etwa 100mal höher ist als die des zweiwertigen Calcium-Ions. In mittleren Konzentrationen, wie sie im biologischen Milieu und in Thermalwässern

Tabelle 150. Elektrochemisches Verhalten verschiedener Ionenarten gegenüber menschlicher Haut. (Nach PH. KELLER.)

Folgende Ionen		
wirken der normalen unvorbehandelten Haut gegenüber als	Säuren	Alkalien
laden die Haut auf	elektropositiv	elektronegativ
machen die Haut selektiv	anionenpermeabel	kationenpermeabel
	in einer Konzentration von	in einer Konzentration von
H^+	mehr als 0,0002 n	weniger als 0,0002 n
K^+, Na^+	mehr als 1 n	weniger als 0,5 n
Ca^{++}, Mg^{++}	mehr als 0,01 n	weniger als 0,005 n
Al^{+++}	mehr als 0,001 n	weniger als 0,0005 n

vorkommen, laden also zweiwertige Kationen positiv auf, während einwertige eine negative Ladung garantieren; jene verhalten sich der Haut gegenüber wie Säuren, diese wie Alkalien. Ein Gemisch von beiden läßt jedoch die Ladung unbeeinflußt, so daß auf diese Weise höhere Salzkonzentrationen ihre osmotischen Wirkungen auf die Haut ausüben können, ohne daß gleichzeitig eine geeignete Ladung und damit Ionendurchlässigkeit der Hautoberfläche verändert wird (KELLER): Diese Beobachtung liefert erstmalig eine physikalisch-chemische Erklärung für den altbekannten Ionenantagonismus Calcium-Kalium im Sonderfall der Haut und für die biologisch bedeutsame Tatsache, daß in Ionengemischen, wie sie in Mineralwässern vorliegen, sich die einzelnen Ionenbestandteile gegenseitig beeinflussen und andere Wirkungen entfalten als in reiner wäßriger Lösung. Der Wiesbadener Kochbrunnen z. B. enthält Ca in einer Konzentration, die groß genug ist, um eine Umladung und Kationensperre herbeizuführen: das würde zur Folge haben, daß gerade das therapeutisch so wichtige Ca-Ion nicht in die Haut eindringen kann (s. unten) und somit als Heilfaktor im Kochbrunnenbad nicht in Betracht kommt. Nun wirken aber die relativ niedrige H-Ionenkonzentration und der unter der umladenden Konzentration liegende Gehalt an K- und Na-Ionen, endlich auch der Bicarbonatgehalt des Kochbrunnens der umladenden Tendenz des Ca entgegen und halten die Kationenpermeabilität und damit die Angriffsmöglichkeit des Ca-Ions aufrecht. — Diese elektrophysiologischen Erkenntnisse werden bestätigt und ergänzt durch chemische Untersuchungen (HARPUDER), die eindeutig das Vorhandensein eines Ionenaustausches zwischen Haut und Mineralbad zeigen, also nicht nur den oben schon erwähnten Übertritt von Ionen aus der Haut ins Wasser, sondern auch das Eindringen von Ionen in die Haut dartun. Zunächst ergab sich, daß die Ionenabgabe von der Haut weitgehend mit der Zusammensetzung des Badewassers variiert, was bereits REIN aus seinen elektrophysiologischen Versuchen geschlossen hatte. Sie ist um so intensiver, je verdünnter (hypotonischer) das Mineralwasser ist, und erstreckt sich vor allem auf diejenigen Ionenarten, die im Badewasser nicht oder nur in geringster Menge vorkommen; man kann danach das Mineralbad als eine Art von Kompensationsdialyse betrachten. Verdünnte Salzsäure und Natronlauge werden von der Haut teilweise neutralisiert; dabei wird in die saure Badeflüssigkeit K und Ca, in die alkalische CO_2 und Cl abgegeben. Andererseits kann aus nicht allzu verdünnten Salzlösungen Kalium (HARPUDER) und Calcium (BECHHOLD) in die Haut eintreten, sofern elektropositive Umladung im Sinne der eben gemachten Ausführungen durch geeignete Zusammensetzung und Reaktion der Badeflüssigkeit verhindert wird. Zweifellos gilt dies auch für andere Ionen, vor allem Na und Cl, doch liegen hierfür noch keine exakten Beweise vor (über Wahrscheinlichkeitsargumente vgl. den Abschnitt Solbäder). Dieses Eindringen von Ionen in die Haut ist von praktisch-therapeutischer Bedeutung auch dann, wenn die Ionen in der Haut verbleiben und nicht ins Körperinnere weitertransportiert werden (HEDIGER). Das zeigt das Beispiel des Kaliums. FELDBERG wies nach, daß schon kleinste Mengen von Kaliumionen, wenn sie mit parasympathischen Nervenendigungen in Berührung kommen, an deren Erfolgsorganen Acetylcholin freimachen. Das in die Haut eindringende Kalium kann auf diese Weise im Sinne eines vagotropen Pharmakons durch Produktion von Acetylcholin erhebliche Wirkungen im Organismus entfalten; die Vielseitigkeit der Effekte des Acetylcholins wurde schon auf S. 332 betont. Daß sie auch von therapeutischer Größenordnung sein können, zeigen die Erfolge, die in der Prophylaxe und Therapie von Gelenkaffektionen durch Injektionen von Acetylcholin (FRANCILLON, NEUBURGER-SCHOLL) in etwa gleichem Ausmaß wie durch Anwendung von Thermalbädern, die ja stets kaliumhaltig sind, erzielt werden können.

Von diesen Ionen, die durch Eindringen in die Haut und durch physikalisch-chemische Zustandsänderung des Hautorgans mittelbar den Gesamtorganismus beeinflussen, unterscheidet sich eine zweite Gruppe von Mineralbadbestandteilen, dadurch, daß die von ihnen ausgeübten chemischen Reize sich *ohne aktive Beteiligung des Hautorgans* direkt an Zelle und Stoffwechsel auswirken. Die hierhergehörigen Stoffe bleiben, wenn sie mit der Haut in Berührung kommen, nicht in ihr stecken, sondern dringen — höchstwahrscheinlich in Form von Molekülen, nicht von Ionen — durch sie hindurch ins Innere des Organismus ein, wo sie die ihnen eigentümlichen, ihrem pharmakologischen Charakter entsprechenden Wirkungen entfalten. Diese Wirkungen sind also *spezifischer* Natur; bei ihrem Zustandekommen spielt die Haut lediglich die passive Rolle einer Durchtrittspforte. Die Stoffe dieser Gruppe sind charakterisiert durch die Eigenschaft der *Lipoidlöslichkeit;* ihr verdanken sie die Fähigkeit, die menschliche Haut zu durchdringen, entsprechend dem Gesetz von OVERTON und H. H. MEYER, wonach tierische Membranen nur für lipoide und lipoidlösliche Stoffe permeabel sind. (Ältere Angaben, denen zufolge auch lipoidunlösliche Salze die Haut zu durchdringen vermögen, konnten dahin berichtigt werden, daß derartige Salze durch doppelte Umsetzung mit den fettsauren Salzen der Haut in lipoidlösliche Form übergeführt werden. Modellversuche, die das beweisen, sind von HARTSUCH angestellt worden.) Die klassischen Versuche von SCHWENKENBECHER, die später durch MALIWA, HEDIGER, LEVA u. a. erweitert worden sind, haben gezeigt, daß eine große Zahl von Mineralquellbestandteilen nach diesem Modus die Haut zu permeieren vermögen. Es sind dies zunächst die lipoidlöslichen Gase, Kohlensäure, Schwefelwasserstoff und Radon (Emanation), ferner die arsenige, thioschweflige, Jod- und Bromwasserstoffsäure, die aus ihren Salzen durch den „Säuremantel“ der Haut (MARCHIONINI) in Freiheit gesetzt werden, so daß der Eindruck entstehen kann, als ob die Salze selbst percutan resorbiert würden, endlich lipoidlösliche Salze (Bicarbonate, Bromide, teilweise auch Chloride) von Schwermetallen wie Barium, Radium, Eisen (in zweiwertiger Form), Kupfer, Mangan. Der spezifische Wirkungsmechanismus dieser Stoffe wird bei den durch sie charakterisierten Bädertypen (Kohlensäure-, Schwefel-, Jod-, Arsen-, Radiumemanationsquellen) besprochen werden.

Eine strenge Scheidung der Mineralbäder nach den beiden eben beschriebenen Substanzgruppen ist nicht möglich. Zahlreiche Quellen enthalten sowohl Stoffe, die durch die Haut ins Körperinnere eindringen, wie Ionen, die nur eine Transmineralisation und Umstimmung des Hautorgans herbeiführen. Ja es scheint sogar, daß gewisse Salze (z. B. Magnesiumchlorid) in ionisierter Form die physikalisch-chemische Struktur der Haut beeinflussen als auch auf Grund ihrer Lipoidlöslichkeit die Haut zu permeieren vermögen. Hier wie überhaupt auf dem Gebiet der chemischen Bäderwirkungen hat die Balneologie noch manche Probleme zu lösen.

d) Die Badereaktion.

Sämtliche Mineralbäder, gleichgültig welchen Typs, bewirken unbeschadet ihres endgültigen Heilerfolges beim Kranken, der sie serienweise anwendet, aber auch beim Gesunden kurz nach Beginn der Badekur, im allgemeinen nach 3 bis 6maliger Anwendung eine vorübergehende Verschlechterung des Gesundheitszustandes, die man als *Badereaktion* oder *Bäderreaktion* (crise thermale, cure crisis, thermal crisis) bezeichnet. Sie besteht einmal in einer Beeinträchtigung des Allgemeinbefindens (Mattigkeit, Depressionszuständen, Schlaf- und Appetitlosigkeit, Temperatursteigerungen), vor allem aber in Herdreaktionen, die sich bei Patienten mit örtlichen Krankheitssymptomen in einer Verschlimmerung dieser örtlichen Symptome zu äußern pflegen, aber auch an völlig normalen und schmerzfreien Körperstellen auftreten können. Meist stellt sich dann heraus, daß an diesen Stellen früher einmal ein längst abgeklungener Krankheitsprozeß bestanden hatte, der im Laufe der Bäderreaktion zum Wiederaufflackern gebracht wurde. Die Herdreaktionen können als Gelenkschmerzen und -schwellungen, Koliken, Diarrhöen, Erbrechen, Hauterscheinungen, akute Katarrhe der oberen Luftwege, Asthmaanfälle, Metrorrhagien in Erscheinung treten. Das Bild der Bäderreaktion ähnelt so weitgehend dem Komplex von Herd- und Allgemeinsymptomen, der im Rahmen jeder unspezifischen Reiztherapie, etwa zu Beginn einer Serie von Eiweiß- oder Schwefelinjektionen, als Vorbote des Heilungsprozesses zu beobachten ist, daß namhafte Balneologen (SCHOBER, GÉRONNE, KREBS) die Existenz der Badereaktion als Beweis für den unspezifisch umstimmenden, „protoplasmaaktivierenden" Charakter der Balneotherapie und als Argument für ihre Kennzeichnung als besonders milde Art der Reizkörpertherapie angesehen haben. So richtig diese Kennzeichnung zum mindesten im Falle gewisser Mineralbadtypen sein mag, so muß man andererseits in der physiologischen und klinischen Bewertung der Bäderreaktion äußerst vorsichtig sein. Steht doch noch nicht einmal fest, ob die Bäderreaktion überhaupt zur Erzielung eines Kurerfolges erforderlich ist. Selbst die Frage, ob die Bäderreaktion für Mineralbäder charakteristisch ist oder auch bei Süßwasseranwendungen auftritt, ist noch nicht beantwortet. Zwar hat FRITZ in Wildbad an einer großen Zahl von Rheumatikern das Auftreten der Badereaktion nur bei Anwendung der dortigen Thermalbäder, nie aber nach Süßwasserbädern in gleicher Dosierung beobachtet, jedoch gelingt es nach LAMPERT durch wiederholte sehr intensive hydrotherapeutische Reize (Überwärmungsbäder bis 45°) typische, später wieder abklingende Bäderreaktionen hervorzurufen. Die Beurteilung der therapeutischen Bedeutung der Bäderreaktion wird weiter dadurch erschwert, daß es bisher kaum gelungen ist, irgendwelche für die Bäderreaktion charakteristische Veränderungen der chemischen oder physikalischen Körperkonstanten aufzufinden. Die von SCHAZILLO angeblich bei der Bäderreaktion festgestellten Verschiebungen im Mineral-, insbesondere Calciumgehalt des Blutes sind sehr zweifelhafter Natur und bedürfen der Bestätigung. Das bisher einzige chemische faßbare Substrat der Bäderreaktion wurde von SCHLÜTZ und POTYKA durch Untersuchungen der Bluteiweißkörper ermittelt. Es ergab sich zunächst, daß bei Eintritt der Bäderreaktion die Reaktion von TAKATA-ARA im Blut fast stets (in 90% der Fälle) mehr oder weniger deutlich positiv wird; war sie schon zu Beginn der Badekur positiv, so nimmt die Flockung bei Manifestwerden der Bäderreaktion regelmäßig erheblich zu. Nach dem Abklingen der Reaktion wird die Sublimatflockungsreaktion nach TAKATA parallel mit dem Ausmaß der klinischen Besserung wieder mehr oder weniger vollständig negativ. Die dadurch nachgewiesene Veränderung des Gefüges der Plasmaeiweißkörper während der Bäderreaktion konnten bei Analyse der einzelnen Eiweißfraktionen darauf zurückgeführt werden, daß während der Bäderreaktion der Pseudoglobulinanteil sowohl innerhalb der Globulinfraktion wie bezogen auf das Gesamtplasmaeiweiß deutlich ansteigt, um nach Verschwinden der Reaktion wieder abzunehmen (Tabelle 151). Das bedeutet, daß die Bäderreaktion nicht nur eine Zustandsänderung der Körperkolloide herbeiführt, sondern auch, da die Plasmaeiweißkörper die Träger des Komplementcharakters und der Immunitätseigenschaften des Blutes sind, die Abwehrkräfte des Organismus in meßbarer Weise beeinflußt. Es ist

Tabelle 151. Veränderungen des Pseudoglobulingehaltes des Blutplasmas (bestimmt nach CAMPBELL-HANNA) unter dem Einfluß der Wiesbadener Thermalbadekur bei Patienten mit primär- und sekundär-chronischem Gelenkrheumatismus. *A* Werte zu Beginn der Badekur, *B* Werte auf der Höhe der Bäderreaktion, *C* Werte am Ende der Kur (rd. 14 Tage nach Abklingen der Bäderreaktion). (Nach KÜHNAU und SCHLÜTZ.)

Versuchsperson und Geschlecht	Pseudoglobulin I in % des Totalplasmaproteins			Quotient Pseudoglobulin / Euglobulin		
	A	*B*	*C*	*A*	*B*	*C*
I m	9,3	12,0	8,3	2,0	3,0	3,1
II w	10,4	15,5	9,0	2,7	4,2	1,8
III m	12,6	12,0	11,0	2,9	3,3	3,0
IV w	8,9	11,0	7,0	2,4	3,7	1,2
V m	9,2	14,1	13,8	1,5	5,2	3,0
VI m	9,0	14,4	14,9	4,3	4,3	4,4
VII w	10,6	13,1	13,8	2,9	5,0	2,8
VIII m	10,5	15,6	18,8	2,9	3,3	6,2
IX w	13,0	16,1	13,2	2,6	2,9	1,6
X m	8,5	9,0	10,5	2,2	2,9	4,0
XI m	9,4	18,1	12,9	1,2	3,0	3,0
XII m	13,3	12,0	17,9	3,1	3,8	6,4
XIII m	11,2	13,1	7,0	1,3	1,6	0,8
XIV w	12,2	13,0	14,0	1,6	1,1	2,4
XV m	9,7	13,7	9,1	1,7	2,3	0,4
XVI m	14,0	13,5	13,5	2,9	3,0	2,2
Mittelwert	10,7	13,5	12,2	2,4	3,3	2,9

zu erwarten, daß eine genaue Analyse der Bluteiweißstruktur im Verlauf der Bäderreaktion, vor allem vom serologischen Standpunkt aus, eine weitgehende Aufklärung des experimentell bisher nicht faßbaren, balneologisch so bedeutungsvollen Problems der „unspezifischen Reizwirkung" („Leistungssteigerung", „Umstimmung") bringen wird und daß damit endlich auch die balneophysiologische und therapeutische Bedeutung der bisher noch so rätselhaften Bäderreaktion einer klaren Erkenntnis zugänglich wird.

c) Anwendungsweise der Bäder.

Bäder können in verschiedener Form dargereicht werden. Die weitaus wichtigste Form ist das *Wannenbad*, welches sich für jede Art Mineralwasser eignet und als Grundtyp des Bades überhaupt angesehen werden muß. Im allgemeinen wird man zur Krankenbehandlung in erster Linie dieses heranziehen. Im Wannenbad soll sich der Patient im allgemeinen ruhig verhalten und unnötige Bewegungen vermeiden, insbesondere wenn das Wasser leicht flüchtige Bestandteile enthält. Anders wenn man mit systematischer Bewegung unter Wasser einen bestimmten therapeutischen Zweck verfolgen will. Bei Gelenkerkrankungen kommt dies oft in Betracht, zumal die Bewegung im warmen Bad erleichtert wird.

Eine Abart des Wannenbades stellen die *Teilbäder* dar. Solche wenden wir an: Entweder wenn wir den Badereiz abschwächen wollen, also bei allgemeinen Schwächezuständen, bei leicht aktivierbaren entzündlichen Prozessen oder bei Kreislaufschwäche, oder wenn wir es mehr auf eine Lokalbehandlung eines begrenzten Krankheitsherdes meist entzündlicher Natur abgesehen haben. Hier gibt uns die Anwendung von Teilbädern die Möglichkeit einer besonders intensiven Lokalbehandlung, ohne daß der Gesamtkörper zu sehr in Mitleidenschaft gezogen wird. Der anfängliche Wärmeschreck bei heißen Teilbädern läßt sich durch Einschleichen (ansteigende Teilbäder HAUFFES) umgehen.

Die zweite Anwendungsform ist das *Gemeinschaftsbad.* Dieses eignet sich vor allem für Wässer, die in natürlicher Temperatur zu Bädern geeignet sind, in erster Linie also Thermen zwischen etwa 30 und 40°. Zu therapeutischen Zwecken werden solche Gemeinschaftsbäder meist in kleineren Becken verabfolgt, die bis zu Brusthöhe gefüllt sind (Piscinen). Die Besonderheit dieser Anwendungsform gegenüber dem Wannenbad liegt einmal in der größeren Bewegungsfreiheit des Patienten und zum anderen in der psychischen Anregung durch die Gemeinschaft. Erstere ermöglicht die Anwendung etwas niederer Temperaturen, als beim Wannenbad und dadurch wieder bei hypothermalen Thermen einen Gebrauch ohne Vorwärmung. Die psychische Anregung wieder erleichtert uns in Verein mit der Bewegungsfreiheit bei Wässern mit nicht zu starken Reizen eine längere Ausdehnung des Bades. Aus beiden Gründen macht man von den Piscinenbädern allein oder in Kombination mit Wannenbädern bei solchen Thermen Gebrauch. Die Ausgestaltung als Freibad gibt wieder Gelegenheit zu Kombination mit klimatischen Reizen. Als richtiges Heilbad spielt es in dieser Form keine große Rolle. Vielmehr steht hier, soweit es zu therapeutischen Zwecken angewandt wird (vor allem im Seebad), die Klimakur an erster Stelle. Stark gashaltige und leicht veränderliche Wässer eignen sich zu Gemeinschaftsbädern nicht. Wenigstens wird ihre spezifische Wirkung hier verlorengehen oder doch stark abgeschwächt werden.

Die Anwendung von Mineralwässern zu Duschen u. dgl. läßt die spezifischen Mineralwasserwirkungen gegenüber den mechanischen und thermischen so in den Hintergrund treten, daß keine spezifischen Effekte zu erwarten sind. Derartige Anwendung ist daher im Sinn der Heilbäderbehandlung abzulehnen.

Die verordneten Temperaturen richten sich einmal nach der Eigenart des Wassers, dann aber nach dem therapeutischen Zweck. Grundsätzlich unterscheiden wir:

1. Thermoindifferente Bäder (etwa 34°). Hiervon machen wir Gebrauch wenn wir Wärmewirkungen, soweit dies möglich ist, ausschalten wollen.

2. Warme bis heiße Bäder. Als Vollbäder kommen Temperaturen bis etwa 40, höchstens 42° in Anwendung, bei Teilbädern bis etwa 45°. Bei Moor- und Schlammpackungen (Teilanwendungen) noch höher.

3. Kühle Bäder werden als Wannenbäder verhältnismäßig selten verordnet, etwa bis 30°, am ehesten noch bei Kohlensäurebädern. Die Badedauer wird beim Wannenbad im allgemeinen mit 15 bis 30 Minuten bemessen.

Nach dem Bad ist im allgemeinen eine Nachruhe angezeigt, vor allem bei geschwächten Patienten, Kreislaufkranken und nach sehr anstrengenden, besonders heißen Bädern. Nach Schwitzprozeduren hält infolge der Überwärmung des Körpers die Schweißabsonderung bei Schutz vor Abkühlung (warme Wolldecken) noch lange nach.

Die Badekur setzt sich aus einer systematisch angeordneten Reihe von Bädern zusammen. Die Häufigkeit muß nach Lage des Falles individuell eingestellt werden, ebenso wie die Dauer und Reizstärke (z. B. Temperatur) des Einzelbades. Anstrengende Bäder können meist nicht täglich genommen werden, sondern man muß badefreie Tage einschalten, z. B. zwei Badetage und einen Ruhetag oder auch nur jeden zweiten Tag ein Bad. Besonders zur Zeit der Badereaktion muß man vorsichtig sein und kann durch entsprechende Badepausen eine unangenehme Reaktion vermeiden oder wenigstens auf ein Minimum herabdrücken (Wagner). Die Dauer der Kur darf nicht zu kurz bemessen werden, weil sich der Erfolg erst allmählich einstellt. Besonders bei Auftreten einer Badereaktion würde ein vorzeitiges Abbrechen zu einem negativen Erfolg führen.

Im einzelnen richtet sich die technische Anwendung des Bades sowie die Gestaltung der ganzen Kur, Dauer und Temperatur des Einzelbades, die Frage, ob Wannenbad, Gemeinschaftsbad, Freibad, der Zeitpunkt und die Häufigkeit des Bades, die Frage der Nachruhe usw. ganz nach dem einzelnen Leiden, dem individuellen Zustand des Patienten, dem therapeutischen Ziel und der Wesensart und Beschaffenheit der angewandten Heilquelle. Die Darstellung der Bädertechnik kann daher allgemein nur einige grobe Richtlinien geben. Näheres siehe im Abschnitt „Spezielle Balneotherapie der einzelnen Krankheiten". Es wird ferner auf den Abschnitt „Technik des Bäderwesens" verwiesen.

B. Trinkkuren.

Von

W. Zörkendörfer-Breslau.

Mit 10 Abbildungen.

a) Wesen und Zweck der Trinkkur.

Die Trinkkur bildet jene Darreichungsform der Heilwässer, welche der Arzneitherapie am nächsten kommt. Hier können wir ebenso wie dort feststellen bzw. dosieren, was wir dem Körper einverleiben wollen. Allerdings handelt es sich bei der Mineralwassertherapie niemals um Darreichung eines bestimmten Einzelstoffes, sondern stets um ein buntes Gemenge zahlreicher Bestandteile. Und wie wir noch später sehen werden, enthält dieses Gemenge meist nicht *einen* Träger der Wirksamkeit, sondern ergibt sich die Wirkung erst aus dem Zusammenspiel vieler oder aller Einzelkomponenten. Überhaupt enthalten die Mineralwässer ja keine so hochwirksamen Stoffe wie z. B. viele Heilpflanzen und wenn, so meist nur in kleinen Mengen. Eine Folge davon ist, daß wir verhältnismäßig wenige akute Mineralwasserwirkungen kennen. Vielfach stellt sich die Wirkung erst nach längerer Darreichung allmählich ein. Von einzelnen Ausnahmen z. B. Bitterwässer abgesehen, sind deshalb Mineralwässer keine Heilmittel zu einmaligem Gebrauch, sondern eignen sich vorwiegend zu kurgemäßer, d. h. über Wochen hinaus systematisch durchgeführter Anwendung. Entsprechend dieser ausgesprochen chronischen Wirkungsweise erstreckt sich auch ihr Anwendungsgebiet fast ausschließlich auf chronische Erkrankungen. Dafür aber überdauert die Wirkung vielfach die Zeit der Darreichung bedeutend, was ja gerade bei diesen Erkrankungen erwünscht erscheint.

Das Ziel der Balneotherapie überhaupt ist stets vorwiegend eine Allgemeinwirkung im Sinne einer unspezifischen Umstimmung. Eine solche kommt sicherlich auch der Trinkkur zu. So schließt sich diese denn dem Gesamtziel ein, wobei sie selbst nur einen Faktor unter mehreren anderen gleichsinnig gerichteten darstellt.

Die innerliche Darreichungsform befähigt die Trinkkur aber neben dem zu organotropen Wirkungen, wie wir sie auch von innerlich dargereichten Arzneimitteln aller Art kennen. So kommen je nach Zusammensetzung des Wassers bestimmte Einzelwirkungen auf die verschiedensten Organsysteme zustande. In erster Linie sind es immer wieder die Eingangs- und Ausgangspforten, wo sich hierzu besondere Gelegenheit ergibt, also Magen-Darmkanal und Nieren bzw. Harnwege. Aber auch auf deren Nachbarorgane greifen die Wirkungen vielfach über, so die oberen Luftwege, Galle usw. und schließlich hämatogen auf den ganzen Körper. Auf diese Weise kommen Mineralwasserwirkungen auf den Stoffwechsel, primär besonders den Wasserhaushalt und Mineralstoffwechsel zustande, weiter führen die Mineralwässer zu physikalisch-chemischen Zustandsänderungen, welche sich in verschiedener Weise geltend machen können.

So haben wir gerade bei der Trinkkur ein zweifaches Ziel vor Augen: einmal soll sie in Gemeinschaft mit den übrigen balneologischen Heilmitteln eine unspezifische Umstimmung des Kranken herbeiführen, zum anderen gegebenenfalls ihren Einfluß auf die spezielle organische Erkrankung geltend machen.

Natürlich stellt eine Trinkkur, wie jede größere Flüssigkeitszufuhr in mancher Beziehung auch eine Belastung dar, welche eine Mehrarbeit der betroffenen Organe erfordert, vor allem trifft dies für die Nieren und bis zu einem gewissen Grade auch für den Kreislauf zu. Voraussetzung für jede Trinkkur ist also, daß diese den Anforderungen entsprechen können. Schwere Störungen der Wasserausscheidung, Ödeme — ob renalen oder kardialen Ursprungs — und Kreislaufinsuffizienz sind daher als Kontraindikationen gegen jede Trinkkur anzusehen.

b) Wirkungsweise der Trinkkur.

α) Die Wärme.

Wir haben gesehen, daß wir Mineralwasserwirkungen als eine Komplexwirkung auffassen müssen, die sich aus verschiedenen Faktoren zusammensetzt. Bevor wir uns näher mit diesem ganzen Komplex befassen, müssen wir erst noch die wichtigsten Einzelfaktoren kennenlernen und wollen uns als erster der Temperatur des Wassers zuwenden. Hier haben wir sowohl mit Wärme wie mit Kältewirkungen zu rechnen. In der Mitte stehen die annähernd körperwarmen Wässer, welche wir in thermischer Hinsicht als indifferent ansehen müssen. Diese beiden entgegengesetzten Wirkungsfaktoren können biologisch entgegengesetzte Wirkungen entfalten. Doch muß ein solcher Gegensatz nicht überall bestehen; denn Wärme wie Kälte sind beides Reize und als solche können wohl auch beide die gleiche Wirkung zur Folge haben. Weiter kompliziert werden die Verhältnisse dadurch, daß unter Umständen schwache und starke Reize gleicher Natur entgegengesetzte Wirkungen auslösen können und so sind denn verschiedene Variationen möglich.

Ausgiebigere Gelegenheit zu einer Einwirkung findet das Wasser zunächst im Magen, wo es einige Zeit verweilt. Hier regt vor allem kaltes, vielleicht aber auch heißes Wasser die Bewegungen des Magens an (ROSSBACH). Die Entleerung dagegen wird nicht beschleunigt, sondern im Gegenteil durch kaltes Wasser (JAWORSKI, SCHÜLE) wie durch heißes (LATKOWSKI) verzögert, wohl hauptsächlich durch Beeinflussung des Pylorustonus. Am schnellsten gelangt also körperwarmes Wasser in den Darm. Wir können dies wohl als eine Schutzregulation auffassen. Die Darmperistaltik wird durch Kältereize angeregt (ROSSBACH), durch Wärme dagegen im allgemeinen beruhigt. Durch Veränderung der Resorptionsgeschwindigkeit kommt der Temperatur ein Einfluß auf die Wirkungen auch der übrigen Mineralwasserkomponenten zu.

Aber auch unmittelbar wirken sich solche Temperaturreize auf den Gesamtkörper aus. Wir können ihm auf diese Weise Wärme zuführen oder entziehen, allerdings nur im bescheidenen Maße. Hierbei kommt es nicht allein auf die Temperatur, sondern auf die Wärmemenge an, also auch auf die Menge des zugeführten Wassers. Diese Wärme kann sich wieder auf den Gesamtstoffumsatz auswirken. Als Wärmezufuhr kommen nur Wässer in Betracht, welche höher temperiert sind als der Körper, während kältere dem Körper dadurch Wärme entziehen, daß sie auf Körpertemperatur angewärmt und in dieser durch den Harn ausgeschieden werden. Praktisch kommt vor allem der Wärmeentzug bei Fettsucht therapeutisch in Frage. Dabei bedeutet jedes Liter eines Wassers von 7° einen Wärmeentzug von 30 Calorien. Bei Zufuhr größerer Mengen — mehrere Liter pro Tag — kann dies ins Gewicht fallen (v. NOORDEN).

Auch am Kreislauf macht sich das Trinken kalter und heißer Wässer bemerkbar. Heißes Wasser führt zu Pulsbeschleunigung und Erschlaffung der Gefäßwand (GLAX), kaltes hingegen zu Pulsverlangsamung und Erhöhung des Gefäßtonus (WINTERNITZ, LICHTENFELS und FRÖHLICH).

β) Das Wasser.

Bei jeder Trinkkur führen wir eine größere oder kleinere Wassermenge zu. Deshalb müssen wir zunächst mit einer Wasserwirkung rechnen. Wenn wir auch Wasser in irgendeiner Form täglich zu uns nehmen, ohne davon „Wirkungen" zu erwarten, zeigt uns gerade die Notwendigkeit der ständigen Wasserzufuhr dessen Bedeutung für das Leben. Kann doch feste Nahrung sehr viel länger entbehrt werden als gerade das Wasser und wie das Wasser physiologisch vielseitige Aufgaben zu erfüllen hat, so wirkt sich auch vermehrte Wasserzufuhr in mannigfacher Weise aus.

Zunächst schon im Magen. Zum Teil läuft getrunkenes Wasser entlang der kleinen Kurvatur (Magenstraße) direkt dem Magenausgang zu, ein anderer Teil aber verbleibt eine gewisse Zeit im Magen. JAWORSKI fand nach einer Viertelstunde noch die Hälfte wieder, in einer halben Stunde war der Magen praktisch leer. In dieser Zeit ist dem Wasser Gelegenheit zur Einwirkung auf die Magentätigkeit gegeben, ganz abgesehen von seinen chemischen Eigenschaften zunächst schon durch seine bloße Masse. So regt es wie jede andere Füllung dessen motorische Tätigkeit an. Aber auch auf die Magendrüsen übt es einen Sekretionsreiz aus, der mit steigender Wassermenge zunimmt (CHISHIN, FORSTER und LAMBERT). So fanden letztere beim PAWLOWschen Blindsackhund

auf	300 ccm	Wasser	7,2 ccm	Saft
„	500 ccm	„	17,7 ccm	„
„	750 ccm	„	25,7 ccm	„

Im Darm finden diese Wirkungen ihre Fortsetzung. Insbesondere löst das Wasser auch hier wieder rein mechanisch Peristaltikwellen aus, welche den ganzen Darm durchlaufen können (BEST). Hier verfällt das Wasser aber rasch der Resorption, während es im Magen nicht (v. MERING, MORITZ) oder wenn (LÖNNQVIST), so nur in unbedeutenden Mengen, vielleicht vom Pylorusteil aus (BABKIN) resorbiert wird und dadurch finden auch die lokalen Wirkungen des Wassers im Darmkanal ein Ende. Sie können aber durch Behinderung der Resorption hinausgezogen und erheblich verstärkt werden (s. Abschnitt IV. 2).

Bei der Wasserresorption scheinen sich neben den physikalischen Kräften der Diffusion und Filtration auch die Darmzotten aktiv im Sinne einer Saugwirkung mitzubeteiligen (VERZAR). Von hier gelangt das Wasser teils auf dem Lymphwege, in der Hauptsache aber direkt in die Blutbahn und so in den Körper. Bald setzt nun die Nierentätigkeit ein und im allgemeinen ist in wenigen

Stunden das getrunkene Wasser fast vollständig wieder ausgeschieden. Dies mag so scheinen, als ob das Wasser einfach das Blut durchliefe und die Nieren diesen Überschuß aufnähmen und entfernten. So einfach liegen die Verhältnisse aber durchaus nicht. Vielmehr beteiligt sich fast der ganze Körper an diesem Kreislauf. Schon die Leber, welche zwischen die Darmgefäße (Pfortaderkreislauf) und den großen Kreislauf eingeschaltet ist, stellt den ersten Speicher dar, den der Großteil des Wassers auf seinem Wege vom Darm passieren muß. An einer deutlichen Volumenzunahme der Leber nach größeren Wassergaben (MARX, KORANYI) ist zu erkennen, daß hier eine starke Wasserspeicherung stattfindet. Aber auch zahlreiche andere Organe wie Haut, Muskulatur usw. sind in weitem Ausmaße hierzu befähigt und stehen mit dem Blute in einem ständigen Wasseraustausch. So gelangt auch das Wasser, welches die Lebersperre passiert hat, keineswegs direkt zur Niere, sondern fließt zum Großteil in andere Gewebe ab, welche mit der Leber zusammen ein Speichersystem (Vorniere VOLHARDS) bilden. Andererseits löst das Wasser durch sekretorische Reize wieder einen entgegengesetzten Wasserstrom in Richtung Gewebe — Blut — Darm aus. So ergibt sich ein Hin und Her in der Wasserbewegung, welches MARX schematisch in obigen Bildern (Abb. 184) veranschaulicht und das sich schließlich in verschiedenen Schwankungen des Wassergehaltes des Blutes zu erkennen gibt. Diese Hydrämie stellt also durchaus nicht bloß eine Verdünnung durch das aufgenommene Wasser dar, sondern ist Folge des Zusammenspiels all dieser Faktoren. Sie nimmt einen zweigipfligen Verlauf, wobei der erste Gipfel zustande kommt, bevor das Wasser überhaupt resorbiert ist. Auch der Grad der Hydrämie ist von der Menge des getrunkenen Wassers weitgehend unabhängig und gibt sich in einer Hämoglobinsenkung von etwa 12% zu erkennen (MARX).

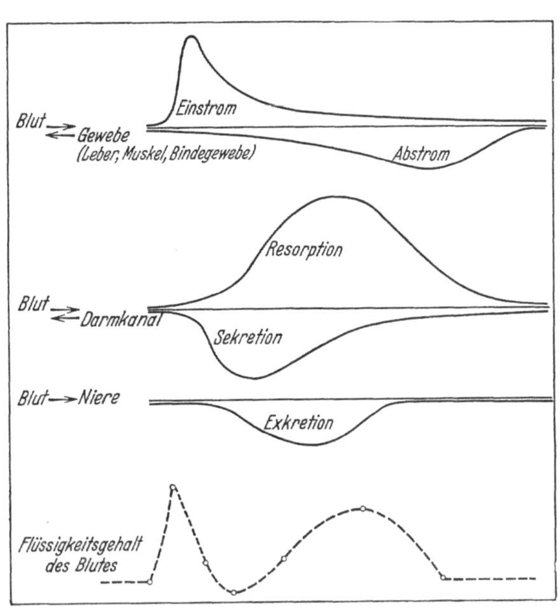

Abb. 184. Flüssigkeitsbewegung bei Wasseraufnahme. (Nach MARX.)

Es ist also ein kompliziertes Wechselspiel, welches zahlreiche Organe berührt und erst auf Grund höherer Regulationsmechanismen schließlich zur Diurese führt. Diese Regulation wird durch die endokrinen Drüsen, vorwiegend die Hypophyse aber unter Mitwirkung mehrerer anderer bewerkstelligt. Die wichtigsten Vorgänge des Wasserhaushalts scheinen sich also nicht im Blut und nicht in der Niere, sondern im Gewebe abzuspielen. Hier müssen wir zwei grundsätzlich verschiedene Räume unterscheiden: die Zellen und die interstitiellen Gewebsflüssigkeiten, welche sich überall zwischen Blut- und Körperzellen einschalten (SCHADE). In der Hauptsache findet der Wasserwechsel, wenigstens soweit es sich um raschere Änderungen als Folge einer Wasseraufnahme handelt, in den interstitiellen Gewebsflüssigkeiten statt.

Daß diese Vorgänge im Gewebe biologisch von Bedeutung sind, zeigt vor allem die Tatsache, daß man durch große Wassermengen eine echte Wasservergiftung erzeugen kann, die unter Krämpfen und Koma zum Tode führt (ROWNTREE). Aber auch die Aufnahme nicht toxischer Wassermengen zieht eine Reihe von Wirkungen nach sich. Im allgemeinen machen sich diese weniger in akuten sichtbaren Wirkungen bemerkbar, als vielmehr als Faktoren eines unspezifischen Reizes. Daneben aber kommen auch bestimmte umschriebene Wirkungen zustande. Am Kreislauf führt das Wasser zu einer Steigerung des Schlag- und Minutenvolumens (JARISCH und LILJESTRAND), während die Herzfrequenz vor allem von der Wärme bestimmt wird (GLAX s. S. 358). Auch auf den Stoffwechsel machen sich die Einwirkungen des Wassers geltend. Hier sei noch erwähnt, daß wir vom Wasser verschiedene Modifikationen kennen, vor allem sei an das schwere Wasser erinnert (s. S. 234). Dieses unterscheidet sich vom gewöhnlichen Wasser auch deutlich in seinem biologischen Verhalten, was vor allem darin zum Ausdruck kommt, daß das schwere Wasser in jeder Beziehung träger reagiert als gewöhnliches Wasser. So werden alle Vorgänge, an denen sich schweres Wasser in erheblichem Maße beteiligt, deutlich verzögert (SCHÖN, BRANDL, v. DUNGERN). Allerdings wird dies erst bei einem hohen Anteil an schwerem Wasser nachweisbar (KLAR, v. DUNGERN), wie er in natürlichen Mineralwässern, soviel wir bis jetzt wissen, bei weitem nicht erreicht wird. Die Anregung der Wasserbewegung hat auch eine Mobilisierung und daher auch eine erhöhte Ausscheidung verschiedener Stoffwechselprodukte zur Folge, was wir therapeutisch vielfach auszunutzen bestrebt sind (Spülkuren). Näheres bei den hierzu hauptsächlich verwandten schwachmineralisierten Quellen (s. Abschn. IV/2). Das führt uns hierüber zur Diurese.

Die Ausscheidung des Wassers wird nicht durch die Nieren allein bestimmt, sondern ein Teil nimmt andere Wege. Die Größe der extrarenalen Ausscheidung wird meist unterschätzt. Ein Bild über die Verteilung des Wassers auf diese verschiedenen Wege unter normalen Bedingungen geben uns folgende 2 Versuche von MARX:

Tabelle 152. Renale und extrarenale Wasserausscheidung. (Nach MARX.)

	Kühler Herbsttag	Warmer Sommertag
Wassereinfuhr:		
Getränke	860 g	1480 g
Speisen	980 g	920 g
Oxydationswasser	290 g	278 g
	2130 g	2678 g
Wasserausfuhr:		
Harn	1050 g	1410 g
Stuhl	180 g	210 g
Haut und Lungen	820 g	1120 g
	2050 g	2740 g
Wasserbilanz	+80 g	−62 g

Wir sehen hieraus, daß die extrarenale Wasserausscheidung bei bilanzmäßiger Betrachtung nicht vernachlässigt werden darf. Trotz ihrer Größe ist sie aber für unsere Zwecke von untergeordneter Bedeutung. Denn wir können sie als einigermaßen konstant ansehen. Sie ergibt sich aus biologischen Funktionen, ist von der Wasseraufnahme aber unter normalen Bedingungen praktisch unabhängig. So wird die Wasserausscheidung durch den Darm von der Darmtätigkeit bestimmt, während die durch die Haut in erster Linie von der Wärmeregulation gesteuert wird und die Wasserabgabe durch die Lungen eine Funktion äußerer physikalischer Faktoren (Temperatur und Sättigungsdefizit der eingeatmeten Luft) darstellt. Demgegenüber ist die Ausscheidung eines für den Körper unbrauchbaren Wasserüberschusses vorwiegend Aufgabe der Nieren. Bei spärlicher Wasserzufuhr wird daher nur ein relativ kleiner Anteil durch die Nieren ausgeschieden, während bei steigenden Wassermengen die Harnmenge in einer steileren Kurve zunimmt als die Wassereinfuhr. So fand FALCK:

Bei einer Trinkmenge von 1000 ccm 489 ccm Harn,
„ „ „ „ 2000 ccm 1310 ccm „
„ „ „ „ 4000 ccm 3911 ccm „

Gehen wir nun von einer normalen Kost aus und geben hierzu noch eine Wasserzulage — um eine solche handelt es sich ja bei jeder Trinkkur — so wird es uns nach diesen Erörterungen nicht mehr wunderlich erscheinen, daß unsere Zulage fast vollständig durch die Nieren wieder ausgeschieden wird, wie wir es ja vom VOLHARDschen Wasserversuch her kennen, während das Wasser der Nahrung fast zur Hälfte andere Wege geht. So ist denn für unsere Zwecke die extrarenale Wasserausscheidung von untergeordneter Bedeutung. Praktisch wird gerade der Diurese eine große Bedeutung beigemessen. Einmal wirkt sie sich mechanisch auf die ableitenden Harnwege aus. Sie führt zu einer ausgiebigen Durchspülung, welche die Ausschwemmung von Entzündungsprodukten wie von Konkrementen begünstigt. So wird der Ureter zu peristaltischen Bewegungen angeregt (s. Abschn. IV/2).

Weiter wird der Ausschwemmung von Stoffwechselschlacken praktischer Wert zugeschrieben. Solche werden bei den zur Diurese führenden Vorgängen im Gewebe mobilisiert und so gelangen sie, wenn auch ihre Konzentration im Harn durch die Verdünnung absinkt, absolut doch in vermehrter Menge zur Ausscheidung. (GENTH, BÖCKER, MOSLER, FRANKENTHAL. Tabelle 153.)

Tabelle 153. Ausscheidung von Stoffwechselschlacken bei Wasserzulage. (Nach MOSLER.)

	Normalperiode					Bei Wasserzulage				
	Urinmenge	Harnstoff	NaCl	P_2O_5	SO_3	Urinmenge	Harnstoff	NaCl	P_2O_5	SO_3
Nr. 10	2029	31,0	10,01	4,913	2,262	3436	37,74	13,7	5,22	2,67
„ 11	2026	32,2	15,9	4,053	2,03	2934	37,6	19,6	4,98	2,875
„ 12	1597	30,6	14,2	3,4	2,6	2586	38,47	20,1	4,96	2,72

Die älteren Autoren bezogen diese Vermehrung des Harnstickstoffes auf einen erhöhten Eiweißabbau (GENTH u. a.). Doch beschränkt sich diese Steigerung durchaus nicht auf die Abbauprodukte des Eiweißes, sondern erstreckt sich vielmehr auf fast alle harnfähigen Stoffe, so auch auf jene Mineralstoffe, welche wie Cl, K u. a. keine organischen Verbindungen im Körper eingehen. Diese Tatsache spricht dafür, daß die Wasserdiurese ganz allgemein zu einer Ausschwemmung harnfähiger Stoffe führt. So werden wir auch die Stickstoffdiurese auf präformierte an sich bereits harnfähige Stoffwechselprodukte beziehen. In diesem Sinne spricht auch das rasche Abklingen dieser Stickstoffdiurese (v. NOORDEN, ABDERHALDEN) und die geringe Wirkung des Wassers,

Tabelle 154. Stickstoffausscheidung auf reichliche Wasserzufuhr. (Nach ABDERHALDEN und BLOCH.)

	Harn-N	Kot-N	Homogenitinsäure	NH_3	N-Bilanz
	17,98	1,4	11,08	1,64	+1,58
	19,09	1,4	11,2	1,44	+1,47
	17,98	1,4	11,23	1,59	+1,58
	18,2	1,4	10,52	1,64	+1,36
5 Liter Wasser	**21,75**	1,4	**10,18**	**4,36**	**−2,19**
„ „	18,09	1,4	10,27	1,38	+1,47
„ „	17,9	1,4	10,86	1,4	+1,66
„ „	17,1	1,4	9,92	1,37	+2,46
„ „	17,0	1,4	10,64	1,68	+2,56

wenn der Versuch nach einer Periode mit stickstoffarmer Kost wiederholt wird (ABDERHALDEN und BLOCH). Die Wirksamkeit ist also abhängig vom Vorhandensein präformierter Stickstoffschlacken. Zur Prüfung der Frage eines erhöhten Eiweißabbaues zogen ABDERHALDEN und BLOCH einen Alkaptonuriker heran. Bei diesem werden alle aromatischen Aminosäuren im wesentlichen nur bis zur Homogenitinsäure abgebaut und als solche ausgeschieden, während die aliphatischen ihren normalen Weg gehen. Bei erhöhtem Eiweißabbau müßten daher Homogenitinsäure und Harnstoff in gleicher Weise ansteigen. Dagegen ergab der Versuch, daß sich die Homogenitinsäure an der Stickstoffsteigerung nach reichlicher Wasseraufnahme nicht beteiligte, woraus sich der Schluß ergibt, daß es sich um keine Steigerung des Eiweißabbaues handeln kann.

γ) Die Mineralstoffe.

I. Transmineralisation.

Wenn wir uns nun den *Mineralstoffen* zuwenden, wollen wir auch bei diesen damit beginnen, ihr *Schicksal im Körper* zu verfolgen. Zum Teil stellen auch diese körpereigene Stoffe dar, welche lebenswichtige Bestandteile der Zellen wie der Körperflüssigkeiten bilden, aber auch ständig in die Ausscheidungen übertreten und auf diese Weise dem Organismus verlorengehen. Sie müssen also ständig wieder ersetzt werden. So ergibt sich die Notwendigkeit eines *Mineralstoffwechsels.* Der Ersatz geschieht normalerweise durch die Nahrung. Diese unterliegt in ihrer Zusammensetzung großen Schwankungen und deshalb muß eine Regulation des Mineralstoffwechsels vorhanden sein, welche die nötige Konstanz des Mineralbestandes gewährleistet. Eine Voraussetzung für eine solche Konstanz ist natürlich eine Kost, welche alle notwendigen Stoffe in hinreichender Menge enthält. Bei einem Mangel an solchen muß es zu einer Mineralstoffverarmung — *Demineralisation* — kommen. Andererseits können bei reichlicher Zufuhr wieder Mineralstoffe angesetzt werden *(Mineralisation).* Wenigstens unter bestimmten Bedingungen ist der Mineralbestand also innerhalb gewisser Grenzen veränderlich und abhängig vom Angebot. An diesem Mineralstoffangebot können sich nun neben der eigentlichen Nahrung Mineralwässer mitbestimmend beteiligen, wenn sie solche Stoffe in entsprechenden Mengen enthalten und die betreffenden Wässer in nicht zu kleinen Mengen getrunken werden (WIECHOWSKI).

In der Balneotherapie wenden wir unsere Wässer in einer ganz bestimmten Weise an: Wir geben sie stets über längere Zeit hin und wollen durch dieses konstante Angebot eine gewisse Umstimmung erreichen, welche dann die Zeit der Darreichung überdauern soll. Wir erstreben und erwarten also keinen schlagartigen Erfolg, sondern vielmehr eine allmähliche Summation kleinster Einzelwirkungen, welche für sich allein wohl meist bedeutungslos sind und sich in der Größenordnung der auch sonst vorhandenen täglichen Schwankungen bewegen, während sie erst durch diese allmähliche Steigerung ein therapeutisch verwertbares Ausmaß erreichen. In bezug auf den Mineralstoffwechsel ist einmal eine Anreicherung ganz allgemein (Mineralisation) möglich, oder eine Anreicherung an bestimmten Stoffen, wobei dann mehr eine qualitative Veränderung im Mineralbestand hervortritt, als eine quantitative, wofür SPIRO den Namen *Transmineralisation* geprägt hat.

Eine solche Speicherung einzelner Mineralstoffe ist mehrfach nachgewiesen worden; für Kalium von HARPUDER, für Magnesium von COURTNEY wie von BEČKA, für Brom u. a. Eine solche Speicherung kann die Zeit der Darreichung unter Umständen lange überdauern. So war in einem Versuch von CLOETTA und WYSS das Brom erst 2 Monate nach Absetzen der Zufuhr wieder ausgeschieden.

Kompliziert werden diese Verhältnisse aber dadurch, daß nicht alle Mineralstoffe gleichmäßig zu einer derartigen Speicherung neigen, vor allem aber durch deren vielfache gegenseitige Beeinflussung. So kann ein Stoff einen anderen verdrängen und zu vermehrter Ausscheidung bringen, z. B. Bromzufuhr das Chlor, Kaliumzufuhr das Natrium (MILLER), wie Natriumzufuhr das Kalium (BIERNATZKI, MEYER und COHN), Calciumzufuhr das Magnesium (CONDORELLI) wie Magnesiumzufuhr das Calcium (MALCOLM, MAGNUS-LEVY). Umgekehrt kann ein Mineralstoff aber die Ausscheidung anderer auch hemmen und so die Anreicherung an einem ganz anderen Stoff begünstigen. So hat OEHME gezeigt, daß die Chloride und Bicarbonate von Natrium und Kalium wenigstens bei bestimmten — für die einzelnen Salze zum Teil verschiedenen — Kostformen zur Retention von Calcium und Phosphor führen können.

Diese letzteren Ergebnisse lassen uns dieses Problem in einem ganz neuen Licht erblicken. Wir sehen hieraus, daß wir unsere Betrachtungen nicht auf die mit unserem Wasser zugeführten Stoffe beschränken dürfen, sondern daß sich auch in der Bilanz solcher Stoffe Veränderungen nach oben wie nach unten ergeben können, welche in unserem Wasser überhaupt nicht enthalten waren. Es darf uns also nicht wundern, bei so komplizierten Mineralstoffgemischen, wie wir sie in den Mineralwässern vor uns haben, Verschiebungen im Mineralstoffwechsel zu finden, die mit der Zusammensetzung des Wassers keinerlei Beziehungen mehr erkennen lassen. Wir werden auch verstehen, daß die Art der Kost hierfür mitbestimmend sein muß. Nichtsdestoweniger sind solche Verschiebungen im Verlauf einer Trinkkur für uns von grundlegender Bedeutung. Zeigen sie uns doch an, daß überhaupt eine meßbare Umstimmung zustande gekommen ist. Wie sich eine solche im einzelnen auswirken kann, werden wir später noch an verschiedenen Beispielen sehen. Zur Prüfung derartiger Veränderungen im Mineralbestand stehen uns grundsätzlich zwei Methoden zur Verfügung: der Bilanzversuch, welcher die Mineralstoffeinfuhr und -ausfuhr bestimmt und hieraus Veränderungen im Mineralbestand errechnet und die direkte Bestimmung des Mineralbestandes ganzer Tiere und einzelner Organe nach Veraschung.

Versuche mit *Mineralwässern* liegen bisher in spärlicher Zahl vor. Doch zeigen sie übereinstimmend, daß es im Verlauf einer Trinkkur zu Verschiebungen kommt. So führte der Karlsbader Mühlbrunnen bei Haferkaninchen zu einer Verbesserung der Calciumbilanz (SGALITZER, STRANSKY), zum Teil sogar zu einer Anreicherung an Kalk und Phosphor. Andererseits fand JAUP bei Menschen unter Einwirkung von Baden-Badener Friedrichquelle eine erhöhte Kalkausscheidung und eine Kaliumretention. Durch Veraschen der ganzen Versuchstiere konnten KÜHNAU und ELSNER nach Tränkung mit Meerwasser eine Erhöhung des Magnesiumgehaltes gegenüber den Kontrolltieren feststellen. In allen diesen Fällen finden wir also keineswegs einfach eine Anreicherung der Hauptbestandteile, sondern solcher Stoffe, die in der Quelle selbst quantitativ zurücktreten oder gar nur in Mengen vorkommen, welche nicht ausreichen, die Retention durch diese Mehrzufuhr zu erklären.

Von den Organen und Körperflüssigkeiten zieht das Blutserum unsere besondere Aufmerksamkeit auf sich. Gewiß findet hier dank der guten Regulation immer nur eine geringfügige Veränderung statt, während der Hauptanteil der aufgenommenen Stoffe rasch ins Gewebe abwandert. Dieser kleine Anteil ist aber von um so größerer Bedeutung, als das Blut mit sämtlichen Organen in einem Gleichgewichtszustand steht. Im Blutserum haben CLARK wie STRANSKY nach Karlsbader Mühlbrunnen in Übereinstimmung mit den obenerwähnten Bilanzversuchen einen Anstieg des Kalkspiegels feststellen können, ebenso PENDL auf die erdige Marienbader Rudolfsquelle (s. Abschnitt IV. 2. E.).

Wiechowski vergleicht das relative Verhältnis der biologischen Kationen im Mineralwasser mit dem in den Körperflüssigkeiten und meint, daß eine Wirkung am ehesten in der Richtung zu erwarten wäre, nach welcher das Mineralwasser von den Körperflüssigkeiten abweicht. So kann z. B. trotz Vorwaltens von Natrium der wesentliche Unterschied in einem höheren Calciumgehalt liegen und daher die Kalkwirkung im Vordergrund stehen. So wäre die Häufigkeit von Verschiebungen im Sinne einer Kalkanreicherung zwanglos erklärbar, da fast alle Mineralwässer mehr Calcium enthalten als das Blutserum. Schober gibt hierfür folgende Tabelle:

Tabelle 155. Übersicht über das molare Verhältnis von Natrium, Kalium, Calcium in einigen bekannten Mineralwässern. (Nach Schober.)

	Na	K	Ca
Kränchen Ems	100	1,2	3,7
Kochbrunnen Wiesbaden	100	2,1	7,3
Rakoczy, Kissingen	100	3,9	13,6
Helenenquelle Wildungen	100	1,8	33,9
Georgenquelle Altheide	100	20,2	276,2
Hauptquelle Pyrmont	100	27,3	396,9

Doch dürfen wir nicht übersehen, daß hier noch zahlreiche andere Faktoren mitspielen, wie wir bereits gesehen haben.

Die Resorption der Mineralstoffe erfolgt im wesentlichen im Dünndarm. Zwar kann sie schon im Magen beginnen (Rosemann), ohne aber hier einen größeren Umfang zu erreichen. Andererseits kann sie sich bis in den Dickdarm hinein erstrecken. Grundsätzlich stehen für die Resorption zwei Wege zur Verfügung: einer durch die Darmzellen, der andere durch die Intracellularräume (Höber). Dabei sind die Zellwände für Mineralstoffe nur selektiv durchlässig, in der Hauptsache nur für lipoidlösliche Stoffe. Vom Magen aus scheinen überhaupt nur solche zur Resorption zu gelangen. So schlägt denn der Hauptanteil der Mineralstoffe im Dünndarm den intracellulären Weg ein.

Eine *Resorption* kann durch verschiedene Kräfte bewirkt werden, sowohl durch rein physikalische — Osmose und Filtration — wie durch aktive Tätigkeit des Darms. Letztere wird z. B. dadurch bewiesen, daß ein isoliertes Dünndarmstück physiologische Kochsalzlösung von der Schleimhautseite nach der Serosaseite durch sich hindurchsaugt (Reid), wobei keine Druck- und Konzentrationsunterschiede bestehen, welche diese Flüssigkeitsbewegung physikalisch erklären könnten. Nichtsdestoweniger sind aber auch Osmose und Filtration von Bedeutung. Jedes derartige Druckgefälle muß die Resorption unterstützen bzw. an solchen Schleimhäuten, welche keine aktiven Resorptionskräfte entfalten, überhaupt erst eine Resorption herbeiführen. Voraussetzung ist nur die Durchlässigkeit der betreffenden Schleimhaut für die in Frage stehenden Stoffe. Andererseits kann ein solches Druckgefälle auch in umgekehrter Richtung bestehen. Dann muß es sich den physiologischen Resorptionskräften als Widerstand entgegensetzen.

Daher ist die Resorptionsgröße bzw. -geschwindigkeit von diesen physikalischen Faktoren abhängig, ebenso aber auch von physikalisch-chemischen Eigenschaften der betreffenden Ionen. In ihrem Verhalten gegen Kolloide zeigen die Mineralstoffe quantitative Unterschiede. Ob es sich um die Ausfällungen von Eiweißstoffen durch Salze handelt, oder um die Beeinflussung der Quellung von Gelen, der Erstarrungs- und Gerinnungstemperatur, überall finden wir diese Unterschiede wieder und wenn wir die Anionen nach ihrer

Wirksamkeit ordnen, so kommen wir mit geringen Verschiebungen immer wieder zu der gleichen Reihenfolge (HOFMEISTER):

SO_4, Tartrat, Citrat, Acetat, Cl, Br, NO_3, SCN.

Ähnliche Verhältnisse gelten auch für die Kationen. Hier lautet die Reihe:

Mg, Ca, Na, K, NH_4.

Dies gilt auch für die Diffusionsgeschwindigkeit durch kolloidale Membranen und für die Resorptionsgeschwindigkeit aus dem Darm (HÖBER).

Liegen verschiedene Ionen nebeneinander vor, so können sie sich zum Teil gegenseitig beeinflussen, insbesondere schwer resorbierbare die Resorption leicht resorbierbarer beeinflussen. Näheres über die schwer resorbierbaren Ionen und die Zusammenhänge von Resorptionsgeschwindigkeit und Abführwirkungen s. Abschn. IV/2, D.

Tabelle 156. Abhängigkeit der Resorptionsgeschwindigkeit vom Kation. (Nach HÖBER.)

Eingeführte Lösung		Wiedergefunden
NH_4Cl	50 ccm Δ = 0,68—0,69	25
NaCl		36
KCl		34
$MgCl_2$		65

Voraussetzung für die Resorption ist die Löslichkeit des betreffenden Mineralstoffes. Diese ist bei Anwendung von Mineralwässern im allgemeinen von vornherein gegeben. Führen wir doch unsere Mineralstoffe in wäßriger Lösung zu. Doch können im Magen-Darmkanal Umsetzungen stattfinden. Bekanntlich ist die Löslichkeit vieler Salze von der Reaktion abhängig. Weiter können durch Berührung mit Stoffen des Darminhalts oder der Schleimhaut Niederschläge entstehen. Als Beispiel hierfür wollen wir die eiweißfällenden Salze der Schwermetalle, so die Ferrisalze (STARKENSTEIN), anführen. Auch die Bildung unlöslicher Sulfide gehört hierher. Durch solche Bindung wird natürlich die Resorption stark verzögert, wenn nicht ganz aufgehoben. Das weitere Schicksal wird davon abhängen, wieweit die Niederschläge wieder Lösungsbedingungen finden. Auch durch Adsorption an Kolloide und durch Einhüllen in solche können an sich leicht resorbierbare Stoffe zum Teil vor der Resorption geschützt werden.

Zum Unterschied von Blut- und Körperzellen, wo die Oxydation überwiegt, finden im Darm vorwiegend Reduktionsprozesse statt. So können Ferrisalze in Ferrosalze (STARKENSTEIN), Sulfate zum Teil in Schwefelwasserstoff (KOCHMANN) verwandelt werden und so fort. Hier können also wichtige Umwandlungen vor sich gehen, welche auch für das weitere Schicksal der betreffenden Stoffe und ihre Wirkungen von Bedeutung sein können.

Auch ist die Resorption vom Füllungszustand des Darmes und zahlreichen anderen Faktoren abhängig, wie z. B. von dessen motorischer Tätigkeit und von zufälligem Inhaltsstoff. Wir kennen aber auch Stoffe, welche die Resorption fördern. Hierzu gehören von Mineralwasserbestandteilen vor allem die freie Kohlensäure (PENZOLDT), von Verdauungssekreten besonders die Galle. Die Resorption gewisser Mineralstoffe wieder, vor allem Calcium, Magnesium und Phosphor, wird durch Vitamin D erhöht und gesteuert (TELFER). Aber auch die Darmschleimhaut selbst unterliegt der Einwirkung der bespülenden Lösung (Quellungsvermögen usw.), und so kann auch deren Durchgängigkeit von Mineralstoffen beeinflußt werden (Gewebsdichtung durch Calcium), was sich auch wieder auf die Resorption anderer Mineralstoffe auswirken kann.

Die *Ausscheidung* kann verschiedene Wege gehen. Das wichtigste Ausscheidungsorgan für wasserlösliche Stoffe stellt die Niere dar. So werden denn auch leichtlösliche Mineralstoffe wie Natrium, Kalium, Chlor usw. im allgemeinen hauptsächlich durch den Harn ausgeschieden. Anders die schwerlöslichen. Solche werden vielfach in fester Form durch die Darmschleimhaut eliminiert.

So verläßt das Calcium normalerweise zum Großteil den Körper auf diesem Wege in Form von Phosphat oder auch Carbonat (KOBERT), ferner viele Schwermetalle, vor allem das Eisen (A. MEYER). Allerdings erscheint von allen diesen Stoffen stets auch ein Teil im Harn. Die Verteilung zwischen Harn und Kot ist veränderlich. Für die Basen wie *Calcium*, *Magnesium* ist sie zum Teil von den Aciditätsverhältnissen abhängig. Dies scheint verständlich, weil deren Löslichkeit mit zunehmendem Säuregrad ansteigt und hat auch seinerseits wieder eine Bedeutung für die Säurebasenregulation des Körpers (s. Abschnitt IV. 2. C.).

Gegenüber Harn und Kot treten die übrigen Ausscheidungen des Körpers völlig in den Hintergrund. Nur beim Schwitzen reiht sich die Hautsekretion als weiterer nicht zu vernachlässigender Faktor an und kann Mineralstoffe, insbesondere Kochsalz in nennenswerter Menge ausscheiden. Den Kochsalzgehalt des Schweißes gibt KITTSTEINER mit 0,13% an.

II. Biologische Wirkungen der Mineralstoffe.

Die Mineralstoffe haben eine mannigfache biologische Bedeutung. Zum Teil stellen sie neben den organischen Stoffen wichtige Baustoffe dar, indem sie sich in das organische Molekül einfügen — wie der Schwefel im Eiweiß, das Eisen im Hämoglobin u. a. — oder aber selbst einen wesentlichen Anteil am Aufbau eines Gewebes nehmen, wie vor allem in den Stützgeweben. Hier überall handelt es sich um eine spezielle Aufgabe eines bestimmten Mineralstoffes und dessen Mangel kann durch seine Zufuhr oder Anreicherung ausgeglichen werden, wofür wir im speziellen Teil noch Beispiele kennen lernen werden. Hier interessieren uns aber vielmehr die allgemeinen, besonders die funktionellen Aufgaben der Mineralstoffe. Denn die Funktion ist es ja, die wir in erster Linie beeinflussen wollen. Hier steht im Vordergrund des Interesses der lösliche ionisierte oder doch ionisierbare Anteil der Mineralstoffe in den Körperflüssigkeiten und Körperzellen.

Eine universelle Aufgabe der gelösten Mineralstoffe unabhängig von ihrer Art ist die Aufrechterhaltung des osmotischen Druckes. Zwar ist dies kein alleiniges Vorrecht der Mineralstoffe, doch sind sie durch ihr kleines Molekulargewicht bzw. Ionengewicht ganz besonders hierzu geeignet und hochmolekulare organische Stoffe, wie die Eiweißkörper könnten die Isotonie niemals herbeiführen. Für die Zustandsformen und Eigenschaften der biologischen Kolloide aber ist der osmotische Druck von Wichtigkeit. Auch die hydrophilen Kolloide entfalten einen Druck, den onkotischen oder kolloidosmotischen Druck, welcher mit dem osmotischen Druck in Parallele gestellt werden kann. Tritt ein solches System mit einer wäßrigen Salzlösung in Berührung, so muß sich ein Gleichgewicht zwischen diesen beiden Drucken herausbilden. Veränderungen in der Konzentration der Salzlösung müssen daher auch auf das kolloidale System rückwirken. So kommt es bei einer Verdünnung zu einer Zunahme der Quellung, bei Erhöhung des osmotischen Druckes dagegen zur Entquellung und Schrumpfung. Dies können wir bei Einzelzellen, die wir in eine Salzlösung bringen, gut beobachten, z. B. bei den roten Blutkörperchen: in hypotonischen Lösungen Quellung, in hypertonischen Lösungen Schrumpfung (Stechapfelform). Auch die Durchlässigkeit der Zellmembranen ist durch den osmotischen Druck beeinflußbar, wie wir deutlich an der Hämolyse in hypotonischen Lösungen erkennen. Neben diesen einfachen Vorgängen sind zahlreiche kompliziertere biologische Prozesse vom osmotischen Druck abhängig, so der ganze Stoffwechsel. Es sei hier nur an das Salzfieber erinnert. Nach alledem ist die Aufrechterhaltung des osmotischen Druckes für das Leben von größter Bedeutung und gröbere Veränderungen lösen schwere Störungen aus. So müssen wir denn annehmen, daß auch kleinere zeitweise Änderungen sich als unspezifische Reize auswirken können.

Natürlich kann die Empfindlichkeit verschiedener Zellen und Gewebe innerhalb weiter Grenzen schwanken. Vor allem müssen Organe, die ständig mit der Außenwelt in Berührung kommen, über entsprechende Schutzvorrichtungen verfügen. Zu diesen Organen gehört auch der Verdauungskanal wenigstens in seinen oberen Abschnitten. Hier werden unisotonische Lösungen langsam der Isotonie genähert. Nur im Magen soll durch Verdünnung mit den Verdauungssekreten allerdings auch eine Verdünnung isotonischer Lösungen möglich sein (ROTH und STRAUSS s. Abschnitt IV. 2. B.). Bevor die Isotonie erreicht ist, müssen wir aber wenigstens hypertonische Lösungen als einen Schleimhautreiz ansehen. Bei starker Hypertonie steht eine solche Reizwirkung zweifellos fest. So kommt es zu einer Hyperämisierung der Schleimhaut (KIONKA) und von einer bestimmten Schwelle ab zum Brechreiz. Dadurch ist der verwertbaren Konzentration nach obenhin eine Schranke gesetzt.

Neben diesen physikalischen Wirkungen der Mineralstoffe im allgemeinen hat aber jeder dieser Stoffe noch seine besonderen Wirkungen und seine spezielle Bedeutung. Wir wissen heute von einer ganzen Anzahl anorganischer Stoffe, daß sie unbedingt lebensnotwendig sind, während wieder andere zwar nicht allgemein, wohl aber für bestimmtere Zellen oder bestimmte Funktionen unentbehrlich sind. Auch die Wirkungsweise dieser Einzelstoffe ist in erster Linie eine physikalisch-chemische und daher nicht eine organspezifische, sondern omnicelluläre. Gewiß gibt es daneben auch noch organotrope Wirkungen. Von solchen wollen wir aber zunächst absehen und werden auf sie, soweit sie für uns wichtig sind, später im speziellen Teil noch ausführlich zu sprechen kommen.

Eine Besonderheit der biologisch wichtigsten Mineralstoffe liegt nun darin, daß sie untereinander in vielfacher Wechselbeziehung stehen und sich in ihren Wirkungen gegenseitig weitgehend beeinflussen. Teils wirken sie gleichsinnig, teils wieder stehen sie in einem ausgesprochenen Antagonismus zueinander. So ergibt sich die Gesamtwirkung eines Salzgemisches erst aus einem komplizierten Zusammenspiel der Einzelbestandteile, welche sich gar nicht mehr in allen seinen Feinheiten überblicken läßt. Am deutlichsten ausgeprägt ist dieses Verhalten bei den biologisch wichtigen Kationen dem Na, K, Ca und Mg. Jedes einzelne dieser Ionen hat ganz bestimmte Allgemeinwirkungen. Schon in durchaus physiologischer Konzentration machen sich diese geltend und sie werden zu ausgesprochenen Giftwirkungen, wenn einer dieser Stoffe allein vorhanden ist. Besonders beweisend hat dies LOEB dadurch gezeigt, daß er Meerestiere, welche auch in reinem Wasser fortzukommen vermögen, der isolierten Einwirkung solcher Einzelsalze aussetzte. Dabei wirkten nicht nur Kalium- oder Calciumsalze, sondern auch das „physiologische" Natriumchlorid in dem normalen Meerwasser entsprechender Konzentration ausgesprochen giftig und erst durch Kombination mit antagonistisch wirkenden Salzen, besonders Calcium, kommt eine entgiftete indifferente Salzlösung zustande. Auch die Erfahrungen an isolierten Organen, z. B. am Froschherzen (RINGER), am Nervmuskelpräparat (LOCKE), am Darm (TYRODE) haben dies Verhalten immer wieder bestätigt und zu den bekannten äquilibrierten physiologischen Salzlösungen geführt.

Für uns ergibt sich hieraus nicht nur, daß zur normalen Organfunktion all diese Ionen anwesend sein müssen, sondern weiter, daß jede Verschiebung in deren gegenseitigem Verhältnis einen bestimmten Einfluß auf diese Funktionen haben muß. Ein Beispiel hierfür zeigt Abb. 185 am isolierten Froschherzen. Weiter verstehen wir jetzt aber auch, daß es nicht nur auf die absolute Menge irgendeines Salzes ankommt, sondern dessen Wirkung weitgehend von Art und

Menge der Begleitionen abhängig sein muß. Verfolgen wir diesen Gedankengang weiter, so kommen wir zu dem Schluß, daß es eigentlich ein müßiges Unternehmen ist, in einem so komplizierten Mineralgemisch, wie es in einem Mineralwasser vorliegt, den „wirksamen Bestandteil" oder den „Träger der Wirksamkeit" zu suchen, daß sich die Gesamtwirkung vielmehr stets aus dem Zusammenwirken mehrerer Einzelkomponenten ergibt. Gewiß wird hier oder da der eine oder andere Bestandteil mehr in den Vordergrund treten, während wir dies in anderen Fällen von keinem der Bestandteile sagen können. Wenn wir uns nun noch daran erinnern, daß die Verschiebungen im Mineralbestand des Körpers mit der Zusammensetzung des aufgenommenen Wassers oft gar keine Ähnlichkeit mehr haben, erkennen wir, wie schwierig diese Verhältnisse zu übersehen sind.

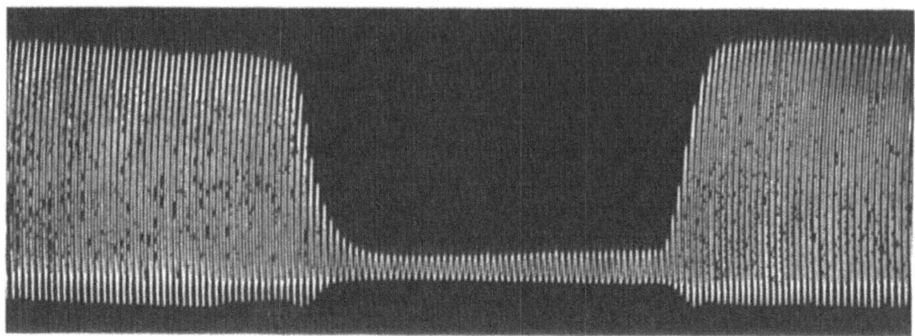

Ringerlösung. Nährlösung aus NaCl + KCl. Zusatz von $CaCl_2$.

Abb. 185. Wirkung der Ionen auf die Herztätigkeit. (Nach ZONDEK.)

Hier soll es uns aber auch nicht darauf ankommen, alle diese Zusammenhänge bis in einzelne zu analysieren, als vielmehr die großen Zusammenhänge aufzuzeigen und uns ein allgemeines Bild über das Zustandekommen solcher Wirkungen zu entwerfen.

Die Regelmäßigkeit, mit welcher auch bei verschiedenartigen Wirkungen immer wieder die Reihenfolge der Wirkungsstärke bzw. die Antagonismen zum Ausdruck kommen, lassen erkennen, daß es sich hierbei nicht um irgendwelche chemische Einzelwirkungen handeln kann, sondern um physikalisch-chemische Gesetzmäßigkeiten. Ebenso wie bei den osmotischen Wirkungen ist auch hier die Grundwirkung in einer Beeinflussung der Kolloide zu suchen. Die einfachsten derartigen Einflüsse können wir denn auch im Reagensglas bei den verschiedensten Kolloiden beobachten. In erster Linie sind es auch hier wieder alle Vorgänge, welche mit dem Wasserbindungsvermögen in Zusammenhang stehen, so die Neigung zur Bildung kolloidaler Lösungen, die Ausflockung aus solchen, die Quellbarkeit usw.

Alle diese Vorgänge werden durch die Anwesenheit von Mineralstoffen beeinflußt, und zwar durch verschiedene Stoffe in verschiedenem Ausmaß. Ordnen wir die Ionen nach ihrer Wirkungsstärke, so kommen wir bei den verschiedenen Prozessen mit geringen Abweichungen immer wieder zu der gleichen Reihenfolge, wie wir sie z. B. für die Anionen unter dem Namen der HOFMEISTERschen Reihen kennen. In der bekannten Beziehung dieser Reihe zur Abführwirkung, auf welche wir im speziellen Teil ausführlicher zu sprechen kommen werden (s. Abschn. IV/2.), haben wir ein sinnfälliges Beispiel, wie sich solche zunächst rein theoretisch anmutende Gesetzmäßigkeiten im Speziellen biologisch auswirken können. Ganz analog verhalten sich auch die Kationen. Auch diese können wir ihrer Wirksamkeit nach ordnen, wenn wir auch hier weniger gewohnt sind, von Reihen zu reden, als bei den Anionen und meist mehr die Antagonismen in den Vordergrund stellen. Diese sind nun nicht etwa etwas hiervon wesentlich Verschiedenes, sondern lassen sich im Gegenteil vielfach auf solche Reihen zurückführen. Betrachten wir beispielsweise die Quellung irgendeines Kolloids, so finden wir in Salzlösungen mit verschiedenen Kationen verschiedene Werte, welche wir in einer Reihe ordnen können. Gehen wir nun nicht vom Nullpunkt aus, sondern von einer bestimmten physiologischen Normalquellbarkeit, welche natürlich irgendwo zwischen den Extremen liegen wird! Jetzt haben wir bereits eine Reihe mit einer positiven und einer negativen Seite — Quellung und Entquellung — und die Ionen dieser beiden Seiten stehen einander nun als Antagonisten gegenüber. So fügt sich dieser Ionenantagonismus in die Reihenbildung ein und besteht als Antagonismus eigentlich nur in bezug auf ein bestimmtes Substrat. Jetzt wird es uns auch verständlich, daß ein Ion, welches nicht gerade eine Extremstellung einnimmt, sich je nach Lage des Bezugspunktes bald auf dieser, bald auf jener Seite finden kann.

Die Aufrechterhaltung des physiologischen Quellungsgrades gehört mit zu den wichtigsten biologischen Aufgaben der Mineralstoffe. Wird hierdurch doch die Konsistenz der lebenden Substanz weitgehend bestimmt. So kommt durch isolierte Einwirkung von Alkalisalzen eine weitgehende Quellung und Auflockerung des Zellgefüges zustande, was bei jungen Seeigellarven bis zum völligen Auseinanderfallen der Zellen gehen kann (HERBST). Demgegenüber führen die mehrwertigen Ionen vor allem das Calcium zu einer Entquellung und Festigung des Zellgefüges. Hand in Hand hiermit gehen Veränderungen der Durchlässigkeit. So führen Alkalisalze zu einer Permeabilitätsteigerung, welche sich z. B. an Seeigeleiern durch Ausdiffundieren von Pigment oder an Fischen durch Störung der Isotonie (LOEB) kundgibt. Dementgegen steht wieder die gewebsdichtende Wirkung des Calciums, dessen Zusatz diese Störungen vermeiden läßt. Pathologische Veränderungen des Quellungsgrades treffen wir vor allem bei Entzündungen an, die oft mit einer sichtbaren Schwellung einhergehen und so können wir die erste Brücke von diesen physikalisch-chemischen Betrachtungen zur Balneotherapie der Entzündung schlagen. Gewiß klaffen hier noch zahlreiche Lücken, so daß wir von einem völligen Verstehen aller Zusammenhänge noch weit entfernt sind. Wenn wir aber auf der einen Seite immer wieder die Erfolge unserer Kuren sehen, auf der anderen an das denken, was wir bei der Frage der Transmineralisation und soeben über physikalisch-chemische Beeinflussungen ausgeführt haben, werden wir dennoch versuchen dürfen, all diese Dinge miteinander in Zusammenhang zu bringen. Vor allem werden wir also vom Calcium und seinen Synergisten eine Beeinflussung im günstigen Sinne erwarten. Im gleichen Sinne wenden wir ja auch äußerlich mit sichtbarem Erfolg Adstringentien an (essigsaure Tonerde, Bleiwasser u. dgl.). Daß wir analoge Wirkungen auch von seiten der Körpersäfte aus erzielen können, zeigt z. B. ein Versuch von CHIARI, in welchem die diffuse Conjunctivitis auf Senfölinstillation nach intravenösen Calciumgaben ausblieb. Das gleiche konnte HESSE auch nach einer Mineralwasserkur feststellen, worauf wir später noch zu sprechen kommen werden. Im Zusammenhang mit der Entzündung muß auch erwähnt werden, daß Calcium die amöboide Beweglichkeit der Leukocyten und die Phagocytose stark beschleunigt (HAMBURGER).

Aber nicht bloß die Zustandsform der lebenden Substanz steht unter dem Einfluß der Mineralstoffe, sondern — wohl hiermit im Zusammenhang — auch deren Funktionen. Auch hier können wir solche Wirkungen schon an den einfachsten physiologischen Grundfunktionen feststellen und müssen uns also vorstellen, daß sich diese auf die verschiedensten speziellen Funktionen weiterhin auswirken. Hierher gehört z. B. die Kontraktilität. Von der Flimmerbewegung bis zur Muskelkontraktion unterliegt auch diese dem Einfluß der Mineralstoffe. Und hier bestehen wahrscheinlich auch wieder Beziehungen zur Quellbarkeit. So ist das Natrium für die Muskelerregbarkeit unentbehrlich (OVERTON) und steigert die Erregbarkeit bis zum Auftreten von fibrillären Zuckungen in reinen Natriumsalzlösungen (HERING). Demgegenüber wirken Kalium und Calcium antagonistisch, also für sich allein lähmend (CLAUDE BERNARD, OVERTON).

Besonders aber erscheinen die Kationen durch ihren Antagonismus dazu geeignet, solche Funktionen zu beeinflussen, bei welchen von einer physiologischen oder pathologischen Mittellage aus sowohl eine Funktionssteigerung wie eine Herabsetzung möglich ist. In der Tat unterliegen so gut wie alle derartigen Funktionen diesen Einflüssen und der Organismus selbst macht hiervon weitgehend Gebrauch, indem er die Mineralstoffe in seine Regulationsmechanismen einschaltet und mit ihrer Hilfe den normalen Funktionszustand aufrechterhält. Wir kommen so zu einer weitgehenden Ähnlichkeit mit anderen derartigen Mechanismen, vor allem dem *vegetativen System*. Nicht nur, daß wir auch hier einen Antagonismus zwischen Sympathicus und Vagus bzw. parasympathischen Nerven vor uns haben. Die Wirkungen zeigen so viel gleichartiges, daß ZONDEK sie identifiziert, und zwar setzt er Kalium (und Natrium) gleich Vagus, Calcium gleich Sympathicus.

Man könnte sich nun vorstellen, daß die Kationen ihre Wirkung über die Reizung der sympathischen Nerven ausüben. Dem widerspricht, daß der Ionenantagonismus weiter verbreitet ist als das sympathische Nervensystem, daß er schon bei einzelligen Lebenwesen in Erscheinung tritt und bei Organen höherer Tiere auch nach der Zerstörung der Nerven noch erhalten bleibt. Deshalb nimmt ZONDEK an, daß nicht die Ionen über die Nerven wirken, sondern umgekehrt, das sympathische Nervensystem eine lokale Ionenverschiebung verursacht und so seine Wirkung über die Ionen auslöst. Diese Zusammenhänge erschließen uns ein überaus weites Wirkungsfeld des Ionenantagonismus. Erstreckt es sich doch über alle vom autonomen Nervensystem gesteuerten Funktionen. So unterstehen die Stoffwechselvorgänge ebenso dem Mineralstoffwechsel — als Beispiel sei an die vegetative Steuerung des Blutzuckers erinnert — wie motorische und sekretorische Funktionen einschließlich der innersekretorischen Drüsen, über welche sekundär wieder andere Wirkungen ausgelöst werden können. Ohne auf Einzelheiten hier einzugehen, mögen diese kurzen Andeutungen genügen, uns die Vielseitigkeit der Möglichkeit aufzuzeigen. An Hand dieser Ausführungen werden wir auch verstehen, daß es sich bei der Mineralstofftherapie um eine Allgemeinwirkung handelt, aus welcher sich erst sekundär zahlreiche kleine Einzelwirkungen ergeben. Gelingt es uns, eine geeignete Ionenverschiebung zu erzielen, dann können wir wohl mit Recht von einer Umstimmung der ganzen Reaktionslage des Organismus sprechen. Denken wir z. B. an die Verbreitung des Calciums in Mineralwässern und die Möglichkeit einer Kalkanreicherung, werden wir durch dessen sympathische Wirkung z. B. eine Umstimmung einer vagotonischen Konstitutionslage zwanglos erklären können.

Neben diesen allgemeinen Gesetzmäßigkeiten haben die einzelnen Mineralstoffe natürlich auch noch spezielle Einzelwirkungen. Sie alle aufzuzählen, würde hier zu weit führen. Soweit sie balneologisches Interesse haben, werden sie im speziellen Teil besprochen werden. Dabei können unter Umständen wieder andere Beziehungen zwischen verschiedenen Mineralstoffen an den Tag treten, so die Verwandtschaft von Eisen, Mangan, Kupfer usw. Hierher gehört auch, daß das Kalium durch seinen radioaktiven Zerfall wieder Analogien mit den radioaktiven Elementen besitzt und in dieser Hinsicht durch solche ersetzt werden kann (ZWARDEMAKER). Andererseits kann auch durch gegenseitige

Verdrängung von Mineralstoffen ein biologischer Antagonismus entstehen, welcher eigentlich in der reinen Wirkung der Einzelstoffe nicht vorgebildet ist.

Eine gewisse Sonderstellung nehmen vielleicht noch die Wasserstoff- und Hydroxyl-Ionen ein. Auch sie sind biologisch von außerordentlicher Bedeutung schon für die fundamentalen Eigenschaften der lebenden Substanz und die Vorgänge, welche sich von diesen ableiten. Kolloidchemisch führt Alkali im allgemeinen zur Quellung, Säure zur Entquellung. So kommt es hier wieder zu einer Kombination mit den Wirkungen anderer Mineralstoffe. Auch sonst bestehen zahlreiche Beziehungen zwischen Mineralhaushalt und Säurebasenhaushalt. Weiter wirken sich die Säurebasenverhältnisse besonders auf Stoffwechselvorgänge aus. Einzelheiten sollen bei den hier vorwiegend in Betracht kommenden alkalischen Quellen besprochen werden.

δ) Allgemeine Mineralwasserwirkungen.

Die Besprechung der Einzelfaktoren, mit welchen wir uns bis jetzt befaßt haben, sollte das Zustandekommen von Mineralwasserwirkungen unserem Verständnis näherbringen. Gewiß sind die Wirkungen unserer Wässer nicht mit den Einzelwirkungen irgendeines Bestandteiles identisch, zumal wir ja auch besonders bei den Mineralstoffen ganz andere Applikationsweisen, Dosierungen usw. mit heranziehen mußten.

Wenn wir auf der einen Seite die vielfache biologische Bedeutung der Mineralstoffe kennengelernt haben, so steht dem entgegen, daß der Mineralgehalt des Körpers, besonders aber der der Körpersäfte sehr fein ausreguliert ist und wir nur verhältnismäßig geringfügige Veränderungen feststellen oder erwarten können. Diese Bedenken führten vielfach zu größter Skepsis gegenüber Mineralwässern, zumal die gleichen Stoffe meist normale Nahrungsbestandteile darstellen. Andere, wie neuerdings SCHOBER, erkennen zwar die Wirkung der Heilwässer an, leugnen aber deren Zusammenhang mit Veränderungen im Mineralhaushalt und sehen die gefundenen Ergebnisse nur als zufällige Nebenbefunde an. Es gilt also zu entscheiden, ob auch diese geringen Veränderungen, wie wir sie bei Besprechung der Transmineralisation kennengelernt haben, wirklich therapeutisch von Bedeutung sind. Wir werden daher nach solchen biologischen *Wirkungen* von Mineralwassertrinkkuren suchen, welche wir mit ausreichender Sicherheit *auf die Verschiebungen im Mineralhaushalt beziehen* können.

Nun haben wir gesehen, daß sich diese Verschiebungen mit der Zusammensetzung des Wassers durchaus nicht immer decken. Es genügt daher nicht, z. B. bei einer Kochsalzquelle Kochsalzwirkungen nachzuweisen, sondern wir müssen nach Wirkungen solcher Ionen fahnden, von denen wir wissen, daß sie bei einer Trinkkur mit der betreffenden Quelle vorzugsweise angereichert werden. Wie wir gesehen haben, trifft dies vielfach für das Calcium zu, auch bei Wässern, in denen dieses chemisch als Mineralwasserbestandteil keine große Rolle spielt. Als ein genau untersuchtes Beispiel haben wir das Karlsbader Wasser kennengelernt, bei dem durch gleichsinnige Ergebnisse mehrere Autoren sowohl in Bilanzversuch, wie in Serumanalysen, eine Kalkanreicherung als gesichert angesehen werden kann (s. S. 363). Nun besteht ein Antagonismus nicht nur zwischen Calcium und Kalium, sondern in anderer Beziehung auch zwischen Calcium und Magnesium, welcher sich z. B. an der Toxizität des Magnesiums deutlich zeigen läßt. So wird die Magnesiumnarkose durch Calciuminjektionen behoben, durch Injektionen kalkfällender Säuren dagegen verstärkt. Umgekehrt haben wir also in der Empfindlichkeit gegen Magnesium einen Indicator für die wirksamen Kalkmengen. Nun konnte STRANSKY bei Kaninchen die

Widerstandskraft gegen die Magnesiumnarkose durch Tränkung mit Karlsbader Wasser deutlich erhöhen (Abb. 186).

Aus diesem Beispiel sehen wir, daß die Veränderung im Calciumhaushalt wohl in der Lage ist, eine meßbare Änderung der biologischen Reaktionsweise auszulösen. Auch andere Versuche sprechen im gleichen Sinne. Zum Beispiel haben wir bereits die entzündungshemmende Wirkung des Calciums kennengelernt. So hat Chiari gezeigt, daß man die Senfölconjunctivitis verhüten

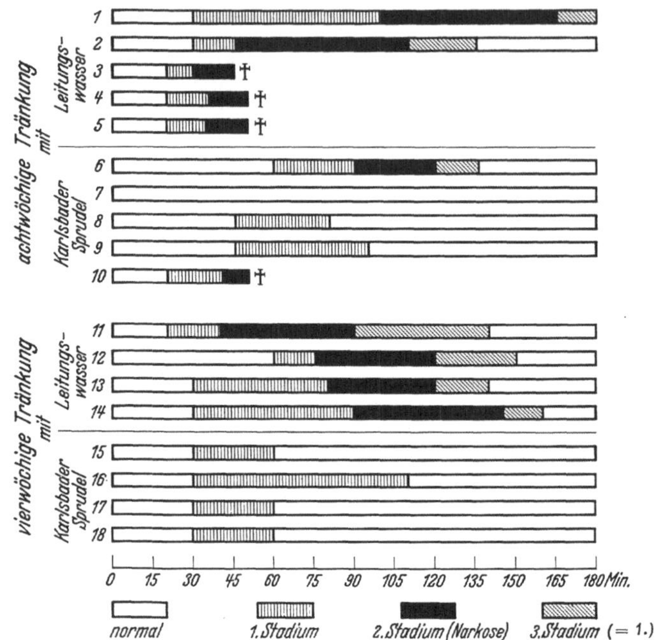

Abb. 186. Beeinflussung der Magnesiumnarkose durch Mineralwassertränkung. (Nach Stransky.)

kann, wenn man vorher Calciumchlorid injiziert, also vorübergehend den Kalkspiegel erhöht. Genau dieselbe Wirkung konnte Hesse (in nicht publizierten Versuchen) durch Tränkung mit Salzbrunner Oberbrunnen erzielen. Auch hier haben wir also eine biologische Auswirkung der Verschiebungen im Kalkhaushalt vor uns und wir ersehen hieraus, daß die Transmineralisation, auch wenn ihr Ausschlag nicht übermäßig groß ist, dennoch die Reaktionsweise des Körpers tiefgreifend beeinflussen kann. Und damit ist die Brücke zwischen ihr und den Allgemeinwirkungen der Mineralwässer, welche in diesem Abschnitt behandelt werden sollen, geschlagen.

Gewiß ist andererseits die Wirkung einer Trinkkur mit der Injektion von Calciumchlorid oder anderen Mineralstoffen nicht identisch. Vielmehr hat jede dieser Darreichungsweisen, die Trinkkur wie die Injektionsbehandlung, ihre Besonderheiten. Und weiter ist die Wirkung eines Mineralwassers mit einer derartigen analytisch erfaßbaren Einzelwirkung eines einzigen ihrer Bestandteile noch nicht erschöpft. Vielmehr beteiligen sich an ihr eine ganze Reihe von Komponenten, welche wir gar nicht alle erfassen können. Erst aus deren Zusammenwirken resultiert die *Gesamtwirkung des Mineralwassers,* welche in der speziellen Kombination immer etwas *Individuelles* hat. Auf alle Fälle bestehen Unterschiede zwischen einem Mineralwasser und etwa seinem chemischen Hauptbestandteil oder seinen Hauptbestandteilen. Solche müssen natürlich nicht in jeder Einzelwirkung zum Ausdruck kommen, sondern wir kennen auch solche Mineralwasserwirkungen, welche im wesentlichen auf einem bestimmten Bestandteil zurückzuführen sind und von den Nebenbestandteilen nicht nennenswert beeinflußt werden. Dann werden wir zwischen der Wirkung des Mineralwassers und der des betreffenden Einzelbestandteils wenigstens keinen meßbaren Unterschied erkennen. In anderen Fällen aber sind diese

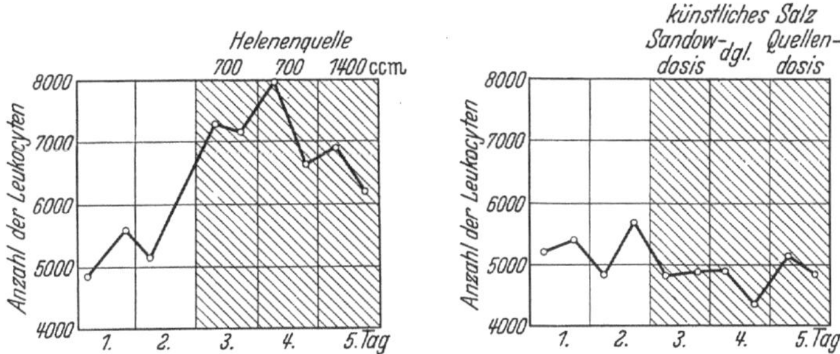

Abb. 187. Leukocytose nach natürlichem und künstlichem Mineralwasser. (Nach TAPPEINER.)

Wirkungen nicht identisch und oft gelingt es auch durch der Quelle nachgebildete Salzkombinationen nicht, eine gleichartige Wirkung zu erzielen. Das Mineralwasser enthält eben noch so viele unbekannte Faktoren, daß es uns nicht möglich ist, ein wirklich identisches Gemisch herzustellen.

So haben WALDSCHMIDT wie TAPPEINER und ROTHAMMEL die Leukocytenvermehrung auf Wildunger Wasser bei künstlichem Salz vermißt (Abb. 187).

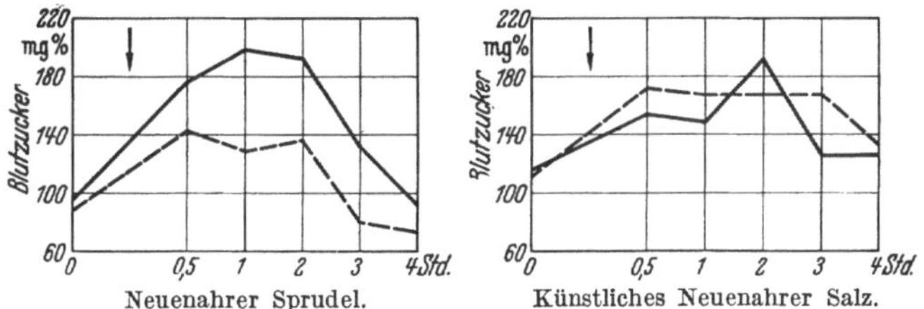

Abb. 188. Einwirkung von natürlichem und künstlichem Brunnen auf die Blutzuckerbelastungskurve. (Nach WIENSKOWSKI.)

—— Blutzuckerbelastungskurve vor der Brunnenkur; - - - - Blutzuckerbelastungskurve nach der Brunnenkur; ↓ Traubenzuckerbelastung.

Ebenso ließ sich die Besserung der Zuckertoleranz, welche für verschiedene Wässer bekannt ist, nur bei manchen (z. B. GEIGER und KROPF) auch durch künstliche Lösungen erzielen, während bei anderen Wässern die künstlichen Salze unwirksam waren (WIENSKOWSKI, Abb. 188).

Ähnliche Unterschiede zeigen sich bei der Wirkung auf die Harnsäureausscheidung (KNÖLLE, RIEDEL). Weiter wird die spezifische diuretische Wirkung des Altheider Sprudels bei künstlichem Brunnen vermißt und das p_H zeigte sogar gerade entgegengesetztes Verhalten (v. DUNGERN, Abb. 189). Auch die sparteinentgiftende Wirkung ließ sich mit künstlichem Brunnen nur sehr unvollkommen erzielen (v. DUNGERN).

Wenn wir verschiedene Einzelbestandteile als Grundlagen für die Wirkung der Mineralwässer kennengelernt haben und im speziellen Teil noch weiter kennenlernen werden, so zeigen uns diese Beispiele, daß wir uns hüten müssen, deshalb unsere Wässer mit ihren Hauptbestandteilen oder überhaupt mit bestimmten Einzelbestandteilen zu identifizieren und andere vielleicht noch unbekannte Faktoren zu übersehen. Denn auch wenn ein solcher wirksamer Hauptbestandteil vorhanden ist, kann dessen Wirkung durch andere Begleitstoffe beeinflußt werden. So fanden KOCHMANN und SEEL, daß Liebensteiner Wasser, Blutbildung und Wachstum stärker anregt als die gleiche Eisenmenge in Form von Ferrosulfat (Abb. 190). Es scheinen hier also andere Bestandteile, wahrscheinlich Schwermetalle wie Mangan, Arsen u. dgl. die Eisenwirkung zu potenzieren. Und auch die galletreibende Wirkung ist bei manchen natürlichen Wässern viel stärker ausgeprägt, als ihrem Bittersalzgehalt entspricht (STRANSKY, LESKOVAR).

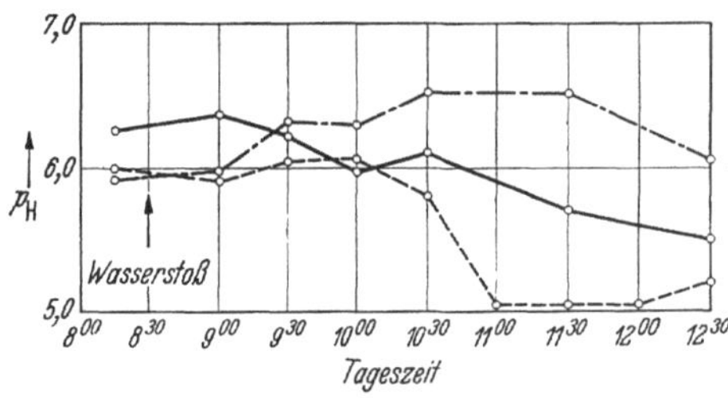

Abb. 189. Verschiebung der p_H-Werte des Harnes nach einem VOLHARDschen Wasserstoß. —— mit Leitungswasser, -•-•- mit natürlichem, - - - - mit künstlichem Altheider Sprudel. (Nach v. DUNGERN.)

Die Wirkungen der Mineralwässer können wir überhaupt in diese zwei großen Gruppen einteilen: Wirkungen bestimmter Einzelbestandteile und solche, bei welchen wir feste Beziehungen zu einem bestimmten Inhaltsstoff nicht erkennen können. In der Praxis wird sich eine solche Trennung natürlich nicht scharf durchführen lassen. Für theoretische Betrachtungen bietet sie aber gewisse Vorteile, die auch praktisch von Nutzen sind. Die Wirkungen der Einzelstoffe sind an die durch diese Bestandteile ausgezeichneten Mineralwasserklassen gebunden. Hier haben wir also die besten Anhaltspunkte für eine Spezialisierung der Indikationsstellung. Demgegenüber lassen die nicht an einem bestimmten Stoff gebundenen Wirkungen Beziehungen zu einzelnen Mineralwasserklassen vielfach überhaupt nicht oder wenn, so nur viel unbestimmter erkennen. Gewiß bestehen auch hier immer gewisse innere Zusammenhänge. Wenn wir uns aber erinnern, daß schon die Anreicherung bestimmter Mineralstoffe im Organismus von deren Auftreten in den Wässern weitgehend abweichen kann, werden wir verstehen, daß hier die Beziehungen keine so starken sein können, daß wir bei allen Vertretern einer chemischen Mineralwasserklasse stets die gleichen Wirkungen wiederfinden werden. Verallgemeinerungen sind also hier nur mit entsprechender Vorsicht zulässig.

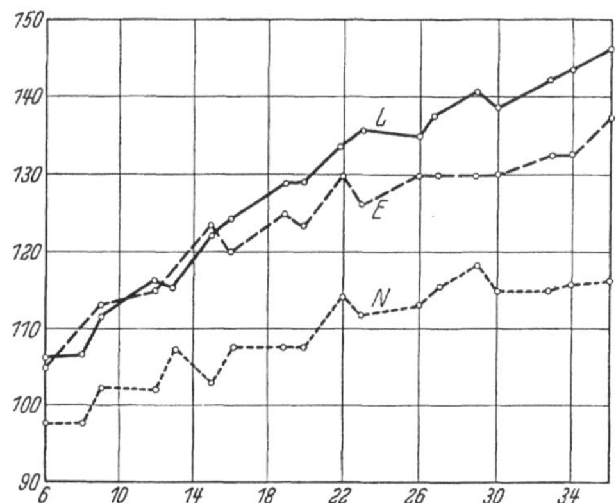

Abb. 190. Anregung des Wachstums junger Tiere durch Liebensteiner Wasser (*L*) und die gleiche Eisenmenge (*E*). *N* Kontrolltiere. (Nach KOCHMANN und SEEL.)

Auch in der Wirkungsweise der Mineralwässer können wir verschiedene Typen unterscheiden. Bei einer Gruppe haben wir ausgesprochene organotrope Wirkungen, wie wir sie aus der klassischen Arzneimittellehre her kennen. Vorzugsweise, wenn auch nicht durchwegs, handelt es sich hierbei um Wirkungen bestimmter Einzelbestandteile. Als Beispiele seien die diuretische Wirkung des Wassers, die Abführwirkung der Sulfate oder die Anregung der Blutbildung durch Eisen genannt. Aber damit allein kommen wir zur Erklärung der therapeutischen Mineralwasserwirkungen nicht aus. Gerade die Balneotherapie glaubte neben all dem immer schon eine andersartige Allgemeinwirkung annehmen zu müssen, die man meist als „Umstimmung“ bezeichnet, wohl auch als „dynamische Wirkung“. Auch auf anderen Gebieten sind derartige Wirkungen bekanntgeworden, welche sich zunächst nicht nach außen offenbaren, sondern mehr in einen nicht direkt sichtbaren Einfluß auf den Zustand beruhen. LANGECKER und WIECHOWSKI bezeichnen diese gegenüber den klassischen pharmakodynamischen Wirkungen als „statische Arzneiwirkungen“. Trotz ihrer Unsichtbarkeit sind diese jedoch nicht etwa nur hypothetischer Natur, sondern sie lassen sich nachweisen. Vor allem führt diese Zustandsänderung zu einer veränderten Reaktionsweise gegen Reize irgendwelcher Art. Ob es sich nun um die Empfindlichkeit gegen von außen zugeführte Gifte handelt,

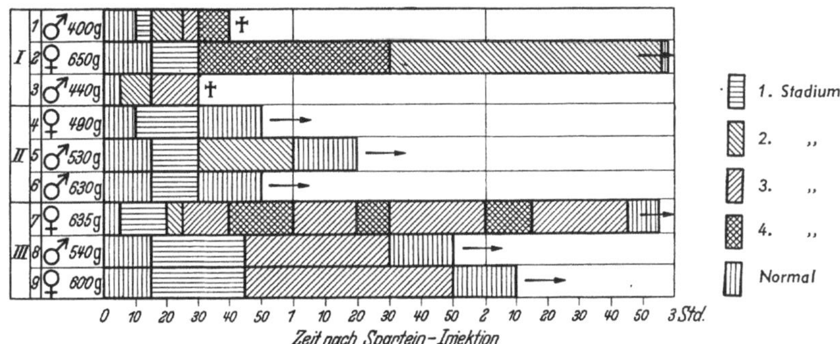

Abb. 191. Spartein-Entgiftung durch Mineralwasser. Meerschweinchen erhielten auf je 100 g Körpergewicht 10 mg Spartein, gelöst in 5 ccm: I. 0,9% NaCl. II. Natürlichem Altheider Sprudel. III. Künstlichem Altheider Sprudel. (Nach v. DUNGERN und PAWELITZKI.)

oder um die Reaktion auf Entzündungsreize und Erreger, im Grunde ist es immer eine *Empfindlichkeitsveränderung*, welche sich erst auf diese Reize hin in einer veränderten Reaktion kundtut. Und darin können wir das Wesen dessen erblicken, was man schon vor Kenntnis solcher Einzelheiten erkannt und als Umstimmung bezeichnet hat. Damit sind auch schon die vielseitigen Möglichkeiten derartiger Wirkungen gekennzeichnet.

Die einfachste und übersichtlichste Form einer solchen Wirkung ist die Veränderung — ob Steigerung oder Herabsetzung — der Empfindlichkeit gegen ein Gift. Als ein Beispiel hierfür haben wir bereits die Erhöhung der Widerstandskraft gegen die Magnesiumnarkose durch Mineralwässer kennengelernt (S. 372). Dasselbe Wasser steigert andererseits wieder die Empfindlichkeit gegen Cocain, was STRANSKY an der Verlängerung und Vertiefung der Cornealanästhesie nachgewiesen hat. Verschiedene Wässer vermögen Spartein zu entgiften (GLASER, HAEMPEL und RANFTL, v. DUNGERN und PAWELITZKI, Abb. 191). Solche Empfindlichkeitsveränderungen gegen körperfremde Stoffe haben zunächst nur theoretisches Interesse, indem sie uns zeigen, daß im biologischen Verhalten des Organismus irgend etwas vorgegangen ist. Der Arzneistoff selbst hat dabei für uns nur die Bedeutung eines Indicators. In gewissen Fällen aber haben solche Wirkungen auch unmittelbare praktische Bedeutung, abgesehen davon, daß sie sich bei der Kombination von Trinkkur und Arzneitherapie unter Umständen auswirken können. Ein solches Gebiet stellen die allergischen Krankheiten dar, deren Wesen ja in einer Überempfindlichkeit gegen irgendwelche äußere Reize liegt. So muß denn hier gerade eine Beeinflussung der Empfindlichkeit — in diesem Falle eine Herabsetzung — unser therapeutisches Ziel sein. Und hierzu erscheinen gerade solch unspezifische umstimmende Heilmittel wie Mineralstoffe und Heilwässer geeignet. Wir erinnern nur an die bekannte Wirkung des Calciums bei allergischen Ausschlägen u. dgl. Ebenso kommt auch vielen Mineralwässern eine desensibilisierende Wirkung zu (LOEPER und MOUGOT, GRUNOW). So läßt sich eine Hemmung des anaphylaktischen Shocks nachweisen (ARLOING und VAUTHEY, RICHET).

Zweitens kann durch die unspezifische Mineralwasserwirkung die Empfindlichkeit gegen wirksame Einzelbestandteile des Mineralwassers selbst verändert, z. B. erhöht und so deren Wirkung gesteigert werden. Diese von HEUBNER geäußerte Annahme erscheint in Analogie zu obigen Beispielen durchaus möglich. Wir haben ja auch schon gesehen, daß Mineralwässer auch bei solchen Wirkungen, welche wir auf einen einzelnen Bestandteil zurückführen können, den Effekt der gleichen Mengen des betreffenden Stoffes bei weitem übertreffen können. Freilich ist die Frage, ob es sich hierbei um eine solche Empfindlichkeitssteigerung handelt, bei so kompliziert gebauten Gemischen wie Mineralwässern kaum mit Sicherheit zu entscheiden. Kommen doch daneben auch noch die Potenzierung durch gleichsinnig wirkende Stoffe (BÜRGI), Veränderungen der Resorptions- und Ausscheidungsverhältnisse u. a. in Betracht. So kann die beschleunigte Resorption eines Stoffes, z. B. unter Einwirkung der freien Kohlensäure (s. Abschn. IV, 2. A.) auch in seiner Wirkung zum Ausdruck kommen.

Den dritten wichtigen Fall stellen Empfindlichkeitsänderungen gegen körpereigene Wirkstoffe dar. Bekannt ist die Abhängigkeit der Fermente nicht nur vom p_H, sondern auch vom übrigen mineralischen Milieu. So bewirken auch verschiedene Mineralwässer eine Aktivierung bestimmter Fermente wie der Speichel- und Pankreasdiastase, des Pepsins, Trypsins, der Serumlipasen usw. (HARPUDER, LOEPER, SCHOBER).

Besonderes Interesse erwecken von den körpereigenen Wirkstoffen die *Hormone*. Bei deren regulatorischer Bedeutung interessiert nicht allein ihre positive Wirkung bzw. die Frage der Wirkungssteigerung, sondern ebensosehr auch deren Dämpfung, zumal auch unter den Hormonen bekanntlich ein Antagonismus besteht. So muß eine Abschwächung des einen zum relativen Überwiegen des anderen führen und umgekehrt. Andererseits sind die Hormone auch wieder mit dem vegetativen Nervensystem eng verknüpft und so sind denn auch Beziehungen zum Mineralstoffwechsel zu erwarten. In der Tat ließ sich bei Mineralwasserkuren eine solche Beziehung aufzeigen. Z. B. konnte HESSE an Hunden tödliche chronische Thyroxinvergiftungen durch Trinkkuren soweit beheben, daß die Tiere nicht nur am Leben erhalten wurden, sondern im Gegensatz zu den unbehandelten sogar an Gewicht zunahmen (Tabelle 157). Sehr

Tabelle 157. Thyroxinentgiftung durch Mineralwässer. (Nach HESSE.)

Anfangsgewicht kg	Thyroxinzufuhr mg pro kg Anfangsgewicht täglich	Gegenbehandlung	Gewichtsveränderung kg	Lebensdauer Tage
2,5	1	—	—0,2	26
3,4	1	—	—0,3	42
4,0	1	—	—0,7	55
4,7	1	—	—1,4	57
7,2	1	—	—1,7	65
7,4	1	—	—2,1	108
10,3	1	—	—3,3	43
8,2	1	Eugenquelle	+1,6	60
11,2	1	,,	+1,3	60
3,7	1	,,	+2,1	120
8,4	1	Fachinger	+2,3	60

schön läßt sich die Beeinflussung der Empfindlichkeit gegen Hormone an der Einwirkung auf Wachstum und Entwicklung von Kaulquappen und Axolotln bei gleichzeitiger Verabreichung von Schilddrüsen- oder Thymushormonen zeigen (KOPF, SCHNEYER, BRANDT, Abb. 192).

In diesen Dingen stehen wir noch am Anfang unserer Kenntnisse und sind von näherer Einsicht noch weit entfernt. Vor allem müssen wir uns auch gerade hier vor Verallgemeinerungen hüten. Das eine können wir aus solchen Versuchen aber entnehmen: daß es grundsätzlich möglich ist, mit Trinkkuren in das Gefüge innersekretorisch gesteuerter Funktionen einzugreifen. Und neben den Hormonen müssen wir hier auch gleich an das vegetative Nervensystem denken, welches mit der hormonalen Regulation eine Einheit bildet und ebenfalls in seinem Erfolg grundsätzlich den Mineralstoffen unterstellt ist. Wenn wir diesen ganzen neurohormonalen Regulationsmechanismus als eine funktionelle Einheit auffassen, dann ließen sich noch mancherlei Mineralwasserwirkungen anführen, welche wir hier mit einreihen können, ohne genau zu wissen, an welcher Stelle dieses Komplexes der Angriffspunkt liegt. Von praktisch wichtigen Gebieten gehört hierher z. B. die Beeinflussung des Zuckerstoffwechsels, auf welchen wir im speziellen Teil noch zurückkommen werden. Beispiele über eine Wirkung auf diesen durch Mineralwässer haben wir S. 373 bereits kennengelernt.

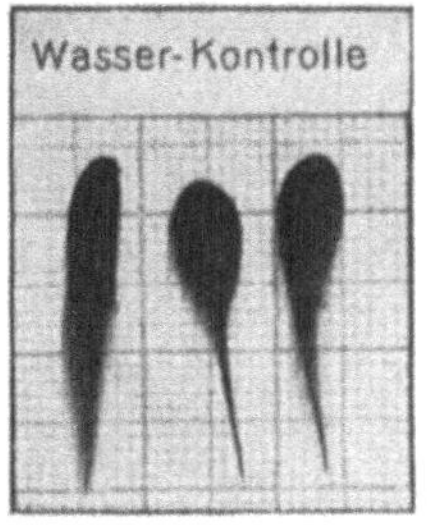

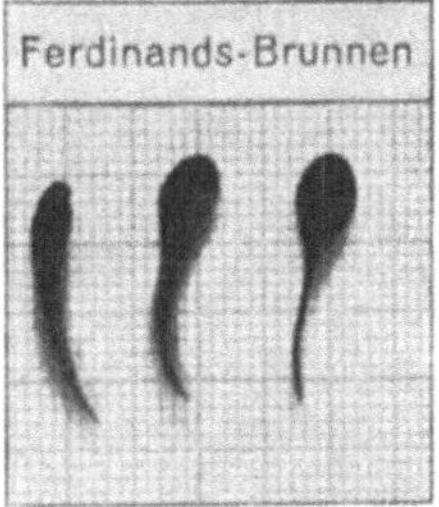

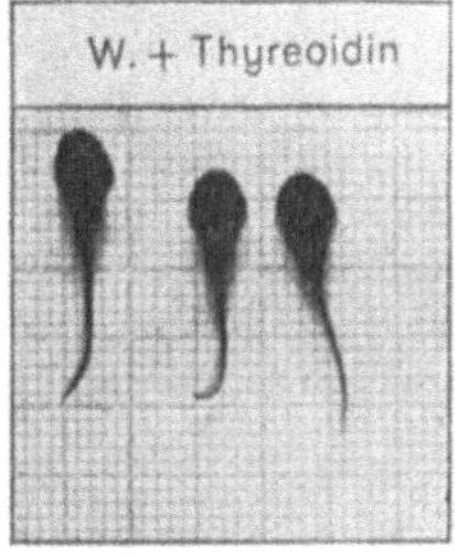

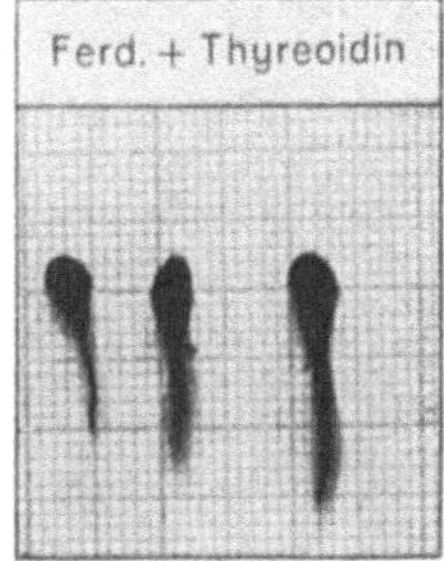

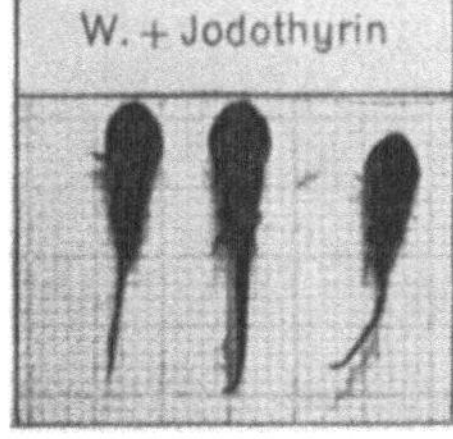

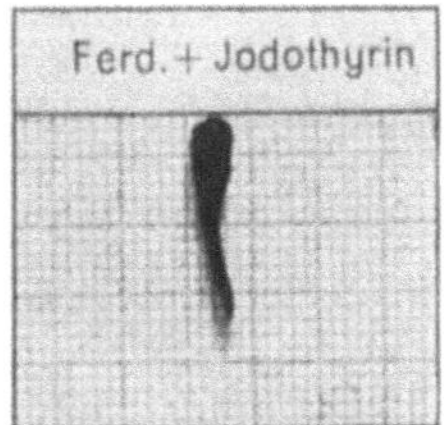

Abb. 192. Beeinflussung der Thyroxinwirkung durch Mineralwasser. (Nach KOPF.)

Ein weiterer wichtiger Wirkungsbereich der Mineralwassertrinkkur, den wir schon mehrfach gestreift haben, liegt auf dem Gebiete entzündlicher Erkrankungen. Auch hierfür haben wir einen experimentellen Beleg in dem Versuch von HESSE bereits kennengelernt, bei welchem die Senfölconjunctivitis nach Vorbehandlung durch eine Trinkkur ausblieb. Die *Entzündungsbereitschaft* auf eine bestimmte Schädigung hin hat hier also deutlich abgenommen. Zu einem ähnlichen Ergebnis kam STRANSKY bei künstlich erzeugter exsudativer Pleuritis bei Kaninchen. Hier führte die Trinkkur zu einer deutlichen Einschränkung der Pleuraexsudation. In diesen Fällen kann es sich nur um eine hämatogene Wirkung handeln und eine solche müssen wir als Allgemeinwirkung ansehen, welche sich grundsätzlich wenigstens auf den ganzen Körper erstreckt. Unter Umständen kann sich hierzu aber noch eine Lokalwirkung gesellen, zu welcher sich vor allem im Magen-Darmkanal, wo das Wasser mit der Schleimhaut in unmittelbare Berührung tritt, besondere Gelegenheit geben wird, aber auch in den Harnwegen, wo sich bestimmte Mineralstoffe auf dem Wege nach außen wieder ansammeln. Aber auch sonst können Beziehungen zu bestimmten Organen bestehen. Dadurch ergeben sich wieder spezielle Unterschiede verschiedener Wässer, selbst völlige Gleichheit der Allgemeinwirkung angenommen. So verstehen wir, daß die schwach mineralisierten Wässer ihre Wirkung mehr auf die Harnwege, die höher konzentrierten und besonders die an schwer resorbierbaren Ionen reichen mehr auf den Darmkanal entfalten.

Aber auch die Allgemeinwirkung ist durchaus nicht etwas völlig Einheitliches, sondern setzt sich mindestens aus mehreren Komponenten zusammen. Neben dem physikalisch-chemischen Zustand der Gewebe, auf den wir die Veränderungen von Exsudation, Resorption, Schwellung usw. zurückführen, müssen wir auch an eine Beeinflussung von Formelementen denken, welche primär wenigstens außerhalb des eigentlichen Entzündungsherdes gelegen sind, sich aber sekundär hier bemerkbar machen. Hierzu gehören in erster Linie die Leukocyten. Auch diese sind entschieden durch Trinkkuren beeinflußbar. Bestimmte Wässer können eine ausgesprochene Leukocytose herbeiführen (Zickgraf, Ladendorf, Waldschmidt, Tappeiner), wie wir bereits an einem Beispiel gesehen haben (S. 373). Daneben könnte man aber auch an eine Beeinflussung der Aktivität der Leukocyten denken. Wie Hamburger nachgewiesen hat, steigert Calcium die Phagocytose. Eine solche Steigerung will Helwig auch nach Brunnengaben beobachtet haben.

In den letzten Jahren wurde noch eine neue Art der Reaktionsbeeinflussung entdeckt, welche wir auch mit als einen Faktor bei der entzündungshemmenden Wirkung ansehen können: Werden Kaninchen durch vitaminarme Kost in ihrer Widerstandskraft geschädigt, was sich in einer Herabsetzung der bactericiden Kraft des Serums zu erkennen gibt, so gelang es Pfannenstiel und Mitarbeitern, diese durch Brunnenkuren wieder zu heben (Tabelle 158).

Tabelle 158. Steigerung der Blutbactericidie durch Mineralwasser. (Nach Pfannenstiel.)

Bactericider Index		Bactericider Index	
Vor Beginn der Zufütterung	Nach 17 Tagen Tränkung mit Fachinger Wasser	Vor Beginn der Zufütterung	Nach 17 Tagen Tränkung mit Fachinger Wasser
1,44	2,25	1,38	2,70
1,41	1,82	1,06	2,59
2,05	2,90	1,16	2,97

Alle diese Allgemeinwirkungen, die auf eine Umstellung der Reaktion des Organismus hinausgehen, haben gegenüber den organotropen Wirkungen das gemein, daß diese Umstellung erst langsam erfolgt. Eine Einzeldosis löst überhaupt keine erkennbare Wirkung aus, sondern eine solche entwickelt sich erst auf Grund einer länger dauernden Darreichung. Diese Umstimmung geht nun aber durchaus nicht immer kontinuierlich fortschreitend vor sich. Gerade bei den entzündlichen Krankheiten nimmt sie oft einen eigentümlichen Verlauf: Ähnlich wie bei Badekuren — bei welchen dies ausführlich besprochen ist — führt auch die Trinkkur nach einer Latenzzeit oft zunächst zu einer *Erstverschlimmerung* (H. Vogt), an welche sich sekundär erst die Besserung anschließt. Diese Verschlimmerung — bei der Badekur „Badereaktion" genannt — macht sich subjektiv in einer Zunahme der Beschwerden (Herdreaktion und Allgemeinreaktion) bemerkbar, objektiv vor allem in Beschleunigungen der Blutkörperchensenkung, oft auch einer Hämoglobinabnahme u. dgl. Ein Beispiel (Haug) zeigt Abb. 193.

Überblicken wir alle diese Ergebnisse, so werden wir erkennen, daß Mineralwassertrinkkuren auch ohne daß es zunächst zu einer sichtbaren pharmakodynamischen Wirkung kommt, eine weitgehende Umstimmung der Reaktionslage des Körpers herbeiführen können, welche sich erst sekundär nach verschiedenen Richtungen hin therapeutisch auswirken kann. Wenn wir von einem Einblick in alle Einzelheiten auch noch weit entfernt sind, wird uns jetzt doch diese Allgemeinwirkung viel klarer, als es in dem Worte ,,Umstimmung“ zum Ausdruck kommt. Dabei gilt immer wieder folgendes: Zunächst eine Zustandsänderung, welche ihrerseits zu einer Veränderung der Reaktionsweise führt, vor allem auf dem Wege einer Verschiebung der Empfindlichkeit gegenüber den verschiedenartigsten Reizen. Über die verschiedenen organotropen Wirkungen, welche unsere Wässer neben diesen Allgemeinwirkungen noch ausüben, werden wir in den speziellen Kapiteln berichten. Denn gerade diese sind es vorzüglich, welche gesetzmäßige Beziehungen zu bestimmten Mineralwasserklassen erkennen lassen.

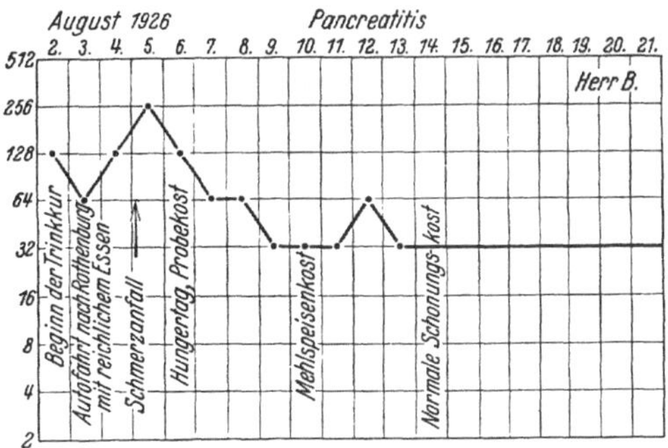

Abb. 193. Anfangsverschlimmerung bei Trinkkur. Diastasewerte. (Nach HAUG).

c) Die Anwendungsweise der Trinkkur.

Die ausgesprochen chronische Wirkungsweise und das Ziel einer Umstimmung haben zur Folge, daß wir Mineralwässer nur ausnahmsweise als symptomatische Heilmittel zu einmaligem Gebrauch anwenden — z. B. als Abführmittel — sondern fast stets zu systematischen Kuren. Als Kurdauer hat sich erfahrungsgemäß eine Zeit von 4 bis 6 Wochen als zweckmäßig erwiesen. Zu kurze Kurdauer ist durchaus unrationell, weil die Umstellung eben erst nach einer gewissen Zeit eintritt. Da wo eine Badereaktion auftritt, läuft man durch willkürliche Verkürzung Gefahr, eben nur diese Verschlimmerung zu erleben und somit die Kur nicht nur erfolglos, sondern unter Umständen mit negativem Erfolg abzuschließen. Hingegen scheint eine Verlängerung über die Normalzeit hinaus keine wesentliche Verbesserung der Erfolge mehr zu bringen. Natürlich gibt es nach jeder Richtung hin Ausnahmen.

In der Dosierung müssen wir uns sowohl nach der Zusammensetzung des Wassers wie nach den Bedürfnissen des Krankheitsfalles richten. Von übermäßigen Wassermengen, wie sie in früheren Zeiten vielfach üblich waren, ist man ganz abgekommen. Doch dürfen wir auch nicht ins Gegenteil verfallen. Eine ,,Trinkkur“ soll natürlich eine Zeit erhöhter Wasserzufuhr sein. Im allgemeinen werden wir Tagesmengen von 1 bis $1^1/_2$ Litern verordnen können. Bei hochkonzentrierten Wässern oder solchen mit starkwirkenden Stoffen — z. B. starken Arsenwässern — wird sich die Dosis wieder mehr nach den Inhaltsstoffen als nach der Wassermenge richten müssen. Bei abführenden Wässern ist die Empfindlichkeit des Darmes maßgebend. Hier stellen wir die Dosierung im allgemeinen so ein, daß täglich mehrere breiige Entleerungen, aber keine starken Durchfälle erfolgen.

Im Tagesplan unterscheiden wir zwei Darreichungsformen: erstens den Wasserstoß, wobei die Hauptmenge auf einmal, meist morgens nüchtern, getrunken wird und zweitens eine mehr gleichmäßige Verteilung auf mehrere Dosen über den ganzen Tag. Meist geben wir die Wässer in kleinen Schlücken auf leeren Magen, wo die Wirkung am reinsten zur Geltung kommt, also morgens nüchtern und sonst vor den Mahlzeiten. Doch macht man hiervon auch Ausnahmen. Insbesondere werden Eisenwässer gerne nach dem Frühstück verordnet, wo sie von empfindlichen Patienten besser vertragen werden. Bei manchen Magenkrankheiten wird man sich mit der Darreichung nach dem Sekretionstyp richten usw.

Unangenehme Nebenwirkungen können unter Umständen von der freien Kohlensäure ausgelöst werden, und zwar meteoristische Beschwerden oder auch Allgemeinsymptome (Brunnenkoller). Solche können durch Rühren oder besser noch durch Ausblasen des Hauptanteils der Kohlensäure mit einem Brunnenröhrchen vermieden werden (PFLANZ).

Weiter verdient auch die Temperatur der Wässer eine Beachtung. Sehr heiße Thermen müssen vorher natürlich etwas gekühlt werden. Andererseits empfiehlt es sich oft bei Magen-Darmkrankheiten, Gallenleiden u. a. kalte Quellen anzuwärmen.

Auch bei der Trinkkur gilt das oben (S. 356) für die Badekur Gesagte. Die Verordnung des Trinkens für Tag und Stunde, die ganze Kur, Wärme, Menge, Häufigkeit des Trinkens, die Diätfrage, der Zeitpunkt: alles das ist eine Aufgabe des einzelnen Falles. Eingehende Darstellung s. im Abschn. VI.

C. Inhalation.

Von

J. KÜHNAU-Wiesbaden.

Inhalation ist Einatmung von Gasen oder zerstäubten Flüssigkeiten zum Zweck der Erzielung lokaler oder allgemeiner (postresorptiver) Heileffekte. Dem Mechanismus nach sind zwei Arten der Inhalation grundsätzlich voneinander zu unterscheiden, die *Gasinhalation* und die *Flüssigkeitsinhalation*, genauer gesagt die Inhalation von Flüssigkeitsnebeln, deren Partikel ebensogut aus Tröpfchen wie aus festen Salzkernen bestehen können. In der Balneologie spielt naturgemäß die Flüssigkeitsinhalation in Form der Einatmung zerstäubter Mineralwässer die Hauptrolle, doch beruht in vielen Fällen der spezifische therapeutische Effekt inhalierter Mineralquellen darin, daß neben dem Wasser auch die Quellgase eingeatmet und resorbiert werden. Das gilt zum Teil für die CO_2-Wässer, vor allem aber für die Schwefel- und Radiumquellen, deren wirksame Bestandteile gasförmiger Natur sind (H_2S bzw. die daraus oxydativ entstehenden Sauerstoffsäuren[1] und Radiumemanation); derartige gemischte Gasflüssigkeitsinhalationen kommen seit Jahrtausenden in den Dunstgrotten italienischer und französischer Thermen (z. B. Monsummano und Luchon), aber auch in den modernen Inhalatorien der Schwefel- und Radiumbäder zur Anwendung. Im Falle der radonhaltigen Quellen tritt die Gasinhalation so in den Vordergrund, daß die Emanation dem Wasser entzogen und in besonderen Emanatorien für sich an die Patienten zur Inhalation verabfolgt wird; zum selben Zweck wird auch die — an manchen Orten (Nauheim) auch ohne Begleitung radioaktiver Wässer — aus Gesteinsspalten zutage tretende oder in der Bodenluft angereicherte Emanation verwendet. Die Gesetze, auf denen die Wirkung der Gasinhalation beruht, sind relativ einfach; im wesentlichen vollzieht sich die Resorption der balneotherapeutisch bedeutsamen Gase nach den Regeln der Diffusion. Die transpulmonale Radonresorption ist besonders genau studiert worden und wird im Kapitel „Radiumquellen“ besprochen werden.

[1] Daneben wird allerdings stets auch noch feinstverteilter kolloidaler Schwefel (aus H_2S durch Oxydation gebildet), also neben Gasen und Flüssigkeitsnebel auch noch ein Staub fester Partikel eingeatmet.

Komplizierter, weil ein mikroheterogenes System betreffend, sind die physikalischen und physiologischen Grundlagen der Flüssigkeitsinhalation. So alt die Anwendung dieser Inhalationsform ist (sie wird schon bei HOMER erwähnt), so wenig sind bis in die neueste Zeit hinein in der Inhalationstechnik und bei der Konstruktion von Inhalationsapparaten diese Grundlagen beachtet worden. Es ist das Verdienst HEUBNERs und seiner Schüler, diejenigen Faktoren, die für die therapeutische Wirkung der Flüssigkeitsinhalation maßgebend sind, begrifflich herausgearbeitet und untersucht zu haben. Danach ist der inhalierte Flüssigkeitsnebel durch vier Konstanten charakterisiert:

1. die *Nebelmenge*, d. h. die Menge des Gases (Luft, Sauerstoff), das durch seinen Druck die Verneblung erzeugt und mit den Nebeltröpfchen beladen den Apparat verläßt, in Litern pro Minute;
2. die *Nebeldichte*, d. h. die Menge des vernebelten flüssigen Materials in cmm pro Liter zerstäubenden Gases;
3. den *Nebelgehalt*, d. h. die Menge nicht flüchtiger Substanz in mg pro Liter Nebel;
4. den *Zerstäubungsgrad*, d. h. die Art der Zusammensetzung des Nebels aus Tröpfchen verschiedener Größe; er ist um so größer (der Nebel also um so feiner), je mehr kleine und je weniger große Tröpfchen im Nebel enthalten sind.

Diese vier Faktoren, zu denen als weiteres maßgebendes Moment noch die *Nebeltemperatur* tritt, bedingen den therapeutischen Effekt der Inhalation und müssen daher bereits am Apparat einregulierbar sein. Die *Nebelmenge*, die für ruhige Atmung erforderlich ist, liegt je nach den individuellen Verhältnissen zwischen 6 und 9 l/min, in besonderen Krankheitsfällen bis 12 l/min. Wird die Zerstäubung der Atmung nicht rhythmisch angepaßt, so daß der während der Ausatmung gespendete Nebel nicht verwertet wird (z. B. in Einzelapparaten ohne Sammelbeutel), so muß die zur Verfügung gestellte Nebelmenge 20 bis 25 l/min betragen. Die Nebelmenge ist linear abhängig vom Zerstäubungsdruck und vom Lumen der Düse. Die *Nebeldichte* ist der für die Dosierung ausschlaggebende Faktor. HEUBNER fordert als optimale Nebeldichte 30 cmm/l; die meisten Apparate liefern jedoch nur etwa 20 cmm/l, ein Wert, der noch als ausreichend bezeichnet werden kann. Geringere Nebeldichten sind therapeutisch wertlos. Bei der Berechnung der Nebeldichte muß allerdings berücksichtigt werden, daß bei jeder Zerstäubung wäßriger Lösungen ein gewisser Anteil Wasser in Dampfform verlorengeht, welcher von dem durch eigentliche Zerstäubung entstehenden Nebelanteil („korrigierte Nebeldichte") durch Berücksichtigung des Verdunstungsfaktors abgetrennt werden kann (SIEGEL). Die (unkorrigierte) Nebeldichte steigt bei Temperaturen von 20 bis 50° infolge Verdunstung bis aufs 4fache an. Die im Verlauf der Verneblung allmählich zunehmende Konzentration der Ausgangslösung beeinflußt die korrigierte Nebeldichte nicht nenennswert, bewirkt aber einen deutlichen Anstieg des *Nebelgehaltes*; gerade diese Größe ist von besonderer therapeutischer Bedeutung, da sie allein über die inhalierte Menge an wirksamer Substanz Auskunft gibt. Bei den therapeutisch in Frage kommenden Mineralwässern liegt der mit guten Apparaten erreichbare Nebelgehalt bei 0,5 bis 2 mg/l; selbst bei Verwendung konzentrierter Salzlösungen (39% $CaCl_2$) steigt er nicht über 4 mg/l. Bei der Rauminhalation hat auch das Sättigungsdefizit der Luft Einfluß auf den Nebelgehalt. Der *Zerstäubungsgrad* entscheidet darüber, an welchen Stellen des Respirationstraktes der Niederschlag des Nebels vorwiegend erfolgt. Er ist abhängig von der Konzentration des Mineralwassers und vom Druck. Jeder Zerstäubungsapparat bildet Tröpfchen verschiedener Größe, so daß der Zerstäubungsgrad nicht ohne weiteres durch eine bestimmte Tröpfchengröße ausgedrückt werden kann; jedoch überwiegen je nach Art des Apparates, Druck und Konzentration der Lösung die Tröpfchen einer einzelnen Größenart. Dabei braucht zahlenmäßiges und mengenmäßiges Überwiegen nicht parallel zu gehen; so konnte SIEGEL zeigen, daß bei hohem Druck die kleinsten Tröpfchen der Zahl nach vorherrschen, obwohl dem Volumen nach die großen Tropfen den Hauptanteil des Nebels ausmachen. Der Zerstäubungsgrad des frisch bereiteten Nebels ist auch keine unveränderliche Größe. Während die größeren Tropfen verhältnismäßig stabil sind, neigen die kleineren zu sekundären Umbildungen. Teils fließen sie zusammen und vergrößern sich so; teils verdunsten sie, und zwar um so schneller, je kleiner sie sind und je höher die Umgebungstemperatur ist; dabei gehen sie schließlich in Salzkerne über. Die Zahl der Salzkerne steigt mit der Ausgangskonzentration und dem Nebelgehalt. Das Optimum des Zerstäubungsgrades variiert je nach den therapeutischen Anforderungen. Die für die Inhalation in Frage kommenden Tropfengrößen liegen zwischen 1 und 1000 μ. Je kleiner der Tropfen, um so leichter ist er durch die Strömung der Inspirationsluft ablenkbar und in um so tiefere Regionen der Atemwege gelangt er, um so eher wird er aber auch wieder ausgeatmet. Dies gilt allerdings nur für mittlere Temperaturen; die Tröpfchen überhitzter Nebel werden sämtlich, unabhängig von ihrer Größe, an den kühleren Schleimhautflächen der oberen Luftwege niedergeschlagen. Große Tropfen mit einer Größe von 0,1 bis 1 mm werden fast vollständig in Mund- und Rachenhöhle, Tropfen zwischen 10 und 100 μ teils schon dort, teils erst am Kehlkopf und an der Tracheawandung abgefangen. Ihre Heilwirkung ist am besten, wenn sie mit hoher Eigengeschwindigkeit, die ihnen nur im Einzelapparat erteilt werden kann, auf die Schleimhaut aufprallen. Kleinere Tropfen unter 10 μ Durchmesser werden nach HEUBNER nicht nennenswert in den Krümmungen der oberen Luftwege niedergeschlagen; da das Lumen der feinsten Bronchiolen 300 bis 400 μ, das der Alveolen 100 bis 200 μ beträgt, können Tröpfchen dieser Größe (optimal 2 bis 10 μ) leicht bis in die Alveolen vordringen. Sie werden allerdings zum großen Teil wieder ausgeatmet; HÜCKEL und KIPPER fanden bei Inhalationsversuchen mit Jodkalilösungen, daß bei dieser Tropfengröße 22 bis 55% der inhalierten Flüssigkeitsmenge resorbiert wurden. Dabei ergab sich, daß Erschwerung der Exspiration die Resorption steigerte. Die Niederschlagung der feinsten Tröpfchen in den Bronchiolen und Alveolen erfolgt beim Übergang der In- zur Exstirpation durch die hierbei eintretenden Wirbelbildungen (HEUBNER). Die Einatmung so feiner Nebel erfolgt am besten durch Rauminhalation; der Nebel hat hier keine Eigengeschwindigkeit, sondern folgt lediglich dem Aspirationszug der Lungen. Das möglichst vollständige Eindringen des Nebels in die Alveolen, also die Einatmung äußerst feiner Nebel ist nur notwendig, wenn man Resorptionswirkungen erzielen will; für die Bronchitisbehandlung sind Nebel mit etwas größeren Tröpfchen (über 5 μ) geeigneter. Tröpfchen von weniger als 1 μ Durchmesser unterliegen kaum noch der Schwerkraft und werden nicht niedergeschlagen, sondern vollständig wieder exhaliert, woraus hervorgeht, daß die Zerstäubung nicht zu weit getrieben werden darf. — Die bei Rauminhalation und feinem Zerstäubungsgrad (2 bis 10 μ) in einer Sitzung (30 Minuten) eingeatmete Mineralwassermenge beträgt nach den Berechnungen von SCHULTZ und EVERS etwa 6 g. Für Emser Wasser würde sich daraus ergeben, daß während einer Rauminhalation etwa 30 mg Salzbestandteile inhaliert und 12 mg davon resorbiert werden.

Die, wie oben erwähnt, aus den feinsten Tröpfchen durch Verdunstung entstehenden *Salzkerne* haben maximal einen Durchmesser von 0,2 μ, entsprechend einem Volumen von $5 \cdot 10^{-15}$ ccm und gehören damit zu den sog. Ultraschwerionen. F. LINKE wies als erster darauf hin, daß die kleinsten Bestandteile der Mineralwassernebel und der in Freiluftanlagen (Kreuznach) zerstäubten Solen solche Salzkerne sind. Sie dringen leicht bis in die Alveolen ein und üben einen intensiveren chemischen Reiz aus als die Nebeltröpfchen. Ihre Zahl läßt sich mittels des SCHOLZschen Kernzählers genau ermitteln; sie ist sowohl bei Mineralwasserzerstäubung im Inhalatorium wie Sole-Freiluftzerstäubung sehr beträchtlich (Tabelle 159). Von diesen Salzkernen bleibt bei Inhalation ein erheblicher Prozentsatz (bis 56%) in den Atemwegen haften

Tabelle 159. Mittlere Kernzahlen im ccm bei Zerstäubung von Mineralwässern. (Nach SCHULTZ und EVERS.)

Luftraum	Kernzahl
Zimmerluft	21000
Inhalatorium bei Zerstäubung von 0,5%iger Emser Salzlösung	120000
Inhalatorium bei Heißluftzerstäubung von 0,5%iger Emser Salzlösung	170000
Inhalatorium bei Zerstäubung von 3%iger Emser Salzlösung	170000
Freiluft bei Zerstäubung von Kreuznacher Sole	107000

(Tabelle 160). Zwischen dem Prozentsatz der absorbierten Kerne und der relativen Feuchtigkeit scheint ein Zusammenhang zu bestehen. Die Menge des bei einer Rauminhalation von 30 Minuten Dauer in Form von Salzkernen resorbierten Mineralwassersalzes berechnen SCHULTZ und EVERS zu 0,1 mg.

Tabelle 160. Resorption von Salzkernen zerstäubter Mineralwässer in den Atemwegen. (Nach SCHULTZ und EVERS.)

Luftraum	Eingeatmete Kerne	Ausgeatmete Kerne	Resorption	Relative Feuchtigkeit
Zimmerluft	21000	13000	38%	75%
Heißluftzerstäubung, System Inhabad	170000	90000	47%	100%
Zerstäubung von 0,5%iger Emser Salzlösung	140000	62000	56%	110%

Diese Menge stellt nur einen winzigen Bruchteil der zerstäubten Salzmenge dar (die Rauminhalation ist daher nur bei Anwendung billiger Stoffe wie der Mineralwässer in Kurorten möglich), trotzdem übt sie auf Grund ihrer unendlich feinen Verteilung und ihres Eindringens in die feinsten Verästelungen der Luftwege eine beträchtliche therapeutische Wirkung aus.

Diese Wirkung kann noch verstärkt werden, wenn den Nebeltröpfchen eine unipolare elektrische Ladung erteilt wird. Schon der Zerstäubungsvorgang an sich bewirkt eine negative elektrische Aufladung der Partikel (LENARD-Effekt); diese Aufladung kann durch geeignete Vorrichtungen (z. B. die BARTHELsche Kugeldüse) um ein Mehrhundertfaches verstärkt werden. Sie bewirkt eine Vergrößerung und zugleich Stabilisierung des Zerstäubungsgrades dadurch, daß infolge der elektrischen Diffusion die Teilchen sich gegenseitig abstoßen und daß dadurch ein Zusammenfließen verhindert wird. Gleichzeitig sinkt bei elektrischer Beladung die Oberflächenspannung der Tröpfchen und damit ihr Dampfdruck; die kleinsten Teilchen verdampfen also leichter (vermehrte Kernbildung).

Die *therapeutischen Wirkungen* der Inhalation sind, wie eingangs erwähnt, einzuteilen in *lokale* und *postresorptive*. Die lokalen Effekte können durch die thermischen Eigenschaften des Inhalats, durch seinen Wasser- und seinen Mineralgehalt bedingt sein. Kühle Inhalationen können besonders im Anfangsteil des Respirationssystems beruhigend und schmerzstillend wirken, während erhöhte Temperaturen durch Erzeugung aktiver Hyperämie den lokalen Stoffwechsel anregen und die Drüsenfunktion steigern. Die reichliche Zufuhr von

Wasserdampf mit dem Inhalat erspart den Atmungsorganen eine größere Wasserverdunstung; das bedeutet bei vielen Erkrankungen eine Schonung der Schleimhäute. In Fällen, wo Wasserentziehung erwünscht ist, wird man Trockeninhalationen anwenden. Die chemischen Komponenten des inhalierten Mineralwassers beeinflussen die Schleimhäute der Atemwege durch ihre osmotischen Eigenschaften oder in spezifischerer Weise dadurch, daß sie eine Salzanreicherung (Transmineralisation) am Orte ihrer Resorption bewirken (EMMERICH, v. SCHRÖTTER, HAUPT, LAZAROFF, SCHÄFFER). Die Bedeutung des osmotischen Druckes für die Wirkung des inhalierten Mineralwassers geht besonders deutlich aus den Untersuchungen von EVERS hervor. Er fand, daß Inhalation hyper- und hypotonischer Mineralwässer (und Salzlösungen) die Bewegung des Flimmerepithels verlangsamt, vor allem wenn diese infolge von Entzündungsvorgängen (Katarrhen) bereits eine maximale Geschwindigkeit aufweist, daß dagegen isotonische Mineralwasserlösungen sie nicht beeinflussen (Tabelle 161). Eine Ausnahme macht reines Kaliumchlorid, das — wahrscheinlich

Tabelle 161. Veränderung der Flimmerbewegung der Rachenschleimhaut von Rana esculenta unter dem Einfluß von Emser Salzlösungen verschiedener Konzentration. (Nach EVERS.)

Konzentration der Salzlösung	Osmotischer Charakter der Salzlösung	Einwirkungsdauer	Veränderung %
0,3% (Emser Wasser)	hypotonisch	10 Min.	— 71
0,3% (Emser Wasser)	,,	30 Min.	— 102
0,702%	isotonisch	bis 10 Std.	0 bis + 2
1%	hypertonisch	10 Min.	— 68
1%	,,	30 Min.	— 69

auf Grund einer entzündlichen Schleimhautreizung — in iso- und hypotonischen Konzentrationen die Flimmerbewegung stark beschleunigt. Während Inhalation isotonischer Wässer im allgemeinen einen sedativen Effekt hat, bewirken hypo- und hypertonische Mineralwassernebel mäßige Hyperämie und Reizung der Schleimhaut, die überdies unter dem Einfluß hypertonischer Wässer noch zur Schrumpfung neigt. Die chemische Wirkung der inhalierten Mineralwässer kommt in der Salzanreicherung der Bronchiolen- und Alveolenwandung nach Inhalation von Salzlösungen zum Ausdruck (Tabelle 162). Je nach der

Tabelle 162. NaCl-Gehalt der Lungenränder gleich ernährter Hunde, bei Tier I und II nach einstündiger Inhalation von 4%iger NaCl-Lösung, bei Tier III und IV ohne Inhalation (Kontrollen). (Nach EMMERICH.)

Tier	Kochsalzgehalt im frischen Gewebe	Kochsalzgehalt in der Trockensubstanz
I (NaCl-Tier)	0,3364%	1,522%
II (NaCl-Tier)	0,4083%	1,663%
III (Kontrolle)	0,2567%	1,154%
IV (Kontrolle)	0,2465%	1,222%

Art des inhalierten Salzes bzw. Mineralwassers äußert sich dessen lokaler chemischer Reiz in verschiedener Weise. Kochsalz und in noch stärkerer Weise Kaliumchlorid bewirkt Hyperämie und mäßige Reizung der Schleimhaut, die Sekretionssteigerung zur Folge hat, Bicarbonate und alkalische Quellen wirken mehr im Sinne einer Schleimverflüssigung und Verdünnung des abgesonderten Sekrets und damit einer Expectorationsförderung. Die freie Kohlensäure der

Mineralwässer führt zu Hyperämie der Schleimhaut, das Calcium wirkt entzündungswidrig, entquellend, zellabdichtend. Der lokale Effekt der Inhalation von Schwefelwässern besteht in Bakterienabtötung (PINALI), Hyperämie, Sekretverflüssigung und Kontraktion der glatten Bronchusmuskulatur (VALENTI), der der vor allem in Italien und Frankreich therapeutisch verwendeten Arsenwässer in einer Hyperämie und Kongestion der Gefäße im Bereich der Bronchialschleimhaut (LASAGNA, FARNETI) ohne Beeinflussung des Epithels.

Viel weniger genau bekannt und praktisch nur in geringem Umfange ausgenutzt sind die resorptiven Wirkungen der Inhalation. Das ist um so auffallender, als auf dem Wege der Inhalation so gut wie alle Mineralwasserbestandteile in den Körper hineingebracht werden können. Alkalisalze sind als leichtlösliche und gut diffusible Stoffe von der Trachealschleimhaut aus ohne weiteres resorbierbar. Das gleiche gilt für das Calcium; HEUBNER und RONA sowie PETRELLA fanden nach Inhalation von Kalksalzlösungen reichlich resorbiertes Ca im Blut. Der Anstieg des Blutkalkes nach Kalksalzinhalation erfolgt fast ebenso schnell und erreicht ähnliche Ausmaße wie nach intravenöser Injektion von Kalkpräparaten. Auch Kieselsäure wird von der Schleimhaut der Atemwege aus resorbiert (KRAUT); bemerkenswert ist, daß der SiO_2-Gehalt des Blutes stärker ansteigt als der inhalierten Kieselsäuremenge entspricht; dies deutet auf eine Mobilisation der Kieselsäuredepots des Körpers durch den Inhalationsreiz hin. Jod wird sowohl in freier Form wie als Jodid resorbiert. Beträchtliche postresorptive Wirkungen (neben ihren lokalen Effekten) üben auch die Schwefel-, Arsen- und Radiumwässer aus, wenn sie inhaliert werden; diese Wirkungen unterscheiden sich nicht von denen, die bei Anwendung der genannten Wässer in Form von Bade- oder Trinkkuren erzielt werden. Kurzer Erwähnung bedarf die transpulmonale Resorption des Wassers selbst wegen ihres unter Umständen erheblichen Umfanges. Kaninchen vermögen 30 bis 40, Hunde bis 200 ccm Wasser durch die Luftwege in einer Sitzung zu resorbieren (SEMMOLA); GOIER brachte bei einem Pferd 32 Liter Wasser von der Trachea aus zur Resorption. Unipolare Aufladung des Nebels (s. oben) verstärkt den Resorptionsvorgang (P. MÜLLER).

Betr. die Technik der Inhalation und die verfügbaren Apparate und Vorrichtungen (s. Abschn. II, Kap. 4, Technik der Inhalation); zum Zweck der Orientierung hierüber sei ferner auf die zusammenfassenden Darstellungen von HEUBNER (2) und EVERS (2) verwiesen.

Verordnung und Anwendungsweise des Inhalierens ist, wie dies ja auch bei Bade- und Trinkkuren vermerkt ist, in erster Linie ein Problem des einzelnen Krankheitsfalles und der damit zusammenhängenden therapeutischen Aufgabe. Siehe Näheres im Abschn. VI, Kap. 12.

Literatur.

ADOLPH, FULTON: Amer. J. Physiol. **67**, 573 (1924). — ALDENHOVEN, KORTH: Dtsch. Arch. klin. Med. **173**, 417 (1932). — ARLOING et VAUTHEY: Paris méd. **17**, 261 (1927).

BABKIN: Die äußere Sekretion der Verdauungsdrüsen. Berlin 1928. — BARBOUR u. Mitarb.: (1) Physiologic. Rev. **1**, 295 (1921). — (2) Amer. J. Physiol. **67**, 366, 378 (1924); **73**, 315, 665 (1925). — BARCROFT, BENATT, GREESON and NISIMARU: J. of Physiol. **73**, 344 (1931). — BARCROFT, MARSHALL, IZQUIERDO and VERZÁR: J. of Physiol. **58**, 145 (1923); **71**, 364, 373 (1931). — BARCROFT, NAGAHASHI: J. of Physiol. **55**, 339 (1921). — BARTUSSEK: Balneologe **5**, 8 (1938). — BAZETT: Amer. J. Physiol. **70**, 412 (1924). — BAZETT, GOLDSCHMIDT, MCGLONE and SRIBYATTA: Amer. J. Physiol. **119**, 268 (1937). — BAZETT, SCOTT, MAXFIELD and BLITHE: Amer. J. Physiol. **119**, 93 (1937). — BAZETT, THURLOW, CROWELL and STEWART: Amer. J. Physiol. **70**, 430 (1924). — BECHHOLD: Z. physik. Ther. **29**, 244 (1925). — BEČKA: Z. exper. Med. **67**, 253 (1929). — BENATT: (1) Z. Bäderkde **5**, 18 (1930). — (2) Z. klin. Med. **126**, 485 (1934). — BENCZUR u. BERGER: Z. klin. Med. **103**, 86 (1926). — BEST: (1) Dtsch. Arch. klin. Med. **104** (1911). — (2) Arch. Verdgskrkh. **19** (1913). —

Bischoff u. Paetsch: Med. Welt **1936 I.** — Blackford: J. amer. med. Assoc. **96,** 525 (1931). — Blakkolb: Hippokrates **1939,** 193, 217. — Bock: Z. physik. Ther. **41,** 42 (1931). — Böcker: Nova Acta Acad. nat. cur. **24.** — Boehm: Arch. of med. Hydrol. **13/15,** 238 (1937). — Boehm u. Ekert: Dtsch. Arch. klin. Med. **182,** 598 (1938). — Bogendörfer u. Sell: Dtsch. Arch. klin. Med. **169,** 166 (1930). — Bornstein: (1) Z. exper. Path. u. Ther. **9,** 382 (1911). — (2) Z. Neur. **135,** 609 (1931). — Bornstein u. Budelmann: Z. physik. Ther. **40,** 1 (1930). — Bornstein, Budelmann u. Bönnel: Z. klin. Med. **108,** 596 (1931). — Bornstein u. Scheiner: Z. physik. Ther. **42.** 25 (1931). — Boycott and Haldane: J. of Physiol. **37** (1908). — Brandt: Z. exper. Med. **99,** 477 (1936). — Bray: J. Allergy **3,** 367 (1932). — Braunroth: Arch. Verdgskrkh. **55,** 42 (1934). — Brednow: Z. klin. Med. **109,** 293 (1928). — Briscoe: Heart **7,** 35 (1919). — Brosse, Lenègre, Mage et Bogaert: Arch. Mal. Cœur **25,** 635 (1932). — Brühl: Dtsch. med. Wschr. **1937 I,** 129. — Budelmann: (1) Z. klin. Med. **127,** 15 (1934). — (2) Dtsch. med. Wschr. **1932 I,** 193. — Bücking: Z. exper. Med. **59,** 448 (1928). — Bürgi: Die Arzneikombination. Berlin 1938.

Cajori, Crouter et Pemberton: J. of biol. Chem. **57,** 217 (1923). — Carrié: Arch. of Dermat. **173,** 604, 606, 611 (1936). — Casper: Med. Klin. **1928 II,** 1359. — Catrein: Z. klin. Med. **118,** 688 (1931). — Chauchard et Chauchard: C. r. Soc. Biol. Paris **128,** 756 (1938). — Chiari u. Fröhlich: Schmiedebergs Arch. **64,** 214 (1912). — Chiari u. Januschke: Schmiedebergs Arch. **65,** 120 (1912). — Chiatellino, Sapegno: Arch. di Sci. biol. **18,** 426 (1933). — Clark: Univ. California Publ. Physiol. **5,** 195 (1926). — Colarusso et Beraha: Riforma med. **1938,** 1371. — Collip and Backus: Amer. J. Physiol. **51,** 568 (1920). — Condorelli: Arch. Farmacol. sper. **41,** 122 (1926); **43,** 44 (1927). — Corteggiani: (1) C. r. Soc. Biol. Paris **125,** 949 (1937). — (2) J. Physiol. Path. gén. **37,** 19 (1939). — Curschmann: Dtsch. med. Wschr. **1939 I,** 447.

Dale: Brit. med. J. **1934 I,** 835. — Dautrebande: (1) C. r. Soc. Biol. Paris **91,** 94 (1924). — (2) Les échanges respiratoires. Paris: Presses Univ. 1930. — Dungern, v.: (1) Z. Biol. **97,** 187 (1936). — (2) Med. Welt **1937 II.** — (3) Balneologe **6,** 120 (1939). — Dungern, v. u. Pawelitzki: Balneologe **6,** 295 (1939).

Edgecombe and Bain: J. of Physiol. **24,** 48 (1899). — Eichholtz, Jung: Arch. f. exper. Path. **187,** 202 (1937). — Eisenmenger: Ther. Gegenw. **20,** 116 (1918). — Eismayer u. Czyrnick: Z. Kreislaufforsch. **26,** 226 (1934). — Ekert: Balneologe **5,** 66 (1938). — Elsner: Balneologe **6** (1939). — Emmerich: Münch. med. Wschr. **1902 II,** 1610. — Evers: (1) Z. physik. Ther. **42,** 185 (1932). — (2) Balneologe **4,** 19 (1937). — Ewald: Balneologe **6,** 447 (1939).

Falck: Arch. physiol. Heilk. **12,** 150 (1853). — Farneti: Riv. Idrol. ecc. **1937,** No 3. — Farr and Moen: Amer. J. med. Sci. **197,** 53 (1939). — Felsch: Med. Welt **1928 I,** Nr 19. — Föllmer: Z. klin. Med. **124,** 146 (1933). — Fölsch: Z. Bäderkde. **1927,** 278. — Forster and Lambert: J. of exper. Med. **10,** 820 (1908). — Francillon: Z. orthop. Chir. **63,** 197 (1935). — Frankenthal: Z. physik. Ther. **24,** 313 (1920). — Freude: Z. exper. Med. **53,** 769 (1926). — Fritz: (1) Arch. f. Baln. **1,** 134 (1925). — (2) Z. physik. Ther. **30,** 234 (1925).

Gabbe: Kongr. inn. Med. **48,** 256 (1936). — Geiger u. Kropf: Schmiedebergs Arch. **139,** 290 (1929); **147,** 227, 281 (1930). — Genth: Untersuchungen über den Einfluß des Wassertrinkens auf den Stoffwechsel. Wiesbaden 1856. — Glamser: Z. physik. Ther. **15,** 129 (1911). — Glax: Lehrbuch der Balneotherapie. Stuttgart 1897. — Goldschmidt and Light: (1) Amer. J. Physiol. **73,** 146 (1925). — (2) J. of biol. Chem. **64,** 53 (1925). — Gollwitzer-Meier: (1) Balneologe **1,** 19 (1934); **2,** 289 (1935). — (2) Balneologe **4,** 58 (1937). — (3) Klin. Wschr. **1937 II,** 1418. — Gollwitzer-Meier u. Bingel: Arch. f. exper. Path. **173,** 173 (1933). — Gorodetzki: Probl. Endocrin. (russ.) **2,** 67 (1937). — Graff: Dtsch. Arch. klin. Med. **182,** 556 (1938). — Grant and Bland: Heart **15,** 385 (1931). — Grant and Pearson: Clin. Sci. **3,** 119 (1938). — Grawitz: Z. klin. Med. **21,** 459 (1892). — Grünsfeld: Z. physik. Ther. **40,** 49 (1930). — Gruner: Z. exper. Med. **104,** 554 (1938). — Grunow: (1) Z. Baln. **9,** 177 (1917). — (2) Balneologe **2,** 157 (1935).

Haggard: J. of biol. Chem. **44,** 131 (1920). — Hahn: Z. Kreislaufforsch. **27,** 649 (1935). — Hamburger: Physikalisch-chemische Untersuchungen über Phagocyten. Wiesbaden 1912. — Hamburger u. Hekma: Biochem. Z. **3,** 88; **7,** 102; **9,** 275, 512. — Harpuder: (1) Z. Bäderkde **2,** 134 (1927). — (2) Z. Kurortwiss. **1,** 85 (1931). — (3) Z. exper. Med. **76,** 724 (1931). — (4) Erg. inn. Med. **42,** 100 (1932). — Harris: Heart **14,** 161 (1927). — Hartsuch: Arch. of Path. **25,** 17 (1938). — Haug: Balneologe **2,** 299 (1935). — Heckmann: (1) Klin. Wschr. **1935 I,** 700. — (2) Fortschr. Röntgenstr. **55,** 319 (1937). — Helwig: Z. Baln. **2,** 325 (1909); 8, 24 (1915). — Henderson and Barringer: Amer. J. Physiol. **46,** 533 (1918). — Herbst: Arch. Entw.mechan. **7,** 486, 631 (1898); **9,** 617 (1901); **17,** 416 (1904). — Herkel: (1) Balneologe **5,** 549 (1938). — (2) Arch. Kreislaufforsch. **4,** 313 (1939). — Herkel u. Papageorgiu: Klin. Wschr. **1938 I,** 1070. — Hesse, Carpus u. Zeppmeisel: Schmiedebergs Arch. **176,** 283 (1934). — Hesse u. Franke: Klin. Wschr. **1935 II,** 1646. — Hesse, Vonderlinn u. Zeppmeisel: Schmiedebergs Arch. **173,** 192 (1933). — Heubner: (1) Z. exper. Med. **10,** 269 (1920). — (2) Klin. Wschr. **1925 II,** 2099. — (3) Z. Bäderkde

4, 67 (1929). — HEUBNER u. RONA: Biochem. Z. **93**, 187 (1919). — HEWLETT: Amer. J. Med. Sci. **145**, 656 (1913). — HEWLETT and VAN ZWALUWENBURG: Heart **1**, 87 (1909). — HEWLETT, VAN ZWALUWENBURG and MARSHALL: Arch. int. Med. **8**, 591 (1911). — HILL and FLACK: J. of Physiol. **38**, LVII (1909). — HÖBER: Pflügers Arch. **70**, 624 (1898); **74**, 246 (1899). — HOFF: (1) Kongr. inn. Med. **44**, 453 (1932). — (2) Z. exper. Med. **72**, 269 (1930). — HOFMEISTER: Schmiedebergs Arch. **24**, 1; 247; **25**, 1; **27**, 395; **28**, 210. — HORTON, BROWN and ROTH: J. amer. med. Assoc. **107**, 1263 (1936). — HÜCKEL: Z. physik. Ther. **30**, 57 (1925). — HÜCKEL u. KIPPER: Z. physik. Ther. **30**, 190 (1925).

JAUP: In VOGT: Die Meerwassertrinkkur. Berlin 1938. — JAWORSKI: Dtsch. Arch. klin. Med. **35**, 38 (1884). — JOURDAN et VIAL: C. r. Soc. Biol. Paris **124**, 1111 (1937).

KALK: Klin. Wschr. **1929 I**, 64. — KELLER: (1) Balneologe **2**, 391 (1935). — (2) Klin. Wschr. **1935 I**, 1129. — KELLNER: Balneologe **3**, 410 (1936). — KESTERMANN: Z. physik. Ther. **40**, 226 (1930); **41**, 191 (1931). — KIONKA: (1) Z. exper. Path. **17** (1914). — (2) Fortschr. Ther. **1927**, Nr 12. — (3) Z. Bäderkde **4**, 75 (1929). — KLINKE: Der Mineralstoffwechsel. Leipzig 1931. — KNÖLLE: Balneologe **5**, 518 (1938). — KOCHMANN: Biochem. Z. **112**, 255 (1920). — KOCHMANN u. SEEL: Dtsch. med. Wschr. **1928 II**. — KOEHLER: Arch. int. Med. **31**, 590 (1923). — KOPF: Dtsch. med. Wschr. **1925 I**; **1926 I**. — KRAMER: Klin. Wschr. **1936 I**, 41. — KRAMER u. SARRE: Klin. Wschr. **1936 I**, 178. — KRAUT: Hoppe-Seylers Z. **194**, 81 (1931). — KROETZ: (1) Dtsch. Arch. klin. Med. **139**, 325 (1922). — (2) Biochem. Z. **153**, 165 (1924). — (3) Z. exper. Med. **52**, 760 (1926). — KROETZ u. WACHTER: Klin. Wschr. **1933 II**, 1517. — KRÜGER u. BUDELMANN: Z. klin. Med. **129**, 178 (1935). — KRUSEN and ELKINS: J. amer. med. Assoc. **112**, 1689 (1939). — KÜHNAU: In VOGT: Die Meerwassertrinkkur. — KUNKEL, STEAD and WEISS: J. clin. Invest. **18**, 225 (1939).

LADENDORF: Z. Baln. **5** (1912). — LAMPERT: Physikalische Therapie. Dresden: Theodor Steinkopff 1938. — LANDIS: Heart **15**, 209 (1930). — LANDIS, LONG, DUNN, JACKSON and MEYER: Amer. J. Physiol. **76**, 35 (1926). — LANGECKER: Klin. Wschr. **1930 II**, 1481. — LAPINSZKY: Neur. Zbl. **33**, 350, 743 (1914). — LATKOWSKI: Wien. klin. Wschr. **1899 I**. — LATZEL: Z. Kreislaufforsch. **30**, 865 (1938). — LAUBER u. SCHOLDERER: Z. klin. Med. **119**, 54 (1932). — LAURELL: Fortschr. Röntgenstr. **53** (1936). — LAZAROFF: Diss. Frankfurt 1927. — LEFÈVRE: Chaleur animale et bioénergétique, p. 390. Paris 1911. — LEHNER: Klin. Wschr. **1929 I**, 306. — LEWIS: Die Blutgefäße der menschlichen Haut und ihr Verhalten gegen Reize. Berlin 1928. — LEWIS, KERR, STERN and LANDIS: Heart **15**, 177 (1930). — LINDHARD: Pflügers Arch. **161**, 293 (1915). — LOCKE: Zbl. Physiol. **1894**; **1900**. — LOEB: (1) Pflügers Arch. **80**, 229 (1900). — (2) Amer. J. Physiol. **3** (1900). — LÖNNQVIST: Skand. Arch. Physiol. (Berl. u. Lpz.) **18**, 232 (1906). — LOEPER et AUBERTOT: Presse méd. **1927 I**. — LOEPER et MOUGEOT: Presse méd. **1931 I**, 753. — LÖWENSTEIN: Wien. klin. Wschr. **1939 I**, 285. — LOEWI: Pflügers Arch. **239**, 430 (1937). — LOMMEL: Dtsch. Arch. klin. Med. **78**, 182 (1903).

MALCOLM: J. of Physiol. **32**, 183 (1903). — MARCHIONINI: (1) Balneologe **2**, 161 (1935). — (2) Dermat. Wschr. **1939 II**, 153. — MARCHIONINI u. OTTENSTEIN: Z. physik. Ther. **44**, 241 (1932). — MARNAY: C. r. Soc. Biol. Paris **125**, 1009 (1937). — MARX: Der Wasserhaushalt des gesunden und kranken Menschen. Berlin 1935. — MATTHES: Lehrbuch der Hydrotherapie, 2. Aufl. 1903. — MEAKINS and DAVIES: (1) J. of Path. **23**, 451 (1920). — (2) Heart **9**, 121 (1922). — MEISSNER: Z. klin. Med. **128**, 12 (1935). — MENEGHETTI: Rass. Med. **10**, 401 (1930). — MERING, V.: Verh. Kongr. inn. Med. **1893**. — MESSERLE: Z. physik. Ther. **35**, 57 (1928). — MIXIUS: Münch. med. Wschr. **1932 I**, 12. — MOLL, V.: Z. exper. Med. **72**, 244 (1930). — MOOG, V. D. ENDE u. ANGENITZKY: Z. physik. Ther. **28**, 31 (1924). — MORITZ: Verh.Kongr. inn. Med. **1893**. — MOSLER: Arch. Heilk. **3**, 398 (1858). — MÜLLER, E. F. u. HÖLSCHER: Dtsch. med. Wschr. **1929 I**, 990. — MÜLLER, O.: Dtsch. Arch. klin. Med. **74**, 316 (1902). — MÜLLER, O. u. VEIEL: Slg. klin. Vortr. **1910**, 606—608; **1911**, 630—632. — MÜLLER, P.: Diss. Köln 1937.

NEUBURGER u. SCHOLL: Arch. f. exper. Path. **188**, 64 (1937). — NICOLESCO, CHIOSA: Rev. Hidrol. med. şi Climat. (rum.) **16**, 28 (1937). — NOORDEN, V.: Handbuch der Pathologie des Stoffwechsels. Stuttgart 1906. — NOTHHAAS: Z. exper. Med. **100**, 785 (1937).

OEHME: Schmiedebergs Arch. **104**, 115 (1924). — OEHME u. TÖRÖK: Dtsch. Arch. klin. Med. **160**, 233 (1928). — OEHME u. WASSERMEYER: Dtsch. Arch. klin. Med. **154**, 107 (1927). — OHTA: Arb. med. Fak. Okayama **6**, 87 (1938). — OTTENSTEIN u. BÖHM: Klin. Wschr. **1935 I**, 275. — OVERTON: Pflügers Arch. **92**, 115, 346 (1902); **105**, 280 (1904).

PARADE: Balneologe **3**, 406 (1936). — PEEMÖLLER u. LUND: Arch. f. exper. Path. **178**, 86 (1935). — PENDL: Balneologe **6**, 58 (1939). — PENZOLDT: Dtsch. Arch. klin. Med. **53**, 567; **73**, 200 (1902). — PETRELLA: Rass. Ter. e Pat. clin. **5**, 718 (1933). — PFANNENSTIEL: Balneologe **2**, 1 (1935). — PFANNENSTIEL u. JUSATZ: Z. exper. Med. **90**, 540 (1923). — PINALI: Arch. med. Hydrol. **3**, 18 (1925).

REID: J. of Physiol. **26**, 436 (1901). — REIN: (1) Z. Biol. **84**, 118 (1926); **85**, 195 (1926). — (2) Erg. Physiol. **32**, 28 (1931). — RIESSER: Arch. f. exper. Path. **187**, 1 (1937). — RINGER: J. of Physiol. **6** (1885); **7** (1886); **16/17** (1895); **18** (1896). — RITTER: Münch. med. Wschr.

1937 I, 339. — ROSSBACH: Dtsch. Arch. klin. Med. **35** (1884); **46** (1890). — RÓTH u. STRAUSS: Z. klin. Med. **37**, 114, 1899. — ROWNTREE: Arch. Surg. **32**, 157 (1923). — RUHMANN: Arch. Verdauungskrkh. **41**, 336 (1927).

SARRE: Balneologe **2**, 101 (1935). — SCHADE: Die physikalische Chemie in der inneren Medizin. Dresden 1920. — SCHÄFFER: Z. exper. Med. **50**, 64 (1926). — SCHAZILLO: Z. physik. Ther. **32**, 173; **33**, 23, 67 (1927). — SCHLÜTZ: Diss. Freiburg 1939. — SCHNEYER: Z. Bäderkde **1**, 720 (1927); **2**, 424 (1928). — SCHOBER: (1) Z. Bäderkde **2**, 134 (1928). — (2) Vortr. Naturforschertag Stuttgart 1938. — (3) Heilquellenkunde. Stuttgart 1938. — SCHOBER u. GEISSER: Z. Bäderkde **5**, 326 (1930). — SCHOTT: (1) Dtsch. Arch. klin. Med. **140**, 358 (1922). — (2) Kongr. inn. Med. **34**, 437 (1922). — (3) Dtsch. med. Wschr. **1923 I**, 933. — SCHÜLE: Z. klin. Med. **29**, 49 (1896). — SCHULHOF: Z. physik. Ther. **35**, 105 (1928). — SCHULTZ u. EVERS: Münch. med. Wschr. **1936 I**, 431. — SCHWARTZMANN: (1) Dermat. Wschr. **1936 II** Nr. 36. — (2) Bull. méd. **1938**, 109. — SCHWEITZER and WRIGHT: Quart. J. exper. Physiol. **28**, 33 (1938). — SCHWENKENBECHER: Arch. f. (Anat. u.) Physiol. **1904**, 121. — SGALITZER: Z. Baln. **2**, 225 (1909); **8**, 49 (1915). — SIEGEL: Z. physik. Ther. **31**, 167 (1926). — SITTMANN: Physikalische Therapie der Erkrankungen des Herzens. Stuttgart: Ferdinand Enke 1907. — SPRINGORUM: (1) Pflügers Arch. **238**, 517, 644 (1937). — (2) Klin. Wschr. **1938 I**, 11. — STAHL: (1) Klin. Wschr. **1923 I**, 1024. — (2) Z. physik. Ther. **27**, 50 (1923) (mit SCHMEGG); **29**, 57 (1925) (mit BAHN). — STEWART: Heart **3**, 33 (1912). — STIGLER: (1) Wien. med. Wschr. **1920 I**; **1925 I**, 1209. — (2) Pflügers Arch. **139**, 251 (1911). — STRANSKY: (1) Biochem. Z. **122**, 1 (1921). — (2) Schmiedebergs Arch. **172**, 149 (1933); **176**, 504 (1934). — (3) Z. exper. Med. **101**, 103 (1937). — STRASBURGER: Dtsch. Arch. klin. Med. **82**, 459 (1905); Einführung in die Hydro- und Thermotherapie. Jena 1909.

TAPPEINER: Z. Baln. **12**, 35 (1919). — THAUER: Erg. Physiol. **41**, 607 (1938). — THOMSEN: Z. physik. Ther. **42**, 226 (1932). — TIETZE: Z. Kreislaufforsch. **29**, 353 (1937). — TIGERSTEDT: Skand. Arch. Phys. (Berl. u. Lpz.) **36**, 322 (1918). — TURAN: Z. Bäderkde **2**, 50 (1928).

UDE: Z. physik. Ther. **42**, 13 (1932).

VARTIAINEN et KOSTIA: Arch. internat. Pharmacodynamie **56**, 349 (1937). — VOGT, H.: Allg. hom. Z. **1935**, Nr 5. — VOIGT: Z. klin. Med. **124**, 138 (1933). — VOLLERS: Z. klin. Med. **102**, 141 (1926).

WALDSCHMIDT: Baln. Ztg. **24** (1913). — WALINSKI: Z. physik. Ther. **41**, 111 (1931). — WELLS and DENSHAM: Quart. J. exper. Physiol. **18**, 33, 175 (1927). — WELTZ: Fortschr. Röntgenstr. **53**, 296 (1936). — WIECHOWSKI: Verh. baln. Ges. **38** (1922). — WIENSKOWSKI: Balneologe **6**, 262 (1939). — WILKERSON: J. biol. of Chem. **112**, 329 (1935). — WILKINS, DOUPE and NEWMAN: Clin. Sci. **3**, 403 (1939). — WINTERNITZ: (1) Wien. ärztl. Jb. **20 II**, 3 (1864). — (2) Dtsch. Arch. klin. Med. **72** (1902). — WOLLHEIM: Z. klin. Med. **116**, 286 (1931). — WRHIGT: Lancet **1896 I**, 153, 807.

ZICKGRAF: Zbl. inn. Med. **20** (1908). — ZONDEK: Die Elektrolyte. Berlin 1927. — ZWAARDEMAKER: Pflügers Arch. **173**, 24 (1918).

2. Spezieller Teil.

A. Schwachmineralisierte Quellen und Säuerlinge.

Von

W. ZÖRKENDÖRFER-Breslau.

Mit 1 Abbildung.

Bei den allgemeinen Betrachtungen über Trinkkuren haben wir gesehen, daß sich die Wirkungen von Mineralquellen aus einer allgemeinen Wasserwirkung und Wirkungen der verschiedenen gelösten Bestandteile zusammensetzen. Also müssen wir uns bei der Analyse von Mineralwasserwirkungen bemühen, diese Einzelfaktoren möglichst auseinanderzuhalten, um so ein klareres Bild zu bekommen. Deshalb gehen wir bei der Besprechung der verschiedenen Mineralwasserklassen am besten von jenen Wässern aus, welche die Wasserwirkung am reinsten zeigen. Das sind die einfachen oder schwachmineralisierten Quellen, die wir durch einen Gehalt von weniger als 1 g fester Bestandteile gekennzeichnet haben (s. Chemischer Teil S. 230). Soweit diese in kleinen Mengen wirksame Bestandteile führen, werden wir auf die diesbezüglichen

Wirkungen später zu sprechen kommen. Für die hier besprochenen Wirkungen sind solche meist ohne Belang. So werden sich z. B. die einfachen Eisenquellen usw. ganz analog verhalten, soweit nicht in den betreffenden Abschnitten auf ein abweichendes Verhalten hingewiesen wird. Die Wirkungen der Säuerlinge, die denen der einfachen Quellen sehr nahestehen, sollen hier gleich mitbehandelt werden.

Hier und in den nächsten Kapiteln wollen wir uns auf die Anwendung zu Trinkkuren beschränken. Von Bäderwirkungen soll später die Rede sein.

a) Wirkungen im Magen.

Gewöhnliches Wasser ist für den Magen etwas durchaus Physiologisches. Und doch übt auch dieses schon durch sein Volumen einen gewissen — physiologischen — Reiz auf den Magen aus, wenn auch einen ziemlich schwachen. Es regt die Magenschleimhaut zu einer schwachen Sekretion an. Setzen wir gleichzeitig einen stärkeren Nahrungsreiz, indem wir das Wasser zugleich mit der Nahrung trinken lassen, werden sich die beiden Reize addieren oder auch potenzieren und es kommt zu einer stärkeren Sekretion als auf die trockene Nahrung allein (PIMENOW). Bei nüchternem Magen hält die erregende Wirkung nicht lange nach und die Sekretion auf einen nachfolgenden Reiz läßt keine Veränderung erkennen. Dies zeigt ein Versuch von PIMENOW am PAWLOWschen kleinen Magen:

Tabelle 163. Wirkung des Wassers auf die Magensekretion. (Nach PIMENOW.)

Verabfolgt	Saftmenge auf Genuß von		
	100 g Fleisch	100 g Brot	300 g Milch
Nahrung allein	24,2	14,0	25,8
300 ccm Wasser 2 Stunden vor Nahrung	21,6	16,5	25,0
300 ccm Wasser gleichzeitig mit Nahrung	34,2	25,0	24,8

Durch Vermengung mit dem Magensekret und vielleicht auch durch eine direkte Osmose nimmt die Konzentration dieser schwachmineralisierten Wässer im Magen und auch noch anschließend im Dünndarm zu (RÓTH und STRAUSS).

Das Wasser verläßt den Magen wieder ziemlich rasch. JAWORSKI fand nach $^1/_4$ Stunde nur noch die Hälfte wieder, nach $^1/_2$ Stunde den Magen leer. Eine Wasserresorption findet nach v. MERING wie nach MORITZ im Magen nicht statt, somit muß das fehlende Wasser in den Darm hinein entleert worden sein. Diese Entleerung wird durch sehr niedrige wie durch hohe Temperaturen stark verzögert (JAWORSKI, SCHÜLE, GLAX). Sonach gelangt das Wasser am schnellsten in den Darm und damit auch zur Resorption, wenn es annähernd körperwarm getrunken wird.

Durch heißes und kaltes Wasser können wir natürlich auf den Magen und darüber hinaus auf seine Umgebung allgemeine *Wärme-* bzw. *Kältewirkungen* auslösen. Auf die Motilität wirkt im allgemeinen die Kälte erregend, die Wärme beruhigend. Zu den Ergebnissen über die Verweildauer von Wässern verschiedener Temperatur im Magen stellt dies Verhalten keinen Gegensatz dar, da die Magenentleerung nicht einfach eine Funktion der Stärke der Magenmotilität ist, sondern hier noch der Sphincter pylori eine wesentlich mitbestimmende Rolle spielt. Bei spastischen Zuständen kann die Wärmezufuhr in Form von Thermalwässern wesentlich zur Lösung der Krämpfe beitragen. In solchen Fällen können sich auch für die Magenentleerung unter Umständen Abweichungen von den oben geschilderten Gesetzmäßigkeiten ergeben. Ist z. B. die Magenentleerung durch Spasmen behindert und gelingt es, diese durch heißes Wasser zu lösen, dann wird das heiße Wasser in diesem Falle die Magenentleerung beschleunigen. Die Durchblutung des Magens und seiner Umgebung wird naturgemäß durch Wärme und Kälte in gleicher Weise beeinflußt, wie die anderer Organe. (Ausführlicheres hierüber s. Badewirkungen.)

Für kalte Wässer könnte man theoretisch hieraus das Gegenteil, also die Bekämpfung der motorischen Schwäche des Magens ableiten. Hier stellt aber die Masse des Wassers eine Belastung für den Magen dar, welche eine derartige Anwendung verbietet, zumal das kalte Wasser einen Pylorusschluß hervorruft (s. oben).

Auch der *freien Kohlensäure* kommen ausgesprochene Wirkungen auf den Magen zu, die sich bei Anwendung von Säuerlingen geltend machen. Die Magensaftsekretion wird durch sie angeregt (PENZOLDT und Mitarbeiter, JAWORSKI, SCHÜLE), und zwar tritt die Salzsäure schneller auf und erreicht einen höheren Gipfel (PENZOLDT), wie Abb. 194 zeigt.

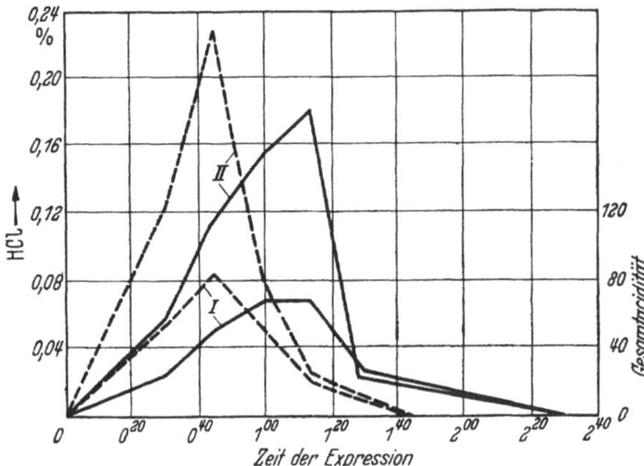

Abb. 194. Beeinflussung der Magensekretion durch Kohlensäure. —— Sekretionskurve auf Wasser. - - - Sekretionskurve auf CO_2-Wasser. *I* Freie HCl, *II* Gesamtacidität. (Nach PENZOLDT.)

Auch die Verweildauer im Magen wird durch Kohlensäure abgekürzt (PRAGER und HENSEL, PENZOLDT, KRIEGER, JAWORSKI). Vielleicht ist der raschere Abfall der Sekretionskurve (Abb. 194) hierauf zurückzuführen. Wie an der Haut und anderen Schleimhäuten, so ruft die Kohlensäure auch im Magen eine Hyperämie hervor, was QUINCKE an einem Magenfistelhunde beobachten konnte. So wird die Tätigkeit des Magens in allen seinen Teilfunktionen durch Säuerlinge angeregt. Auch die verdauende Kraft des Magensaftes nimmt nach JAWORSKI zu. Therapeutisch finden diese Wirkungen bei den einfachen Säuerlingen nur in geringem Umfange Verwertung, weit mehr bei mineralisierten Säuerlingen. Bei diesen treten noch die Wirkungen der Salze bzw. deren Ionen hinzu. Aber auch der freien Kohlensäure kommt dabei — besonders neben gleichsinnig wirkenden Ionen wie in den Kochsalzsäuerlingen — eine Bedeutung zu. Bei *einer* Anwendungsweise aber — wenn auch nicht zu ausgesprochen therapeutischen Zwecken — sind diese Wirkungen auch bei einfachen Säuerlingen gewiß nicht ohne Bedeutung: Ihrer Verwendung als Tafelwässer. Als Anregungsmittel der Magenverdauung erscheinen solche gut brauchbar.

b) Wirkungen auf Nieren und Harnwege.

Schon bei Besprechung der allgemeinen Wasserwirkungen haben wir gesehen, daß sich Trinkkuren infolge der *Wasserdiurese* gerade auf die Nieren und Harnwege weitgehend auswirken. Diese Wirkungen kommen ganz besonders den schwachmineralisierten Wässern zu, zumal die Diurese durch Salze — wenn auch nicht durch alle — gehemmt werden kann. Mineralstoffarmes Wasser, auf nüchternen Magen getrunken, wird im allgemeinen innerhalb weniger Stunden vollständig, oft sogar überschießend durch die Nieren ausgeschieden (VOLHARD, VEIL). Um eine solche Wirkung zu erzielen, muß aber eine größere Wassermenge gereicht werden.

Die Wassermengen sind aber nicht das allein Maßgebende. Von großer Bedeutung ist auch die zeitliche Darreichungsform. Wie WINTERNITZ als erster beobachtet hat, wird die Wasserausscheidung durch gleichzeitig verabreichte feste Ingesta vermindert und wirkt eine einmalige größere Wassergabe viel stärker diuretisch, als die gleiche Wassermenge auf mehrere Portionen über den Tag verteilt. Auch die Temperatur ist nicht ganz ohne Einfluß. Dem kalten Wasser wird meist eine stärkere diuretische Wirkung zugeschrieben als dem warmen (GLAX), doch finden sich auch entgegengesetzte Angaben (GRUNOW).

Im allgemeinen also führt die Aufnahme größerer Wassermengen zu einer guten, oft sogar überschießenden Diurese. Ebenso verhalten sich schwach mineralisierte Quellen, bei denen naturgemäß die Wasserwirkung im Vordergrunde steht. Durch die kleinen Mengen gelöster Mineralstoffe wird die Diurese kaum beeinflußt (CIESZYNSKI, FRANKENTHAL) oder wenigstens sind die Abweichungen so gering, daß sie praktisch nicht ins Gewicht fallen. Ein eben nachweisbarer Einfluß kann aber auch bei den hier besprochenen Wässern unter der 1 g-Grenze bereits auftreten. Als diuresesteigernde Stoffe kommen Calcium und freie Kohlensäure in Betracht. Für ersteres fand KELLER-STOPPANY mit der Rheinfeldener Kapuzinerbergquelle und sogar schon mit hartem Leitungswasser eine geringe Diuresesteigerung. Mit Charlottenbrunner Wasser fand LUNIATSCHEK eine bessere Diurese als mit Leitungswasser, welche besonders bei gestörter Nierenfunktion zum Ausdruck kam. Ob durch Ca oder CO_2, mag hier offen bleiben.

Andererseits wird die Diurese durch Kochsalz gehemmt (s. S. 406). Bei dem geringen Mineralgehalt der hier besprochenen Wässer sind diese Unterschiede jedoch nur gering. Auf alle Fälle kommt allen schwachmineralisierten Wässern eine diuretische Wirkung zu, welche ungefähr dem des reinen Wassers entspricht.

Ausgesprochen diuretisch wirkt dagegen die *Kohlensäure* (QUINCKE), welche auch unabhängig von festen Bestandteilen in reichlicher Menge auftreten kann (einfache Säuerlinge). Bei Säuerlingen können wir somit eine diuretische Wirkung erhalten, welche die des reinen Wassers deutlich übersteigt und somit von einer spezifischen diuretischen Mineralwasserwirkung sprechen. Besonders kommt diese Wirkung zum Ausdruck, wenn das Wasser diuresehemmende Salze enthält. Dann wird diese Hemmung durch die Kohlensäure aufgehoben oder doch weitgehend unterdrückt (STARKENSTEIN).

Während man früher diese Wirkung als Folge der Resorptionsbeschleunigung durch die Kohlensäure auffaßte (QUINCKE), zeigten neuere Versuche, daß sie auch bei Umgehung des Darmkanals zustande kommt. Daher muß es sich um eine spezifische diuretische Kohlensäurewirkung — bzw. Säurewirkung — handeln. So erzielten DAVIES, HALDANE und KENNAWAY eine Diurese durch stunden-

Tabelle 164. Diuretische Wirkung der Kohlensäure. (Nach STARKENSTEIN.)

Tag		Harn ccm	Tag		Harn ccm
1.	Normalperiode	38	7.	Normalperiode	40
2.	,,	35	8.	60 ccm Biliner entgast intravenös	36
3.	,,	35			
4.	,,	39	9.	Normalperiode	34
5.	,,	38	10.	60 ccm Biliner intravenös	165
6.	60 ccm Biliner intravenös	145	11.	Normalperiode	40

lange Inhalation einer CO_2-reichen Luft und STARKENSTEIN durch intravenöse Injektion eines CO_2-reichen Mineralwassers, während das Wasser selbst nach Austreiben der CO_2 wirkungslos war (Tabelle 164).

Bei der Erhöhung der Harnmenge wird der Harn zwar verdünnt, die absolute *Ausscheidung an harnfähigen Stoffen* steigt aber an (GENTH, BÖCKER, WINTERNITZ, MOSLER, FRANKENTHAL s. S. 361).

Eine besondere Rolle unter den Stoffwechselschlacken spielt die *Harnsäure*, weil gerade sie infolge ihrer Schwerlöslichkeit besonders zur Retention neigt. Durch die Wasserdiurese wird auch deren Ausscheidung begünstigt (SCHÖNDORFF, KAISER und COSTA u. a.). Da es sich um eine Ausschwemmung handelt, ist auch hier, wie wir es oben beim Stickstoff gesehen haben, ein sichtbarer Erfolg vom Vorhandensein präformierter Harnsäure abhängig. So konnten auch HARPUDER und HEYMANN für die Novasuroldiurese beim gesunden Menschen bei purinfreier Kost keine Wirkung auf die Harnsäureausscheidung nachweisen, dagegen war diese imstande, bei solchen Menschen, die intravenös zugeführte Harnsäure mit einem Defizit ausschieden, dieses Defizit mehr oder minder vollständig zur Ausschwemmung zu bringen.

Daß sich die Ausschwemmung auch auf die Mineralstoffe erstreckt, haben wir bereits erwähnt. So kann es unter der Einwirkung größerer Wassermengen zu einer typischen Demineralisation kommen (REGNIER, STRAUSS). Zu diesen Mineralstoffen gehört auch das Alkali des Körpers. Dessen Ausschwemmung muß zu einer p_H-Verschiebung im Harn führen, wie sie bei der Wasserdiurese mehrfach beobachtet worden ist (RÜDEL, MEYER). Die gleichzeitige Abnahme der Alkalireserve im Blut (GIGON) zeigt uns, daß diese Alkalisierung des Harns durch Ausschwemmung zustande kommt:

Tabelle 165. Verhalten von Blut-p_H und Harn-p_H bei Diurese. (Nach GIGON.)

	I		II	
	reduz. Blut-p_H	Harn-p_H	reduz. Blut-p_H	Harn-p_H
Nüchtern	7,34	5,29	7,32	5,20
30 Minuten nach 1 Liter Wasser	7,28	5,72	7,13	5,70
1 Stunde	7,06	5,97	7,06	6,12
2 Stunden	7,15	5,97	7,24	6,32
4 Stunden	7,25	5,24	7,32	5,17

Auf Grund der hier geschilderten Wirkungen auf die Ausschwemmung harnfähiger Stoffe, besonders aber die der organischen Stoffwechselschlacken werden diuretische Trinkkuren vielfach empfohlen, um angehäufte Stoffwechselprodukte aus dem Körper auszuschwemmen (FRANKENTHAL). GLÄSSNER empfiehlt zu diesem Zwecke direkt destilliertes Wasser und berichtet über gute Erfolge. So führt er einen Fall an, bei welchem der Rest-N binnen 14 Tagen von 225 auf 82 mg-% absank.

Weiter wirkt sich die vermehrte Harnflut auch auf die *abführenden Harnwege* aus. Eine natürliche Folge des rascheren Harnwechsels in Nierenbecken und Blase ist eine Ausschwemmung von Erregern, Entzündungsprodukten usw., was für die Abheilung entzündlicher Erscheinungen bessere Bedingungen schafft.

Nun fragt es sich, ob diese Ausschwemmung auch für größere Konkremente in Wirkung treten kann. Am wichtigsten hierfür ist die Passage des engsten Abschnittes: des Ureters. CASPER weist darauf hin, daß sich der Ureter an der Beförderung des Harns aktiv beteiligt und für je 5 bis 10 Tropfen Harn eine Kontraktion ausführt. Daraus geht hervor, daß die peristaltische Tätigkeit des Ureters, welche wir für die Herausbeförderung der Steine brauchen, proportional der Harnmenge ansteigen muß. Diese Betrachtungen ergeben deutlich die Bedeutung der Diurese für die Austreibung von Steinen. Wenn diese Ansicht zutrifft, kommt es aber nicht nur auf die 24stündige Harnmenge an, sondern muß gerade ein plötzlicher Wasserstoß durch besonders intensive Kontraktionswellen wirksamer sein als eine allmähliche gleichmäßige Diurese.

Die Verdünnung des Harns, bei welcher die Konzentration an harnfähigen und mithin auch an steinbildenden Stoffen absinkt, hat ihre Bedeutung für die Neigung zur Steinbildung. Denn für die Entstehung von Sedimenten ist die Übersättigung des Harns eine der wichtigsten Faktoren, wenn auch die schließliche Ausfällung aus der übersättigten Lösung noch von anderen Umständen besonders kolloidchemischer Art (SCHADE, LAMPERT) abhängt. Durch einfache Verdünnung läßt sich die Übersättigung und damit ein Hauptfaktor für die Steinbildung oft beseitigen (POSNER, CASPER). Und dies ist ein zweiter wichtiger Punkt für die Balneotherapie der Steinkrankheiten. CASPER erblickt in der gewohnheitsmäßigen Beschränkung der Flüssigkeitsaufnahme in neuerer Zeit geradezu die Ursache für die erschreckende Zunahme der Steinkrankheit.

An Harnsäure z. B. ist normaler Harn sehr oft übersättigt. Wird er dann mit fester Harnsäure als Krystallisationspunkt in Berührung gebracht, läßt er leicht den Überschuß ausfallen, das Sediment nimmt also zu (PFEIFFER). Durch Verdünnung kann man diese *Übersättigung beseitigen,* so daß bei Berührung mit fester Harnsäure nichts mehr ausfällt, sondern im Gegenteil Harnsäure in Lösung geht. Eine solche Steigerung des Harnsäurelösungsvermögens durch vermehrte Wasserzufuhr zeigen z. B. SCHREIBER und ZAUDY:

Tabelle 166. Einfluß reichlicher Wasserzufuhr auf das Harnsäurelösungsvermögen des Harns. (Nach SCHREIBER und ZAUDY.)

	Urinmenge	200 ccm Urin lösten g Harnsäure	Die Tagesmenge würde also gelöst haben
Normaltag	2080	−0,0150	−0,1560
,,	2325	+0,0451	+0,5241
Leitungswasser	3925	+0,0627	+1,2302
,,	3890	+0,0457	+0,8889
,,	3275	+0,0781	+1,2785
Normaltag	1440	+0,0167	+0,1202
,,	1375	−0,0052	−0,0357

Natürlich darf man deswegen nicht eine Auflösung von Steinen erwarten. Die Harnsäuremenge, welche aus solchen gelöst wird, ist unvergleichlich viel kleiner als aus Harnsäurepulver, weil die Berührungsflächen viel kleiner sind, wie auch POSNER und GOLDENBERG experimentell festgestellt haben. Wir werden uns also damit begnügen müssen, die Neigung zur Bildung neuer Steine herabzusetzen.

Literatur.

BÖCKER: Nova Acta Acad. nat. cur. **24**.

CASPER: Med. Klin. **1928 II**, 1359. — CIESZYNSKI: Diss. Berlin 1918.

DAVIES, HALDANE and KENNAWAY: J. of Physiol. **54**, 32 (1920).

FALCK: Arch. physiol. Heilk. **12**, 150 (1853). — FRANKENTHAL: (1) Z. physik. Ther. **24**, 313 (1920). — (2) Verh. baln. Ges. **37**, 140 (1921).

GENTH: Untersuchungen über den Einfluß des Wassertrinkens auf den Stoffwechsel. Wiesbaden 1856. — GIGON: Z. exper. Med. **44** (1925). — GLAX: (1) Lehrbuch der Balneologie. Stuttgart 1897. — (2) Verh. Hufel. Ges. baln. Sekt. **19** (1898); **20** (1899). — GLÄSSNER: Wien. med. Wschr. **1930 I**, 623.

JAWORSKI: (1) Dtsch. Arch. klin. Med. **35**, 38 (1884). — (2) Z. Biol. **19**, 422; **20**, 234 (1883). — (3) Dtsch. med. Wschr. **1887 I**, 836.

KAISER et COSTA: Ann. de Physiol. **4**, 642 (1928). — KELLER-STOPPANY: Ann. schweiz. Ges. Balneol. **18**, 90 (1923); **21**, 58 (1926). — KRIEGER: Diss. Erlangen 1897.

LAMPERT: Münch. med. Wschr. **1935 II**, 1034. — LUNIATSCHEK: Balneologe **4**, 368 (1937).

MERING, V.: Verh. Kongr. inn. Med. **12** (1893). — MEYER: Z. exper. Med. **41**, 52 (1924). — MORITZ: Verh. Kongr. inn. Med. **12** (1893). — MOSLER: Arch. Heilk. **3**, 398 (1858).

NOORDEN, V.: Handbuch der Pathologie des Stoffwechsels, Bd. 2. 1906.

PENZOLDT: Dtsch. Arch. klin. Med. **53**, 567; **73**, 200 (1902). — PFEIFFER: Verh. Kongr. inn. Med. **5**, 144 (1886). — PIMENOW: Zbl. Physiol. **1907**, Nr 12. — POSNER: In DIETRICH-KAMINER: Handbuch der Balneologie, Bd. 5. — POSNER u. GOLDENBERG: Z. klin. Med. **16** (1888).

QUINCKE: Schmiedebergs Arch. **7**, 112 (1877).

REGNIER: Z. exper. Path. u. Ther. **18**, 139 (1916). — RÓTH u. STRAUSS: Z. klin. Med. **37**, 144 (1899). — RÜDEL: Exper. Arch. **30**, 41 (1892).

SCHADE: (1) Med. Klin. **1911**. — (2) Verh. baln. Ges. **32** (1911). — SCHÖNDORFF: Diss. Bonn 1890. — SCHREIBER u. ZAUDY: Z. physik. Ther. **2** (1898). — SCHÜLE: Z. klin. Med. **29**, 49 (1896). — STARKENSTEIN: Schmiedebergs Arch. **104**, 6 (1924).

VEIL: Klin. Wschr. **1924 II**, 1609.

WINTERNITZ: Z. Ges. Wien. Ärzte, Jahrb. **20 II**, 3 (1864).

B. Kochsalzquellen.

Von

W. ZÖRKENDÖRFER-Breslau.

Mit 7 Abbildungen.

a) Wirkungen auf den Magen.

In der Balneotherapie der Magenkrankheiten spielen die Kochsalzquellen eine hervorragende Rolle. Die Kochsalzquellen — einschließlich der Solquellen — sind außerordentlich verschieden in ihrer Konzentration und ihren Wirkungen. Während wir die „physiologische Kochsalzlösung“ geradezu als Prototyp einer indifferenten Flüssigkeit ansehen — daß derartige Lösungen dennoch bestimmte Wirkungen entfalten und gerade im Magen, werden wir noch sehen —, wirkt eine konzentrierte Kochsalzlösung auf empfindliche Gewebe, wie die Schleimhäute äußerst stark reizend durch ihre hohe osmotische Konzentration. Und bei den Solquellen finden wir alle Konzentrationen bis zur konzentrierten Kochsalzlösung vor. Therapeutisch sind derart heftige Schleimhautreize im allgemeinen nicht erwünscht. In den Magen gebracht lösen hochkonzentrierte Kochsalzlösungen sofort einen Brechreiz aus. Zu Trinkkuren wenden wir daher nur die schwächeren Kochsalzwässer an, die „indifferenten“ iso- und hypotonischen und von den hypertonischen nur jene, bei welchem die Reizwirkung ein gewisses Maß nicht übersteigt, im allgemeinen bis zu einer Konzentration von 25 bis 30 g pro kg Wasser. Über die Verschiedenheiten der einzelnen Wässer in chemischer Beziehung und die Untergruppen verweisen wir auf den Chemischen Teil (S. 232 u. 270).

Im Magen erfahren die Wässer zunächst eine Annäherung an die Isotonie. Doch spielen sich diese Vorgänge hier so langsam ab, daß ein vollständiger Ausgleich während der Zeit, in welcher sich das Wasser im Magen befindet, nicht zustande kommt (PFEIFFER). Über die genaue Lage der osmotischen Konzentration, welcher die Lösungen im Magen zustreben, herrscht keine völlige Einigkeit. Während PFEIFFER wie BICKEL eine Annäherung an die Blutisotonie finden, sollen nach RÓTH und STRAUSS auch isotonische Lösungen im Magen eine Verdünnung erfahren und sich an eine wesentlich tiefer liegende Gastroisotonie annähern:

Tabelle 167. Konzentrationsänderungen einiger Kochsalzwässer im Magen. (Nach Róth und Strauss.)

	Versuchsdauer	Wassermenge ccm		Δ		NaCl %	
	Min.	Zufuhr	Gefunden	Zufuhr	Gefunden	Zufuhr	Gefunden
Salzschlirf, Bonifaziusbrunnen	40	400	210	0,92	0,70	1,412	0,901
Kissingen, Rakoczy	20	400	90	0,47	0,32	0,562	—
„ „	20	400	50	0,47	0,33	0,562	—
„ Maxbrunnen	20	400	146	0,35	0,33	0,374	0,466
Aßmannshausen	15	400	125	0,08	0,26	0,187	0,141

Wenn wir versuchen, die Art, wie Mineralwässer auf den Magen einwirken können, zu analysieren, werden wir unterscheiden müssen zwischen einer direkten Beeinflussung entzündlicher Erscheinungen der Magenschleimhaut und Einwirkungen auf die spezifischen Magenfunktionen (Sekretion und Motorik). In erster Beziehung wird sich die Magenschleimhaut mutatis mutandis analog den übrigen Geweben verhalten. Die für den Magen spezifischen Wirkungen werden wir demnach vor allem in solchen auf die Magenfunktionen erblicken.

Auf die *Magensaftsekretion* wirkt das Kochsalz und mit ihm die Kochsalzquellen im allgemeinen anregend (Boas, v. Sohlern, Dapper). Dem ist zwar vielfach widersprochen worden (Lereche, Reichmann, Schüle, Wolff, Girard, Bönninger u. a.), doch haben genauere experimentelle Untersuchungen die anregende Wirkung sichergestellt (Pawlow, Bickel und Mitarbeiter). So fand Sokoloff eine deutliche Sekretionssteigerung auf Kochsalz am isolierten Hundemagen, Rozenblat zeigte diese am Pawlowschen kleinen Magen, wo eine Vorbehandlung mit Kochsalzlösungen die Saftsekretion auf einen nachfolgenden Nahrungsreiz deutlich steigert (Abb. 195).

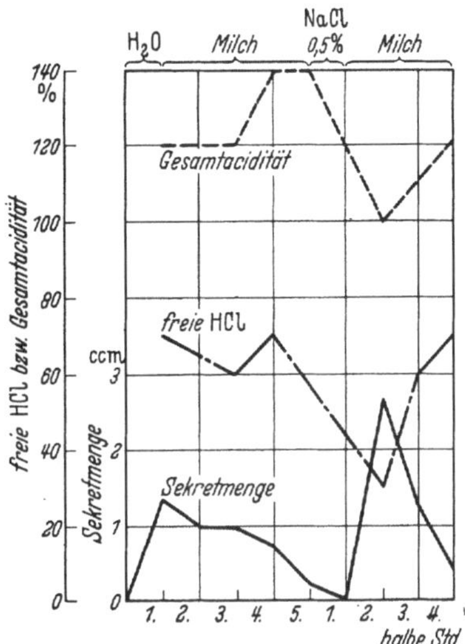

Abb. 195. Anregung der Magensaftsekretion auf einen Nahrungsreiz (Milch) durch vorherige Gabe einer Kochsalzlösung. (Nach Rozenblat.)

Diese Wirkung ist von der Konzentration sehr abhängig, nicht von der absoluten Salzmenge (Rozenblat). Lönnqvist fand sie bei der physiologischen Kochsalzlösung geringer als bei einer hyper- und hypotonischen. Analog wirken die Kochsalzquellen, eine stärker, die andere schwächer, je nach Konzentration und Nebenbestandteilen. Als unterstützend kommt hier vor allem die freie Kohlensäure in Betracht. Experimentell wurde diese anregende Wirkung bei verschiedenen Kochsalzquellen mit und ohne freie Kohlensäure erwiesen, so bei der Baden-Badener Friedrichsquelle (Heinsheimer, Abb. 196), beim Wiesbadener Kochbrunnen (Meinel, Sasaki), bei Ostseewasser (Sasaki), Kissinger Rakoczy (Meinel), den Homburger Quellen (Baumstark), Kiedricher Sprudel und Salzschlirfer Bonifaziusbrunnen (Mayeda). Aber auch bei den alkalisch-muriatischen Säuerlingen, welche daneben das sekretionshemmende HCO_3-Ion (s. S. 415) enthalten, läßt sich noch eine deutlich fördernde Wirkung feststellen, so beim Emser Kränchen (Sasaki) und beim Selterser Wasser (Bickel, Sasaki).

Meinel hat gezeigt, daß sich diese Wirkung auch beim Menschen an der Säurekurve nachweisen läßt. Außer der zahlenmäßigen Vermehrung kommt es aber auch zu einer zeitlichen Verschiebung der Kurve, indem der Gipfel

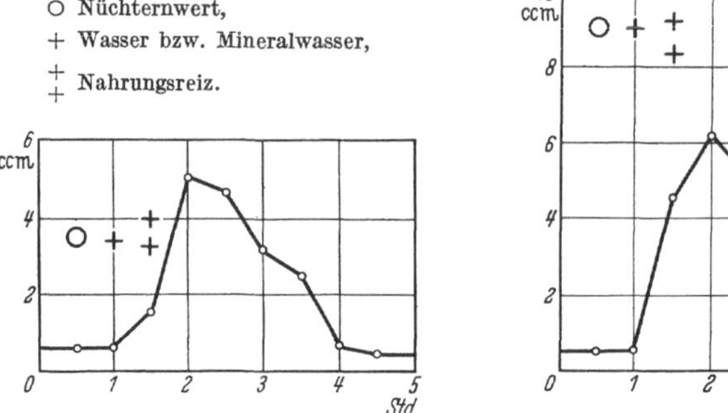

a) Leitungswasserkontrolle. b) Baden-Badener Friedrichsquelle.

Abb. 196 a und b. Anregung der Magensaftsekretion auf einen Nahrungsreiz hin durch vorherige Verabreichung von Kochsalzquelle am kleinen Magen. (Nach Heinsheimer.)

früher erreicht wird als ohne Mineralwasser. Deshalb sind vergleichende Versuche mit einmaliger Ausheberung zur Beurteilung dieser Verhältnisse nicht brauchbar und können uns ein ganz falsches Bild geben.

An einer Patientin mit Magenfistel und Ösophagotomie hatte Baumstark Gelegenheit, auch am Menschen die reine Magensaftsekretion auf Kochsalzsäuerlinge nachzuprüfen. Um den abgesonderten Saft nicht durch Ingesta zu verdünnen, wandte er als Sekretionsreiz die Scheinfütterung an. Das vorher in den Magen eingeführte Mineralwasser wurde vor Beginn der Scheinfütterung durch die Fistel entleert. Das Ergebnis zeigt folgende Tabelle:

Tabelle 168. Beeinflussung der Magensaftsekretion auf Scheinfütterung durch Homburger Wasser. (Nach Baumstark.)

	Verabreicht	Zeitdauer	Saftmenge	Vermehrung in %
10	300 g Elisabethbrunnen für 20 Minuten, 15 Minuten Scheinfütterung	bis zum Versiegen der jeweiligen Sekretion, d. i. nach 90 Minuten	124,4	40,7
	300 g Aqua für 20 Minuten, 15 Minuten Scheinfütterung	d. i. nach 95 Minuten	88,4	
11	300 g Aqua, 20 Minuten, 10 Minuten Scheinfütterung	d. i. nach 95 Minuten	119,6	
	300 g Ludwigsbrunnen, 10 Minuten Scheinfütterung	d. i. nach 95 Minuten	154,6	29
12	300 g Landgrafenbrunnen, 10 Minuten Scheinfütterung	d. i. nach 180 Minuten	154,8	72,2
	300 g Aqua, 10 Minuten Scheinfütterung	d. i. nach 115 Minuten	89,9	

Bei Anwendung über längere Zeit führt diese sekretionsanregende Wirkung der Kochsalzquellen bei *Subacidität* zu einer nachhaltenden Besserung der Magensaftsekretion (Dapper, Boas, Haehner). Als Beispiel sei eine durch fraktionierte Ausheberung gewonnene Sekretionskurve Haehners (Abb. 197) hier angeführt.

Mehrfach wurde auch bei *Hyperacidität* in denselben Bädern eine Besserung der Beschwerden wie auch der Hypersekretion beobachtet (DAPPER). Daraus zieht DAPPER den Schluß, daß es sich bei den Kochsalzquellen nicht um eine spezifische Steigerung der Magensaftsekretion handelt, als vielmehr um einen *regulierenden Einfluß*, welcher eine pathologisch veränderte Funktion der Magendrüsen immer in günstiger Richtung, d. h. nach der Norm hin beeinflußt.

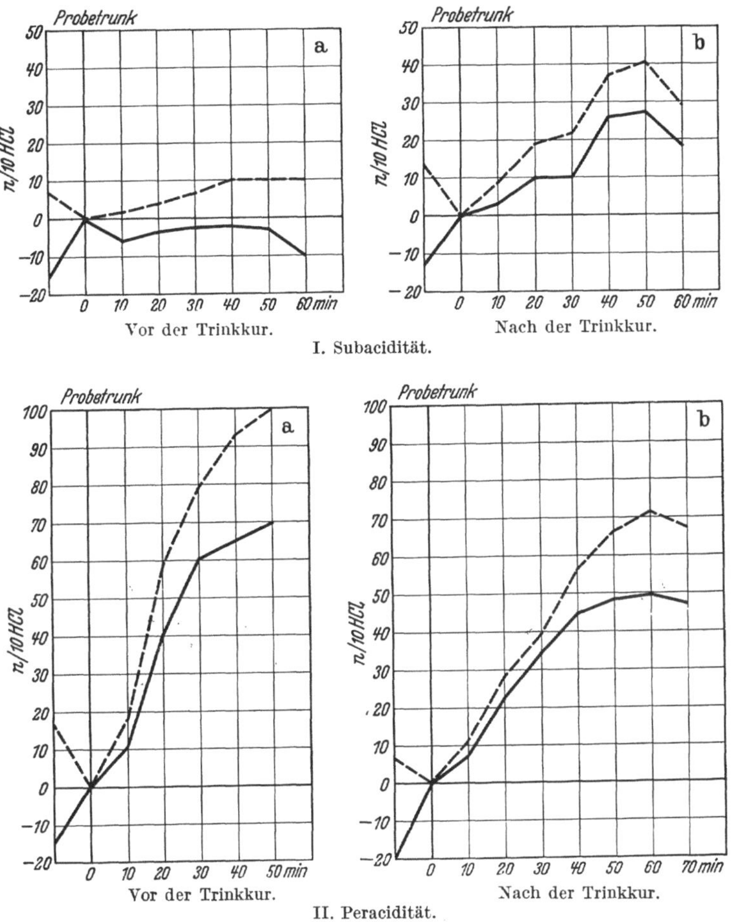

Abb. 197. Beeinflussung der Sekretionskurve des Magens durch die Baden-Badener Trinkkur. (Nach HAEHNER.)

Auch HAEHNER teilt solche Fälle mit (Abb. 197). Dagegen erkennt BOAS nur die sicher erwiesene sekretionssteigernde Wirkung der Kochsalzquellen an und lehnt die Behandlung der Hyperacidität mit solchen mit Entschiedenheit ab. Unter den Bedingungen des Experiments ist eine Besserung der Hyperacidität auch noch nicht nachgewiesen. Bei den mitgeteilten klinischen Fällen muß man immer den Einwand erheben, daß die Trinkkur nicht die einzige Behandlungsmethode war und ihre Wirkung in dieser Richtung durch diese Beobachtungen noch keineswegs als erwiesen angesehen werden kann. So sind diese Erfolge vielleicht auf die Diät und Anderes zurückzuführen und nicht durch die Kochsalzquellen bewirkt, sondern trotz dieser eingetreten (BOAS). Demnach kann die

Besserung der Subacidität als gesichert angesehen werden, während die Behandlung der Hyperacidität noch umstritten ist, auf alle Fälle nicht verallgemeinert werden darf. Andererseits ist sie nach den klinischen Erfahrungen auch wieder nicht kontraindiziert, sondern die Indikation oder Gegenindikation wird sich nach dem Gesamtkrankheitsbild richten müssen. Ist doch die Hyperacidität als solche nur ein Symptom. Ist sie z. B. die Folge einer Schleimhautreizung auf entzündlicher Basis, dann werden auch die Säurewerte zur Norm zurückkehren, wenn es uns gelingt, die Entzündung als solche zu beeinflussen. Und einen Einfluß auf entzündliche oder katarrhalische Veränderungen können wir den Kochsalzquellen wohl zuschreiben. Praktisch wird es meist darauf ankommen, welche von den Krankheitserscheinungen im Vordergrunde steht. Ist dies die Hyperacidität, dann werden wir im allgemeinen besser zu alkalischen Wässern greifen.

Die *Verweildauer* im Magen hängt nach OTTO vor allem von der Konzentration ab. Isotonische Kochsalzlösungen sollen den Magen am schnellsten verlassen, schneller als gewöhnliches Wasser. Mit zunehmender Konzentration tritt wieder eine Hemmung ein. Auch Kochsalzquellen regen die Magenentleerung an (JAWORSKI, GRAUL, BAUERMEISTER, MEINEL). In Übereinstimmung mit OTTO fand GRAUL den leicht hypotonischen Wiesbadener Kochbrunnen ($\Delta = 0{,}49$) wesentlich stärker wirksam als den Salzschlirfer Bonifaziusbrunnen ($\Delta = 0{,}92$).

b) Wirkungen auf den Darm.

Sobald das Wasser in den Darm gelangt, setzt die Resorption ein, welche im Magen nur in sehr bescheidenem Umfange begonnen hat. Gleichzeitig aber wird das Wasser im Dünndarm verhältnismäßig rasch weiterbefördert. Wie weit es gelangt, bevor es vollständig resorbiert ist, hängt von dem Verhältnis dieser beiden Kräfte ab. Der Resorption setzen die Ionen einen gewissen Widerstand entgegen, auch die leicht resorbierbaren. Wenn die *Resorption* auch bei diesen verhältnismäßig rasch erfolgt, gegenüber reinem Wasser ist sie unter allen Umständen *verzögert*. Insbesondere trifft dies für hypertonische Lösungen zu, welche ja auf osmotischem Wege noch Körperwasser in das Darmlumen hinein anziehen und so einen Gegenstrom zur Wasserresorption erzeugen. Die Geschwindigkeit der Darmpassage wieder wird vor allem vom Füllungszustand des oberen Dünndarms, also von der Wassermenge abhängen, welche die Peristaltik erregt (peristaltischer Dehnungsreflex). Aber auch auf chemischem oder osmotischem Wege kann ein solcher Reiz zustande kommen. Diese Frage prüfte BORODENKO mit Salzschlirfer Bonifaziusbrunnen, einer hypertonischen Kochsalzquelle (Δ nach RÓTH 0,92). Er führte in eine isolierte Darmschlinge eine an einem Faden befestigte Bleikugel ein und beobachtete die Geschwindigkeit, mit welcher der Faden in die Fistel hineingezogen wurde. Danach scheinen wenigstens hypertonische Kochsalzquellen die Peristaltik noch etwas über den Füllungsreiz hinaus anzuregen (Tabelle 169). Allerdings ist bei diesen Versuchen die Magenpassage in Fortfall gekommen, weshalb diese gerade bei einem

Tabelle 169. Anregung der Darmperistaltik durch Bonifaziusbrunnen. (Nach BORODENKO.)

Zeit in Min.	Fortbewegung der Bleikugel in Fadenzentimetern							
	18°		18°		37°		40°	
	Wasser	Quelle	Wasser	Quelle	Wasser	Quelle	Wasser	Quelle
5	1,3	1,5	1,0	1,2	1,5	2,0	2,0	2,1
10	3,0	3,0	2,0	4,0	3,5	4,0	4,0	3,5
15	7,0	7,5	3,3	6,5	8,0	7,5	10,0	11,0
20	8,3	9,0	7,3	9,2	10,3	12,5	12,0	14,0

kohlensäurehaltigen Wasser nicht sicher beweisend sind, zumal auch CO_2 die Peristaltik anregt (v. Bokai).

Wenn die Kochsalzwässer langsamer resorbiert und unter Umständen auch schneller weiterbefördert werden, müssen sie etwas tiefer in den Darmkanal hinabgelangen als reines Wasser. Dies hat Best an Darmfistelhunden auch experimentell erwiesen. Durch eine Fistel im unteren Drittel des Dünndarms hat er noch einen Teil des Wassers wiedergewonnen, unter Umständen sogar noch knapp hinter der Ileocöcalklappe. Reines Wasser wurde dagegen schon vorher vollständig resorbiert. Um bis ins Colon zu gelangen, waren allerdings von physiologischer Kochsalzlösung und von Wiesbadener Kochbrunnen

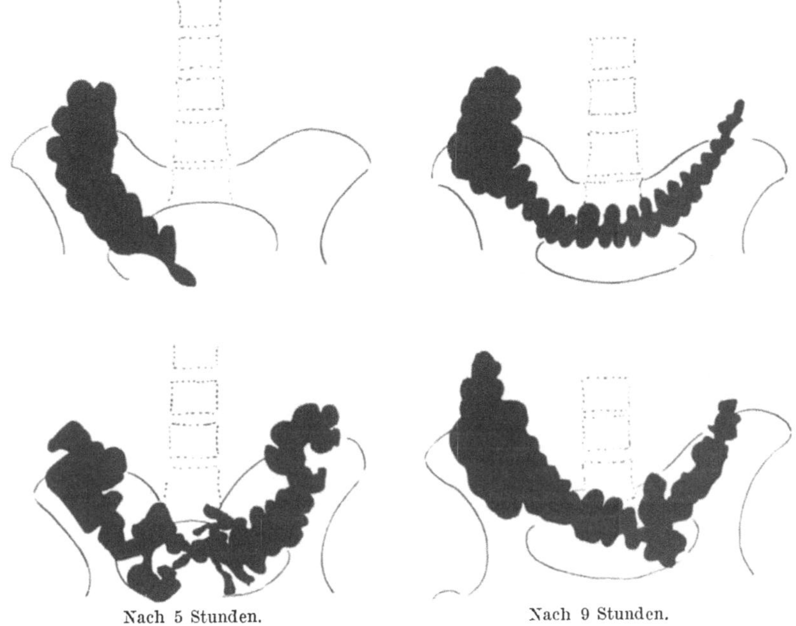

Abb. 198. Beschleunigung der Darmpassage durch Kochsalzwasser. Oben: Normal. Unten: Nach Mondorfer Wasser. (Nach Hirsch.)

Dosen von etwa 1 Liter notwendig, für einen Hund eine sehr große Flüssigkeitsmenge. Für die Übertragung auf den Menschen ist außerdem noch zu berücksichtigen, daß der Hund als Fleischfresser einen verhältnismäßig kurzen Darm besitzt.

Zu analogen Ergebnissen gelangte auch S. Hirsch auf röntgenologischem Wege. Bei Darreichung von Mondorfer Wasser zeigte sich eine Beschleunigung der Dünndarmpassage. Im Dickdarm aber hört diese Wirkung mit der Resorption des Wassers auf und macht nach einiger Zeit eher einer sekundären Tonusdämpfung Platz. So ist in dem hier wiedergegebenen Fall die Darmfüllung nach 5 Stunden ohne Mineralwasser bis zur linken Flexur, mit Mondorfer Quelle bis zur rechten vorgedrungen (Abb. 198). Nach 9 Stunden besteht im Ort der Füllung kein Unterschied, nur ist die Haustrierung weniger deutlich ausgeprägt, woraus Hirsch die erwähnte Tonusdämpfung ableitet.

Nach Best kann eine im Dünndarm erzeugte Peristaltikwelle den ganzen Darm durchlaufen und eine Entleerung herbeiführen, ohne daß das Kochsalzwasser selbst auch nur in den Dickdarm zu gelangen braucht. Auf diesem Wege kann eine gewisse Stuhlregelung zustande kommen, allerdings nur dann, wenn Darminhalt schon stuhlbereit in Rectum oder Ampulle sitzt, so daß dieser kleine Anreiz genügt, eine Defäkation auszulösen. Daher ist eine solche Wirkung besonders morgens nüchtern zu beobachten, wenn der Darminhalt über Nacht bis zur Ampulle vorgedrungen ist. Die gleiche Wirkung läßt sich bei vielen Menschen schon durch ein Glas Wasser oder den Morgenkaffee erzielen. Eine wirkliche Abführwirkung können wir darin nicht erblicken. Bei ausgesprochener Obstipation muß diese versagen.

Dagegen können wir wohl mit hohen Kochsalzdosen die Resorption so weit hinausschieben, daß ein Teil der Salzlösung nicht nur in den Dickdarm gelangt,

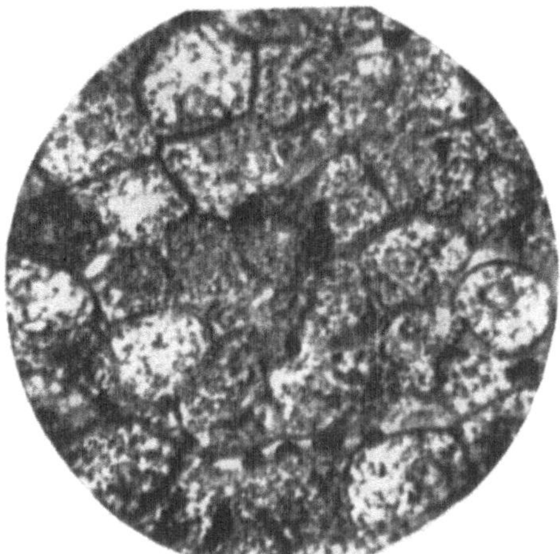

a) Sekretionsphase nach Tränkung mit Faulbrunnen.

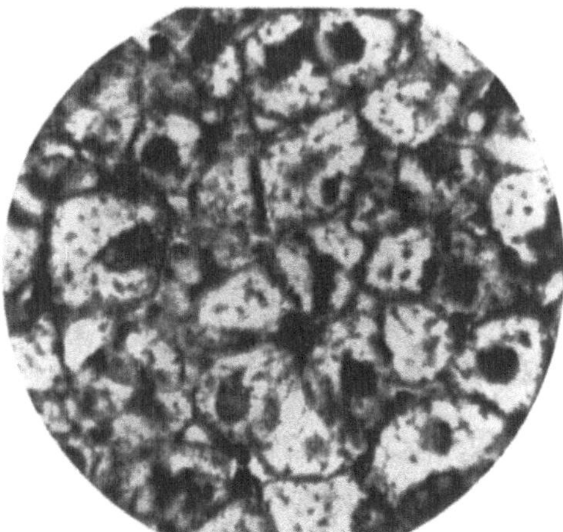

b) Assimilatorische Phase nach Tränkung mit Leitungswasser.

Abb. 199a und b. Veränderung des Funktionszustandes der Leberzelle unter dem Einfluß der Mineralwassertränkung. (Nach HINTZELMANN.)

sondern den ganzen Darm durchläuft und so tatsächlich auf osmotischem Wege — ähnlich, wie wir es bei den Glaubersalzwässern (S. 431) ausführlich kennenlernen werden — zu einer echten Abführwirkung führt (BUCHHEIM). Hierzu sind allerdings ziemlich hohe Kochsalzdosen erforderlich. Die Schwelle fand LOTH bei etwa 10 g NaCl. Da wir heute über eine Wassermenge von 1 Liter als Einzeldosis kaum je hinausgehen, können wir eine Abführwirkung nur von hypertonischen (mindestens 1%igen) Kochsalzquellen erwarten. Enthält ein Wasser daneben sehr reichlich schwer resorbierbare Ionen (salinische Kochsalzquellen, s. S. 275), können diese die Dosen etwas herabdrücken (LOTH).

Bei den hypotonischen Kochsalzquellen wird sich die Einwirkung auf den Darm nach diesen Ausführungen vor allem auf den Dünndarm erstrecken, je höher der Salzgehalt, desto tiefer wird sie ceteris paribus nach unten reichen. Gerade hierfür kann sich aber auch der Gehalt an schwer resorbierbaren Ionen — SO_4, Mg, Ca — immerhin merklich auswirken. Ist doch eine Kochsalzquelle niemals eine reine Natriumchloridlösung. Eine einigermaßen isotonische Kochsalzquelle — und im Darm werden das schließlich alle verhältnismäßig rasch — sehen wir als einigermaßen indifferent an. Ihre empirisch zweifellos erwiesene günstige Einwirkung auf katarrhalische Erkrankungen des Dünndarms führt man neben einer entzündungswidrigen Allgemeinwirkung in erster Linie auf eine Bespülung der Schleimhaut mit dieser indifferenten Lösung zurück (s. a. bei den Glaubersalzquellen, S. 435). Aber auch Nebenbestandteile, besonders Calcium (s. S. 372 u. 448) werden sich hieran beteiligen.

Die Wirkungen der Mineralstoffe und Heilwässer können sich auch auf die *Anhangsdrüsen* des Darmkanals erstrecken. Versuche von GLATZEL sprechen für eine Beeinflussung der Pankreassekretion durch Kochsalz. Besonderes Interesse zieht die *Leber* mit den *Gallenwegen* auf sich. Bei Duodenalspülung mit ziemlich hochkonzentrierten Kochsalzlösungen hat FRAUDÉ eine deutliche Vermehrung der Gallenmenge ohne Steigerung der Bilirubinkonzentration gefunden. Daraus schließt er auf eine Anregung der Gallensekretion ohne Entleerung der Gallenblase. Neuerdings konnte HINTZELMANN im Tierversuch eine solche choleretische Wirkung auch mit einer Kochsalzquelle, dem Wiesbadener Faulbrunnen, erzielen. Dabei fand er neben der Vermehrung der Gallenmenge auch deutliche Veränderungen im histologischen Leberbild im Sinne einer Sekretionsphase (Abb. 199). Allerdings konnte er diese Wirkung mit anderen ähnlich zusammengesetzten Wiesbadener Wässern nicht erzielen, so daß wir die Ergebnisse vorläufig nicht verallgemeinern können.

c) Wirkungen auf die Luftwege.

Auch die oberen Luftwege sind einer Lokalbehandlung mit Mineralwässern zugänglich. Die Mundhöhlen- und Rachenschleimhaut wird bei jeder *Trinkkur* mitbespült. Intensiver noch läßt sich diese Bespülung gestalten, wenn man das Wasser zum *Gurgeln* benutzt. Und die gesamte Schleimhaut der Luftwege von der Nase bis zu den Lungenalveolen kann der Mineralwasserbehandlung durch die *Inhalation* zugänglich gemacht werden (s. S. 380), die Nasenschleimhaut überdies noch durch Nasenspülungen mit Mineralwasser oder besser noch Mineralwasserspray, welche von STEMMLER u. a. empfohlen werden.

Die Wirkung solcher Inhalationen, Spülungen u. dgl. ist zunächst ähnlich wie im Darm eine mechanische. CLAR spricht von einer „Waschung der Luftwege". Das Mineralwasser selbst wird dabei vielfach nur als eine mehr indifferente Spülflüssigkeit angesehen (CLAR u. a.). Doch ist diese „Indifferenz" nur ein relativer Begriff und nach allem, was wir bisher über Mineralwasserwirkungen besprochen haben, werden wir auch hier spezifische Einflüsse der betreffenden Ionen erwarten.

Einmal kommt schon der osmotischen Konzentration der Salzlösung eine Bedeutung für Art und Stärke des Reizes zu. Bei dessen Beurteilung müssen wir aber bedenken, daß die Konzentration des Nebels, der sich auf der Schleimhaut niederschlägt, mit der des zur Verstäubung gebrachten Wassers nicht identisch ist. Einerseits wird die Zerstäubung vielfach unter Dampfzufuhr erzeugt, andererseits kann die Konzentration durch nachträgliche Wasserabdunstung ansteigen. Hypertonische Kochsalzlösungen (Sole) werden ebenso, wie an anderen Schleimhäuten auch hier eine Hyperämie hervorrufen.

Sicher aber ist der osmotische Reiz nicht der einzige wirksame Faktor. Vielmehr muß auch die spezielle Ionenmischung die ihr eigenen allgemeinen kolloidchemischen Wirkungen an der gegebenenfalls entzündeten Schleimhaut entfalten. Dabei kann es aber nicht bei der Wirkung des Kochsalzes allein bleiben, vielmehr müssen hier alle Ionen mit ihren Synergismen und Antagonismen zusammenwirken. So wird sich wieder bei zahlreichen Wässern, die wir chemisch als fast reine Kochsalzquellen ansprechen, ein biologisches Vorwalten anderer Ionen, besonders des Calciums, ergeben (BECHHOLD, SCHADE) und wir müssen auch diesem mit seiner adstringierenden, gewebsdichtenden und entzündungswidrigen Wirkung (s. S. 372 u. 448) eine wichtige Rolle beimessen. Auch eine alkalische Komponente wird oft eine Rolle spielen. Erfreuen sich doch gerade auch Übergangsformen zwischen alkalischen und Kochsalzquellen (z. B. Ems, Gleichenberg) eines guten Rufes als Katarrhbäder. DIENER sieht diese Zusammensetzung hierfür als optimal an. In Würdigung dieser verschiedenen Nebenbestandteile dürfen wir aber auch den Hauptbestandteil, das Kochsalz, nicht übersehen. Auch dieses hat innerhalb dieses Komplexes sicherlich seine Bedeutung. So ist ja auch das reine Kochsalz als Expectorans bekannt. Und seine Wirkung läßt sich nicht nur bei Anwendung wäßriger Lösungen nachweisen, wobei man den Effekt auch der Wasserinhalation allein zuschreiben könnte, sondern auch bei Inhalation eines wasserfreien Kochsalzstaubes (MAYRHOFER).

Klinisch ist die expektorierende Wirkung bei Inhalation von Kochsalzwässern unverkennbar. Allgemein wird eine Erleichterung und Vermehrung des Auswurfs beobachtet (v. ORTH, BLUMENFELD, STEMMLER). Bei trockener Bronchitis gibt sich die Sekretvermehrung im Auftreten reichlicherer feuchter Rasselgeräusche auskultatorisch zu erkennen, die nach Expektoration wieder verschwinden (STEMMLER). Weiterhin kommt es zum Nachlassen des Hustens und zur Abnahme der Empfindlichkeit. Experimentell wurde die Einwirkung der Soleinhalation auf entzündliche Vorgänge von EICHHOLTZ und JUNG geprüft. Dabei gelang es, die eitrige Bronchitis auf Kampfgasinhalation durch Inhalationsbehandlung mit verschiedenen Solen und Brunnensalzen weitgehend zu bekämpfen, so daß die Tiere eine viel größere Anzahl von Vergasungen überlebten als ohne Inhalationsbehandlung:

Tabelle 170. Bekämpfung der eitrigen Kampfgasbronchitis durch Inhalationsbehandlung mit Sole. (Nach EICHHOLTZ und JUNG.)

Behandlung	Anzahl der überlebten Vergasungen				
	Kontrolltiere	Dürkheimer Tiere	Emser Tiere	Heidelberger Tiere	Kreuznacher Tiere
$2^1/_2$%ige Bädersole der genannten Bäder	9	14	14	—	19
	9	14	17	18	21
	12	21	18	19	30
	13	30	27	20	30
Mittel:	10,7	19,75	19,0	19,0	25,0

Neben der eigentlichen Inhalation kommen die Solquellen — und zwar nur diese — noch in einer zweiten Form zu Einatmungskurven zur Anwendung: zu *Gradierkuren.* Bei den Gradierwerken, die eigentlich der Salzgewinnung dienen, findet einmal eine starke Wasserverdunstung statt, durch das ständige Verspritzen von Wassertröpfchen gehen aber auch solche in großer Menge mitsamt ihren Inhaltstoffen, den Mineralsalzen, als Schwebeteilchen in die Atmosphäre über. Natürlich kommt es auch zu einer Entgasung des Wassers und Anreicherung der Mineralwassergase in der Luft, z. B. von Radon (ASCHOFF). So wird die Zusammensetzung der Luft merklich verändert, was sich in einem Umkreis von mehreren hundert Metern noch nachweisen läßt (LIESEGANG, CAUER). Wenn diese Anreicherung der Luft mit Mineralwasserbestandteilen auch relativ gering ist, jedenfalls wesentlich kleiner als wir sie bei der Apparatinhalation erzielen können, ist sie doch nicht etwa bedeutungslos. Durch Anlage von Liegewiesen, Kinderspielplätzen u. dgl. im Dunstbereich des Gradierwerkes können wir die Anwendung der Inhalation in dieser Form über viele Stunden ausdehnen, ohne den Patienten irgendwie zu belästigen. Und in dieser Dauerwirkung liegt der Vorteil dieser Anwendungsweise. Eine andere Besonderheit dieses Verfahrens ist seine Anwendung im Freien. Dadurch wird jede Gradierkur auch gleichzeitig zu einer klimatischen Freiluftkur und in dieser Kombination liegt ein weiterer wichtiger Faktor. Dieser wirkt sich z. B. bei schwächlichen Kindern in einer deutlichen Hämoglobinsteigerung aus (LÖBER,

KRONE). In ihrem Charakter als Freiluftkur liegt vielleicht der wesentlichste Unterschied der Gradierkur zur eigentlichen Inhalationsbehandlung, bei welcher im allgemeinen Warmluft zur Einatmung kommt. Dieser gegenüber bildet die Gradierkur ein nicht zu unterschätzendes Äquivalent im Sinne der Abhärtung (KRONE), während die antikatarrhalische Wirkung, die Erleichterung der Expektoration u. dgl. beiden in gleicher Weise zukommt und sie sich in dieser Beziehung gegenseitig unterstützen.

Mit der Besserung der katarrhalischen Erscheinungen schwindet auch die Dyspnoe. Die Atmung wird leichter und freier, was man sowohl bei der Inhalationsbehandlung beobachtet (STEMMLER) als auch bei reinen Gradierkuren. Bei solchen beschreiben z. B. LÖBER wie auch KRONE eine deutliche Vertiefung und Verlangsamung der Atmung mit Zunahme der Exkursionsbreite und der Vitalkapazität.

Damit ist auch die Grundlage zur Behandlung von *Emphysem* und *Asthma* gegeben, wenigstens soweit diese sich auf katarrhalischer Grundlage entwickelt haben. Aber auch ohne sicheren Zusammenhang mit solchen bilden diese ein dankbares Indikationsfeld derartiger Kuren. Dabei sind dann wohl weniger lokale Einwirkungen auf die Luftwege, als vielmehr wieder die allgemeine vegetative Umstimmung des Organismus ausschlaggebend. Gerade klimatische Faktoren (Allergenfreiheit, Reizstärke) spielen hierbei eine sehr wichtige Rolle. Durch die lokale Beeinflussung der Luftwege schalten sich auch die speziellen Kurmittel, gerade auch die Kochsalzquellen, wirksam mit in diesen Komplex ein. Während GRIMM bei Asthmatikern von Gradierkuren abrät, werden solche von KRONE warm empfohlen.

Auch die Tätigkeit des *Flimmerepithels* der Luftwege unterliegt dem Einfluß der Mineralsalze. Einmal spielen hier osmotische Kräfte eine Rolle, zum anderen aber auch spezifische Ionenwirkungen. Bei Anwendung isotonischer Kochsalzlösungen sah KOCHMANN keinen nennenswerten Effekt. Eine ausgesprochene Wirkung auf das Flimmerepithel kommt dagegen dem Kalium zu, welches die Flimmerbewegungen deutlich steigert (KOCHMANN). Nach EVERS führte das Emser Salz zu einer Hemmung und Beruhigung der Flimmerbewegung, besonders bei entzündeter Schleimhaut, wo diese nach LOMMEL maximal gesteigert ist. Bei Tölzer Salz fand F. KOCHMANN die Art der Wirkung, ob Förderung oder Hemmung, von der abgewandten Konzentration abhängig.

Auch bei den Inhalationskuren dürfen wir nicht vergessen, daß neben den Lokalwirkungen, die wir hier vorwiegend besprochen haben, auch Allgemeinwirkungen zustande kommen. In vielen Fällen, so vor allem beim Asthma, werden diese weit wichtiger sein als die örtliche Beeinflussung der Luftwege. Aber auch da, wo wir uns von einer solchen Lokalbehandlung Erfolge versprechen, dürfen wir die Allgemeinwirkungen nicht unterschätzen. Demgemäß werden wir auch Inhalationskuren mit Trink- und Badekuren und mit Klimakuren in entsprechender Weise kombinieren.

d) Stoffwechselwirkungen.

Im Magen-Darmkanal konnten wir das Kochsalz, wenn auch nicht als den alleinigen, so doch als einen hauptsächlichen und für die Kochsalzquellen charakteristischen Träger der Wirksamkeit betrachten. Anders bei Stoffwechselwirkungen. Gewiß ist auch hier das Kochsalz nicht bedeutungslos und vermag bestimmte Wirkungen auszulösen. Wir brauchen nur auf die bekannten Zusammenhänge mit dem Wasserhaushalt hinzuweisen. In vielen anderen Fällen aber sind solche Beziehungen weniger eindeutig, wenn nicht ganz problematisch. Wir haben im allgemeinen Teil gesehen, daß sich die verschiedenen Ionen in ihren Wirkungen gegenseitig weitgehend beeinflussen können und die Wirkungen eines Mineralwassers durchaus nicht mit denen seines Hauptbestandteils identisch sein brauchen. Ganz besonders gilt dies auch für die Kochsalzquellen. Folgen wir den Gedankengängen WIECHOWSKIs (s. S. 364) und fahnden nach den Unterschieden unserer Wässer vom Blutplasma, um daraus zu folgern, nach welcher Richtung am ehesten eine Verschiebung zu erwarten wäre, finden wir diesen Unterschied trotz des Vorwaltens von Na und Cl in den allermeisten Wässern in einem höheren relativen Anteil anderer Ionen. Sehr oft tritt unter den Kationen besonders das Calcium hervor (BECHHOLD, SCHADE). Beim Meerwasser ist es wieder das Magnesium; und hier hat auch der Tierversuch eine deutliche Magnesiumanreicherung der Gewebe ergeben (KÜHNAU und ELSNER, s. S. 410).

So geht es denn insbesondere bei den Kochsalzquellen nicht an, diese einfach als Kochsalzlösungen oder indifferente „äquilibrierte Salzlösungen" zu betrachten. Von solchen unterscheiden sie sich fast stets sowohl chemisch als auch in ihren Wirkungen weitgehend (HARPUDER). Dies gilt nicht nur für die eigentlichen Kochsalzquellen, sondern auch für das Meerwasser, von welchem fälschlich fast völlige Identität mit dem Blutserum (BRAUCHLE) behauptet wird.

Diese Betrachtungen machen uns klar, daß die Wirkung einer Kochsalzquelle durchaus keine Kochsalzwirkung sein muß, ja daß durch Vortreten seiner Antagonisten geradezu eine entgegengesetzte Wirkung resultieren kann. Da solche Wirkungen aber durch „Nebenbestandteile" ausgelöst werden, welche durchaus nicht bei allen Kochsalzquellen so hervorzutreten brauchen, müssen wir mit einer Verallgemeinerung von Wirkungen, die an bestimmten Quellen festgestellt sind, gerade bei den Kochsalzwässern besonders vorsichtig sein.

Soweit es sich um Wirkungen handelt, welche tatsächlich durch das Kochsalz ausgelöst werden, müssen wir von den spezifischen Ionenwirkungen noch die allgemeinen Salzwirkungen loslösen, welche mehr von der osmotischen Konzentration als von Art des Salzes abhängen. Gerade hochkonzentrierte Kochsalzwässer erscheinen zur Auslösung solcher unspezifischer Salzwirkungen am besten geeignet.

Unsere Kenntnisse über therapeutisch verwertbare Stoffwechselwirkungen gründen sich eigentlich nur auf Erfahrungen und Versuche mit einigen wenigen bekannten Repräsentanten dieser Wässer. Und gerade von diesen gilt ganz besonders, daß sie durchaus keinen reinen Kochsalzlösungen gleichen, sondern komplizierte Salzlösungen darstellen, welche auch zu verschiedenen anderen Mineralwasserklassen deutliche Beziehungen erkennen lassen. Inwieweit diese Wirkungen der ganzen Klasse zukommen, muß deshalb als noch ungeklärt betrachtet werden.

Unter den empirischen Indikationen der einschlägigen Wässer finden wir von Stoffwechselkrankheiten vor allem die Trias: Diabetes, Fettsucht und Gicht.

Bei *Diabetikern* berichtet ALLARD über eine Herabsetzung der Glykosurie durch Mergentheimer Karlsquelle bei konstanter Kost, welche auch nach Absetzen des Brunnens noch einige Zeit nachhielt. Auch WESKOTT und BERDEL beobachteten eine Besserung der Zuckertoleranz auf Homburger Elisabethquelle in einem Ausmaß, wie sie durch Diät allein nicht zu erzielen war. Und im Tierversuch konnte WIENSKOWSKI sowohl mit Homburger als auch mit Kissinger Wasser eine deutliche Senkung der Blutzuckerbelastungskurve, also eine Besserung der Lage des Kohlehydratstoffwechsels, erzielen (Abb. 200). Auch Kissingen erfreut sich ja eines guten Rufes bei Diabetes.

Gerade diese Quellen weisen mancherlei Beziehungen zu Diabetikerwässern anderer Gruppen auf. So tritt bei Kissingen und Homburg die alkalische, bei Kissingen und Mergentheim die Sulfatkomponente neben dem Kochsalz deutlich hervor. Für die Wirkungen dieser Wässer mag das nicht ohne Bedeutung sein. Es wäre aber wohl irrig, sie allein auf die Begleitanionen zurückzuführen. Dies geht aus einem Versuch von GEIGER und KROPF hervor, die dem Karlsbader Wasser eine Salzlösung nachbildeten, welche die Hauptkationen im selben Verhältnis wie das Originalwasser, aber lediglich in Form von Chloriden enthielt und auch hiermit den Blutzucker zu senken vermochten.

Auf einen Zusammenhang des Kochsalzes selbst mit dem Zuckerhaushalt weist eine Beobachtung von POCZKA und STEIGERWALD, daß Hypochlorämie, welche sich bei Diabetikern öfters findet, zu einer Unterempfindlichkeit gegen Insulin führt. So scheint denn auch dem Hauptbestandteil der Kochsalzquellen selbst ein gewisser Einfluß auf den Zuckerstoffwechsel zuzukommen, wenn nicht diese Unterempfindlichkeit nur durch eine gleichzeitige Azidose bedingt war.

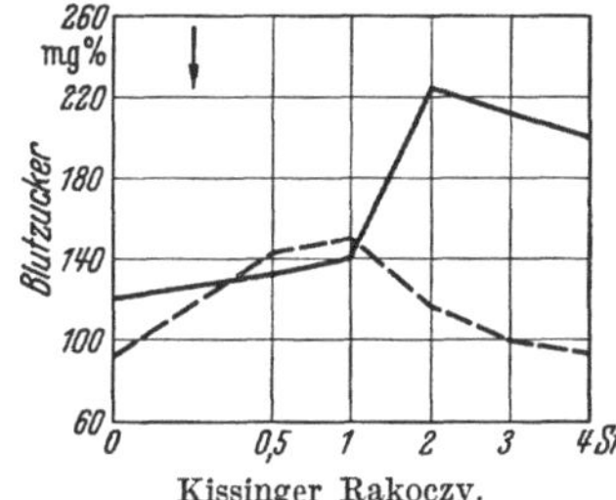

Kissinger Rakoczy.

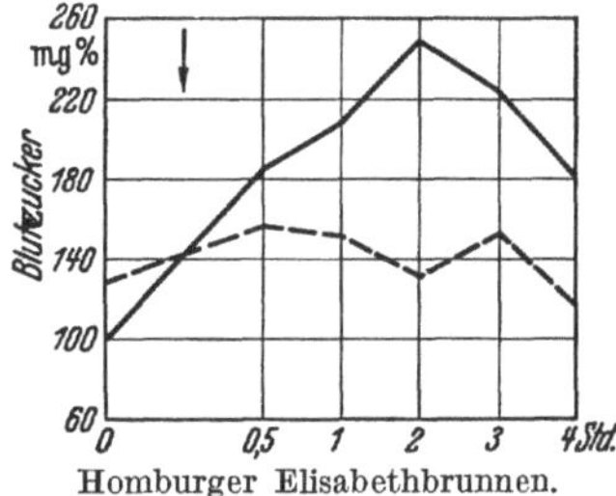

Homburger Elisabethbrunnen.

Abb. 200. Senkung der Blutzuckerbelastungskurve bei Kaninchen durch Tränkkuren mit Kochsalzquellen. —— Vor der Mineralwasserkur. - - - Nach der Mineralwasserkur. ↓ Traubenzuckerbelastung. (Nach WIENSKOWSKI.)

Berücksichtigen wir alle diese Einzelergebnisse und auch die Wirkungen der anderen Komponenten, auf welche wir in den betreffenden Kapiteln noch zu sprechen kommen werden, so können wir für die beobachteten Wirkungen auf den Zuckerstoffwechsel nicht einen einzelnen bestimmten Bestandteil verantwortlich machen, sondern müssen diese auf die gesamte in dem betreffenden Wasser vorliegende Ionenkombination zurückführen. Deshalb läßt sich die Wirkung eines Brunnens auch durch einzelne seiner Hauptbestandteile nicht vollwertig ersetzen. So hat auch WIENSKOWSKI bei künstlichem Kissinger Salz die Wirkung seines natürlichen Vorbildes vermißt. Die angeführten Ergebnisse lassen aber doch einzelne Komponenten aus dieser Komplexwirkung erkennen.

Bei der *Fettsucht* liegen die Verhältnisse angesichts des Mangels an greifbaren Stoffwechselveränderungen noch viel unklarer. Vielfach hat man den Kochsalzquellen eine stoffwechselanregende Wirkung zugeschrieben. Zunächst suchte man eine solche durch einen erhöhten Stickstoffumsatz zu belegen. Wie wir schon bei den einfachen Quellen gesehen haben, müssen wir aber die Steigerung der Stickstoffausfuhr viel mehr auf eine Stickstoffdiurese beziehen als auf eine Erhöhung des Eiweißabbaues. Eine solche hat sich bisher nicht erweisen lassen und besonders v. NOORDEN und DAPPER sind dieser Annahme mit Entschiedenheit entgegengetreten.

Am *Gasstoffwechsel* dagegen läßt sich eine geringe Umsatzsteigerung unter bestimmten Umständen nachweisen, wie A. LOEWY und SALOMON nach Verabreichung von Kissinger Rakoczy gezeigt haben. In der Hauptsache ist diese Wirkung wohl auf die erhöhte Darmtätigkeit zurückzuführen und wird sich daher auf die abführenden Kochsalzwässer oder diesen nahestehende beschränken. Und auch sonst hat eine Abführwirkung manche Beziehung zur Entfettung. So bestehen denn hier enge Beziehungen zwischen der Wirkung der Kochsalzquellen und jener der Glaubersalzquellen. Deshalb mag es an dieser Stelle genügen, auf diese Zusammenhänge hinzuweisen. Des näheren werden wir bei den Glaubersalzquellen auf die Bedeutung der Abführwirkung bei Fettsucht eingehen (s. S. 441). Von den Kochsalzquellen sind es denn auch gerade die isotonischen und hypertonischen, also im allgemeinen abführende Wässer oder solche, die den abführenden Dosen doch schon sehr nahe kommen, welche praktisch zu Entfettungskuren herangezogen werden. Bei kalten Wässern kann auch dem Wärmeentzug wenigstens bei Aufnahme größerer Brunnenmengen als Calorienentzug eine gewisse Bedeutung zukommen (v. NOORDEN).

Auf den Wasser- und Purinhaushalt, welche noch hierher gehören, wollen wir im nächsten Abschnitt in Zusammenhang mit der Diurese eingehen.

e) Wirkungen auf die Niere.

Zahlreichen Mineralwässern, unter anderem auch vielen Kochsalzquellen, wurde besonders in früherer Zeit eine *diuretische Wirkung* zugeschrieben. Nach dem, was wir über die Wasserwirkung kennengelernt haben, müssen wir uns bemühen, bei der Analyse von Mineralwasserwirkungen die Wasserwirkung und jene der charakteristischen Mineralwasserbestandteile auseinanderzuhalten.

Dem Kochsalz kommt nun allerdings eine diuretische Wirkung zu *(Salzdiurese)*. Doch dürfen wir diese nicht ohne weiteres auf Mineralwässer übertragen, sondern müssen zunächst über ihren Wirkungsmechanismus Klarheit schaffen. Nun ist die Salzdiurese eine Ausscheidungsdiurese, d. h. primär müssen die Nieren das überschüssig zugeführte Salz wenigstens zum Teil wieder ausscheiden. Da nun das Konzentrationsvermögen der Niere beschränkt ist, muß die Salzausscheidung, sofern es sich um größere Salzmengen handelt, von einer vermehrten Wasserausscheidung begleitet werden. Es liegt also der umgekehrte Vorgang vor, wie bei der Wasserdiurese, wo das Wasser gelöste Stoffe mitnimmt. Diesem Wirkungsmechanismus entsprechend ist das Zustandekommen der Salzdiurese an gewisse Voraussetzungen bezüglich Dosis und Konzentration gebunden. Eine deutlich diuretische Wirkung können wir nur von großen Salzmengen (mindestens etwa 10 g) erwarten. Die Bedeutung der Konzentration der eingeführten Salzlösung wird durch 2 Faktoren beherrscht: Das Verhältnis zur Isotonie und das Konzentrationsvermögen der Niere. Bei Verabreichung von Kochsalz in gelöster Form können wir einen Diureseanreiz, der vorwiegend auf das Salz und nicht auf das Wasser bezogen werden muß, nur bei hypertonischen Lösungen erwarten, während die Diurese auf hypotonische Lösungen in der Hauptsache dem Wasserreiz zugeschrieben werden muß. Bei intravenöser Zufuhr iso- und hypertonischer Lösungen wird nach E. FREY die Größe der Diurese unabhängig von der Wasserzufuhr nur durch die Salzzufuhr pro Zeiteinheit bestimmt. Dies spricht dafür, daß wir bei hypertonischen Lösungen praktisch reine Salzdiurese vor uns haben. Die Wasserbilanz muß demnach eine Funktion der Konzentration der eingeführten Lösung sein und die Wasserausscheidung durch das Konzentrationsvermögen der Niere bestimmt werden. Der Kochsalzgehalt des Harns kann nun bis auf etwa 2,5 bis 3% ansteigen (FALCK, MÜNZER, MAGNUS). Zu einer wirklichen Entwässerung sind demnach Kochsalzkonzentrationen von mehr als 3% notwendig, wie sie zu Trinkkuren nicht in Betracht kommen.

So ist denn das Zustandekommen der Salzdiurese an Konzentrationen gebunden, welche außerhalb des balneotherapeutischen Anwendungsbereiches liegen. Nun müssen wir uns die Frage vorlegen, wie sich die Diurese auf schwächere Wässer, wie wir sie anwenden, verhält. Aus dem dargelegten Wirkungsmechanismus geht aber weiterhin hervor, daß eine Addition der Salzdiurese mit der Wasserdiurese nicht möglich ist. Denn in einem Falle führt das Salz das mangelnde Wasser mit und im anderen das Wasser die fehlenden harnfähigen Stoffe.

Schon aus den Versuchen FREYS geht hervor, daß es mit zunehmender Verdünnung zu steigender Wasserretention kommen muß, wenn die Diurese auf isotonische Lösungen nicht größer ist als auf konzentrierte Salzlösungen bei gleicher Salzdosis. So fanden denn auch STARKENSTEIN, WHITE, RIOCH u. a. auf isotonische Kochsalzlösungen nur eine minimale Diurese, während der Hauptanteil des Wassers retiniert wird. Bei weiterer Verdünnung tritt immer mehr die Wasserwirkung in den Vordergrund. Aber auch dabei kommt immer noch die Diuresehemmung durch das Kochsalz zum Ausdruck, die *diuretische Wirkung* ist somit *geringer als bei reinem Wasser* (Brunn, Starkenstein), und zwar nimmt mit zunehmenden Kochsalzgehalt bis zur Isotonie die diuretische Wirkung ab (Starkenstein, Abb. 201).

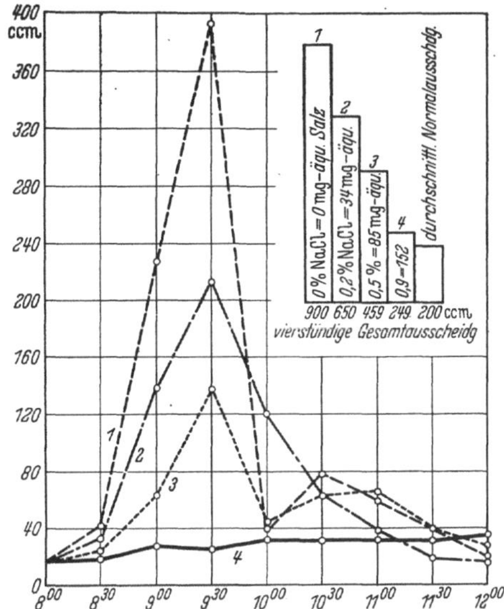

Abb. 201. Diuresehemmung durch Kochsalz. Harnausscheidung auf 1 Liter Wasser bzw. Kochsalzlösung. (Nach Starkenstein.)

In dieser Hinsicht muß weiter auf die allbekannte Bedeutung des Kochsalzes und Kochsalzentzuges bei Ödem (Javal und Widal) hingewiesen werden. Entgegen einer weit verbreiteten Ansicht muß die Begünstigung der Wasserretention nicht auf das Chlor, sondern auf das Natrium bezogen werden (Pfeiffer).

Bei der Trinkkur macht sich diese Hemmung auch bei schwachen Kochsalzwässern deutlich bemerkbar. Wenn es beim Gesunden auch nicht zu einer höhergradigen Wasserretention kommt, so ist die Wasserausscheidung wenigstens stark verzögert und verteilt sich mehr minder über den ganzen Tag, oft auch noch bis in den Nachtag hinein. Diese Verzögerung kommt z. B. schon mit dem Baden-Badener Thermalwasser zum Ausdruck (A. Frey). (Tabelle 171.)

Bei höher konzentrierten Kochsalzwässern wurde eine Diuresehemmung z. B. von Eichholtz und Schmitt-Kemper an der Heidelberger Sole nachgewiesen.

Dabei ist nach Abklingen der Diurese erst ein Teil der Kochsalzzulage wieder ausgeschieden (Falck u. a.). Gegenüber reinem Wasser besteht somit bei Aufnahme von Kochsalzquellen eine Verschiebung nach Seite der Retention hin. Daraus erhellt, daß überall da, wo eine Neigung zur Wasserretention vorhanden ist, Kochsalzquellen kontraindiziert sind. Ist der Wasserhaushalt nicht gestört, kann man durch hypotonische Kochsalzquellen noch eine diuretische Wirkung erzielen, wenn diese auch quantitativ hinter der reinen Wasserwirkung zurückbleibt. So kommt es auch hier zu einer Ausschwemmung organischer Stoffwechselschlacken.

Tabelle 171. Verzögerung der Wasserausscheidung auf Kochsalzquelle. (Nach A. Frey.)

Zeit	Ohne Trinkkur	1 Liter Leitungswasser		1 Liter Mineralwasser	
			Plus von		Plus von
	ccm	ccm	ccm	ccm	ccm
8⁰⁰	362	488	126	533	171
12⁰⁰	298	502	204	444	146
4⁰⁰	235	534	299	424	189
8⁰⁰	193	327	134	344	161
12⁰⁰	233	305	72	385	152
Sa.	1321	2158	837	2140	819

Besondere Aufmerksamkeit wurde in dieser Beziehung der *Harnsäure* geschenkt, gerade auch deshalb, weil die Gicht seit alters her ein Indikationsgebiet der Kochsalzquellen darstellt. Die Prüfung der Harnsäureausscheidung ergab nun auch meist eine geringe Steigerung nach Einnahme von Kochsalzquellen (A. Frey, Dapper, v. Noorden, Leber), wenn die Wirkung auch manchmal vermißt wird (Leber, Bain und Edgecombe). Am deutlichsten soll die Wirkung auch hier wieder bei Harnsäureretention, also beim Gichtiker sein (v. NOORDEN). Hierbei teilen v. NOORDEN und DAPPER folgende Beobachtungen mit (Tabelle 172).

Da wir die Steigerung der Harnsäureausscheidung aber schon als allgemeine Wasserwirkung kennengelernt haben, erhebt sich die Frage, ob es sich hierbei nur um diese Wasserwirkung handelt, oder ob eine spezifische Wirkung der Kochsalzquellen vorliegt. Einen Vergleich mit Wasser hat bereits A. FREY angestellt und beim Baden-Badener Mineralwasser — allerdings mit einer noch wenig zuverlässigen Methode — eine weitaus stärkere Wirkung gefunden, als bei Leitungswasser (Tabelle 173).

Tabelle 172. Harnsäurediurese auf Homburger Elisabethbrunnen. (Nach DAPPER und v. NOORDEN.)

	Harnsäureausscheidung Mittel pro die		
	Vorperiode	Trinkperiode	Nachperiode
I	0,30	0,37	0,31
II	0,57	0,76	0,70
III	0,51	0,68	0,55

Im gleichen Sinne sprechen auch Tierversuche, bei denen das Trinkwasser durch Mineralwasser ersetzt, eine Steigerung der Wasserzufuhr als vermieden wurde. Auch hier bewirkten Kochsalz und Kochsalzquellen innerhalb einer bestimmten therapeutischen Zone eine Steigerung der Harnsäureausscheidung (KATHE, STEFFENS, BLOCH).

Tabelle 173. Harnsäure- und Harnstoffausscheidung auf Baden-Badener Friedrichsquelle. (Nach A. FREY.)

	Ohne Trinkkur	Auf 1 Liter Wasser	Auf 1 Liter Mineralwasser
Harnstoff (g pro die)	51,4	53,2	54,0
Harnsäure (g pro die).	0,71	0,765	1,025

Ob es sich hierbei um einen spezifischen Einfluß auf die Mobilisierung der Harnsäure handelt, oder um eine einfache Folge der Diurese, ist nicht entschieden. Auch letzteres wäre durchaus denkbar, trotzdem die Wirkung größer ist, als bei reiner Wasserdiurese. Gerade für die Ausschwemmung der schwerlöslichen Harnsäure könnte die zwar geringere, aber länger anhaltende Kochsalzdiurese günstiger sein, als die rasch ablaufende Wasserdiurese. EICHHOLTZ und SCHMITT-KEMPER fanden wieder beim Hund eine Erhöhung des Allantoins bei gleichbleibender Harnsäureausscheidung, was mehr für eine Steigerung des Purinumsatzes, als für Ausschwemmung spricht.

Früher wurde vielfach dem Lithium eine überragende Bedeutung für die Harnsäureausscheidung zugeschrieben. Dagegen erhob sich aber Widerspruch. Neuestens konnte STEFFENS zwar für Lithiumsalze analog den Natriumsalzen eine harnsäureausschwemmende Wirkung nachweisen, jedoch die Dosen, welche sich in Mineralwässern finden, waren wirkungslos.

f) Meerwassertrinkkuren.

Die Hauptbedeutung der See liegt zwar auf dem Gebiete der Klima- und Badekuren. Daneben aber wurde und wird Meerwasser in alten wie in neuen Zeiten auch zu Heilzwecken getrunken. Allerdings scheint diese Anwendung nicht zu allen Zeiten Bedeutung gehabt, vielmehr stark Modeströmungen unterlegen zu haben (VOGT). Trotz wiederholter wärmster Empfehlungen — so von RUSSEL 1760, VOGEL 1794, POUGET 1852, QUINTON 1904 — scheinen die Meerwassertrinkkuren immer wieder fast in Vergessenheit geraten zu sein, bis sie wieder einmal eine Neubelebung erfuhren. So haben sie denn auch von mancher Seite, wie von KORTÜM eine Ablehnung erfahren. In neuerer Zeit werden sie in Deutschland besonders von seiten der Homöopathie und Naturheilkunde propagiert (SCHLEGEL, BRAUCHLE).

Wie seiner Zusammensetzung nach, steht das Meerwasser auch biologisch den Kochsalzquellen sehr nahe. Bei aller Ähnlichkeit unterscheidet sich nun doch die See in einem Punkte wesentlich von allen Mineralquellen: In ihrem Charakter als *offenes Gewässer*. Das Meer beherbergt eine Unmenge von Lebewesen und so enthält sein Wasser außer den Mineralstoffen organische Ausscheidungen und Zersetzungsprodukte dieser Meeresbewohner, die sich unangenehm bemerkbar machen können. So geht das Wasser leicht in Fäulnis über und bildet einen guten Nährboden für allerlei Saprophyten und auch für manche pathogenen Keime (PFANNENSTIEL). Vereinzelte Autoren halten diese organischen Bestandteile sogar für therapeutisch wertvoll. So sollen nach HEISSLER die Hormone aus den Milliarden von Fischeiern bei der Anwendung des Meerwassers zur Wirkung kommen und KNOCHE will nach Meerwasserinjektion bei kastrierten Mäusen sogar Brunsterscheinungen beobachtet haben. Aber auch die Zersetzungsprodukte organischer Natur wurden als wertvoll angesprochen. So halten MULZER und HOPF das Wasser in Nähe der Flußmündungen, wo zahlreiche Süßwasserbewohner zugrunde gehen, für besonders wirksam und NARDO versetzt sein Seewasser aus ähnlichen Überlegungen heraus mit Algen und läßt es an der Sonne stehen, bis es einen eigentümlichen starken Geruch verbreitet. Die Möglichkeit, daß bei der Zersetzung absterbender Lebewesen Stoffe von biologischer Wirksamkeit entstehen können, soll nicht geleugnet werden. Man braucht nur an die biogenen Amine und die bekannten Leichengifte zu denken. Diese Anwendungsform erscheint aber sehr bedenklich und hat mit einer Meerwassertherapie nichts mehr zu tun. Aber auch frisch geschöpftes Seewasser kann sich besonders in der warmen Jahreszeit bereits in einem richtigen Fäulnisprozeß befinden. In geringerem Umfange gehen derartige Umsetzungen im Meere ständig, auch im Winter vor sich. So vergleicht PFANNENSTIEL das Meerwasser bakteriologisch gesehen mit einem nicht ganz gereinigten Abwasser. Fäulniserreger, wie Staphylokokken und Proteusbacillen wurden denn auch von LAUER und HILDEBRAND in Seewasserproben öfters aufgefunden. Außer dieser normalen Verunreinigung besteht aber für ein offenes Gewässer stets noch die Möglichkeit einer Verunreinigung von außen durch menschliche Abfallstoffe und pathogene Keime. PFANNENSTIEL hat gezeigt, daß solche im Meerwasser gute Existenzbedingungen finden und sich lange hierin halten können. So sind denn auch schon epidemieartige Paratyphuserkrankungen, wenn auch nicht durch Meerwasser, so doch durch Austern bekanntgeworden.

Meerwasser darf deshalb nicht ohne einwandfreie *Reinigung* getrunken werden. Gerade für den Arzt, der das Wasser als Heilmittel verordnet, wie für die Kurverwaltung, welche das Wasser zu Trinkzwecken ausschenkt, besteht die Verpflichtung, für einwandfreies Wasser Sorge zu tragen oder auf diese Therapie zu verzichten. Bei Mineralwässern ist dieser Grundsatz so selbstverständlich, daß es keiner Worte bedarf. Ein Wasser, welches aus größerer Tiefe kommt, ist aber auch an sich einwandfrei, wenn es durch eine zweckmäßige Fassung von oberflächlichen Verunreinigungen freigehalten wird. Viel schwieriger liegen die Verhältnisse beim Meerwasser. Die Entnahmestelle wird man von Ortschaften, vom Badestrand, von der Einmündung von Flüssen und von anderen Quellen der Verunreingung möglichst weit ab ins freie Meer hinauslegen. Dies allein genügt aber nicht. Auch hier ist eine zuverlässige Reinigung durch bakteriendichte *Filter* unerläßlich (LAUER und HILDEBRAND, PFANNENSTIEL, BRAND). Als solche kommen nach PFANNENSTIEL in erster Linie SEITZ-Filter in Betracht. Jede solche Filteranlage bedarf einer ständigen bakteriologischen Überwachung und einer häufigen Erneuerung der Filterscheiben, welche langsam von Bakterien durchwachsen werden und dann keine Reinigung mehr bewirken können, sondern im Gegenteil selbst das filtrierte Wasser infizieren. Auch der Versuch, Meerwasser in strandnahen Brunnen zu gewinnen (SIEMENS), wobei das Wasser eine Bodenfiltration durchmacht, liefert kein einwandfreies Wasser (PFANNENSTIEL) und macht die Filteranlage nicht entbehrlich. Durch die Filtration erleidet das Wasser wohl geringfügige Veränderungen. Nicht nur organische, sondern auch manche anorganische Stoffe werden vom Filter absorbiert, so z. B. Jod (PFANNENSTIEL). Dies müssen wir in Kauf nehmen. Ist doch die Filtration noch das schonendste Verfahren zur Gewinnung eines einwandfreien Wassers. Eine Hitzesterilisation wäre mit viel gröberen Veränderungen der chemischen Struktur verbunden und kommt aus diesem Grunde nicht in Betracht, wenn man auf ein möglichst natürliches Meerwasser Wert legt. Das Meerwasser, auch das filtrierte ist sehr empfindlich und bedarf bei längerer Aufbewahrung (Versandwasser) einer besonders peinlichen Behandlung (PFANNENSTIEL).

Pharmakologisch und therapeutisch ist das Meerwasser mit den Kochsalzquellen vergleichbar. Wie diese enthält es neben dem Na und Cl noch andere Ionen in nicht zu vernachlässigender Menge und darf daher keineswegs als eine reine, sondern nur als eine modifizierte Kochsalzlösung im Sinne der kombinierten Mineralstofftherapie aufgefaßt werden.

QUINTON, neuerdings BRAUCHLE wie SCHLEGEL versuchten unter Hinweis auf die Bedeutung des Meeres als naturgegebenes Milieu für das Leben, welchem letzten Endes auch die Landbewohner entstammen, dem Meerwasser eine überragende Stellung als Allheilmittel zuzuweisen. Sie stützen sich auf hypothetische Behauptungen, wie einen angeblichen Mineralstoffmangel des ausgelaugten Binnenlandes (?), während sich die fehlenden Stoffe im Meere wiederfinden und das identische Ionenverhältnis des Meerwassers mit dem Blutserum, dessen Entstehung sich aus dem Meerwasser ableitet. Nun ist aber das Meerwasser von heute mit dem aus dem Präcambrium, in welchem sich die Landbewohner vom Meere gelöst haben, keineswegs identisch (VOGT). Man müßte also schon auf präkambrisches Meerwasser zurückgreifen. Wohl wird sich aber auch das Blutserum seither in mancher Weise den neuen Bedingungen angepaßt haben. Ein tatsächlicher Vergleich der Analysen (ZÖRKENDÖRFER und SEIFERT) läßt von dieser angeblichen Identität nur sehr wenig erkennen (Tabelle 174), auch wenn man nur die relative Zusammensetzung (Äqu.-%) ins Auge faßt.

Tabelle 174. Vergleich von Meerwasser und Blutserum.

	Borkumer Meerwasser			Blutserum		
	g	mval	Äq.-%	g	mval	Äq.-%
Na	8,57	373,6	73,0	3,00	130,0	91,5
K.	0,2479	7,95	1,6	0,20	5,0	3,5
Ca	0,3539	17,66	3,4	0,10	5,0	3,5
Mg	1,085	112,4	22,0	0,025	2,0	1,5
Cl.	15,48	436,7	91,3	3,55	100,0	77,8
SO_4	1,95	40,7	8,6	0,02	0,5	0,4
HPO_4 . . .	0,00023	0,0047	0,01	0,10	2,0	1,5
HCO_3 . . .	0,0508	0,83	0,17	1,60	26,0	20,2

Vor allem fällt bei Betrachtung der Meerwasseranalysen der hohe Magnesiumgehalt bei geringem Kalkgehalt auf. Auch das Blut der Seetiere zeichnet sich durch einen viel höheren Magnesiumgehalt aus (MACALLUM, KÜHNAU), als das der Landbewohner. So nimmt es uns nicht wunder, wenn KÜHNAU und ELSNER im Tierversuch bei Tränkung mit Meerwasser im Mineralbestand vor allem eine Magnesiumanreicherung gefunden haben (Tabelle 175). Versuche am Menschen (JAUP und FÜSSEL) haben allerdings noch keine eindeutige Wirkung nach dieser Richtung gezeitigt.

Experimentelle Ergebnisse über *spezielle Wirkungen* von Meerwasser liegen bisher nur sehr spärlich vor. Ein abgerundetes Bild hierüber können wir uns eigentlich nur machen, wenn wir das Meerwasser seiner Zusammensetzung nach im Rahmen der Kochsalzwässer betrachten.

Am besten studiert ist noch sein Einfluß auf den *Magen*. Hier hat SASAKI die uns bereits bekannte Anregung der Magensaftsekretion (S. 395) unter anderen Kochsalzwässern auch für Ostseewasser nachgewiesen. Untersucher von klinischer Seite wollen meist weniger diese gezielte Wirkung, als eine regulierende beobachtet haben (CARLES und BARRÈRE, RÖMPLER, GRAFE und PETERSEN). Auch hier sind aber meist, wie bei den Kochsalzquellen (s. S. 397), die Ergebnisse bei Hyperaziden weniger überzeugend, als die Besserung der Subacidität (BRÜNING). Die Magenentleerung fand RÖMPLER deutlich verzögert.

Tabelle 175. Änderung des Ca- und Mg-Bestandes (in Prozent des Ausgangswertes) während der Meerwassertrinkkur. (Nach KÜHNAU.)

Tier	Ca	Mg
1. Meerwassertiere:		
I	+3,9	+987,2
II	+4,5	+845,0
III	+0,9	+715,7
IV	+3,3	+662,1
2. Kochsalzkontrollen:		
V	+0,3	+ 99,7
VI	−3,3	+204,2
VII	−2,6	+ 32,2
VIII	−1,9	+ 83,9
3. Wasserkontrollen:		
IX	+1,3	+ 7,5
X	+1,2	+ 9,0

Beim *Darm* steht wie bei den stärkeren Kochsalzquellen die osmotisch bedingte Anregung der Darmtätigkeit im Vordergrund. Bei entsprechend großen Dosen kommt es zu einer ausgesprochenen Abführwirkung (GREENHOW, HEYFELDER). Die hierzu erforderliche Menge errechnet sich aus der abführenden Dosis des Kochsalzes, welche bei etwa 10 g (LOTH) liegt, bei normaler Meerwasserkonzentration zu ungefähr 300 ccm. Von dem dünnen Ostseewasser ist natürlich entsprechend mehr (etwa 1 Liter) erforderlich.

Bei Duodenalspülung sah RÖMPLER, der allerdings kein unverändertes, sondern mit Kohlensäure imprägniertes Nordseewasser verwendete, eine Erhöhung der Bilirubin-, Diastase- und Trypsinwerte, also eine Anregung der Gallensekretion wie der der übrigen Verdauungssäfte. GRAFE und PETERSEN dagegen haben eine Anregung der Gallensekretion vermißt.

Eine *diuretische* Wirkung kommt wohl bei dem hohen Kochsalzgehalt des Meerwassers nicht in Betracht (S. 406). Lediglich die *Harnsäureausscheidung* kann wie bei Kochsalzwässern (S. 407) innerhalb bestimmter Dosen erhöht werden. So fand BLOCH eine solche Wirkung an der Ratte mit Ostseewasser, während Nordseewasser die therapeutische Dosis hier schon überschritt, beim Menschen dagegen nur mit Nordseewasser. Hier scheint für Erfolg oder Nichterfolg die richtige Dosierung ausschlaggebend zu sein.

Eine Anregung der *Blutbildung*, die dem Meerwasser von LISLE und von BRAUCHLE zugeschrieben wurde, konnte SEIFERT nicht bestätigen.

Bei *Stoffwechselversuchen* fanden GRAFE und PETERSEN zum Teil eine Grundumsatzsenkung. Der Blutzucker des Gesunden ließ keinen sicheren Einfluß erkennen.

Vielfach werden noch unspezifische Allgemeinwirkungen der Meereswassertrinkkur angenommen, so eine tonisierend (EHMKE, BRAND), auch eine günstige Wirkung bei Skrophulose (RUSSEL, BUCHAN, POUGET, NARDO). Doch sind hier wohl vor allem Badekuren ausschlaggebend und die Beobachtungen stützen sich auch zum Teil auf kombinierte Trink- und Badekuren. Ob die Trinkkur hier die Badekur wirksam zu unterstützen imstande ist, kann noch nicht entschieden werden. Reine Trinkkuren kommen hierfür wohl nicht in Betracht.

Im großen und ganzen entsprechen also die Wirkungen der Meerwassertrinkkur, wie zu erwarten war, denen der Kochsalzquellen. Voraussetzung für die therapeutische Anwendung ist einwandfreie Beschaffenheit des Wassers, die hier nicht immer gegeben ist. Ein Allheilmittel ist auch das Meerwasser keineswegs, sondern hat wie jedes andere Kurmittel sein ganz spezielles Anwendungsbereich.

Auf eine Besonderheit muß aber noch kurz hingewiesen werden, wenn sie auch nicht in der Natur des Wassers gelegen ist: Wie überall, bildet auch hier die Trinkkur nur einen Ausschnitt aus dem Gesamtkurbereich. Dazu gesellt sich noch das Bad und vor allem auch die Klimakur. Während sonst zwischen Quelle und Klima keine festen Beziehungen bestehen, sondern eine Heilquelle eben hier und dort auftreten kann, haben wir beim Seebad stets die Verbindung mit ganz bestimmten Klimafaktoren, die wir hier also schon mit in Rechnung stellen dürfen.

Literatur.

ALLARD: Z. klin. Med. **45** (1902). — ASCHOFF: Z. Kurortwiss. **3**, 17 (1933).

BAUERMEISTER: Z. physik. Ther. **12**, 535, 613 (1909). — BAUMSTARK: Arch. Verdgskrkh. **12**, 107 (1906). — BECHHOLD: Z. physik. Ther. **29**, 288 (1920). — BERDEL: Dtsch. med. Wschr. **1931 I**, 804. — BEST: (1) Arch. Verdgskrkh. **19**, 127 (1913). — (2) Med. Klin. **1913 II**, 1212. — (3) Verh. baln. Ges. **1913**, 223. — BICKEL: (1) Berl. klin. Wschr. **1905 I**, 60. — (2) Verh. Kongr. inn. Med. **24** (1905). — (3) Z. Baln. **1** (1908); **4**, 580 (1912). — BLUMENFELD: Z. Bäderkde **5**, 47 (1930). — BOAS: (1) Verh. Ver. inn. Med. Berlin **8** (1888). — (2) Diagnostik und Therapie der Magenkrankheiten, 8. Aufl. Berlin 1925. — BÖNNINGER: Münch. med. Wschr. **1904**. — BORODENKO: Z. Baln. **1**, 563; **2**, 192 (1909). — BRAND: Hippokrates **8**, 1264 (1938). — BRAUCHLE: Naturärztl. Rdsch. **1933**, Nr 10. — BRÜNING: In VOGT: Meerwassertrinkkur. Berlin 1938. — BRUNN: Zbl. inn. Med. **41** (1920). — BUCHAN: Treatise on sea-bathing. London 1818. — BUCHHEIM: Arch. physiol. Heilk. **1854**.

CARLES et BARRÉRE: Bull. gén. Thér. méd. **1907**, No 20. — CLAR: Bl. klin. Hydrother. **5**, 107 (1895).

DAPPER: (1) Z. klin. Med. **30**, 371 (1896); **38** (1899). — (2) v. NOORDENS Slg. klin. Abh. **5** (1904). — DIENER: Z. Bäderkde **5**, 47 (1930).

EHMKE: Hippokrates **7**, 823 (1936). — EICHHOLTZ u. JUNG: Schmiedebergs Arch. **187**, 202 (1937). — EICHHOLTZ u. SCHMITT-KEMPER: Sitzgsber. Heidelberg. Akad. Wiss., math.-naturwiss. Kl. **1935**. — ELSNER: Balneologe **6** (1939). — EVERS: Z. physik. Ther. **42**, 185 (1932).

FALCK: Arch. physiol. Heilk. **12**, 150 (1853). — FRAUDÉ: Balneologe **5**, 481 (1938). — FREY, A.: Verh. Hufel. Ges. baln. Sekt. **16** (1895). — FREY, E.: Pflügers Arch. **120**, 93 (1907). — FÜSSEL: Balneologe **6** (1939).

GEIGER u. KROPF: Schmiedebergs Arch. **139**, 290 (1929); **147**, 227, 281 (1930). — GLATZEL: Erg. inn. Med. **53** (1937). — GRAFE: In VOGT: Die Meerwassertrinkkur. Berlin 1938. — GRAUL: Z. Baln. **2**, 263 (1909). — GREENHOW: Lond. med. Gaz. **17** (1835).

HAEHNER: Balneologe **4**, 410 (1937). — HEINSHEIMER: Berl. klin. Wschr. **1906 II**. — HEISSLER: Münch. med. Wschr. **1937 I**. — HINTZELMANN: Wien. med. Wschr. **1939 I**, 272. — HIRSCH: Z. exper. Med. **32**, 307 (1923).

JAUP: In VOGT: Die Meerwassertrinkkur. Berlin 1938. — JAWORSKI: Dtsch. Arch. klin. Med. **35**, 38 (1884). — JUSTENSEN: Z. klin. Med. **42**, 451 (1901).

KNOCHE: Zbl. Gynäk. **1930**, 849. — KOCHMANN, F.: Z. Bäderkde **4**, 944 (1930). — KOCHMANN, M.: Schmiedebergs Arch. **150**, 23 (1930). — KRONE: (1) Z. Bäderkde **4**, 1137 (1930). — (2) Verh. Hufel. Ges. baln. Sekt. **31**, 167 (1910). — KÜHNAU: In VOGT: Die Meerwassertrinkkur. Berlin 1938.

LAUER u. HILDEBRAND: Med. Welt **1936 I**, 959. — LEBER: Berl. klin. Wschr. **1897 I**, 984. — LERECHE: Rév. méd. Suisse rom. **1885**. — LIESEGANG: Z. Kurortwiss. **3**, 24 (1933). — LISLE: Bull. gén. Thér. méd. 88, 103 (1875). — LÖNNQVIST: Skand. Arch. Physiol. (Berl. u. Lpz.) **18**, 232 (1906). — LOEWY: (1) Pflügers Arch. **43**, 315 (1888). — (2) Verh. Hufel. Ges. baln. Sekt. **11** (1889).

MACALLUM: J. of Physiol. **29**, 213 (1903). — MAGNUS: Schmiedebergs Arch. **44**, 396 (1900). — MEINEL: Z. physik. Ther. **8**, 323 (1905). — MÜNZER: Schmiedebergs Arch. **41**, 74 (1898). — MULZER u. HOPF: Ther. Gegenw. **77**, 540 (1936).

NOORDEN, v.: (1) Über den Einfluß der schwachen Kochsalzquellen auf den Stoffwechsel des Menschen. Frankfurt 1896. — (2) Handbuch der Pathologie des Stoffwechsels, 1906.

OTTO: Schmiedebergs Arch. **52**, 370 (1905).

PAWLOW: Die Arbeit der Verdauungsdrüsen. Wiesbaden 1900. — PETERSEN: Balneologe **6** (1939). — PFANNENSTIEL: In VOGT: Die Meerwassertrinkkur. Berlin 1938. — PFEIFFER: (1) Schmiedebergs Arch. **53**, 261 (1905). — (2) Verh. Kongr. inn. Med. **1911**. — POCZKA u. STEIGERWALD: Z. exper. Med. **96**, 20 (1935). — POUGET: Die Seebäder. Leipzig 1852.

QUINTON: L'eau de mer, milieu organique. Paris 1904.

REICHMANN: Schmiedebergs Arch. **24** (1888). — RHEINBOLD: Arch. Verdgskrkh. **12**, 107 (1906). — RIOCH: Arch. int. Med. **40**, 743 (1927). — RÖMPLER: Diss. Kiel 1932. — RÓTH u. STRAUSS: Z. klin. Med. **37**, 144 (1899). — ROZENBLAT: Biochem. Z. **4**, 500 (1907). — RUSSEL: Dissertation on the use of seawether. London 1760.

SASAKI: Arch. Verdgskrkh. **12**, 201 (1906). — SCHADE: (1) Verh. baln. Ges. **30**, 288 (1909). — (2) Z. physik. Ther. **29**, 147 (1925). — SCHLEGEL: Meerwasser als Heilmittel. Stuttgart 1938. — SCHÜLE: Z. klin. Med. **28** (1896); **29** (1896). — SIEMENS: Balneologe **4**, 252 (1937). — SOHLERN, v.: Berl. klin. Wschr. **1897**. — STARKENSTEIN: Schmiedebergs Arch. **104**, 6 (1924). — STEFFENS: Balneologe **5**, 513 (1938). — STRAUSS: Ther. Mh. **1899**.

VOGEL: Über den Nutzen und Gebrauch der Seebäder. Stendal 1794. — VOGT: Die Meerwassertrinkkur. Berlin 1938.

WESKOTT: Z. Kurortwiss. **2**, 609 (1933). — WHITE: Amer. J. Physiol. **80**, 82 (1927). — WIENSKOWSKI: Balneologe **6**, 262 (1939).

ZÖRKENDÖRFER u. SEIFERT: In VOGT: Die Meerwassertrinkkur. Berlin 1938.

C. Alkalische Quellen.

Von

W. ZÖRKENDÖRFER-Breslau.

Mit 5 Abbildungen.

Wie diese Wässer chemisch durch ihren Alkaligehalt gekennzeichnet werden, so ist auch ihre charakteristische Grundwirkung eine Alkaliwirkung. Durch andere Nebenbestandteile kann diese natürlich noch variiert werden. Bei der guten Regulation des Säure-Basengleichgewichts und den doch verhältnismäßig kleinen Alkalimengen, welche wir mit unseren Mineralwässern zuführen, können wir eine Alkalisierung des Gesamtkörpers nur in sehr bescheidenem Maße erwarten, wenn nicht eine Art Alkalihunger besteht. Viel leichter, als der Gesamtkörper sind begrenzte Organe einer ausgiebigeren Alkalisierung zugänglich, wenn wir das Alkali an sie heranbringen können. Am leichtesten zugänglich sind unseren Wässern die Eintritts- und Ausgangspforten des Körpers, weshalb sich die unmittelbaren Lokalwirkungen besonders auf diese erstrecken. Wenn wir von Badewirkungen hier absehen — diese sollen an anderer Stelle besprochen werden — kommen hierfür 3 Organsysteme in Betracht: Der Verdauungskanal als Eintrittspforte bei Trinkkuren, die oberen Luftwege, welche je nach Lage für Inhalationen, Gurgelungen und zum Teil auch für Trinkkuren zugänglich sind und schließlich die Harnwege als Ausscheidungsorgane, wo sich das Alkali vor Verlassen des Körpers zum Teil wieder zusammenfindet. Vielleicht können wir hier bis zu einem gewissen Grade auch noch die Gallenwege zu den Ausscheidungsorganen rechnen (STRANSKY, s. S. 419).

a) Wirkungen auf den Magen.

Gerade im Magen haben die Aciditätsverhältnisse eine besondere Bedeutung und in einem von Natur aus saueren Medium hat die Alkalitherapie — insbesondere auch mit schwachen Alkalien, wie dem $NaHCO_3$ — die besten Aussichten, die Reaktion zu beeinflussen. Daß der salzsaure Magensaft durch $NaHCO_3$ bzw. alkalische Mineralwässer abgestumpft werden kann, ist eigentlich so selbstverständlich, daß es auf den ersten Blick vielleicht überflüssig erscheinen mag, hierüber viele Worte zu verlieren. Und doch sind auch für diese Wirkung eine Reihe von Umständen von Bedeutung. Ist doch der Magen kein Reagensglas, in dem sich einfach die Reaktion zwischen den von vornherein gegebenen Mengen von Säure und Alkali abspielt, sondern ein lebendes Organ. Gewiß muß auch hier bei Zusammentreffen von Säure und Alkali genau dieselbe Reaktion eintreten, wie im Reagensglas, eine gegenseitige Umsetzung nach der Formel:

$$HCO_3' + H^{\cdot} = H_2CO_3 = CO_2 + H_2O$$

oder in der dem Arzt geläufigeren alten Salzformel geschrieben:

$$NaHCO_3 + HCl = NaCl + CO_2 + H_2O.$$

Eine Alkalisierung über den Neutralpunkt hinaus findet bei Anwendung von $NaHCO_3$ oder alkalischen Quellen nicht statt. Stellt doch dieses ein so schwaches Alkali dar, daß solche Wässer selbst praktisch neutral oder bei höherem Kohlensäuregehalt (alkalische Säuerlinge) sogar sauer reagieren. So wird sich denn auch im Magensaft die Neutralisation in erster Linie auf starke Säuren — vor allem die freie Salzsäure — erstrecken und auch wenn das alkalische Wasser im Überschuß vorhanden ist, doch immer noch eine gewisse Gesamtacidität übrigbleiben.

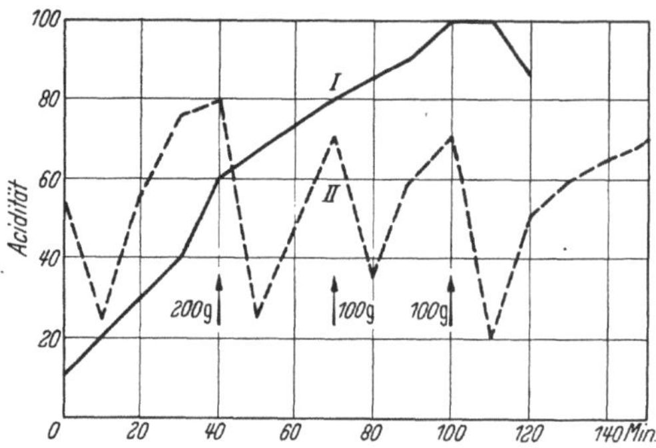

Abb. 202. Abstumpfung der Magensäure bei Hyperacidität durch Aachener Wasser. —— Unbeeinflußte Sekretionskurve. – – – Sekretionskurve bei Brunnengaben. (Nach KRAUSE-WICHMANN.)

Die Bedingungen für das Zusammentreffen des Mineralwassers mit Salzsäure und somit für das quantitative Ausmaß dieser Neutralisation sind jedoch weitgehend von der biologischen Tätigkeit des Magens — Sekretion und Motorik — abhängig. Der nüchterne Magen enthält in der Regel überhaupt kein Sekret oder doch keine freie Salzsäure.

Zwar wird die Magenfüllung durch das Mineralwasser einen Sekretionsreiz abgeben, so daß tatsächlich eine Neutralisationsreaktion stattfindet, eine therapeutische Bedeutung kann diese aber nur erlangen, wenn entweder eine pathologische kontinuierliche Nüchternsekretion besteht, oder wenn das Wasser während der Verdauungsphase verabreicht wird. Dann kommt es zunächst zu einer vollständigen Neutralisation der im Magen vorhandenen freien Salzsäure, vorausgesetzt, daß die zugeführte Alkalimenge hierzu ausreicht und sich gleichmäßig mit dem ganzen Mageninhalt mischt. Letztere Forderung wird nur bei flüssigem Mageninhalt einigermaßen erfüllt werden. Auch dabei ist es aber möglich, daß ein Teil des Wassers entlang der „Magenstraße" noch vor Vermischung mit dem Mageninhalt ins Duodenum abläuft. Wenn wir aus der Magendiagnostik her Menge und Acidität des Mageninhalts auf einen bestimmten Nahrungsreiz hin kennen, können wir uns daraus ein Bild über die geeignete Dosierung unserer Wässer machen. Natürlich kann ein solcher Vergleich nur einen groben Anhaltspunkt geben. Wegen der geschilderten Verhältnisse werden wir über die berechnete Menge hinaus immer einen gewissen Überschuß geben müssen, wenn wir ein bestimmtes Alkalisierungsausmaß erreichen wollen.

In der ganzen Verdauungsphase stellt diese Reaktion jedoch nur einen Punkt dar. Die Säureproduktion geht weiter und soweit noch ein Alkaliüberschuß im Magen vorhanden ist, wird dieser allmählich teils durch den nachgebildeten Magensaft neutralisiert, zum anderen Teil in den Darm entleert. So beginnt früher oder später die Säurekurve wieder anzusteigen und folgt auf die erste Phase der Dämpfung nach einiger Zeit wieder ein Säureanstieg (REICHMANN, KRAUSE-WICHMANN, LATKOWSKI).

Um diese Wirkung zu einer dauernden zu machen, empfahl SIPPY bei Ulcuskranken $^1/_2$stündliche Alkaligaben den ganzen Tag über. In Anlehnung daran schlägt KRAUSE-WICHMANN auch für die Mineralwassertrinkkur häufige kleine Dosen (100 ccm Aachener Kaiserquelle) zur Bekämpfung der Hyperacidität vor. Durch wiederholte kleine Gaben während der Verdauungsphase gelang es ihm, bei Hypersekretion die Säurekurve innerhalb normaler Grenzen zu halten (Abb. 202).

Gerade diese Darreichungsform hat eine gewisse Ähnlichkeit mit der Art, wie Tafelwasser aufgenommen zu werden pflegen — wiederholte kleine Mengen während der Mahlzeit und unter Umständen auch noch kurze Zeit hinterher. In diesem Zusammenhang müssen wir darauf verweisen, daß hierzu unter anderem auch alkalische Mineralwässer vielfach empfohlen und in großem Umfange getrunken werden. Wie diese Kurve deutlich zeigt, kommt es hierbei zu einer beträchtlichen Herabsetzung der Acidität, auch bei Anwendung schwach alkalischer Wässer — die hier verwendete Aachener Kaiserquelle hat eine Alkalität von nur 18 mval. Dies läßt uns eine solche Anwendung beim Gesunden oder gar Subaciden als bedenklich erscheinen. Muß doch durch eine solche Alkalisierung bei der bekannten Abhängigkeit der Pepsinwirkung vom Säuregrad des Mageninhalts die Eiweißverdauung Schaden leiden. Deshalb müssen wir die Verwendung stärker alkalischer Mineralwässer als Tafelwässer — d. h. als Tischgetränk zum Essen — ablehnen. Gegen eine Anwendung als reines Erfrischungsgetränk — d. h. ohne Aufnahme fester, besonders eiweißreicher Nahrung — ist dagegen nichts einzuwenden.

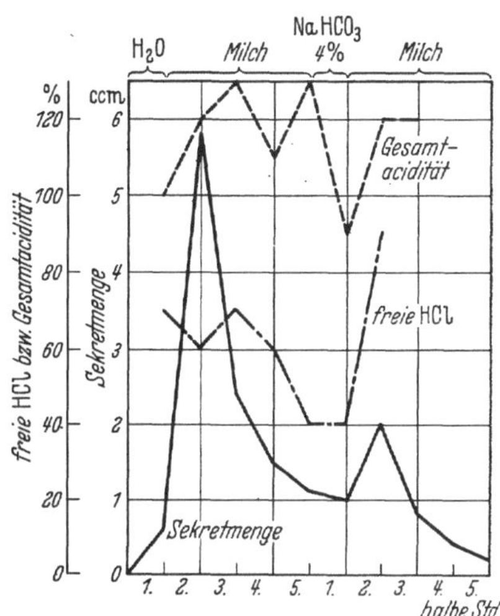

Abb. 203. Hemmung der Magensaftsekretion auf einen Nahrungsreiz (Milch) durch vorherige Alkaligabe. PAWLOWscher Hund. (Nach ROZENBLAT.)

Während REICHMANN die Wirkung des $NaHCO_3$ auf den Magensaft mit dieser Alkalisierung für erschöpft hält, nehmen andere Autoren daneben auch noch eine *spezifische Einwirkung auf die Magensaftsekretion* an, die einen ein erregende (BROWN-SECARD, LINNOSIER), die anderen eine Hemmung (DEBOVE, ALEXANDROWSKI). Nach DU MESNIL sollen kleine Dosen erregend, größere hemmend wirken, nach SCHÜLE wieder soll auf eine primäre Hemmung eine erregende Phase folgen. Durch die Vermischung des abgesonderten Sekretes mit dem Mineralwasser bzw. Speisebrei und die Neutralisation der Säure wurde die Beurteilung der Sekretionsgröße sehr erschwert. Eine Trennung dieser beiden ihrem Wesen nach verschiedenen Wirkungen wurde dadurch ermöglicht, daß man aus dem Magen einen Blindsack („kleinen Magen") isolierte, welcher mit dem verbleibenden „großen Magen" nur noch in nervösem Zusammenhang stand und so die Untersuchung des reinen, mit Speisebrei, welcher sich nur im großen Magen befindet, unvermischten Sekretes gestattete (PAWLOW). Mit dieser Methode fanden PAWLOW, BICKEL, wie deren Mitarbeiter eine ausgesprochene Sekretionshemmung durch Alkalien. Zum Beispiel fand ROZENBLAT

auf 200 ccm Wasser	3,1 ccm	Saft	
auf 200 ccm 0,5%iger $NaHCO_3$-Lösung	2,2 ccm	„	
auf 200 ccm 2%iger $NaHCO_3$-Lösung	1,8 ccm	„	(s.a. Abb. 203).

Aber auch die Magensaftsekretion auf stärkere Reize hin wurde gehemmt. So brachte BICKEL die Salzsäuresekretion auf Pilocarpin durch Lauge nach wenigen Minuten zum Versiegen, während eine diffuse Schleimsekretion noch übrigblieb als Zeichen, daß die Pilocarpinwirkung noch lange nicht zu Ende war. Besonders bemerkenswert erscheint aber, daß sich diese Hemmung auch noch auf die Sekretion auf nachfolgende Nahrungsreize auswirkt.

Im Gegensatz zu diesen Befunden fanden LINNOSIER und LIMOINE ebenfalls am PAWLOWschen kleinen Magen die Saftsekretion auf eine Reizmahlzeit gesteigert, wenn sie dieser Alkali zusetzten und brachten dadurch eine Stütze für die Annahme einer sekretionssteigernden Wirkung bei. Durch eine Reihe weiterer Arbeiten fand dieser Widerspruch seine Aufklärung. An Hunden mit mehrfachen Fisteln fand LÖNNQVIST, daß dem $NaHCO_3$ wirklich beide Wirkungen zukommen, und zwar kommt die erregende, von der Magenschleimhaut aus zustande, die hemmende dagegen, wenn man das Alkali in den Darm bringt, ob nun auf reflektorischem, oder auf dem Blutwege mag dahingestellt sein. Die bei diesen Versuchen LÖNNQVISTs vom Magen aus ausgelöste Mehrproduktion an Salzsäure berechnet KELLING unter der Voraussetzung, daß im Magen wirklich keine Resorption stattfindet, wie folgt:

Tabelle 176. Anregung der Magensekretion durch Soda. (Nach LÖNNQVIST und KELLING.)

In den Magen eingeführt		1	2	3	4
Wasser ccm	Soda g	Freie HCl (gefunden) g	Durch die Soda neutralisierte HCl (aus der Sodamenge berechnet) g	Gesamte sezernierte HCl (=1+2) g	HCl-Mehrproduktion gegenüber Wasser (=3—0,68) g
200	—	0,68	—	0,68	—
200	1	0,5	0,34	0,84	0,16
200	2	0,28	0,68	0,96	0,28
200	3	0,11	1,02	1,13	0,45[1]

Eine solche Sekretionserregung erzielten SAWITSCH und ZELJONY auch vom isolierten Pylorusteil aus. Hieraus geht hervor, daß es sich dabei wirklich um eine direkte Alkaliwirkung handelt, nicht etwa um eine solche von sekundär entstandenem Kochsalz und Kohlensäure, wie BOAS, KELLING u. a. meinten. Sezerniert doch der Pylorus bekanntlich keine Säure, welche hier das Hydrocarbonat zersetzen könnte. Ob nun bei freier Magen-Darmpassage die anregende oder die hemmende Wirkung überwiegt, wird von den besonderen Bedingungen abhängen und die widersprechenden Angaben finden so ihre Aufklärung. In dieser Beziehung besonders wichtig ist der Füllungszustand des Magens.

So bewirkt Soda nach PIMENOW eine deutliche Förderung der Saftproduktion auf verschiedene Nahrungsreize hin, wenn sie gleichzeitig mit der Speise gegeben wird, dagegen eine Hemmung, wenn er sie vorher reichte, so daß sie bei Einführung der Reizmahlzeit den Magen bereits verlassen hat. Dieser Befund ist

Tabelle 177. Abhängigkeit der Wirkung von Soda auf die Magensaftsekretion vom Zeitpunkt ihrer Darreichung. (Nach PIMENOW.)

Was und wann in den Magen eingegossen?	Saftmenge in ccm auf Genuß von		
	100 g Fleisch	100 g Brot	300 g Milch
Kontrolle	24,2	14,0	25,8
300 ccm Wasser 2 Stunden vor Speisenaufnahme	21,6	16,5	25,0
300 ccm Sodalösung 0,5% 2 Stunden *vor* Speisenaufnahme	**16,4**	**7,8**	**13,4**
300 ccm Wasser gleichzeitig mit der Nahrung	34,2	25,0	24,8
300 ccm Sodalösung 0,5% gleichzeitig mit der Nahrung.	**37,4**	**28,0**	**28,7**

[1] Hierfür gibt KELLING 0,62 an?

in Zusammenhang mit den vorher geschilderten so zu erklären, daß das Wasser den leeren Magen rasch passiert und so vom Dünndarm aus seine hemmende Wirkung entfalten kann, von reichlichen Mengen fester Nahrung dagegen lange im Magen zurückgehalten wird. Hierdurch finden die bereits erwähnten widersprechenden Angaben verschiedener Autoren zum Großteil ihre Aufklärung. Diese Versuche rechtfertigen aber auch die in der Balneotherapie schon längst empirisch bewährte Darreichungsweise auch der alkalischen Wässer auf leeren Magen vor den Mahlzeiten. Gibt man Alkali in den verdauenden Magen, so wirkt es nur kurze Zeit neutralisierend, bald tritt die Hyperacidität unvermindert oder sogar verstärkt wieder auf und mit ihr die Beschwerden (KELLING), wie z. B. die nebenstehende durch fraktionierte Sondierung gewonnene Sekretionskurve (KRAUSE-WICHMANN) zeigt (Abb. 204[1]). Gibt man das Wasser aber einige Zeit vor der Mahlzeit, hat man eine nachhältigere Wirkung (KELLING). Scheinbar entgegengesetzte Ergebnisse beim Menschen mit einmaliger Ausheberung (BACH), welche bei Darreichung des Wassers nach dem Probefrühstück niedrigere Werte ergeben, sind nicht verwertbar, weil wir hier in die alkalisierende Phase kommen und den nachfolgenden Gipfel nicht erfassen. Außer der Füllung des Magens mit fester Speise müssen auch alle anderen Umstände, welche die Magenentleerung verzögern, die sekretionsanregende Wirkung begünstigen. Deshalb sind die Alkalien und alkalischen Wässer bei Pylorusstenose und überhaupt bei stark verzögerter Magenentleerung schlechte Mittel (KELLING).

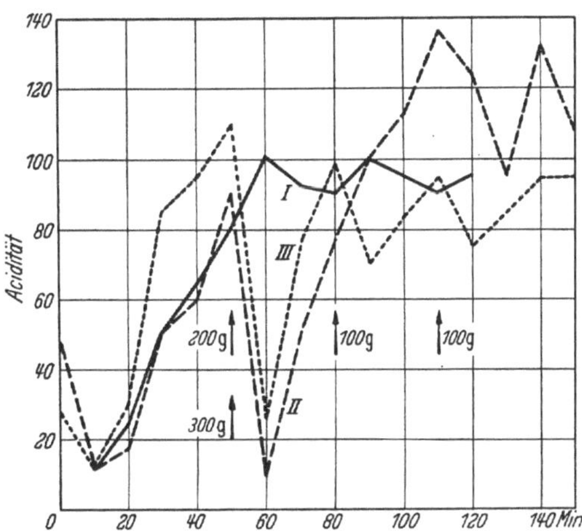

Abb. 204. Beeinflussung der Magensekretionskurve durch einmalige und durch wiederholte Gaben von Aachener Mineralwasser.
—— Normalkurve ohne Wassergaben. – – – Mit einmaliger Gabe von Aachener Wasser. ---- Mit wiederholten Wassergaben. (Nach KRAUSE-WICHMANN.)

Die Entleerung des Magens wird durch verschiedene Regulationsmechanismen gesteuert, unter welchen auch die freie Salzsäure einen wichtigen Anteil nimmt. Sie löst vom Duodenum einen Pylorusschlußreflex aus, alkalischer Mageninhalt dagegen nicht (SERJUKOW). Daher kann ein alkalisches Wasser den Magen rascher verlassen. Enthält der Magen gleichzeitig Speisebrei, so wird auch dieser mit dem alkalischen Wasser rascher entleert (WENDRINER, GRAUL).

Wenn wir nach dem Dargelegten mit alkalischen Wässern je nach Umständen sowohl eine Hemmung, als auch eine Anregung der Sekretion erzielen können, kommt praktisch nur die Behandlung der Übersäuerung in Betracht. Wird doch der Effekt der Anregung, wenn wir eine solche therapeutisch erzielen wollten, durch die Neutralisation der Säure zum Großteil wieder hinfällig. Wie die angeführten Versuche zeigen, ist für den Erfolg unserer Therapie die Anwendungsweise mit von ausschlaggebender Bedeutung. Im allgemeinen haben sie die althergebrachten Darreichungszeiten gerechtfertigt. Auch in

[1] In diesem Falle enthält das Wasser allerdings außer dem Alkali noch Kochsalz. Bei Mineralwässern müssen wir überhaupt immer damit rechnen, daß noch andere Bestandteile gleichsinnig oder antagonistisch mitwirken. Dieses Ineinandergreifen ist nicht immer zu überblicken.

der Klinik hat sich die Alkalitherapie dieser Darreichungsform auf leeren Magen angeschlossen (KELLING, BOAS). Natürlich soll und darf eine bestimmte Verordnungsweise nicht zu einem starren Schema werden, sondern muß sich elastisch den Bedürfnissen des Falles anpassen. So werden sich bei Ulcuskranken mit einem bestimmten ausgeprägten Schmerztyp auch die Trinkzeiten nach den Schmerzzeiten richten müssen. Diese Wirkungen sind zunächst als rein symptomatisch aufzufassen. Eine Dauerwirkung auf die Säurewerte scheint in der Regel nicht zustandezukommen, wohl aber eine ganz erhebliche subjektive Besserung (BOAS). An dieser hat wohl die zeitweise Beseitigung der Hyperacidität für die Dauer einer Trinkkur eine nicht zu unterschätzende Bedeutung.

Tabelle 178. Behebung der Säureschädigung an Kaulquappen durch Aachener Mineralwasser. (Nach KEYSSELITZ.)

	500 Aqua dest. + 10 ccm $^1/_{10}$ n-HCl-Lösung			
Zahl der Versuchstiere	5	5	5	5
Es leben nach 1 Stunde 20 Minuten	5	5	5	5
,, ,, ,, 2 Stunden	3			
,, ,, ,, 3 ,,	2			
,, ,, ,, 4 ,,	0			
Umgesetzt nach		Leitungswasser	0,1% $NaHCO_3$	Aachener Wasser
Umgesetzt nach 1 Stunde 20 Minuten		5	5	5
Es leben nach 2 Stunden		3	5	5
,, ,, ,, 3 ,,		2	3	5
,, ,, ,, 6 ,,		2	1	5
,, ,, ,, 9 ,,		0	1	5
,, ,, ,, 12 ,,		0	0	5
,, ,, ,, 21 ,,		0	0	4
,, ,, ,, 48 ,,		0	0	4

Kann doch der Fortfall dieser Noxe die Erholung der Schleimhaut begünstigen und so zur Ausheilung von Geschwüren, entzündlichen Veränderungen u. dgl. beitragen. Daneben aber müssen wir auch an eine direkte Beeinflussung der Magenschleimhaut unter der Einwirkung des Mineralwassers denken. Bis zu welchem Grade eine solche direkte Einwirkung auf die Magenschleimhaut wirklich zur Geltung kommt, entzieht sich bisher unserer Kenntnis. Anhaltspunkte für eine solche Annahme gerade für die Säureschädigung der Schleimhaut bei Hyperacidität gibt uns z. B. folgender Versuch von KEYSSELITZ: Durch Einsetzen von Kaulquappen in verdünnte Salzsäure setzte er eine solche Schädigung und behandelte die Tiere anschließend mit Mineralwasser. Durch Aachener Wasser ließ sie sich weitgehend beheben, so daß die Tiere am Leben blieben, während sich Leitungswasser und reine Natriumbicarbonatlösung als unwirksam erwiesen.

Natürlich kann dieser Versuch nicht so ohne weiteres auf die Magenschleimhaut übertragen werden und darf vor allem nicht verallgemeinert werden. Gerade, wo sich das Alkali allein als unwirksam erwies und das Aachener Wasser durchaus kein einfaches alkalisches Wasser darstellt. Insbesondere bei derartigen Wirkungen spielt eben nicht ein einziger Hauptbestandteil, sondern die gesamte Mineralzusammensetzung die Hauptrolle.

b) Wirkungen auf die Galle.

Schon frühzeitig finden wir Alkalien gegen Gallenleiden empfohlen (HOFFMANN) und so wurden denn auch die Erfolge von Brunnenkuren auf deren Alkaligehalt bezogen (CHWOSTEK, DURAND-FARDEL). Durch die Entdeckung der Wirksamkeit der Sulfate (RUTHERFORD, MELTZER) wurde die Aufmerksamkeit von den Alkalien abgelenkt und der Sulfatgehalt der Gallenwässer in den Vordergrund gerückt (STRANSKY u. a., s. S. 436). Wenn wir diese sulfathaltigen Wässer ausschalten, bleiben aber immer noch einige alkalische Quellen übrig, welche sich bei entzündlichen Gallenleiden und Gallensteinen eines guten Rufes erfreuen (z. B. Vichy) und deren günstige Wirkungen auch neuerdings immer wieder bestätigt werden (GLENARD, PIERRY, SABATINI). In klinischen Versuchen fanden ANTITCH und RUBENOVITCH eine Abnahme des Leukocytengehaltes der Duodenalgalle und ein Absinken des erhöhten Bilirubin- und Cholesterinspiegels im Blut während der Trinkkur. Auch durch reines Natriumcarbonat erzielte BECKMANN eine Besserung oder Abheilung entzündlicher Erkrankungen der Gallenwege. So müssen wir denn neben den Glaubersalzquellen auch die Wirksamkeit der alkalischen Quellen — wenigstens der starken — bei Erkrankungen der Gallenwege als erwiesen ansehen. Vielleicht ist es aber kein bloßer Zufall, daß auch von den Glaubersalzquellen gerade das bekannteste Gallenwasser, das Karlsbader, eine Übergangsform zu den alkalischen darstellt und spielt auch in diesen Wässern neben dem Sulfat noch das Hydrocarbonat-Ion eine wichtige Rolle.

Die Untersuchungen über den Einfluß von Alkalien und alkalischen Quellen auf die Gallenabsonderung zeigen kein einheitliches Ergebnis. Die Mehrzahl der Autoren findet eine Verminderung der Gallenabsonderung (NASSE, NISSEN, RÖHRIG) oder überhaupt keinen sicheren Einfluß (RUTHERFORD, STRANSKY). LEWASCHEW berichtet über eine Vermehrung und Verdünnung der abgesonderten Galle bei Fistelhunden auf Alkali, aber auch auf Karlsbader Wasser, bei welchen andere Autoren eine Erhöhung der Konzentration fanden (s. S. 436). Mit Natriumcarbonat kommt auch FRAUDÉ im Duodenalsaft zu ähnlichen Ergebnissen (Vermehrung der Saftmenge bei Abnahme der Bilirubinausscheidung), bezieht diese Sekretvermehrung aber nicht auf die Galle, weil bei dieser eine Verdünnungssekretion wenigstens nicht die Regel ist (STRANSKY). Über Absonderung dunkler Galle auf Natriumbicarbonat berichtet EINHORN, seine Befunde haben aber von anderer Seite keine Bestätigung gefunden (STEPP, FRAUDÉ).

Bei der Unsicherheit dieser einander widersprechenden Befunde läßt sich hieraus kein einigermaßen gesicherter Anhaltspunkt über die Wirkungsweise dieser Wässer ableiten. Nun müssen wir aber gerade bei den alkalischen Quellen noch die Möglichkeit einer Beeinflussung der Gallenwege über den Säure-Basenhaushalt erwägen. Daher wurden auch die Alkalitätsverhältnisse der Galle mehrfach untersucht. Während GLASS keine Veränderung der Alkalität der Galle feststellen konnte, fand STRANSKY, daß gerade das Bicarbonat-Ion als einziges Ion in meßbaren Mengen in die Galle übergeht (Tabelle 179). Wenn es sich auch nur um geringe Mengen handelt, welche in der Mineralstoffbilanz keine Rolle spielen, können sie doch für die Alkalitätsverhältnisse in der Galle

Tabelle 179. HCO_3-Ausscheidung durch die Galle. (Nach STRANSKY.)

Stunden	Galle pro Stunde ccm	HCO_3			Anmerkung
		mg	mg-%	mg-Äquivalent	
1	10,0	29,6	269,2	4,85	normal
2	10,5	39,1	372,1	6,10	$NaHCO_3$ intravenös
3	10,7	38,7	361,3	5,92	
4—1/26	9,5	34,7	365,0	5,98	
1/26—1/27	10,0	33,5	335,0	5,49	
1/27—1/28	10,8	34,2	315,0	5,16	

von Bedeutung sein. So fanden denn auch CARNOT und GRUZEWSKA eine p_H-Verschiebung der Galle nach der alkalischen Seite hin auf intravenöse Natriumbicarbonatinjektion und LESCOEUR eine solche auf Darreichung von Vichywasser.

c) Stoffwechselwirkungen.

Wenn wir nun dazu übergehen, die Allgemeinwirkungen alkalischer Wässer zu besprechen, so steht im Vordergrund des Interesses die Frage: Ist eine *Alkalibereicherung* des Körpers möglich? Und wenn ja, welche Folgen hat eine solche für die Stoffwechselvorgänge und Organfunktionen?

Alkalische und saure Stoffe werden schon unter physiologischen Bedingungen in wechselnder Menge mit der Nahrung dem Körper zugeführt oder sekundär in ihm gebildet. Zum Großteil müssen diese wieder ausgeschieden werden, sonst wäre eine konstante Zusammensetzung der Körpersäfte und Gewebe ausgeschlossen. Immerhin aber fand HASSELBALCH nach verschiedenen Kostformen bei vegetativer Diät eine deutliche Verschiebung nach der alkalischen Seite. Dasselbe fand GIGON nach Einnahme von 10 g $NaHCO_3$ (s. Tabelle 180).

Tabelle 180. Alkalianreicherung im Blut nach Darreichung von 10 g $NaHCO_3$. (Nach GIGON.)

	Reduz. p_H
Nüchtern	7,32
Nach 30 Minuten .	7,50
„ 90 „ .	7,25
„ 150 „ .	7,27
„ 180 „ .	7,29

(die hier angeführten Werte geben uns in Wirklichkeit nicht ein Maß für das p_H des Blutes, sondern für seinen Alkaligehalt. Denn sie sind bei konstanter CO_2-Spannung gewonnen, während sich diese in vivo zum Zweck der Kompensation ändern kann, wie wir gleich sehen werden. Bei konstanter CO_2-Spannung aber müssen p_H und Alkalimenge einander parallel gehen.)

Auch nach Verabreichung alkalischer Mineralwässer läßt sich eine Zunahme des Alkaligehaltes — den wir im Blute als Alkalireserve bezeichnen — nachweisen. Unmittelbar nach Aufnahme des Wassers fand MARTINSON eine deutliche Steigerung der Alkalireserve, gemessen am CO_2-Gehalt des Blutes.

Am Menschen beobachteten ARNOLDI und ROUBITSCHEK auf Karlsbader Wasser eine Erhöhung der Alkalireserve, wenn sie vorher pathologisch erniedrigt war, während bei Gesunden keine oder nur eine geringe Wirkung zu erkennen war:

Tabelle 181. Zunahme der Alkalireserve auf Karlsbader Wasser. (Nach ARNOLDI und ROUBITSCHEK.)

Vor der Trinkkur	Während der Trinkkur				
41	49,	55,	59		(Perioden je 3—4 Tage)
34	44,	47,	51,	60,5	(Perioden je 6 Tage)

Daß eine Alkalianreicherung innerhalb gewisser Grenzen grundsätzlich möglich ist, erscheint hierdurch bewiesen. Ist eine solche nun gleichbedeutend mit einer Alkalisierung des Blutes, d. h. einer p_H-Verschiebung? Natürlich bestehen zwischen diesen beiden Größen innige Beziehungen, jedoch kein voller Parallelismus, weil sich hier noch andere Faktoren hineinschieben. Für den Körper sind diese besonders wichtig, weil es ihm mit deren Hilfe gelingt, eine Veränderung der Reaktionslage (p_H) weitgehend zu kompensieren und sich auf diese Weise vor Schädigungen zu bewahren. Die gleichen Regulationsmechanismen setzt er aber natürlich auch therapeutischen Alkalisierungsversuchen entgegen. Deshalb müssen wir uns kurz mit dieser Regulation befassen.

Zu diesem Zwecke stehen dem Organismus mehrere verschiedene Möglichkeiten zur Verfügung, welche wir zunächst in rein chemische und in biologische Faktoren teilen können. Der chemische Schutz ist durch den reichlichen Gehalt an Puffersubstanzen gegeben. Hierunter verstehen wir schwache Säuren oder Basen, welche bei der betreffenden Reaktion zum Teil frei, zum Teil in Salzform vorliegen. Als Beispiel für einen solchen Puffer wollen wir das uns von der Mineralquellenchemie her bekannte System $NaHCO_3/CO_2$ anführen. Setzen wir einer solchen Lösung Säure oder Lauge zu, tritt diese mit unserem Puffersystem in Reaktion, indem sie einen Teil des $NaHCO_3$ in CO_2 überführt oder umgekehrt:

$$HCl + NaHCO_3 = NaCl + CO_2 + H_2O$$
$$\text{bzw. } NaOH + CO_2 = NaHCO_3 .$$

Im Blut stehen mehrere solcher Puffersysteme zur Verfügung, neben den Carbonaten und Phosphaten vor allem auch die Eiweißkörper einschließlich des Hämoglobins. Durch diese werden die Veränderungen im p_H durch Aufnahme von Säuren oder Alkali schon sehr stark herabgedrückt. Das resultierende p_H ergibt sich aus dem Verhältnis Säure : Salz, also in unserem Falle $CO_2 : NaHCO_3$ (HENDERSON). Eine p_H-Verschiebung muß also in dem Maße eintreten, als es gelingt, dieses Verhältnis zu ändern. Jede Alkalianreicherung bedeutet aber eine solche Verschiebung. Vollständig vermeiden kann man eine p_H-Änderung auf diese Weise daher nicht, wohl aber werden die Ausschläge sehr eingedämmt werden, wenn die zusätzliche Alkali- oder Säuremenge im Verhältnis zur Menge der Puffersubstanz klein ist. Das heißt, das Pufferungsvermögen nimmt mit der Konzentration der Puffersubstanz zu, während das p_H selbst von der Konzentration unabhängig ist.

Außer diesen rein chemischen Vorgängen können sich an der Regulation aber auch noch physiologische Faktoren beteiligen. Hierfür stehen 2 Systeme zur Verfügung: die Nieren und die Atmung. Die Ausscheidung des Alkaliüberschusses durch die Nieren unter Bildung eines alkalischen oder doch nur unternormal saueren Harns ist ohne weiteres verständlich. Dagegen bedarf die Bedeutung der Atmung hierbei einer näheren Erörterung. Normalerweise wird die Atemtätigkeit über das Atemzentrum durch die CO_2-Spannung des arteriellen Blutes reguliert, ob man nun der Kohlensäure hierbei eine spezifische Wirkung zuschreibt (HALDANE und PRIESTLEY, HOOKER, WILSON und CORNETT, LAQUEUR und VERZAR), oder — nach der heute verbreitetsten Auffassung — hierin eine allgemeine Wirkung der Wasserstoffionenkonzentration des Blutes sieht (WINTERSTEIN, HAGGARD und HENDERSON, ROBERTSON, FLEISCH). Als Effekt der Atemtätigkeit sinkt der (höhere) CO_2-Gehalt des venösen Blutes auf einen bestimmten Wert ab, und zwar auf einen um so niedrigeren, je höher die Ventilationsgröße. Damit fällt der Atmung gleichzeitig die Aufgabe eines Regulators der Blutreaktion zu (PORGES), indem je nach Bedarf mehr oder weniger Kohlensäure abgeatmet wird. In unserem Falle, einer Alkalianreicherung, müßte durch die Abnahme der Reizgröße eine Hemmung und als deren Folge eine Kohlensäureanreicherung eintreten, welche die Alkalisierung kompensiert. Versuche mit intravenösen Alkaliinjektionen bzw. -infusionen haben aber ergeben, daß dies im alkalischen Bereich nicht oder doch nicht immer zutrifft, sondern das Atemzentrum auch nach deutlicher Alkalisierung des Blutes durch Soda auf die gleiche Kohlensäurespannung anspricht, wie normalerweise (SCOTT). Natriumbicarbonat wirkt sogar trotz Alkalisierung atemerregend (GOLLWITZER-MEIER):

Tabelle 182. Erregung des Atemzentrums durch $NaHCO_3$. (Nach GOLLWITZER-MEIER.)

Zeit		Blut-p_H	Alv. CO_2	Min.-Volumen
9^{20}	Normal	7,36	34	864
9^{35}	Infusion von 10 ccm 5%iger $NaHCO_3$-Lösung			
9^{36}				1734
9^{40}		7,56	35	2925

Anscheinend etwas anders verhält sich die Atmung nach peroralen Alkaligaben. Hier kommen auch viel kleinere Mengen zur Anwendung, außerdem erleidet das $NaHCO_3$ im Magen weitgehende Veränderungen. Bei dieser Verabreichungsform beobachteten DAVIES, HALDANE und KENNAWAY, wie WIELAND und SCHOEN auf Natriumbicarbonat und HASSELBALCH auf Pflanzenkost Abnahme der Atemfrequenz mit entsprechendem Anstieg der Kohlensäurespannung in der Alveolarluft (Tabelle 183) — folglich auch im Blut —, wodurch die primäre p_H-Verschiebung die aus der p_H-Messung bei konstanter CO_2-Spannung („reduziertes p_H" HASSELBALCHs) hervorgeht, fast vollständig unterdrückt wird. GEORGUIEWSKI fand eine solche Vermehrung nach Verabreichung von alkalischem Mineralwasser (Essentuki) nur bei kleineren Dosen (200 ccm), während große Dosen (1000 ccm) die CO_2-Spannung verminderten, ebenso wie wir es bei intravenösen Gaben gesehen haben.

Tabelle 183. Alveoläre CO_2-Spannung nach peroralen Alkaligaben. (Nach WIELAND und SCHOEN.)

Zeit		Alv. CO_2	Zeit		Alv. CO_2	Zeit		Alv. CO_2
9^{50}		39,8	10^{30}	5 g $NaHCO_3$	41,0	11^{24}		44,9
9^{58}		40,1	10^{48}		43,0	11^{30}		42,2
10^{05}	10 g $NaHCO_3$		11^{02}		42,8	11^{58}		41,8
10^{12}		40,0	11^{14}	5 g $NaHCO_3$				

Dank dieser guten Regulationsmechanismen muß auch eine deutliche Alkalianreicherung im Blut durchaus nicht immer zu einer p_H-Änderung führen. So wird vielfach wohl die Möglichkeit einer Alkalianreicherung anerkannt, eine Veränderung der Reaktion aber abgelehnt (HARRPUDER). Diese Meinung kann heute als die vorherrschende gelten. Allerdings wird die Konstanz der Wasserstoffionenkonzentration des Blutes meist überschätzt. Wir haben oben gesehen, daß es wenigstens unter gewissen Bedingungen — z. B. intravenösen Gaben von Natriumbicarbonat — gelingt, die Blutreaktion deutlich zu verändern, und zwar nicht etwa dadurch, daß die Dosen so hoch gesteigert wurden, bis die Leistungsfähigkeit der Regulationsmechanismen überschritten war, sondern daß diese zum Teil (Atemzentrum) gar nicht eingriffen. GOLLWITZER-MEIER erklärt dies durch eine Empfindlichkeitsänderung des Atemzentrums, wodurch dieses auf ein anderes Blut-p_H umgestellt wird und konnte zeigen, daß unter anderem gerade den Mineralstoffen eine derartige Wirkung auf das Atemzentrum zukommt. Auf diese Weise wäre sogar ganz ohne irgendwelche Alkali- oder Säurezufuhr eine p_H-Verschiebung denkbar.

Eine andere Frage ist es, ob bei Mineralwassertrinkkuren tatsächlich eine solche Verschiebung eintritt. Ein Nachweis von derartigen Veränderungen hängt natürlich auch von der Empfindlichkeit unserer Methoden ab. Da, wo meßbare Veränderungen nachweisbar sind, liegt es aber an unserer Einschätzung, ob wir diesen eine Bedeutung beimessen oder nicht. Gerade die gute Regulation besagt uns, daß schon verhältnismäßig kleine Ausschläge von Bedeutung sein können. Aber auch unsere Ausdrucksweise scheint zu dieser Überschätzung viel mit beizutragen. Wenn wir die aktuelle Reaktion heute allgemein in Form des p_H ausdrücken, so dürfen wir nicht vergessen, daß dieses kein direktes Maß der Wasserstoffionenkonzentration darstellt, sondern dessen Potenz. Bedeutet doch $p_H = 7$ ein C_H von 10^{-7}. Wenn in dem oben angeführten Versuch von HASSELBALCH das p_H nur von 7,34 auf 7,36 ansteigt, ergibt sich für die Wasserstoff-Ionenkonzentration ein Abfall von $4{,}57 \cdot 10^{-8}$ auf $4{,}36 \cdot 10^{-8}$, also immerhin schon ein wesentlich größerer Ausschlag, als es bei Betrachtung des p_H den Anschein hat. Gewiß können wir große Ausschläge bei Trinkkuren niemals erwarten. Sie werden sich wohl stets innerhalb physiologischer Grenzen bewegen. Bisher muß es dahingestellt bleiben, ob diesen bei der Empfindlichkeit des Organismus gegen Reaktionsverschiebungen nicht doch schon eine gewisse Bedeutung zukommt, wenn sie für längere Zeit bestehen bleiben.

Bedeutungsvoller wird die Alkaliwirkung bei pathologischer Reaktionslage, d. h. bei Azidose, wobei die Regulationsmechanismen der Alkalisierung nicht entgegenstehen, sondern durch die Alkalizufuhr in ihrer Funktion unterstützt werden. Für das Zustandekommen der Azidose gilt das gleiche, wie für die Alkalisierung. Auch hier müssen wir unterscheiden zwischen der „kompensierten Acidose“ ohne wesentliche p_H-Änderung und ohne klinische Erscheinungen und der „inkompensierten Azidose“ mit dem Bilde der Säurevergiftung. Wenn bei ersterer schwerere Krankheitssymptome fehlen, ist deren Bestehen für den Körper doch nicht etwa gleichgültig. Ihr Wesen beruht zunächst in einer Zunahme der sauren Valenzen, was zur Abnahme der alkalischen, der „Alkalireserve“ führt. Aus obigen Darlegungen über die Pufferwirkung geht hervor, daß von dieser Alkalimenge die Pufferkapazität abhängt, d. h. bei herabgesetzter Alkalireserve ist das Säurebindungsvermögen verringert, auch wenn das p_H noch keine Verschiebung erkennen läßt. So muß sich die Wiedererhöhung durch Alkalizufuhr auf die Gesamtstoffwechsellage günstig auswirken. Natürlich kommt es bei der Azidose nicht nur zu einer Herabsetzung der Alkalireserve des Blutes, sondern durch Vermittlung des Blutes werden alle Gewebe mit herangezogen. Von diesen steht hierzu nach GOTO bei experimenteller Säurevergiftung das Calciumcarbonat der Knochen an erster Stelle, dann folgt das Kaliumcarbonat- und Kaliumphosphat der Muskulatur und an dritter Stelle steht die Alkalireserve des Blutes.

Von Krankheiten, welche mit einer Azidose einhergehen, stehen obenan der Diabetes und die Nierenerkrankungen mit Stickstoffretention. Nach dem oben Ausgeführten braucht dabei die Azidose durchaus noch nicht klinisch hervorzutreten, sondern auch schon bei geringgradiger kompensierten Azidose, welche sich nur eben in einer Herabsetzung der Alkalireserve zu erkennen gibt, ist eine Alkalitherapie von Vorteil und kann sich auf die Stoffwechsellage günstig auswirken.

Bei der *urämischen Azidose* kommt bei Trinkkuren mit alkalischen Mineralwässern zu der Alkaliwirkung noch die Wasserwirkung als weiterer Faktor hinzu. Wie wir bereits an anderer Stelle ausführlich dargelegt haben, wird die Ausscheidung harnfähiger Stoffe aller Art durch eine gesteigerte Diurese stets begünstigt, vorausgesetzt, daß die geschädigte Nierenfunktion einer solchen Mehrleistung noch fähig ist. Im Allgemeinen aber betrifft die Störung in diesen Fällen nicht die Wasserausscheidung, sondern vor allem das Konzentrationsvermögen der Niere. Deshalb ist zur Ausscheidung der harnfähigen Stoffe eine erhöhte Diurese geradezu Vorbedingung. Die Azidose ist hier mit der Stickstoffretention wesensgleich, beruht sie doch wenigstens zum Teil auf der Retention sauerer an sich harnfähiger Stoffwechselprodukte. So muß sie grundsätzlich auf jede diuretische Kur auch ansprechen. Verwenden wir hierzu alkalische Quellen, so geht hiermit noch die Alkaliwirkung Hand in Hand. Einerseits werden die retinierten saueren Stoffwechselprodukte rascher ausgeschieden, andererseits wird durch das Alkali die Säuerung als solche bekämpft bzw. verlorengegangenes Alkali zum Teil wieder ersetzt. Daß kurörtliche Trinkkuren nur bei kompensierter Azidose angebracht sind und das akute urämische Koma rascher wirksame Heilmethoden erfordert, ist aus dem über Mineralwassertrinkkuren allgemein Gesagten selbstverständlich.

Wenn wir hier die Diurese als weiteren wirksamen Faktor angesprochen haben, können wir dies eigentlich auch auf alle anderen Fälle verallgemeinern, wenn sie auch nirgends eine solche Rolle spielt, wie gerade bei den Nierenkrankheiten, wo die Retention die Ursache der Azidose darstellt. Daß auch sonst die Niere mit in die p_H-Regulation eingeschaltet ist, haben wir bereits betont. Dann aber muß man folgerichtig annehmen, daß auch diese Funktion der Niere durch Steigerung der Diurese erhöht werden kann.

Den wichtigsten Spezialfall in der Balneotherapie der Azidose stellt der *Diabetes* dar. Hierbei wird die Azidose vielfach als ein mehr selbständiges unerwünschtes Begleitsymptom angesehen. Doch bestehen zwischen ihr und dem Kohlehydratstoffwechsel bestimmte Beziehungen, welche zum Teil wenig bekannt sind und wenig beachtet werden. Für das Verständnis der Alkalitherapie erscheinen diese aber von Bedeutung.

NAUNYN und KÜLZ haben gezeigt, daß man durch Säuredarreichung Glykosurie erzeugen kann und ELIAS konnte nachweisen, daß diese Säureglykosurie und Hyperglykämie durch direkte Glykogenmobilisierung zustande kommt und auch schon bei Säuremengen zu beobachten ist, welche klinisch noch nicht das Bild der Azidose darbieten. Wenn wir diese Befunde auf die Verhältnisse übertragen, wie wir sie beim Diabetes vorfinden, so dürfen wir die Bildung von saueren Stoffwechselprodukten nicht nur als eine unerwünschte Komplikation oder Folgeerscheinung betrachten, sondern müssen die Folgerung ziehen, daß diese auch ihrerseits wieder auf den Zuckerstoffwechsel selbst in ungünstigem Sinne zurückwirkt, also gewissermaßen ein Circulus vitiosus entsteht (HETENYI). Dann werden wir aber von der Alkalitherapie neben ihrem Einfluß auf die Azidose auch eine günstige Wirkung auf den Zuckerstoffwechsel selbst erwarten können.

Neben einer Reihe von negativen klinischen Versuchen (TROUSSEAU, KOCH-GERHARDT, KRATSCHMER, KÜLZ) wurden doch wiederholt auch Senkungen von Blut- und Harnzucker nach Alkali am Tier (UNDERHILL, MURLIN und KRAMER), wie bei menschlichem Diabetes (TOENIESSEN, HETENYI) beobachtet. Und vor der Insulinära war die Alkalitherapie beim Diabetes ziemlich allgemein gebräuchlich. GEIGER und KROPF konnten zeigen, daß die Blutzuckerbelastungskurve durch Säuregaben erhöht, durch Alkali erniedrigt werden kann, wenigstens bei einer Kost, bei der sie an sich erhöht ist. Die Zuckertoleranz verhält sich also entgegengesetzt. Beim experimentellen Pankreasdiabetes fanden MURLIN und KRAMER das Natriumbicarbonat nur bei teilweiser Exstirpation wirksam, nicht aber bei vollständiger. Hiermit übereinstimmend versagt auch beim Menschen das Natriumbicarbonat (HETENYI) wie die Brunnenkuren (SEEGEN) bei schwerem Diabetes. Weiter wiesen ABDERHALDEN und WERTHEIMER nach, daß Grünfutter die Insulinempfindlichkeit steigert, während Hafer sie herabsetzt und führen diese Unterschiede auf den alkalischen bzw. saueren Charakter des Futters zurück und HETENYI konnte direkt zeigen, daß Alkali die Insulinwirkung verstärkt (Abb. 205) und sieht das Wesen der Alkaliwirkung in einer Aktivierung des Insulins bzw. Steigerung der Insulinempfindlichkeit. Dann kann natürlich die Wirkung nur eintreten, wenn die Insulinproduktion nicht völlig unterbunden ist.

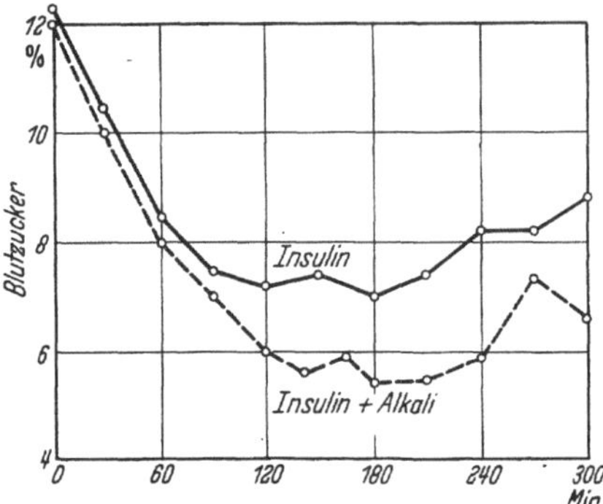

Abb. 205. Steigerung der Insulinwirkung durch Alkali. (Nach HETENYI.)

Aus den bereits angeführten Versuchen von ELIAS geht hervor, daß es sich hierbei vor allem um eine Hemmung der Glykogenmobilisierung handelt. Eine Glykogenanreicherung in der Leber hatte auch schon P. EHRLICH bei Fröschen gefunden, welche in alkalischer Zuckerlösung lagen, während in sauerer Zuckerlösung Glykogen abgebaut wurde.

Bei alkalischen Mineralwässern scheinen sich diese Alkaliwirkungen wiederzuspiegeln, wenn auch hier die Verhältnisse durch Mitwirkung anderer Faktoren (z. B. Kationen) kompliziert werden. So fanden ERDMANN wie PFANNENSTIEL und JUSATZ bei Versuchen mit kohlensäurehaltigen und kohlensäurefreien alkalischen Wässern die blutzuckersenkende Wirkung mit steigender Alkalität zunehmen. Weiter erhielten ARNOLDI und KUCERA bei einem Vergleich dreier verschiedener Wässer bei Ratten folgende Änderungen der Leberglykogenwerte:

Tabelle 184. Einfluß einiger Mineralwässer auf den Glykogengehalt der Rattenleber. (Nach ARNOLDI und KUCERA.)

	Leberglykogen mg in Vergleich zu dem Wasserkontrolltier	
	eiweiß- und fettreiche Kost	kohlehydratreiche Kost
Neuenahrer Sprudel (alkalische Quelle)	+39	+ 4
Franzensbader Glauberquelle	— 6	+11
Weilbacher Schwefelquelle	— 2	+ 6

Die auffällige Wirkung der alkalischen Quelle, bei welcher wir die reinste Alkaliwirkung erwarten können — wenn auch die beiden anderen Quellen ebenfalls eine alkalische Komponente aufweisen —, gerade bei sauerer Kost ließe sich in diesem Sinne deuten. Auch bei Verabreichung von Salzbrunner Oberbrunnen fanden HESSE und FRANKE eine Glykogenanreicherung in der Leber.

Die Wirkung des Insulins beschränkt sich aber nicht auf die Steuerung der Glykogenmobilisierung, sondern beherrscht auch den weiteren Zuckerabbau. Wenn es unter der Einwirkung von Alkali zu einer allgemeinen Sensibilisierung des Körpers gegen Insulin kommt, dann wäre auch eine Steigerung des oxydativen Zuckerabbaues denkbar. Eine solche wird von MACLEAUD und FULK für Natriumbicarbonat und von WATANABE und BICKEL für alkalische Mineralwässer angenommen.

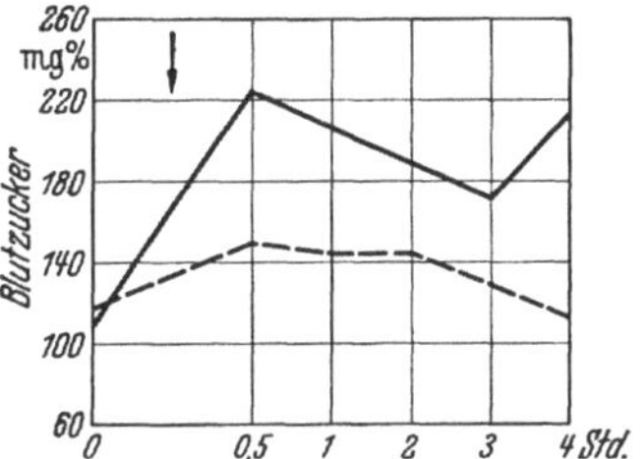

Abb. 206. Senkung der Blutzuckerbelastungskurve (Kaninchen) durch Tränkung mit Salzbrunner Oberbrunnen. ——— Vor Brunnenkur. - - - Nach Brunnenkur. ↓ Traubenzuckerbelastung. (Nach WIENSKOWSKI.)

Empirisch stehen Brunnenkuren bei Diabetes schon seit langem in gutem Rufe. Unter den Wässern, welche sich hierzu bewährt haben, nehmen die alkalischen Quellen einen wichtigen Rang ein. Wir wollen beispielsweise nur Neuenahr und Vichy erwähnen. Immer wieder wurde über günstige Wirkungen dieser Wässer mit Senkung des Blut- und Harnzuckers und Steigerung der Zuckertoleranz berichtet (SCHMITZ, MAASE und SALECKER, FOSSEY und ROUGAUD, GLENARD u. a.). Aber auch das Tierexperiment, wo die Forderung nach konstanter Kost exakter verwirklicht werden kann als im klinischen Versuch, konnte diese Erfahrungen bestätigen. Besonders an Kaninchen mit einer labilen Lage des Kohlehydratstoffwechsels unter dem Einfluß einseitiger für das Tier unzweckmäßiger Ernährungsweisen haben PFANNENSTIEL und Mitarbeiter (JUSATZ, ERDMANN) wie WIENSKOWSKI eine deutliche Besserung der Blutzuckerbelastungskurve unter der Einwirkung alkalischer Mineralwässer nachweisen können (Abb. 206, s. a. Abb. 188, S. 373).

Aber auch andere bekannte Diabetikerwässer enthalten oft wenigstens eine alkalische Komponente, die natürlich auch dort in dem hier besprochenen Sinne zur Geltung kommen kann. So könnte man Karlsbad ebensogut hier einreihen, wie unter die Glaubersalzquellen. Wir wollen uns an dieser Stelle damit begnügen, auf diese Beziehungen hinzuweisen und werden bei den Glaubersalzquellen noch auf Karlsbad zurückkommen. Andererseits müssen wir uns aber auch bei den „reinen" alkalischen Quellen darüber klar sein, daß auch deren Wirkungen nicht einfach mit denen des in ihnen enthaltenen Natriumbicarbonats identisch sind, sondern daß auch hier noch andere Faktoren hinzukommen — z. B. das Kationenverhältnis —, welche unter Umständen auch bei den Wirkungen eine Rolle spielen können.

d) Wirkungen auf Nieren und Harnwege.

Bei Besprechung der Kochsalzquellen haben wir die Beziehungen des Kochsalzes zur Wasserretention kennengelernt. Nun hat PFEIFFER gezeigt, daß sich das Natriumbicarbonat ebenso verhält, daß wir also vor allem das gemeinsame Kation Na hierfür verantwortlich machen müssen. Auch alkalische Quellen lassen diese Hemmung der Diurese deutlich erkennen, wenn sie sich auch stets in mäßigen Grenzen bewegt. Erreichen ja auch die rein alkalischen Wässer niemals eine höhere osmotische Konzentration. Eine deutliche Diurese kommt also immer noch zustande.

Versuche von BICKEL zeigen an 3 Hunden, daß die Diurese auf alkalische Mineralwässer hinter der auf Wasser zurückbleibt:

Tabelle 185. Hemmung der Wasserdiurese bei Anwendung alkalischen Wassers. (Nach BICKEL.)

Einfuhr	Harnabsonderung ccm		
	I	II	III
150 ccm Wasser	99,2	165,5	182,8
150 ccm Fachinger	65,2	67,7	156,1

Auch am Menschen wurde dieses Verhalten mehrfach bestätigt (SCHREIBER und ZAUDY, STARKENSTEIN, STAEHELIN, KELLER-STOPPANY, SCHEINER). Bei den alkalischen Säuerlingen wird diese Hemmung durch die diuretische Wirkung der freien Kohlensäure (s. S. 391) abgemildert (STARKENSTEIN).

Die Harnreaktion wird durch alkalische Mineralwässer deutlich nach der alkalischen Seite hin verschoben, doch kaum über den Neutralpunkt hinaus.

Zahlreiche Mineralquellen, insbesondere auch alkalische, werden bei Gicht empfohlen. Daher wurde schon vielfach die Frage aufgerollt, ob diesen Wässern ein spezifischer Einfluß auf den Harnsäurestoffwechsel zukommt. Bekanntlich ist die Harnsäure in Wasser sehr schwer löslich, etwas leichter dagegen ihr Mononatriumsalz. Deshalb kommt den Alkalien in vitro die Fähigkeit zu, die Löslichkeit der Harnsäure durch deren Überführung in Salzform zu erhöhen. Wie steht es nun hiermit in vivo?

Wie wir ausführlich dargelegt haben, tritt eine namhafte p_H-Verschiebung, welche eine solche Wirkung zur Folge haben müßte, innerhalb des Körpers — außer Magen-Darmkanal und Harnwegen — nicht ein. So ist eine einfache Übertragung der Reagensglasversuche unstatthaft. Doch kann durch solche Erwägungen die Möglichkeit einer Wirkung auch nicht widerlegt werden. Könnten doch irgendwelche biologische Wirkungen zustande kommen, welche schließlich zu demselben Endergebnis führen.

Das experimentelle Studium der Harnsäureausscheidung hat zu widersprechenden Ergebnissen geführt. Eine Reihe von Autoren fand keinen Einfluß (BICKEL und KEMAL, PIERRE FAUVEL), andere eine Herabsetzung der Harnsäureausscheidung (LAQUEUR, JACOANGELO und BOMANI, KAPLAN), wieder andere eine Erhöhung (STRANSKY, VAUTHEY). Im Tierversuch prüfte PIETSCH diese Frage an der weißen Ratte, einem der wenigen Säugetiere, bei denen die Harnsäure das Endprodukt des Purinstoffwechsels darstellt und nur in geringem Grade wie bei den meisten zu Allantoin weiteroxydiert wird. Dabei zeigte sich auf alkalische Quellen stets eine Steigerung der Harnsäureausscheidung. STRANSKY zog noch die Allantoinausscheidung beim Kaninchen mit heran und fand diese nach Karlsbader Wasser herabgesetzt, während die Harnsäureausscheidung beim Menschen auch in seinen Versuchen anstieg. Auf Grund von Darlegungen WIECHOWSKIs über den Unterschied in der Bedeutung der Harnsäureausscheidung beim Menschen und der Allantoinausscheidung beim Tier nimmt er an, daß es sich um eine Kombination von 2 verschiedenen Wirkungen handelt: 1. Eine verminderte Bildung von Purinkörpern, wofür die Abnahme der Allantoinausscheidung spricht, und 2. eine vermehrte Harnsäureausschwemmung, welche im Tierversuch nicht zum Vorschein kommt, weil das Allantoin als leichtlöslicher Körper viel weniger zur Retention neigt. Auf diese Weise ließen sich die entgegengesetzten Beobachtungen zwanglos erklären. Je nachdem die eine oder andere dieser beiden Wirkungen überwiegt, müßte die Harnsäureausscheidung gesteigert oder herabgesetzt sein. Für den Körper würde der Effekt in beiden Fällen derselbe sein, ob weniger Harnsäure gebildet oder mehr ausgeschwemmt wird. Auf die erdalkalische Salzbrunner Kronenquelle fanden allerdings HESSE und NAWRAT auch die Allantoinausscheidung beim Hund erhöht.

Nun hat man auch begonnen, diese Frage vom Blute aus in Angriff zu nehmen. So fand VAUTHEY bei Hyperurikämikern zum Teil ein Absinken der Blutharnsäure während der Trinkkur mit Vichywasser.

Bei den bekannten Zusammenhängen zwischen Harnreaktion und Entstehung von Harnsedimenten gewinnt die Frage besonderes Interesse, wie sich alkalische Quellen in dieser Beziehung auswirken. Daß die Ausfällung von Phosphat- und Carbonatsedimenten, welche nur in alkalischem Harn entstehen, durch jede Alkalisierung begünstigt wird und alkalische Wässer bei Neigung hierzu kontraindiziert sind, bedarf keiner weiteren Erörterungen. Dagegen kann man günstige Erfolge von diesen Quellen bei solchen Sedimenten erwarten, welche in alkalischem Milieu bessere Lösungsbedingungen finden können, als in sauerem. Hierher gehört vor allem die Harnsäure. Diese hat denn auch stark das Interesse auf sich gezogen und zum Studium dieser Verhältnisse Anlaß gegeben.

Den ersten Schritt in dieser Richtung unternahmen EBSTEIN und JAHNS, indem sie die Löslichkeit der Harnsäure in verschiedenen Wässern untersuchten. Hieraus irgendwelche Rückschlüsse auf die Wirkungen des betreffenden Wassers zu ziehen, ist aber kaum möglich. Einen geeigneteren Weg beschritt PFEIFFER, indem er das Wasser trinken ließ und das Harnsäurelösungsvermögen des Harns untersuchte. Dabei fand er, daß normaler Harn mit Harnsäure übersättigt war und in Berührung mit Harnsäurepulver (welches als Krystallisationskern wirkt), den Überschuß ausfallen ließ, während der Harn nach Trinken verschiedener Mineralwässer einen Teil der zugesetzten Harnsäure auflöste, besonders nach alkalischen Wässern. Wenn die Versuche PFEIFFERs auch methodisch noch zu wünschen übrig lassen, wurden ihre Ergebnisse doch auch mit verbesserter Methodik bestätigt (POSNER und GOLDENBERG, WEINTRAUD und HAUPT, DETERMEYER, SCHREIBER und ZAUDY). Die Alkaliwirkung geht am besten aus Versuchen mit reinem Natriumbicarbonat hervor, bei welchen die Wasserdiurese wegfällt. Deshalb wollen wir einen Versuch WEINTRAUDs hier wiedergeben (Tabelle 186).

Tabelle 186. Steigerung der Harnsäurelöslichkeit durch Alkaligaben. (Nach HAUPT.)

Tag	Medikation	Harnmenge	Harnsäuregehalt (%)	
			des entleerten Harns	des künstlich mit Harnsäure gesättigten Harns
5	—	1770	0,0576	0,0448
6	—	1620	0,0564	0,0536
7	5 g $NaHCO_3$	1710	0,0588	**0,0720**
8	8 g $NaHCO_3$	1810	0,0468	**0,0907**
9	—	1680	0,0556	**0,0899**
10	—	1600	0,0483	0,0441

Zu dieser Löslichkeitserhöhung durch die Alkalisierung kommt bei der Mineralwassertherapie noch die Vermehrung der Harnmenge hinzu. Der eigentliche therapeutische Effekt ergibt sich daher aus dem Produkt Löslichkeit × Harnmenge. Über diesen beiden Faktoren nebeneinander gibt uns ein Versuch von SCHREIBER und ZAUDY Auskunft (Tabelle 187):

Tabelle 187. Steigerung des Harnsäurelösungsvermögens durch alkalische Wässer. (Nach SCHREIBER und ZAUDY.)

	Harnmenge (je 3 Tage)	Ausgeschiedene Harnsäuremenge (je 3 Tage)	Zusätzliches Harnsäurelösungsvermögen	
			in 100 ccm Harn	in Gesamtharnmenge
Leitungswasser . .	11,090	2,540	0,0306	3,39
Offenbacher	9,150	2,602	0,0828	7,58
Fachinger	10,640	2,709	0,0832	8,86

Auch hier tritt die Erhöhung der Löslichkeit gegenüber den Wasserversuchen deutlich hervor und übersteigt den Effekt der Diuresehemmung um das Vielfache, so daß sich als Gesamtwirkung bei den alkalischen Wässern ein weitaus besseres Harnsäurelösungsvermögen ergibt.

Demzufolge werden die alkalischen Mineralwässer vielfach zur Behandlung von Harnsäuresteinen herangezogen, auch klinisch mit guten Erfolgen. Natürlich darf man nicht erwarten, daß sich vorhandene Steine bei einer Trinkkur einfach auflösen. Die geringe Gewichtsabnahme, welche hierbei erzielt werden könnte, erscheint unbedeutend. In dieser Beziehung darf man die hier gefundenen Werte nicht unmittelbar auf die therapeutische Wirkung übertragen. Denn ein vorhandenes Lösungsvermögen gibt uns noch keine Gewähr dafür, daß sich der Harn auch in vivo in Berührung mit Steinen bis zur Sättigung anreichert. Für einen solchen Erfolg ist vor allem die Größe der Oberfläche von ausschlaggebender Bedeutung. Eine wirkliche Sättigung können wir nur bei sehr großer Oberfläche, also bei feinem Pulver erwarten. Für solches ist das Lösungsvermögen aber praktisch ohne Bedeutung, denn feinkörnige Sedimente können viel leichter mechanisch ausgeschwemmt werden. Dagegen ist bei wirklichen Steinen die Oberfläche viel zu klein, als daß in absehbarer Zeit ein nennenswerter Anteil gelöst werden könnte. Vielmehr müssen wir den Wert einer Erhöhung der Löslichkeit in der Abnahme der Neigung zur Neubildung von Harnsäuresteinen erblicken. Wenn es uns gelingt, dauernd das Zustandekommen einer Übersättigung zu verhindern, haben wir einen der wichtigsten Faktoren für die Entstehung neuer Steine ausgeschaltet. In dieser Richtung kann sich eine Trinkkur im Verein mit zweckentsprechender Diät und sonstiger Behandlung günstig auswirken. Natürlich darf die Alkalisierung auch wieder nicht zu weit getrieben werden, um nicht die Gefahr von Phosphatsteinen bzw. Phosphatschalen um vorhandene Harnsäuresteine heraufzubeschwören.

Bezüglich der mechanischen Wirkung einer Trinkkur auf Nierensteine gilt sinngemäß das bei den schwach mineralisierten Quellen Ausgeführte. Auch bei begleitenden katarrhalischen Erkrankungen kann eine Alkaliwirkung zur Geltung kommen, wie wir sie ebenfalls schon an anderer Stelle kennengelernt haben.

Literatur.

ABDERHALDEN u. WERTHEIMER: Pflügers Arch. **205**, 554; **206**, 45. — ANTITCH u. RUBENOVITCH: Arch. des Mal. Appar. digest. **23**, 276 (1933). — ARNOLDI u. KUCERA: Z. exper. Med. **79**, 311 (1931).

BABKIN: Die äußere Sekretion der Verdauungsdrüsen. Berlin 1928. — BACH: Z. Baln. **6**, 229 (1913). — BECKMANN: Münch. med. Wschr. **1928 II**, 2042. — BICKEL: (1) Berl. klin. Wschr. **1905**; **1906**. — (2) Z. Baln. **4**, 580 (1912); **5**, 257 (1913). — BOAS: Diagnostik und Therapie der Magenkrankheiten, 8. Aufl. Berlin 1925.

CARNOT et GRUZEWSKA: C. r. Soc. Biol. Paris **94**, 756 (1926). — CHWOSTEK: Allg. Wien. med. Ztg **1881**, Nr 35.

DAVIES, HALDANE and KENNAWAY: J. of Physiol. **54**, 32 (1920); **55**, 296 (1921). — DEBOVE: Gaz. Sci. méd. Bordeaux **1884**, No 18. — DETERMEYER: Ther. Gegenw. **1907**, Nr 5. — DURAND-FARDEL: Lett. méd. sur Vichy **1856**.

EHRLICH: Pflügers Arch. **121**, 236. — EINHORN: N. Y. med. J. a. med. Rec. **113**, 313 (1921); **114**, 262 (1921). — ELIAS: (1) Biochem. Z. **48**, 120 (1913). — (2) Erg. inn. Med. **25**, 192 (1924). — ERDMANN: Diss. Marburg 1935.

FLEISCH: Pflügers Arch. **190**, 270 (1921). — FRAUDÉ: Balneologe **5**, 481 (1938).

GEIGER u. KROPF: Schmiedebergs Arch. **139**, 290 (1929). — GIGON: Z. exper. Med. **44**, 95 (1925). — GLASS: Schmiedebergs Arch. **30**, 241 (1892). — GLENARD: Nutrition (Paris) **2**, 677 (1932). — GOLLWITZER-MEIER: Biochem. Z. **151**, 54, 424 (1924). — GOTO: J. of biol. Chem. **36**, 355 (1918). — GRAUL: Z. Baln. **2**, 263 (1909).

HAGGARD and HENDERSON: J. of biol. Chem. **39**, 163 (1919). — HALDANE and PRIESTLEY: J. of Physiol. **32**, 225 (1905). — HARPUDER: Z. Kurortwiss. **1**, 85 (1932). — HASSELBALCH: Biochem. Z. **46**, 403 (1912). — HAUPT: Diss. Berlin 1895. — HEINSHEIMER: (1) Berl. klin. Wschr. **1906 II**. — (2) Verh. Hufel. Ges. baln. Sekt. **27** (1906). — HENDERSON: Erg. Physiol. **8**, 254 (1909). — HESSE u. FRANKE: Klin. Wschr. **1935 II**, 1646. — HETENYI: Z. exper. Med. **57**, 409 (1927). — HOFFMANN: Medicinae rationales Systema, Bd. VI. Halle 1737. — HOOCKER, WILSON and CONNET: Amer. J. Physiol. **43**, 351 (1917).

JÄGER: Diss. Marburg 1937. — JAHNS: Arch. Pharmaz. **7** (1883). — JUSATZ: Dtsch. med. Wschr. **1933 II**, 1024.

KAZNELSON: Pflügers Arch. **118**, 327 (1907). — KELLER-STOPPANY: Ann. schweiz. Ges. Balneol. **18** (1922); **21** (1927). — KELLING: Arch. Verdgskrkh. **26**, 287 (1920). — KEYSSELITZ: (1) Münch. med. Wschr. **1923 II**. — (2) Z. Bäderkde **2**, 223 (1927). — KOCH-GERHARD: Diss. Jena 1867. — KRATSCHMER: Sitzgsber. Akad. Wiss. Wien, 3. Abt. **1872**. — KRAUSE-WICHMANN: Z. Bäderkde **2**, 789 (1928). — KÜLZ: (1) Beiträge zur Pathologie und Therapie des Diabetes. Marburg 1874. — (2) Pflügers Arch. **24**, 103 (1881).

LAQUEUR u. VERZÁR: Pflügers Arch. **143**, 395 (1911). — LATKOWSKI: Wien. klin. Wschr. **1899 I**. — LAY: Diss. Marburg 1935. — LESCOEUR: Paris méd. **1933 I**, 332. — LEWASCHEW: Dtsch. Arch. klin. Med. **35**, 93 (1884). — LEWASCHEW u. KLIKOWITSCH: Schmiedebergs Arch. **17**, 53 (1883). — LINNOSIER: Bull. gén. Thér. **1903**. — LÖNNQVIST: Skand. Arch. Physiol. (Berl. u. Lpz.) **18**, 232 (1906).

MAASE u. SALECKER: Veröff. Z.stelle Baln. **2**, 7, 181 (1914). — MACLEAUD and FULK: Amer. J. Physiol. **42**, 193 (1917). — MELTZER: Amer. J. med. Sci. **153**, 469 (1917).

NASSE: Arch. gem. Arb. F. wiss. Heilk. **6** (1851). — NAUNYN: Reichert u. Dubois' Arch. Physiol. **1868**, 413. — NISSEN: Diss. Dorpat 1889.

PAWLOW: Die Arbeit der Verdauungsdrüsen. Wiesbaden 1900. — PFANNENSTIEL: Balneologe **2**, 1 (1935). — PFANNENSTIEL u. JUSATZ: Z. exper. Med. **90**, 540 (1933). — PFEIFFER: Verh. Kongr. inn. Med. **5** (1886); **32** (1911). — PIERY et MILHAUD: Nutrition (Paris) **2**, 529 (1932). — PIMENOW: Zbl. Physiol. **1907**, Nr 12. — PORGES, LEIMDÖRFER u. MARKOVICI: Z. klin. Med. **73**, 389 (1910). — POSNER u. GOLDENBERG: Z. klin. Med. **16** (1888).

REICHMANN: Arch. Verdgskrkh. **1** (1895). — ROBERTSON: Pflügers Arch. **145** 329 (1912). — RÖHRIG: Strickers med. Jb. **1873**, 240. — ROZENBLAT: Biochem. Z. **4**, 500 (1907). — RUTHERFORD and VIGNAL: J. Anat. a. Physiol. **10** (1876); **11** (1877).

SABATINI: Policlinico, sez. prat. **32**, 1143, 1181 (1925). — SASAKI: Arch. Verdgskrkh. **12**, 202 (1907). — SAWITSCH u. ZELJONY: Pflügers Arch. **150**, 136 (1913). — SCHEINER: Veröff. Z.stelle Baln., N. F. **36** (1933). — SCHMITZ: Berl. klin. Wschr. **1873**. — SCHREIBER u. ZAUDY: Z. physik. Ther. **2** (1898). — SCHÜLE: Z. klin. Med. **29**, 49 (1896). — SCOTT: Amer. J. Physiol. **44**, 196 (1917); **47**, 43 (1918). — SEEGEN: Der Diabetes melitus, 2. Aufl. Berlin 1884. — SERJUKOW: Diss. Petersburg 1899. — SIPPY: J. amer. med. Assoc. **64** (1915). — STAEHELIN: Schweiz. med. Wschr. **1922 II**. — STARKENSTEIN: Schmiedebergs Arch. **104**, 6 (1924). — STEPP: (1) Z. klin. Med. **89**, 313 (1920). — (2) Karlsbad. ärzt. Fortbildg **4** (1922). — STEPP u. DÜTTMANN: Klin. Wschr. **1923 I**. — STRANSKY: (1) Biochem. Z. **143**, 438 (1933). — (2) Z. exper. Med. **77**, 807.

TOENIESSEN: Verh. Kongr. inn. Med. **33** (1921). — TROUSSEAU: Gaz. Hôp. **1857**.

UNDERHILL: J. of biol. Chem. **25**, 463 (1916).

WENDINER: Berl. klin. Wschr. **1898**. — WIELAND u. SCHOEN: Schmiedebergs Arch. **100**, 190 (1923). — WIENSKOWSKI: Balneologe **6**, 262 (1939). — WINTERSTEIN: (1) Zbl. Physiol. **24**, 811 (1910). — (2) Pflügers Arch. **24**, 167 (1911).

D. Glaubersalz- und Bitterwässer.

Von

W. ZÖRKENDÖRFER-Breslau.

Mit 5 Abbildungen.

a) Wirkungen im Magen.

Im Magen unterliegen diese Wässer den allgemeinen Gesetzen und werden der Isotonie angenähert (LOEPER, PFEIFFER u. a.). Allerdings verläuft dieser Ausgleich langsam und verläuft hier nicht zu Ende, sondern nimmt nur ein geringes Ausmaß an, weil das Wasser vor Abschluß in den Darm entleert wird wie PFEIFFER an Hunden mit hochsitzender Duodenalfistel fand:

Tabelle 188. Konzentrationsänderung von Glaubersalzlösungen beim Durchgang durch den Magen. (Nach PFEIFFER.)

Versuchsnummer	Versuchsdauer in Minuten	Gefrierpunktserniedrigung			Flüssigkeitsmenge ccm			Δ des Serums
		Einfuhr	Ausfuhr	Differenz	Einfuhr	Ausfuhr	Differenz	
27	75	Brunnenwasser			342	354	+12	
25	110	0,250	0,339	+0,089	345	385	+40	
22	175	0,370	0,457	+0,105	500	?	?	0,640
23	37	0,451	0,480	+0,031	341	375	+34	
24	100	0,538	0,574	+0,036	343	405	+62	
26	65	0,672	0,678	+0,006	347	374	+27	
21	53	1,147	1,085	−0,142	500	541	+41	0,539

Hypertonische Lösungen rufen also einen Flüssigkeitseinstrom in den Magen hervor. Diesen müssen wir von der Absonderung des spezifischen Sekretes auseinanderhalten. Die eigentliche Magensaftsekretion wird durch Sulfate gehemmt (GINTL, HEINSHEIMER, SASAKI). Demgegenüber besteht das Verdünnungssekret aus einer säure- und fermentarmen, wenn nicht überhaupt -freien Flüssigkeit. Nach PFEIFFER soll bei hoher osmotischer Konzentration der Salzlösung überhaupt keine Säure abgeschieden werden bzw. erst dann, wenn ein bestimmter Verdünnungsgrad erreicht ist. Am PAWLOWschen Hund lassen sich diese beiden Absonderungen auch räumlich trennen, indem sich der kleine Magen nur an der eigentlichen Magensaftsekretion beteiligt, nicht aber an der „Verdünnungssekretion", welche auf den großen Magen beschränkt bleibt (HEINSHEIMER). Mit dieser Methode läßt sich zeigen, daß hypertonische Bitterwässer die Magensaftsekretion in sehr ausgesprochener Weise hemmen (HEINSHEIMER, SASAKI). Dies zeigt Abb. 207, wo auch ein nachfolgender Nahrungsreiz nur mit einer minimalen Saftproduktion beantwortet wird (HEINSHEIMER).

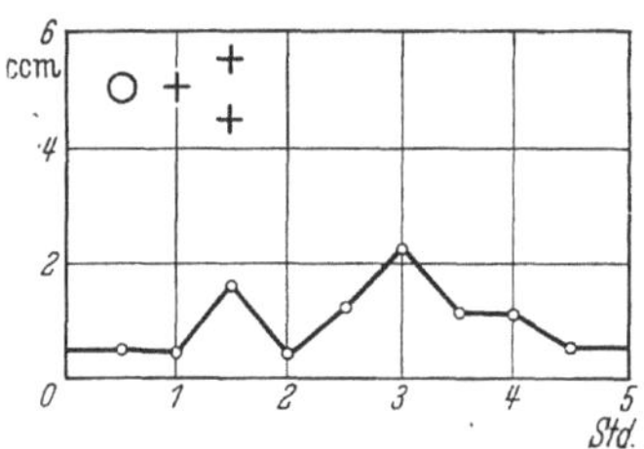

Abb. 207. Hemmung der Magensaftsekretion durch Bitterwasser. Nach Bitterwasserdarreichung (+) führt auch ein Nahrungsreiz (+/+) nur zu minimaler Magensaftabsonderung. Vgl. Normalabsonderung auf gleichen Reiz ohne Bitterwasser (Abb. 196a, S. 396). ○ Nüchternsekret. (Nach HEINSHEIMER.)

Bei hypotonischen Glaubersalzquellen ist die Hemmung weniger deutlich, manchmal nur noch angedeutet (SASAKI, BICKEL). Die Verdünnungssekretion fällt hier natürlich weg. Die Folge dieser hemmenden Wirkung ist eine Herabsetzung der Säurewerte, welche nicht nur im einmaligen Versuch zum Ausdruck kommt, sondern bei länger dauernder Anwendung auch zu einer anhaltenden Herabsetzung führt. So fand LORJE im Verlauf einer Bitterwasserkur mit Pjatogorsker Batalinskaja folgende Änderungen:

Tabelle 189. Veränderungen der Magensaftsekretion im Verlauf der Trinkkur. (Nach LORJE.)

Diagnose	Vor der Trinkkur			Nach der Trinkkur		
	Ges. Azid.	freie HCl	geb. HCl	Ges. Azid.	freie HCl	geb. HCl
Ulcus duodeni	76	56	16	52	44	4
Ulcus ventriculi	92	74	12	60	48	8
,, ,, ...	34	28	4	26	14	6
,, ,, ...	52	34	10	28	18	2
Gastritis acida	80	42	32	54	36	10
,, ,, ...	74	58	10	46	30	8

Bei der Gruppe der alkalisch-salinischen Säuerlinge (z. B. Karlsbad), mag der Kombination des Sulfat-Ions mit dem gleichsinnig wirkenden Hydrocarbonat-Ion eine Bedeutung nach dieser Richtung zukommen. Auch die Verdauungskraft der fertig gebildeten Fermente wird durch die Glaubersalzquellen gehemmt, wie SCHÜTZ für die Pepsinverdauung mit Marienbader Kreuzbrunn gezeigt hat. Die Magenentleerung soll nach LATKOWSKI verzögert sein. Allerdings spielen hierbei eine Reihe anderer Faktoren, wie Kohlensäure, Chloride, die Temperatur (JAWORSKI) eine wichtige, oft für den Endeffekt entscheidende Rolle.

b) Wirkungen im Darm.

Das physikalisch-chemische Verhalten des Sulfat-Ions, welches diese Wässer kennzeichnet, ist in erster Linie bestimmt durch seine Stellung nahe dem Ende der HOFMEISTERschen Reihe (s. S. 365). Am bedeutungsvollsten ist die Diffusionsgeschwindigkeit, aus welcher sich die Resorptionsgeschwindigkeit ergibt (HÖBER). Hierfür nimmt die HOFMEISTERsche Reihe die Form an:

$$Cl > Br > NO_3 > SO_4 > PO_4 .$$

So wird das Sulfat-Ion im Darm relativ langsam resorbiert und behindert auf osmotischem Wege auch die Resorption des Lösungswassers (BUCHHEIM, WAGNER). Dieses Verhalten wurde in zahlreichen Versuchen im Vergleich zu Kochsalz wie anderen Salzen und organischen Stoffen nachgeprüft und bestätigt, meist an isolierten Darmschlingen (MOREAU, HAY, HEIDENHAIN, HAMBURGER u. a.). Hiervon sei ein Versuch von HÖBER mit untereinander etwa isotonischen Kochsalz- und Glaubersalzlösungen angeführt:

Tabelle 190. Resorptionsverzögerung durch Sulfate. (Nach HÖBER.)

Lösung von	Eingeführte Lösung		Resorptionsdauer Min.	Rückständige Lösung	
	ccm	Δ		ccm	Δ
NaCl	100	0,609	30	33,5	0,621
NaCl	100	0,609	35	17,5	0,721
Na_2SO_4 . . .	100	0,582	35	96,0	0,618
Na_2SO_4 . . .	100	0,582	70	90,5	0,648
NaCl	100	0,677	35	45,5	0,615
Na_2SO_4 . . .	100	0,670	35	104,0	0,628

Auch für die Kationen bestehen ähnliche Unterschiede. Unter ihnen gehört insbesondere das Magnesium-Ion zu den schwer resorbierbaren. Am langsamsten wird daher das Magnesiumsulfat resorbiert, bei dem sich zwei schwerresorbierbare Ionen zusammenfinden.

Die Abführwirkung dieser Salze beruht auf dieser Resorptionsbehinderung und der dadurch bewirkten Vermehrung und Verflüssigung des Darminhaltes

(Buchheim, Wagner, Hay). Auf die Peristaltik haben die Sulfate selbst keinen erregenden Einfluß, eher einen hemmenden (Leubuscher, Baur, Dreyer und Tsung). Wenn es dennoch zu einer sehr raschen Darmentleerung kommt, beruht dies auf einer indirekten Einwirkung über den vermehrten Füllungszustand (Best), was wir als peristaltischen Dehnungsreflex bezeichnen. Zwar entstehen im Darm aus dem Sulfat durch bakterielle Reduktion kleine Mengen von Schwefelwasserstoff (Kochmann), welcher als Peristaltikerreger bekannt ist (v. Bokai), jedoch nur in unterschwelligen Dosen (W. Zörkendörfer). So spielt eine direkte Beeinflussung der Darmwand wohl keine wesentliche Rolle.

Von großer Bedeutung für die Wirkungsweise ist die Konzentration der abführenden Wässer. In einem auf einen bestimmten osmotischen Druck eingestellten Organismus wird das Wasserbindungsvermögen einer bestimmten Salzmenge durch die Isotonie bestimmt. Wird ein Mineralwasser in einer anderen Konzentration eingeführt, sucht der Körper die gestörte Isotonie im Darm wiederherzustellen. Dies geschieht bei hypotonischen Wässern durch Resorption des überschüssigen Wassers, bei hypertonischen durch Verdünnungssekretion. Diese Regulation beginnt schon im Magen (Loeper) und findet im Dünndarm ihre Fortsetzung. Bis zur Ileocöcalklappe ist sie in der Regel beendet (Radziewski). Die erreichte Endkonzentration entspricht zwar nicht genau der Blutisotonie (s. a. Tabelle 188, S. 430), ist doch die Resorption im Darm kein rein osmotischer Vorgang, sondern zum Teil auch das Ergebnis einer aktiven Tätigkeit der Darmwandzellen (Cohnheim). Die so der Isotonie genäherten Lösungen werden nunmehr ebenso wie von vornherein isotonisch vorliegende entsprechend der geringen Resorbierbarkeit der Sulfate langsam resorbiert. Auch die Resorption an sich leicht resorbierbarer Ionen wird durch die Gegenwart von Sulfaten verzögert (Zörkendörfer, Kolb).

Dieses Verhalten führt bei Wässern verschiedener Konzentration zu völlig anderen Ergebnissen.

Bei den schwächeren Wässern — um die Isotonie herum — muß die zur Peristaltikerregung und Abführwirkung erforderliche Wassermenge in der Trinkmenge bereits enthalten sein. Wird doch diese im Darmkanal nicht vermehrt, sondern im Gegenteil ein Teil davon resorbiert. Die von vornherein reichliche Darmfüllung führt zu rascher Entleerung, meist in 1 bis 2 Stunden. Anders bei stark hypertonischen Wässern. Von solchen werden entsprechend kleinere Mengen getrunken. Hier wird die notwendige Füllung erst allmählich durch die Verdünnungssekretion erreicht. So tritt denn auch die Darmentleerung in der Regel erst nach vielen Stunden ein. Kommt es hierbei zu einer reichlichen Abführwirkung — was von der Dosierung abhängt —, so übersteigt die ausgeschiedene Wassermenge bei weitem die Wassereinfuhr (Tabelle 191). Stark hypertonische

Tabelle 191. Wasserbilanz bei Marienbader Brunnensalzlösungen verschiedener Konzentration. (Nach W. Zörkendörfer.)

Zufuhr	Brunnensalz g	15	20	40	20
	Brunnensalz, Konzentration %	0,5	2,0	4,0	20
	Wasser ccm	3000	1000	1000	100
Ausfuhr im Stuhl	Wasser ccm	200	820	1480	250
	Wasser, % der Zufuhr	6,7	82	148	250

Bitterwässer führen daher zur Entwässerung, während aus schwächeren Wässern ein Teil des Wassers resorbiert wird. So kommt es bei ersteren zu einer Bluteindickung, bei letzteren nicht, wie die Erythrocytenkurven (Abb. 208) deutlich zeigen (Hay, Swiatecki).

Weil bei kleinen Mengen hypertonischer Lösungen Körperwasser zur Abführwirkung benötigt wird, ist deren Zustandekommen weitgehend vom Wasserbestand des Körpers abhängig (HAY, K. ZÖRKENDÖRFER). Daher eignen sich auch solche zu länger dauerndem kurgemäßem Gebrauch wenig und finden meist nur als Versandbrunnen zu gelegentlichem Abführen Verwendung.

Entgegen einer weitverbreiteten, jedoch unbegründeten Ansicht muß betont werden, daß die Sulfate wohl schwer resorbierbar, jedoch nicht unresorbierbar sind. Im Magen findet praktisch keine Resorption statt (HAY, URY), da die Sulfate lipoidunlöslich sind, wohl aber im Darm. Wieviel resorbiert wird, hängt vor allem von der Zeit ab, welche hierfür zur Verfügung steht, oder mit anderen Worten von der Verweildauer der Lösung im Darm. Deshalb wird von kleineren Wassermengen, welche lange im Darmkanal liegen bleiben, viel mehr resorbiert als von größeren, welche durch ihr Volumen eine rasche Entleerung herbeiführen (BUCHHEIM). Dünndarm und Dickdarm verhalten sich grundsätzlich gleich, nur sehr hochgelegene Dünndarmabschnitte sollen ein geringeres Resorptionsvermögen haben (HÖBER). Weil aber der Dünndarm bei einigermaßen größeren Wassermengen sehr rasch durchlaufen wird, ist die Resorption hier aus zeitlichen Gründen nur gering und beginnt meist erst im Dickdarm einen größeren Umfang anzunehmen (W. ZÖRKENDÖRFER).

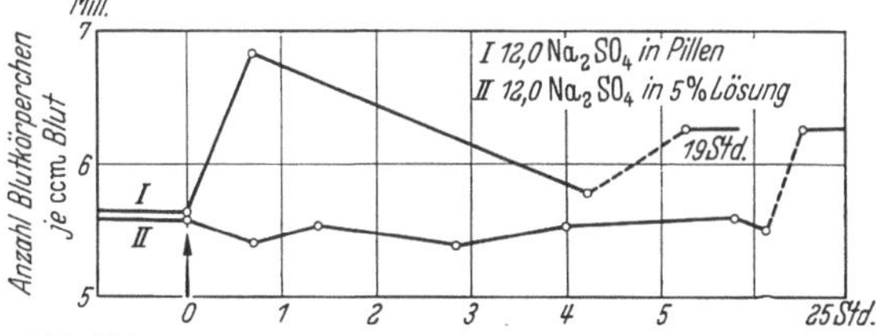

Abb. 208. Beeinflussung der Blutkonzentration durch Glaubersalz in Substanz und in verdünnter Lösung. (Nach HAY, aus MEYER und GOTTLIEB.)

Aus diesen Betrachtungen ergeben sich bestimmte Beziehungen der Zusammensetzung und Dosierung der Wässer zu ihren Wirkungen. Stark abführende Mineralwassermengen wird man meist nur als gelegentliches Abführmittel anwenden, dagegen kaum in einer systematischen Trinkkur täglich wiederholen. Vielmehr werden wir uns bei dieser im allgemeinen auf Schwellendosen beschränken, welche eben noch breiige, aber keine dünnflüssigen Entleerungen mehr bewirken. Bei solchen Dosen wird das Wasser und besonders auch die darin enthaltenen Salze, einschließlich der schwer resorbierbaren, fast vollständig resorbiert (PORGES). Die noch verbleibende Volumsvermehrung des Stuhles, welche zu dessen Entleerung führt, wird nicht durch osmotisch (an SO_4) gebundenes, sondern durch kolloidal gebundenes Quellungswasser bewirkt, welches in höheren Darmabschnitten durch die umspülende Sulfatlösung vor der Resorption geschützt wurde (W. ZÖRKENDÖRFER).

Eine Abführwirkung kommt durchaus nicht allen Wässern zu, welche schwer resorbierbare Ionen enthalten, sondern tritt erst oberhalb einer bestimmten Schwellendosis ein. Mit der chemischen Mineralwasserdefinition hat diese nichts zu tun, sondern liegt wesentlich höher. Wir kennen daher auch nicht abführende Glaubersalz- und Bitterwässer. Die Schwellendosis zeigt große individuelle Schwankungen. Auch von der Konzentration ist sie etwas abhängig, wie wir bereits besprochen haben, ebenso von anderen Bestandteilen. So liegt sie bei $MgSO_4$ etwas tiefer, als bei Na_2SO_4. Aber auch große Mengen anderer Salze, besonders Chloride, können die Dosis etwas herabdrücken (LOTH).

Demnach kann die Schwellendosis für die Abführwirkung nur annähernd festgelegt werden. Sie liegt bei etwa 3 g SO_4. Die Berechnung der Mineralwassermenge, in welcher 3 g SO_4 enthalten sind, gibt uns also einen ungefähren Anhaltspunkt über die abführende Dosis des betreffenden Wassers. Bei den schwächsten Glaubersalzquellen, welche eben der chemischen Definition entsprechen, kommen wir bei dieser Berechnung auf Werte von mehreren Litern. Solche Dosen führen auch tatsächlich ab (W. ZÖRKENDÖRFER), gehen aber weit über die brauchbare Dosierung hinaus. In praxi werden wir pro dosi im Höchstfall bis zu 1 Liter Mineralwasser verordnen. Daher dürfen wir eine Abführwirkung nur von Wässern mit einem Mindestgehalt von 3 g SO_4 pro kg Mineralwasser erwarten.

Tabelle 192. Abführende Dosen einiger Glaubersalz- und Bitterwässer.

	SO_4 g/kg	Berechnete abführende Dosis	Quelltyp
Sternhof/Bitterwasser	66,0	50	Bitterwasser
Hunyádi/János	26,8	100	Bitterwasser
Franzensbad/Glauberquelle IV	10,2	300	Glaubersalzquelle
Friedrichshall/Bitterwasser	9,4	300	Bitterwasser
Mergentheim/Albertquelle	7,1	400	Glauberkochsalzquelle
Ingelfingen/Schloßbrunnen	5,7	600	Glauberkochsalzquelle
Sulza/Carl-Alexander-Sophienquelle	5,0	600	Glauberkochsalzquelle
Oeynhausen/Quelle I	4,5	650	Glauberkochsalzquelle
Melle/Trinkquelle	4,2	700	Glauberkochsalzquelle
Windsheim/St. Annaquelle	4,2	700	Glaubersalzquelle
Mergentheim/Karlsquelle	4,0	700	Glauberkochsalzquelle
Elster/Salzquelle	4,0	700	Glaubersalzquelle
Hall/Haalquelle	3,8	700	Glauberkochsalzquelle
Marienbad/Kreuzbrunnen	3,7	700	Glaubersalzquelle
Salzuflen/Paulinenquelle	3,5	800	Glauberkochsalzquelle
Grenzach/Grenzquelle	3,0	1000	Glaubersalzquelle

Infolge der Resorptionsbehinderung bleibt das Mineralwasser viel länger, als gewöhnliches Wasser mit der Darmschleimhaut in Berührung und hat dadurch die Möglichkeit, diese viel intensiver zu bespülen und direkt zu beeinflussen. Hypertonische Wässer üben einen Reiz auf die Darmschleimhaut aus, welcher zu einer Hyperämie und zu erhöhter Sekretionstätigkeit (Verdünnungssekretion) führt. Als Ausdruck dieser erhöhten Tätigkeit fand COBET eine Vermehrung der Becherzellen. Das abgesonderte Sekret entspricht in seiner Zusammensetzung annähernd dem normalen Darmsaft (HAY, URY). Stark hypertonische Magnesiumsulfatlösungen führen auch zu einer starken Schleimabsonderung (BRIEGER, COBET), also einer Reizung der Schleimhaut. Besonders stark soll nach KIONKA die Kombination $MgSO_4 + NaCl$ reizen und zur Entleerung eines entzündlich-blutigen Exsudates führen. Bei den natürlichen Bitterwässern, welche fast stets diese Kombination aufweisen (s. S. 276), werden derartige heftige Reizerscheinungen jedoch niemals beobachtet. Vielleicht spielt hier die Dämpfung durch andere Mineralwasserbestandteile (z. B. Ca oder Alkali) eine wichtige Rolle. Immerhin müssen wir stark hypertonische Wässer auf alle Fälle als einen Schleimhautreiz ansehen, isotonische und hypotonische dagegen eher als eine annähernd physiologische entzündungshemmende Spülflüssigkeit (SCHÜTZ u. a.). Eine solche Durchspülung gerade mit Glaubersalzwässern findet denn auch bei der Behandlung von Darmkatarrhen eine ausgiebige Anwendung.

Hierbei ist zunächst das Wasser das wichtigste Agens. Die Bedeutung der schwer resorbierbaren Salze liegt in erster Linie darin, daß sie das Wasser vor der Resorption schützen und ihm so erst ermöglichen, in größerer Menge bis in die tieferen Darmabschnitte zu gelangen. So erreicht beim Menschen das Sulfat und mit ihm die osmotisch gebundene Wassermenge fast quantitativ die Ileocökalklappe (W. ZÖRKENDÖRFER), während BERLATZKI beim Hund in dieser Gegend von 600 ccm gewöhnlichen Wassers nur noch etwa 10 ccm und von der gleichen Menge $^1/_2$%iger Sodalösung nur 15 ccm vorfand.

Daneben können aber auch Mineralstoffe selbst noch Wirkungen auf die Schleimhaut entfalten, hauptsächlich durch physikalisch-chemische Einflüsse. So wird der Quellungszustand der Darmwandkolloide hauptsächlich durch die Kationen (Na, Mg) bestimmt werden (s. S. 396), jedoch unter Mitbeteiligung auch der Anionen. Das Sulfat-Ion wirkt im allgemeinen im Sinne einer Entquellung (HOFMEISTER). Darmschleimhaut soll jedoch nach QUAGLIARELLO in schwachen Na_2SO_4-Lösungen stärker quellen, als in NaCl-Lösungen. Erst in hochkonzentrierten Lösungen soll sich die Hemmung bemerkbar machen.

Für eine solche Bespülung der Darmwand mag es auch von einer gewissen Bedeutung sein, daß sich das Wasser mit dem Darminhalt nicht gleichmäßig mischt, sondern der Hauptteil eine wirkliche Flüssigkeit bleibt und an dem

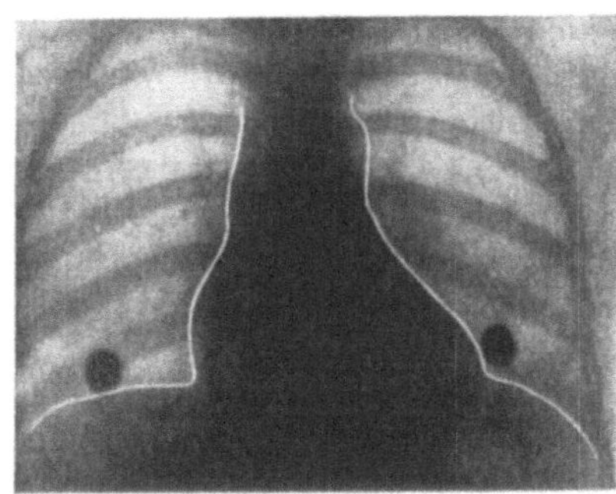

Vor der Kur.

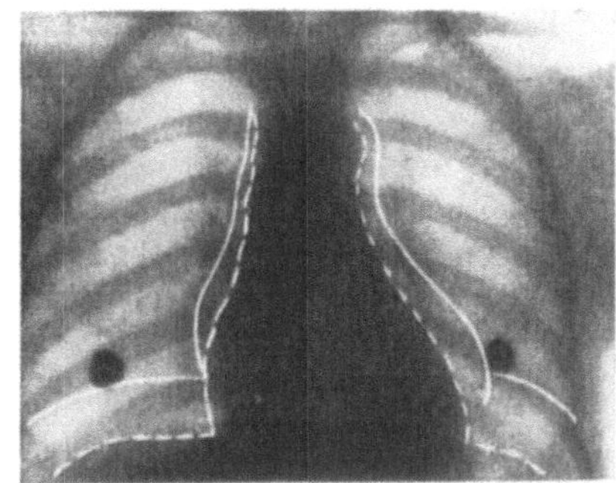

Nach der Kur.

Abb. 209. Behebung des Zwerchfellhochstandes durch die Marienbader Brunnenkur. (Nach K. ZÖRKENDÖRFER.)

Speisebrei — schneller als dieser — vorbeiläuft, was besonders röntgenologisch erwiesen wurde (PADTBERG, MEYER-BETZ und GEBHARDT, CZEPA). Nur ein kleiner Teil des Wassers wird vom Speisebrei aufgenommen und verleiht diesem eine weichere Konsistenz.

Wenn die Bespülung der Darmwand auf denselben Eigenschaften beruht, wie die Abführwirkung, wird sie mit dieser meist Hand in Hand gehen, ist jedoch nicht unbedingt an das Zustandekommen einer Abführwirkung gebunden. Hierfür genügt es, wenn die Resorption bis über den Sitz der Krankheit hinaus verhindert wird. So stehen zu diesem Zwecke auch nicht abführende Wässer oder nicht abführende Dosen vielfach in Verwendung. Oft ist ja hierbei eine Abführwirkung gar nicht erwünscht (z. B. diarrhoische Dünndarmkatarrhe). In dieser Beziehung können vielleicht sogar schon kleinere Mengen schwer resorbierbarer Ionen in Kochsalzquellen, alkalischen Quellen u. a. von Bedeutung sein, welche ja gerade bei Dünndarmkatarrhen ebenfalls viel verwendet werden. Je tiefer wir mit unserer Durchspülung reichen wollen, um so mehr müssen wir uns abführenden Wässern zuwenden. Den Dickdarm werden wir nur mit solchen erreichen. Dagegen sind die tiefsten Darmabschnitte auch den abführenden Wässern unzugänglich oder doch nur bei Dosierungen, welche zu kurgemäßem Gebrauch nicht in Betracht kommen. Wollen wir diese Partien mit unseren Wässern bespülen, müssen wir zu Einläufen greifen. In neuerer Zeit macht man auch von subaqualen Darmbädern mit natürlichen Glaubersalzwässern Gebrauch, z. B. in Karlsbad.

Die Auswirkung einer regelmäßigen Durchspülung erblicken wir in der Reinigung des Darmkanals von Bakterien und Reizstoffen. Dadurch werden entzündliche Erscheinungen und abnorme Zersetzungsvorgänge im Darm eingeschränkt. Die Resorption von Toxinen und Stoffwechselprodukten, welche zu einer Intoxikation des Körpers geführt haben, wird einesteils durch deren Entleerung nach außen — insbesondere bei gleichzeitiger Abführwirkung — anderenteils durch Einschränkung ihrer Neubildung herabgesetzt. So beobachtete FISCHMANN eine Verringerung des Harnindicans im Verlauf einer solchen Kur.

Zu diesen Stoffen, welche sekundäre Krankheitssymptome verursachen, müssen wir auch die Darmgase rechnen. Diese können nicht nur nach Resorption Intoxikationserscheinungen bewirken, sondern schon deren Ansammlung im Darm führt rein mechanisch zu verschiedenen Störungen, wie Zwerchfellhochstand, Kreislaufstörungen, Kurzatmigkeit (Plethora abdominalis oder kardiointestinaler Symptomenkomplex). Gerade der Meteorismus mit seinen Folgeerscheinungen stellt ein dankbares Indikationsgebiet der abführenden Glaubersalzwässer dar (SCHÜTZ, KISCH). So zeigt Abb. 209 den Rückgang des Zwerchfellhochstandes (K. ZÖRKENDÖRFER) im Verlauf einer Marienbader Kur.

Nach SCHÜTZ und MAUTNER kommt es auch zu einer Hyperämisierung des Darmes und Behebung von Stauungen im Pfortadergebiet.

c) Wirkungen auf die Galle.

Der günstige Einfluß mehrerer Mineralwässer bei Leber- und Gallenleiden ist schon seit Jahrhunderten bekannt und wurde in früheren Zeiten hauptsächlich dem Alkali zugeschrieben. RUTHERFORD fand jedoch bei Gallenfistelhunden eine starke Vermehrung der Gallenabsonderung auf Natriumsulfat, während Alkalien nur eine schwache Wirkung erkennen ließen. Auf Grund dieser Versuche bezog er die Wirkung des Karlsbader Wassers auf das Natriumsulfat. Auch mit einschlägigen Mineralwässern selbst wurde mehrfach eine Steigerung der Gallenabsonderung beobachtet, sowohl beim Hund (LEWUSCHEW und KLIKOWITSCH), wie auch an Patienten mit Gallenblasenfistel, so von BAIN mit Karlsbader und von CASCIANI mit Montecatini-Wasser. Von anderen wieder wird ein solcher Einfluß vermißt (BALDI, NISSEN, GLASS, PRÉVOST und BINNET) oder auf das Alkali bezogen (s. S. 419).

Besonders aber wurde die Aufmerksamkeit auf das Sulfation durch die Entdeckung MELTZERS gelenkt, daß die direkte Einwirkung einer 25%igen Magnesiumsulfatlösung auf das Duodenum zur Erschlaffung des Sphincter Oddi und zum Austritt von Galle führt. Durch die Einführung der Duodenalspülung in die Klinik (LYON, STEPP) ist diese Wirkung heute allgemein bekannt. Dabei ändert die austretende Galle ihre Beschaffenheit. Nach einigen ccm hellgelber „Galle A“, welche offenbar aus den Gallengängen kommt, folgen etwa 50 bis 100 ccm einer hochkonzentrierten, dunklen viscösen Flüssigkeit („Galle B“), welche in der Hauptsache aus Blasengalle besteht und hierauf wieder hellgelbe „Galle C“, die wir als Lebergalle ansprechen (LYON).

Charakteristisch für diese Wirkung ist die dunkle Blasengalle, welche allein zur diagnostischen Bewertung herangezogen wird. Deren Herkunft aus der Gallenblase ist zwar nicht unbestritten geblieben (EINHORN). Nachdem aber die Verkleinerung der Gallenblase von STEPP und DÜTTMANN bei eröffneten Bauchdecken direkt beobachtet und von SILVERMANN und MENVILLE röntgenologisch nachgewiesen wurde, kann dies wohl als erwiesen gelten. Bei fehlender Gallenblase fand STEPP den Gallenreflex stets negativ. Daß gelegentlich auch ein positiver beobachtet wurde (LINTZ, EINHORN), ist wohl dadurch zu erklären, daß die Gallengänge die Funktion der fehlenden Gallenblase zum Teil ersetzen können (ROST). Für eine Entleerung der Gallenblase spricht auch der Befund, den HAUG mit Mergentheimer Wasser erhoben hat, daß eine unmittelbar anschließende zweite Gabe eine viel schwächere Wirkung hat und hierauf auch die stärksten Cholagoga wirkungslos bleiben.

Das Zustandekommen dieser Wirkung führt MELTZER auf eine reflektorische Kontraktion der Gallenblase zurück, welche auf einer physiologischen entgegengesetzten Innervation der Gallenblase und des Sphincter Oddi (MELTZER, MANN, WESTPHAL) beruhen soll, so daß dessen Erschlaffung unter dem Einfluß der Sulfate Kontraktionen der Gallenblase zur Folge hat. Eine solche aktive Entleerung wird aber auch mehrfach bezweifelt (AUSTER und CROHN, KAWASHIMA). Daß sich die Gallenblase aktiv kontrahieren und ihren Inhalt unter Druck selbst gegen einen Widerstand entleeren kann, ist durch die Untersuchungen von HIGGINS und MANN, wie von MCMASTER und ELMAN erwiesen. Bei Verabreichung von Magnesiumsulfat dagegen haben BRUGSCH und HORSTERS eine Steigerung des Gallenblasendruckes vermißt (Abb. 210), und sind der Ansicht, daß die Herabsetzung des Sphincterwiderstandes (Sphincter Oddi), welche

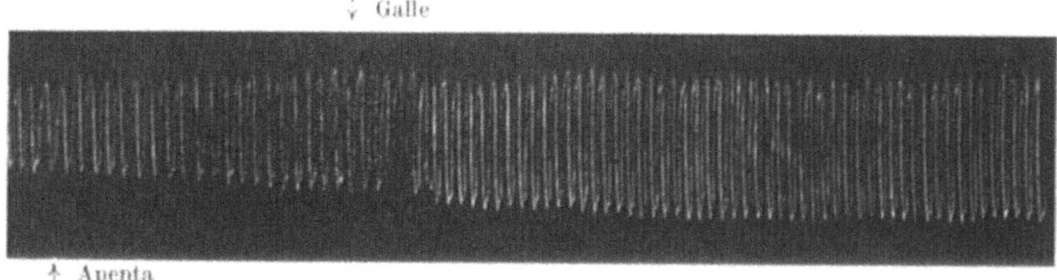

Abb. 210. Drucksenkung in der Gallenblase bei Austritt von Blasengalle nach der Einführung von Apenta in den Magen. (Nach BRUGSCH und HORSTERS.)

von MCWORTHER und REACH nachgewiesen wurde, genügt, den Abfluß von Blasengalle ohne aktive Mitwirkung der Gallenblase zu erklären.

Diese Entleerung der Gallenblase wird nicht nur durch Magnesiumsulfat ausgelöst, sondern ebenso auch durch Natriumsulfat (EINHORN, STEPP), wir müssen sie daher in erster Linie auf das Sulfat-Ion zurückführen, wenn dieses auch nicht einzig dasteht. Vor allem wirken gewisse Nahrungsreize (Öl, Eigelb, Pepton) ebenso. Andere Salze, wenigstens soweit sie in Mineralwässern in größeren Mengen vorkommen, erwiesen sich meist als unwirksam oder doch sehr unsicher. Jedenfalls haben wir es nicht mit einer unspezifischen Salzwirkung zu tun.

Die Wirkung einer 25%igen Magnesiumsulfatlösung läßt sich natürlich nicht ohne Nachprüfung auf sulfathaltige Mineralwässer übertragen und verallgemeinern. Versuche mit verschiedenen Dosen haben ergeben, daß diese Wirkung an hohe Konzentrationen gebunden ist. Die Schwellendosis wurde bei einer etwa 10%igen Natriumsulfatlösung gefunden (BRUGSCH und HORSTERS, FRAUDÉ). Die Menge der Lösung ist dabei von untergeordneter Bedeutung (FRAUDÉ). Bei Mineralwässern liegt diese Schwellendosis jedoch wesentlich tiefer, als bei reinen Natriumsulfatlösungen (LANGNER), die Wirkung der Sulfate muß also durch andere, wenn auch an sich unwirksame Begleitionen stark beeinflußt werden können. Immerhin aber kommt ein „positiver Gallenreflex" nur bei höher konzentrierten Wässern zustande. Wenn manche Autoren (STERN u. a.) auch mit schwach konzentrierten Wässern eine cholagoge Wirkung sehen wollen, sind deren Ausschläge in der Konzentration des Duodenalsaftes so klein, daß daraus sichere Schlüsse über die Herkunft dieser Galle aus der Gallenblase nicht abgeleitet werden können. Bei einer Sichtung der untersuchten Wässer müssen diese Versuche unberücksichtigt bleiben. Um aus dem Ergebnis der Duodenalsondierung eine cholagoge Wirkung abzuleiten, müssen wir eine Bilirubinsteigerung um mindestens 100 mg-% verlangen (FRAUDÉ, LANGNER). So zeigen die untersuchten hierhergehörigen Wässer folgendes Bild:

Tabelle 193. Cholagoge Wirkung der Glaubersalz- und Bitterwässer.

Quelle	SO_4-Gehalt g/kg	Cholagoge Wirkung	Autor
Hunyádi, János	26,8	+	Sümegi
Mira, Bitterwasser		+	Sümegi
Apenta		+	Brugsch und Horsters
Mergentheim, Albertquelle	7,1	+	Haug, Langner
Mergentheim, Karlsquelle verstärkt	6,0	+	Haug
Friedrichshall, Bitterwasser	9,4	unsicher	Langner
Windsheim, St. Annaquelle	4,2	meist —	Langner
Mergentheim, Karlsquelle	4,0	—	Brugsch und Horsters, Haug, Langner
Grenzach, Grenzquelle	3,0	—	Langner
Karlsbad, Sprudel, Mühlbrunnen	1,7	—	Brugsch und Horsters, Schmid
Hersfeld, Lullusbrunnen	1,9	—	Langner
Tarasp, Luciusquelle	1,6	—	Schmid
Bertrich, Bergquelle	0,6	—	Langner

In diesen Versuchen wurden die Wässer, wie bei der klinischen Gallenreflexprüfung, unmittelbar ins Duodenum eingeführt. Nach Brugsch und Horsters tritt die Wirkung aber auch ein, wenn das Wasser vorher den Magen passiert hat. Inwieweit sich dabei die Schwelle verschiebt, ist nicht bekannt. Bei den höher konzentrierten Wässern können wir wohl auch bei einer Trinkkur mit dieser Wirkung rechnen, bei den Schwellendosen ist diese Frage noch ungeklärt.

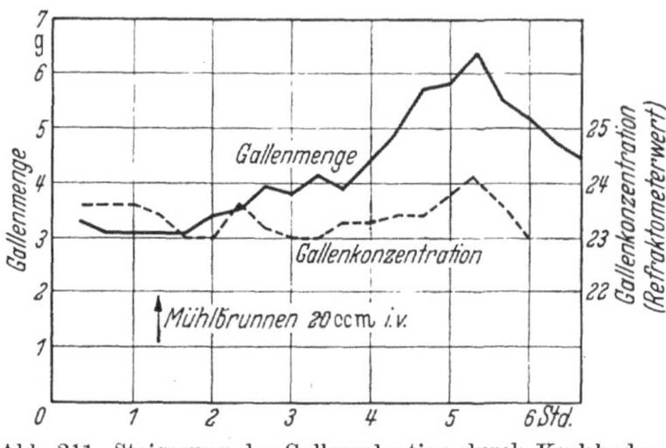

Abb. 211. Steigerung der Gallensekretion durch Karlsbader Mühlbrunnen. (Nach Stransky.)

Wie wir bereits erwähnt haben, wurde aber mehrfach gerade auch bei schwächeren Quellen über eine Erhöhung der Gallenabsonderung berichtet. Auch neuerdings haben Versuche mit der Duodenalsondierung vielfach eine Vermehrung der abfließenden Gallenmenge ergeben, ohne daß der Duodenalsaft die Beschaffenheit der Blasengalle aufwies (Simon, Langner, Schmid). Diese neueren, wie die alten Gallenfistelversuche lenken unsere Aufmerksamkeit der Gallensekretion zu. Die reine Gallensekretion hat Stransky unter Ausschaltung der Gallenblase mit einer verbesserten Methodik am Kaninchen studiert, welches Bürker wegen seiner dauernden gleichmäßigen Sekretion für das beste Versuchstier hierzu hält. Mit Karlsbader Wasser erhielt er bei intravenöser, wie intraduodenaler Applikation eine deutliche Steigerung der Gallenproduktion (Abb. 211). Aus der größeren Wirksamkeit der intravenösen Verabreichung läßt sich schließen, daß diese Wirkung nicht vom Darm aus ausgelöst wird, sondern als Resorptivwirkung aufgefaßt werden muß. Bei der Prüfung verschiedener Salze erwies sich auch diese Wirkung als eine Sulfatwirkung, welche durch die Begleitionen erheblich gesteigert wird (Stransky).

Am Menschen wurde die reine Gallensekretion von Nonnenbruch und Mahler nachgeprüft. Auch sie bestätigen die galletreibende Wirkung des Karlsbader Wassers bei cystektomierten Patienten mit Gallenfistel.

So hat sich denn die erhöhte Gallenausscheidung in zwei völlig verschiedene Wirkungen aufgelöst, welche wir grundsätzlich scharf auseinanderhalten müssen (Soulier): Die Entleerung der Gallenblase — *cholagoge* Wirkung — und die

Anregung der Leberzellensekretion — *choleretische* Wirkung (BRUGSCH und HORSTERS). Während die Gallenblasenentleerung an hochkonzentrierte Wässer gebunden ist, kommt die Sekretionsanregung auch schwächeren Quellen zu. Auch bei der Prüfung mit der Duodenalsonde müssen wir versuchen, diese beiden Wirkungen nach Möglichkeit auseinanderzuhalten. Bis zu einem gewissen Grade ist dies auch möglich (FRAUDÉ, LANGNER). Bei der cholagogen Wirkung steigt der Bilirubingehalt stark an, wenigstens um 100 mg-% (FRAUDÉ). Zu einer leichten Zunahme der Konzentration kommt es oft auch bei der reinen choleretischen Wirkung (STRANSKY, NONNENBRUCH und MAHLER). Eine geringe Bilirubinsteigerung darf deshalb nicht als Beweis für Blasengalle angesehen werden. Eine solche Steigerung des Bilirubingehaltes oder wenigstens der absoluten Bilirubinmenge bei gleichbleibender Konzentration ist jedoch ein sicherer Beweis, daß wir die Vermehrung der Saftmenge auf die Galle beziehen können und sie nicht durch Absonderung von Darmsaft oder Pankreassaft vorgetäuscht wird.

Die choleretische Wirkung finden wir bei fast allen untersuchten Glaubersalzquellen, bald stärker, bald schwächer ausgebildet, ohne deutlich erkennbaren Zusammenhang mit der Zusammensetzung (LANGNER). So deutlich bei Mergentheimer Karlsquelle, Windsheim, Hersfeld und Bertrich (LANGNER), ferner bei Karlsbad (STRANSKY, NONNENBRUCH, SCHMID) Tarasp (SCHMID), unsicher dagegen bei Grenzach (LANGNER).

Eine wesentliche Veränderung in der Zusammensetzung der sezernierten Galle ließ sich nicht erweisen (GLASS, STRANSKY, NONNENBRUCH und MAHLER). Die von LEWUSCHEW beschriebene Verdünnung konnte von neueren Autoren nicht bestätigt werden. Eher zeigt sich ein leichter Anstieg der Konzentration. Anders verhält sich nur die Blasengalle. Kommt eine cholagoge Wirkung zustande, dann wird die eingedickte Galle entleert und anschließend durch neusezernierte, also wesentlich dünnere Galle ersetzt. Wie wir aus der vermehrten Gallenproduktion ersehen, werden die Leberzellen zu erhöhter Tätigkeit angeregt. Die Wirkungen auf die abführenden Gallenwege dagegen müssen wir vor allem als mechanisch bedingt auffassen. Pathologische Abscheidungen, Entzündungsprodukte, Erreger u. dgl. können durch den rascheren Wechsel der Galle zum Teil aus den Gallenwegen entfernt werden. Der Unterschied zwischen den stärkeren cholagog wirkenden und den schwächeren rein choleretischen Wässern muß sich vor allem für die Gallenblase bemerkbar machen. So fand STEPP eine Ausschwemmung von Eiter beim Empyem oder von Typhusbacillen bei Bacillenträgern unter der Einwirkung cholagoger Mittel. So wird die Anwendung hochkonzentrierter Glaubersalz- und Bitterwässer zu einer Reinigung der Gallenblase führen, besonders bei intraduodenaler Verabreichung. Wollen wir dagegen eine möglichste Ruhigstellung der Gallenblase erreichen, wie wir sie bei der Gallendiät, aus der alle cholagog wirkenden Nahrungsmittel gestrichen sind, anstreben, werden wir auch cholagoge Mineralwässer meiden müssen und rein choleretische anwenden. Neben der direkten Einwirkung auf die Leber können wir diesen durch die vermehrte Gallenabsonderung eine analoge Wirkung wenigstens auf die Gallengänge zuschreiben, wenn diese auch nicht so heftig, sondern mehr protrahiert in Erscheinung tritt.

Wie vielfach in der Balneologie wird sich der therapeutische Erfolg daher nicht nach einer einmaligen Gabe, sondern eben erst nach einer längere Zeit durchgeführten Trinkkur zu erkennen geben.

So sah STEPP in Verlauf der Karlsbader Kur in der Duodenalgalle die pathologischen Beimengungen schwinden. Auch die Besserung der Durchblutungsverhältnisse im Pfortadergebiet (SCHÜTZ) dürfte sich auf die Gallenwege günstig auswirken.

Diese Verusche, den Wirkungsmechanismus der Sulfate aufzuklären, machen uns die günstige Einwirkung solcher Trinkkuren auf entzündliche Erkrankungen der Gallenwege verständlich. Gemeinsam mit der Erkenntnis der Pathogenese können sie uns den *Wirkungsmechanismus aufklären*, aber auch weitgehend bei der Wahl des für den Spezialfall richtigen Brunnens leiten.

d) Stoffwechselwirkungen.

Bei Besprechung von Allgemeinwirkungen der Glaubersalz- und Bitterquellen müssen wir zunächst nochmals kurz auf die Resorptionsfrage zurückkommen. Fußend auf der BUCHHEIMschen Theorie herrscht vielfach die Ansicht, daß die Salze dieser Wässer durch den Darm unverändert wieder abgehen und daher gar keine Resorptivwirkungen entfalten können. Demgegenüber müssen wir hervorheben, daß diese wohl schwer- aber nicht unresorbierbar sind, und wie schon BUCHHEIM und WAGNER selbst gezeigt haben, wenigstens ein Teil davon resorbiert wird (s. S. 431). Dem Eintritt von Resorptivwirkungen steht somit nichts im Wege.

Außerdem aber können Allgemeinwirkungen auch auf indirektem Wege über lokal beeinflußbare Organe zustande kommen. Insbesondere kann sich die Abführwirkung weitgehend in dieser Weise auswirken. So wollen wir uns zunächst mit diesen indirekten Wirkungen befassen.

Auf die im Darm entstehenden Stoffe, welche sekundär zu einer Intoxikation führen können, und deren Beseitigung durch abführende Trinkkuren (FISCHMANN) haben wir bereits hingewiesen. Auch die Entgasung des Darmes kann sich günstig auswirken. Bei Stoffwechselkrankheiten hat dies insbesondere für die Fettsucht Bedeutung (KISCH, PFLANZ, LEVA). In Zusammenhang mit Entfettungskuren hat auch die Resorption und Ausnutzung von Nahrungsstoffen während der Trinkkur das Interesse auf sich gelenkt. Man stellte sich vor, daß die Nahrungsausnutzung durch die rasche Darmentleerung geschmälert wird. Nun muß man aber hierbei die zeitliche Verabreichung als einen maßgebenden Faktor mit in Rechnung stellen. Eine wesentliche Herabsetzung wäre nur denkbar, wenn die Höhe der Abführwirkung mit der Verdauung zusammenfällt. Dies trifft nun aber bei der üblichen Darreichungsform wenigstens für die Hauptmahlzeiten durchaus nicht zu. Diesbezügliche Versuche ergaben zwar übereinstimmend eine Steigerung des unausgenutzt abgehenden Anteils, jedoch in so geringem Umfange, daß diese als Entzug von Nährstoffen ohne Bedeutung ist (JAKOBY, BRANDENBURG, KRAUS, SEEGEN, KOLB, K. ZÖRKENDÖRFER).

Der Darm stellt nicht nur ein Resorptions-, sondern auch ein Ausscheidungsorgan dar. Entschieden ist auch diese Art seiner Tätigkeit einer Steigerung fähig und so kann auch sie zu einem therapeutisch wertvollen Faktor werden (Ableitung auf den Darm). Gerade die abführenden Trinkkuren scheinen auch die Sekretionstätigkeit energisch anzuregen. Es sei nur an die oft beträchtliche Verdünnungssekretion erinnert. Zumal die Rückresorption der auf diesem Wege ausgeschiedenen Stoffe durch osmotische Kräfte wie durch rasche Entleerung nach außen erheblich behindert ist, scheint dieser Ausscheidungsweg hier in besonderem Umfange in Betracht zu kommen. Genauere Angaben hierüber liegen leider kaum vor.

Die erhöhte Darmtätigkeit — wobei wir neben der motorischen auch an die sekretorische (FREDERICQ) und vielleicht auch die resorptive denken müssen — stellt aber auch eine Arbeitsleistung dar und hat infolgedessen eine Umsatzsteigerung zur Folge. So fanden v. MERING und ZUNTZ am Kaninchen wie A. LOEWY am Menschen (Tabelle 194) eine Steigerung des Sauerstoffverbrauchs und der Kohlensäureausscheidung auf abführende Salzlösungen. Die Größe der

Ausschläge war allerdings auch beim gleichen Individuum sehr wechselnd. Gerade, wenn wir dabei die Darmarbeit als das ausschlaggebende ansehen, kann uns das nicht wundernehmen, denn bei der unkontrollierbaren Verteilung der

Tabelle 194. Gaswechselsteigerung durch Glaubersalz. (Nach A. LOEWY.)

Zeit	O-Verbrauch	CO_2-Ausscheidung	Zunahme an		
			O (%)	CO_2 (%)	
8^{30}	247,2	196,1			Nüchtern
9^{10}	277,6	205,5	12	5	9^{00} 15 g
9^{45}	331,5	257,6	34	31	Na_2SO_4
10^{30}	306,0	216,6	23,8	10,3	
12^{35}	290,5	244,8	17,4	24,5	

Salzlösung im Magen und Darm kann eine gleichmäßige Reaktion kaum erwartet werden. Und diese Wirkung ist zweifellos auf die erhöhte Darmtätigkeit zu beziehen (v. MERING und ZUNTZ, A. LOEWY). Immerhin wäre es aber denkbar, daß daneben unter Umständen, speziell bei pathologischen Fällen auch eine direkte Stoffwechselwirkung in Frage käme. So hat A. LOEWY bei einer kastrierten Hündin durch Natriumbicarbonat eine Steigerung des pathologisch herabgesetzten Grundumsatzes erzielen können.

Natürlich dürfen wir alle diese Faktoren nicht zu hoch veranschlagen. Bei kalten Wässern wäre noch der Wärmeentzug mit in Rechnung zu setzen (v. NOORDEN). Wenn wir solche Wässer zu *Entfettungskuren* heranziehen, wozu sie auch vielfach mit Erfolg gebraucht werden (KISCH, PFLANZ, SAGASSER, KOPF, v. DALMADY), müssen wir uns dessen bewußt sein, daß hierbei die Trinkkur eben nur einen Faktor in der Gesamttherapie darstellt, und andere Faktoren, wie vor allem eine geeignete Diät, zum Erfolg unerläßlich sind.

Besonderes Interesse hat vor allem in früheren Zeiten der Stickstoffumsatz auf sich gelenkt. Wiederholt schon haben wir gesehen, daß Trinkkuren oft zu einer erhöhten N-Ausfuhr führen, was zunächst auf eine Steigerung des Eiweißstoffwechsels bezogen wurde. Wir haben aber weiter gesehen, daß sich diese Folgerung als irrig erwiesen hat und die beobachtete Wirkung in Wahrheit auf einer Ausschwemmung von Stoffwechselschlacken beruht (v. NOORDEN, ABDERHALDEN). So werden wir denn auch hier die mehrfach gefundene Stickstoffsteigerung (v. MERING, LEVA, LONDON u. a.) in diesem Sinne deuten müssen, um so mehr, als eine solche öfters auch vermißt wird (MOSLER, JAKOBY, ALLARD). Bei Untersuchung von Glaubersalzwässern verschiedener Konzentration konnten W. und W. ZÖRKENDÖRFER nur dann eine Stickstoffvermehrung feststellen, wenn auch eine Wasserdiurese zustande kam, was ebenfalls für die Ausschwemmung spricht. Insbesondere wenden sich v. NOORDEN und DAPPER gegen die durch nichts bewiesene Annahme einer Steigerung des Eiweißumsatzes.

Auch bei *Diabetes* erfreuen sich Glaubersalzquellen eines guten Rufes, obenan Karlsbad. Die günstigen Wirkungen der Karlsbader Kur, über welche FLECKLES, SEEGEN, DRASCHE, J. MAYER u. a. berichtet haben, wurden zwar oft auch vermißt (KÜLZ, KRETSCHY, RIESS, GUTTMANN). Zum Teil ist dies vielleicht auf die Auswahl der Fälle zurückzuführen, zumal auch SEEGEN schon beobachtet hat, daß nicht alle Diabetiker auf die Trinkkur ansprechen, vor allem schwere Fälle sich meist refraktär verhalten. Bei leichteren und mittelschweren Fällen wurde aber die günstige Wirkung der Karlsbader Trinkkur auch in neuerer Zeit wiederholt bestätigt (STERN, P. MAYER, KAUFFMANN - COSLA und R. ZÖRKENDÖRFER u. a.).

Nun nimmt zwar gerade das Karlsbader Wasser eine solche Mittelstellung zwischen alkalischen und Glaubersalzquellen ein, daß man dessen Wirkungen auch auf seinen Alkaligehalt beziehen könnte. Andererseits aber wurden ähnliche Wirkungen auch bei einer ganzen Reihe anderer Glaubersalzwässer beobachtet, wie Hersfeld (BORUTTAU, BUHLAN), Marienbad (KAUFFMANN-COSLA und W. ZÖRKENDÖRFER), Tarasp (KELLER-STOPPANY), Elster (SCHMINKE), so daß wir sie wohl als Wirkungen der ganzen Gruppe betrachten können. Weiters fanden GEIGER und KROPF das Karlsbader Wasser auch nach Neutralisation mit Salzsäure noch wirksam. Daher kann die Alkalität mindestens nicht der einzige wirksame Faktor sein, vielmehr scheint eben die für diese Klasse typische Ionenkombination einen Einfluß auf den Kohlehydratstoffwechsel zu haben, ohne daß wir diesen auf ein bestimmtes Ion allein beziehen könnten. Daß die Alkalität dabei auch eine Rolle spielt, ergibt sich aus dem bei den alkalischen Quellen Dargelegten (S. 424).

Im akuten Versuch beobachteten ARNOLDI und ROUBITSCHEK eine deutliche Blutzuckersenkung auf Karlsbader Wasser bei Gesunden wie bei Diabetikern:

Tabelle 195. Einfluß des Karlsbader Wassers auf den Blutzucker. (Nach ARNOLDI und ROUBITSCHEK.)

		Nüchtern	10 Min.	30 Min.	60 Min.
Gesund	Wasser	60	59	48	54
	Karlsbader Wasser	90		72	82
Diabetes	Wasser	200	208	194	193
	Karlsbader Wasser	146	128	110	90
	Karlsbader Wasser	161	140	90	79

Auch im Tierversuch wurde diese Frage mehrfach studiert. So machte BORUTTAU an einem pankreaslosen Hund Versuche mit Hersfelder Lullusbrunnen. Bei der ausgesprochen kohlehydratarmen reinen Fleischkost fand er eine deutliche Abnahme der Zuckerausscheidung (Tabelle 196). Bei kohlehydratreicherer Kost konnte er dagegen allerdings auch mit viel kleineren Brunnendosen keinen Erfolg erzielen, was, wenn der Mißerfolg durch die Kohlehydratzulage bedingt ist, mit den oben schon erwähnten Beobachtungen an Diabetesfällen verschiedener Schwere übereinstimmt.

Tabelle 196. Einfluß des Hersfelder Wassers auf die Glykosurie eines pankreaslosen Hundes. (Nach BORUTTAU.)

	Zuckerausscheidung	Mittel		Zuckerausscheidung	Mittel
Vorperiode	38,5	33,0	500 g Lullusbrunnen	8,7	22,9
	36,0		500 g ,,	30,9	
	26,4		500 g ,,	19,9	
	29,0		500 g ,,	16,2	
	33,8		500 g ,,	27,2	
	34,2		500 g ,,	36,7	
			500 g ,,	20,6	

Das Verhalten des Blutzuckers wurde besonders an Kaninchen mehrfach studiert, welche auf bestimmte Kostformen mit einer Blutzuckererhöhung und Toleranzverminderung reagieren, Unter solchen Bedingungen fand sich eine Senkung des Nüchternblutzuckers und Besserung der Belastungskurve (GEIGER und KROPF, BUHLAN, WIENSKOWSKI). Ein Beispiel zeigt Abb. 212.

Der Einfluß auf den Kohlehydratstoffwechsel macht sich auch am Glykogengehalt der Leber bemerkbar. Hier kommt es zu einer Anreicherung (ARNOLDI,

KERN und STRANSKY), bei gleichzeitiger Blutzuckersenkung also zu einer Hemmung der Glykogenmobilisation bzw. einer Begünstigung des Glykogenansatzes (Tabelle 197).

KAUFFMANN-COSLA und ZÖRKENDÖRFER beobachteten bei Diabetikern außer einer verminderten Zuckerausscheidung auch eine Abnahme intermediärer

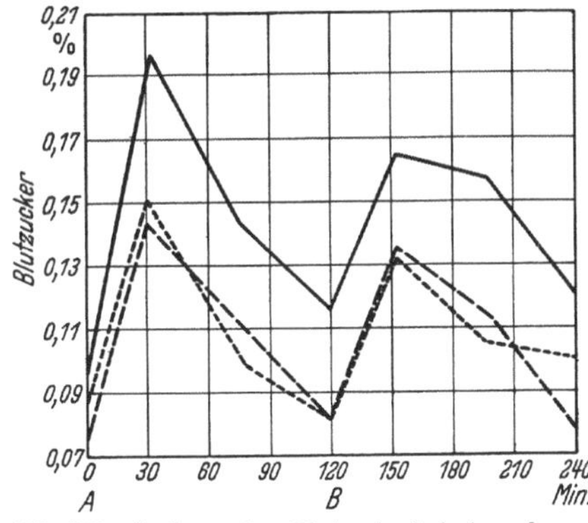

Abb. 212. Senkung der Blutzuckerbelastungskurve (Kaninchen) durch Karlsbader Wasser. —— Vor Brunnenkur. - - - Nach Karlsbader Wasser. ---- Nach Salzlösung. (Nach GEIGER und KROPF.)

Tabelle 197.
Steigerung des Leberglykogens durch Karlsbader Wasser.
(Nach KERN und STRANSKY.)

	Glykogengehalt der Leber	
	Wassertiere	Sprudeltiere
	7,15	12,25
	2,50	9,00
	1,60	11,75
	1,50	9,50
	2,45	10,50
	2,80	5,00
	4,90	4,75
	3,00	3,50
	4,80	4,05
	2,85	6,20
Mittel:	3,35	6,95

Zuckerabbauprodukte (Acetaldehyd, dysoxydabler Kohlenstoff) und eine gleichzeitige Erhöhung des respiratorischen Quotienten $\left(\frac{CO_2}{O_2}\right)$ und schließen hieraus auf eine Verbesserung auch des oxydativen Zuckerabbaues.

Auch die Ausscheidung von Ketonkörpern geht zurück (KAUFFMANN-COSLA u. a.) und die Alkalireserve steigt bei Gebrauch von Karlsbader Wasser an, wenigstens da, wo sie pathologisch herabgesetzt ist (ARNOLDI und ROUBITSCHEK, s. S. 420).

e) Wirkungen auf die Niere.

Wie wir bei den Kochsalzquellen gesehen haben, kommt dem Natrium eine Diuresehemmung zu. Für die schwächeren Glaubersalzquellen liegen die Verhältnisse also analog den Kochsalzquellen. Gegenüber der reinen Wasserwirkung ist auch hier nur eine Diuresehemmung festzustellen, wie schon SEEGEN beobachtet hat. Dies wurde im Tierversuch von GANS, am Menschen von LUDWIG, ROUBITSCHEK, EDELMANN und ZÖRKENDÖRFER bestätigt. Wenn GOLDBERGER bei längerer Darreichung ein langsames Ansteigen der Wasserausscheidung beobachtet hat, so bedeutet dies nur für die rein renalen Verhältnisse eine vermehrte Diurese — und auch hier nur gegenüber der schlechten Glaubersalzdiurese, nicht gegenüber der ungestörten Wasserdiurese — nicht aber für den Wasserhaushalt. Vielmehr möchte ich dies darauf zurückführen, daß in den ersten Tagen der Trinkkur die Wasserdepots aufgefüllt wurden, was am Anstieg des Körpergewichts (SEEGEN, LUDWIG) zum Ausdruck kommt und nunmehr die Kapazität dieser Depots für weitere Wasseraufnahme abnimmt. Der Wassergehalt des Körpers nimmt bei der jetzigen Diurese nicht ab, sondern bleibt auf einem erhöhten Niveau stehen.

Eine gewisse Diurese läßt sich mit hypotonischen Glaubersalzwässern ebenso wie mit Kochsalzwässern erzielen. Mit einer Stickstoffdiurese können wir rechnen, soweit eine Wasserdiurese zustande kommt (W. und W. ZÖRKENDÖRFER).

Bei hypertonischen Glaubersalz- und Bitterwässern muß noch die Resorptionsbehinderung im Darmkanal in Betracht gezogen werden, welche das Wasser ganz oder zum Teil von der Niere ablenkt. Eine Salzdiurese kommt daher bei Trinkkuren nicht in Betracht.

Literatur.

Allard: Z. klin. Med. **45**, 340 (1902). — Arnoldi: Z. exper. Med. **73**, 452 (1930). — Arnoldi u. Kucera: Z. exper. Med. **75**, 311 (1931). — Arnoldi u. Roubitschek: (1) Dtsch. med. Wschr. **1922 I**. — (2) Münch. med. Wschr. **1923 I**, 702. — Auster and Crohn: Amer. J. med. Sci. **164**, 345 (1922).

Bain: Brit. med. J. **1898**. — Baldi: Sperimentale **1883**, 339. — Baur: Schmiedebergs Arch. **109**, 22 (1925). — Berlatzki: Diss. Petersburg 1903. — Best: Arch. Verdgskrkh. **19**. — Bickel: (1) Berl. klin. Wschr. **1906 I**. — (2) Z. Baln. **5**, 1 (1912). — Bokai, v.: Schmiedebergs Arch. **23**, 209 (1887). — Boruttau: Z. Baln. **4**, 232 (1911). — Brandenburg: Ther. Mh. **1899**. — Brieger: Schmiedebergs Arch. **8**, 355 (1878). — Brugsch u. Horsters: Schmiedebergs Arch. **118**, 305 (1926). — Buchheim: Arch. physiol. Heilk. **1854**. — Bürker: Pflügers Arch. **83**, 241 (1901). — Buhlan: Diss. Marburg 1935.

Casciani: Riforme med. **1902**, No 60. — Cobet: Pflügers Arch. **150**, 325 (1913). — Cohnheim: Z. Biol. **39** (1900). — Czepa: Wien. klin. Wschr. **1929 I**.

Dreyer and Tsung: J. of Pharmacol. **63**, 629 (1929).

Einhorn: N. Y. med. J. a. med. Rec. **113**, 313; **114**, 262 (1921).

Fischmann: Prag. med. Wschr. **1908 II**. — Fraudé: Balneologe **5** (1938). — Fredericq: Archives de Biol. **4**, 433 (1882).

Geiger u. Kropf: Schmiedebergs Arch. **147**, 281 (1930). — Gintl: Verh. Kongr. inn. Med. **1899**. — Glass: Schmiedebergs Arch. **30**, 241 (1892). — Guttmann: Berl. klin. Wschr. **1880 I**, 453.

Hamburger: Skand. Arch. Physiol. (Berl. u. Lpz.) **1895**, 281; **1896**, 428. — Haug: Z. Bäderkde **5**, 260 (1930). — Hay: J. Anat. a. Physiol. **16**, 242, 391, 568; **17**, 63, 223 (1882). — Heidenhain: Pflügers Arch. **56**, 624 (1894). — Heinsheimer: Verh. Hufel. Ges. baln. Sekt. **27**, 275 (1906). — Higgins and Mann: Amer. J. Physiol. **78** (1926). — Höber: Pflügers Arch. **70**, 624 (1898); **74**, 246 (1899). — Hofmeister: Schmiedebergs Arch. **24**, 1, 247 (1888); **25**, 1 (1889); **27**, 395 (1890); **28**, 210 (1891).

Jakoby: Berl. klin. Wschr. **1897 I**, 248. — Jaworski: Dsch. Arch. klin. Med. **35**, 38 (1884).

Kauffmann-Cosla u. Zörkendörfer: Biochem. Z. **184** (1927). — Kern u. Stransky: Schmiedebergs Arch. **184**, 170 (1937). — Kionka: Z. exper. Path. u. Ther. **17** (1914). — Kisch: Wien. klin. Wschr. **1923 I**, 148. — Kochmann: Biochem. Z. **112**, 225 (1920). — Kolb: (1) Z. exper. Path. u. Ther. **4**, 353 (1907). — (2) Verh. Kongr. inn. Med. **1908**. — Kopf: Wien. med. Wschr. **1931 I**, 351. — Kraus: Berl. klin. Wschr. **1897 I**, 447. — Kretschy: Wien. med. Wschr. **1873**. — Külz: Beitrag zur Pathologie und Therapie des Diabetes Melitus. Marburg 1874.

Langner: Balneologe **5** (1938). — Latkowski: Wien. klin. Wschr. **1899 I**. — Leubuscher: Virchows Arch. **104**, 434 (1856). — Leva: Berl. klin. Wschr. **1897 I**, 260, 291. — Lewuschew: Dtsch. Arch. klin. Med. **35**, 93 (1884). — Lewuschew u. Klikowitsch: Schmiedebergs Arch. **17**, 53 (1883). — Lintz: Amer. J. med. Sci. **173**, 682 (1927). — Loeper: C. r. Soc. Biol. Paris **58**, 1056 (1905). — Loewy: (1) Verh. Hufel. Ges. baln. Sekt. **11** (1884). — (2) Pflügers Arch. **43**, 515 (1888). — Lorje: Arch. Verdgskrkh. **34**, 25 (1924). — Lyon: (1) J. amer. med. Assoc. **73**, 980 (1919). — (2) N. Y. med. J. a. med. Rec. **1920**.

Mann: Physiologic. Rev. **4**, 291 (1924). — McMaster and Elman: J. of exper. Med. **44**, 173 (1926). — Mayer, J.: Berl. klin. Wschr. **1879 II**. — Meltzer: Amer. J. med. Sci. **153**, 469 (1917). — Mering, v.: Berl. klin. Wschr. **1880**. — Mering, v. u. Zuntz: Pflügers Arch. **15**, 634; **23**, 173. — Meyer-Betz u. Gebhardt: Münch. med. Wschr. **1912 II**, 1862. — Moreau: Mem. physiol. Paris **1877**. — Mosler: Arch. Heilk. **3**, 398 (1858).

Nissen: Diss. Dorpat 1889. — Nonnenbruch u. Mahler: Med. Klin. **1932 I**. — Noorden, v.: Handbuch der Pathologie des Stoffwechsels, 1906.

Padtberg: Pflügers Arch. **129**, 476 (1909). — Pfeiffer: Schmiedebergs Arch. **53** (1905). — Pflanz: Med. Klin. **1923 I**, 645. — Porges: Dtsch. med. Wschr. **1905 I**, 424. — Potter and Mann: Amer. J. med. Sci. **171**, 202 (1926). — Prévost et Binnet: Rev. méd. Suisse rom. **1888**.

Quagliarello: Biochem. Z. **27**, 516 (1916).

Radziewski: Pflügers Arch. **1870**, 37. — Reach: Schmiedebergs Arch. **100**, 379 (1923). — Riess: Berl. klin. Wschr. **1877**. — Rost: Mitt. Grenzgeb. Med. u. Chir. **26**, 710 (1913). — Rutherford: Rev. Méd. 1888. — Rutherford and Vignal: J. Anat. a. Physiol. **10** (1876); **11** (1877). — Rutherford, Vignal and Doods: Brit. med. J. **1879**.

SCHMID: Schweiz. med. Wschr. **1933 I**, 212. — SCHÜTZ: (1) Prag. med. Wschr. **1908 I**, 457. — (2) Erg. inn. Med. **7**, 224 (1911). — (3) Med. Klin. **1912**. — SEEGEN: (1) Wien. med. Wschr. **1860**. — (2) Der Diabetes melitus, 2. Aufl. Berlin 1884. — SILVERMANN and MENVILLE: J. amer. med. Assoc. **84**, 416 (1925). — STEPP: (1) Z. klin. Med. **89**, 313 (1920). — (2) Karlsbad. ärztl. Vortr. **4** (1922). — STEPP u. DÜTTMANN: Klin. Wschr. **1923 I**. — STERN: (1) Fortschr. Ther. **2**, 589 (1926). — (2) Med. Klin. **1931 II**. — STRANSKY: Biochem. Z. **143**, 438 (1923). — SÜMEGI: Mschr. ung. Mediziner **3**, 306 (1924).

URY: (1) Z. Baln. **3**, 212 (1910). — (2) Arch. Verdgskrkh. **1909**.

WAGNER: Diss. Dorpat 1853. — WESTPHAL: (1) Z. klin. Med. **96** (1933). — (2) Klin. Wschr. **1929 I**. — MCWOTHER: Surg. etc. **32** (1921).

ZÖRKENDÖRFER, K.: (1) Z. Heilk. **1905**, Nr 5. — (2) Dtsch. med. Wschr. **1933 I**, 489. — (3) Fortschr. Ther. **10**, Nr 2 (1934). — ZÖRKENDÖRFER, R.: Münch. med. Wschr. **1928 I**, 398. — ZÖRKENDÖRFER, W.: (1) Schmiedebergs Arch. **161**, 437 (1933). — (2) Arch. Verdgskrkh. **53**, 295 (1933). — (3) Münch. med. Wschr. **1937 II**, 1086. — ZÖRKENDÖRFER, W. u. W.: Z. physik. Ther. **39**, 214 (1930).

E. Erdige, Chlorcalcium- und Gipsquellen.

Von

W. ZÖRKENDÖRFER-Breslau.

Mit 5 Abbildungen.

a) Allgemeinwirkungen.

Der biologisch wichtigste Bestandteil, welcher diese Wässer charakterisiert, ist das Calcium. Diesem sind wir schon wiederholt begegnet. Wir haben gesehen, daß unter der Einwirkung von Mineralwässern Kalkanreicherungen nachweisbar werden können und haben auch schon Mineralwasserwirkungen kennengelernt, die wir als Kalkwirkungen ansprechen müssen oder an deren Zustandekommen doch das Calcium maßgeblich mitbeteiligt ist, und zwar auch bei Wässern, bei denen dieses chemisch gar nicht besonders hervortritt. Um so mehr werden wir hier, wo das Calcium an erster Stelle steht, zunächst Kalkwirkungen erwarten.

Daß man den Serumkalkspiegel grundsätzlich durch Kalkzufuhr steigern kann, hat JANSEN bewiesen. Bei Verabreichung eines erdigen Säuerlings hat ihn PENDL untersucht und dabei eine deutliche Erhöhung feststellen können. Diese Zunahme betraf ausschließlich den ionisierten Anteil des Serumkalkes, während der gebundene eher zur Abnahme neigte (Tabelle 198). Und das freie ionisierte

Tabelle 198. Verhalten des Serumkalkes nach Zufuhr Marienbader Rudolfsquelle. (Nach PENDL.)

	Vers. I Serum-Ca mg-%			Vers. II Serum-Ca mg-%		
	Gesamt-Ca	Ionisiertes Ca	Gebundenes Ca	Gesamt-Ca	Ionisiertes Ca	Gebundenes Ca
Morgens nüchtern	8,9	2,9	6,0	9,6	4,6	5,0
vormittags 1,2 Liter Quelle						
Mittags	9,7	3,2	6,5	9,5	4,7	4,8
nachmittags 1,2 Liter Quelle						
Nächster Morgen nüchtern	9,2	4,0	5,2	9,5	4,6	4,9
täglich 1,2 Liter Quelle						
Nach 18 bzw. 14 Tagen nüchtern	10,0	4,4	4,5	10,2	6,1	4,1

Calcium ist es ja, welches wir als das biologisch Wichtige ansehen müssen. Zum mindesten beruhen die kolloidchemischen Einflüsse, wie die Einwirkungen auf das vegetative System ausschließlich auf dem Calcium-Ion und der gebundene

Kalk kann hier nur in dem Ausmaße zur Geltung kommen, als er noch Ionen abdissoziiert bzw. mit solchen im Gleichgewicht steht. Und der Dissoziationsgrad des gebundenen Kalkes ist jedenfalls nicht groß.

Allerdings muß eine solche Anreicherung nicht unbedingt der Größe der Kalkzufuhr parallelgehen, zumal auch andere Mineralstoffe den Kalkstoffwechsel beeinflussen können (OEHME, STRANSKY). Von den Begleitionen ist vor allem das Anion von Bedeutung. Eine anhaltende Steigerung des Serumkalkspiegels fand JANSEN nur beim Calciumbicarbonat, also bei der Form, wie sie gerade in unseren wichtigsten kalkhaltigen Wässern, den erdigen Säuerlingen vorliegt, während beim Chlorcalcium die Säuerung der Kalkanreicherung entgegenwirkt. Hier konnte JANSEN infolgedessen nur einen flüchtigen Anstieg beobachten. Andererseits zeichnet sich das Chlorcalcium gegenüber den anderen anorganischen Kalksalzen durch seine besondere Löslichkeit aus. Dadurch gibt es uns die Möglichkeit, gerade in dieser Form viel größere Kalkmengen zuzuführen. Dies gilt auch für die Chlorcalciumquellen (s. S. 272).

Tabelle 199. Einfluß der Oeynhauser Wittekindquelle auf den Serumkalk. (Nach WOLFF.)

	Serum-Ca mg-%
Vorher	10,6
400 ccm, Quelle	
1 Stunde nachher . . .	12,7
2 Stunden nachher . .	11,4
3 „ „ . .	12,2
24 „ „ . .	12,7

Eine solche hochkonzentrierte Chlorcalciumquelle hat WOLFF angewandt und mit ihr eine akute Steigerung des Blutkalkspiegels gefunden (Tabelle 199). Über länger dauernde Trinkversuche mit solchen Wässern liegen noch keine Untersuchungen vor.

Der Anstieg des Kalkspiegels bei diesen Versuchen bewegt sich durchwegs in einer Größenordnung, von welcher wir *biologische Wirkungen* erwarten können. Infolge des Ionenantagonismus hängen solche zwar auch vom Verhalten der übrigen Kationen ab. Wenn jedoch die Gesamtkonzentration, welche ihrerseits wieder einreguliert wird, unverändert bleiben soll, werden Verschiebungen im Ionenverhältnis ganz besonders durch Veränderungen des Kalkspiegels möglich sein. Deshalb spielt gerade das Calcium bei der Transmineralisation eine Hauptrolle.

Tabelle 200. Herabsetzung der Quellung von Algenmembranen durch Calciumzusatz. (Nach KOTTE.)

NaCl Mol	1	0,99	0,98	0,96	0,90
$CaCl_2$ Mol	0	0,01	0,02	0,04	0,10
Membranstärke mm	10	6,0	5,0	4,0	5,0

Eine solche Verschiebung muß sich zunächst auf die Zustandsformen der Kolloide auswirken. Hier führt das Calcium im Gegensatz zu den Alkalien zu einer *Entquellung* (HAMBURGER, HÖBER, SCHADE). An einem biologischen Objekt zeigt dies z. B. ein Versuch von KOTTE, der die Quellung einer hierzu besonders geeigneten Algenmembran in einer Kochsalzlösung durch Calciumzusätze auf das physiologische Maß herabdrücken konnte (Tabelle 200).

Die Abnahme des Wassergehalts führt naturgemäß zu einer Verfestigung der Gewebe, während die Quellung zu einer Auflockerung führt. Dies gilt im Prinzip für alle kolloidalen Gewebsbestandteile, für Zellmembranen ebenso, wie für Zellbestandteile und extracelluläre Zwischensubstanzen. Eine Festigung der intracellulären Kittsubstanz geht deutlich aus Versuchen von HERBST hervor, welcher den Zerfall des Zellverbandes in reinen Kochsalzlösungen durch Calcium verhindern konnte.

Und schließlich führt diese Festigung auch zu einer Verminderung der Permeabilität, also einer *Dichtung des Gewebes* (v. D. VELDEN u. a.). Dies läßt sich z. B. durch intravenös injizierte Farbstoffe zeigen. Durch Calciumgaben wird deren Übertritt aus dem Blut ins Gewebe gehemmt. So bleibt die Verfärbung des Kammerwassers, welche sonst direkt beobachtet werden kann, fast völlig aus (ROSENOW), während der Farbstoff im Blut länger und in höherer Konzentration nachweisbar bleibt (STARKENSTEIN).

Diese Reaktionen gewinnen praktische Bedeutung vor allem bei *entzündlichen Erkrankungen.* Denn die Entzündung geht vielfach mit gerade entgegengesetzten Veränderungen einher: Hier treten Schwellungen auf (Ödem, entzündliche Tumoren), die erhöhte Permeabilität der Gefäßwände führt zum Austritt von Serum (Exsudation) oder gar von Formelementen, besonders Erythrocyten (hämorrhagische Exsudate) — die Leukocyten mit ihrer Eigenbeweglichkeit folgen wohl mehr anderen Gesetzen. So können wir denn grundsätzlich entquellende Stoffe schlechtweg als entzündungshemmend ansehen. Und in der Praxis machen wir denn von solchen auch vielfach Gebrauch, vor allem bei der äußerlichen Anwendung von Adstringentien. Neben essigsaurer Tonerde, Bleiwasser u. a. steht hier auch das Kalkwasser in Verwendung, in welchem neben der Alkalität eben die besprochene entquellende Calciumwirkung zur Entfaltung kommt. Dabei ist das Calcium ein sehr mildes Adstringens, was schon daraus hervorgeht, daß es einen normalen Bestandteil der Körperflüssigkeiten darstellt, seine Wirkung innerhalb gewisser Konzentrationen also keine pharmakologische, sondern eine physiologische ist. Gerade dieser Umstand aber räumt dem Calcium eine Sonderstellung unter den Adstringentien ein. Während sich die starken Adstringentien ausschließlich zu lokaler Anwendung eignen, werden beim Calcium auch Fernwirkungen auf dem Blutwege ermöglicht. Wir können es also gewissermaßen als *fernwirkendes Adstringens* auffassen (H. H. MEYER, STARKENSTEIN), zu dem sich aber noch die Lokalwirkung gesellt.

Die Bedeutung des Kalkspiegels für den Ablauf entzündlicher Prozesse geht aus verschiedenen Arbeiten deutlich hervor. LUITHLEN sah die Empfindlichkeit der Haut gegen Entzündungsreize bei der Oxalsäurevergiftung — also Calciumentzug — ansteigen. Andererseits konnten CHIARI und JANUSCHKE die experimentelle Senfölconjunctivitis durch vorhergehende Calciumgaben ganz oder doch weitgehend unterdrücken, was auch von anderer Seite Bestätigung fand (FINSTERWALDER, LEO, LEVY). Ebenso ließ sich das Auftreten experimentell erzeugter Ödeme durch prophylaktische Kalkanwendung hemmen (H. H. MEYER, MEISSNER). CHIARI und JANUSCHKE berichten auch über eine Schutzwirkung gegen exsudative Pleuritis, welche aber bei Nachprüfung vermißt wurde (POHL, LEVY).

Eine besondere Rolle spielen bei der Entzündung neben den exsudativen Vorgängen die *Leukocyten.* Infolge ihrer Eigenbeweglichkeit folgen diese weniger den mehr mechanisch bedingten Flüssigkeitsbewegungen, als vielmehr besonderen Reizen. Durch solche wird sowohl deren Übertritt aus ihren Bildungsstätten und Depots in die Blutbahn (Leukocytose), als auch von hier in die Gewebe, vor allem auch an die Entzündungsstätten (Chemotaxis) geleitet. Nun scheint das Calcium diese Bewegungen oder die Ansprechbarkeit der Leukocyten auf solche Reize ganz allgemein zu steigern. So haben WALDSCHMIDT, RUBRITIUS wie TAPPEINER (s. Abb. 187, S. 373) nach Verabreichung von erdigen Quellen eine Leukocytose beobachtet. HAMBURGER wieder studierte den Einfluß des Calciums auf die Chemotaxis, indem er Kaninchen Capillaren mit filtrierten Bakterienkulturen in Hauttaschen einbrachte und die Länge der einwandernden Leukocytensäulchen maß. Hierbei fand er nicht nur nach Calciuminjektionen, sondern auch nach rectaler Einverleibung einer calciumreichen Kochsalzquelle (Kiedricher Virchowquelle) eine deutliche Anregung der Chemotaxis (Tabelle 201). Wir müssen hier also eine Empfindlichkeitssteigerung der Leukocyten gegen den Entzündungsreiz annehmen, welche sie zu einer erhöhten Abwehrreaktion veranlaßt. Eine Parallele hierzu stellt der Befund von SCHÜTZE dar, daß auch die Beweglichkeit von Amöben im Kalkwasser gesteigert ist.

Eine weitere wichtige Funktion der Leukocyten in diesem Abwehrkampf ist die Phagocytose. Auch für diese konnte HAMBURGER eine Aktivierung durch kleine Calciumzusätze nachweisen (Tabelle 202).

Außerdem kommt dem Calcium noch eine gewisse antiphlogistische Wirkung zu, indem große Kalkdosen die normale Körpertemperatur senken (L. F. MEYER), wie künstliches Fieber hemmen (HEUBNER, SCHÜTZ). Ebenso wirkt auch das Magnesium (SCHÜTZ), welches sich auch in kolloidchemischer Hinsicht (Entquellung) dem Calcium anschließt, während es zentral zu diesem in Antagonismus steht, z. B. bei der Magnesiumnarkose.

Tabelle 201. Anregung der Chemotaxis durch kalkreiches Mineralwasser. (Nach HAMBURGER.)

Flüssigkeiten	Länge der Leukocytensäulchen mm
Kaninchen 1 0,9% Kochsalzlösung	5,5
„ 2 0,9% „	6,5
„ 3 Virchowquelle . . .	9,0
„ 4 „	9,0

Die besprochenen Wirkungen des Calciums kommen uns bei chronisch-entzündlichen Erkrankungen aller Art zugute und so können wir das Calcium wie die kalkhaltigen Mineralwässer den entzündungshemmenden Mitteln zuzählen. Und in der Praxis machen wir hiervon mannigfachen Gebrauch. Selbst bei Mineralwässern, bei denen das Calcium chemisch gar nicht in den Vordergrund tritt, kann es sich an den Wirkungen des Wassers maßgeblich mitbeteiligen (s. a. S. 364). Entsprechend der Übergangsstellung des Calciums zwischen den lokalen Adstringentien und den auf dem Blutwege fernwirkenden entzündungshemmenden Stoffen bewähren sich diese Wässer ganz besonders da, wo beide Wirkungsarten nebeneinander zur Geltung kommen können, wo wir also die postresorptive Allgemeinwirkung noch mit einer *Lokalwirkung* des Wassers zu kombinieren imstande sind. Hierzu bietet sich Gelegenheit einmal im *Magen-Darmkanal.* Die Wirksamkeit lokaler Calciumapplikation haben hier NONNENBRUCH, MAHLER und WEISSER durch capillarmikroskopische Untersuchungen am lebenden Rattendarm dargetan. Durch örtliche Kalkanwendung konnten sie den Darm gegen die hyperämisierende Wirkung von Reizmitteln schützen bzw. bei nachträglicher Darreichung die Hyperämie beseitigen oder doch mildern. Bei einer systematischen Trinkkur wird sich neben einer Lokalwirkung auch auf dem Blutwege die Kalkanreicherung in einer entzündungshemmenden Wirkung als weitere Komponente zu erkennen geben.

Tabelle 202. Wirkung des Calciums auf die Phagocytose. (Nach HAMBURGER.)

Ca-Zusatz zu Serumaufschwemmung mg-%	Phagocyten % der Leukocyten	Phagocytenzunahme %
0	21,2	—
5	26,0	22,6
50	27,6	30,2
250	27,0	27,3
500	0	vollständige Hemmung

Bei Lokalwirkungen müssen wir aber auch an spezifische funktionelle Einflüsse auf die Tätigkeit des Verdauungstraktes denken. Für das Verhalten des Magensaftes sind vor allem die Anionen des Mineralwassers maßgebend. Calciumcarbonatwässer neutralisieren die Magensäure ebenso wie alkalische Wässer und verhalten sich im großen und ganzen diesen analog (s. S. 413). Die besonders starke Sekretionserregung durch festes pulverförmiges Calciumcarbonat (HEINSHEIMER) muß wohl hauptsächlich auf die stürmische Kohlensäureentwicklung bezogen werden und darf nicht ohne weiteres auf erdige Quellen übertragen werden.

Funktionelle Wirkungen auf die motorische Tätigkeit des Magen-Darmkanals ergeben sich aus den Beziehungen zwischen Calcium und Sympathicus (s. S. 370). Am Darm stellt dieser bekanntlich den hemmenden Nerven dar. Dementsprechend senkt auch das Calcium den Tonus und hemmt die Darmbewegungen (BOTAZZI), ebenso das Magnesium (STARKENSTEIN). Folglich wirken erdige Quellen im allgemeinen obstipierend. Allerdings kann diese Wirkung unter Umständen durch eine osmotisch bedingte Resorptionsverzögerung, wie wir sie bei den Bitterwässern ausführlich besprochen haben, aufgehoben oder überkompensiert werden. Bei den reinen erdigen Quellen kommt dies wegen deren geringer Konzentration nicht in Betracht, auch nicht bei den einfachen Gipswässern, trotz des Sulfatgehalts. Die Unterschiede in der Resorptionsgeschwindigkeit sind bei den verschiedenen Kalksalzen nicht erheblich (HESSE) und folgen nicht ganz der HOFMEISTERschen Reihe. JANSEN kommt vielmehr für die Kalkresorption zu der Reihe: $HCO_3 > SO_4 > Cl >$ Acetat $>$ Phosphat. Hiernach ist das Calciumsulfat sogar leichter resorbierbar als das Chlorid, immerhin aber schwerer, als das für die erdigen Quellen charakteristische Bicarbonat. Bei Anwendung sehr großer Dosen kann man zwar auch mit Gips und Gipswässern eine echte osmotisch bedingte Abführwirkung erzielen (RÖSE). Doch kommen solche Dosen — mehrere Liter — praktisch nicht in Betracht. Zu einer richtigen Abführwirkung kommt es also nur bei hohen Chlorkonzentrationen, wie sie sich bei einigen Chlorcalciumquellen finden oder bei Übergangsformen zu Cl- oder SO_4-reichen Mineralwasserklassen (Glaubersalzquellen, Bitterwässern, Kochsalzquellen). Sonst überwiegt die obstipierende Wirkung des Calciums.

Dieser kommt im Verein mit der entzündungswidrigen bei Dünndarmkatarrhen, welche in der Regel mit Diarrhöen einhergehen, eine therapeutische Bedeutung zu. So berichtet LOEPER über Eindickung der Sekrete bei solchen Darmkatarrhen unter Kalkeinwirkung. Zur praktischen Anwendung bei Dünndarm- wie bei Dickdarmkatarrhen werden erdige Quellen besonders von BOAS warm empfohlen. Vor allem scheinen sich hier die kohlensäurearmen Gipswässer zu bewähren (BOAS, WINKLER).

Der Darm stellt für das Calcium aber nicht nur die Eingangspforte dar, sondern besonders in seinen unteren Abschnitten auch einen Ausscheidungsort. So ist denn auch auf diesem Wege wieder eine lokale Einwirkung selbst auf die Abschnitte denkbar, bis zu welchen das Wasser selbst gar nicht vordringt. Ein anderer Teil verläßt den Körper durch die Harnwege. Über die Wirkungen auf diese werde ich unten noch ausführlich zu sprechen kommen.

Eine weitere Möglichkeit zu Lokalwirkungen bieten die *Luftwege*, welche in ihren obersten Abschnitten Trinkkuren und Spülungen (Nasenspülung, Gurgelung) zugänglich sind, in ihren tieferen Abschnitten der Inhalation. Bei den reinen erdigen Quellen machen wir hiervon nur ausnahmsweise Gebrauch. Wohl aber werden Übergangsformen zu den eigentlichen Katarrhwässern, den alkalischen Quellen und Kochsalzquellen, also alkalisch-erdige Quellen und Chlorcalcium-Kochsalzquellen hierzu herangezogen. Und nicht nur hier, selbst bei Wässern, bei denen das Calcium chemisch ganz in den Hintergrund tritt, spielt sicherlich auch dieses therapeutisch mit eine wichtige Rolle (BECKMANN, KÜHNAU u. a.).

Die Zusammenhänge zwischen Ionenverschiebungen und unspezifischen Allgemeinwirkungen sind oben (S. 366f.) schon besprochen. Auch hier haben wir gesehen, daß daran besonders auch das Calcium einen wesentlichen Anteil nimmt. Die reine Calciumwirkung entspricht dabei im Allgemeinen der des Sympathicus (ZONDEK). So wirkt es am Herzen fördernd, an Darm, Uterus, Blase usw. hemmend. Soweit wir von solchen organotropen Einzelwirkungen keinen speziellen balneotherapeutischen Gebrauch machen, sollen sie hier nicht im einzelnen besprochen werden, ebensowenig die Beziehungen zum Knochenwachstum, zur Spasmophilie u. dgl. Vielmehr sehen wir solche für unser Zwecke mehr als Ausdruck einer allgemeinen Umstimmung der Reaktionslage an, welche vor allem im vegetativen System zum Ausdruck kommt.

In einer Hinsicht gewinnt eine solche Umstimmung mit kalkreichen Wässern noch eine direkte therapeutische Bedeutung: In der Bekämpfung allergischer Zustände. So hat WRHIGT die Calciumbehandlung der Urticaria eingeführt und nicht nur hier, auch bei verschiedenen anderen Erkrankungen auf allergischer Grundlage hat sie sich in zahlreichen Fällen bewährt. Auch dies fassen wir wieder als Zeichen einer allgemeinen Umstimmung auf, an der außerdem noch die entzündungshemmende Wirkung beteiligt sein dürfte. Inwieweit hier eine Mineralwasserkur wirksam ist, läßt sich allerdings noch nicht überblicken.

Tabelle 203. Diureseanregung durch Ca und Mg. (Nach LEHMANN.)

Normal		5 g $CaCO_3$	5 g $MgCO_3$
961	1330	1448	1975
1456	1297	1441	1541
1331	935	1756	2136
1155	1328	1676	2152
1482	1644	1853	2123
Mittel: 1292		1639	1979

b) Wirkungen auf Nieren und Harnwege.

Von besonderer praktischer Bedeutung sind die Wirkungen der calciumhaltigen Wässer auf die Harnwege. Schon seit Jahrhunderten schreibt man dem Kalk eine harntreibende Wirkung zu (z. B. SCULTETUS 1665). Eine solche ließ sich auch experimentell erweisen. Als erster teilt LEHMANN zahlenmäßig eine Erhöhung der Harnmenge auf Calcium- und Magnesiumcarbonat mit (Tabelle 203).

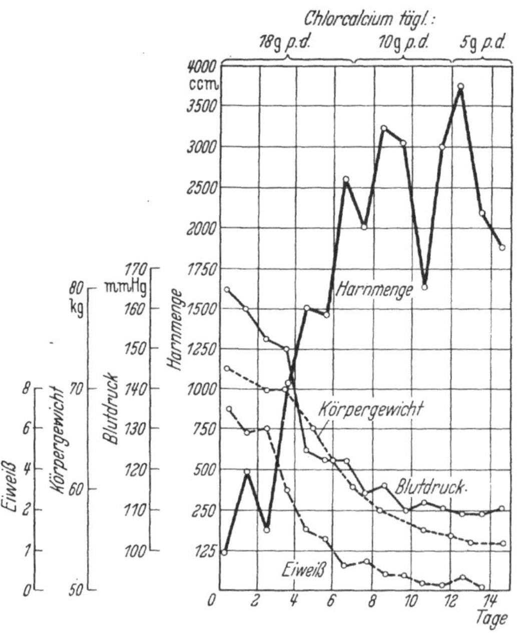

Abb. 213. Entwässerung durch Calciumchlorid. (Nach HÜLSE.)

Sogar nephritische Ödeme wurden durch Calciumchlorid zum Schwinden gebracht. (E. SCHULTZ, HÜLSE, Abb. 213). Hierzu hält HÜLSE allerdings sehr hohe Gaben (10 bis 20 g) für notwendig. Nur bei intravenöser Verabreichung großer Dosen wurde Diuresehemmung beobachtet. (MCCALLUM, PORGES und PŘIBRAM.) Über das Zustandekommen der Calciumdiurese sind die Meinungen noch geteilt. PAUNZ, ZILAHY und BRENNDÖRFER erblicken den Angriffspunkt direkt in der Niere, und zwar in den Glomerlulis, da an der isolierten Niere ein geringer Calciumzusatz zur Durchströmungsflüssigkeit die Diurese steigert (Abb. 214), während er von den Tubulis aus unwirksam ist. Andererseits darf man aber nicht außer acht lassen, daß die Diurese sehr stark von extrarenalen Faktoren beherrscht wird, d. h. vom Wasserangebot an die Niere. Nach dieser Richtung könnte sich die entquellende Wirkung der Kalksalze geltend machen, weil eine solche die Wasserabgabe der Gewebe fördern müßte. Zur Stütze dieser Annahme führt HÜLSE die Beobachtung an, daß Calciumchlorid auch bei gestörtem Wasserausscheidungsvermögen der Niere durch vikariierte Wasserausscheidung der Haut zur prompten Entwässerung führt.

Inwieweit läßt sich nun die Calciumdiurese auf kalkhaltige Wässer übertragen? Hier liegen die Verhältnisse insoferne schwieriger, als die Wasserwirkung und oft auch noch die der Kohlensäure hinzukommt. Deshalb müssen wir von der reinen Wasserdiurese ausgehen und deren Veränderung durch Kalksalze studieren. Von natürlichen Wässern eignen sich zur Entscheidung dieser Frage am besten die praktisch kohlensäurefreien Gipsquellen. Auf solche fanden RÖSE, GILARDONI, wie KELLER-STOPPANY eine erhöhte Diurese (Tab. 204). Nach letzterem wirkt sogar schon das harte Baseler Leitungswasser stärker diuretisch als destilliertes.

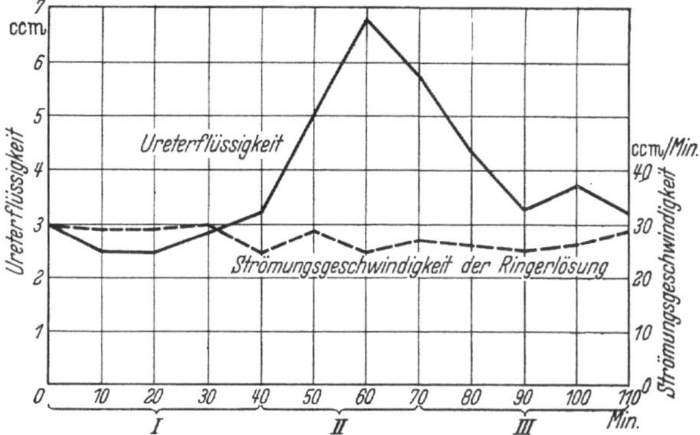

Abb. 214. Diuresesteigerung der isolierten Niere durch Ca-Zusatz zur Durchströmungsflüssigkeit.
I Durchströmung mit reiner RINGER-Lösung. *II* Durchströmung mit 2‰ Ca-haltiger RINGER-Lösung. *III* Durchströmung mit reiner RINGER-Lösung. (Nach PAUNZ, v. ZILAHY und BRENNDÖRFER.)

Bei den Hauptvertretern der Kalkwässer, den erdigen Säuerlingen, kommt außerdem noch die diuretische Wirkung der freien Kohlensäure (QUINCKE, STARKENSTEIN, s. S. 391) hinzu. Der Anteil des Calciums an der Diurese ist deshalb schwerer zu beurteilen, zumal auch das Anion die Wirkung beeinflussen könnte. Als Ganzes genommen weisen diese Wässer jedenfalls eine gute Diurese auf. Im VOLHARDschen Wasserversuch zeigen sie eine prompte Wasserausscheidung, welche die reine Wasserdiurese zum Teil übersteigt (ZÖRKENDÖRFER, v. DUNGERN), zum Teil leicht hinter ihr zurückbleibt (STARKENSTEIN). Dabei ist aber noch zu berücksichtigen, daß die Calciumdiurese oft erst nach einigen Tagen ihren Höhepunkt erreicht (s. nebenstehende Tabelle), im kurzfristigen VOLHARDschen Versuch daher noch nicht voll zum Ausdruck kommen braucht.

Tabelle 204. Diuretische Wirkung einer Gipsquelle. (Nach RÖSE.)

Wasser		Riedbornquelle	
Wasser-einfuhr	Harnmenge	Wasser-einfuhr	Harnmenge
2640	1850	2640	1400
2640	1500	2640	1720
2640	1615	2640	2210
2640	1440	2640	1673
2640	1620	2640	2060
2640	1554	2640	1990
Mittel:	1550 = 58,3%		1843 = 69,99%

Bei Nierenkranken sind die Angaben widersprechend. Nach BERGELL und LABAND soll die Steigerung der Diurese bei Nephritikern ganz besonders zum Ausdruck kommen. Dagegen berichten VANČURA und DIENSTBIER bei zwei Nephrosklerosen über 4-Stundenausscheidungen von nur 145 bzw. 196 ccm auf 750 ccm Quelle, während bei Nierengesunden weit überschießende Werte mitgeteilt werden (bis 1840 ccm!). Nach LAUER soll bei Gesunden, wie bei Nierenkranken eine gute diuretische Wirkung eintreten, welche nur da versagt, wo Ödembereitschaft oder Blutdrucksteigerung im Vordergrund des Krankheitsbildes stehen. Bei der Vielgestaltigkeit der Nierenfunktionsstörungen ist hier ein einheitliches Verhalten ja auch gar nicht zu erwarten. Das Ausschlaggebende müssen wir in der Art der Funktionsstörung suchen. Ist das Wasserausscheidungsvermögen (Verdünnungsvermögen) der Niere erhalten, kann es auch bei Bestehen einer leichten Wasserretention zu einer vermehrten Ausscheidung (Bergell) kommen. Trotzdem hier im allgemeinen Vorsicht mit Flüssigkeitsaufnahme geboten ist — und z. B. Kochsalzquellen kontraindiziert sind — kann eine Trinkkur mit erdigen Säuerlingen günstig wirken und zur Entwässerung führen. Bei ausgesprochenen Ödemen kommt die Mineralwassertherapie nicht in Betracht, auch wenn das Wasser in dieser Form überschießend wieder ausgeschieden wird. Denn bei dem mit Wasser ohnehin schon überladenen Körper würde die zugeführte Wassermenge eine Belastung bedeuten. Ebenso verbietet eine Störung des Verdünnungsvermögens der Niere eine Trinkkur von selbst.

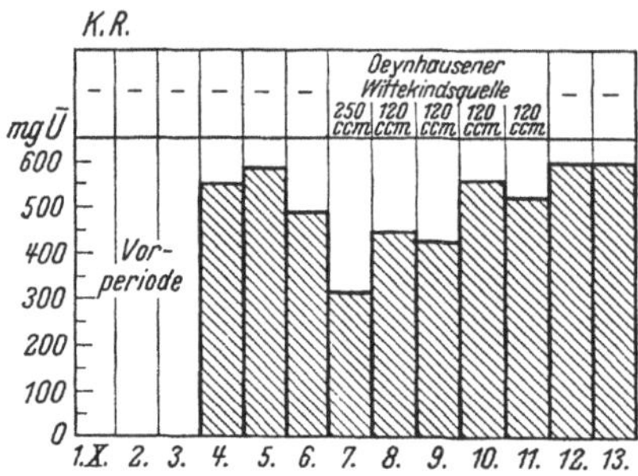

Abb. 215. Verminderung der Harnsäureausscheidung durch Chlorcalciumquelle. (Nach Rumpf.)

Wiederholt schon sind wir dem Zusammenhang zwischen Wasserdiurese und Stickstoffausscheidung begegnet (S. 361) und haben gesehen, daß wir überall da, wo eine starke Wasserdiurese zustande kommt, mit einer Ausschwemmung von Stoffwechselprodukten rechnen können. Dies wurde auch an Gipswässern (Röse) wie an erdigen Säuerlingen (F. Kisch, Zörkendörfer) bestätigt. Nur sehr hohe oder intravenöse Calciumgaben — bei welchen wir auch eine Hemmung der Diurese gesehen haben — setzen die Stickstoffausscheidung herab (Barath und Gyurkovich).

Komplizierter liegen die Verhältnisse für die Harnsäureausscheidung. Hier gehen die Meinungen stark auseinander und auch die Beobachtungen widersprechen einander zum Teil. Wir müssen uns darüber klar sein, daß hier verschiedene Faktoren mitspielen. So ist es durchaus möglich, daß unter verschiedenen Bedingungen verschiedene, allenfalls sogar entgegengesetzte Wirkungen zustande kommen.

Während Strauss nach Calciumcarbonat und Röse nach Gipswässern keinen Einfluß auf die Harnsäureausscheidung feststellen konnten, fanden Starkenstein und Abl bei Darreichung von Calciumchlorid eine Herabsetzung. Dieser Befund wurde auch mit erdmuriatischen Wässern bestätigt (Rumpf, Abb. 215; Kathe). Starkenstein und Rumpf führen dies auf eine verminderte Harnsäurebildung zurück. Nach Kathe sind hierzu ziemlich hohe Dosen erforderlich, wie sie balneotherapeutisch nur in Chlorcalciumquellen zur Verfügung stehen.

Dagegen fand Keller-Stoppany bei Gipswässern und Desgrez, Rathery und Lescoeur, wie Knölle bei erdigen Quellen, welche alle diese Dosen nicht erreichen, eine höhere Harnsäureausscheidung, als ohne Wasserzufuhr. Allerdings bleibt in den Versuchen Kellers die Wirkung der kalkreicheren eigentlichen Gipsquelle (Magden) hinter der der kalkärmeren Kapuzinerquelle (die nach der hier angewandten Nomenklatur den einfachen kalten Quellen zugehört) zurück (Tabelle 205). So könnte man auch aus diesen Versuchen auf eine hemmende Wirkung des Calciums schließen und die Vermehrung auf die Wasserwirkung zurückführen, welche im Endeffekt überwiegen würde.

Wenn die hemmende Wirkung des Calciums nicht die Harnsäureausscheidung, sondern deren Bildung betrifft, können wir aus der Ausscheidung allein keine Rückschlüsse auf Veränderungen des Harnsäurespiegels in Blut und Organen ziehen.

Tabelle 205. Wasser- und Harnsäurediurese nach 2 Rheinfelder Quellen. (Nach KELLER-STOPPANY.)

	Wasserzufuhr ccm	Ca-Zufuhr mg	Harnmenge ccm	Harnsäure-menge mg
Ohne Wasser	—	—	1210	827
Kapuzinerbergquelle (einfache kalte Quelle)	1500	210	2915	1014
Magden (Gipsquelle)	1500	865	2945	938

Gerade beim Calcium müssen wir aber auch an eine indirekte Beeinflussung der Harnsäureausscheidung denken. Wir erinnern nur an die Zusammenhänge mit dem Säure-Basengleichgewicht (s. unter alkalischen Quellen S. 426). Wie wir gleich noch sehen werden, können wir dieses je nach Umständen in entgegengesetzter Richtung beeinflussen. Systematische Untersuchungen, welche diese Verhältnisse berücksichtigen, liegen leider noch nicht vor. Es wäre aber durchaus möglich, daß sich Calciumcarbonatwässer in alkalisierenden Dosen ganz anders verhalten. In diesem Zusammenhang sei ein Versuch von IZAR und PELLEGRINO erwähnt, welcher allerdings mit einem organischen Kalkpräparat ein rasches Absinken des Bluthamsäurespiegels bei Hyperurikämikern ergab. Bei gestörter Nierenfunktion versagte die Wirkung, was auf die Bedeutung der Niere hierbei schließen läßt.

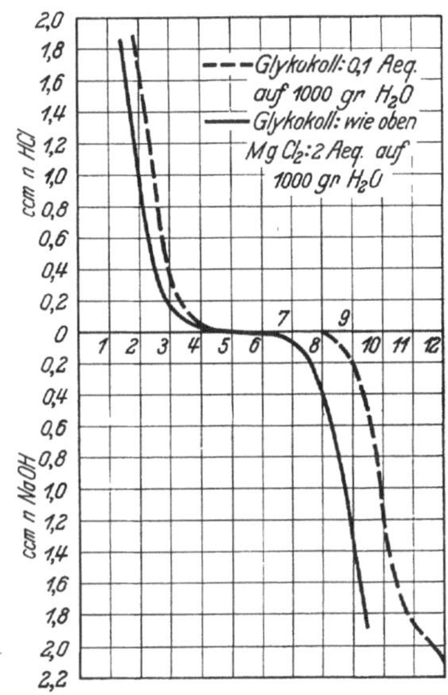

Abb. 216. Verschiebung der Titrationskurve einer Aminosäure durch an sich neutrales Magnesiumsalz infolge Komplexbildung nach der saueren Seite. (Nach ZÖRKENDÖRFER.)

Die Beeinflussung der Harnreaktion, deren Beachtung gerade bei Erkrankungen der ableitenden Harnwege oft sehr wichtig ist, durch calciumhaltige Mineralwässer hängt von verschiedenen Faktoren ab; bei gegebenem Kation (Ca und Mg) zunächst vom Anion, aber auch von der Dosierung. Das Calciumchlorid hat einen ausgesprochen saueren Charakter. Dementsprechend führen die erdmuriatischen Quellen zu einer deutlichen Säuerung. So fand WOLFF die Harnreaktion bis zu 1,2 p_H-Einheiten nach der saueren Seite hin verschoben.

Tabelle 206. p_H-Verschiebung durch Gipsquellen. (Nach KELLER-STOPPANY.)

	6—12	12—16	16—22	22—6
Vortag	6,1	6,7	6,4	6,0
1500 ccm Magden	6,2	6,8	6,3	6,2
1500 ccm Magden	5,8	6,0	5,8	5,8
Nachtag	5,6	6,8	6,4	6,0

Nicht so deutlich ausgeprägt ist dieses Verhalten beim Calciumsulfat — und ebenso beim Magnesiumsulfat —, welche sich chemisch als Neutralsalze verhalten. Doch fand KELLER-STOPPANY auch bei Gipswässern eine leichte p_H-Verschiebung nach der saueren Seite, die sich am zweiten Tag bemerkbar machte (Tabelle 206).

Die Erklärung dieses Verhaltens wurde auf verschiedene Weise versucht. Einmal, daß das Calcium und Magnesium vorwiegend durch den Darm in Form von Phosphaten oder Carbonaten wieder ausgeschieden werden und dadurch dem Körper Alkali entziehen (HAY, DE JAGER), andererseits dadurch, daß diese

Erdalkalien die Neigung haben, mit eiweißartigen Stoffen sauere Komplexe zu bilden (SPIRO, ZÖRKENDÖRFER, Abb. 216).

Entgegen dem Chlorid und Sulfat haben die Carbonate der Erden chemisch einen ausgesprochen alkalischen Charakter. Von diesen wäre also eigentlich ein analoges Verhalten, wie bei den alkalischen Quellen, zu erwarten. Diese Ansicht war auch lange Zeit herrschend und wurde auch durch Versuchsergebnisse gestützt. So fand STRAUSS auf Calciumcarbonat eine Erhöhung des Quotienten $\frac{Na_2HPO_4}{NaH_2PO_4}$ im Harn, d. h. ein Sinken der Acidität. Allerdings hat er dabei niemals alkalische Reaktion eintreten sehen, obwohl das Carbonat viel stärker alkalisch ist, als das Bicarbonat. Dagegen schreibt KELLER-STOPPANY den erdigen Quellen ganz allgemein eher eine säuernde Wirkung zu. ZÖRKENDÖRFER erzielte mit erdigen Säuerlingen bei sehr großen Einzeldosen (Wasserstoß) eine deutliche Alkalisierung, während kleinere Gaben auch bei wiederholter Darreichung eher zu einer Verschiebung nach der saueren Seite hin führten (Abb. 217), mindestens aber keine Alkalisierung bewirkten. Bei der Wildunger Helenenquelle wurde aber auch schon mit verhältnismäßig kleinen Dosen (50 und zum Teil bei 400 ccm) eine leichte Alkalisierung beobachtet (KEPPEL, SCHEINER). Doch stellt diese Quelle schon keine reine Form mehr dar und enthält eine alkalische Komponente.

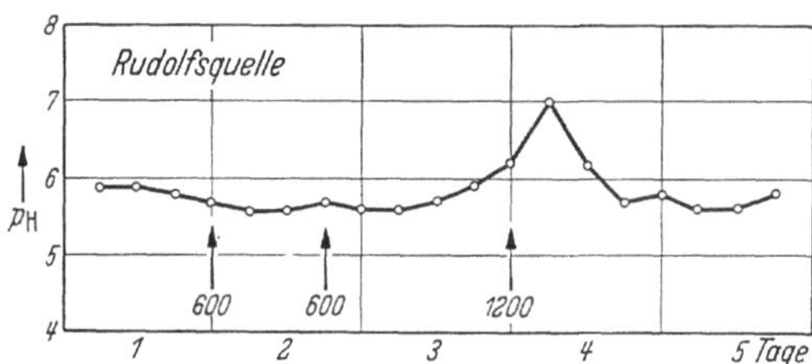

Abb. 217. Einfluß einer erdigen Quelle auf das Harn-p_H. Entgegengesetzte Wirkung bei verschiedener Dosierung. (Nach ZÖRKENDÖRFER.)

Die Beachtung dieser Verhältnisse erscheint uns wichtig, weil sie dem Arzt in der richtigen Dosierung ein Mittel in die Hand gibt, nach Bedarf eine Alkalisierung zu erzielen oder zu vermeiden. Jedenfalls ist der alkalische Charakter dieser Wässer viel schwächer, als bei den alkalischen Quellen und die in der Ärzteschaft vielfach gebräuchliche Identifizierung dieser beiden Mineralwasserklassen bedarf einer Revision.

Die kolloidchemischen Wirkungen des Calciums, welche wir schon unter den allgemeinen Kalkwirkungen kennengelernt haben, können in den ableitenden Harnwegen um so mehr zum Ausdruck kommen, als hier eine Einwirkung von zwei Seiten her möglich ist: Vom Blutwege und von der Schleimhaut aus. Wenn auch das Calcium zum Großteil durch den Darm ausgeschieden wird, erscheint daneben doch auch ein Teil im Harn. So steigt dessen Kalkgehalt deutlich an, jedenfalls in viel höherem Maße, als der des Blutes. Daher haben wir gerade in den Harnwegen mit der entquellenden, sekretionsbeschränkenden und entzündungswidrigen Wirkung des Calciums zu rechnen. Empirisch werden denn auch diese Wässer gerade bei Cystitis, Pyelitis usw. mit guten Erfolgen angewandt. Aber auch für Wachstum und Tätigkeit der Erreger können die Veränderungen im chemischen Milieu — Ionenzusammensetzung, p_H u. dgl. — von Bedeutung sein. Wir erinnern nur an die Empfindlichkeit vieler Bakterien gegen Säure oder Alkali, die Erfolge der „Wechseltage“ bei gonorrhoischer Cystitits usw. So können die kolloidchemischen Einflüsse die Wasserwirkung, deren Bedeutung wir bereits bei den einfachen Quellen besprochen haben (s. S. 390) unterstützen. Aus dem Zusammenwirken der verschiedenen Faktoren leitet sich die bevorzugte Stellung der erdigen Quellen bei entzündlichen Erkrankungen der Harnwege und bei Steinleiden ab.

Wie wir ebenfalls schon besprochen haben, können durch eine diuretische Trinkkur Steine zum Abgang gebracht werden, soweit ihre Größe dies erlaubt. KLOSE teilt mit, daß auch solche Steine, die ihrer Größe wegen den Ureter nicht rasch passieren können, unter der Einwirkung der Trinkkur langsam weiterrücken und schließlich in Tagen oder auch Wochen doch abgehen. Durch die von CASPER angenommene Steigerung der Ureterenkontraktionen (s. S. 392) finden solche Befunde eine zwanglose Erklärung.

Inwieweit hierbei die kolloidchemische Beeinflussung der Harnwege eine Rolle spielen, ist noch unentschieden. Mindestens bei entzündlich geschwollenen Ureterschleimhäuten müßte man auf diesem Wege eine Erweiterung des Lumens erwarten. Beobachtungen hierüber liegen noch nicht vor. Entzündliche Erscheinungen verdienen aber stets beachtet zu werden. Finden sich doch solche häufig mit Steinen vergesellschaftet, ob nun die Steinbildung oder der Katarrh das Primärleiden darstellt.

Bei Besprechung der schwachmineralisierten Quellen haben wir bereits gesehen, daß sich die Wirkung der Trinkkuren nicht auf die Austreibung von Steinen beschränkt, sondern daß wir bedingt durch die Verdünnung des Harns und die Verkürzung seiner Aufenthaltsdauer in den Harnwegen auch eine Einschränkung der Neigung zur Steinbildung erwarten können. In dieser Hinsicht sind bei Betrachtung der erdigen Quellen noch einige Beobachtungen von Interesse. Nach HEDON und FEIG soll das Calcium auf die Blasenmuskulatur erregend wirken und RÖSE will beobachtet haben, daß der Harndrang nach Trinken erdiger Quellen schon bei einer geringeren Blasenfüllung eintritt als normalerweise. Falls sich diese Beobachtungen bestätigen sollten, hätten wir hierin einen weiteren Faktor, welcher die Aufenthaltsdauer des Harns in der Blase verkürzt und somit die Gelegenheit zur Steinbildung wenigstens hier verringert.

Abgesehen von der Verdünnung soll nach einigen Beobachtungen nach Verabreichung von Calcium oder erdigen Wässern das Lösungsvermögen des Harns für Harnsäure steigen (STRAUSS, RÖSE). Bei dessen Abhängigkeit von sekundären Faktoren (p_H) darf man solche Ergebnisse aber noch nicht zu sehr verallgemeinern, bevor diese Zusammenhänge auch unter Beachtung der Reaktionsverhältnisse genauer studiert sind.

Bei anderen Steinen tritt eine Verwicklung noch dadurch ein, daß Calcium und Magnesium oft selbst die Steinbildner darstellen. Wie reagieren nun Patienten mit solchen Steinen auf erdige Wässer? Diese Steine können wir in 2 Gruppen mit verschiedenem Verhalten teilen: 1. Phosphat- und Carbonatsteine und 2. Oxalatsteine. Die erste Gruppe fällt bekanntlich nur bei alkalischer Harnreaktion, während die steinbildenden Salze in sauerem Milieu gut löslich sind. Für die Steinbildung ist daher die Menge an Ca, Mg, Phosphorsäure usw. völlig belanglos, das einzig ausschlaggebende ist — abgesehen von kolloidchemischen Bedingungen — das Harn-p_H. Sind wir imstande, den Harn sauer zu erhalten, können wir die Bildung von Sedimenten dieser Art mit Sicherheit vermeiden. Bedenken, hier kalkhaltige Wässer anzuwenden, sind also ganz unbegründet. Denn zu einer Alkalisierung über den Neutralpunkt hinaus kommt es bei diesen Wässern überhaupt nicht, oder wenn, so nur auf dem Höhepunkt der Diurese.

Etwas anders liegen die Verhältnisse bei Oxalatsteinen. Zwar ist auch das Calciumoxalat in Säure gut löslich, doch sind hierzu Säuregrade erforderlich, wie sie im Harn nicht vorkommen. So stellt dieses hier bei jeder Reaktion ein schwerlösliches Salz dar, das auch in sauerem Harn ausfallen kann, wenn auch die Löslichkeit mit steigendem Säuregrad zunimmt. Grundsätzlich können hier die Mengen an Calcium und Magnesium eine Rolle spielen (KLEMPERER und TRITSCHLER). Durch die starke Verdünnung (Diurese) wird aber die Calciumsteigerung wieder parallisiert, so daß auch hier erdige Quellen ohne Bedenken gegeben werden können. Andererseits besteht sogar die Möglichkeit, daß diese Ausfällung schon im Darm einsetzt, wodurch die Oxalsäureresorption und somit auch ihre Ausscheidung durch die Nieren herabgesetzt werden müßte.

Literatur.

ABL: Schmiedebergs Arch. **74**, 119 (1913).

BARATH u. GYURKOVICH: Z. exper. Med. **47**, 741 (1925). — BERGELL u. LABANT: Z. physik. Ther. **10**, 722 (1907). — BOAS: (1) Diagnostik und Therapie der Darmkrankheiten. Leipzig 1899. — (2) Z. Baln. **7**, 55 (1914). — BOTAZZI: Atti R. Acad. Napoli **1917**.

McCALLUM: Univ. California Publ. Physiol. **1**, 10, 81 (1904). — CASPER: Med. Klin. **1926 II**, 1359. — CHIARI u. JANUSCHKE: (1) Schmiedebergs Arch. **65**, 120. — (2) Wien. klin. Wschr. **1910 I**, 427.

FINSTERWALDER: Pflügers Arch. **153**, 546 (1913).

GILARDONI: Ther. Mh. **1904**.

HAMBURGER: (1) Biochem. Z. **26**, 66 (1910). — (2) Physikalisch-chemische Untersuchungen über Phagozyten. Wiesbaden 1912. — HAMBURGER u. HEKMA: Biochem. Z. **3**, 88; **7**, 102; **9**, 275, 512. — HAY: J. Anat. a. Physiol. **16**, **17** (1882). — HEDON et FEIG: Arch. internat. Physiol. **1905/06**. — HERBST: Arch. Entw.mechan. **7**, **9**, **17**. — HESSE: Schmiedebergs Arch. **146**, 173 (1929). — HEUBNER: Verh. Kongr. inn. Med. **1919**, 108. — HÜLSE: Zbl. inn. Med. **41**, 441 (1920).

IZAR u. PELLEGRINO: Klin. Wschr. **1929 II**.

DE JAGER: Biochem. Z. **38**, 294 (1912). — JANSEN: (1) Dtsch. Arch. klin. Med. **144**, 14; **145**, 209 (1924). — (2) Klin. Wschr. **1924 I**, 715.

KELLER-STOPPANY: (1) Ann. schweiz. Ges. Baln. **18**, 90 (1923); **21** (1927). — (2) Schweiz. med. Wschr. **1927**. — KEPPEL: Arch. Verdgskrkh. **50**, 82 (1931). — KIONKA: Z. Baln. **9**, 117 (1916). — KISCH, E. H.: Berl. klin. Wschr. **1870 I**. — KISCH, F.: Med. Zentralztg **1921**, Nr 5. — KLEMPERER u. TRITSCHLER: (1) Z. klin. Med. **44**, 337 (1902). — (2) Dtsch. Arch. klin. Med. **75**, 487 (1903). — KLOSE: Ther. Gegenw. **75**, 225 (1934). — KOTTE: Wiss. Meeresunters., Abt. Kiel, N. F. **2** (1914).

LAUER: Münch. med. Wschr. **1931**. — LEHMANN: Berl. klin. Wschr. **1882 I**. — LEO: Dtsch. med. Wschr. **1911 I**, 5. — LEVY: Dtsch. med. Wschr. **1914 I**, 949. — LOEPER: C. r. Soc. Biol. Paris **62** (1909).

MEISSNER: Schmiedebergs Arch. **84**, 181 (1919). — MEYER, H. H.: (1) Münch. med. Wschr. **1910 II**, 2277. — (2) Z. Baln. **3**, 409 (1910). — MEYER, L. F.: Dtsch. med. Wschr. **1909 I**.

NONNENBRUCH, MAHLER u. WEISSER: Z. exper. Med. **91**, 710 (1933).

OEHME: (1) Schmiedebergs Arch. **104**, 115 (1924). — (2) Dtsch. Arch. klin. Med. **154**, 107 (1927); **160**, 223 (1928).

PAUNZ, ZILAHY u. BRENNDÖRFER: Z. exper. Med. **65**, 283 (1929). — PELLEGRINO: Riv. Pat. sper. **1929**. — PENDL: Balneologe **6**, 58 (1939). — POHL: Ther. Mh. **1910**. — PORGES u. PŘIBRAM: Schmiedebergs Arch. **59**, 30 (1908).

RÖSE: Z. Baln. **6**, 41 (1913). — ROSENOW: Z. exper. Med. **4**, 427 (1916). — RUBRITIUS: Baln. Ztg. **25**, 15 (1914). — RUMPF: Balneologe **1** (1934).

SCHADE: Die physikalische Chemie in der inneren Medizin. Dresden 1920. — SCHEINER: Veröff.stelle Baln., N. F. **36** (1933). — SCHÜTZ: (1) Z. Baln. **7**, **8** (1915). — (2) Schmiedebergs Arch. **79**, 285 (1916). — SCHÜTZE: Z. Baln. **4**, 479 (1911); **5**, 619 (1913). — SCHULTZ: Z. klin. Med. **86**, Nr 1/2. — STAEHELIN: Schweiz. med. Wschr. **1922 II**. — STARKENSTEIN: (1) Biochem. Z. **106**, 139 (1920). — (2) Schmiedebergs Arch. **104**, 6 (1924). — (3) Ther. Halbmh. **1921**, Nr 16/19. — (4) Dtsch. med. Wschr. **1931 I**, 263. — STRANSKY: (1) Biochem. Z. **122**, 1 (1921). — (2) Schmiedebergs Arch. **172**, 149 (1933).

TAPPEINER: Z. Baln. **12**, 35 (1919).

VANČURVA u. DIENSTBIER: Véstn. českoslov. fys. spol. **16**, 117 (1936). — VELDEN, V. D.: Ther. Mh. **1913**, 685.

WALDSCHMIDT: Baln. Ztg **24** (1913). — WINKLER: (1) Z. Baln. **1**, 29 (1908). — (2) Z. Bäderkde **3**, 531 (1929). — WOLFF: Balneologe **1** (1934). — WRHIGT: Lancet **1896 I**, 153, 807.

ZONDEK: Die Elektrolyte. Berlin 1927. — ZÖRKENDÖRFER, W.: Biochem. Z. **221**, 33 (1930). — ZÖRKENDÖRFER, W. u. W.: Z. physik. Ther. **39**, 214 (1930).

F. Eisenquellen.

Von

W. ZÖRKENDÖRFER-Breslau.

Mit 4 Abbildungen.

a) Resorption und Eisenstoffwechsel.

Auch das Eisen gehört zu den regelmäßigen und lebensnotwendigen Mineralstoffen des Körpers und stellt deshalb einen unentbehrlichen Bestandteil unserer Nahrung dar. Von den bisher behandelten biologisch wichtigen Kationen zeigt es aber einige grundlegende Unterschiede. In Ionenform und somit als eigentlicher Mineralstoff tritt es im Körper nur in verschwindend kleinen Mengen auf und beteiligt sich daher auch so gut wie überhaupt nicht am Ionengleichgewicht und allen den typischen Mineralstoffwirkungen. Vielmehr geht es organische Bindungen ein — das bekannteste Beispiel ist das Hämoglobin — wo es mehr als Baustein des organischen Moleküls fungiert, keine Ionen abspaltet und den Charakter als Mineralstoff vollkommen eingebüßt hat. Deshalb rechnen wir den Eisenstoffwechsel auch meist nicht zum eigentlichen Mineralstoffwechsel.

Überhaupt tritt das Eisen in *mannigfachen Formen* auf. Es geht nicht nur leicht organische Bindungen ein, sondern neigt auch in anorganischer Form infolge seines schwachbasischen Charakters sehr zu Komplexbindungen aller Art. Und außer der verschiedenen Bindungsweise tritt es noch in zwei Oxydationsstufen auf.

Bezüglich der Bindungsform unterscheiden wir drei große Gruppen:

1. Anorganisch gebundenes Eisen (soweit löslich, ionisiert).
2. Komplex gebundenes Eisen (nicht oder nur sehr schwach ionisierbar).
3. Organisch gebundenes Eisen (nicht ionisierbar).
4. Elementares metallisches Eisen.

In allen drei Bindungsarten (1 bis 3) kann das Eisen wieder in seinen beiden Oxydationsstufen, als zweiwertiges Ferroeisen oder als dreiwertiges Ferrieisen auftreten.

Bei dieser Vielgestaltigkeit der Erscheinungsformen müssen wir uns darüber klar sein, daß auch das biologische Verhalten von der Art des Eisenpräparates mitbestimmt werden kann. Und dem ist auch so. Bei organischem oder komplex gebundenem Eisen kommt es darauf an, ob die Verbindung im Körper zerstört werden kann, oder nicht. Ist dies nicht der Fall, wie z. B. bei den Cyankaliumkomplexen, dann nimmt das betreffende Präparat seinen eigenen Weg und übt seine eigenen Wirkungen aus, hat mit dem Verhalten anderer Eisenpräparate aber nicht das Geringste zu tun (STARKENSTEIN). Wir können also eigentlich gar nicht vom biologischen Verhalten des Eisens schlechtweg sprechen oder wenn wir dies tun, dann müssen wir den Begriff einschränken auf solche Präparate, welche ionisiertes Eisen enthalten oder doch im Körper solches liefern.

Für unsere Zwecke sind von all diesen Verbindungen ja zunächst nur jene von Interesse, welche im Mineralwasser auftreten, also vor allen Dingen das Ferroion. Nur in Ausnahmefällen (Vitriolquellen) oder sekundär durch Oxydation an der Luft tritt daneben auch Ferrieisen auf (S. 280). Mit diesen Formen müssen wir uns daher vorzugsweise hier befassen und andere nur soweit heranziehen, als sie zum Verständnis der Wirkungen der einfachen anorganischen Eisensalze oder zum Vergleich mit diesen notwendig erscheinen.

Nachdem man auf die verschiedenen Bindungsformen aufmerksam geworden war, war eine Zeitlang die vor allem von BUNGE vertretene Meinung herrschend, daß der Körper nur organisches Eisen verwerten könnte. Für die wichtigste der hierher zählenden Verbindungen, das Hämoglobin steht dem schon entgegen, daß dieses als hochmolekularer Eiweißkörper zumindest nicht in unveränderter Form, sondern erst nach weitgehendem Abbau resorbiert werden kann. Und neuere Arbeiten haben die grundsätzliche *Resorbierbarkeit von anorganischem Eisen* erwiesen (Abderhalden, Heubner, Lintzel, Starkenstein u. a.). So fand Lintzel nach Zufuhr einfacher anorganischer Eisensalze sogar eine weit größere Eisenretention, als nach ausgesprochen organischen Eisenpräparaten und komplexen Eisenverbindungen (Tabelle 207). Auch Abderhalden, Starkenstein, Reimann u. a. kommen zu ähnlichen Resultaten.

Tabelle 207. Eisenretention nach Zufuhr verschiedener Eisenverbindungen. (Nach Lintzel.)

Verbindung	Fe-Zufuhr mg Fe	Retention mg Fe	Verbindung	Fe-Zufuhr mg Fe	Retention mg Fe
Ferrichlorid	50	15,6	Hämoglobin	130	1,7
,, ...	50	14,7	,, ...	50	0,1
Ferrochlorid-Natriumchlorid	50	13,6	,, ...	50	1,7
,, ,,	50	15,1	Ferrocyankalium	50	1,3
Ferrosulfat	50	15,6	,, ...	50	−0,8
,, ...	50	15,7	,, ...	132,2	0,3
Ferrolactat	50	16,4	Ferrocitrat-Natriumcitrat .	50	0,5
,, ...	50	14,6	Ferrocitrat-Citronensäure . .	50	2,1
Spinat gekocht	28,1	11,5	Ferrolactat-Natriumlactat .	50	0,4
,, ,, ...	18,4	6,8	Ferrilactat-Milchsäure . . .	50	0,2
Winterkohl	17,5	7,0			

Abderhalden fand wenigstens bei Eisenzulagen anorganisches Eisen als wirksamer, als organisches, während bei physiologischen Mengen ein deutlicher Unterschied nicht hervortrat.

Starkenstein weist zwar darauf hin, daß Bilanzversuche hier keine absolute Beweiskraft besitzen, weil das Eisen (auch resorbiertes oder parenteral einverleibtes) durch den Darm wieder ausgeschieden wird und so die Resorption durch rasche Wiederausscheidung verschleiert werden könnte, andererseits auch unresorbiertes Eisen im Darmkanal zurückgehalten werden kann. Doch haben auch Versuche mit Bestimmung des Gesamtkörpereisens an Ratten zum gleichen Ergebnis geführt und nach Darreichung anorganischer Eisensalze einen weit kräftigeren Anstieg ergeben als auf organisches Eisen (Lintzel). Verschiedene Einzelorgane untersuchte Kunkel und fand auf Darreichung von Ferrichlorid vor allem in der Leber eine beträchtliche Eisenspeicherung.

Heubner und Matsumara wieder studieren die Resorption aus abgebundenen Darmschlingen und fanden eine deutliche Abnahme des Eisengehaltes in der Schlinge nach Füllung mit Ferrochlorid ($FeSO_4 + BaCl_2$), während andere Eisenpräparate unresorbiert in der Darmschlinge liegen blieben. Heubner zieht daraus den Schluß, daß das *Ferroion jene Form darstellt, in welcher das Eisen zur Resorption gelangt.*

Dieser Meinung schloß sich dann vor allem Starkenstein an. Er wies bezüglich der einfachen anorganischen Eisensalze auf deren Unterschiede im Verhalten gegen Kolloide hin. Ferrisalze wirken eiweißfällend. Kommen sie mit Eiweißstoffen des Darminhaltes oder der Darmwand in Berührung, müssen unlösliche Eisen-Eiweißverbindungen entstehen und dadurch wird das Eisen an der Resorption verhindert. So hat schon Gaule nach Zufuhr von Ferrichlorid im Mageninhalt keine direkte Eisenreaktion erhalten und Starkenstein und Weden konnten aus dem Kaninchenmagen bei sofortiger Ausspülung von

19 mg Fe nur 12 mg wiederfinden, während der Rest erst durch Säurehydrolyse wieder nachweisbar wurde, also Bindungen an organische Stoffe eingegangen war. Eine positive Eisenbilanz nach Darreichung von Ferrisalzen, wie sie LINTZEL gefunden hat (Tabelle 207), beweist daher noch keine Eisenresorption, weil die Bindung auch lokal in der Darmwand erfolgen kann, ohne daß das Eisen in den Körper gelangt.

Ganz anders beim *Ferroeisen*. Dieses wirkt nicht eiweißfällend und kann daher die Darmwand ungehindert passieren. Es stellt also *die eigentliche Resorptionsform des Eisens* dar, wie schon HEUBNER angenommen hatte. Und diese Form ist es auch, in welcher das Eisen vorzugsweise in den Mineralwässern auftritt.

Doch ist es auch wieder nicht so, daß der Körper in anderer Form dargereichtes Eisen überhaupt nicht verwerten könnte. Aus organischen Eisenpräparaten, wie z. B. dem Hämoglobin kann das Eisen im Darmkanal durch Abbau des organischen Moleküls aufgeschlossen werden. Ferrieisen wieder kann hier reduziert und so allmählich in eine resorbierbare Form verwandelt werden (STARKENSTEIN und WEDEN). Wenden wir jedoch von vorneherein Ferroeisen an, dann sind wir vom Zustandekommen oder Ausbleiben solcher Umwandlungen unabhängig und so müssen wir die Ferroform als die zweckmäßigste Darreichungsform des Eisens ansehen (STARKENSTEIN, EICHHOLTZ). Auch in Toxizitätsversuchen erwies sich das Ferroeisen als das wirksamste (STARKENSTEIN).

Auch das Anion spielt für die Resorptionsfähigkeit des Eisens eine Rolle. Insbesondere von der Magenschleimhaut, welche nur lipoidlösliche Stoffe aufzunehmen vermag, wird auch das Eisen nur dann resorbiert, wenn es in Form eines lipoidlöslichen Salzes, vor allem $FeCl_2$, vorliegt, während das lipoidunlösliche $FeSO_4$, nicht resorbiert wird, oder nur sehr viel langsamer, in dem Maße, als eine Umwandlung in $FeCl_2$ erfolgt (SABELIN und WASSILEWSKI, STARKENSTEIN).

Was die Resorption des in den Mineralquellen vorhandenen Eisens anlangt, so haben HEUBNER und FREERICHS sowie LEDERER und BOGAERT gezeigt, daß das als $Fe(HCO_3)_2$ vorliegende Mineralquelleisen viel vollständiger resorbiert und zur Blutbildung ausgenützt wird als das Fe der galenischen Eisenpräparate. Das beträchtliche Ausmaß der Eisenresorption geht aus dem Anstieg des Serumeisens nach Trinkkuren mit Eisenwässern hervor, welcher bis zu 430% des Ausgangswertes betragen kann und dem Fe-Gehalt der Quellen proportional ist. Dies zeigen z. B. folgende, an den Quellen von Spa erhobene Befunde:

Tabelle 208. Maximale Zunahme des Serum-Fe nach Zufuhr von 1 Liter eisenhaltigem Mineralwasser (Spa). (Nach LEDERER und BOGAERT.)

Benutzte Mineralquelle	Fe-Gehalt der Quelle	Durchschnittl. maxim. Anstieg des Serum-Fe		Zahl der Versuche
	mg/l	in %	in % des Ausgangswertes	
Nr. 1 (Prince Condé II) . . .	24	32	27	9
Nr. 2 (S. Sauvenière)	33	52	58	2
Nr. 3	150	160	120	3
Nr. 4	225	171	134	2

Auch durch die Haut ist Eisen (als Ferroion) resorbierbar. Nach Bädern in eisenhaltigen Wässern (Levico) läßt es sich histochemisch in den tieferen Hautschichten nachweisen (BOVERI-TARTARINI). Die percutane Resorption des Ferroeisens geht auch daraus hervor, daß der nach Bädern in eisenhaltigen

Wässern eintretende Anstieg des Blutglutathions ausbleibt, wenn das Fe des Badewassers z. B. durch Zusatz von o-Phenanthrolin in komplexe Bindung übergeführt und unresorbierbar gemacht wird (KÜHNAU). Auch JÜRGENS konnte wenigstens unter Zuhilfenahme der Elektrokataphorese resorbiertes Eisen direkt nachweisen.

Nach der Resorption muß das Eisen schließlich *in die Blutbahn* gelangen und hier kreisen, wenn auch der Großteil in bestimmten Organen (Leber, Milz) abgefangen wird. Es läßt sich denn auch ein deutlicher Anstieg des Serumeisens, und zwar seines anorganischen Anteils — Nicht-Hämoglobineisen — (HEILMEYER) nachweisen. So fanden z. B. THOENES und ASCHAFFENBURG beim Kind:

nüchtern		$0{,}56 \cdot 10^{-3}$ mg
1 Stunde	nach Darreichung von 44 mg $FeCl_2$	$1{,}13 \cdot 10^{-3}$ mg
3 Stunden		$2{,}04 \cdot 10^{-3}$ mg
24 Stunden		$1{,}01 \cdot 10^{-3}$ mg.

Nun entfaltet das Blut aber zum Unterschied vom Magendarmkanal eine starke Oxydationskraft. So wird denn auch das Ferroion, sobald es ins Blut gelangt, durch das Oxyhämoglobin oxydiert. Allerdings entstehen dabei nicht freie Ferriionen, welche wegen ihrer Affinität zu Eiweißkörpern in diesem Milieu nicht beständig wären, sondern ein löslicher Ferri-Globulinkomplex — kenntlich daran, daß das Eisen hier bei Elektrolyse nicht zur Kathode, sondern zur Anode wandert (STARKENSTEIN). Dieser Komplex ist beim p_H des Blutes beständig und bildet daher die *Transportform des Eisens* im Blut. Bei höherer Wasserstoffionenkonzentration, wie sie wenigstens zeitweise oder stellenweise im Gewebe auftritt, wird er jedoch gespalten, und so besteht die Möglichkeit, daß das Eisen *in der Zelle* angelangt wieder in Ionenform zurückverwandelt wird. Hier ist auch sowohl eine Oxydation, wie eine Reduktion möglich. In welcher Form es also schließlich seine Wirkungen entfaltet, ob also Ferro- oder als Ferrieisen, in Ionenform oder als Komplex oder in organischer Bindung (Atmungsferment) mag noch dahingestellt sein und kann schließlich auch von Wirkung zu Wirkung wechseln. Wesentlich ist nur, daß das Eisen, bis es dahin gelangt, eine Reihe komplizierter Umwandlungen durchmachen kann und daß es vor allem darauf ankommt, das Eisen in einer geeigneten, resorbierbaren Form darzureichen. Selbst wenn wir das Ferriion als das in der Zelle wirksame annehmen — was durch Eiweißbindung in kleinsten Dosen durchaus gerechtfertigt wäre — müssen wir es dennoch zunächst in Ferroform darreichen, weil wir gar keine Möglichkeit haben, das Ferriion direkt der Zelle zuzuführen. Die Überlegenheit des Ferroions als die beste Resorptionsform des Eisens bleibt also bestehen unbeschadet dessen, wie wir uns das Zustandekommen der weiteren Wirkungen denken.

b) Wirkungen auf das Blut.

Von besonderer Bedeutung ist das Eisen für das Blut. Bildet es doch einen Baustein des Hämoglobins und zwar nicht etwa nur einen nebensächlichen Bestandteil, sondern gerade das Eisen ist es, welches durch den leichten Übergang der Ferro- und Ferriform ineinander und die mit dieser Umwandlung verbundene Sauerstoffproduktion oder Sauerstoffzehrung das Hämoglobin zum Sauerstoffüberträger so geeignet macht.

Es ist daher selbstverständlich, daß das Eisen einen zur Blutbildung unentbehrlichen Nahrungsstoff darstellt und zu Zeiten erhöhter Blutbildung, z. B. nach schweren Blutverlusten ein gesteigerter Eisenbedarf besteht.

Erfahrungsgemäß hatte sich auch schon lange vor Entdeckung des Eisens im Blut durch MENGHINI Eisen bei Blutarmut bewährt. Auch in neuerer Zeit wurde diese Wirkung des Eisens in zahlreichen Experimenten (KUNKEL,

CLOETTA, ABDERHALDEN, MITCHELL, LINTZEL, KAHN) und klinischen Versuchen (NAEGELI, MORAWITZ, SEYDERHELM, REIMANN, HEILMEYER) erhärtet.

So fand KAHN an Hunden mit einer Gallenfistelanämie bei periodenweisen Eisengaben in Form von Ferrochlorid stets eine Besserung des Blutbildes, während sich in den Zwischenzeiten regelmäßig wieder eine Remission einstellte (Abb. 218).

Wenn manche andere Autoren eine Eisenwirkung bei Blutarmut vermißt haben, kann dies an zwei Ursachen liegen: Einmal an der Art der Anämie. Wie es nicht gelingt, den Hämoglobingehalt des Gesunden durch Eisen über die Norm hinaus zu steigern, so spricht auch nicht jede Anämie auf Eisen an. Vor allem verhält sich die Perniciosa vollständig refraktär. ABDERHALDEN weist darauf hin, daß zur Blutbildung ja nicht nur Eisen allein gehört, sondern auch noch andere Bausteine, so vor allem Pyrrolringe. Neuerdings kann man die eisenempfindlichen Anämien klinisch mit ziemlicher Sicherheit diagnostizieren. Zum anderen aber kann der Mißerfolg an der Anwendung ungeeigneter Präparate liegen. Die Unterschiede der verschiedenen Bindungsarten haben wir bereits bei der Besprechung des Schicksals des Eisens im Organismus kennengelernt. Diese Unterschiede müssen naturgemäß auch in den Wirkungen der betreffenden Präparate zum Ausdruck kommen.

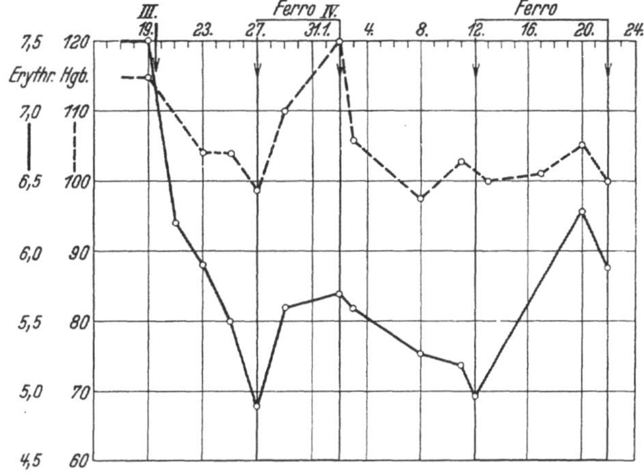

Abb. 218. Gallenanämie beim Hunde. Vom 7. bis 13. und vom 23. bis 33. Tage nach der Operation 0,2 g Ferrochlorid pro die. (Nach KAHN.)

Als die wirksame Form gerade auch bezüglich der Blutbildung insbesondere bei Chlorose hat HEUBNER das Ferroeisen angesprochen und nimmt hier weiter an, daß dem Chlorotischen das Reduktionsvermögen für Ferrieisen fehlt, weshalb gerade er nur Ferroeisen zum Hämoglobinaufbau gebrauchen kann. Späterhin wurde die Überlegenheit der Ferroform vor allem von STARKENSTEIN verfochten. Deutlich gehen die Unterschiede der verschiedenen Eisenpräparate aus Versuchen von REIMANN und FRITSCH hervor. Bei abwechselnden Gaben am gleichen Patienten zeigte sich ein deutlicher steiler Anstieg der Kurven immer dann, wenn Ferrochlorid gegeben wurde, während die anderen Präparate in derselben Dosierung mehr oder weniger unwirksam blieben (Abb. 219). Demnach müssen wir auch für die Blutbildung das Ferroion als die eigentliche wirksame Form (bzw. die eigentliche Resorptionsform, s. S. 258) ansehen (HEUBNER, STARKENSTEIN, EICHHOLTZ, HEILMEYER, REIMANN).

Deshalb müssen aber nicht alle anderen Formen unter allen Umständen versagen. Wir haben ja bereits gesehen, daß solche unter Umständen im Darmkanal in Ferroeisen umgewandelt und dadurch resorbierbar und natürlich auch wirksam werden können. So haben sich denn auch solche Präparate bewährt, vor allem das Ferrum reductum (NAEGELI, MORAWITZ, SEYDERHELM u. a.), allerdings waren von diesem etwa 10fach höhere Dosen erforderlich, als von wasserlöslichen Ferrosalzen. Gerade dieser Vergleich bringt uns eindringlich zum Bewußtsein, daß vom metallischen Eisen der größte Teil unausgenutzt bleibt und die Wirkung nur in dem Ausmaße eintritt, als eine Umwandlung zu löslichen Ferrosalzen statthat. Und ähnlich liegen die Verhältnisse für viele andere Präparate. Schon wegen der Unsicherheit, in welchem Ausmaße und ob überhaupt eine solche Umwandlung im Einzelfalle zustande kommt, erscheint die Verabreichung in der unmittelbar verwertbaren Form als Ferroion als die sicherste und rationellste. Es kommt also gar nicht, wie man früher meinte, auf die großen Eisenmengen (MORAWITZ) an, als vielmehr darauf, das Eisen in der *geeigneten Form* darzureichen (STARKENSTEIN, LINTZEL, REIMANN, EICHHOLTZ).

Und in dieser optimalen Form, als Ferroion liegt das Eisen, wie wir bereits gesehen haben in unseren Wässern vor. Bekanntlich sind aber die Ferrosalze

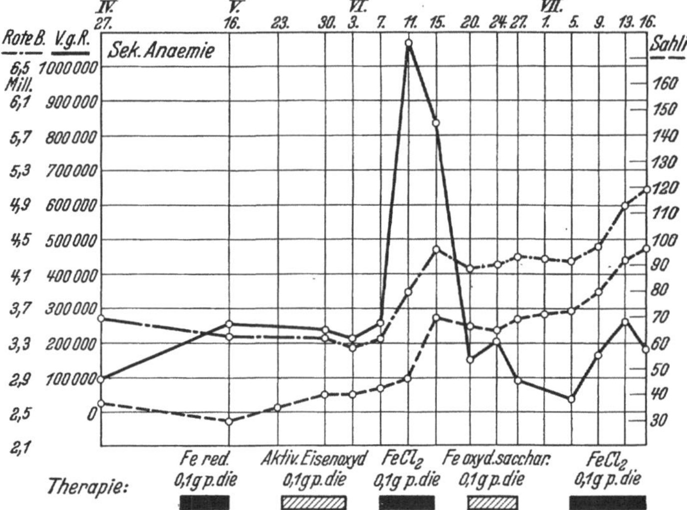

Abb. 219. Wirkung verschiedenwertiger Eisensalze bei Sekund.-Anämie. (Nach REIMANN und FRITSCH.)

gegen Sauerstoff sehr empfindlich. Wir müssen deshalb dafür Sorge tragen, daß sie nicht zu Ferrisalzen oxydieren und dadurch ihre Wirksamkeit wenigstens teilweise einbüßen. Gerade Eisenwässer müssen also stets frisch an der Quelle getrunken werden. Bei gelagertem Wasser wird die Wirkung unter Umständen vermißt (REIMANN). Die *wirksame Dosis* liegt nach REIMANN und FRITSCH für Ferrochlorid bei etwa 20 bis 100 mg Fe. Schon mit 22 mg erzielten sie unzweifelhafte Wirkungen. HEILMEYER geht bei parenteraler Verabreichung noch etwas tiefer, bis zu 10 mg herab. Wenn nun unsere Eisenwässer durchschnittlich 20 bis 30 mg Fe pro Liter enthalten (S. 282) und wir Wassermengen von ungefähr 1 Liter pro Tag verordnen, kommen wir ohne weiteres zu Eisenmengen, die den klinischen Erfahrungen entsprechen. Selbst wenn wir hinter den praktisch in der Klinik angewandten Dosen etwas zurückbleiben, können wir die verabfolgte Eisenmenge an sich als wirksam ansehen, zumal wir sie ja grundsätzlich über mehrere Wochen geben und das Eisen bei der Trinkkur an der Quelle in der optimalen Form vorliegt.

So haben sich denn auch nicht nur hochkonzentrierte Vitriolquellen (LIERMBERGER), sondern auch Eisencarbonatquellen (STIFLER, VAN DER WEYER und WYBAUW, HEDIGER, BÜRGI, MÜLLER u. a.) als wirksam gegen Chlorose und sekundäre Anämien erwiesen.

Nun kommt noch dazu, daß die Mineralwasserwirkung nach unseren bereits dargelegten Auffassungen (S. 372 bis 374) mit der reinen Eisenwirkung noch nicht erschöpft ist. So wird denn auch das Eisenwasser mit Recht höher gewertet, als lediglich nach seinem Eisengehalte:

„Nunquam praeparati ferri arteficialia id operantur, quod acidulae martiales.“ Niemals bewirken künstliche Eisenpräparate das gleiche, wie Eisensäuerlinge (Boerhave).

Wie wir bereits im allgemeinen Teil ausführlich besprochen haben, kann die Wirkung irgendeines Mineralwasserbestandteiles durch Nebenbestandteile beeinflußt werden. Beim Eisen müssen wir vor allem an eine Unterstützung der Wirkung durch andere Metalle mit ähnlichen Wirkungen denken, so durch Arsen, Kupfer, Mangan oder Nickel. Eine wirksame Ergänzung der Eisenwirkung auf die Blutbildung durch Kupfer auch in kleinsten Spuren scheint aus Versuchen von Hart und Waddel hervorzugehen. Für das Mangan werden dem Eisen analoge Wirkungen von Hannon wie von Cervello behauptet, und auf das Arsen werden wir in einem eigenen Kapitel noch zurückkommen (S. 470).

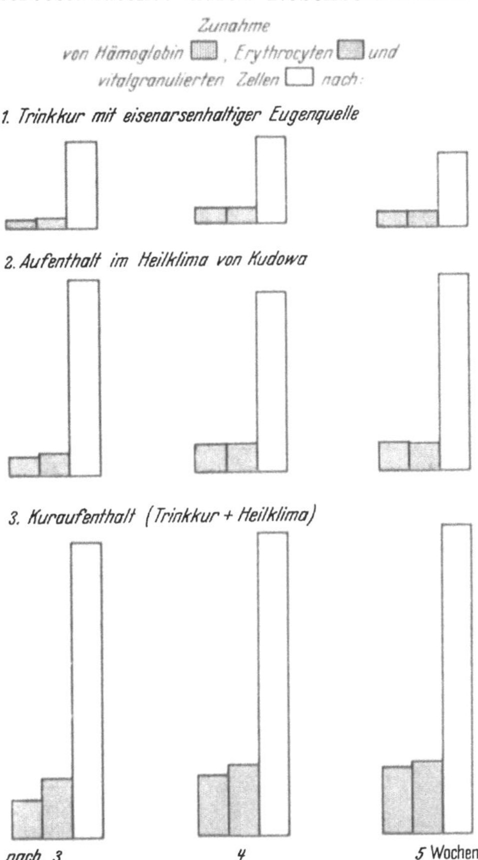

Abb. 220. Potenzierte Anregung der Blutneubildung durch Kombination von Eisenarsenquellen und klimatische Kur. (Nach Schoger.)

Ob neben der Trinkkur auch die Badekur nach dieser Richtung eine Rolle spielt, ist noch durchaus problematisch. Als vollkommen gesichert steht aber die Wirkung eines weiteren balneotherapeutischen Faktors auf die Blutbildung fest, der Einfluß der Klimakur. Eine allbekannte unverkennbare Wirkung zeigt vor allem das Höhenklima. Aber auch klimatische Kuren in mittleren Lagen vermögen die Blutbildung wirksam anzuregen (s. Abschnitt V). Nun ist eine Trinkkur so, wie wir sie im Bade anwenden, ja niemals lediglich eine reine Mineralwassertherapie, sondern unlösbar mit klimatischen Einwirkungen verknüpft. Deren Einflüsse müssen sich also stets zu der Mineralwasserwirkung noch hinzugesellen. Die klimatischen Reize haben aber einen ganz anderen Angriffspunkt und Wirkungsmechanismus, als das Eisenwasser. Und dadurch wird nach der Kombinationslehre Bürgis die Möglichkeit zu einer potenzierten Wirkung geschaffen.

Experimentell wurde diese Kombination von Müller an Kaninchen näher untersucht. Einen Teil der Tiere brachte er lediglich von Bern nach St. Moritz unter die veränderten klimatischen Bedingungen, eine zweite Serie wurde in Bern nur mit Eisenwasser behandelt und die dritte Gruppe wurde wieder nach St. Moritz gebracht und gleichzeitig mit Eisenwasser getränkt. Bei sämtlichen Tieren ließ sich ein Einfluß auf das Blutbild feststellen. Die weitaus besten Erfolge jedoch hatte die dritte Gruppe mit der kombinierten Behandlung zu verzeichnen. Und zwar entsprach hier die Besserung nicht etwa nur der Summe von Trinkkur und Klimakur, sondern ging weit über diese hinaus. Zum gleichen Resultat kam SCHOGER auch in geringer Höhenlage mit dem Eisen-Arsenwasser von Kudowa (Abb. 220).

Aber nicht nur von der Form, in welcher wir das Eisen darreichen, auch von der *Art der Erkrankung* hängt der Erfolg unserer Therapie ab. Und zahlreiche Mißerfolge aus früherer Zeit sind wohl auf die Auswahl ungeeigneter Fälle zurückzuführen. Es wurde schon erwähnt, daß es nicht gelingt, durch Eisen den Hämoglobingehalt des Normalen über die Norm hinaus zu steigern. Und auch bei der Blutarmut sind es nur ganz bestimmt umschriebene Fälle, welche auf Eisen ansprechen. Das Schulbeispiel hierfür stellt die *Chlorose* dar, die mit der Sicherheit des Experimentes auf Eisen reagiert. Allerdings ist die echte Chlorose heutzutage sehr selten geworden. Aber außer ihr gibt es noch eine Reihe typisch *eisenempfindlicher Anämien.* Meist handelt es sich dabei ähnlich, wie bei der Chlorose um hypochrome Blutbilder. REIMANN zählt hierher chronische posthämorrhagische Anämien, die achylische Chloranämie, Anämien nach Magen-Darmerkrankungen und Hungeranämien, postinfektiöse und kryptogene Chloranämien.

Wie kommt die Eisenwirkung bei diesen Anämien aber zustande? Nicht in allen diesen Fällen handelt es sich primär um eine Mangelkrankheit oder doch nicht immer um einen Eisenmangel, dessen Beseitigung durch die Eisenzufuhr die Krankheitsursache beheben würde. Wirkt das Eisen hier lediglich als *Baustoff?* Oder gibt es daneben noch eine *spezifische Eisenwirkung?*

Zweifellos steigt bei vermehrter Hämoglobinbildung der Eisenverbrauch. Und wenn vorher kein Eisenüberschuß in der Nahrung bestand, muß dieser Mehrbedarf durch zusätzliche Eisengaben gedeckt werden. Ein Teil des dargereichten Eisens muß also zum Blutaufbau Verwendung finden. In welchem Ausmaße dies eintritt, versuchten REIMANN und FRITSCH zu berechnen. Sie gelangten dabei zu dem Ergebnis, daß das in Form von Ferrochlorid zugeführte Eisen zu etwa 50% im Körper retiniert wurde und zu etwa 20% zum Hämoglobinaufbau Verwendung fand (Tabelle 209). Die Bedeutung des Eisens als Baustoff halten sie damit für erwiesen. Doch nimmt das Eisen daneben auch noch andere Wege, jedenfalls ist es immer nur ein bestimmter, wenn auch ansehnlicher Bruchteil der eingeführten Eisenmenge, welcher direkt zum Blutaufbau Verwendung findet.

Tabelle 209. Verwendung zugeführten Eisens zum Hämoglobinaufbau. (Nach REIMANN und FRITSCH.)

Vers.-Nr.	Fe-Einfuhr		Retiniert		Hämoglobinzunahme entsprechend			
	mg	in Tagen	mg	%	Sahli	Fe	% von Retention	% von Einfuhr
1	810	8	426	52,5	11	163	38,2	20,0
2	1225	14	504	41,7	20	440	87,3	35,9
3	1400	14	495	35,3	22	386	77,9	27,5
4	2100	21	1130	53,8	24	393	34,7	18,7
5	2800	28	1466	52,4	54	640	43,7	22,8

Ist aber die Bedeutung des Eisens für den Blutaufbau damit wirklich erschöpft, daß es einen Baustein für das Hämoglobin abgibt? Wie wir noch sehen werden, hat das Eisen auch noch anderweits verschiedene wichtige Funktionen zu erfüllen. Vor allem wirkt es ganz allgemein als Katalysator und Reizmittel. So liegt auch hier der Gedanke nahe, unabhängig von seiner Verwendung als Baustoff einen Reiz auf die Blutbildungsstätten als die eigentliche Ursache für die erhöhte Blutneubildung anzunehmen (Trousseau, Harnack, Abderhalden, F. Müller, Naegeli). Zugunsten dieser Ansicht lassen sich mancherlei Beobachtungen anführen. Besonders das vermehrte Auftreten von Jugendformen, vor allem vitalgranulierten Erythrocyten (Naegeli, s. auch Abb. 219 und 220), oft als erstes Anzeichen der Eisenwirkung noch Tage vor einem merklichen Hämoglobinanstieg, weiter die Umwandlung des Knochenmarkes in rotes Mark mit Häufung kernhaltiger Blutkörperchen sprechen stark für eine primäre kräftige Knochenmarksreizung. Gehen doch auch eine Anregung des Wachstums bei jugendlichen Tieren (Abderhalden) und verschiedene allgemeine Stoffwechselwirkungen neben der Besserung des Blutbildes einher.

c) Allgemeinwirkungen.

Physiologisch fallen dem Eisen im Tierkörper wichtige Funktionen zu, die mit seiner Affinität zu Sauerstoff in engstem Zusammenhang stehen. Schon im Hämoglobin haben wir einen Stoff kennengelernt, der sich diese Eigenschaften zunutze macht und gerade durch seinen Eisengehalt dazu befähigt wird, je nach der äußeren Sauerstoffspannung Sauerstoff aufzunehmen oder wieder abzugeben (Hämoglobin $\leftrightarrows$ Oxyhämoglobin) und dadurch zum Sauerstoffüberträger geeignet wird. Ähnliche Eigenschaften können sich auch in anderen Eisenverbindungen wiederfinden, so in einem eisenhaltigen Spaltprodukt des Hämoglobins, dem Hämin. Nun finden sich Hämine oder doch häminartige Verbindungen auch frei im Gewebe (Cytochrom Keilins) unabhängig von dessen Blutgehalt. Auch in gefäßfreien Geweben, wie Hornhaut und Glaskörper hat Tscherbatschow Eisen nachweisen können, und selbst in Pflanzen und niederen hämoglobinlosen Tieren sind solche Zellhämine gefunden worden (Keilin, H. Fischer).

Dies legt den Gedanken nahe, daß das Eisen auch innerhalb der Zelle als Sauerstoffüberträger wirksam wird. Je kleineren Dimensionen wir uns aber zuwenden, um so mehr muß auch die Sauerstoffübertragung andere Formen annehmen. Ein räumlicher Transport über weite Strecken ist hier ja nicht mehr erforderlich. Vielmehr steht jetzt die Art und Weise der Übertragung auf das kleinste Substrat, das Molekül im Vordergrund. Und damit muß sich schon der Begriff der Sauerstoffübertragung einer Wandlung unterziehen und in eine *fermentartige Wirkung* übergehen.

Nun sind ja gerade Metalle schon in der anorganischen Chemie als gute Katalysatoren bekannt und auch vom Eisen kennen wir eine ganze Reihe solcher katalytischer Wirkungen. Auch in organischer Bindung sind solche noch durchaus möglich. Sie kommen schon dem Hämoglobin selbst zu, wenn auch nur in verhältnismäßig geringem Ausmaße (Heubner und Meier). Sind doch die bekanntesten Blutreaktionen — die Benzidinprobe und die Guajacprobe — nichts anderes, als Oxydasereaktionen. Es sei hier daran erinnert (s. S. 240), daß eisenhaltige Mineralwässer schon bei sehr geringem Eisengehalt starke Peroxydase- und Katalasereaktionen geben, die durch eben dieses Eisen bedingt sind und zum Teil für die biologischen Wirkungen der Eisenwässer verantwortlich gemacht werden müssen (Vichy: Glénard; Pyrmont: Heubner; Wiesbaden: Fresenius-Lederer). Vielmehr noch als im Blut macht der Organismus aber im Gewebe, also da, wo sich die eigentlichen Stoffwechselvorgänge vorzüglich abspielen, von fermentativen Reaktionen Gebrauch, insbesondere auch bei Oxydationsprozessen. Und hier kommt es darauf an, den in der Zelle vorhandenen Sauerstoff auf das organische Molekül zu übertragen.

Das Oxydationsferment der Gewebe hat bereits Spitzer in einem eisenhaltigen Nuclein erblickt. Eingehende Studien Warburgs, der diesem Ferment den Namen *Atmungsferment* gegeben hat, haben zu dem Ergebnis geführt, daß es sich hierbei um einen eisenhaltigen Stoff — oder mehrere solche — handeln muß, der dem Hämoglobin chemisch und spektroskopisch nahesteht, ohne jedoch mit ihm identisch zu sein. Vielmehr unterscheidet er sich biologisch deutlich von diesem dadurch, daß der Fermentcharakter in weit höherem Maße ausgeprägt ist.

Das Eisen tritt also im Körper in verschiedenen Formen auf, welche untereinander eine nahe Verwandtschaft, aber auch wieder deutliche Unterschiede zeigen. Vor allem fungiert es als Sauerstoffüberträger und hat so eine große Bedeutung für Oxydationsvorgänge. Mit der Oxydation eines organischen Moleküls greift es aber tiefgehend in wichtigste Stoffwechselvorgänge der Zelle ein.

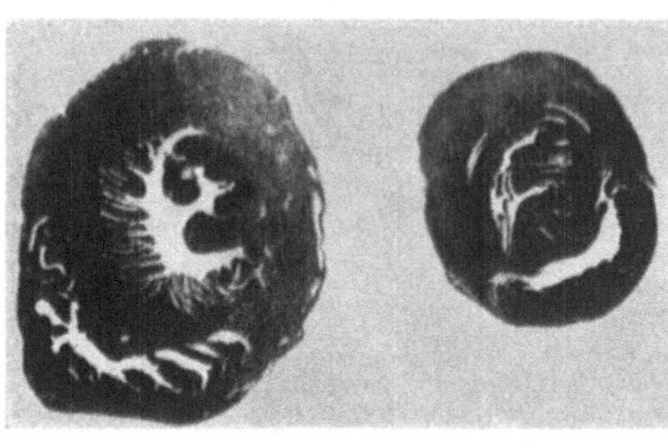

Abb. 221 a und b. a Hypertrophie bei eisenarmer Ernährung; b Herz bei Eisenzulage. (Nach KOCHMANN.)

Wir haben es hier mit der Funktion organischer Eisenverbindungen zu tun. Das Eisen wird zum Aufbau dieser Fermente der Zelle in anorganischer Form zugeführt, wie wir beim Eisenstoffwechsel gesehen haben und analog wie beim Blut können wir annehmen, daß Eisenzufuhr einen Reiz zur Bildung solcher Fermente abgibt. Es wäre aber auch denkbar, daß schon das anorganische Eisen in ähnlicher Weise wirksam werden kann, ohne erst organische Bindungen einzugehen. Kommt ihm doch durch Wechsel der Oxydationsstufe ebenfalls die Fähigkeit zur Sauerstoffübertragung zu. Ob nun direkt, oder indirekt über das Atmungsferment, auf alle Fälle ist Eisenzufuhr für den Ablauf von Oxydationsprozessen von großer Bedeutung. So konnte denn THUNBERG den Gaswechsel von Muskelbrei durch Zusatz anorganischer Eisensalze deutlich steigern. Ein Einfluß auf den Grundumsatz läßt sich allerdings nicht nachweisen. Hier scheinen sich Regulationsmechanismen ausgleichend einzuschalten, so daß der Gesamtumsatz unbeeinflußt bleibt. Wohl können aber deshalb mannigfache Teilfaktoren des Stoffwechsels der Eiseneinwirkung unterliegen.

Eine solche Auswirkung tut sich in einer deutlichen Anregung des Wachstums junger Tiere (ABDERHALDEN) kund. Und in dieser Richtung fanden KOCHMANN und SEEL das Liebensteiner Mineralwasser wirksamer als der in ihm enthaltenen Eisenmenge entspricht (Abb. 190, S. 374).

In neuerer Zeit haben BICKEL und Mitarbeiter den Einfluß von Eisen und besonders auch Eisenwässern auf den Harnquotienten C/N untersucht und hier Veränderungen gefunden, die sie im Sinne einer Begünstigung des Stoffansatzes besonders auch des Eiweißansatzes deuten zu können glauben. So wäre ein Zusammenhang zwischen direkten Stoffwechselwirkungen und den eben erwähnten Einflüssen auf das Wachstum geschaffen. Und diese Begünstigung des Stoffansatzes und Wachstums könnte wieder in Beziehung stehen mit der seit altersher empirisch erwiesenen „*roborierenden*“ Wirkung des Eisens. Vielleicht ist diese in einer Anregung darniederliegender Stoffwechselvorgänge zu suchen. In ähnlicher Weise haben wir ja auch die Wirkung auf das Blut nicht einseitig von der Bausteintheorie aus aufzufassen, sondern auch als einen „Wachstumsreiz“, wobei das Eisen allerdings auch noch einen Baustoff liefern muß. Auch an einzelnen Teilphasen des Stoffwechsels läßt sich diese fermentaktivierende und umsatzsteigernde Wirkung des Eisens, speziell der Eisenwässer, nachweisen. GENTH in Schwalbach sowie WYBAUW und VAN DER WEYEN in Spa fanden, daß Trinkkuren mit den Eisenquellen dieser Kurorte neben einer allgemeinen Appetitsteigerung eine Verstärkung des Stickstoffumsatzes mit einer gleichzeitigen N-Ausschwemmung (Verminderung der N-Retention) zur Folge haben. Neben dem Einfluß auf das allgemeine Körperwachstum beobachtete KOCHMANN auch bei Eisenmangel eine Herzhypertrophie, die durch Eisenzufuhr wieder unterdrückt werden konnte (Abb. 221). Hierin können wir ein Zeichen erblicken, daß das Wachstum auf den Eisenreiz hin auch mit einer Kräftigung der Konstitution (Roborierung) einhergeht.

d) Lokalwirkungen.

Das Eisen ist aber auch zu Lokalwirkungen befähigt. Solche können zustandekommen, solange das Eisen noch unresorbiert an den Eintrittspforten liegt, oder ohne daß es überhaupt zur Resorption kommt. Für das Ferriion haben wir eine solche in der Eiweißfällung bereits kennengelernt. Hier erleiden die oberflächlichsten Schleimhautschichten eine Veränderung, die einer gelinden Ätzung gleichkommt. Dabei wird das Eiweiß in ein unlösliches Ferrialbuminat übergeführt. Ferrosalze dagegen wirken auch in hohen Konzentrationen nicht eiweißfällend (STARKENSTEIN).

Diese Wirkung wird vielfach mit einer Adstriktion identifiziert. So sehen KOBERT und TRILLER die Blutkörperchenagglutination als Maßstab für die adstringierende Wirkung an. Dagegen wendet sich STARKENSTEIN, welcher diese beiden Wirkungen, die ätzende und die adstringierende, scharf auseinanderhält. Er betrachtet die Adstriktion als einen reversiblen Vorgang, welcher auch nichtätzenden Stoffen, so dem Ferroeisen und dem Calcium (s. S. 447) zukommt, während die Ätzung und Koagulation irreversible Vorgänge darstellen, welche von den Eisensalzen nur den Ferrisalzen eigen sind.

Bei Ferroeisen, wie es in unseren Wässern zutage tritt, müssen wir demnach vor allem mit der adstringierenden Wirkung rechnen. Diese macht sich auch bei äußerer Anwendung des Wassers im Bade bemerkbar und wird von anderen adstringierenden Salzen, vor allem dem Calcium unterstützt. Im Bade dürfte diese Lokalwirkung die wichtigste sein. Mit erheblichen Resorptivwirkungen ist hier wohl nicht zu rechnen, obwohl eine geringe percutane Eisenresorption aus dem Bade feststeht (s. S. 459).

Im Magen machen sich höhere Eisenkonzentrationen — Ferro- wie Ferrisalze — durch einen ausgesprochenen Brechreiz bemerkbar. Bei Mineralwässern kommen solche Dosen jedoch im allgemeinen nicht vor, höchstens bei hochkonzentrierten Vitriolquellen. Dagegen macht sich auch bei schwächeren Eisenwässern hier wie im Darm die adstringierende Wirkung deutlich bemerkbar. Sie gibt die hauptsächlichste Grundlage für die Heilwirkung dieser Wässer bei katarrhalischen Erkrankungen und Diarrhöen verschiedener Natur ab (Magenkatarrhe, Colica mucosa, Dickdarmkatarrh). Bei Diarrhöen kommt als weiterer Heilfaktor noch die obstipierende Wirkung des Eisens hinzu. Sie beruht auf Bindung des Schwefelwasserstoffs des Darminhaltes, welcher einen physiologischen Peristaltikreiz abgibt (v. BOKAI), zu unlöslichem FeS.

Literatur.

ABDERHALDEN: Z. Biol. **39**, 113 (1900).

BICKEL: (1) Med. Klin. **1927**. — (2) Z. Kurortwiss. **1** (1931). — BICKEL u. EWEYK: Z. exper. Med. **55**, 303 (1927). — BICKEL, GLEICHMANN u. TASLAKOWA: Z. exper. Med. **54**, 87 (1927). — BÜRGI: Balneologe **2** (1935). — BUNGE: Hoppe-Seylers Z. **9**, 49 (1884).

CERVELLO et BARABINI: Arch. ital. biol. Pisa **23**, 252 (1896). — CLOETTA: Schmiedebergs Arch. **37**, 69 (1896); **44**, 363 (1900).

EICHHOLTZ: (1) Klin. Wschr. **1931 I**, 721. — (2) Med. Klin. **1939 II**, 1279. — EICHHOLTZ u. Mitarbeiter: Schmiedebergs Arch. **174** (1933); **176** (1934); **178** (1935); **184** (1937); **187** (1937).

GAULE: Dtsch. med. Wschr. **1896 I**, 289. — GOTTLIEB: Schmiedebergs Arch. **26**, 139 (1890).

HART u. Mitarbeiter: J. of biol. Chem. **77**, 797 (1928); **83**, 243 (1929). — HEDIGER: Schweiz. med. Wschr. **1928 I**, 377. — HEILMEYER: Klin. Wschr. **1936**. — HEUBNER: Ther. Mh. **1912**. — HEUBNER u. MATSUMURA: Z. klin. Med. **100**, 675 (1924). — HEUBNER u. MEIER: Schmiedebergs Arch. **100** (1923).

JÜRGENS: Klin. Wschr. **1932 I**, 586.

KAHN: Med. Klin. **1929**. — KEILIN: Proc. roy. Soc. Lond. B **106**, 418 (1930). — KOBERT u. TRILLER: Z. Baln. **9**, 15 (1926). — KOCHMANN: Z. Kurortwiss. **1**, 36 (1931). — KOCHMANN: u. SEEL: (1) Biochem. Z. **198**, 362 (1928). — (2) Dtsch. med. Wschr. **1928 II**, 1321. — KUNKEL: Pflügers Arch. **50**, 1 (1891); **61**, 595 (1896).

LIERMBERGER: Berl. klin. Wschr. **1905**. — LINTZEL: (1) Z. Tierzüchtg **17**, 245 (1930). — (2) Z. Kurortwiss. **1**, 48 (1931). — LINTZEL u. RADEFF: Biochem. Z. **250**, 519 (1932).

MAYER: Diss. Dorpat 1850. — MITCHELL u. Mitarbeiter: J. of biol. Chem. **70**, 471 (1926); **74**, 78 (1927); **75**, 123 (1927). — MORAWITZ: (1) Dtsch. med. Wschr. **1924 II**, 1238. — (2) Münch. med. Wschr. **1910**. — MÜLLER, W.: Balneologe **2** (1935).

NAEGELI: Blutkrankheiten und Blutdiagnostik, 5. Aufl. Berlin 1931.

REIMANN u. FRITSCH: (1) Z. klin. Med. **115**, 37 (1930). — (2) Med. Klin. **1933 I**.

SABELIN u. WASSILEWSKI: Med. Wjestuk **1876**. — SCHOGER: Balneologe **5**, 103 (1938). — SEYDERHELM: Dtsch. med. Wschr. **1925**. — SPITZER: Pflügers Arch. **67**, 615 (1897). — STARKENSTEIN: (1) Verh. dtsch. pharmak. Ges. **1922**, **1927**. — (2) Z. exper. Med. **68**, 425 (1929). — (3) HEFFTER-HEUBNER: Handbuch der experimentellen Pharmakologie, Bd. 3, Teil 2. Berlin 1934. — STARKENSTEIN u. WEDEN: Schmiedebergs Arch. **134**, 288 (1928) **149**, 354 (1930). — STIFLER: Berl. klin. Wschr. **1882**.

THOENES u. ASCHAFFENBURG: Der Eisenstoffwechsel des wachsenden Organismus. Berlin 1934. — THUNBERG: Zbl. Physiol. **23**, 19, 625 (1909).

WADDEL, STEENBOCK and HART: J. of biol. Chem. **83**, 243 (1929). — WARBURG: (1) Hoppe-Seylers Z. **57**, **59**, **60**, **66**, **69**, **70** (1909/11). — (2) Biochem. Z. **142** (1923); **152** (1924). — (3) Naturwiss. **1928**, 345. — WEYER VAN DER u. WYBAUW: Z. physik. Ther. **10** (1910).

G. Arsenquellen.

Von

W. ZÖRKENDÖRFER-Breslau.

Mit 1 Abbildung.

a) Resorption, Schicksal im Körper, Dosierung.

Das Arsen zeichnet sich durch hohe Wirksamkeit aus und deshalb kann auch ein verhältnismäßig kleiner Arsengehalt biologisch stark in den Vordergrund treten und so dem Wasser vorzugsweise das Gepräge geben oder doch seinen Charakter wesentlich mitbestimmen. Unter Umständen können Arsenwässer, wenn sie achtlos gebraucht werden, insbesondere als Quelle für die Wasserversorgung dienen, zu schweren chronischen Intoxikationen führen (KATHE). Zweifellos muß also das Arsen bei peroraler Verabreichung resorbiert werden, wenigstens zum Teil.

Die hauptsächlich *wirksame Form* ist das dreiwertige Arsen in der arsenigen Säure und ihren Salzen, den Arseniten. Das fünfwertige (Arsensäure) scheint an sich für die Zelle nicht giftig zu sein, wird aber im Körper zu arseniger Säure reduziert (JOACHIMOGLU) und dadurch ebenfalls wirksam. Doch ist die Toxizität wegen der Zeit, welche diese Umwandlung erfordert, deutlich geringer, als bei der arsenigen Säure. Bei chronischer Medikation kann sich dieser Unterschied mehr oder weniger verwischen. Gewisse Arsenverbindungen, wie der Arsenwasserstoff nehmen insoferne eine Sonderstellung ein, als sie vor ihrer Umwandlung in arsenige Säure auch noch eigene Wirkungen entfalten, welche hier jedoch unbeachtet bleiben können, weil solche Verbindungen in Mineralwässern nicht auftreten.

Die *Resorptions- und Ausscheidungsverhältnisse* des Arsens sind besonders von HEFFTER und HAUSMANN eingehend studiert worden. Nach peroraler Verabreichung findet sich ein beträchtlicher Teil im Kot wieder. In geringem Grade wird das Arsen allerdings auch durch die Darmwand wieder ausgeschieden, wie aus Versuchen mit parenteraler Einverleibung hervorgeht. Den Hauptausscheidungsort für injiziertes und folglich auch für resorbiertes Arsen stellen aber die Nieren dar. Den Großteil der nach peroraler Aufnahme im Kot wiedergefundenen Arsenmenge können wir demnach als unresorbiert betrachten. Auch bei Aufnahme arsenhaltiger Mineralwässer wird ein Teil des Arsens resorbiert, ein anderer Teil geht mit dem Kot wieder ab (NISHI). Die Ausscheidung durch den Harn erfolgt sehr langsam. Sie erstreckt sich über eine ganze oder nach chronischer Zufuhr sogar über mehrere Wochen. Ein Teil der resorbierten Menge, oft ein beträchtlicher, wird also längere Zeit im Körper zurückgehalten. Diese Retention findet vorzugsweise in der Haut und ihren Anhängen und einigen inneren Organen, besonders der Leber statt. Infolge der Speicherung in der Haut stellen auch deren Absonderungen (Desquamation, Haarausfall) einen Weg dar, auf welchem das Arsen den Körper wieder verläßt.

Die Toxizität des Arseniks nimmt bei wiederholter Zufuhr deutlich ab, allmählich kann die Verträglichkeit durch *Gewöhnung* auf das Mehrfache der tödlichen Dosis gesteigert werden (Arsenikesser). Nach CLOETTA beruht dies auf einer Schutzwirkung, indem die Darmschleimhaut arsendichter wird, also lediglich auf einer Herabsetzung der Resorptionsgröße. Vielleicht handelt es sich auch nur um eine Resorptionsverzögerung ohne Einschränkung der absoluten resorbierten Menge (JOACHIMOGLU), wodurch nur die akute Giftwirkung herabgesetzt wird. Auf diese Weise wird auch die Möglichkeit einer chronischen Intoxikation trotz der Gewöhnung erklärlich. Vor allem aber bleibt die Empfindlichkeit der Zelle gegen parenteral einverleibtes Arsen unbeeinträchtigt. So gehen an ein Vielfaches der tödlichen Dosis gewohnte Hunde auf Injektion der einfach-tödlichen Dosis prompt zugrunde (CLOETTA). Eine echte Giftfestigkeit, wie etwa bei der Morphingewöhnung, liegt hier also nicht vor.

Um bei längerer Darreichung die gleiche Wirkung, wie anfangs zu erzielen, ist eine allmähliche Steigerung der Dosis erforderlich. So ist es denn auch bei Arsenkuren, ob man Medikamente oder Arsenwässer anwendet, vielfach üblich, vorsichtig mit kleinen Dosen zu beginnen und langsam zu steigern. Ob diese Verordnungsweise vor von vornherein kräftigen gleichmäßigen Gaben — ohne Überschreitung der Maximaldosis — einen Vorzug hat, ist jedoch nicht erwiesen (TRENDELENBURG).

Ebenso brechen viele die Arsenkur nicht plötzlich ab, sondern gehen auch langsam wieder mit der Dosis zurück. Eine Notwendigkeit hierzu, wie bei echter Giftgewöhnung (Morphinismus u. dgl.) besteht hier nicht. Denn eine echte Gewöhnung liegt beim Arsen nicht vor und infolgedessen kennen wir hier auch keine Abstinenzerscheinungen. Bei sehr lange ausgedehnten Kuren hat ein solches Zurückgehen mit den Dosen vielleicht eine Berechtigung: Infolge der langsamen Ausscheidung (s. oben) könnte man an eine Kumulationsgefahr denken, obzwar dahingehende Beobachtungen nicht vorliegen, im Gegenteil die allmähliche Abnahme der Toxizität durch die Resorptionsverzögerung stets zu überwiegen scheint. Wenn man einigermaßen größere Dosen anwendet und bei langem Gebrauch eine Überdosierung fürchtet, dann ist eine allmähliche Reduktion der Dosis begründet. Bei kurzer Kurdauer dagegen wird man besser die zur Verfügung stehende Zeit bis zum Schluß mit Darreichung normaler

Dosen ausnützen. Natürlich kommen die aufsteigende wie die absteigende Dosierung balneotherapeutisch nur bei den arsenreichsten Wässern in Betracht, bei solchen mit einem Arsengehalt von wenigen Milligrammen erübrigen sie sich von selbst.

Die *Dosierung* ist bei medikamentösen Arsenkuren mit etwa 5 bis 10 mg As_2O_3, das ist 4 bis $7^1/_2$ mg As üblich (TRENDELENBURG). Die offizinelle Maximaldosis liegt bei 15 mg As_2O_3 = 11 mg As pro die. Hiermit verglichen zeigen unsere Arsenquellen einen recht nennenswerten, einzelne sogar einen ganz beträchtlichen Arsengehalt (S. 283). Allerdings müssen wir dabei beachten, daß es sich bei den stärkeren Arsenwässern zum Teil um Vitriolquellen handelt, die wegen ihres hohen Eisengehaltes nicht in größeren Mengen trinkbar sind, sondern nur löffelweise eingenommen werden können (Saalfeld, Levico u. a.). Dann kommen wir auch bei hohem Arsengehalt des Wassers nur zu kleinen Arsendosen. Doch ist dies nicht ausnahmslos der Fall, sondern daneben besitzen wir auch einige starke Arsenwässer, die ohne weiteres in größeren Mengen getrunken werden können, soweit nicht der Arsengehalt selbst eine Beschränkung auferlegt. Vor allem gilt dies von der Dürkheimer Maxquelle, von der 1 Liter die Maximaldosis für Arsen bereits etwas überschreitet. Von dieser sind Tagesdosen von 200 bis 300 ccm üblich und nach Bedarf kann diese Dosis noch gesteigert werden. Schemen für auf- und absteigende Dosierung mit dieser Quelle wurden von v. DEN VELDEN und für Kinder von KAUFMANN entworfen.

Nebenbestandteile der Wässer mögen die Arsenwirkung noch in dieser oder jener Weise variieren. Vor allem ist hier die häufige Kombination mit Eisen hervorzuheben, welches in mancher Beziehung ähnliche Wirkungen entfaltet, so vor allem bei Anregung der Blutbildung. Besonders bei schwächeren Arsenwässern dürfte eine solche Kombination biologisch von Bedeutung sein. Daneben haben wir aber auch verhältnismäßig eisenarme Arsenwässer, gerade unter den arsenreichen (Dürkheim, La Bourboule). Hier wieder wird die Arsenwirkung am reinsten zutage treten. Aber auch andere Mineralwasserbestandteile können nebenbei ihre Bedeutung haben. Vor allem wird ein Vorzug der Arsenmedikation in Form von Mineralwässern hervorgehoben: Arsenik macht sich im Magen oft durch schlechte Verträglichkeit unangenehm bemerkbar. Schon infolge der Verdünnung treten solche Beschwerden in Mineralwässern — mit Ausnahme der Vitriolquellen — nur wenig in Erscheinung. Aber auch andere Mineralwasserbestandteile scheinen hier dämpfend einzugreifen, vor allem das Kochsalz. So wird z. B. das Dürkheimer Wasser mit seinem hohen Salzgehalt trotz der beträchtlichen Arsenmengen gut vertragen. Auch die leicht abführende Wirkung wird als oft sehr willkommene Nebenwirkung geschätzt (BRENNER, KAUFMANN, v. NOORDEN).

b) Wirkungen auf das Blut.

Ähnlich dem Eisen regt auch das Arsen die darniederliegende Blutneubildung an, insbesondere den Hämoglobinaufbau (DELPEUSCH). Auf Grund dessen findet es auch praktische Anwendung bei der Behandlung von Anämien auch in Form von Arsenquellen (v. D. VELDEN, v. NOORDEN u. a). Wenn wir beim Eisen zwei verschiedene Wirkungen auseinandergehalten haben, die Baustofffunktion und die hiervon unabhängige Reizwirkung auf das Knochenmark, fällt beim Arsen erstere weg. Denn das Arsen bildet keinen normalen Bestandteil des Hämoglobins und kann auch nicht etwa an Stelle des Eisens eingebaut werden und dieses ersetzen. Hier kann es sich also lediglich um eine Reizwirkung auf die Blutbildungsstätten handeln, wie wir eine solche auch schon für das

Eisen neben seiner Verwendung als Baustoff angenommen haben (S. 464). Dementsprechend lassen sich auch nach Arsenfütterung Reizerscheinungen am Knochenmark nachweisen (BETTMANN, STOCKMAN), die denen nach Eisengaben entsprechen. Vielleicht spielt beim Arsen mit seiner allgemeinen Hemmung des oxydativen Abbaues (S. 472) aber außerdem noch eine Hemmung der Blutmauserung eine Rolle.

Auch bei Trinkkuren mit arsenhaltigen Mineralwässern hat sich immer wieder ein günstiger Einfluß auf Chlorose und Anämien gezeigt und so wird die Anwendung solcher immer wieder warm empfohlen (HENNIUS, BRENNER, v. D. VELDEN, KAUFMANN, HORVARTH, SCHOGER). HENNIUS z. B. teilt bei einigen Fällen schwerer Chlorose folgende Werte mit:

Tabelle 210. Anregung der Hämoglobinbildung durch Arsenwasser von Val Sinestra. (Nach HENNIUS.)

Datum	Hb %	Erythrocyten Mill.	Datum	Hb %	Erythrocyten Mill.	Datum	Hb %	Erythrocyten Mill.
15. 10.	35	3,98	18. 10.	35	3,00		35	3,278
25. 10.	40	3,50	25. 10.	50	3,45	8. 10.	55	3,12
2. 11.	60	3,90	3. 11.	60	3,50	15. 10.	70	3,87
13. 11.	75	3,90	11. 11.	65	4,22	20. 10.	75	4,12
17. 12.	80	4,20	20. 11.	70	4,43	25. 10.	80	4,20

BRENNER stellte vergleichsweise klinische Versuche mit Dürkheimer Maxquelle und Arsenpillen an und kam dabei zu dem Schluß, daß das Mineralwasser bessere Wirkungen aufzuweisen hat, als die Arsenpillen (Tabelle 211). Dabei

Tabelle 211. Vergleich der Wirkung von Dürkheimer Maxquelle und Arsenpillen auf das Blutbild. (Nach BRENNER.)

Fall Nr.	Diagnose	Behandlung	Hämoglobin %		Erythrocyten Mill.	
			vor der Kur	nach der Kur	vor der Kur	nach der Kur
1	Chlorose, Neurasthenie	Maxquelle	65	72	4,40	4,35
2	Chlorose	,,	56	70	4,20	4,22
3	Anämie, leichte Ischias	,,	60	73	3,67	4,62
4	Leichte Anämie	,,	70	78	4,20	4,65
5	Starke Chlorose, Nervosität	,,	60	68	3,47	4,75
7	Anämie, Affect. apicis	,,	52	63	3,70	3,85
8	Anämie, Nervosität	,,	57	65	3,85	4,48
9	Anämie, Affect. apicis	,,	32	55	2,48	4,23
12	Anämie, Nervosität	,,	54	68	2,80	3,67
13	Anämie, Bronch. chron.	,,	56	70	2,97	3,85
15	Starke Anämie, Rheumatismus	,,	60	80	2,32	4,78
16	Anämie	,,	59	70	3,25	4,31
18	Starke Chlorose	,,	48	70	3,02	3,84
22	Anämie, Oxyuris	,,	56	68	4,12	4,75
23	Anämie, Nervosität	,,	46	68	3,25	4,46
24	Anämie	,,	52	70	3,85	4,20
25	Anämie, Myokarditis	,,	55	70	3,42	4,27
31	Chlorose nach Operation	,,	58	65	3,38	4,12
32	Chlorose	,,	58	70	2,95	3,76
35	Starke Anämie, Oxyuris, Ascaris	,,	24	54	1,18	2,78
17	Chlorose, Neurasthenie	Arsenpillen	65	74	3,80	3,68
26	Anämie, Trigeminusneuralgie	,,	56	64	2,83	3,82
27	Anämie nach Operation	,,	48	58	2,40	3,22
29	Anämie, Neurasthenie	,,	59	72	3,84	4,15
33	Starke Anämie, Lues	,,	54	58	3,12	2,90

wäre einmal an eine bessere Resorbierbarkeit und Ausnutzung des Arsen aus dem Mineralwasser zu denken, weiter aber an eine Mitbeteiligung von anderen Nebenbestandteilen, wie wir einer solchen gerade bei Mineralwässern schon wiederholt begegnet sind. Bei der Anregung der Blutbildung kommt hier vor allem das *Eisen* in Betracht. Sind doch die meisten Arsenwässer gleichzeitig Eisenquellen und auch die anderen enthalten stets wenigstens kleine Eisenmengen. Auch an andere Schwermetalle ist zu denken, wie wir bei den Eisenquellen bereits ausgeführt haben (S. 463, 480). ZWETKOFF meint sogar, daß Arsen bei Chlorose für sich allein überhaupt unwirksam wäre und erst in Verbindung mit Eisen wirksam würde. Schließlich ist ja zum Hämoglobinaufbau auch Eisen schon als Baustoff erforderlich und wo dieses nicht in genügender Menge vorhanden ist, muß auch ein starker Knochenmarksreiz erfolglos bleiben. Schon aus diesem Gesichtspunkte heraus ist die gleichzeitige Zufuhr wenigstens einer gewissen Eisenmenge bei Arsenkuren unbedingt als zweckmäßig anzusehen. Bei der Anwendung von arsenhaltigen Mineralwässern liegt diese Kombination eigentlich immer vor.

Wenn wir die ganze Kur ins Auge fassen, müssen wir weiter neben dem Mineralwasser auch die *klimatischen Einflüsse* mit in Rechnung stellen, welche sich ebenfalls im gleichen Sinne auswirken (s. Abschn. V) und zu der Trinkkur noch hinzugesellen, selbst wenn wir sie gar nicht speziell verordnen. Und weil es sich hier um einen ganz anderen Angriffspunkt handelt, als bei der Trinkkur, kommt es dabei nicht nur zu einer einfachen Addition der beiden Wirkungen, sondern, wie wir beim Eisen bereits gesehen haben, zu einer ausgesprochenen Potenzierung der Mineralwasserwirkung. So hat SCHOGER im Tierversuch bei kombinierter Behandlung mit Arsen-Eisenwasser und Klimaeinwirkung weit bessere Erfolge erzielt, als der Summe der Einzelwirkungen entspricht (Abb. 220, S. 463).

Auf die *Leukocytose* schließlich hat das Arsen einen hemmenden Einfluß, besonders bei Hyperleukocytosen verschiedener Art. Diese Wirkung kann man bei chronischer Leukämie therapeutisch auszunutzen versuchen (HENNIUS).

c) Stoffwechselwirkungen.

Das Arsen ist ein allgemeines Zellgift, welches in ausreichender Konzentration alle Funktionen der Zelle lähmt, ohne sonst besondere auffällige spezifische Wirkungen auszulösen. Bei kleineren Mengen dagegen kommen in mancher Beziehung fördernde Wirkungen zum Vorschein und diese sind es, welche wir therapeutisch ausnützen. Ob es eine echte excidierende Wirkung beim Arsen gibt, ist zwar noch fraglich. Vielmehr scheint es sich — ähnlich, wie bei den Opiaten — mehr darum zu handeln, daß verschiedene Teile bzw. Funktionen in ihrer Empfindlichkeit gegen Arsen Unterschiede zeigen und die zunehmende Vergiftung verschiedene Stadien durchläuft, bei welchen nur bestimmte Teilfunktionen gehemmt sind, während die Funktion ihrer Antagonisten noch erhalten ist und diese daher das Übergewicht erhalten.

Besonders empfindlich scheinen die Oxydationsprozesse auf Arsen zu reagieren (ONAKA). Im Zellstoffwechsel müssen dann also die Assimilationsvorgänge über die Dissimilation die Überhand erhalten und so wird *Stoffansatz und Wachstum* durch kleine Arsendosen gefördert. Bei jungen Kaninchen fand GIES raschere Gewichtszunahme, reichlichere Ausbildung der Fettpolster, Verstärkung der Corticalis der Röhrenknochen, besonders unter der Epiphysenlinie, WEISKE auch eine N-Retention, alles Zeichen von verstärktem Wachstum und Stoffansatz. Auch beim Menschen beobachtet man unter Einwirkung kleiner Arsenmengen eine deutliche Gewichtszunahme (GIES), die man ja auch therapeutisch zu Mastkuren ausnutzt. Sie beschränkt sich nicht auf eine einseitige Zunahme des Fettpolsters, sondern es kommt auch zum Eiweißansatz, wie aus der Stickstoffretention (WEISKE, EWALD und DRONKE, CROCE) zu erkennen ist. Solche Mastwirkungen lassen sich auch mit Arsenwässern erzielen, wie Beobachtungen mit verschiedenen hierher gehörigen Wässern erweisen (HENNIUS, BACHEM, HERRLIGKOFFER und LIPP). Ein spezifischer Einfluß auf den Purinstoffwechsel ließ sich nicht feststellen (CROCE).

Bei einem Mittel mit so ausgesprochener Stoffwechselwirkung müssen wir aber auch die Beziehungen zu den wichtigsten Regulatoren des Stoffwechsels, den endogenen Drüsen, insbesondere aber der *Schilddrüse* untersuchen. Zu der physiologischen Wirkung der Schilddrüse stehen nun die geschilderten Arsenwirkungen in einem auffälligen *Antagonismus*: Dort Anregung des oxydativen Stoffwechsels, hier Hemmung, dort Gewichtsabnahme (Entfettungskuren), hier Förderung von Wachstum und Stoffansatz (Mastkuren). Demnach wäre es durchaus denkbar, daß die Arsenwirkung über eine Hemmung der Schilddrüsenfunktion zustande kommt, eine Ansicht, die unter anderen COHN gestützt auf eine hohe Arsenspeicherung gerade in der Schilddrüse vertritt.

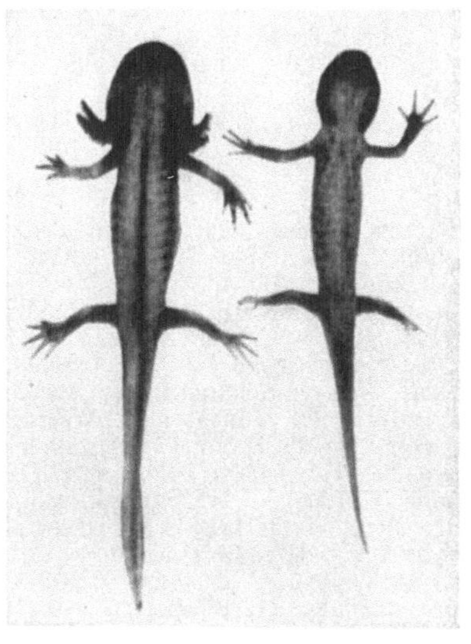

Eugenquelle Leitungswasser

Abb. 222. Ausschaltung der Thyroxinwirkung durch Arsenwasser. Die Metamorphose des Axolotls durch Thyroxin (Leitungswassertier) wird durch Kudowaer Eugenquelle (linkes Tier) völlig unterdrückt. (Nach BRANDT.)

Abgesehen davon, daß die Stoffwechselhemmung durch Arsen auch bei Protozoen aufzutreten scheint, läßt sich demgegenüber zeigen, daß die Arsenwirkung auch dann noch zustande kommt, wenn man fertiges Thyroxin zuführt, also unabhängig von der Hormonbildung oder Ausschüttung durch die Schilddrüse. Wie Versuche mit gleichzeitiger Anwendung beider Mittel zeigen, können wir das Arsen tatsächlich als einen direkten Antagonisten des Thyroxins auffassen, welcher imstande ist, die spezifischen Thyroxinwirkungen weitgehend aufzuheben (HESSE, BRANDT). So konnte HESSE die chronische Thyroxinvergiftung an Hunden durch einige Metalle, darunter vor allem auch durch Arsen und Arsenwässer weitgehend beheben. Der sonst regelmäßig eintretende Gewichtssturz ließ sich aufhalten und sogar in eine Gewichtszunahme verwandeln und der tödliche Ausgang der Vergiftung verhüten oder doch weit hinausschieben (Tabelle 212).

Auch an der bekannten Wirkung des Thyroxins auf die Metamorphose (GUDDERNATSCH) konnte BRANDT die Hemmung durch Arsenwasser augenfällig demonstrieren (Abb. 222).

Nach diesen Versuchen können wir das Arsen und die Arsenwässer geradezu als Antidot gegen Thyroxinvergiftungen bzw. Hyperthyreosen betrachten. In diesem Sinne finden Arsenwässer auch in neuerer Zeit praktische Verwendung bei Basedow und Hyperthyreosen. Durch geeignete klimatische Faktoren (Schonungsklima, Jodarmut) kann die Wirkung der Wässer noch unterstützt werden (s. Abschn. V) und so auch wieder der therapeutische Kurerfolg weit über die reine Arsenwirkung hinausgehen. Vielleicht spielt auch bei den sonstigen Stoffwechselwirkungen des Arsens (Oxydationshemmung, Stoffansatz) eine Dämpfung der Thyroxinempfindlichkeit der Zelle eine ausschlaggebende Rolle.

Tabelle 212. Entgiftung des Schilddrüsenhormons durch Arsenwasser. (Nach HESSE, VONDERLINN und ZEPPMEISEL.)

Anfangsgewicht	Zufuhr von Gland. Thyr. sicc. g pro kg Anfangsgewicht täglich	Gegenbehandlung	Gewichtsveränderung		Lebensdauer Tage	
			kg	% des Anfangsgewichts		
4,3	3,0	—	−1,3	−30	62	Alle Hunde starben spontan
4,5	3,0	—	−1,0	−22	54	
5,6	3,0	—	−0,5	− 9	18	
6,0	3,0	—	−1,2	−20	58	
7,4	3,0	As_2O_3 0,47 mg/kg	+0,9	+12	60	Alle Hunde wurden getötet
4,1	3,0	As_2O_5 0,47 mg/kg	+1,1	+26	60	
4,2	3,0	Eugenquelle 3,5 ccm/kg	+3,3	+79	138	
7,8	3,0	„ 35 ccm/kg	+3,8	+49	60	
7,9	3,0	„ 200 ccm/kg	+4,2	+53	60	

Literatur.

BACHEM: Münch. med. Wschr. **1909**. — BICKEL: Z. Bäderkde **5**, 30, 337 (1930). — BRANDT: Z. exper. Med. **99**, 478 (1936). — BRENNER: (1) Dtsch. med. Wschr. **1909 I**. — (2) Z. Baln. **2** (1909).

CLOETTA: Naunyn-Schmiedebergs Arch. **54** (1906); **85** (1909). — COHN: Z. Bäderkde **2**, 971 (1928). — CROCE: Z. Baln. **5** (1912).

DELPEUSCH: These de Paris **1880**.

GIES: Naunyn-Schmiedebergs Arch. 8 (1877).

HARNACK: (1) Münch. med. Wschr. **1912 II**. — (2) Pharmakologisches und Therapeutisches über die Maxquelle, Arsenquelle des Bades Dürkheim. Wiesbaden: J. F. Bergmann o. J. — HAUSMANN: Pflügers Arch. **113** (1906). — HEFFTER: Arch. internat. Pharmacodynamie **15** (1905). — HENNIUS: Dtsch. med. Wschr. **1904 I**. — HERRLIGKOFFER u. LIPP: Münch. med. Wschr. **1913 II**. — HESSE: Klin. Wschr. **1933 II**. — HESSE, VONDERLINN u. ZEPPMEISEL: Naunyn-Schmiedebergs Arch. **173**, 192 (1933). — HORVARTH: Orv. Hetil. (ung.) **1913**.

JOACHIMOGLU: (1) Biochem. Z. **70** (1915). — (2) Naunyn-Schmiedebergs Arch. **79**, **80** (1916).

KAUFMANN: (1) Kinderarzt **1908**. — (2) Z. Baln. **3** (1910).

MEYER u. GOTTLIEB: Die experimentelle Pharmakologie, 4. Aufl. Berlin 1920.

NISHI: Internat. Beitr. Path. u. Ther. Ernährgsstörungen **2** (1910). — NOORDEN, v.: Med. Klin. **1910**. — NOORDEN, v. u. JAGIC: Die Bleichsucht, 2. Aufl. 1912.

ONAKA: Hoppe-Seylers Z. **70**, 433 (1911).

SCHOGER: Balneologe **5**, 103 (1938). — STOCKMAN and CHARTERIS: J. of Path. **8**, 443 (1903). — STOCKMAN and GREIG: J. of Physiol. **23**, 376 (1898).

TRENDELENBURG: Grundlagen der allgemeinen und speziellen Arzneiverordnung. Berlin 1931.

VELDEN, v. D.: Münch. med. Wschr. **1910 II**.

WEISKE: J. Landw. **1875**.

ZWETKOFF: Z. exper. Path. u. Ther. **9**, 393 (1911).

H. Andere Schwermetalle und seltene Bestandteile in Mineralwässern.

Von

J. KÜHNAU-Wiesbaden.

Der in den letzten Jahren zu großer Vollendung gebrachte Ausbau der spektralanalytischen und mikrochemischen Methoden hat zu der Feststellung geführt, daß die Mineralwässer außer den für gewöhnlich zu ihrer chemischen und medizinischen Kennzeichnung herangezogenen Mineralbestandteilen noch zahlreiche andere Elemente in kleinsten Mengen enthalten, deren biologische

Bedeutung zwar noch nicht oder nur andeutungsweise bekannt ist, die aber zweifellos in ihrer Gesamtheit mit zu der Heilwirkung der Mineralquellen beitragen. Wenn diese Elemente in den Mineralquellen meist nur in derart kleinen Mengen vorkommen, daß ihr Nachweis und erst recht ihre Bestimmung nur mit höchstempfindlichen Methoden gelingt und sie daher oft übersehen werden, so ist das kein Grund, ihre therapeutische Wirksamkeit zu leugnen. Wir wissen heute, daß einige von den hier in Betracht kommenden Elementen Träger „oligodynamischer", von unmeßbar kleinen Konzentrationen ausgehender Wirkungen sind und daß ihre Salze schon in Mengen, die an der Grenze der analytischen Nachweisbarkeit liegen, zahlreiche fermentative und hormonale Vorgänge im Körper beeinflussen. Gerade von hier aus ergeben sich Beziehungen zu der homöopathischen Lehre von der Hochpotenz (RABE). Als Beispiel diene nur die Tatsache, daß Zinksalze die Adrenalin-Glykogenolyse schon in einer Konzentration von 1:10 Milliarden hemmen. Es ist allerdings bisher nur in vereinzelten Fällen möglich gewesen, bestimmte Heileffekte der Mineralwässer auf solche in ihnen enthaltene „Spurenelemente" zurückzuführen, vor allem deswegen, weil jede Mineralquelle hinsichtlich ihrer Wirkung eine in sich geschlossene Einheit darstellt; doch hat die physiologische Forschung in den letzten Jahren bei mehreren Schwermetallen, die als Spurenelemente in den natürlichen Wässern weitverbreitet sind, so intensive Stoffwechseleffekte nachgewiesen, daß diese unbedingt zur Beurteilung des therapeutischen Wertes solcher Wässer herangezogen werden müssen.

Man könnte hier den Einwand erheben, daß die seltenen Bestandteile der Mineralwässer trotz ihrer biologischen Aktivität für die Heilwirkung der Mineralwässer belanglos sein müßten, da sie ohnehin ständig und in viel größerer Menge dem Körper mit der täglichen Nahrung zugeführt werden. Dem ist entgegenzuhalten, daß zahlreiche in Mineralwässern vorkommende Spurenelemente in der Nahrung fehlen (oder jedenfalls nicht nachgewiesen sind) und daß andererseits die Konzentration derjenigen Schwermetalle, die sowohl Mineralquell- wie Nahrungsbestandteile sind, in vielen Mineralwässern relativ groß ist, so daß die im Laufe einer Trinkkur zugeführten Metallmengen nicht viel geringer, oft sogar größer sind als die, die mit der Kost aufgenommen werden (vor allem, wenn diese unterwertig ist) und daher therapeutisch — entweder als echte Pharmaca oder, bei den lebenswichtigen Schwermetallen Cu, Mn, Zn, Co, im Sinne der Ausgleichung eines Defizits — sehr wohl in Betracht kommen. Ein Mangel an diesen „anorganischen Vitaminen" von Schwermetallcharakter, die der Körper ebenso benötigt wie die eigentlichen Vitamine, aber oft nicht in ausreichender Menge mit der Nahrung erhält, kann durch Zufuhr geeigneter schwermetallhaltiger Mineralwässer gedeckt und so ein durch Metallmangel bedingter Krankheitszustand mittels einer Trinkkur geheilt werden. Dazu kommt, daß in Einzelfällen (Kupfer!) über den Bedarf hinaus zugeführte Metallmengen im Sinne einer echten Transmineralisation im Körper gespeichert werden und so zusätzliche Funktionen im Organismus ausüben können. Neuerdings hat JORISSEN für diese Zwecke vor allem die Meerwassertrinkkur empfohlen, da das Meerwasser alle für den Organismus sicher oder möglicherweise wichtigen Spurenelemente in hinreichender Menge enthält.

Von den 86 Elementen des periodischen Systems sind etwa 50 als Bestandteile mineralischer Wässer nachgewiesen worden. Diese Zahl wird sich möglicherweise noch erhöhen, da eine vollständige spurenanalytische Untersuchung bisher nur bei wenigen Mineralwässern durchgeführt worden ist. Soweit Resultate solcher Untersuchungen vorliegen, zeigen sie, daß viele, vielleicht die meisten Mineralquellen mehr als 30 Elementen in gelöster Form enthalten; das gilt z. B. für die Wässer von Fachingen, Karlsbad, Oberschlema, Wiesbaden, Vichy.

Es ergibt sich daraus eine Vielheit pharmakologischer Wirkungsmöglichkeiten, an die man bisher kaum je gedacht hat. Abgesehen von den häufigen und längst bekannten Mineralwasserbestandteilen (d. h. den Alkali- und Erdalkalimetallen, den Halogenen und den Elementen H, O, S, N, P, As, C, Si, B, Fe) sind bei entsprechendem Suchen bisher folgende Elemente in Mineralquellen aufgefunden worden (nach abnehmender Häufigkeit geordnet):

fast regelmäßig: Mangan, Aluminium, Zink, Kupfer;

häufig: Zinn, Silber, Titan, Blei, Beryllium;

oft: Kobalt, Nickel, Gallium, Germanium, Molybdän, Wismut, Cadmium, Blei;

vereinzelt: Chrom, Wolfram, Thorium, Selen, Quecksilber, Gold, Thallium, Vanadium, Uran, Zirkonium, Yttrium, Cerium, Lanthan, Praseodym, Neodym, Tantal, Indium.

Als Bestandteile fast aller Quellgase, zum Teil auch der Mineralquellen selbst, sind noch die Edelgase (Helium, Argon, Neon, Xenon, Krypton, Radon und Thoron) zu nennen.

Bei den meisten dieser Elemente ist die Frage, ob sie in so geringer Menge biologische Effekte entfalten können, und welcher Art diese sind, noch ungeklärt. Die Möglichkeit solcher Effekte geht schon daraus hervor, daß die Mehrzahl der genannten Spurenelemente mehr oder weniger regelmäßige Körperbestandteile sind. So enthält die menschliche Leber stets Mangan, Kupfer und Zink und fast regelmäßig auch Silber, Blei, Zinn und Cadmium (LUNDEGARDH); im Pankreas findet sich Kobalt und Nickel (BERTRAND). Doch sind unter den aufgezählten Metallen lediglich vier, für die einwandfrei feststeht, daß sie als Katalysatoren und Regulatoren bestimmter Stoffwechselvorgänge auf den Organismus tiefgreifende Wirkungen ausüben, ja für ihn lebenswichtig sind, und daß daher auch ihr Vorkommen in Mineralwässern von großer biologischer Bedeutung ist. Es sind dies die *„anorganischen Vitamine“ Mangan, Kupfer, Zink* und *Kobalt.*

Das *Mangan* ist (als Mangano-Ion) ein fast ständiger Mineralwasserbestandteil, dessen Löslichkeit allerdings durch gleichzeitig anwesende Kohlensäure und Bicarbonat-Ionen stark eingeschränkt wird und das daher meist nur in niedriger Konzentration in Mineralwässern vorkommt. Die katalytischen (katalase- und peroxydaseartigen) Wirkungen vieler Mineralwässer sind großenteils auf ihren Gehalt an Mangan zu beziehen (FRESENIUS-HARPUDER, FRESENIUS-LEDERER); sie geben gleichzeitig einen Hinweis auf die Wirkungsweise dieses Metalls im Organismus. Die deutschen Heilquellen mit einem Mangangehalt von mehr als 1 mg/kg sind nachfolgend zusammengestellt (es sind nur Quellen berücksichtigt, deren Analysen den Normen von 1938 entsprechen).

Tabelle 213. Mangangehalt deutscher Mineralquellen.

Lamscheid, Thaumaquelle	6,11 mg/kg Mn
Wiesau, alte Ottoquelle	5,70 „ „
Schwalbach, Stahlbrunnen	5,02 „ „
Liebenstein, Heilquelle	4,57 „ „
Marienbad, Ferdinandsquelle III	4,50 „ „
Marienbad, Kreuzbrunnen	4,46 „ „
Rothenfelde, Solquelle	4,19 „ „
Nauheim, Karlsbrunnen	4,00 „ „
Alexisbad, Selkebrunnen	3,95 „ „
Liebenstein, Kochsalzsprudel	3,62 „ „
Marienbad, Ferdinandsquelle I	3,42 „ „

Tabelle 213. (Fortsetzung.)

Roisdorf	3,32 mg/kg Mn
Marienbad, Ferdinandsbrunnen II	3,25 ,, ,,
Briesnitz, alte Quelle	3,25 ,, ,,
Soden-Salmünster, Karl-Heinrich-Sprudel	3,15 ,, ,,
Franzensbad, Stephaniequelle	3,02 ,, ,,
Melle, alte Quelle	2,82 ,, ,,
Pyrmont, Wolfgangquelle	2,69 ,, ,,
Melle, neue Quelle	2,37 ,, ,,
Salzschlirf, Bonifaziusquelle	2,20 ,, ,,
Pyrmont, Helenenquelle	2,17 ,, ,,
Maffersdorf, Weberquelle	2,16 ,, ,,
Peterstal, Sofienquelle	2,15 ,, ,,
Heidelberg, Liselottequelle	1,98 ,, ,,
Nauheim, Sprudel XIV	1,80 ,, ,,
Lauchstädt, Heilbrunnen	1,70 ,, ,,
Nauheim, Kurbrunnen	1,50 ,, ,,
Nauheim, Sprudel XII	1,40 ,, ,,
Karlsbrunn, Norbertquelle	1,40 ,, ,,
Tönnisstein, Angelikaquelle	1,29 ,, ,,
Kreuznach, Beustquelle	1,27 ,, ,,
Krandorf, Stefaniequelle	1,15 ,, ,,
Peterstal, Robertquelle	1,12 ,, ,,
Nauheim, Sprudel VII	1,10 ,, ,,
Fachingen	1,10 ,, ,,
Reinerz, laue Quelle	1,07 ,, ,,

Im Gegensatz zu den Mineralquellen enthält das Meerwasser nur sehr wenig Mangan (0,005 bis 0,01 mg/kg).

Den Nachweis, daß das Mangan für den Säugetierorganismus unentbehrlich ist, haben erstmalig ORENT und McCOLLUM geführt (1931). Schon vorher war bekannt, daß das Mangan zwar ein Bestandteil aller tierischen Gewebe ist, sich aber in den Fortpflanzungsorganen stark anreichert (RICHARDS), und daß bei manganfrei ernährten weiblichen Ratten und Mäusen keine Ovulation mehr stattfindet und der normale Brunstzyklus verschwindet (KEMMERER-ELVEHJEM-HART, WADDELL-STEENBOCK-HART). ORENT und McCOLLUM konnten nun zeigen, daß manganfreie Ernährung beim männlichen Tier Hodendegeneration und Sterilität, beim Weibchen Verlust des Mutterinstinktes und Lebensunfähigkeit der Nachkommen zur Folge hat; junge Tiere, denen das Nahrungsmangan entzogen wird, stellen das Wachstum ein (SKINNER-PETERSON-STEENBOCK). Besitzt der Körper bei Beginn der manganfreien Kost noch gewisse Manganreserven, so tritt der Verlust, lebensfähige Nachkommen hervorzubringen, erst bei den Weibchen der 2. Generation in Erscheinung; ein Hinweis auf die erbbiologische Bedeutung des Mangans (KEIL-KEIL-NELSON). Das Mangan ist also aufs engste mit den Fortpflanzungs- und Entwicklungsvorgängen verknüpft, wahrscheinlich dadurch, daß es die Verwertung gewisser Vitamine oder die Bildung gonadotroper Hormone ermöglicht. In diesem Zusammenhang ist von Interesse, daß die meisten manganreichen Mineralwässer mit besonderem Erfolg bei Frauen- und Kinderkrankheiten (Entwicklungsstörungen!) angewandt werden. Der tägliche Mindestbedarf des Menschen an Mangan kann auf Grund der Untersuchungen von SKINNER-PETERSON-STEENBOCK (an der Ratte) und EVERSON-DANIELS (am Kind) auf 6 bis 8 mg beziffert werden. Ein Blick auf die obenstehende Tabelle lehrt, daß es zahlreiche Mineralquellen in Deutschland gibt, die — in den bei einer Trinkkur üblichen Mengen genossen — fast den gesamten Manganbedarf des Körpers über längere Zeit hin decken können. Das ist um so wichtiger, als der Mangangehalt der Kost hierfür oft nicht ausreicht; so sind Milch, Weißbrot, Fette, Fleisch, Fische, Käse fast manganfrei. Spontane

Manganmangelkrankheiten sind vor allem bei den Vögeln bekannt. Eine in Amerika häufige Knochenkrankheit des Huhnes, die Perosis („slipped-tendon"), konnte auf unzureichende Manganzufuhr zurückgeführt werden (HELLER-PENQUITE, WILGUS-NORRIS-HEUSER); sie besteht in einer Deformierung und Verkrüppelung des Tibiometatarsalgelenkes und führt zum Tode an allgemeiner Atrophie. Werden Legehennen manganarm ernährt, so sind die Eier nur teilweise ausbrütbar und die Küken nicht lebensfähig, weil sich bei ihnen schon im Embryonalzustand eine allgemeine Chondrodystrophie entwickelt (LYONS-INSKO, PATTON). Die sich daraus ergebenden Beziehungen des Mangan zum Knochensystem sind auch beim Säuger nachweisbar (GALLUP-NORRIS), wenn auch im einzelnen noch rätselhaft; der Säugetierknochen enthält Mangan. Die Frage nach der physiologischen Rolle des Mangans scheint hier in das Rheumaproblem und damit wiederum in die Balneotherapie einzumünden. Die balneologische Bedeutung dieses Metalls geht weiterhin noch daraus hervor, daß der Mangangehalt der Leber bei Diabetes stark erhöht ist (LUNDEGARDH) und der Zuckerabbau in der Hefe durch Mn katalysiert wird (NEGELEIN, LOHMANN-SCHUSTER). Offenbar beruht die antidiabetische Wirkung mancher Mineralwässer mit auf ihrem Gehalt an Mangan neben dem an anderen Schwermetallen. Ob der Befund, daß Mangan das Ferment Arginase aktiviert und so in den Eiweißumsatz eingreift (KLEIN, HELLERMAN-PERKINS), balneologisch wichtig ist, läßt sich noch nicht sagen.

Viel umfassender ist unser Wissen von den biologischen Wirkungen des *Kupfers*, die auch für den Balneologen von großem Interesse sind, da dieses Metall ebenfalls ein weitverbreiteter Mineralwasserbestandteil ist. Aus folgender Tabelle geht hervor, daß zwar in den meisten daraufhin untersuchten Wässern nur geringe Kupfermengen vorkommen, aber doch nicht selten auch Kupferkonzentrationen von mehreren mg im Liter gefunden werden[1]. In Frankreich werden die kupferreicheren Mineralwässer wegen der Besonderheit ihrer Indikationen als „Kupferquellen" („eaux cuivreuses") zusammengefaßt (St. Christau, Alibour, Néris, Eaux Chaudes u. a.); ihr Hauptvertreter ist die „Source du Prieuré" in St. Christau, die 0,2 mg Cu-Ion und 0,18 mg kolloidal gelöstes Cu im Liter enthält.

Tabelle 214.
Kupfergehalt deutscher und ausländischer Mineralquellen.

Saalfeld, Heilquelle (Starkwasser)	23,10 mg/kg Cu
Rippoldsau, Leopoldsquelle[2]	12,78 „ „
Brückenau, Säuerling[2]	8,95 „ „
Rippoldsau, Josefsquelle[2]	7,99 „ „
Rippoldsau, Wenzelsquelle[2]	5,59 „ „
Alexisbad, Selkebrunnen	4,48 „ „
Melle, alte Quelle	3,20 „ „
Alexisbad, Ernaquelle	2,69 „ „
Pyrmont, Wolfgangquelle	0,49 „ „
Birresborn, Lindenquelle	0,13 „ „
Tharandt, Sidonienquelle	0,08 „ „
Kainzenbad, Kainzenquelle	0,07 „ „
Neuenahr, großer Sprudel	0,06 „ „
Volkmarsen, Sauerbrunnen	0,05 „ „
Aachen, Kaiserquelle	0,04 „ „
Aachen, Rosenbadquelle	0,04 „ „
Neuenahr, Willibrordusquelle	0,03 „ „
Wiesbaden, Schützenhofquelle	0,013 „ „
Schlangenbad, Römerquelle	0,013 „ „

[1] Nach L. FRESENIUS wäre in solchen Fällen zu prüfen, ob nicht Kupfer aus der Verrohrung mitbestimmt wurde.

[2] Veraltete Analysen.

Tabelle 214. (Fortsetzung.)

Außerdem qualitativ nachgewiesen in:	
Oberschlema, Bismarckquelle	
Niederselters, Staatsquelle	
Salzschlirf, Bonifatiusquelle	
Wiesbaden, Kochbrunnen	
Levico, Starkquelle	28,90 mg/kg Cu
Roncegno, Vitriolquelle	11,60 ,, ,,
Srebrenica, Crvena rijeka	6,50 ,, ,,
Linda, Moorstichquelle	5,96 ,, ,,
Srebenica, Vitriolquelle.	1,60 ,, ,,
Schweizerhall, Solquelle	1,40 ,, ,,
Slatina Ilizda	1,00 ,, ,,
San Orsola	0,91 ,, ,,
St. Christau, S. du Prieuré	0,38 ,, ,,
Strömstad (Schweden) u. a..	0,13 ,, ,,

Die Peroxydaseaktivität zahlreicher kochsalzhaltiger Mineralquellen beruht, wie Moog zeigen konnte, auf dem Gehalt dieser Wässer an Kupferspuren. Die durch Kupfer katalysierte Peroxydasereaktion unterscheidet sich von der durch Eisen und Mangan hervorgerufenen dadurch, daß sie licht-, luft- und hitzebeständig ist und beim Altern der Mineralwässer nicht verschwindet. Sie beansprucht das Interesse der Balneologen nicht nur, weil sie möglicherweise ein Modell der biologischen Wirkung des Kupfers darstellt, sondern vor allem deshalb, weil sie durch andere Mineralwasserbestandteile, besonders durch NaCl und andere Chloride, enorm verstärkt wird (Moog-Garrigue-Valdiguié) — ein Beispiel für die engen Wechselbeziehungen der einzelnen Quellinhaltsstoffe und für die Notwendigkeit, die Wirkung der Mineralquellen auf die Gesamtheit dieser Inhaltsstoffe und nicht auf einzelne Komponente zu beziehen. Gemische von Kupfersalzen (bis herab zu $3{,}7 \cdot 10^{-8}$ g/ccm Cu) und Kochsalz in Mengen, die für sich allein peroxydatisch unwirksam sind, geben eine deutliche Peroxydasereaktion, die um so stärker ist, je mehr Kochsalz die Lösung enthält; noch intensiver wird die Reaktion durch $MgCl_2$ aktiviert (Tabelle 215).

Tabelle 215. Aktivierung der Peroxydasewirkung des Cu durch NaCl und $MgCl_2$. Ansätze: 10 ccm bidest. Wasser, 5 Tropfen 20%iges H_2O_2, 1 Tropfen 0,02%ige Lösung von $CuCl_2 \cdot 2\,H_2O$, 1 Tropfen verflüssigtes Guajacol, x g NaCl bzw. $MgCl_2$ (wasserfrei). Nach 1 Stunde colorimetrischer Bestimmung des gebildeten Tetraguajacochinons.

Zugesetztes Salz x g	0	0,05	0,10	0,15	0,20	0,25	0,30	0,35
Gebildetes Chinon mg/l mit NaCl	0	20	40	70	103	155	275	400
mit $MgCl_2$	0	6	18	58	130	300	514	581

Auf gleiche Molarität umgerechnet, ergibt sich daraus:

Salzgehalt	m/7	m/6	m/4	m/2
Gebildetes Chinon mg/l mit NaCl	9	20	40	130
mit $MgCl_2$	21	116	465	

Auch das Meerwasser enthält Kupfer in kleinsten Mengen (0,005 bis 0,01 mg/kg).

Vom balneotherapeutischen Standpunkt ist wichtig, daß Kupfer auch von der Haut aus resorbiert wird (Schmidt-Winkler). Kupfer kommt in allen tierischen Organen vor, zum Teil in anorganischer Bindung, zum Teil in Form von Kupfer-Eiweißverbindungen mit fermentähnlichen Spezialaufgaben

(Polyphenoloxydase, Hämo- und Hepatocuprein; KUBOWITZ, MANN-KEILIN). Wie das Mangan ist das Kupfer ein lebenswichtiges Element. Seine wesentliche biologische Bedeutung besteht darin, daß es die Umwandlung des im Darm resorbierten Eisens in Hämoglobin bewirkt; anämische Tiere können Eisen nur dann zur Blutbildung verwerten, wenn gleichzeitig Kupfer in kleinsten Mengen zugeführt wird (ELVEHJEM und Mitarbeiter). Bei kupferfreier Ernährung wird das gesamte mit der Kost aufgenommene Eisen in unwirksamer anorganischer Form in der Leber gespeichert; bei Kupferzufuhr finden sich keine nennenswerten Eisendepots in der Leber, vielmehr wird das resorbierte Eisen sogleich zur Hb-Bildung verwandt (Tabelle 216).

Tabelle 216. Eisengehalt der Leber und Hämoglobingehalt des Blutes bei milchanämischen Ratten, die 14 Tage lang neben der Milchdiät variierte Fe-Mengen ohne (A) und mit (B) Kupfer (0,05 mg/Tag) erhalten haben. (Nach ELVEHJEM und SHERMAN.)

Verfütterte Fe-Menge pro Tag	Fe-Gehalt der Leber (mg-% in Trockensubstanz)		Hb-Gehalt des Blutes g-%	
mg	A	B	A	B
0,1	21	11	3,2	4,4
0,2	39	9	3,2	7,8
0,3	46	11	3,2	8,6
0,5	52	23	2,8	11,0

Es ist wahrscheinlich, daß die blutbildende Wirkung mancher eisenhaltiger Mineralwässer durch einen Gehalt an Kupferspuren mitbedingt ist. Kupfer ist überdies neben Eisen der bedeutsamste, schon in kleinsten Mengen wirksame Katalysator biologischer Oxydationsvorgänge (z. B. der Oxydation von Askorbinsäure und Glutathion, HOPKINS u. a.) und zahlreicher mit Oxydationen verknüpfter Fermentreaktionen (z. B. der Glykolyse, LIPMANN). Die Wirkung hydrolytischer Fermente wie der Leberlipase, des Pepsins und des Labferments (HEILMEYER, PARFENTJEV) dagegen werden durch Kupfer gehemmt. Vom balneologischen Standpunkt aus besonders interessant sind die Beziehungen des Kupfers zum endokrinen Apparat. Der Hypophysenvorderlappen steht in noch unklarer Weise unter der Kontrolle des Cu-Gehaltes der Nahrung (FEVOLD-HIRSAW-GREEP); beim Kaninchen bewirkt vermehrte Cu-Zufuhr während der Brunstzeit sofortigen Eintritt der Ovulation. Die durch Adrenalin hervorgerufene Glykogenolyse in der Leber wird durch minimalste Cu-Mengen (1:10 Millionen) gehemmt, ebenso die Adrenalinhyperglykämie, und zwar sowohl wenn das Kupfer dem injizierten Adrenalin zugesetzt, als auch wenn es verfüttert wird (SCHNETZ, SCHWAB). Allerdings scheint hier Dosierung und Bindungsform des Cu eine Rolle zu spielen, denn HANDOVSKY fand, daß Kupferglykokoll oder Kupfereiweiß die Adrenalinwirkung verstärkt. Der Nüchternblutzucker wird durch kleine Kupfergaben gesenkt, die alimentäre Hyperglykämie durch Kupfer verringert bis aufgehoben (SCHKOLNIK, KEIL-NELSON, HANDOVSKY, VOGEL); damit stimmt überein, daß Kupfer insulinsparend wirkt (SCHNETZ). Es ist also möglich, daß neben Mangan und Zink auch das Kupfer für die antidiabetische Wirksamkeit schwermetallhaltiger Mineralwässer mitverantwortlich ist. Besonders ausgesprochen ist der Antagonismus zwischen Kupfer und Schilddrüsenhormon; Thyroxin wird durch Cu unter Bildung einer biologisch unwirksamen Komplexverbindung inaktiviert (HESSE). Bei Kupferzufütterung vertragen thyroxinvergiftete Tiere ein Mehrfaches der tödlichen Thyroxindosis ohne Schaden. Auch im normalen Organismus wird die Wirkung des Schilddrüsenhormons durch Cu gesteuert; der Kupfergehalt des Blutes ist nach Thyreoidektomie vermindert und nach Thyroxingaben erhöht (NARASAKA-SARATA); je nach dem Grad der Schilddrüsentätigkeit wird mehr oder weniger Kupfer aus den Depots (s. unten) mobilisiert. Auch dieser Befund ist balneologisch bedeutsam; es ist zu erwarten und vereinzelt durch die Praxis bereits bestätigt, daß Trinkkuren mit kupferhaltigen Wässern bei Basedow besonders erfolgreich sind.

Die entgiftende Wirkung gegenüber Thyroxin scheint nur der Spezialfall einer allgemeinen biologischen Eigenschaft des Kupfers zu sein. Auch andere im Stoffwechsel oder durch Bakterien gebildete Stoffe mit toxischen Eigenschaften werden durch Kupfer entgiftet, so z. B. die Porphyrine (H. FISCHER), Cyanide (WALTHER-BEYER) und offenbar auch bakterielle Toxine. Prophylaktische Kupfergaben gewähren im Tierversuch sicheren Schutz vor dem tödlichen Verlauf, oft sogar vor dem Angehen einer Diphtherieinfektion (WOHLFEIL). Ein analoger Vorgang ist wohl auch die Grundlage dafür, daß bei primär- und sekundär-chronischen (infektiösem) Gelenkrheumatismus der Kupfergehalt des Blutes bis aufs Doppelte erhöht ist. HEILMEYER erklärt dies mit einer Mobilisierung des Kupfers aus seinen Depots (Leber!) zum Zwecke der Neutralisierung und Bindung von Bakterientoxinen. Die Trinkkurbehandlung rheumatischer Erkrankungen mit Cu-haltigen Heilquellen erhält durch diese Erkenntnis eine besondere Motivierung.

Kupfer ist ein *lebenswichtiges* Element. Der tägliche Cu-Bedarf des Menschen beträgt etwa 2 bis 4 mg und ist beim Kind relativ höher (0,1 mg/kg) als beim Erwachsenen (0,05 bis 0,08 mg/kg; CHOU-ADOLPH, DANIELS-WRIGHT, SCOULAR). Dieser Bedarf wird beim Menschen praktisch stets durch die Kost gedeckt, da mit Ausnahme der Milch die üblichen Nahrungsmittel hinreichend Cu enthalten (ELVEHJEM und Mitarbeiter). Daher werden Krankheitssymptome, die auf unzureichender Cu-Zufuhr beruhen, beim Menschen nur sehr selten (z. B. bei milchernährten Kindern, ELVEHJEM-SIEMERS-MENDENHALL) beobachtet, eher noch beim Säugetier; so ist die „enzootische Ataxie" der Schafe, die in Australien vorkommt und sich bei den Mutterschafen in Anämie, bei den neugeborenen Lämmern in ataktischen Störungen äußert, eine Kupfermangelkrankheit (BENNETTS-CHAPMAN), ebenso auch die Lecksucht der Rinder (SJOLLEMA). Wenn nun beim Menschen der Cu-Bedarf im allgemeinen immer durch die Cu-Zufuhr mit der Nahrung gedeckt wird, so könnte man daraus folgern, daß über den Bedarf hinaus (z. B. mit Mineralwässern) zugeführtes Cu, das also der Körper nicht braucht, biologisch wertlos ist und wieder ausgeschieden wird. Das trifft nicht zu. LINDOW, PETERSON und STEENBOCK konnten zeigen, daß selbst große, den Bedarf weit übersteigende Cu-Mengen nach Verfütterung an Ratten zum größten Teil im Körper gespeichert und dergestalt für biologische Sonderaufgaben bereitgehalten werden (Tabelle 217). Es gelingt also, Kupfer bei übernormaler Zufuhr im Körper zum Ansatz zu bringen und demnach eine „Transmineralisation" des Körpers auch in bezug auf seine Kupferbestände zu erzwingen, ebenso wie dies beim Kalium (HARPUDER), Calcium (SHERMAN), Magnesium (KÜHNAU-ELSNER) und Eisen (LINTZEL) möglich ist. Dieser Nachweis ist deswegen vom balneologischen Standpunkt so bedeutsam, weil ja jedes Wirksamwerden per os (also auch im Verlauf einer Trinkkur) aufgenommener Elektrolyte im Organismus eine solche Transmineralisation zur Voraussetzung hat (WIECHOWSKI; s. S. 362ff.).

Die Erkenntnis, daß das *Zink* ein lebenswichtiges Element darstellt und daß daher sein Vorkommen in Mineralwässern besondere Beachtung verdient, ist erst ganz neuen Datums. So erklärt sich auch, daß erst verhältnismäßig wenige Angaben über den Zinkgehalt von Mineralquellen vorliegen; aus ihnen geht aber hervor, daß das Zink oft in relativ großen Mengen in den Heilquellen vorhanden ist (Tabelle 218).

Tabelle 217. Kupfergehalt des Rattenkörpers bei normaler Kost (3,29 mg Cu im kg Futter) ohne (A) und mit (B) Zufütterung von 5 mg Cu pro Tag vom Zeitpunkt der Entwöhnung an. (Nach LINDOW, PETERSON und STEENBOCK.)

Alter Tage	Kupfergehalt des ganzen Tieres in mg		Kupfergehalt der Trockensubstanz des Tieres in mg/kg	
	A	B	A	B
12—13	0,0258	0,0298	3,97	6,62
22—26	0,0538	0,0600	3,27	4,94
76—85	0,1839	0,4595	2,39	7,18
210—240	0,4422	1,4258	3,15	10,96
	Kupfergehalt der Leber im mg		Kupfergehalt der Lebertrockensubstanz in mg/kg	
	A	B	A	B
210—240	0,0584	0,9600	11,43	213,32

Tabelle 218.
Zinkgehalt deutscher und ausländischer Mineralquellen.

Hersfeld, Lullusbrunnen	4,30 mg/kg Zn
Nauheim, Sprudel XIV	4,10 „ „
Nauheim, Sprudel XII	3,90 „ „
Kreuznach, Elisabethquelle	3,67 „ „
Nauheim, Karlsbrunnen	2,60 „ „
Nauheim, Kurbrunnen	2,50 „ „
Nauheim, Sprudel VII	2,20 „ „
Alexisbad, Selkebrunnen	1,73 „ „
Orb, Martinusquelle	0,32 „ „
Aachen, Rosenbadquelle	0,25 „ „
Schwalheim, Germaniabrunnen	0,18 „ „
Sinzig, Fontinalisquelle	0,15 „ „
Neuenahr, Willibrordussprudel	0,15 „ „
Aachen, Rosenquelle	0,15 „ „
Aachen, Kaiserquelle	0,14 „ „
Kreuznach, Viktoriaquelle	0,14 „ „
Birresborn, Heilquelle	0,13 „ „
Liebwerda, Stahlquelle	0,13 „ „
Pyrmont, Salztrinkquelle	0,11 „ „
Karlsbad, Bernhardsbrunnen	0,07 „ „
Karlsbad, Sprudel	0,06 „ „
Karlsbad, Schloß- und Marktbrunnen	0,06 „ „
Niederbreisig, Gertrudisquelle	0,06 „ „
Essen, Burgwallbronn	0,05 „ „
Hölle/Bad Steben, Höllensprudel	0,04 „ „
Volkmarsen, Sauerbrunnen	0,01 „ „
Joplin (Missouri), Vitriolquelle II	132,40 „ „
Levico, Starkquelle	128,00 „ „
Joplin (Missouri), Vitriolquelle I	120,60 „ „
Linda, Moorstichquelle	55,80 „ „
Levico, Schwachquelle	7,95 „ „
Rappoltsweiler, Karolaquelle	0,50 „ „
Narsan (Kaukasus), Mineralwasser	0,11 „ „
Piatigorsk	0,07 „ „
Boračova (Jugoslavien), Königsquelle	0,06 „ „
Velika (Jugoslavien)	0,05 „ „
Rogaška Slatina (Rohitsch), Tempelquelle	0,05 „ „
Očeslavci (Jugoslavien)	0,045 „ „
Slatina Radenci (Radein)	0,025 „ „

Der Zinkgehalt des Meerwassers scheint je nach Gegend und Tiefe zu variieren. Während er im Atlantik zwischen 0,002 und 0,008 mg/kg beträgt (DIEULAFAIT, BODANSKY, ATKINS), gibt die neueste Analyse des Borkumer Seewassers (1937) einen Zinkgehalt von 1,0 mg/kg an. Falls sich dieser enorm hohe Wert bestätigt, verdient das Meerwasser als sehr zinkreiches Milieu besondere Beachtung. Zahlreiche Meerestiere reichern Zink in ihren Leibern um mehr als das Tausendfache an (PHILLIPS, ORTON, MCHARGUE, WEBB). Auch im Vogelorganismus findet sich sehr reichlich Zink (0,01 % und mehr in frischen Organen; BERTRAND-VLADESCO). Im Säugetierkörper kommt Zink in viel größerer Menge vor als alle anderen Schwermetalle mit Ausnahme des Eisens. So enthält die normale menschliche Leber 39 mg Zink, aber nur 2 mg Mangan und 5 mg Kupfer pro kg (LUNDEGARDH). Beträchtlich ist auch der Zinkgehalt der epidermalen Strukturen; menschliche Haare enthalten 23, Finger- und Zehennägel 18 bis 19 mg-% Zink (EGGLETON). In der Milch, die praktisch frei von Eisen, Mangan und Kupfer ist und von jedem dieser Metalle höchstens 0,5 mg/kg enthält, finden sich 2,8 bis 3,6 mg/kg Zink (KOGA, TODD). Die sezernierende Milchdrüse enthält doppelt soviel Zink wie die ruhende. Nach BERTRAND und VLADESCO sind die männlichen Keimdrüsen und das Sperma sehr reich an Zink. Diese Befunde weisen auf Beziehungen des Zink zur Genitalsphäre hin, und tatsächlich sind solche in großer Zahl nachgewiesen worden. Zinksalze verstärken schon in kleinsten Mengen die Wirkung des Progynons (BERTRAND-WEBER, CAHEN-TRONCHON), des Testosterons (URBAIN-CAHEN-PASQUIER-NOUVEL), des Prolans A (MAXWELL, EMERY, URBAIN, BISCHOFF, FEVOLD-HISAW-GREEP) und wahrscheinlich noch anderer gonadotroper Wirkstoffe (HOWE-ELVEHJEM-HART). Zinksalze fördern auch die Hormonproduktion im Hypophysenvorderlappen; Zinkmangel äußert sich daher bei Tieren in Form hypophysärer Ausfallserscheinungen und kann durch Hypophysenimplantation teilweise behoben werden (HOWE und Mitarbeiter). Auch der diuretische Effekt des Hypophysenhinterlappeninkrets wird durch Zink aktiviert (DODDS und Mitarbeiter). Möglicherweise haben diese engen synergistischen Beziehungen des Zinks zur Hypophyse insofern auch balneologische Bedeutung, als Trinkkuren mit zinkhaltigen Heilquellen mit besonderem Erfolg bei Erkrankungen durchgeführt werden, an deren Entstehung eine Dysfunktion der Hypophyse mitbeteiligt ist (Fettsucht, Diabetes, Störungen der weiblichen Sexualorgane). Allgemein bekannt ist die Verlängerung und Verstärkung der hypoglykämischen Wirkung des Insulins durch Zinkspuren (SCOTT-FISHER). Zink aktiviert auch das Ferment Carboxylase, das am Kohlehydratabbau beteiligt ist (LOHMANN-KOSSEL). Umgekehrt hemmt es die Adrenalinhyperglykämie (KOHN-BULGER) und die durch Adrenalin bewirkte Leberglykogenolyse (HAEUSLER-SCHNETZ) schon in Spuren. Es wirkt also ähnlich wie Kupfer und Mangan, wenn auch wohl auf anderem Wege, antidiabetisch und ist für den entsprechenden Effekt schwermetallhaltiger Mineralwässer mitverantwortlich zu machen. — In Anbetracht der oben (S. 330) besprochenen Rolle des Histamins als eines humoralen Überträgers thermischer Mineralbadreize ist es von Interesse, daß Zink die Wirkung des Histamins auf die Magensalzsäure verstärkt und verlängert (DODDS-NOBLE-RINDERKNECHT-WILLIAMS).

Durch Versuche an zinkfrei ernährten Ratten und Mäusen ließ sich der Nachweis führen, daß das Zink ein lebenswichtiges Element und speziell zum normalen Wachstum notwendig ist (BERTRAND-BHATTACHERJEE, STIRN-ELVEHJEM-HART, TODD-ELVEHJEM-HART, HOWE-ELVEHJEM-HART). Außer im Wachstumsstillstand äußert sich der Zinkmangel in Störungen der Genitalfunktionen und der Stickstoffassimilation, ferner in Haarveränderungen und -ausfall, was im Zusammenhang mit dem hohen Zinkgehalt von Haaren und

Hautanhangsgebilden von Interesse ist (s. oben). Der tägliche Zinkbedarf des Menschen beträgt nach EGGLETON mindestens 12 mg; wahrscheinlich liegt er noch höher und ist mit 15 bis 20 mg (0,25 mg/kg nach den Daten von HOWE-ELVEHJEM-HART) zu beziffern. Daraus geht hervor, daß der Bedarf des Menschen an Zink größer ist als der an Eisen, Kupfer oder Mangan. Möglicherweise sind demnach Zinkmangelerscheinungen beim Menschen häufiger, als wir bisher wissen. EGGLETON hat nachgewiesen, daß die tägliche Kost der arbeitenden Klassen in Südchina nur etwa 6 mg Zink enthält; das gelegentliche Vorkommen eines alimentären Zinkdefizits ist auch in unseren Breiten wahrscheinlich, da wichtige Nahrungsmittel wie Brot, Mehl, alle Kohlarten praktisch zinkfrei sind. Unter diesen Umständen verdient die zusätzliche Zinkzufuhr, die mit manchen Mineralwässern möglich ist und unbewußt durchgeführt wird, besonderes therapeutisches Interesse, um so mehr, als nach den Versuchen von NEWELL und McCOLLUM der Zinkgehalt des Körpers mit dem der Nahrung ansteigt, eine „Transmineralisation" des Körpers in bezug auf seinen Zinkbestand also als Grundlage der Wirkung überschüssig zugeführten Zinks erwiesen ist.

Ganz anders liegen die Dinge bei dem letzten lebenswichtigen Schwermetall *Kobalt*. Dieses bisher von Balneologen und Biologen in gleicher Weise vernachlässigte Metall scheint nach den relativ wenigen vorliegenden Beobachtungen ein in Spuren weit verbreiteter Mineralquellbestandteil zu sein.

Tabelle 219.
Kobaltgehalt deutscher und ausländischer Mineralquellen.

Ronneby, Ekholtzquelle	3,394 mg/kg Co
Roncegno, Vitriolquelle	2,313 ,, ,,
Neyrac	1,00 ,, ,,
Ronneby, alte Quelle	0,428 ,, ,,
Maffersdorf, Säuerling	0,326 ,, ,,
Hölle/Bad Steben, Höllensprudel	0,080 ,, ,,
Homburg, Stahlquelle	0,012 ,, ,,
Pyrmont, Brodelbrunnen	+
Homburg, Kaiser- und Ludwigsbrunnen	+
Oberschlema, Hindenburg- und Bismarckquelle u. a.	+

Im Meerwasser ist Kobalt bisher nicht gefunden worden, doch enthalten manche Seetiere (z. B. Pleurobranchus plumula, WEBB) reichlich Kobalt, dessen Existenz nur durch Anreicherung von im Meerwasser vorkommenden Kobaltspuren zu erklären ist. — Im Säugetierorganismus findet sich Kobalt im Gegensatz zu den vorher besprochenen Metallen nicht oder nur spurenweise (FOX-RAMAGE, STARE-ELVEHJEM). Auch in den Nahrungsmitteln kommt Kobalt nicht in nachweisbaren Mengen vor. Man glaubte daher bis vor kurzem, daß dieses Metall für den Menschen bedeutungslos und sein gelegentliches Vorkommen in einzelnen Organen (Leber, Pankreas) rein zufällig sei. Auf eine mögliche biologische Bedeutung wies lediglich die Tatsache hin, daß es schon in winzigen Mengen peroral gegeben (0,05 mg pro Ratte) eine echte Polycythämie (starke Vermehrung der roten Blutzellen und der Blutmenge) hervorruft (ORTEN-UNDERHILL-MUGRAGE-LEWIS, STARE-ELVEHJEM). Seine Unentbehrlichkeit ergab sich erst vor kurzem aus der Feststellung, daß gewisse Tierkrankheiten, deren Wesen bis dahin rätselhaft war, durch Spuren von Kobalt geheilt werden, daß es also echte Kobaltmangelkrankheiten gibt (UNDERWOOD). Derartige Erkrankungen kommen endemisch bei Schafen und Rindern in bestimmten Gegenden Australiens, in Neuseeland und Florida vor und sind unter verschiedenen Bezeichnungen („enzootischer Marasmus", „bush-sickness",

„salt-sick", „Morton Mains disease") den dortigen Viehzüchtern bekannt (Askew-Dixon, Bell, Dixon, Filmer-Underwood). Sie sind im allgemeinen durch Anämie, Appetitverlust, Abmagerung und durch Veränderungen in Muskulatur, Leber und Milz gekennzeichnet (Neal-Ahmann), und werden schon durch Zufütterung minimaler Kobaltmengen (0,03 bis 0,1 mg beim Schaf, 0,3 bis 1 mg beim Rind pro Tag) geheilt, wobei in der Leber, die während der Krankheit völlig Co-frei ist, Co in eben nachweisbarer Menge abgelagert wird (Askew-Josland). Der äußerst niedrige Bedarf an diesem Metall ist im Hinblick auf die mindestens 100fach höheren Bedarfsziffern für Eisen, Mangan, Kupfer und Zink sehr bemerkenswert; das Schaf benötigt nach Askew und Dixon 0,04 mg Kobalt am Tag. Der Co-Bedarf der Säugetiere ist so niedrig, daß nicht einmal die spektrographische Methode empfindlich genug ist, um die zur Heilung der „bush-sickness" ausreichenden Kobaltmengen im Weidefutter zu entdecken. Es ist also kein Argument gegen die Unentbehrlichkeit des Kobalts, wenn es gelingt, Ratten mit einer Kost am Leben zu erhalten, in der Co nicht nachgewiesen werden kann. Hier ist zum erstenmal die lebenswichtige Bedeutung eines nur in winzigsten, kaum nachweisbaren Spuren mit der Nahrung aufgenommenen Metalls erwiesen worden. Die Bedeutung dieser Feststellung für die Balneologie kann nicht hoch genug eingeschätzt werden. Es ist mit größter Wahrscheinlichkeit anzunehmen, daß unter den zahlreichen in Mineralquellen vorkommenden Schwermetallen außer dem Kobalt auch noch andere die Fähigkeit haben, schon in minimalen Mengen lebenswichtige Funktionen im menschlichen Organismus zu erfüllen oder doch zum mindesten zur Erhaltung oder Wiederherstellung seiner Gesundheit beizutragen. In der Auffindung dieser biologisch wertvollen Spurenelemente und ihrer therapeutischen Bedeutung hat die balneologische Forschung ein zwar aus methodisch-analytischen Gründen schwieriges, aber höchst wichtiges und lohnendes Arbeitsgebiet vor sich.

Literatur.

Askew and Dixon: New Zealand J. Sci. a. Techn. **18**, 73 (1936); **18**, 707 (1937). — Askew and Josland: New Zealand J. Sci. a. Techn. **18**, 888 (1937).

Bell: New Zealand J. Sci. a. Techn. **18**, 716 (1937). — Bennetts and Chapman: Austral. vet. J. **13**, 138 (1937). — Bertrand et Bhattacherjee: C. r. Acad. Sci. Paris **198**, 1823 (1934). — Bertrand et Vladesco: C. r. Acad. Sci. Paris **172**, 768; **173**, 176 (1921). — Bertrand et Weber: C. r. Acad. Sci. Paris **202**, 1629 (1936). — Bischoff: Amer. J. Physiol. **121**, 765 (1938).

Cahen et Tronchon: C. r. Acad. Sci. Paris **206**, 1409 (1938). — Chou, Adolph: Biochemic. J. **29**, 476 (1935).

Daniels and Wright: J. Nutrit. 8, 125 (1934). — Dixon: New Zealand J. Sci. a. Techn. 18, 710, 892 (1937). — Dodds, Noble, Rinderknecht and Williams: Lancet **1937 I**, 309.

Eggleton: (1) Caduceus (Hongkong) **17**, 103 (1938). — (2) Chin. J. Physiol. **13**, 399 (1938). — Elvehjem: Physiolog. Rev. **15**, 471 (1935). — Elvehjem, Siemers and Mendenhall: Amer. J. Dis. Childr. **50**, 28 (1935). — Elvehjem and Sherman: J. of biol. Chem. **98**, 309 (1932). — Emery: Amer. J. Physiol. **118**, 316 (1937). — Everson: J. Nutrit. 8, 497 (1934).

Fevold, Hisaw and Greep: Amer. J. Physiol. **117**, 68 (1936). — Filmer and Underwood: Austral. vet. J. **11**, 84 (1935); **13**, 57 (1937). — Fresenius u. Harpuder: Klin. Wschr. **1926 II**, 2304. — Fresenius u. Lederer: Biochem. Z. **226**, 139 (1930).

Gallup and Norris: Science (N. Y.) **86**, 18 (1938).

Häusler u. Schnetz: Biochem. Z. **275**, 204 (1935). — Handovsky: Kongr. inn. Med. **45**, 427 (1933). — Heilmeyer: Klin. Wschr. **1938 I**, 925. — Heller and Penquite: Poultry Sci. **16**, 243 (1937). — Hellerman and Perkins: J. of biol. Chem. **112**, 175 (1935). — Hesse: (1) Klin. Wschr. **1932 II**, 2117. — (2) Arch. f. exper. Path. **173**, 192 (1933). — Howe, Elvehjem and Hart: Amer. J. Physiol. **119**, 768 (1937).

Jorissen: Chem. Weekbl. **34**, 828 (1937).

Keil, Keil and Nelson: Amer. J. Physiol. **108**, 215 (1934). — Keil and Nelson: J. of biol. Chem. **106**, **343** (1934). — Kemmerer, Elvehjem and Hart: J. of biol. Chem.

92, 623 (1931). — KLEIN: Hoppe-Seylers Z. **235**, 246 (1935). — KOHN and BULGER: Proc. Soc. exper. Biol. a. Med. **37**, 421 (1937).

LINDOW, PETERSON and STEENBOCK: J. of biol. Chem. **84**, 419 (1929). — LOHMANN u. KOSSEL: Naturwiss. **1939**, 595. — LOHMANN u. SCHUSTER: Biochem. Z. **294**, 188 (1937). — LUNDEGARDH: Naturwiss. **1934**, 572. — LYONS and INSKO: Kentucky agricult. exper. Stat. Bull. **1937**, 371.

MAXWELL: Amer. J. Physiol. **110**, 458 (1934). — MOOG: Soc. Hydrol. Clim. Toulouse **1929**, 28. — MOOG, GARRIGUE, VALDIGUIÉ: Bull. Soc. Chim. biol. **21**, 429 (1939). — MÜLLER: Erg. inn. Med. **48**, 444 (1935).

NARASAKA u. SARATA: Jap. J. med. Sci., Biochem. **3**, 273 (1937); **4**, 1, 25 (1938). — NEAL and AHMANN: J. Dairy Sci. **20**, 741 (1937). — NEWELL and MCCOLLUM: J. Nutrit. **6**, 289 (1933).

ORENT and MCCOLLUM: J. of biol. Chem. **92**, 651 (1931). — ORTEN, UNDERHILL, MUGRAGE and LEWIS: J. of biol. Chem. **96**, 11 (1932); **99**, 457 (1933).

PATTON: J. Nutrit. **13**, 123 (1937).

RABE: Die Bedeutung der Homöopathie für die ärztliche Praxis, S. 154. Berlin 1938.

SCHMIDT u. WINKLER: Klin. Wschr. **1938 I**, 559. — SCHNETZ: Klin. Wschr. **1936 I**, 646. — SCHULTZE, ELVEHJEM and HART: J. of biol. Chem. **116**, 107 (1936). — SCHWAB: C. r. Acad. Sci. Paris **207**, 409 (1938). — SCOULAR: J. Nutrit. **16**, 437 (1938). — SJOLLEMA: Biochem. Z. **267**, 151 (1933). — SKINNER, PETERSON and STEENBOCK: (1) Biochem. Z. **250**, 392 (1932). — (2) J. of biol. Chem. **90**, 65 (1931). — SOUCI: Balneologe **6**, 465 (1939). — STARE and ELVEHJEM: J. of biol. Chem. **99**, 473 (1933). — STIRN, ELVEHJEM and HART: J. of biol. Chem. **109**, 347 (1935).

TODD, ELVEHJEM and HART: Amer. J. Physiol. **107**, 146 (1934).

UNDERWOOD: Science (N. Y.) **85**, 604 (1937). — URBAIN, CAHEN, PASQUIER et NOUVEL: C. r. Acad. Sci. Paris **207**, 941 (1938).

VOGEL: Arch. f. exper. Path. **183**, 198 (1936).

WADDELL, STEENBOCK and HART: J. Nutrit. **4**, 53 (1931). — WATTENBERG: Z. anorg. u. allg. Chem. **236**, 339 (1938). — WEBB: Sci. Proc. roy. Dublin Soc. **21**, 505 (1937). — WILGUS. NORRIS and HEUSER: J. Nutrit. **14**, 155 (1937).

J. Jodquellen.

Von

J. KÜHNAU-Wiesbaden.

Die Jodquellen sind ein Beispiel dafür, daß diejenigen Inhaltsstoffe einer Mineralquelle, die mengenmäßig im Vordergrund stehen, durchaus nicht immer für die Wirkungsweise und Indikationsbreite der Quelle maßgebend sind. Die meisten Jodquellen sind ihrem chemischen Charakter nach Kochsalzquellen oder alkalische Kochsalzquellen (Heilbrunn, Bad Hall, Darkau, Luhatschowitz), die neben viel Chlor- und reichlich Bicarbonation mäßige Mengen von Brom- und meist nur sehr wenig von dem therapeutisch ausschlaggebenden Jod-Ion enthalten (s. S. 287). Es gibt auch Jodquellen rein alkalischen Charakters (Sisak in Jugoslawien). Die jodhaltigen Kochsalzquellen werden nicht nur als solche, sondern auch in konzentrierter Form, als Solen, Mutterlaugen oder Quellsalzlaugen (Tölz, Salies-de-Béarn) zu Heilzwecken verwendet; in diesen Konzentraten tritt naturgemäß der Jodgehalt stärker in den Vordergrund (er kann hier bis 1 g/Liter betragen), vor allem wenn — wie dies in den Mutterlaugen der Fall ist — die Hauptmenge des Kochsalzes aus ihnen entfernt ist. Eine weitere Gruppe von Jodquellen zeichnet sich durch gleichzeitigen Gehalt an Schwefel in Form von H_2S oder Hydrosulfid-Ion aus; diese therapeutisch besonders wichtigen „Jodschwefelquellen“ (Beispiele: Wiessee, Goisern, Challes) vereinigen in sich die Charaktere der Jod- und Schwefelwässer. Wenn auch das Jod in all diesen Wässern der den Heileffekt bestimmende Faktor ist, so verleiht doch die gleichzeitige Anwesenheit anderer Ionen in verschiedenen

Mengenverhältnissen (vor allem von Chlor-, Bicarbonat-, Hydrosulfid- und Calcium-Ion) jeder einzelnen Jodquelle ihre spezifische therapeutische Ausprägung und gibt gleichzeitig die Erklärung dafür, warum sich die natürlichen Jodquellen hinsichtlich ihrer Heilwirkung durch Jodkalilösungen oder andere künstliche Jodpräparate nicht ersetzen lassen.

Wenn noch vor wenigen Jahren (z. B. im Handbuch der Balneologie von DIETRICH-KAMINER) der Standpunkt vertreten wurde, daß der Jodgehalt der Jodquellen zu gering sei, um therapeutische Wirkungen hervorzurufen, so wird diese Auffassung schon allein durch die immer wieder in den Jodbädern gemachte Erfahrung widerlegt, daß sich bei Personen, die eine Jodquelltrinkkur ohne strikte Indikation oder in zu reichlicher Dosierung gebrauchen, sich oft die Erscheinungen eines typischen Jodismus entwickeln (v. FELLENBERG (2) u. a.). Daß der Jodgehalt der Jodquellen tatsächlich von einer biologisch ins Gewicht fallenden Größenordnung ist, geht aus den Untersuchungen von SOUCI, CRIPPA, v. FELLENBERG u. a. hervor, wonach Anwendung von Jodwässern bei beliebiger Applikationsart der Jodgehalt von Blut und Urin erhöht. Die Wirkungsmöglichkeiten der Jodquellen müssen um so beträchtlicher sein, als schon der Aufenthalt in einem Klima, das durch einen mäßig vermehrten Jodgehalt der Luft gekennzeichnet ist, den Blut- und Harnjodspiegel ansteigen läßt und Jodwirkungen hervorruft (v. FELLENBERG, SCHARRER). Der Heilwert der Jodwässer wird noch dadurch verstärkt, daß in Kurorten mit Jodquellen diese nicht die einzigen Jodlieferanten sind, sondern daß an diesen Orten die atmosphärische Luft, die Niederschläge, das Trinkwasser und die bodenständigen Nahrungsmittel (z. B. Gemüse und Milch) ebenfalls einen um ein Vielfaches erhöhten Jodgehalt aufweisen (Feststellungen v. FELLENBERGs (2) in Bad Hall). So sind die Jodquellen mehr als andere Mineralwässer *ortsgebundene* Heilmittel, deren Wirkung durch die anderen örtlichen Heilfaktoren wesentlich unterstützt wird.

In den Mineralquellen kommt das Jod ausschließlich in Form des Jodid-Ions vor. In dieser Form ist es ebenso vom Darm wie von der Haut (JÜRGENS, ANTHES-SALZMANN, SOUCI, CRIPPA, v. FELLENBERG) und vom Respirationstrakt aus (SIEBURG, HÜCKEL-KIPPER, LÖHR) leicht resorbierbar; das heißt also, daß die Jodquellen in gleicher Weise für Bade-, Trink- und Inhalationskuren geeignet sind und in all diesen Fällen die für sie charakteristischen Wirkungen entfalten. Da die natürlichen Jodwässer bei längerem Kontakt mit Luft, vor allem bei gleichzeitiger Belichtung, einen Teil ihres Jods in elementarer Form an die Atmosphäre abgeben, ist es von Bedeutung, zu wissen, daß auch freies (elementares) Jod sowohl in gelöster wie in Dampfform durch die Haut (LUCKHARDT und Mitarbeiter, HINTZELMANN) und die Lungen (CHATIN, v. FELLENBERG) aufgenommen wird. Das ist auch deswegen wichtig, weil in manchen Solbädern, z. B. in Kreuznach und Salzungen, infolge Zerstäubung und Verdunstung jodreicher Sole und Mutterlauge an den Gradierwerken große Mengen freien Jods in die Luft gelangen (UFFENORDE) und auch mit den Quellgasen große Jodmengen exhaliert werden können (z. B. in Schuls-Tarasp, v. FELLENBERG). In diesem Zusammenhang ist auch der Jodidgehalt des Meerwassers (0,05 mg/kg) von Bedeutung, der für den Jodreichtum der Meeres- und Küstenluft in doppelter Weise verantwortlich ist: einmal gehen durch Verdunstung und Verspritzen des Wassers große Jodmengen als Salzkerne und Joddampf in die Luft über, weiter aber auch durch Fäulnis oder industrielle Verschwelung des an die Küsten angetriebenen, äußerst jodreichen Seetangs (CAUER). In China wurde schon vor Jahrtausenden die Einatmung des Rauches verschwelter Algen und Schwämme bei Kropf empfohlen. Die Erörterung der sich hier ergebenden bioklimatischen Probleme und Erkenntnisse überschreitet den Rahmen dieser Ausführungen.

Ebenso wie die Jodaufnahme kann auch die Jodausscheidung auf verschiedenen Wegen stattfinden. Das Jodid-Ion ist lipoidlöslich und vermag daher die Zellgrenzen zu durchdringen; so erklärt sich, daß es nicht nur im Harn und Kot, sondern auch durch die Haut, die Lunge, die Schleimhäute der oberen Luftwege und die Speicheldrüsen eliminiert wird [Szász, v. Fellenberg (1) u. a.]. Das ist therapeutisch wichtig, weil man so mittels einer Jodquelltrinkkur eine je nach Dosierung verschieden intensive Anreicherung des Jods in erkrankten Hautpartien oder Schleimhäuten erzielen kann. Es handelt sich dabei keineswegs nur um einen schnell vorübergehenden Vorgang; das per os aufgenommene und resorbierte Jodid wird zunächst von der Leber abgefangen und erst ganz allmählich in kleinsten Mengen an das Blut oder die Galle abgegeben (Elmer-Luczynski); die Leber reguliert so den Blutjodspiegel und damit auch die Jodausscheidung. Dem entspricht, daß trotz der sehr schnell erfolgenden Jodresorption im Darm der Jodgehalt von Blut und Exkreten noch 24 bis 48 Stunden nach peroraler Gabe von Jodidlösungen erhöht ist; die Untersuchungen von Probst in Tölz zeigen, daß die Jodausscheidung besonders protrahiert ist, wenn natürliche Jodwässer an Stelle der Jodidlösungen gegeben werden. Der Befund von Araki, daß nach Einverleibung von Jodiden die Jodkonzentration in der Lymphe höher ansteigt als im Blut, könnte zur Erklärung des so oft gesehenen Heilerfolges der Jodwässer bei Skrofulose und Affektionen des lymphatischen Systems beitragen. Von therapeutischer Bedeutung ist wohl auch die Tatsache, daß manche Organe und Gewebe Jod zu fixieren vermögen; das gilt (abgesehen von der Schilddrüse) für Hypophyse, Ovarien und Nebennierenrinde (Elmer), anscheinend aber auch für carcinomatöses und gummöses Gewebe (Takemura, von den Velden, Jacoby, Jess, Guggenheimer).

Die therapeutische Sonderstellung des Jods gegenüber den anderen Halogenen ist den Pharmakologen von jeher aufgefallen, aber bis heute nicht völlig geklärt. Zweifellos ist sie durch eine Reihe physikalisch-chemischer Eigenschaften des Jod-Ions mitbedingt, die auch balneologisch von Interesse sind. Unter allen biologisch in Betracht kommenden Ionenarten steht das Jod-Ion dank seiner besonders geringen Wasseranziehungs- (Hydrations-) Tendenz in der bekannten Hofmeisterschen Anionenreihe

$$J > NO_3 > Br > Cl > SO_4,\ PO_4$$

obenan. Daraus ergeben sich die verschiedensten physikalisch-chemischen Folgen. So wirkt das Jod-Ion in besonders hohem Maße *quellend* auf die Körperkolloide (bzw. verhindert Entquellungsvorgänge in ihnen), es erhöht die *Löslichkeit* und die *Stabilität* (Gerinnungstemperatur) der Eiweißkörper und es senkt die *innere Reibung* und *Oberflächenspannung* des Wassers und wäßriger Lösungen (Höber). Zu diesen mehr physikalischen, durch seinen lyophilen Charakter bedingten Qualitäten des Jod-Ions tritt noch eine wichtige chemische Eigenschaft, nämlich die Fähigkeit des Jod-Ions, als *Katalase* und *Peroxydase* zu wirken. Schon Spuren von Jod-Ionen vermögen große Mengen von Wasserstoffsuperoxyd im Sinne folgender Gleichungen

$$H_2O_2 + KJ = H_2O + KOJ$$
$$H_2O_2 + KOJ = H_2O + KJ + O_2$$

katalytisch zu zersetzen und bei saurer Reaktion auch den Peroxydsauerstoff auf Benzidin zu übertragen (Walton, Schade, Abegg-Auerbach, Fresenius-Lederer). Die Untersuchungen von L. Fresenius (mit Harpuder und Lederer) haben dargetan, daß die katalytischen Eigenschaften der Mineralwässer zur Erklärung ihrer biologischen Wirkungen herangezogen werden müssen, und daß die Träger dieser biologisch wichtigen Eigenschaften neben den Ferro- und Mangano-Ionen vor allem die Jod-Ionen (und in einigem Abstand auch die in jeder Jodquelle vorkommenden Brom-Ionen) sind. Schon 1905 hat SCHADE betont, daß die Jod-Ionenkatalyse eine experimentelle Begründung der gesamten Jodtherapie zu liefern geeignet ist und auf die bemerkenswerte Tatsache hingewiesen, daß zwei Medikamente, die in ihren Wirkungen auf den Organismus, vor allem in ihrem Heilwert für die Lues, sehr ähnlich sind, nämlich Jod und Quecksilber, sich auch hinsichtlich ihrer katalytischen Wirkungen vollkommen gleichen. — Abgesehen von diesen Effekten des Jod-Ions kommen auch dem Jodatom selbst auf Grund seiner physikalischen Struktur bestimmte Heilkräfte zu. STEPP hat die Feststellung gemacht, daß das Jod eine *Sekundärstrahlung* (Fluorescenzstrahlung), die sogenannte K-Strahlung, aussendet, die offenbar durch sein hohes Atomgewicht und eine damit zusammenhängende Instabilität seines Atomgefüges bedingt ist und für die biologischen Wirkungen des Jods auch in den Mineralquellen und in der Luft mit verantwortlich gemacht werden muß.

Die bisher besprochenen Eigenschaften des Jods ermöglichen es, gewisse, wenn auch noch lückenhafte und wenig exakte Angaben über die *allgemeine Wirkungsweise des Jods im Organismus* zu machen. In ihrem Vordergrund steht eine örtliche Reiz- und Reaktionswirkung des Jods (BÜRGI) und im Zusammenhang damit eine Aktivierung der Abwehrkräfte an bestimmten Prädilektionsstellen, besonders ausgesprochen am Gelenkapparat und am lymphatischen System — ein direkter Hinweis auf die guten Erfolge der Jodquellenbehandlung bei torpiden Rheumafällen, Drüsenschwellungen und Skrofulose. Die auffällige Vielseitigkeit lokaler Badereaktionen in Jodbädern (WAGNER) und die Häufigkeit von Überempfindlichkeitserscheinungen gegenüber Jod werden durch diese Reizwirkung erklärt. Sie ist auch die Ursache dafür, daß Jod den Körper gegenüber an sich unterschwelligen Arzneimittelreizen sensibilisiert (JANUSCHKE u. a.). An den Drüsen des Magen-Darm- und Respirationstrakts äußert sich die Reizwirkung des Jods in einer Sekretionssteigerung, die bei Katarrhen und chronischen Entzündungen verschiedener Art therapeutisch ausgenützt wird. HEUBNER nimmt überdies noch eine anregende Wirkung des Jods auf den Stoffaustausch, speziell bei Lues und Arteriosklerose an. Endlich beschleunigt das Jod die Resorption von Ergüssen und Ausschwitzungen aller Art, ebenfalls infolge eines Reizes auf die resorbierenden Epithelien und entfaltet so Heilwirkungen bei Pleuraadhäsionen, alten Adnexentzündungen, peritonitischen Exsudaten, Appendicitisfolgen (CHIARI).

Die Indikationsbreite jodhaltiger Mineralwässer wird außerdem noch durch eine Reihe *spezifischer Stoffwechseleffekte* des Jods bestimmt, von denen der an der *Schilddrüse* angreifende am besten untersucht ist. Es ist seit langer Zeit bekannt, daß selbst innerhalb an sich kropfreicher Landschaften in der Nachbarschaft von Jodquellen (Bad Hall) kein Kropf vorkommt und daß Kolloidstrumen (nicht nodöse Strumen) durch kleine Jodmengen, am besten durch eine Jodquelltrinkkur günstig beeinflußt werden. Nach dem heutigen Wissensstand scheint die Jodmangeltheorie zwar nicht allen, aber doch den meisten Entstehungsmomenten des Kropfes Rechnung zu tragen. Bei der Kropfbehandlung in Jodbädern hat sich die Kombination der Trinkkurbehandlung mit der äußeren Anwendung des Jodwassers in Form von Umschlägen und Bädern bewährt. Schwerer zu deuten und daher in der Praxis nur mit Vorsicht auswertbar ist die Wirkung des Jods bei Thyreotoxikosen und Hyperthyreosen. BASEDOW selbst hat vor 100 Jahren zur Behandlung der nach ihm benannten Krankheit Trinkkuren mit Heilbrunner Adelheidsquelle empfohlen. Er tat damit instinktiv das gleiche wie viele Jahrzehnte später PLUMMER und DE QUERVAIN, als sie die Vorbehandlung chirurgischer Basedowfälle mit kleinen Joddosen in die Basedowtherapie einführten. Die Möglichkeit einer Ruhigstellung der Schilddrüse durch kleinste Jodmengen (z. B. in Form von Jodwässern) muß angesichts der entgegengesetzten Wirkung des Jods (in größeren Mengen) bei Struma und Hypothyreosen als ein Beispiel dafür angesehen werden, daß zwischen homöopathischen Gedankengängen und gewissen Beobachtungen der Balneopharmakologie Berührungspunkte bestehen (BASTANIER). Aber die scheinbar paradoxe Heilwirkung kleinster Jodgaben bei Hyperthyreosen ist heute auch exaktmedizinisch gut erklärbar. Die Schilddrüse als Zentralorgan des Jodstoffwechsels reguliert Jodbilanz und -retention. Die normale Schilddrüse zieht einverleibtes Jod innerhalb einer gewissen Zeit an sich; diese Zeit ist bei Struma und Myxödem verlängert, bei Basedow verkürzt, d. h. je aktiver eine Schilddrüse ist, um so begieriger nimmt sie Jod von außen her auf. Man erkennt dies daran, daß bei Basedow der Blutjodspiegel nach KJ-Belastung viel schneller zum Ausgangswert absinkt als in der Norm (STURM, GUTZEIT). Diese Jodgier der Gewebe bei Basedow ist wohl als ein kompensatorischer Vorgang zu deuten, der einen Ausgleich der enormen Jodverluste des basedowkranken Organismus bezweckt (SCHEFFER). In diesem Sinne findet auch der Heileffekt kleiner Jodgaben bei Basedow eine teilweise Erklärung. Aber dieser Heileffekt hat noch einen anderen Grund. Das im Blut kreisende Jod liegt zum größeren Teil in anorganischer, zum kleineren in organischer Blindung vor. GUTZEIT und PARADE haben gefunden, daß das Mengenverhältnis von organischem zu anorganischem Blutjod („Jodquotient"), das normalerweise 0,2 bis 0,5 beträgt, bei Basedow und Thyreotoxikosen stark erhöht ist und Werte bis zu 3,9 erreicht. Wird nun bei solchen Patienten Jodid in kleinen Mengen, z. B. in Form einer dosierten Jodquelltrinkkur gegeben, so sinkt der erhöhte Jodquotient bis auf normale oder fast normale Werte ab (GUTZEIT). Offenbar ist der Funktionszustand der Schilddrüse von dem Wert des Jodquotienten im Blut abhängig, denn in dem Maße wie sich dieser unter der Jodidzufuhr (Jodquelltrinkkur) normalisiert, beruhigt sich auch die Schilddrüse; diese Beruhigung wird heute im allgemeinen als Äußerung einer vermehrten Kolloidretention und eines verbesserten Fixationsvermögens für Thyroxin, also einer Art „Verstopfung" der Schilddrüse nach vorheriger „Thyroxindiarrhöe" aufgefaßt (DE QUERVAIN, DAUTREBANDE, CATTELL, SUNDER-PLASSMANN u. a.). LENDEL hat interferometrisch die in der Praxis längst bekannte Tatsache bestätigt, daß der Funktionszustand der Basedow-Schilddrüse durch eine dosierte Trinkkur in Tölz meist günstig beeinflußt wird.

Es scheint, daß dieser günstige Einfluß auch noch auf indirektem Wege zustande kommt. Bekanntlich ist die Hypophyse das der Schilddrüse übergeordnete Organ und reguliert deren Tätigkeit mittels des thyreotropen Hormons. Während der Tölzer Kur befindet sich nun die Hypophyse in einem Zustand erhöhter Aktivität (LENDEL). Das ist für den Jodstoffwechsel deswegen wichtig, weil die Hypophyse nächst der Schilddrüse das jodreichste Organ des Körpers ist (ELMER) und das thyreotrope sowie das corticotrope Hormon den Blutjodspiegel senkt (STIMMEL-MCCULLACH-PICHA, REISS). Man sieht, daß die heilsame Beeinflussung des Jodhaushalts durch die Jodquellen sehr komplexer Natur ist.

Wahrscheinlich stellt die Anregung der Hypophyseninkretion durch Jodquelltrinkkuren auch eine der Ursachen dafür dar, daß alle Störungen der weiblichen Sexualfunktionen zu den erfolgreichsten Indikationen der Jodbäder gehören. Menstruationsstörungen, Neigung zu Frühgeburten, Sterilität, klimakterische Beschwerden, werden seit uralten Zeiten mit bestem Erfolg in Jodbädern wie Tölz oder Bad Hall behandelt. Auch hier scheint die Verursachung des therapeutischen Effektes eine komplexe zu sein. Neben der unter dem Einfluß des Jodwassers vermehrten Produktion gonadotroper Hormone im Hypophysenvorderlappen spielt offenbar auch eine über die Schilddrüse verlaufende Anregung der Follikelhormonproduktion eine Rolle. Die Zusammenhänge zwischen Schilddrüse, Jodhaushalt und weiblicher Genitalfunktion sind eng und altbekannt, wenn auch noch keineswegs völlig aufgeklärt. Sie gehen beispielsweise daraus hervor, daß kropfkranke Frauen besonders leicht abortieren (GONZENBACH), daß andererseits bei Basedow die Follikulinausscheidung im Harn völlig sistiert (ANTOGNETTI-GERIOLA), daß kastrierte Tiere sehr unempfindlich gegen Jod sind (BREUSCH-THIERSCH) und daß während der Periode der Blutjodspiegel erhöht ist (HARO-REGIDOR). Diese pluriglandulären Korrelationen, die hier nur angedeutet werden können, lassen es durchaus erklärlich erscheinen, daß — wie WAGNER mitteilt — auf eine Kur in dem Jodschwefelbad Goisern hin die Periode noch nach jahrelanger Amenorrhöe wiederkehren kann, oder daß nach einer Tölzer Kur bei Frauen, die durch Jahre steril geblieben waren, die erwünschte Gravidität eintritt.

Zu den klassischen Indikationen der Jodquellen gehören die mit Blutdruckerhöhung einhergehenden Erkrankungen des peripheren Gefäßsystems, also die Arteriosklerose, Hypertonie und genuine Hypertension. Auch hier sind die Grundlagen der — im Einzelfall übrigens stark wechselnden — Heilwirkungen des Jods noch nicht völlig geklärt. Es superponieren sich hier rein periphere gefäßerweiternde Effekte des Jods mit solchen, die über die Schilddrüse hinweg am Cholesterinhaushalt angreifen oder die Adrenalinausschüttung beeinflussen. Seitdem HUCHARD das Jod in die Therapie der Arteriosklerose eingeführt hat, ist die Wirkung des Jods auf die Gefäße oft und mit widersprechenden Ergebnissen untersucht worden. Während zahlreiche Untersucher (z. B. GUGGENHEIMER-FISHER, LIEBIG, KRAUS) im Tierexperiment eine eindeutige periphere Gefäßerweiterung und Blutdrucksenkung nach kleinsten Jodidgaben feststellen konnten, vermißten andere (z. B. FREUND-KÖNIG, BARKAN-KINGISEPP) diesen Effekt vollkommen. Es scheint, daß außer der Versuchstechnik auch Alter und konstitutionelle Momente beim Zustandekommen der Gefäßwirkung des Jods eine Rolle spielen. Das gilt auch für die Behandlung der menschlichen Arteriosklerose mit Jodkali oder Jodwässern; die Erfolge sind ungleichmäßig und sehr von der Lokalisation der sklerotischen Prozesse abhängig (am besten bei Sklerose der kleinsten Hirn- und Rückenmarksgefäße, STRASSER). Die beim Kaninchen durch Cholesterinfütterung erzeugbare Atheromatose wird durch Jodid in mittleren Dosen verringert oder geheilt (LIEBIG, BREUSCH-THIERSCH), und zwar dadurch, daß das Cholesterin aus seinen Depots mobilisiert wird (MEEKER-KESTEN-JOBLING). Diese Jodwirkung kommt wahrscheinlich nicht direkt, sondern auf dem Umweg über die Schilddrüse zustande, denn Thyroxin hemmt die Kaninchenatheromatose schon in 5000fach kleinerer Dosis als Jodkali (BREUSCH-THIERSCH). Die Heilwirkung des Thyroxins bei der experimentellen Atheromatose ist nur die Teilerscheinung einer allgemeinen Beeinflussung des Cholesterinstoffwechsels durch das Schilddrüsenhormon, die sich u. a. darin äußert, daß der Cholesterinspiegel des Blutes unter Thyroxinwirkung und bei Basedow herabgesetzt, bei Myxödem und Hypothyreoidismus erhöht ist (WERNER, LAROCHE, HURXTHAL, WESTRA-KUNDE); ebenso wie Thyroxin senken auch Jodide (Jodwässer!) den Cholesteringehalt des Serums (GHALIOUNGUI-ZELL). Zur Erklärung der Jodwirkung bei Arteriosklerose hat man früher auch noch einen Einfluß des Jod-Ions auf die Blutviscosität angenommen (MÜLLER-INADA); dieser konnte aber bisher nicht sicher nachgewiesen werden (DETERMANN u. a.). Die Heilwirkung der Jodwässer bei genuiner Hypertension (Blutdrucksenkung, Verringerung der Amplitude) ist nicht leicht zu deuten, scheint aber ähnlich wie beim Basedow auf einer Normalisierung des Jodhaushalts zu beruhen, denn der Blutjodspiegel ist bei Hypertension erhöht (CURTIS;

GUTZEIT-PARADE). Die Blutjodvermehrung bei genuiner Hypertension ist offenbar durch vermehrte Adrenalinausschüttung bedingt (RAAB-SCHÖNBRUNNER).

Die Verbesserung der Strömungsverhältnisse im peripheren Kreislauf durch Gebrauch von Jodwässern äußert sich auch in vermehrter Durchblutung und dadurch bedingter beschleunigter Heilung erkrankter Gelenke (LENDEL). Gelenkerkrankungen aller Art, nicht nur luische und gonorrhoische Rheumatoide, sondern auch primär- und sekundär-chronische Rheumatismen und traumatische Arthritiden gehören zum Indikationsbereich aller Jodbäder und werden dort außer mit Bädern und Packungen (Jodlaugenumschlägen, Jodseifenbreikataplasmen) bezeichnenderweise auch mit Jodtrinkkuren erfolgreich behandelt. Am Zustandekommen dieser Heilwirkung ist außer der erwähnten Durchblutungsförderung auch noch ein spezifischer Einfluß des Jods auf den Kalkstoffwechsel beteiligt. Jodgaben (in Form von Jodiden) erhöhen den Blutkalk (v. MÉGAY), begünstigen die Kalkablagerung in den Knochen, wirken infolge Normalisierung der Kalkverteilung heilend auf arthritische Prozesse und begünstigen die Rachitisheilung durch D-Vitamin (LECOQ). Umgekehrt verhindert Calciumzufuhr die Giftwirkung großer Joddosen, senkt den Blutjodspiegel und beschleunigt die Jodausscheidung (THOMPSON, TANAKA). Vielleicht erklärt sich mit diesen Erfahrungen der Physiologie die alte Gewohnheit der Ärzte in den Jodbädern, neben der Jodtrink- oder -badekur eine kalkreiche laktovegetabile Kost, oft noch unter Zusatz von Kalkwasser zur Milch, zu verordnen. Bei dem besonders günstigen Einfluß der Jodwässer auf Gelenkerkrankungen gichtischer Natur spielt außer den genannten Mechanismen noch eine spezifische Wirkung auf den Purinstoffwechsel mit. Trinkkuren mit Jodwässern, z. B. mit denen von Bad Tölz (HOEFLER) oder Salsomaggiore (CARDIN) steigern die Harnsäureausscheidung beträchtlich. Ob daneben durch das Jod auch die Harnsäurebildung vermindert wird, wie vielfach angenommen wird, bedarf noch der Klärung. Auch die Gesamtstickstoff- und Harnstoffausscheidung im Harn, die Diurese und die Alkalescenz des Harns wird durch Trinken von Tölzer Wasser gesteigert (HOEFLER, LENDEL), doch scheint es sich hierbei nicht um Effekte des Jod-, sondern des in den Tölzer Quellen reichlich vorhandenen Hydrocarbonat-Ions zu handeln. Ebenso beruhen die Erfolge gewisser Jodquellen, z.B. der Wässer von Sisak in Jugoslawien (KNEŽEVIĆ, POLAK-ŠAHOVIĆ), bei *Diabetes* wohl in erster Linie auf ihrem alkalischen Charakter, obwohl auch das Jod in Form löslicher Jodeiweißverbindungen beim Zuckerabbau in den Geweben eine Rolle spielt (STURM-EITNER).

Die spezielle Eignung der Jodwässer zur Behandlung von Mercurialismus und anderen Schwermetallvergiftungen muß auf eine entgiftende Wirkung des Jodid-Ions zurückgeführt werden. GLASER und RANFTL konnten zeigen, daß das jodreiche Wasser der Tassiloquelle in Bad Hall sowohl im kurativen wie im prophylaktischen Versuch die tödliche Wirkung einer im Kontrollversuch sicher letalen Dosis Sparteinsulfat vollkommen aufhebt. Der günstige Einfluß von Jodquellbädern auf parasitäre Hauterkrankungen, besonders auf die Pityriasis versicolor, ist im wesentlichen auf die desinfizierende Wirkung des infolge des Kontakts mit der Luft auf der Hautoberfläche aus dem Jodid gebildeten freien Jods zu beziehen.

Die klinische *Anwendungsweise* der Jodwässer ist entsprechend der an allen Haut -und Schleimhautflächen möglichen Resorption des Jods eine sehr vielseitige und variiert je nach dem zu behandelnden Leiden. Für die verschiedenen Applikationsformen werden im allgemeinen nicht nur die Jodwässer in ihrer natürlichen Form, sondern auch in Gestalt konzentrierterer Quellprodukte verwendet, vor allem als Jodsolen oder Quellsalzlaugen verschiedener Stärke, eventuell nach Entfernung des Kochsalzes (Jodmutterlaugen) und als Jodseifen. Die Hauptanwendungsform ist die Trinkkur, die je nach Lage des Falles mit kaltem oder angewärmtem Wasser oder auch als „verschärfte Trinkkur" mit Wasser, dem Quellsalzlauge zugesetzt ist, durchgeführt wird. Die Badekur (z. B. bei Skrofulose, Haut-, Gelenk-, Frauenleiden, Exsudaten) wird im allgemeinen mit der Trinkkur kombiniert. In individuell außerordentlich fein abstufbarer Weise können neben diesen beiden Hauptdarreichungsformen zahlreiche lokale Jodwasserapplikationen angewandt werden. Zunächst sind hier die Teilbäder, vor allem die Sitzbäder zu nennen, die mit heißer oder ansteigender Temperatur bei Parametritis, Epididymitis, Prostatitis, Ischias verabfolgt werden. Bei Scheidenkatarrhen, Adnexerkrankungen, Metritis wendet man daneben das Jodwasser in Form von heißen Scheidenspülungen (Uterusduschen), am besten mit „verstärktem" Wasser an. Chronische Metritis und Prostatitis erfordert oft Jodwasserklistiere unter Zusatz von Jodseife und Jodlauge. Auch Unterleibskompressen mit Quellsalzlauge oder Jodseifenbrei werden bei Frauenleiden gern gebraucht. Bei Drüsen-, Haut- und Gelenkaffektionen sind Jodseifenkataplasmen und Umschläge mit Jodsalzlauge ebenfalls von ausgezeichneter Wirkung. Die percutane Jodresorption kann durch Jodseifenmassagen (z. B. bei Fettsucht) noch verstärkt werden. Katarrhe der oberen Luftwege reagieren besonders gut auf Nasenduschen, Sprays, Gurgelungen, Inhalationen (in Form von Trockenverneblung oder überhitztem Dampf) von Jodsalzlauge; diese sind auch bei Erkrankungen der Nase, ihrer Nebenhöhlen und der Tube angezeigt (Lasagna). Auch bei skrofulösen Augenleiden ist die lokale Anwendung von Jodwässern mit Erfolg versucht worden.

Bei kaum einem anderen Heilquellentyp ist die Unterstützung der Bade- oder Trinkkur durch eine geeignete *Diät* so unentbehrlich wie bei den Jodwässern. Daß die Wirkung des Jod-Ions im Körper in auffallend hohem Maße von der Zusammensetzung der Nahrung abhängig ist, hat van den Belt gezeigt. Damit stimmt die alte Erfahrung der Ärzte in den Jodbädern überein, daß eine Kur in einem solchen Bad nur bei strikter Diätkontrolle zum Erfolg führt, bei ungeeigneter Ernährung dagegen schädliche Folgen haben kann.

Anhang: Über die physiologischen Wirkungen des Broms in Mineralwässern.

Alle Jodwässer enthalten zugleich auch Bromid-Ion, das überdies auch in manchen Solquellen vorkommt. Die Bromkonzentration der Mineralwässer liegt aber selbst in den bromreichsten Quellen (Solen von Elmen und Arnstadt mit 0,056 bzw. 0,063% Br) noch unterhalb des Bereichs der therapeutischen Mindestdosis, so daß pharmakologische Effekte von dem in Heilquellen vorkommendem Brom nur im Ausnahmefall — bei sehr forcierter Trinkkur oder bei längerem Konsum mit Brom angereicherter Jodsolen, Quellsalzlaugen oder Mutterlaugen — zu erwarten sind. Theoretisch wäre diese Möglichkeit auch bei Bädern in bromreichen Solen gegeben, da nach den Versuchen von di Capua und Guidi an den Jod-Brom-Thermen von Salsomaggiore das Brom auch percutan resorbiert wird. Wie oben bereits erwähnt, ist das Bromid-Ion, wenn auch nur in geringem Umfang, am Zustandekommen der katalytischen Wirkungen der Mineralwässer beteiligt; damit sind gewisse biologische Wirkungsmöglichkeiten gegeben. Jedoch liegen bisher nur ganz vereinzelte Beobachtungen vor, die auf eine therapeutische Bedeutung des Mineralquellenbroms hinweisen. Nach Glaser und Ranftl übt das Wasser der bromhaltigen Tassiloquelle in Bad Hall auf Mäuse eine deutlich sedative Wirkung aus. Badekuren in den Thermen von Bourbonne-les-Bains, welche reichlich Brom, aber praktisch kein Jod enthalten, haben eine ausgesprochene Euphorie mit allgemeiner Beruhigung, Schlafvertiefung und

Schmerzlinderung zur Folge (Grandpierre-Fontaine). Ähnliche Beobachtungen sind auch bei anderen bromhaltigen Thermen gemacht worden, dürfen aber nur mit Vorsicht auf das darin enthaltene Brom bezogen werden. Eine chlorverdrängende Wirkung des Broms in den Mineralquellen ist schon wegen des hohen Chlorgehalts der bromhaltigen Heilwässer nicht möglich.

Literatur.

Abegg-Auerbach: Handbuch der anorganischen Chemie, Bd. IV/2, S. 542. 1913. — Anthes u. Salzmann: (1) Med. Klin. **1933 I**, 1103. — (2) Z. exper. Med. **91**, 100 (1933). — Araki: Arb. anat. Inst. Kyoto D **6**, 13 (1937).

Barkan u. Kingisepp: Klin. Wschr. **1934 II**, 1795. — Bastanier: Med. Klin. **1935 I**, 904. — van den Belt: Arch. néerl. Physiol. **21**, 599 (1936). — Breusch u. Thiersch: Z. exper. Med. **95**, 458 (1935). — Bürgi: In Heffters Handbuch der experimentellen Pharmakologie, Bd. 3/I, S. 321. 1927.

di Capua, Guidi: Boll. Soc. ital. Biol. sper. **13**, 874 (1938). — Cardin: Arch. ital. Sci. farmacol. **7**, 242 (1938). — Chiari: Z. Bäderkde **3**, 915 (1929). — Crippa: Wien. klin. Wschr. **1927 I**, 879.

Elmer et Luczynski: C. r. Soc. Biol. Paris **115**, 1717 (1934).

Fellenberg, v.: (1) Biochem. Z. **142**, 246 (1923). — (2) Erg. Physiol. **25**, 176 (1926). — (3) Biochem. Z. **224**, 176 (1930). — Fresenius u. Lederer: Veröff. Z.stelle Balneol., N. F. **1930**, H. 17. — Freund u. König: Klin. Wschr. **1931 II**, 1502.

Ghaliounguì u. Zell: Arch. f. exper. Path. **185**, 71 (1937). — Glaser u. Ranftl: Wien. klin. Wschr. **1939 I**, 281. — Grandpierre et Fontaine: Presse therm. et climat. **74**, 629 (1933). — Guggenheimer: Z. physik. Ther. **35**, H. 4 (1928). — Guggenheimer u. Fisher: (1) Z. exper. Med. **54**, 114 (1927); **58**, 196 (1928). — (2) Klin. Wschr. **1931 I**, 985. — Gutzeit u. Parade: (1) Z. klin. Med. **133**, 533 (1934). — (2) Med. Klin. **1938 I**, 383.

Heubner: Dtsch. med. Wschr. **1911 I**, 1006. — Hintzelmann: Balneologe **1**, 281 (1934). Höber: Physikalische Chemie der Zelle und Gewebe, 6. Aufl., S. 224f. Leipzig 1926. — Hoefler: Bad Tölz-Krankenheil., 7. Aufl. Tölz 1910.

Jacoby: Biochem. Z. **47**, 123 (1916). — Januschke: Wien. klin. Wschr. **1926 II**. — Jess: Münch. med. Wschr. **1921 I**, 323. — Jürgens: Z. physik. Ther. **42**, 90 (1932).

Knežević: Arch. of med. Hydrol. **11**, 151 (1933). — Kraus: Arch. f. exper. Path. **179**, 537 (1935).

Lasagna: Arch. of med. Hydrol. **3**, 4 (1925). — Lecoq: (1) Bull. Sci. pharmacol. **42**, 526 (1935). — (2) C. r. Acad. Sci. Paris **204**, 1891 (1937). — Lendel: Veröff. Z.stelle Baln., N. F. **1932**, H. 30. — Liebig: Arch. f. exper. Path. **159**, 265 (1931); **175**, 409 (1934). — Löhr: Arch. f. exper. Path. **182**, 132 (1936). — Luckhardt, Koch, Schroeder and Weiland: J. of Pharmacol. **15**, 1 (1920).

Meeker, Kesten and Jobling: Arch. of Path. **20**, 337 (1935). — Mégay, v.: Ber. Physiol. **101**, 678 (1937).

Polak and Šahović: Arch. of med. Hydrol. **11**, 152 (1933). — Probst: Zit. nach Kühn: Wien. med. Wschr. **1939 I**, 278.

de Quervain: Presse méd. **1936**, 649.

Raab u. Schönbrunner: Z. klin. Med. **136**, 354 (1939). — Reiss: Z. exper. Med. **104**, 49 (1938).

Schade: Z. exper. Path. u. Ther. **1**, 603 (1905). — Scharrer: Chemie und Biochemie des Jods. Stuttgart 1928. — Scheffer: Z. klin. Med. **132**, 343 (1937). — Sieburg: Diss. Würzburg 1904. — Souci: Z. physik. Ther. **44**, 216 (1933). — Stepp: Strahlenther. **10**, 143 (1920). — Stimmel, McCullagh and Picha: J. of Pharmacol. **57**, 49 (1936). — Sturm u. Eitner: Biochem. Z. **286**, 204 (1936). — Szász: Med. Klin. **1933 II**, 1584.

Tanaka: Fol. endocrin. jap. **13**, 62 (1937). — Thompson: Endocrinology **20**, 809 (1936).

Uffenorde: Z. exper. Med. **93**, 547 (1934).

Wagner: Balneologe **1**, 345 (1934). — Wagner-Jauregg: Wien. med. Wschr. **1931 I**. — Walton: Z. physik. Chem. **117**, 185 (1905). — Westra and Kunde: Amer. J. Physiol. **103**, 1 (1933).

K. Wildwässer.

Von

J. KÜHNAU-Wiesbaden.

Die in jahrhundertealter Empirie bewährte und erwiesene Heilkraft der Wildbäder ist eine der rätselhaftesten Tatsachen der Balneologie. Die in den verschiedensten Ländern gemachte Erfahrung, daß die sog. *Wildwässer* (schwachmineralisierten Quellen, Akratothermen, französisch: eaux oligométalliques, englisch: simple thermal waters, indifferent thermal waters), welche sich in ihrem Gehalt an gelösten Stoffen kaum vom Leitungswasser oder gar vom destillierten Wasser unterscheiden, in Form von Bädern („Wildbädern") tiefgreifende therapeutische Effekte hervorbringen, hat von jeher das besondere Interesse der Badeärzte erweckt und zu den verschiedensten Erklärungsversuchen Anlaß gegeben, ohne daß es bisher gelungen wäre, für eine dieser Theorien exaktes klinisches oder experimentelles Beweismaterial zu erbringen. Selbst die für die Entwicklung der gesamten Bäderwissenschaft so bedeutsamen Arbeiten von SCHOBER in Wildbad, der die Wirkung der Wildbäder als eine Umstimmung oder Reaktionsänderung des gesamten Organismus aufgefaßt wissen will (Näheres darüber s. unten), können nicht die Tatsache aus der Welt schaffen, daß Begriffe wie Reaktionsänderung und Umstimmung keine Erklärung, sondern nur eine Umschreibung der Bäderwirkung darstellen und daß keinerlei Daten darüber vorliegen, wie diese Umstimmung zustande kommen und durch welche Eigenschaften der Wildwässer sie ausgelöst wird. So erklärt es sich, daß von namhaften Balneologen jede besondere Heilkraft der Wildwässer als solcher geleugnet wurde und die in Wildbädern erzielten Heilerfolge teils als Suggestionseffekte betrachtet, teils auf die Wärme des Thermalwassers oder auf das örtliche Klima zurückgeführt wurden. Diese Auffassung ist aber, wie wir heute sicher wissen, unrichtig; es kann kein Zweifel daran bestehen, daß die Heilwirkungen der Wildbäder realer Natur und von den thermischen und mechanischen Effekten gleichtemperierter und am gleichen Ort verabfolgter Süßwasserbäder völlig verschieden sind. So hat FRITZ nachgewiesen, daß eine in Wildbad durchgeführte Badekur mit dortigem Thermalwasser stets zum Auftreten ausgesprochener Bäderreaktionen führt, daß diese Reaktionen aber ausbleiben, wenn statt der Thermalbäder gleichwarme Süßwasserbäder genommen werden. Ähnliche Beobachtungen machten MARFORI und LEONE in Fiuggi. Badekuren in den dortigen Wildwässern üben einen deutlichen Einfluß auf die physikalischen Konstanten des Blutes und das Blutbild aus, während Süßwasserbäder unter sonst gleichen Bedingungen am gleichen Ort wirkungslos sind.

Es ergibt sich aus diesen Feststellungen ganz von selbst die Frage, welche Bestandteile oder Qualitäten der Wildwässer für ihre Heilwirkungen verantwortlich zu machen sind. Wegen des äußerst geringen Gehalts der Akratothermen an gelösten Stoffen hat man daran gedacht, daß in ihnen das Wasser selbst in einer besonderen Zustandsform vorkomme, ähnlich wie dies BAUR auf Grund seiner interferometrischen und tyndallometrischen Quelluntersuchungen auch für das Baden-Badener Thermalwasser annahm. (In diesem Zusammenhang ist von Interesse, daß nach BAUR die Thermen von Baden-Baden und Wildbad in engen geologischen Beziehungen zueinander stehen.) Es könnte sich bei dieser besonderen Zustandsform auch um einen von der Norm abweichenden Polymerisationsgrad (Gehalt an Di- und Trihydrol) des Wassers in den Wildbädern oder um eine erhöhte Konzentration an „schwerem Wasser" (s. S. 234) handeln; die letztgenannte Möglichkeit käme um so mehr in Frage, als in manchen natürlichen Wässern (z. B. im Wiesbadener Kochbrunnen, im Quellwasser der großen Schütt-Insel, im Fumarolenwasser des Vulkans Yakedake in Japan) der Gehalt an Deuteriumoxyd („schwerem Wasser") deutlich erhöht ist (R. FRESENIUS-DICK, OANA u. a.). Bisher ist jedoch keine dieser Möglichkeiten experimentell geprüft worden; und selbst wenn eine von ihnen zutreffen sollte, müßte erst noch der Beweis erbracht werden, daß eine veränderte Zustandsform des Wassers therapeutische Effekte hervorbringen kann. Das ist zwar möglich, aber nicht sehr wahrscheinlich, und so muß vorläufig angenommen werden, daß die Heilwirkungen der Wildwässer doch auf ihre gelösten Inhaltsstoffe zurückgeführt werden müssen. Daß diese nur in sehr geringer Menge vorhanden sind, spricht nicht gegen die Möglichkeit ihrer therapeutischen Bedeutung (vgl. die Ausführungen auf S. 475 über die biologischen Effekte kleinster Schwermetallmengen). Tatsächlich enthalten viele, wenn nicht alle Wildwässer biologisch aktive Bestandteile, die den Heilwert dieser Wässer verständlich machen. Diese Bestandteile sind in den einzelnen Wässern ganz verschiedene; die Wildwässer stellen somit ihrer chemischen Zusammensetzung nach keineswegs eine einheitliche Mineralquellgruppe dar. So enthalten manche Akratothermen (z. B. Landeck, Schallerbach, Warmbrunn) nicht unbeträchtliche Mengen *Schwefelwasserstoff* bzw. *Hydrosulfid-Ion*, so daß ihre Indikationsbreite weitgehend durch diesen Bestandteil bestimmt wird und sie mit gleichem Recht zu den Schwefelwässern (s. S. 502) gezählt werden dürfen. Andere wiederum (z. B. Gastein, Bath, Plombières, Montagu [Südafrika]) sind durch einen mehr oder minder hohen Gehalt an *Radiumemanation* gekennzeichnet, der als maßgeblich für die Heilwirkung dieser Quellen angesehen werden muß; hier bestehen also fließende Übergänge zwischen Wildwässern und radioaktiven Quellen (S. 555). Es muß aber betont werden, daß nach den Tierversuchen von SCHNEYER (3) die biologische Wirkung des Gasteiner Thermalwassers auch durch Entfernung der gelösten Emanation nicht ganz vernichtet wird. Neben diesen ihrer Wirkung nach wohlbekannten Inhaltsstoffen kommen in den Wildwässern noch zahlreiche andere vor, deren therapeutische Bedeutung zwar noch nicht genau bekannt ist, die aber wahrscheinlich am Zustandekommen des Heileffektes der Wildbäder beteiligt sind. Hier sind zunächst die *Edelgase* zu nennen, zu denen ja auch die Radiumemanation gehört. Ganz abgesehen davon, daß manche Wildwässer — wie die von Bagnoles-de-l'Orne (Frankreich) — in frischem Zustand reichlich *Thoriumemanation* (Thoron) enthalten, weisen die meisten Wildwässer und ihre Quellgase einen auffällig hohen Gehalt an *Argon* und *Helium* auf (RAMSAY-TRAVERS, POSKIN, NASINI, LEPAPE). Wie aus Tabelle 220 hervorgeht, enthalten die Quellgase der Wildwässer mehrere Prozent Edelgase, und zwar vor allem Helium in einer Menge, die seinen relativen Anteil an der atmosphärischen Luft erheblich übertrifft. So exhaliert eine der schwachmineralisierten Quellen von Bourbon-Lancy (Source Lymbe) im Jahre über 10 cbm Helium, und die Akratothermen von Néris produzieren 4,7 Liter Helium neben 3,5 Liter

Tabelle 220. Argon- und Heliumgehalt der Quellgase verschiedener schwachmineralisierter Thermen in Volumprozent. (Nach NASINI, LEPAPE, MACÉ DE LÉPINAY.)

Quelle	Argon	Helium
Wildbad	1,56	0,71
Gastein, Grabenbäckerquelle	1,18	0,17
Bath, Kings Well	1,13	0,17
Buxton	2,0	?
Plombières, Source Vauquelin	1,64	0,21
Bourbon-Lancy, Source Lymbe	1,08	1,83
Néris	0,88	1,16
Atmosphärische Luft	0,937	0,005

Argon (MACÉ DE LÉPINAY). Das Einatmen der edelgasreichen Luft in der Nähe derartiger Quellen hat nach MACÉ DE LÉPINAY eine beruhigende und schmerzlindernde Wirkung und steigert das Schlafbedürfnis, ebenso das Baden in Wasser, das mit Edelgasen gesättigt ist (AUBEL 1912) oder die subcutane Injektion argon- und heliumreicher Quellgase (LIAN und BARRIEU 1932). Es scheint danach, daß die sedative Wirkung, die ein Hauptkriterium der Wildwässer darstellt, mit ihrem Gehalt an Edelgasen in Zusammenhang gebracht werden kann; weitere Untersuchungen müssen hier Klarheit bringen. — Ein anderer Bestandteil der Wildwässer, der offenbar eine gewisse therapeutische Bedeutung besitzt, ist die *Kieselsäure*. Ihre Konzentration ist in den Wildwässern, entweder schon absolut oder aber zum mindesten bezogen auf die Gesamtmenge der gelösten Stoffe, meist recht beträchtlich (Tabelle 221). Auf den hohen Kieselsäuregehalt ist die Tatsache zurückzuführen, daß zahlreiche Wildwässer bei äußerer Anwendung sich „seifig“ oder „fettig“ anfühlen (Ablagerung eines Films von kolloidaler H_2SiO_3 auf der Haut?); eine Reihe kieselsäurereicher Wildwässer in Frankreich (Plombières, Bains-les-Bains) trägt daher auch die Bezeichnung „sources savonneuses“. Die „kosmetische“, funktionsverbessernde und regenerierende Wirkung auf das Hautorgan, der manche Akratothermen (z. B. Schlangenbad) ihre Berühmtheit verdanken, ist nach H. SCHULZ und HEFFERMAN auf den Kieselsäuregehalt dieser Wässer zurückzuführen; damit erklären sich wohl auch zum Teil die Heilerfolge vieler Wildbäder bei Hautkrankheiten (Ekzeme, Lichen, Prurigo, Psoriasis, Urticaria) und bei Schleimhautaffektionen (z. B. im Bereich des Darmes und der Vagina; zu ihrer Behandlung werden die Wildwässer in Form von Duschen und Irrigationen appliziert, eine Technik, die in manchen Wildbädern wie Plombières zu besonderer Vollendung ausgebildet wurde). — Abgesehen von dem Gehalt an diesen Bestandteilen sind die einzelnen Wildwässer vielfach noch durch besondere Inhaltsstoffe gekennzeichnet, die die spezifische Ausprägung ihres Indikationsgebietes mitbedingen. So findet sich in den Quellen von Gastein *Arsen*, in der Akratotherme von Ragaz-Pfäfers *Thallium*, in der „Grande Source“ von Bagnoles de l'Orne *Thorium*, *Titan*, *Zirkonium* und *Cerium*; für die Heilwirkung der akratischen Quelle von Aiguemont ist ihr relativ hoher Gehalt an *Phosphaten*, für die der Quellen von La Roche-Posay ein solcher an *Selen*, für die Akratotherme „Source du Prieuré in St. Christau ein beträchtlicher *Kupfer*gehalt verantwortlich. Alle diese — in vielfach noch ungeklärter Weise wirksamen — Bestandteile sind gerade für den Heileffekt der Wildwässer bei äußerer Anwendung (in Form von Bädern und Duschen) maßgebend, während die übrigen gelösten Kat- und Anionen, die zu der alten Einteilung der Akratothermen in alkalische, erdige, muriatische, salinische und sulfatische Anlaß gegeben haben, für die Wild*bäder*wirkung verhältnismäßig belanglos sind.

Tabelle 221. Kieselsäuregehalt verschiedener Akratothermen.

Quelle	H_2SiO_3 in mg/kg	H_2SiO_3 in % der gelösten Bestandteile
Bains-les-Bains	120	
Néris	108	9
Caldas de S. Paulo	76	18
Wiesenbad, Sofienquelle	66	8
S. Antonio (Portugal)	64	16
Plombières	58	20
Wildbad	58	8
Dão (Portugal)	55	15
Gastein, Elisabethquelle	53	14
Unhais da Serra (Portugal)	53	17
Schlangenbad	41	10
Warschetz (Bulgarien)	34	23

Es bedarf keiner besonderen Erläuterung, daß an der Heilwirkung der Wildbäder auch *thermische* Effekte weitgehend beteiligt sind; dies trifft insbesondere dann zu, wenn die Bäder in Bassins, Piszinen oder Wannen mit ständig zu- und abströmenden Wasser verabfolgt werden — wie dies z. B. in Schallerbach, Ussat (Frankreich) und Tiermas (Spanien) der Fall ist — und so eine völlige Temperaturkonstanz des Wassers gewährleistet ist. Hält sich der Badende längere Zeit (30 bis 75 Minuten) in solchen strömenden Bädern von 37 bis 37,4° auf, so steigt die Körpertemperatur erheblich über die Badetemperatur an, und zwar wirken bereits Differenzen der Badetemperatur um 1—2 Zehntelgrade Änderungen in der Höhe des Anstiegs der Körpertemperatur (WICK). Auch *mechanische* Faktoren können bei der Wildbäderwirkung eine Rolle spielen, sowohl infolge der besonderen Konstruktion der Piszinen und Wannen in manchen Wildbädern, die je nach der Art der Erkrankung verschiedene Lagerungen des Patienten ermöglichen, wie auch infolge der Verstärkung des Auftriebs durch das von unten nachströmende Thermalwasser in den eben erwähnten strömenden Bädern (FRANKENHÄUSER).

Der Verlauf von Badekuren in Wildbädern ist stets durch das Auftreten starker und charakteristischer *Bäderreaktionen* (S. 353) mit lokalen und allgemeinen Reizerscheinungen, die sich meist nach dem 2. bis 4. Bad einstellen, gekennzeichnet. Die Ähnlichkeit dieser Bäderreaktion mit den nach parenteralen Eiweiß-, Gold- oder Schwefelinjektionen, also im Verlauf jeder unspezifischen Reiztherapie eintretenden Reaktionserscheinungen hat SCHOBER (1) in Wildbad veranlaßt, den Gesamteffekt der Badekur in Akratothermen als unspezifische Leistungssteigerung oder „Umstimmung" des Gesamtorganismus aufzufassen und damit die Thermalbadekur als eine gemilderte Form der Proteinkörpertherapie zu betrachten. Diese Anschauung wurde dann auch auf die Wirkungsweise der Kochsalzthermen übertragen (GÉRONNE). Das Zustandekommen des „unspezifischen Reizes" bei der Badekur hätte man sich so vorzustellen, daß das Hautorgan durch die thermischen und chemischen Effekte des Thermalbades in einen veränderten Funktionszustand versetzt wird, welcher im Sinne des Begriffs der „Esophylaxie" (nach innen gerichteten Schutzfunktion der Haut, E. HOFFMANN) durch vegetative und endokrine Impulse an das Körperinnere weitergegeben wird und so die Reaktionsweise des gesamten Organismus in therapeutisch günstigem Sinne beeinflußt. So einleuchtend die Anschauung SCHOBERS ist und so sehr sie zur Erklärung vieler Bäderwirkungen geeignet scheint, so wenig ist es bisher möglich gewesen, irgendwelche experimentellen Befunde zu ihrer Stützung beizubringen und den Mechanismus dieser „Umstimmung" in Gestalt meßbarer Teilvorgänge zu erkennen oder zu analysieren. SCHOBER (2) hat später seine Auffassung von der „Umstimmung" im Thermalbad dahin präzisiert, daß er sie als Äußerung eines erhöhten Vagustonus deutete; der alte Volksglaube, daß die Badekur in Wildbad zu einer Verjüngung des ganzen Menschen führe, würde so einer physiologischen Erklärung zugänglich, da der Organismus normalerweise in der Jugend eine vagotonische, im Alter eine sympathikotonische Reaktionslage aufweist. Ganz abgesehen von dem nur sehr begrenzten, früher weit überschätzten Wert solcher Begriffe wie Vago- und Sympathikotonie ist dabei nicht berücksichtigt, daß schon warme Süßwasserbäder den Vagustonus erhöhen (STAHL), also ebenso verjüngend wirken müßten. Die im Verlauf von Badekuren in Akrathothermen (z. B. in Wildbad, Gastein und Ragaz) auftretende Senkung des normalen und erhöhten *Blutdrucks* [GRUNOW (4), SCHNEYER (1), FRITZ, KORNMANN] ist zu komplexer Natur, als daß sie einfach mit einem erhöhten Vagustonus erklärt werden könnte; sie ist im wesentlichen thermisch bedingt (s. S. 341). GRUNOW (1) fand im Verlauf der Thermalbadekur in Wildbad gesetzmäßige

Veränderungen im Blutbild (Erythrocytose mit Aniso- und Mikrocytose, Leukopenie, Abnahme des Hämoglobins) und eine beschleunigte Blutsenkungsgeschwindigkeit; diese Veränderungen waren am stärksten während der Bäderreaktion, um später wieder abzuklingen. Zur Erklärung seiner Befunde nimmt GRUNOW eine vagotonische Umstellung des Gefäßsystems, einen vermehrten Kaliumgehalt des Blutserums und Reizwirkungen auf Knochenmark und Schilddrüse an; diese Vorstellungen bedürfen um so mehr eines experimentellen Unterbaus, als ein großer Teil der Befunde GRUNOWs von anderer Seite [SCHNEYER (2), FRITZ] nicht bestätigt werden konnte. MARFORI und LEONE fanden, daß Bäder in italienischen Wildwässern (Fiuggi, Baveno, S. Isidoro, S. Pietro in Val Gardena) den osmotischen Druck und die elektrische Leitfähigkeit des Blutes herabsetzen, dagegen die Blutviscosität und die Neutrophilenzahl erhöhen. Auch diese Phänomene erklären sich wohl aus einer Beeinflussung des vegetativen Systems und damit des Elektrolythaushalts, daneben aber auch aus einer Wirkung auf den Kreislauf (s. unten). In-vitro-Versuche ergaben, daß Akratothermalwasser (Wildbad, Gastein) die Amylolyse steigert (SCHOBER-GAISSER), das Wachstum von Pflanzensamen (JOSENHANS) und von Froschlarven [SCHNEYER (3)] beschleunigt und die Froscheientwicklung hemmt (thymusähnliche Wirkung, SCHNEYER (3); die biologischen Effekte des Gasteiner Wassers werden, wenn auch abgeschwächt, noch nach Entfernung des Radons aus dem Wasser beobachtet). Danach kann die umstimmende Wirkung der Wildbäder mit einer Anregung fermentativer und hormonaler Vorgänge in Zusammenhang gebracht werden. Damit stimmt überein, daß GRUNOW (2) durch Badekuren in Wildbad eine günstige Beeinflussung der Schilddrüsen- und Ovarialfunktion erzielen konnte. Auch BURT faßt die Wirkung der mineralarmen Bäder von Buxton als die Folge einer Steigerung der Hautfunktion und des Stoffwechsels auf; einen weiteren wesentlichen Effekt dieser Bäder sieht er in einer vermehrten Toxinausschwemmung. Neben diesen unscharf definierten „umstimmenden" Leistungen sind noch drei Gruppen therapeutischer Effekte der Wildbäder bekannt, die nicht auf eine Reaktionsänderung des Organismus zurückgeführt werden können. Es sind dies die Wirkungen auf Kreislauf und Nierenfunktion, die sedative Wirkung auf das Nervensystem und die lokalen Heilwirkungen bei Hautaffektionen. Zwischen diesen drei Gruppen bestehen fließende Übergänge; so kann der günstige Einfluß von Wildbädern auf Hautleiden durch die spezifische Wirkung von Inhaltsstoffen dieser Wässer (S, As, Si, Cu, Se), aber auch indirekt durch Verbesserung der peripheren Durchblutung oder — bei Neurodermitis oder vasoneurotischen Affektionen — durch eine sedative, analgesierende Wirkungskomponente bedingt sein. Im übrigen ist gerade die Wirkungsweise der Wildbäder bei Hautleiden noch recht ungeklärt. Die Kreislauf- und Nierenwirkung der Akratothermen kommt natürlich bei ihrer Anwendung in Bäderform auf ganz anderem Wege zustande als bei Trinkkuren. Der kreislaufentlastende, diuretische Effekt von Wildwasser-Trinkkuren wurde schon oben (S. 360) behandelt; ergänzend sei hier noch angefügt, daß Trinkkuren mit typischen Wildwässern (Evian, Thonon, Amphion) nicht nur den Harnsäurespiegel im Blut senken, sondern auch die Leberdurchblutung und die Harnstoffdiurese steigern (DESGREZ-RATHÉRY-GIBERTON). Die Wirkung von Wild*bädern* auf Kreislauf und Nierenfunktion hat KORNMANN in Ragaz eingehend untersucht. Mit den Methoden der Volumbolometrie und arteriometrischen Sphygmobolometrie fand er (1, 2), daß in Akratothermalbädern Herzleistung und Zirkulationsgröße ohne wesentliche Pulsbeschleunigung ansteigen und der Blutdruck absinkt, ferner daß alle diese Größen etwa gleichzeitig, nach einer Badedauer von etwa 10 bis 15 Minuten, einen Optimalwert erreichen; bei längerem Aufenthalt im Bade verschwindet dieser günstige Einfluß auf die Kreislauflage wieder und es kann bei protrahierten Bädern zu einer Verschlechterung von Herzleistung und Kreislaufdynamik gegenüber dem Ausgangswert kommen. Das Ausmaß des maximalen erreichbaren Heileffekts und die zu seiner Erreichung nötige Badedauer variieren je nach der Konstitution des Kreislaufkranken, nach der Ansprechbarkeit seines Mesenchyms und seines vegetativen Nervensystems. Die zirkulatorischen Wirkungen der Wildbäder sind nicht oder nur zum kleinsten Teil thermisch oder mechanisch bedingt, denn gleichtemperierte und am gleichen Ort (Ragaz) genommene Süßwasserbäder lassen diese Wirkungen fast völlig vermissen. Infolge der Verbesserung der Kreislaufdynamik im Mesenchym, vor allem in der Niere, und der dadurch bedingten Umstellung im Stofftransport und in den vegetativen Regulationen innerhalb der Niere bewirken Wildbäder bei Nephrosen, Herdnephritiden, postnephritischen Restzuständen, vor allem bei genuiner Hypertension und Nephrosklerose nach KORNMANN (3) eine Verstärkung der Wasserdiurese und des Konzentrationsvermögens der Niere für Stickstoff und Chlor (Tabelle 222). Ganz ähnliche Wirkungen auf Blutdruck,

Tabelle 222. Wasser- und Chlorbilanzen bei Nierenkranken vor und nach 1 bis 2monatiger Badekur in Ragaz. [Nach KORNMANN (3)].

Patient I: Nephrose mit Oligurie und Nykturie. Patient II: Restzustand nach Glomerulonephritis mit renaler Diuresehemmung durch Cl′. Patient III: Stauungsniere mit Ödemen und Cyanose. Werte für den 24-Stunden-Harn-; A: unbelastet; B: nach Eingabe von $^3/_4$ Liter Wasser; C: nach Belastung mit 10 g NaCl = 6,1 g Cl.

Pat.		Vor der Badekur Tagesharn			Nach der Badekur Tagesharn		
		Volumen ccm	spez. Gewicht	Cl-Gehalt g	Volumen ccm	spez. Gewicht	Cl-Gehalt g
I	A	840	1026	4,26	1220	1017	8,55
	B	1610	1018	9,20	2040	1011	10,40
	C	930	1021	6,50	1470	1021	14,10
II	A	1450	1018	6,10	1160	1020	8,21
	B	2900	1009	10,15	1970	1012	9,41
	C	960	1019	5,38	1200	1024	13,96
III	A	580	1029	2,44	800	1024	5,80
	B	510	1029	2,50	1410	1019	9,87
	C	495	1029	2,57	860	1026	10,32

Puls und Diurese sahen GRUNOW (4) in Wildbad und MACÉ DE LÉPINAY bei Badekuren in den schwachmineralisierten Quellen von Néris, Plombières, Luxeuil und Bourbon-Lancy. Nach der Auffassung des letztgenannten Autors ist die Blutdruckwirkung der Akratothermen eine normalisierende, indem hohe Blutdrucke gesenkt, pathologisch erniedrigte heraufgesetzt werden (cure équilibrante). — Ein gemeinsames therapeutisches Charakteristikum der Wildbäder ist ihre *sedative* und *analgetische* Wirkung. Schmerzzustände, Parästhesien und Reizerscheinungen im Gefolge neuritischer und neuralgischer, aber auch cerebraler und spinaler Prozesse (Lähmungen, Apoplexien) werden durch Badekuren in Akratothermen gemildert oder beseitigt, wobei gleichzeitig das Schlafbedürfnis steigt und eine allgemeine Herabsetzung der Erregbarkeit des Nervensystems eintritt. Die sedative Wirkung der Wildbäder erstreckt sich auch auf den Kreislauf (LANDOUZY, DIEULAFOY, LASSANCE). Der beruhigende, krampflösende, schmerzstillende und schlaffördernde Effekt der Akratothermen hat in den einzelnen Wildbädern unter Berücksichtigung des Klimas und anderer örtlicher Heilfaktoren zur Aufstellung und zum Ausbau spezieller, für das betreffende Bad typischer Indikationen Anlaß gegeben. So werden in Wildbad in erster Linie rheumatische und neuralgische Schmerzzustände, in Schlangenbad Neurasthenien, nervöse Erschöpfung und Schlaflosigkeit, in Néris postencephalitische Folgezustände (Hyperkinesen, Tics, motorische und sensible Reizerscheinungen, psychomotorische Symptome), in Badenweiler und Bains-les-Bains anginöse und stenokardische Beschwerden, in Bourbon-Lancy Hyperthyreosen (Tachykardien, Diarrhöen, Tremor) und in Plombières schmerzhafte Affektionen des Darms (Colitis, Proctitis, Darm- und Sphincterspasmen, Sacralneuralgien) mit besonderem Erfolg behandelt, wobei jedes Bad seine eigene balneotherapeutische Technik unter Zuhilfenahme spezieller Anwendungsformen des Thermalwassers (Duschen, Spülungen) ausgebildet hat. Die kreislaufberuhigende Wirkung der Wildbäder tritt meist erst nach einer Serie von Bädern und nach vorübergehendem Auftreten von Reizerscheinungen (Arhythmien, Extrasystolen) am Herzen während der ersten Bäder ein [GRUNOW (3)]. Der Mechanismus der sedativ-analgetischen Wirkung der Wildwässer ist kaum bekannt; zum großen Teil ist er rein thermisch bedingt.

Die oben erörterte unspezifisch-umstimmende Wirkung der Wildbäder wird bei der Behandlung rheumatischer Erkrankungen praktisch ausgenutzt. Badekuren in Wildbad, Gastein, Teplitz-Schönau haben nicht nur bei allen chronisch-rheumatischen Gelenk- und Muskelaffektionen (primär- und sekundärchronischem Gelenkrheumatismus, Rheumatoiden, Arthrosen, Periarthritiden, endokrinen Gelenkerkrankungen, Myalgien, Myoneuralgien), sondern auch bei Folgezuständen von Verletzungen und Verwundungen der Knochen, Muskel, Gelenke, von Frakturen und Luxationen gute Erfolge aufzuweisen. Besonders schnell werden Gelenkergüsse und Schleimbeutelentzündungen durch Wildbäder zum Verschwinden gebracht (GÜNZBERGER).

Die äußere Anwendungsweise der Wildwässer ist eine sehr vielseitige. Außer in der Form gewöhnlicher Vollbäder oder Sitzbäder, die je nach den therapeutischen Erfordernissen als hypothermale (unter 35° C) oder hyperthermale (über 35° C) verabfolgt werden, gelangen sie auch — vor allem wenn ein sedativer Effekt angestrebt wird — als indifferente oder mäßig warme Dauerbäder (45 bis 90 Minuten) zur Anwendung. In manchen Wildbädern (Ussat, Bourbon-Lancy) ist zur Erzielung einer Ruhigstellung von Herztätigkeit und Kreislauf der Gebrauch der örtlichen Akratothermen in Form absteigender Bäder (von 35 bis 40° in $^1/_2$ bis 1 Stunde abnehmend bis 30 bis 32°) üblich. Oft werden die Bäder, die bei vielen Akratothermen im strömenden Wasser genommen werden, kombiniert mit Unterwasserduschen, oder man wechselt die Bäder ab mit lokalen Duschen, die je nach der zu behandelnden Krankheit und je nach den örtlichen Erfahrungen in verschiedener Form (Fächer-, Faden-, unterbrochene Duschen) und an den verschiedensten Körpergegenden appliziert werden; es seien hier z. B. die in Plombières zur Behandlung von Proktitiden, Sphincterspasmen oder Sacralneuralgien angewandten Dammduschen (douches périnéales) erwähnt, die oft noch mit Beckendampfbädern, Sphinctersprays (pulvérisations), Rectumspülungen (lavages intestinales goutte à goutte) und Thermalwasserkataplasmen kombiniert werden. In den von Rheumatikern aufgesuchten Wildbädern (Wildbad, Bath) wird das Thermalwasser außer in Wannen und gemauerten Becken auch in tiefen Stehbädern oder kleinen Bassins (pool bathes), die die Möglichkeit zu Gelenkmanipulationen und gymnastische Übungen gewähren, zu Badezwecken abgegeben. Bei Hautleiden, Parästhesien, Neuralgien üben die Wildwässer in feucht- oder trockenzerstäubter Form besonders günstige Wirkungen aus. In dieser Gestalt werden sie auch gelegentlich zu Inhalationen verwendet.

Literatur.

BAUR: Z. Bäderkde 3, 613 (1929); Z. dtsch. Geol. Ges. 81, 355 (1929). — BURT: Arch. of med. Hydrol. 2, 123 (1924); 6, 13 (1928); 12, 251 (1934). Prescriber 1926.

DESGREZ, RATHÉRY et GIBERTON: Ann. Inst. Hydrol. Climat. (Paris) 8 (2), 131 (1932).

FRANKENHÄUSER: Physikalische Heilkunde. Leipzig: W. Klinkhardt 1911. — FRESENIUS, DICK: Balneologe 4, 468 (1937). — FRITZ: Arch. f. Baln. 1, 136 (1925).

GRUNOW: (1) Z. physik. Ther. 21, 166, 209, 244 (1917). — (2) Z. Baln. 18 (1917); Berl. klin. Wschr. 1920 I, 566; Z. physik. Ther. 25, 174, 224 (1921). — (3) Z. physik. Ther. 24, 459 (1920). — (4) Z. Baln. 7 (1914); Z. physik. Ther. 23, 445, 483 (1919). — GÜNZBERGER: Ther. Halbmonatsh. 1921.

HEFFERMAN: Arch. of med. Hydrol. 7, 208 (1929).

JOSENHANS: Hippokrates 1937, 886.

KORNMANN: (1) Schweiz. med. Wschr. 1924 I, 625; 1926 I, 569. — (2) Z. Bäderkde 1, 416 (1927). — (3) Veröff. Zstelle Baln., N. F. 1929, H. 11.

LANDOUZY: Crénothérapie. Paris: Baillière & Fils 1910. — LASSANCE: Stat. therm. franç. 1933, No. 5. — LEPAPE: XIV. Congr. internat. Hydrol. Climat. Géol. Méd., Toulouse 1933, Rapp. 363.

MACÉ DE LÉPINAY: Arch. of med. Hydrol. 11, 112 (1933). — MARFORI and LEONE: Riv. Idrol. ecc. 1926, 241; Arch. of med. Hydrol. 6, 10 (1928).

NASINI: XIV. Congr. internat. Hydrol. Climat. Géol. Méd., Toulouse 1933, Rapp. 325.

OANA: Bull. chem. Soc. Japan 14, 279 (1939).

POSKIN: Ann. d'Hydrol. 9, 255 (1904).

RAMSAY and TRAVERS: Proc. roy. Soc. A 60, 442 (1898).

SCHNEYER: (1) Z. Baln. 6 (1913). — (2) Z. physik. Ther. 25, 551 (1921). — (3) Arch. f. Baln. 1, 243 (1925). — SCHOBER: (1) Veröff. baln. Ges. 37, 211 (1921). — (2) Arch. f. Baln. 1, 128 (1925). — SCHOBER u. GAISSER: Z. Bäderkde 5, 326 (1930).

WICK: Wien. Klin. 1903, H. 6 u. 7.

L. Schwefelquellen.

Von

J. KÜHNAU-Wiesbaden.

Früher als alle anderen Mineralquelltypen haben die Schwefelwässer, ebenso wegen ihrer auffallenden physikalischen und chemischen Eigenschaften wie wegen ihrer ungewöhnlich vielseitigen und intensiven Heilwirkungen, das Interesse der Ärzte auf sich gezogen und Eingang in die Heilkunde gefunden. Die Verwendung von Schwefelwässern zum Trinken und Baden und die Einatmung von Schwefelquellgasen wurde schon in vorgriechischer Zeit im Orient geübt und stellt wahrscheinlich die älteste Form der Balneotherapie dar. Die Sonderstellung der Schwefelquellen, deren wirksamster Bestandteil der *zweiwertige* Schwefel ist (im Gegensatz zum sechswertigen Schwefel der salinischen und sulfatischen Wässer), beruht auf der Einmaligkeit ihrer chemischen Beschaffenheit und ihrer Wirkungsweise auf den Organismus. Der Schwefel liegt in diesen Quellen nicht in Form einer bestimmten Verbindung oder eines Ions vor, sondern als schwer definierbares und unbeständiges Gemisch vieler Verbindungen bzw. Ionen, deren Zahl noch durch die Einwirkung des Luftsauerstoffes und durch mikrobiologische Prozesse vermehrt und deren Charakter durch ständige unter ihnen stattfindende Umsetzungen verändert wird. Die Vielheit dieser Schwefelverbindungen bedingt eine Fülle pharmakologischer Wirkungsmöglichkeiten, die wegen der Unbeständigkeit der schwefelhaltigen Quellinhaltsstoffe und der sich dauernd zwischen ihnen abspielenden Reaktionen im einzelnen kaum faßbar sind, als Ganzes genommen aber so vielfältige und umfassende Umstellungen im Organismus verursachen, wie sie von kaum einer anderen Heilquellenart hervorgebracht werden. Das Besondere dieser Umstellungen besteht darin, daß die Schwefelquellen, in Form von Bädern oder

Trinkkuren angewendet, sowohl eine intensive *unspezifisch-umstimmende* Allgemeinwirkung als auch eine Reihe für den zweiwertigen Schwefel charakteristischer *spezifischer* Stoffwechseleffekte ausüben; diese an *einen* Bestandteil gebundene Kombination spezifischer und unspezifischer Leistungen unterscheidet die Schwefelwässer von allen anderen Mineralquelltypen. Dazu kommt, daß die Schwefelwässer stets auch noch andere balneotherapeutisch wirksame Bestandteile (vor allem CO_2, Bicarbonate, Jod und Kalk) aufweisen, die den Effekt der Schwefelverbindungen verstärken oder modifizieren. Die Schwefelwässer sind also in besonders hohem Maße komplexe Wirkungseinheiten, deren biologische Leistungen nicht auf einzelne Bestandteile zurückgeführt werden können, sondern nur durch das Zusammenwirken zahlreicher nicht voneinander differenzierbarer Teilfaktoren zu erklären sind.

Zum Verständnis dieses Zusammenwirkens ist es zunächst notwendig, sich die große Zahl und die Reaktionsfähigkeit der in den Schwefelquellen vorkommenden S-haltigen Substanzen vor Augen zu halten. Wie bereits auf S. 284 dargelegt, ist der pharmakodynamisch wichtigste Bestandteil der Schwefelwässer (und gleichzeitig der mit ihnen entweichenden Quellgase) der *Schwefelwasserstoff* H_2S, der je nach der Acidität des Wassers frei, als Hydrosulfid- (HS'-) oder als Sulfid- (S''-) Ion vorhanden ist. Da fast alle Schwefelquellen Kohlensäure bzw. deren Ionen enthalten und die Zustandsformen der Säuren H_2S und H_2CO_3 im Gleichgewicht miteinander stehen, lassen sich folgende Beziehungen aufstellen:

Tabelle 223.

Charakter der Schwefelquellen	Zustandsform des H_2S
1. Wahre „saure" Quellen	undissoz. H_2S
2. CO_2-haltige Quellen (einfache oder alkalische Säuerlinge), enthaltend $CO_2 + HCO_3'$	undissoz. $H_2S + HS'$
3. CO_2-freie alkalische Quellen, enthaltend HCO_3' und CO_3'' . . .	$HS' + S''$

Neben dem H_2S und seinen Ionen finden sich in den frischen Schwefelquellen meist auch noch die Ionen der unterschwefligen Säure $H_2S_2O_3$ *(Thiosulfate)* und vereinzelt (z. B. in Pistyan, CHERBULIEZ-HERZENSTEIN) auch die der hydroschwefligen Säure $H_2S_2O_4$ *(Hydrosulfite)*. Die genannten Verbindungen, deren Summe den „titrierbaren Schwefel" ausmacht, zeichnen sich alle durch ein starkes *Reduktionsvermögen* aus, das damit zu einer charakteristischen Eigenschaft der Schwefelsäure wird.

BLUM, ACHARD und BRUNER haben als Maß diese Reduktionsintensität in mehreren französischen Schwefelquellen das „scheinbare" Reduktionspotential E_0' bestimmt und daraus die Redoxzahl r_H (den negativen Logarithmus des H_2-Druckes, der im Gleichgewicht mit der Lösung steht), rechnerisch ermittelt. Aus Tabelle 224 geht hervor, daß die Schwefelsäure in frischem Zustand ein viel negativeres Potential und eine niedrigere Redoxzahl aufweisen als lebende Zellen, d. h. diesen gegenüber als starke Reduktionsmittel wirken. Auf die biologische Bedeutung dieser Tatsache wird später noch eingegangen werden.

Die starke Reduktionskraft der Schwefelwässer hat zur Folge, daß diese beim Zutagetreten unter dem Einfluß des Luftsauerstoffes schnell oxydativ verändert werden. Es entstehen dabei aus dem gleichen Ausgangsstoff (H_2S) sehr verschiedenartige Oxydationsprodukte, die ihrerseits wieder miteinander in Reaktion treten können und leicht sekundären Umwandlungen unterliegen (KIONKA). Die Vielseitigkeit der hierbei sich abspielenden Reaktionen, von denen die wichtigsten in Tabelle 225 zusammengestellt sind, hat ihre Ursache in der

Tabelle 224. Reduktionspotential E'_0 und Redoxzahl r_H (bezogen auf p_H 0) verschiedener Schwefelquellen und lebender Zellarten. (Zusammengestellt nach den Daten von BLUM-ACHARD-BRUNER und CHAMBERS-POLLACK-COHEN.)

Substrat	p_H	E'_0 Millivolt	r_H
Schwefelwasser von Challes	7,2	−152	9,0
„ „ Altkirch	6,7	− 50	11,0
„ „ Luchon (Source Ferras)	8,2	− 90	13,5
„ „ Luchon („ Bayen)	8,8	− 77	14,9
Hefezellen	7,0	+ 70	16,4
Algen (Valonia)	6,0	+180	18,2
Leberzellen der Säugetiere	7,0	+160	19,6
Schlangensterneier (Ophiura)	6,6	+210	20,4

auffälligen Neigung der einzelnen Schwefelatome, sich unter Bindung von 2- bis 5gliedrigen Ketten aneinanderzulagern. Als primäres und wichtigstes Oxydationsprodukt entsteht aus dem H_2S der Schwefelwässer unter Lufteinwirkung elementarer *Schwefel* in feinster kolloidaler Verteilung (Tabelle 225, I). (Das Schwefelmolekül besteht aus einer geschlossenen Kette von 8 zweiwertigen Schwefelatomen.) Der Schwefel verbindet sich bei neutraler oder alkalischer Reaktion (oberhalb p_H 6,64; WERDER) mit überschüssigem H_2S zu den *Polysulfiden* H_2S_2, H_2S_3, H_2S_4 und H_2S_5, welche ölige Flüssigkeiten darstellen und — vor allem bei saurer Reaktion — leicht rückläufig in H_2S und S zerfallen (Tabelle 225, II). Das Vorkommen der Polysulfide in Schwefelwässern ist balneotherapeutisch bedeutsam, weil sie gewissermaßen eine wasserlösliche, diffusible, leicht resorbierbare Form des elementaren Schwefels darstellen (HEUBNER). In analoger Weise wie mit H_2S verbindet sich der elementare Schwefel auch mit der aus den Thiosulfaten der Schwefelwässer oxydativ gebildeten *Trithionsäure* (Tabelle 225, III) unter Produktion der den Polysulfiden entsprechenden *Polythionsäuren* (Tabelle 225, IV), die auch direkt aus thioschwefliger Säure durch Oxydation oder Umlagerung entstehen können (Tabelle 225, V—VI). Bei längerer O_2-Einwirkung geht die Luftoxydation noch weiter und der zweiwertige Schwefel wird mehr oder weniger vollständig in vier- oder sechswertigen übergeführt (Tabelle 225, VII—VIII); so entstehen *Sulfite* und endlich *Sulfate*. — Zu diesen spontanen chemischen Umsatzungen treten in den Schwefelquellen noch andere, die durch Bakterieneinwirkung bedingt sind. Die Tatsache, daß bei der Oxydation des Schwefelwasserstoff-Ions und des Schwefels zu Sulfaten beträchtliche Energiemengen freiwerden ($S'' + 2\,O_2 = SO_4'' + 199950$ cal; $HS' + 2\,O_2 = SO_4'' + H^{\cdot} + 179480$ cal; $S + 2\,O_2 = SO_4'' + 176500$ cal; LEWIS-RANDALL) hat zur Ansiedlung einer vielgestaltigen nichtpathogenen Bakterienflora mit einem hochspezialisierten und eigenartigen Stoffwechsel, der sog. *Schwefelbakterien*, in den Schwefelquellen geführt. Man kennt etwa 80 ihrer Biologie und ihrem Stoffwechsel nach unterschiedene Arten von ihnen. Wie USHINSKI an einer Bakterienart (Microspira aestuarii) der sehr H_2S-reichen Quellen von Mazesta

Tabelle 225. Umsetzungen der in den Schwefelwässern vorkommenden Schwefelverbindungen unter dem Einfluß des Luftsauerstoffes.

I. $2\,H_2S + O_2 = 2\,H_2O + 2\,S$
II. $H_2S + 4\,S \rightleftharpoons H_2S_2 + 3\,S \rightleftharpoons H_2S_3 + 2\,S \rightleftharpoons H_2S_4 + S \rightleftharpoons H_2S_5$
III. $2\,H_2S_2O_3 + O = H_2S_3O_6 + H_2O + S$
IV. $H_2S_3O_6 + 2\,S \rightleftharpoons H_2S_4O_6 + S \rightleftharpoons H_2S_5O_6$
V. $2\,H_2S_2O_3 + O = H_2S_4O_6 + H_2O$
VI. $5\,H_2S_2O_3 = 2\,H_2S_5O_6 + H_2O$
VII. $H_2S_2O_3 = H_2SO_3 + S$; $H_2S + 3\,O = H_2SO_3$
VIII. $H_2S_3O_6 + H_2O = H_2S_2O_3 + H_2SO_4$; $H_2S_2O_3 + O = H_2SO_4 + S$

Tabelle 226. Umsetzungen der in den Schwefelwässern vorkommenden Schwefelverbindungen unter dem Einfluß der Schwefelbakterien.

I. $2\,H_2S + CO_2 = CH_2O + H_2O + 2\,S$
II. $H_2S + 2\,NaHCO_3 = 2\,CH_2O + Na_2SO_4$ (Beggiatoa, Thiothrix, Ektothiorhodospira)
III. $Na_2S_2O_3 + 2\,NaHCO_3 + H_2O = 2\,CH_2O + 2\,Na_2SO_4$ (Thiobacillus)
IV. $4\,Na_2S_2O_3 + 5\,CO_2 + 3\,H_2O = CH_2O + 2\,Na_2S_4O_6 + 4\,NaHCO_3$ (Thiobacillus)
V. $2\,S + 3\,CO_2 + 5\,H_2O = 3\,CH_2O + 2\,H_2SO_4$ (Thiobacillus thiooxydans)

(Rußland) nachgewiesen hat, finden sich diese Bakterien nicht nur in den Quellen selbst, sondern auch in den quellführenden Erdspalten bis zu 1300 m Tiefe. Sie sind balneologisch deswegen von Bedeutung, weil sie die durch Oxydation des H_2S bzw. S verfügbare Energie zur Bildung von Formaldehyd aus der Kohlensäure bzw. den Bicarbonaten des Mineralwassers benutzen und so zur Bildung organischer Materie in den Schwefelwässern Anlaß geben. Es handelt sich hier primär um einen Vorgang, der der CO_2-Assimilation in den grünen Pflanzenteilen völlig analog ist, wie aus einer Gegenüberstellung der beiden Reaktionsgleichungen hervorgeht (PRINGSHEIM):

$CO_2 + 2\,H_2O = CH_2O + H_2O + O_2$ (Assimilation)
$CO_2 + 2\,H_2S = CH_2O + H_2O + 2\,S$ (bakterielle Oxydation d. H_2S).

Diese Reaktion (Tabelle 226, I), zu der sehr viele Schwefelbakterien befähigt sind, führt zunächst zum elementaren Schwefel, der aber nach den Untersuchungen von v. DEINES überwiegend nicht als solcher, sondern (nach Tabelle 225, II) als Wasserstoffpolysulfid von den Bakterien gespeichert wird. Die Polysulfide, auf deren große biologische Bedeutung schon oben hingewiesen wurde, entstehen also in den Schwefelquellen nicht nur rein chemisch, sondern auch durch Bakterienwirkung in beträchtlicher Menge. Andere Schwefelbakterien vermögen H_2S direkt zu Schwefelsäure zu oxydieren (Tabelle 226, II), andere wieder oxydieren Thiosulfat zu Tetrathionat oder Schwefelsäure (Tabelle 226, III—IV), während ein weiterer Mikroorganismus spezifisch auf die Oxydation des freien Schwefels zu Sulfat eingestellt ist (Tabelle 226, V). Alle diese Prozesse verlaufen in den Schwefelquellen nebeneinander, jedoch im Gegensatz zu den rein chemischen Umsetzungen ohne Mitwirkung des Luftsauerstoffes und zum Teil noch im Erdinneren, so daß viele Schwefelquellen schon beim Zutagetreten Oxydationsprodukte des H_2S und organische Substanz enthalten. Diese organische Materie kann in manchen Schwefelwässern mit reicher Bakterienvegetation in solchen Mengen gebildet werden, daß die Löslichkeitsgrenze überschritten wird und die organische Substanz, gemischt mit Konglomeraten abgestorbener Bakterien und eingewanderter Grün- und Blaualgen sowie elementarem Schwefel (bzw. Polysulfiden), sich als lebhaft gefärbte kolloidale Masse am Boden oder an der Oberfläche der Quelle absetzt. Diese organischen Abscheidungen werden vor allem von französischen Balneologen als ein spezieller und wichtiger Heilfaktor der Schwefelbäder betrachtet; sie werden in Frankreich nach dem Schwefelbad Barèges, wo sie besonders reichlich vorkommen und seit Jahrhunderten bekannt sind, als „*barégine*" (DUFRÉNOY, CAUJOLLE, ROBINE, REBIERRE u. a.) bezeichnet. Man legt dort Wert darauf, bei Schwefelbädern die natürliche barégine nicht zu entfernen, und verwendet sie auch für sich zu Umschlägen und Packungen. Der reichliche Gehalt der barégine an wirksamen Schwefelverbindungen rechtfertigt ihren Gebrauch für Heilzwecke durchaus.

Die Veränderlichkeit und Sauerstoffempfindlichkeit der charakteristischen Inhaltsstoffe der Schwefelwässer hat zur Folge, daß sich diese Wässer besonders schnell zersetzen („altern") und dabei ihre Heilkraft weitgehend verlieren. Infolge ihrer Instabilität eignen sie sich nur begrenzt zur Aufbewahrung und Abfüllung auf Flaschen. Ihre Zersetzung äußert sich nicht nur chemisch in der Abnahme des zweiwertigen und Zunahme des vier- und sechswertigen Schwefels, sondern auch physikalisch an einem Positivwerden des Reduktionspotentials um mehrere 100 Millivolt (BLUM-ACHARD-BRUNER) und einer Änderung des elektrischen Widerstandes (BORDIER-DE ROIG). Die sekundären Veränderungen sind um so intensiver, je ausgiebiger die Luft einwirkt; so erklärt sich, daß bei der in vielen Schwefelbadeorten üblichen Nachruhe der Patienten in unabgetrocknetem Zustand der während des Bades auf der Haut in feinster Verteilung sedimentierte Schwefel, soweit er nicht nach Rückreduktion zu H_2S (siehe unten) zur Resorption gelangt, auf der feuchten Haut schnell zu SO_2 (schwefliger Säure) oxydiert wird, die sich durch ihren Geruch und die saure Hautreaktion zu erkennen gibt (MALIWA).

Die große Zahl der in den Schwefelquellen präformierten oder durch sekundäre Umwandlungen gebildeten S-Verbindungen erklärt die Fülle der zu beobachtenden Heilwirkungen. Dabei wissen wir von den meisten dieser Verbindungen noch gar nicht, wie ihre Wirkung im einzelnen zustande kommt. Die Pharmakologie des zweiwertigen Schwefels, auf die wir uns im folgenden zur Erklärung der Schwefelbädereffekte beziehen müssen, ist bisher fast nur am H_2S und am elementaren Schwefel studiert worden, während über die Wirkungsweise der Thiosulfate, Polythionate, Hydrosulfite usw. nur wenig bekannt ist. Allerdings dürfen wir auf Grund dieser geringen Kenntnis annehmen, daß ihre Wirkung sich nicht grundsätzlich von der des H_2S und S unterscheidet.

Die Heileffekte der Schwefelwässer sind von ihrer Applikationsweise weitgehend unabhängig. Schwefelbäder, Schwefelwassertrinkkuren und -inhalationen beeinflussen den Körper qualitativ in gleicher Weise und unterscheiden sich nur dadurch voneinander, daß bei jeder dieser Anwendungsformen die primären, der Schwefelwirkung am stärksten ausgesetzten Angriffspunkte verschieden sind (bei Bädern die Haut, bei Trinkkuren der Magen-Darmtrakt, bei Inhalationen die Atemwege). Je nach der Lokalisation der mit Schwefelwasser zu behandelnden Erkrankung wird man daher eine von diesen drei Applikationsformen bevorzugen, ohne dabei die anderen ganz zu vernachlässigen, denn die Resorptions- und Ausscheidungsverhältnisse der wirksamen S-Verbindungen sind derart, daß sowohl von der Haut wie vom Darm wie von den Lungen aus der zweiwertige Schwefel an jede Körperzelle herangebracht werden kann. Die in Frankreich oft empfohlene subcutane und intravenöse Injektion von Schwefelwässern (Challes: VINCENT-VEXENAT. Ax: CAUJOLLE-NICOD. Uriage: JOURDANET) bietet außer einer besonders intensiven S-Wirkung gegenüber den anderen Anwendungsformen keine Vorteile.

Resorption des Schwefels. Daß der zweiwertige S in Form des H_2S vom Darm und von den Luftwegen aus mit größter Leichtigkeit resorbiert wird, ist längst bekannt und erklärt sich aus der hohen Diffusibilität und Lipoidlöslichkeit des H_2S. Nach BUNGE ist der Absorptionskoeffizient für $H_2S =$ 3,2326, der für $O_2 = 0{,}0299$; daraus geht hervor, daß H_2S über 100mal schneller die Zellwände durchdringt als Sauerstoff. Die enterale Resorption per os gegebener Sulfide findet schon im Dünndarm statt (KMIETOWICZ, KELLERMANN). Das balneologisch besonders wichtige Problem, ob und in welcher Form der zweiwertige Schwefel die Haut zu durchdringen vermag, ist erst in den letzten Jahren, vor allem durch die Untersuchungen von MALIWA, gelöst worden. Schon in der ersten Hälfte des vorigen Jahrhunderts haben die Nenndorfer Badeärzte D'OLEIRE und GRANDIDIER festgestellt, daß nach Nenndorfer Schwefelbädern der Harn eingetauchtes Bleiacetatpapier schwärzt, und daraus auf eine percutane H_2S-Resorption geschlossen; doch waren diese Versuche nicht beweisend, da keine Maßnahmen zur Verhütung einer H_2S-Inhalation getroffen worden waren. Erst durch MALIWA (1) in Baden bei Wien, wenig später auch durch KRJUKOFF in Mazesta und durch BÜRGI und seinen Schüler SCHMID in Bern konnte mit besonderer Technik nachgewiesen werden, daß H_2S durch die Haut resorbiert wird, und zwar wird aus verdünnten Lösungen relativ mehr H_2S percutan aufgenommen als aus konzentrierten (SCHMID). Auch das HS'-Ion wird, wahrscheinlich nach vorheriger Bildung von H_2S durch die Eigenacidität der Haut, durch die Haut resorbiert (WAGNER); das gleiche gilt für den elementaren Schwefel, der durch die organische Substanz (die „fixen SH-Gruppen", s. unten) der Haut zu H_2S reduziert wird und als solcher die Haut durchdringt (BASCH, MONCORPS). Nach HEUBNER werden auch Polysulfide percutan aufgenommen. Der auf einem der drei genannten Wege resorbierte H_2S permeiert die Zellmembranen den Gesetzen der Diffusion entsprechend und gelangt so in kürzester Zeit in die Brust- und Bauchhöhle [MALIWA (1, 2)] und, was therapeutisch besonders wichtig ist, in die Gelenkhöhlen (MESSINI). Seine Ausscheidung erfolgt im allgemeinen (abgesehen von dem im Darm gebildeten und von dem unmittelbar in die Ausscheidungsorgane hinein diffundierten H_2S) erst nach Umwandlung in Sulfat; nur geringe Mengen werden bei vermehrter Zufuhr z. B. in Gestalt von Schwefelwässern durch den Urin (s. oben), die Lungen (GASPERINI) und die Haut (STIGLER) eliminiert.

Umsatz und Schicksal des zweiwertigen Schwefels im Körper. Die weitaus überwiegende Menge der bei Schwefelbädern oder -trinkkuren resorbierten S-Verbindungen erleidet im Organismus weitgehende und vielfältige Umwandlungen, die für das Zustandekommen der Heilwirkungen des Schwefels von maßgebender Bedeutung sind. Normalerweise gelangt der Schwefel, der ja zu den lebensnotwendigen Körperbestandteilen gehört, ausschließlich in organischer Bindung — in Form der Aminosäuren Cystin und Methionin — in den Organismus hinein. Von diesen beiden Stoffen ist nur das Methionin absolut unentbehrlich, während das Cystin — bekanntlich der charakteristische Bestandteil der Hornsubstanzen (Haare, Nägel) — im Organismus aus Methionin über Homocystein und Cystein entsteht, soweit es nicht fertig zugeführt wird (ROSE, HEARD-LEWIS, TARVER-SCHMIDT). In Form dieser beiden Aminosäuren dient der zweiwertige Schwefel zum Aufbau der S-haltigen Eiweißkörper, des Insulins und der Hypophysenhinterlappenhormone Oxytocin und Vasopressin (SEALOCK-DU VIGNEAUD), aber auch anderer lebenswichtiger Stoffwechselkatalysatoren wie des Glutathions und des Cytochroms (s. Formelübersicht in Tabelle 227). Überschüssig zugeführter oder beim Eiweißabbau anfallender Aminosäurenschwefel wird zum kleineren Teil unoxydiert als Rhodanid oder in komplexer Bindung als Urochrom eliminiert, in der Hauptsache jedoch zu sechswertigem Schwefel oxydiert, dessen Hauptmenge ausgeschieden wird, und zwar mit der Galle — noch in organischer Bindung — als Taurin, im Urin als Thiosulfat (das gleichzeitig zwei- und sechswertigen Schwefel enthält) und als Sulfat. Diese findet sich im Urin (und auch schon im Blut) nicht nur in freier Form, sondern daneben auch verestert mit Phenolen und Indolderivaten (Ester- oder Ätherschwefelsäuren); in dieser Form dient es der Entgiftung und Harnfähigmachung toxischer aromatischer Darmfäulnisprodukte. (Gelegentlich in den Körpern hineingelangende aromatische Kohlenwasserstoffe wie Benzol oder Naphthalin werden durch direkte Bindung an Cystein entgiftet und in dieser Form, als Mercaptursäuren, ausgeschieden. Auch der unoxydierte zweiwertige Schwefel kann also Entgiftungszwecken dienen.) Ein Teil des Sulfats verbleibt aber im Organismus, wird dort an komplexe Kohlehydrate gebunden und erfüllt in dieser Gestalt wichtige Funktionen. Unter den hierher gehörigen S-Verbindungen ist vom Standpunkt des Balneologen besonders wichtig die Chondroitinschwefelsäure (s. Tabelle 227), die den Hauptbestandteil des Knorpelgewebes (MEYER-SMYTH) und — gebunden an Eiweiß — auch des

Mucins der Synovialflüssigkeit bildet (KLING). Auch in den Sehnen und Knochen, vor allem in den gelenknahen Epiphysen, kommt diese S-haltige Säure vor (CHITTENDEN-GIES, HAWK-GIES, ENSELME-REVOL-TRINTIGNAC). Schon daraus erhellt ihre große Bedeutung für die Funktion des Gelenkapparates, auf die wir unten noch zurückkommen. Von ihr unterscheidet sich die isomere Mukoitinschwefelsäure, der wesentliche Bestandteil der von der Magen-, Darm- und Trachealschleimhaut abgesonderten Mucine, nur durch die räumliche Konfiguration des einen Kohlehydratbestandteils (Glucosamin statt Chondrosamin). Dieser Säure nahe verwandt, aber noch viel schwefelreicher ist das Heparin, der gerinnungshemmende Wirkstoff des Leber-, Lungen- und Hirngewebes sowie der Blutgefäßwände (WILANDER). Es ist ein Gemisch von Mukoitintri- und tetraschwefelsäure mit einem S-Gehalt von 12 bis 14% (JORPES). — Angesichts dieser vielfach verästelten Wege, die der mit dem Nahrungseiweiß zugeführte Schwefel im Organismus durchwandert, erhebt sich die Frage, inwieweit der mit Schwefelwässern zugeführte anorganische zweiwertige Schwefel die gleichen Wege beschreiten, also den organischen Nahrungs-S ersetzen bzw. ergänzen kann. Diese Frage ist bisher nicht eindeutig zu beantworten. Zwar haben LEWIS und LEWIS nachgewiesen, daß elementarer Schwefel (und damit auch der im Darm reduktiv daraus gebildete Sulfidschwefel) bei cystinarmer Ernährung das fehlende Cystin nicht zu ersetzen, den S-Bedarf des Körpers also nicht zu decken vermag. Damit entfällt die Möglichkeit, mit Schwefelwässern eine Art von Substitutionstherapie bei Cystinmangelkrankheiten zu treiben; man kann bei Störungen der Verhornung oder Haarbildung durch Schwefelwassergaben nicht den gleichen Erfolg wie mit Gaben von Cystin oder S-haltigem Eiweiß erreichen. Andererseits ist unter Verwendung von radioaktivem Schwefel der Beweis erbracht worden, daß Hefe imstande ist, anorganisches Sulfat und Sulfid zum Aufbau von Cystein und Glutathion zu verwenden (FRANCIS). Auch die Zellen der höheren Pflanzen sind dazu befähigt (MILLER und Mitarbeiter) und das gleiche scheint für die Darmbakterien zu gelten (VOLTZ, RIMINGTON-BEKKER). Auf diese Weise kann der per os aufgenommene anorganische Sulfidschwefel unter Vermittlung der Bakterienflora des Darmes in beschränktem Umfang zur Synthese von Methionin, Cystin, Glutathion und Eiweiß herangezogen werden. Dafür spricht die Beobachtung, daß durch Schwefelgaben bei Merinoschafen eine Steigerung der Wollproduktion erzielt werden kann (STEYN). Auch der Anstieg des Blutglutathions nach Schwefelgaben und Schwefelwassertrinkkuren ist wohl zum Teil auf diese Weise zu erklären. Das Glutathion (s. Tabelle 227) greift nicht nur auf Grund seiner reversiblen Oxydierbarkeit zu einem dem Cystin entsprechenden Disulfid als H_2-Überträger in die Zelloxydationen ein, sondern ist auch ein mächtiger Aktivator zahlreicher, vor allem kohlehydrat-, fett- und eiweißspaltender Fermente. Sein Schwefelgehalt hat schon bald nach seiner Entdeckung zur Untersuchung der Frage geführt, ob der Glutathiongehalt von Blut und Organen durch Schwefelzufuhr, vor allem durch Schwefelwasseranwendung beeinflußt werden kann. Es ergab sich, daß Thiosulfat- und Dithionatzufuhr im Tierversuch den Glutathiongehalt der Organe erhöht (BINET, ARNOVLJEVITCH, GUALAZZINI) und daß auch Schwefelquelltrinkkuren z. B. mit den Wässern, von Luchon, Challes, Allevard, Marlioz, Tivoli, Govora, Slanic-Moldova (Rumänien) den Blutglutathionspiegel erhöhen (WOLFF-MANJEAN, PIÉRY-MILHAUD-SEMON, MATHON, NICOLESCO-CHIOSA, TESTONI, SALAROLI; Tabelle 228), während das Organglutathion durch Schwefeltrinkkuren nicht eindeutig beeinflußt wird. Nur in der Nebenniere wurden nach Tränkung mit Schwefelwasser erhebliche Glutathionzunahmen gefunden (MATHON); das ist deswegen von Bedeutung, weil die Nebenniere nach BLANCHETIÈRE

Tabelle 227. Umsatz des exogenen Schwefels im Organismus.

Es bedeutet: ..... aufgenommene, ——— ausgeschiedene Schwefelverbindungen.

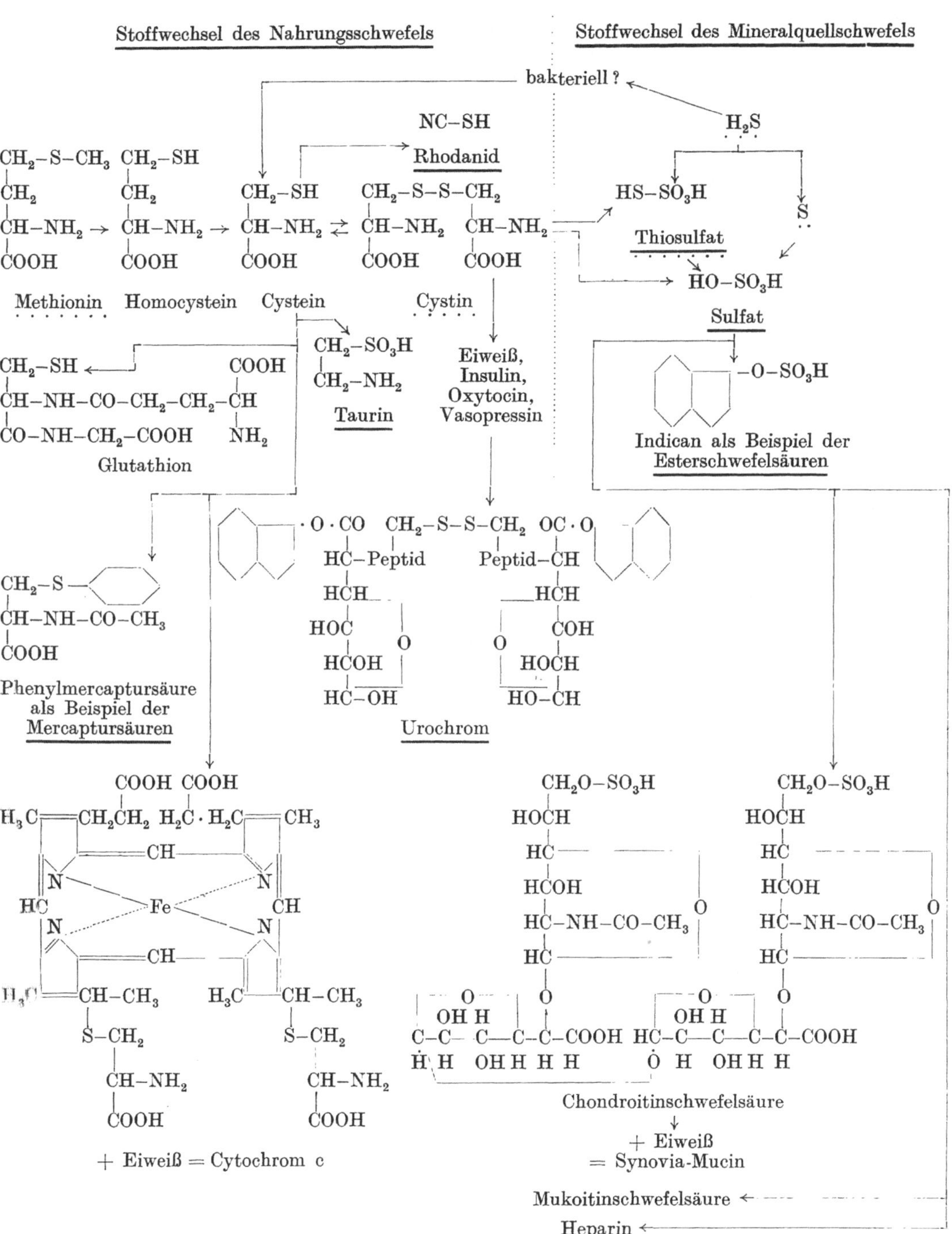

und BINET der Ort der Glutathionsynthese ist. Schwefelbäder und Schwefelschlammbäder (z. B. die von Govora und Budache-Gordon in Rumänien) steigern den Glutathiongehalt des Blutes ebenso oder noch stärker als Schwefelquelltrinkkuren (NICOLESCO-HERESCO, NICOLESCO-BARBILIAN, HURMUZACHE-JUSTER). Die Zunahme des Glutathions in Blut und Nebennieren ist aber höchstens zum Teil durch vermehrte Synthese aus dem resorbierten Mineralquellschwefel bedingt und im wesentlichen die Folge einer Mobilisierung des Glutathions aus seinen Depots; dafür spricht, daß in der Milz, der Stätte des Zerfalls der glutathionreichen roten Blutzellen, in der also relativ viel disponibles Glutathion vorhanden ist, der Glutathiongehalt unter der Schwefelwassereinwirkung abnimmt (WOLFF-MANJEAN).

Auf jeden Fall darf dieser Übergang des Sulfidschwefels in organische Bindung (Glutathion, Cystin, Eiweiß) trotz seiner therapeutischen Bedeutung nur als ein Nebenweg des Schwefels im Organismus betrachtet werden. Die Hauptmenge des per os oder percutan resorbierten zweiwertigen Schwefels wird im Blut, und zwar durch oxydierende Fermente des Plasmas, in kürzester Zeit zu Sulfat oxydiert (HAGGARD, DENIS-REED; Tabelle 229), das einerseits wiederum sehr schnell durch die Nieren ausgeschieden wird (die Sulfatvermehrung im

Tabelle 228. Glutathiongehalt des Blutes vor und nach Trinkkuren mit Schwefelquellen. Mittelwerte zahlreicher Versuche. (Nach NICOLESCO-CHIOSA.)

Verwendete Quelle	Dauer der Kur Tage	Zahl der Versuche	mg-% Glutathion		Variationsbreite der Glutathionzunahmen		
			vor Kur	nach Kur	Min. mg-%	Max. mg-%	Mittel mg-%
Govora, Ferdinandsqu. .	21—24	33	33,1	43,1	+1,2	+19,9	+10,0
Slanic-Moldova, Qu. III .	10	10	54,9	66,1	+4,5	+55,8	+11,2

Tabelle 229. Oxydation von Sulfid zu Sulfat im Blut. Hunde 10 bzw. 12 kg. In Morphinnarkose i.v. Injektion von 1% Na_2S, 1 ccm pro Minute. Blutentnahme von je 100 ccm aus der Carotis vor und nach Injektion. Tier I normal, Tier II nach Unterbindung der Nierenarterien. (Nach DENIS-REED.)

Tier	Blutentnahme	Gesamt-S	Gesamt-SO_4	Anorg. SO_4	Ester-SO_4	Neutral-S
		in mg-% S				
I	Vor Injektion	12,50	12,04	3,69	8,34	0,50
	Nach Injektion von 28 ccm Na_2S = 116 mg S	13,90	13,40	3,69	9,74	0,60
II	Vor Injektion	13,65	10,82	5,47	5,35	2,83
	Nach Injektion von 19 ccm Na_2S = 78 mg S	16,37	13,34	7,58	5,76	3,03

Blut nach Sulfidgaben ist daher nur nach Unterbindung der Nierenarterien in vollem Umfang erkennbar, s. Tabelle 229). Die Oxydation des H_2S erfolgt quantitativ; der Neutralschwefel (d. h. die Summe der Verbindungen mit zweiwertigem Schwefel) steigt in Blut und Urin nach H_2S- bzw. Na_2S-Einverleibung nur ganz unbeträchtlich an. Grundsätzlich ebenso wie der Sulfidschwefel verhält sich der elementare Schwefel, der unabhängig von der Art seiner Einverleibung sogleich bei Berührung mit Organgewebe (vor allem Haut, Darmschleimhaut, Lunge) durch die „fixen SH-Gruppen" der Gewebsproteine zu H_2S reduziert und als solcher weiterverarbeitet wird (HEFFTER, HEFFTER-HAUSMANN, RÖSING, SLUITER, MENEGHETTI u. a.). Dieser Reduktionsprozeß $S \rightarrow H_2S$ verläuft spontan, ohne Mitwirkung von Fermenten, und unabhängig von der Anwesenheit lebenden Gewebes, geht also auch bei Verwendung gekochter Gewebe oder isolierter Proteine vor sich. Perorale Schwefelgaben erhöhen also ebenso wie Darreichung von H_2S den Sulfatgehalt von Blut und Urin (DENIS-REED). Wie aus Tabelle 230 hervorgeht, erstreckt sich die Zunahme der Schwefelausscheidung im Harn nach S-Gaben vor allem auf die anorganischen Sulfate, weniger auf die Esterschwefelsäuren und kaum auf den Neutralschwefel. Auch nach äußerer Anwendung (Schwefelsalben!) wird der nach Reduktion zu H_2S resorbierte S im Blut und im Urin als Sulfat, zum Teil auch in Form von Esterschwefelsäuren und Neutral-S wiedergefunden (MONCORPS). Per os oder parenteral gegebenes Thiosulfat wird im Organismus größtenteils über Polythionate zu Sulfat oxydiert und als solches ausgeschieden (MENEGHETTI), teils erscheint es als Rhodanid im Harn (TSURU). Dem Verhalten des H_2S, S und $Na_2S_2O_3$ entspricht das Schicksal der mit den natürlichen Schwefelwässern aufgenommenen Verbindungen. Trinkkuren mit den Schwefelquellen von Aachen (BEISSEL), Schinznach (HERBRAND), Challes (RATHERY-WOLFF-MANGIER) und mit japanischen Schwefelwässern (YOSHIDA-UYENO) steigern die Sulfatausscheidung, Badener Schwefelbäder außerdem auch die Ausscheidung von Rhodaniden (MALIWA, BERGER). Auch im Schweiß wird nach Schwefelwassertrinkkuren vermehrt S ausgeschieden (HERBRAND). Die Schwefelausfuhr beträgt jedoch sowohl bei Anwendung von elementarem S wie von Schwefelquellen meist nur einen Bruchteil der aufgenommenen Schwefelmenge (Tabelle 231); dies beruht einmal darauf, daß ein Teil des per os

Tabelle 230. Tägliche Schwefelausscheidung im Urin bei Hunden auf Standarddiäten vor und nach Zufütterung von 0,5 g Schwefel pro Tag und kg Körpergewicht. Mittelwerte von je 5 bis 6tägigen Versuchsperioden. Hund 1 und 2 erhielten Casein-Vitamin B-Mischung nach COWGILL, Hund 3 und 4 rohes Fleisch, Hund 5 und 6 Brot und Milch. (Nach DENIS und REED.)

Hund Nr.	Schwefelausscheidung im Harn in g pro Tag								
	ohne Schwefelbelastung				mit Schwefelbelastung				Zugeführte S-Menge pro Tag g
	Gesamt-S	Sulfat-S	Ester-SO_4—S	Neutral-S	Gesamt-S	Sulfat-S	Ester-SO_4—S	Neutral-S	
1	0,38	0,28	0,08	0,02	0,88	0,70	0,17	0,01	5,5
2	0,58	0,36	0,05	0,17	1,04	0,79	0,06	0,19	7,0
3	0,44	0,23	0,14	0,07	0,99	0,70	0,17	0,12	3,5
4	0,45	0,28	0,08	0,09	1,10	0,83	0,12	0,15	5,0
5	0,054	0,04	0,004	0,01	0,40	0,25	0,01	0,14	3,75
6	0,24	0,17	0,02	0,05	0,50	0,39	0,03	0,08	5,0

zugeführten zweiwertigen Schwefels der Resorption entgeht, weiter aber auf der erst jüngst einwandfrei erwiesenen Tatsache, daß zweiwertiger Schwefel im Organismus in beträchtlicher Menge gespeichert wird. Wie Versuche mit radioaktivem Schwefel ergaben, wird verfütterter Sulfid-S wochenlang im Körper retiniert (BORSOOK-KEIGHLEY-YOST-MCMILLAN). Die S-Retention nach Schwefelquelltrinkkuren ist besonders ausgeprägt bei Rheumatikern (Tabelle 231, Nr. 2, 5, 6, 8 und 9), deren Schwefelstoffwechsel meist gestört ist (s. S. 525ff.). Schwefel*bäder* haben meistens keine vermehrte, sondern eine herabgesetzte Schwefelausfuhr zur Folge, bewirken also eine noch ausgesprochenere Schwefelretention als Trinkkuren (Tabelle 232, LENDEL). Auch Thermalduschmassagen mit Schwefelwässern bewirken eine solche Retention, allerdings mit nachfolgender Ausschwemmung des retinierten Schwefels (Tabelle 233). Andererseits tritt nach Schwefelbädern eine Vermehrung der Rhodanidausscheidung im Speichel um etwa 30% ein (MALIWA).

Tabelle 231. Tägliche Schwefelausscheidung im Urin bei Patienten mit chronischem Gelenkrheumatismus vor und während einer Trinkkur mit Schwefelwasser von Challes. Mittelwerte; Dauer der Vorperiode 4, der Versuchsperiode 10 Tage, der Nachperiode 4 Tage. Schwefelzufuhr mit dem Mineralwasser pro Tag 100 mg. (Nach RATHERY-WOLFF-MANGIER.)

Patient Nr.	Schwefelausscheidung im Harn in g pro Tag					
	Vorperiode		Trinkkurperiode		Nachperiode	
	Gesamt-S	Sulfat-S	Gesamt-S	Sulfat-S	Gesamt-S	Sulfat-S
1	1,12	0,99	1 34	1,10	1,26	1,10
2	0,58	0,49	0,61	0,49	0,46	0,38
3	0,99	0,82	1,09	0,91	0,88	0,80
4	0,44	0,32	0,57	0,42	0,47	0,34
5	1,38	1,03	1,33	1,00	1,36	1,05
6	0,52	0,30	0,57	0,34	0,58	0,33
7	1,01	0,64	1,11	0,70	1,12	0,73
8	1,00	0,61	0,84	0,59	0,83	0,51
9	1,18	0,72	1,21	0,76	0,97	0,67

Tabelle 232. Schwefelausscheidung und Verhalten des Quotienten S:N im Harn während einer Schwefelbadekur in Nenndorf. Durchschnittswerte von 103 Patienten (88 Fälle von chronischem Gelenkrheumatismus, 15 Hautleiden), eingeteilt in 3 Gruppen (Magere, Normale und Fette). (Berechnet nach den Daten von LENDEL.)

Patienten mit	Tagesdurchschnitt					
	der S-Ausscheidung in g			des Quotienten S:N		
	während der 1. und 2. Kurwoche	während der 3. und 4. Kurwoche	während der 5. und 6. Kurwoche	während der 1. und 2. Kurwoche	während der 3. und 4. Kurwoche	während der 5. und 6. Kurwoche
magerem Körperbau . .	1,01	0,79	0,77	0,085	0,064	0,056
normalem „ . .	1,00	0,84	0,81	0,080	0,069	0,070
fettem „ . .	0,94	0,90	0,82	0,077	0,0755	0,061

Tabelle 233. Schwefelausscheidung bei konstanter Kost vor, während und nach Behandlung mit Aachener Thermalduschmassage bei gesunder Versuchsperson. Dauer der Vor-, Versuchs- und Nachperiode je 5 Tage. Die Werte geben den Tagesdurchschnitt jeder Periode an. (Nach ROTHSCHUH.)

	Tägliche Ausscheidung in g			
	Gesamt-S	Sulfat-S	Ester-SO_4—S	Neutral-S
Vorperiode	0,817	0,68	0,07	0,067
Versuchsperiode . .	0,797	0,67	0,067	0,070
Nachperiode	0,860	0,71	0,077	0,073

Die Beurteilung des Schicksals der im Verlauf von Schwefeltrink- oder -badekuren einverleibten S-Verbindungen wird dadurch erschwert, daß der resorbierte Schwefel einen weitgehenden Einfluß auf den Eiweißstoffwechsel im Sinne einer Steigerung des Eiweißzerfalls (s. unten) ausübt, welcher zur vermehrten Bildung und Ausscheidung schwefelhaltiger Eiweißspaltprodukten, insbesondere von Sulfaten, führt. Es ist also nicht ohne weiteres möglich zu entscheiden, ob der im Verlauf von Schwefelquelltrink- oder -badekuren vermehrt im Blut kreisende oder ausgeschiedene S dem Körpereiweiß oder dem Mineralwasser entstammt, d. h. endogener oder exogener Herkunft ist. Lediglich die Bestimmung des Quotienten S:N im Harn, der normalerweise Werte zwischen 0,06 und 0,08 aufweist, gewährt die Möglichkeit, gewisse Schlüsse auf die Herkunft des eliminierten S zu ziehen. Bei Zunahme der S-Ausscheidung spricht Ansteigen des Quotienten für exogene, Gleichbleiben für endogene Herkunft des vermehrt ausgeschiedenen Schwefels. Aus den Werten für den Quotienten S:N in den Tabellen 234 und 235 geht hervor, daß im Verlauf von Schwefelquelltrinkkuren der vermehrt ausgeschiedene Schwefel vorwiegend exogener Herkunft ist, während Injektionen von kolloidalem Schwefel zunächst entsprechend ihrer sehr starken unspezifischen Reizwirkung eine beträchtliche Einschmelzung von Eiweiß mit erhöhter endogener S-Ausfuhr (leichte Abnahme des S:N-Wertes trotz Anstieges der S-Ausscheidung um 70%!) zur Folge haben und erst nach mehreren Tagen zu einer Ausscheidung des injizierten exogenen S — erkennbar an dem starken Anstieg des S:N-Wertes — führen; dabei ist

Tabelle 234. Verhalten des Quotienten S:N vor, während und nach einer Trinkkur mit Schwefelwasser von Challes. Dauer der Vor- und Nachperiode je 4, der Trinkkurperiode 10 Tage. Dieselben Patienten wie in Tabelle 231; die beiden, die keine vermehrte S-Ausfuhr während der Trinkkur aufweisen (Nr. 5 und 8), sind weggelassen. (Nach Rathery-Wolff-Mangier.)

Nr. des Patienten in Tabelle 231	Durchschnittlicher Wert für S:N im Tagesharn			Nr. des Patienten in Tabelle 231	Durchschnittlicher Wert für S:N im Tagesharn		
	Vorperiode	Trinkkurperiode	Nachperiode		Vorperiode	Trinkkurperiode	Nachperiode
1	0,063	0,072	0,071	6	0,089	0,106	0,092
2	0,078	0,079	0,074	7	0,097	0,111	0,106
3	0,077	0,080	0,078	9	0,105	0,106	0,089
4	0,079	0,091	0,079				

Tabelle 235. Verhalten der Schwefelausscheidung und des Quotienten S:N im Urin bei gesunder Versuchsperson im N- und NaCl-Gleichgewicht vor und nach Injektion von 10 ccm 1%igem Schwefel in Olivenöl am 4. Versuchstag. (Nach Meyer-Bisch und Basch.)

Versuchstag	Gesamt-S g	Sulfat-S g	Ester-SO_4—S g	Neutral-S g	S:N
1	0,516	0,368	0,030	0,118	0,097
2	0,510	0,454	0,030	0,026	0,096
3	0,596	0,471	0,034	0,091	0,099
4 (Injektion)	0,780	0,312	0,006	0,462	0,108
5	0,867	0,691	0,074	0,102	0,081
6	0,612	0,576	0,024	0,012	0,081
7	0,446	0,435	0,011	0	0,108
8	0,739	0,653	0,086	0	0,133
9	0,776	0,742	0,028	0,006	0,113

besonders bemerkenswert, daß der dem Eiweiß entstammende Schwefel vorwiegend als Neutralschwefel, der exogene Schwefel dagegen als freies und verestertes Sulfat im Harn erscheint (Meyer-Bisch; s. Tabelle 235). Auch bei percutaner S-Resorption (aus Schwefelsalben) steigt im Blut neben dem S- auch der Rest-N-Gehalt an, ein Hinweis darauf, daß die Schwefelvermehrung im Blut sowohl auf endogenen wie auf exogenen S zu beziehen ist (Moncorps). — Der Wert des Quotienten S:N läßt noch andere Schlüsse zu. Nimmt er bei gleichbleibender oder sich vermindernder S-Ausscheidung ab, so bedeutet dies eine gesteigerte S-Retention im Körper. Der Quotient S:N gibt also Auskunft über das Ausmaß der Schwefelspeicherung im Organismus und wird daher auch als „Thiopexie-Index" [Cawadias (1, 2)] bezeichnet. Aus Tabelle 232 geht hervor, daß im Verlauf von Schwefelbadekuren (Nenndorf, Schinznach) neben der absoluten Menge des ausgeschiedenen Schwefels auch der

Quotient S:N fortschreitend abnimmt, also eine beträchtliche Schwefelretention stattfindet. Dieser Vorgang ist vor allem für die Heilung chronisch-rheumatischer Erkrankungen von größter Bedeutung (s. S. 527). Als wichtigstes schwefelspeicherndes Organ ist nach LOEPER vor allem die Nebenniere zu betrachten, während die Schwefeldepotfunktion der Leber noch umstritten ist (MEYER-BISCH-TECHNER). In diesem Zusammenhang ist wichtig, daß Schwefelbäder (Nenndorf) Störungen der Nebennierenfunktion günstig beeinflussen (LENDEL).

a) Unspezifische Wirkungsweise der Schwefelwässer. Die therapeutischen Leistungen der Schwefelwässer zeichnen sich vor denen aller anderen natürlichen Wässer dadurch aus, daß sie *unspezifische* Faktoren im Sinne einer „Umstimmung“ oder „Leistungssteigerung“, wie sie etwa durch Eiweißinjektionen oder Wildbäder hervorgebracht wird, und die vielen *spezifischen*, an Organen und Stoffwechsel angreifenden Effekte des Schwefels in sich vereinigt. Beide Arten von Wirkungen gehen auch, wenigstens bei höherer Dosierung, vom isolierten elementaren Schwefel aus. Für den Badearzt sind die unspezifischen Reizwirkungen besonders interessant, weil auf sie ein beträchtlicher Teil der durch Schwefelwasseranwendung (vor allem durch Schwefelbäder) erzielten Heilerfolge (z. B. bei chronischen Gelenkerkrankungen) zurückzuführen ist; sie geben sich auch darin zu erkennen, daß bei Schwefelbadekuren besonders heftige und vielgestaltige „Bäderreaktionen“, und zwar sowohl Herd- wie Allgemeinreaktionen (Fieber, Leukocytose, Zunahme der Blutsenkungsgeschwindigkeit) auftreten; sie kommen auch bei bloßem Trinkkurgebrauch vor („Brunnenrausch“) und sind oft so intensiv, daß bei starker Reaktionsfähigkeit des Organismus akute Verschlechterungen des Krankheitszustandes herbeiführen können, die zum Kurabbruch zwingen, z. B. bei Gicht (BEARN) und luischer Arthritis (LENOCH). Als Grundlage der unspezifischen Wirkung des Schwefels ist, ganz im Sinne der klassischen Theorie von WEICHARDT, eine verstärkte Bildung von Eiweißabbauprodukten nachgewiesen worden (MEYER-BISCH und BASCH). Es scheint, daß der wesentliche Träger dieser Wirkung der elementare Schwefel, und zwar auf Grund seiner kolloidalen Verteilung ist. Solcher feinstverteilter Schwefel kann sich auch innerhalb des Körpers bei Schwefelbade- und -trinkkuren aus resorbierten und zerfallenden Polysulfiden (s. oben) bilden. Mit der unspezifischen Wirkung kleiner Schwefelmengen — der Schwefel gehört seit 100 Jahren zum Arzneischatz der Homöopathen — haben sich vor allem HUGO SCHULZ und seine Schüler, später RIESSER und SIMONSON sowie A. BIER, zum Teil in Selbstversuchen, beschäftigt, ohne daß diese Untersuchungen, die zum Teil durch Suggestionseffekte beeinträchtigt waren, einen Einblick in die Wirkungsweise des Schwefels gebracht hätten. Neben der Erhöhung der N-Ausfuhr ist das bisher einzige meßbare Korrelat der „leistungssteigernden“ Wirkung des Schwefels eine Erhöhung des Grundumsatzes (SIMONSON-RICHTER, PENNETTI, MALIWA), die jedoch nur bei großen Schwefel- und Schwefelwassergaben und auch dann nicht immer beobachtet wird (GORDONOFF), und die überdies häufig durch eine endokrin bedingte Grundumsatzsenkung (s. S. 517 und 531) kompensiert wird. Von WINOGRADOW und BIBERFELD wird eine Zunahme des Vagustonus für den unspezifischen Reiz des Schwefelbades verantwortlich gemacht, doch hat KWINT durch Prüfung des Verhaltens der vegetativen Reflexe zeigen können, daß ebensooft Verstärkungen wie Abnahmen des Vagustonus nach Schwefelbädern erfolgen und ihre Heilwirkung wahrscheinlich eher damit zusammenhängt, daß sie die Tonuslage des vegetativen Systems auf ein mittleres Maß einregulieren. Bedeutsamer ist die Feststellung, daß Schwefelbäder zu einer Freisetzung kreislaufaktiver Wirkstoffe in der Haut führen, die in den Organismus übertreten und dort unspezifische Reaktionen auslösen können (FREUND, JACOBY). Nach einem

Bad in Eilsener Schwefelwasser ist der Adenylsäuregehalt des peripheren Blutes um 10 bis 20%, sein Ammoniakgehalt um 100 bis 200% vermehrt (FREUND). Die Adenylsäure, bei deren Zerfall Ammoniak frei wird, gehört wie das Acetylcholin und Histamin zu den körpereigenen Wirkstoffen, die bei Auftreffen unspezifischer Reize in der Zelle gebildet werden. Die Beziehungen zwischen Schwefel und Proteinkörperwirkung erfahren noch dadurch eine besondere Beleuchtung, daß beim Peptonshock große Mengen Heparin, dessen hoher Schwefelgehalt oben erwähnt wurde, aus der Leber ins Blut entleert werden (WILANDER). Daß die unspezifische Wirkung des Schwefels an der Leber angreift, geht aus den Feststellungen von MEYER-BISCH hervor, wonach Schwefelinjektionen eine vermehrte Ausscheidung von Urobilin und gepaarten Glucuronsäuren zur Folge haben. In einem schwer zu erklärenden Gegensatz zu der Reizwirkung des Schwefels steht die Tatsache, daß Schwefel und Schwefelwässer bei vorsichtiger Dosierung *desensibilisierend* wirken (die Blutsenkungsgeschwindigkeit und Leukocytenzahl senken; KARTSCHAGINA, FLURIN), was den Schwefelwässern besonderen Wert für die Behandlung des Asthmas und allergischer Haut- und Gelenkerkrankungen verleiht. Schwefelgaben verhindern den Eintritt des anaphylaktischen Shocks bei Kaninchen (NICCOLINI). BLUMENTHAL zeigte, daß SH- und -SS-Gruppen am Zustandekommen der Antigen-Antikörperreaktion beteiligt sind. Träger der antiallergischen und antianaphylaktischen Wirkung des zweiwertigen Schwefels ist in erster Linie das Thiosulfat-Ion (HOCHWALD, CORONE, KLEIN), das stark reduzierende Eigenschaften — eine Voraussetzung für den antiallergischen Effekt (ECKER) — mit völliger Ungiftigkeit (Gegensatz zum H_2S!) vereinigt und präformiert in fast allen Schwefelwässern vorhanden ist.

b) Antiseptische Wirkung der Schwefelwässer. Ausgehend von den längst bekannten Giftwirkungen und antiparasitären Eigenschaften des H_2S glaubten die älteren Badeärzte die Heileffekte der Schwefelwässer zum großen Teil damit erklären zu können, daß der in den Wässern enthaltene H_2S bakterientötend wirke und dadurch infektiöse Prozesse aller Art günstig beeinflusse. So behaupteten BOURDON und BERTHIER (1884), daß Tuberkelbacillen durch Schwefelwässer abgetötet würden. Nach VERDENAL (1896) hemmt das S-haltige Wasser von Eaux Chaudes das Wachstum von Eitererregern; nach WILD und FOX werden Darmbakterien durch Schwefelwässer abgetötet. DOURIS und BECK machten ähnliche Erfahrungen bei anderen Bakterienarten. Ein großer Teil dieser Versuche war aber methodisch nicht einwandfrei und konnte später nicht reproduziert werden. Verwertbar sind nur die Befunde von WOODMANSEY und LISSIMORE, nach denen die Schwefelwässer von Harrogate Colibacillen

Tabelle 236. Bactericide Wirkung der Schwefelwässer von Harrogate auf eingesäte Staphylokokken (St. aureus, 2800 Keime pro ccm), verglichen mit der Wirkung von H_2S-Wasser und NaCl-Lösung. Mittelwerte von je 4 Versuchen. (Nach WOODMANSEY und LISSIMORE.)

Medium	Konzentration an		Zahl der Keime im ccm		
	fixen Bestandt. %	H_2S mg/l	sofort nach Einsaat	1 Stunde nach Einsaat	24 Stunden nach Einsaat
Quelle „Old Sulphur Well" . .	1,538	99,2	1010	142	0
Dgl. entschwefelt	1,538	0	2600	1550	2075
H_2S-Wasser	0	99,2	1265	285	18
Quelle „Mild Sulphur Well" .	0,829	50,5	2820	1310	20
Dgl. entschwefelt	0,829	0	2590	2350	1430
NaCl-Lösung	0,85	0	1630	2370	2270

und Staphylokokken abtöten und diese Wirkung großenteils ihrem H_2S-Gehalt verdanken (Tabelle 236). Andererseits war bekannt, daß andere Schwefelwässer, z. B. die von Schinznach (AMSLER) oder Barèges (VALATX), keine oder nur geringe bactericide Eigenschaften besitzen. Diese Widersprüche wurden durch die sorgfältigen, alle Fehlerquellen berücksichtigenden Versuche von DUHOT und RACHEZ an den Schwefelwässern von Challes, Uriage und Cauterets weitgehend geklärt. Danach haben die meisten Schwefelwässer nur eine geringe bakterientötende Wirkung, die für ihre Heileffekte nicht verantwortlich gemacht werden kann und auch nur dann in Erscheinung tritt, wenn H_2S-Gehalt und stark alkalische Reaktion zusammentreffen. Sie erstreckt sich auch nur auf Bakterien mit hohem O_2-Bedürfnis, nie auf Anaerobier, deren Wachstum vielmehr durch H_2S gefördert wird.

c) Spezifische Wirkungen des Schwefels und der Schwefelwässer. Die spezifischen Wirkungen des zweiwertigen Schwefels können eingeteilt werden in solche allgemein-biologischer Art, die an jeder lebenden Zelle nachweisbar sind, und in eine Gruppe von Einzeleffekten, die sich nur an bestimmten weitgehend differenzierten Organ- und Stoffwechselfunktionen des Warmblüters zu erkennen geben.

α) *Allgemein-biologische Schwefelwirkungen.* Das Studium der erstgenannten Gruppe, der Allgemeinwirkungen des Schwefels, zeigt, daß es sich hier um Leistungen handelt, die von fundamentaler Bedeutung für die Lebensvorgänge sind. Wie die Untersuchungen von HAMMETT gezeigt haben, stimuliert die SH-Gruppe das Wachstum jeder lebenden Zelle und ist offenbar für die normalen Wachstumsvorgänge unentbehrlich. HAMMETTs Versuche, die mit reinen SH-Verbindungen und vorwiegend an Pflanzenzellen durchgeführt worden sind, wurden von KOSMATH und HARTMAIR auf das balneologische Gebiet ausgedehnt und hier bestätigt. Diese Autoren fanden, daß Badener Schwefelwasser eine beschleunigte Keimung und — wie das pflanzliche Wuchshormon Auxin — ein vermehrtes Längenwachstum von Pflanzensamen (Lepidium sativum, Heilanthus annuus, Chara fragilis, Vicia faba) bei gleichzeitiger Hemmung des Wurzelwachstums bewirkt. Ähnliche Wachstumsförderungen sah DUFRÉNOY bei Verwendung des Schwefelwassers von Luchon. An tierischen Geweben sind analoge wuchsfördernde Effekte der Schwefelwässer, z. B. bei Milzexplantaten (KAVETZKIJ) und beim experimentellen Mäuseepitheliom (ARLOING und Mitarbeiter) beobachtet worden. Wahrscheinlich im Zusammenhang damit steht der Befund, daß der Sulfidschwefel in niedrigen Konzentrationen ganz allgemein die fermentativen, vor allem oxydoreduktiven Leistungen der Zelle anregt. H_2S bzw. Na_2S (10^{-5} bis 10^{-4} m) steigert neben dem Wachstum der Hefe (KOCH-SUGATA) auch die alkoholische Gärung (NEGELEIN), ebenso wirken die Polysulfide (Na_2S_2, Na_2S_3) und Schwefel selbst (NEUBERG-SANDBERG, BAUER). Na_2S_2 und S ermöglichen überdies die Vergärung sonst unvergärbarer Substanzen wie Bernsteinsäure, β-Milchsäure und Glycerin (H. und M. MÜLLER, HOTTINGER). Dagegen soll nach BAUER Thiosulfat hemmend auf die Hefegärung wirken. H_2S aktiviert auch die Muskelglykolyse und die enzymatische Triosephosphatdehydrierung, also wichtige Teilprozesse des Kohlehydratabbaues (GEMMILL-HELLERMAN, RAPKINE; vgl. Abschnitt Schwefel und Kohlehydratstoffwechsel). Dagegen wird die Atmung, also die Verwertung des Luftsauerstoffes, durch Na_2S gehemmt (NEGELEIN). Daß hauptsächlich oxyreduktive Fermentleistungen, und zwar in allen tierischen Organen, durch den Schwefel intensiviert werden, geht aus den mit der Dinitrobenzolmethode ausgeführten Untersuchungen CHIANCONEs hervor. Die Oxydationssteigerung erstreckt sich außer auf Kohlehydrate auch auf Fette. Bei der Flagellate Chilomonas paramaecium verhindert Aufenthalt in sulfidhaltigem Wasser das Eintreten der „fettigen

Degeneration", beschleunigt also katalytisch die Fettoxydation (MAST-PACE); auch beim Säuger senkt Schwefel den Blutfettspiegel (PINCUSSEN-GORNITZKAJA). Aktivierungen durch zweiwertigen Schwefel kommen aber nicht nur bei oxydierenden Fermenten vor. So verstärken Schwefelwässer die Wirkung von Diastase und Trypsin (Tabelle 237).

Es ist bisher nur unter Zuhilfenahme komplizierter Theorien möglich, die eben besprochene Steigerung der fermentbedingten intracellulären Oxydationen in Einklang zu bringen mit der Tatsache, daß der *Gesamtstoffwechsel* nach Anwendung von Schwefelwässern im allgemeinen eine Abnahme erfährt. Es scheint dies daran zu liegen, daß unter Schwefelwirkung der Sauerstoffverbrauch zugunsten der Verwendung anderer Wasserstoffacceptoren eingeschränkt wird (Förderung der Gärung auf Kosten der Atmung) und daß auch die Verbrennungen nicht vollständig bis zur CO_2-Stufe durchgeführt werden, vielmehr das Brennmaterial der Zelle vermehrt für Synthesen verwendet wird. Bei der Wirkung

Tabelle 237. Aktivierung von Diastase und Trypsin durch Badener Schwefelwasser. (Nach MALIWA-HOLY.)

a) 100 ccm 0,1%ige Stärkelösung in Badener Thermalwasser (A) bzw. Sodalösung von gleichem p_H und Salzgehalt wie Thermalwasser (B). Zu jedem Ansatz 1 ccm $^1/_4$%iger Pankreonlösung, nach variierten Zeiten Jodzusatz.

A: noch blau nach	2	Minuten	B: noch blau nach	20	Minuten
violett ,,	3	,,	violett ,,	24	,,
rötlich ,,	4	,,	rötlich ,,	37	,,
blaßgelb ,,	6	,,	blaßgelb ,,	49	,,

b) 10 ccm 1%iges Casein in 3%igem $NaHCO_3$ + 90 ccm Thermalwasser (A) bzw. destilliertem Wasser (B) + 1 ccm 2%igem Pankreon; nach variierten Zeiten Zusatz von 2 Tropfen 10%iger Trichloressigsäure.

A: noch getrübt nach	5	Minuten	B: noch getrübt nach	7	Minuten
opalescent ,,	7	,,	opalescent ,,	8	,,
fast klar ,,	10	,,	fast klar ,,	12	,,
klar ,,	11	,,	klar ,,	17	,,

des Schwefels auf den Grundumsatz spielen auch endokrine Regulationen mit. Jedenfalls berichten zahlreiche Autoren (GORDONOFF-MISUSHINA, SIEGFRIED, LENDEL, SHINOBE, TSUJIMOTO) übereinstimmend und unter Widerlegung älterer, später nicht mehr genau reproduzierbarer Angaben von RIESSER und SIMONSON, daß nach kleinen Schwefelgaben oder Zufuhr schwefelhaltiger Mineralwässer (Nenndorf, Schinznach) der Grundumsatz absinkt (Tabelle 238). Die Grundumsatzanstiege, die MALIWA nach Badener Schwefelbädern sah, sind zweifellos

Tabelle 238. Verhalten des Gaswechsels beim Kaninchen vor und nach Zufuhr von Schinznacher Schwefelwasser. Stoffwechselapparat nach JAQUET. 1.—4. Tag Vorperiode; ab 5. Tag täglich Tränkung mit Schwefelwasser. (Nach GORDONOFF-MISUSHINA.)

Versuchstag	O_2-Verbrauch Liter	CO_2-Abgabe Liter	Versuchstag	O_2-Verbrauch Liter	CO_2-Abgabe Liter
1.	46,0	46,7	15.	36,8	32,0
2.	46,7	46,8	41.	31,6	23,6
3.	46,5	48,4			
4.	46,7	47,1			
7.	41,1	40,9			
11.	40,8	40,5			
12.	36,6	35,7			
14.	33,4	31,0			

auf die unspezifische Reizwirkung dieser Bäder zurückzuführen (vgl. die obenerwähnte grundumsatzsteigernde Wirkung großer Schwefeldosen, S. 514).

β) Wirkungen auf den Stickstoffumsatz. Ältere Angaben, denen zufolge Zufuhr von Schwefel oder Schwefelwässern keinen Einfluß auf den N-Umsatz haben sollen (REGENSBURGER, KONSCHEGG, NEVINNY), können schon deswegen nicht allgemeine Gültigkeit haben, weil die unspezifische Wirkung des in nicht zu kleiner Menge verabfolgten Schwefels zu verstärktem Eiweißzerfall und damit zu vermehrter N-Ausscheidung führt (s. oben). Sie wird vor allem nach Schwefelbädern (Nenndorf: LENDEL, Schinznach: DRONKE, Baden/Aargau: RÖTHLISBERGER), und zwar in einem mit der Kurdauer und dem Grad der klinischen Besserung zunehmenden Umfang (Tabelle 239 und 246), ebenso aber auch nach Schwefeltrinkkuren und -inhalationen, z. B. mit den Wässern von Aachen (ROTHSCHUH), Harrogate (BROWN), Challes (RATHERY-WOLFF-MANGIER) und Luchon (MOLINÉRY) beobachtet und beruht im wesentlichen auf einer Vermehrung der Harnstoffausfuhr; eine solche wird fast stets bei

Tabelle 239. Stickstoffbilanzen während einer Schwefelbadekur in Nenndorf. Durchschnittswerte von 103 Patienten (88 Rheumatiker, 15 Hautkranke), eingeteilt in 3 Gruppen. Berechnet nach den Daten von LENDEL. Man beachte das Ansteigen der N-Ausfuhr während der Kur.

Patienten mit	N-Bilanz während der		
	1. und 2. Kurwoche g	3. und 4. Kurwoche g	5. und 6. Kurwoche g
magerem Körperbau	+2,52	+2,16	+1,50
normalem ,,	+2,92	+3,00	+2,35
fettem ,,	+3,24	+3,85	+2,86

oder nach Trinkkuren, z. B. mit Aachener Kaiserquelle (BEISSEL, ROTHSCHUH), den Schwefelwässern von Schinznach (DRONKE), Cauterets (BYASSON), Harrogate (BROWN), Ax-les-Thermes (CAUJOLLE) sowie nach Inhalation der Schwefelwässer von Luchon (SENDRAIL-MOLINÉRY-AVERSENQ) beobachtet. An ihrem Zustandekommen sind sicher außer den unspezifischen auch noch spezifische Effekte des Schwefels (vermehrte Aminosäureoxydation?) beteiligt. Auch im Schweiß wird nach Schwefelwasserinhalationen oder -trinkkuren Harnstoff in bis aufs Vierfache erhöhter Menge ausgeschieden (MORIN-DELAS, SENDRAIL-MOLINÉRY-AVERSENQ). Die verstärkte Harnstoffausscheidung kommt auch in dem Verhalten des von französischen Balneologen besonders hoch bewerteten MAILLARD-Quotienten

$$\left(\frac{NH_3\text{-}N}{\text{Harnstoff-}N + NH_3\text{-}N}\right)$$

zum Ausdruck, der z. B. durch die Schwefelbäder von Ax-les-Thermes stark herabgesetzt wird (Tabelle 240). Parallel mit der Zunahme der Harnstoffausscheidung bewirken Schwefeltrink- und -inhalationskuren eine Senkung des Blutharnstoffspiegels, vor allem wenn dieser erhöht ist (Tabelle 241).

Tabelle 240. Verhalten des MAILLARD-Quotienten bei Rheumakranken vor und nach Schwefelbadekur in Ax-les-Thermes. (Nach CAUJOLLE-VALDIGUIÉ.)

Diagnose	MAILLARD-Quotient	
	vor der Kur	nach der Kur
Spondylose	14,8	8,5
Ischias	8,0	5,0
Gicht	13,0	7,5
Sekundär-chronische Polyarthritis	5,8	4,9

Tabelle 241. **Bluthararnstoff- und Blutzuckerwerte vor und nach Rauminhalation im „Radiovaporarium sulfuré" in Luchon.** Fall 1 bis 3 Normalpersonen, 4 bis 14 Patienten mit chronischem Gelenkrheumatismus, 15 bis 18 Diabetiker, 19 bis 21 Hypertoniker, 22 bis 23 Patienten mit vegetativen Störungen. (Nach SENDRAIL-MOLINÉRY-AVERSENQ.)

Fall	mg-% Bluthararnstoff vor Inhalation	mg-% Bluthararnstoff nach Inhalation	mg-% Blutzucker vor Inhalation	mg-% Blutzucker nach Inhalation	Fall	mg-% Bluthararnstoff vor Inhalation	mg-% Bluthararnstoff nach Inhalation	mg-% Blutzucker vor Inhalation	mg-% Blutzucker nach Inhalation
1	57	40	92	97	13	20	32	117	92
2	24	18	97	73	14	46	37	82	70
3	15	18	82	75	15	62	54	142	94
4	28	17	77	69	16	17	22	251	199
5	32	30	96	69	17	23	25	122	53
6	30	35	142	135	18	17	28	225	139
7	48	28	80	67	19	48	35	92	85
8	50	48	124	108	20	49	40	101	77
9	45	30	117	98	21	46	33	94	65
10	36	28	79	65	22	25	26	82	77
11	24	18	105	53	23	38	14	101	104
12	42	36	95	84					

Als Beweis für die unspezifische Natur der unter S-Einwirkung zu beobachtenden Veränderungen des Urin-N betrachten MEYER-BISCH und KÜHN ihre Feststellung, daß nach Schwefelinjektionen der Quotient C:N im Harn abnimmt, was nach BICKEL gleichbedeutend mit einer Steigerung der Oxydationsvorgänge sein soll. Dieser Feststellung messen MEYER-BISCH und KÜHN um so größere Bedeutung bei, als sie bei zahlreichen Leiden, die auf S-Zufuhr günstig zu reagieren pflegen, erhöhte C:N-Werte im Harn fanden. Diese Auffassung hat sich jedoch nicht bestätigen lassen. RATHERY, WOLFF und MANGIER konnten nach Trinkkuren mit dem sehr schwefelreichen Wasser von Challes keine Änderung des Quotienten C:N feststellen, und KOJIMA fand sogar bei Ratten nach Tränkung mit H_2S-Wasser einen deutlichen Anstieg des C:N-Wertes im Harn.

Die Zunahme der Harnstoffausscheidung nach Anwendung von Schwefelwässern wird meist begleitet von Veränderungen im N-Haushalt, die kaum anders als durch spezifische Einflüsse des Sulfidschwefels zu erklären sind. Therapeutisch wichtig sind die Einwirkungen auf den *Purinstoffwechsel*. Trinkkuren und Inhalationen mit Schwefelwässern senken den erhöhten Harnsäurespiegel im Blut (CAUJOLLE-GOMMA, SENDRAIL und Mitarbeiter, EVERS) und steigern die Ausscheidung der endogenen Harnsäure sowie des Hypoxanthins (BORWN, ROTHSCHUH). Auch im Schweiß wird nach Schwefelwasserinhalationen vermehrt Harnsäure ausgeschieden (SENDRAIL und Mitarbeiter). Die altbekannte gichtheilende Wirkung der Schwefelwässer erhält damit eine exakte Erklärung. Schon im 2. Jahrhundert empfahl RUFUS von Ephesus Schwefelbäder gegen Gicht, und 1631 zählt SENNERT Baden, Landeck und Aachen zu den besten Gichtbädern, zu denen seit HUFELANDS Empfehlung 1821 auch Nenndorf gerechnet wurde. Allerdings ist gerade die Gichtwirkung der Schwefelbäder zum großen Teil mit durch den Kalkgehalt der Schwefelwässer bedingt. — Zu erwähnen ist noch, daß nach Schwefeltrinkkuren (Harrogate) auch die Kretininausfuhr zunimmt (BROWN).

γ) *Schwefel und Kohlehydrathaushalt. Schwefeltherapie des Diabetes.* Die antidiabetische Wirkung der Schwefelwässer ist lange bekannt; ihr Wesen ist aber erst in letzter Zeit exakt analysiert worden. Man fand zunächst, daß schon beim gesunden Menschen und beim Normaltier der Blutzucker durch Schwefelwässer unabhängig von deren Applikationsweise gesenkt und die Blutzuckerkurve nach Zuckerbelastung abgeflacht wird; dies ist für die Schwefelwässer von Schinznach (GORDONOFF, Tabelle 242), Uriage, Allevard, Eaux Bonnes (DUHOT-CUVELIER), Ax-les-Thermes (ROQUES-VALDIGUIÉ), Luchon (SENDRAIL und Mitarbeiter), Valdieri (FICHERA-GRASSO), Olanești (Rumänien, DANIEL-POPESCU) und Mazesta (Rußland, RABINOWITCH) experimentell nachgewiesen worden. Inhalationen der (radioaktiven) Schwefelwässer von Luchon senken den Blutzucker so stark (Tabelle 241), daß es zu Hypoglykämiesymptomen (Schwäche, Heißhunger, Zittern, Herzklopfen) kommen kann. Die gleiche blutzuckersenkende Wirkung, die die Schwefelwässer besitzen, kommt dem kolloidalen Schwefel selbst, am intensivsten bei parenteraler Darreichung (BÜRGI-GORDONOFF, CAMPANACCI-BALDUCCI, FÖLDES u. a.) und den Polythionaten (BRAGA) zu, während H_2S und Na_2S keine Hypoglykämie bewirken (KOJIMA); offenbar ist der Blutzuckereffekt an die —S—S-Gruppierung geknüpft, die sich auch im Insulin vorfindet (ABEL-GEILING). Wie stark die blutzuckersenkende Wirkung des Schwefels ist, geht daraus hervor, daß die minimale wirksame Dosis bei peroraler Darreichung 1 mg/kg, bei subcutaner 1 γ/kg, bei intravenöser sogar nur 0,01 γ/kg beträgt ($1 \gamma = 0{,}001$ mg) (WÜTHRICH-GORDONOFF). Die Zuckerausscheidung mit der Galle nach Zuckerbelastung wird stark vermindert, wenn gleichzeitig mit dem Zucker natürliches Schwefelwasser verabreicht wird (Versuche von BALTACEANU und VASILIU an Gallenfistelhunden). Der aus dem Blut unter dem Einfluß der Schwefelwässer verschwindende Zucker wird zum Teil in der Muskulatur (ROI), vor allem aber in der Leber als Glykogen gespeichert. Als erste fanden BÜRGI und GORDONOFF, daß mit Schinznacher Schwefelwasser getränkte Kaninchen im histologischen Präparat sehr viel glykogenreichere Lebern aufwiesen als die Kontrolltiere, die Leitungswasser erhalten hatten. Der Glykogenreichtum der Schwefelwassertiere wurde auch analytisch bestätigt (Tabelle 243). ARNOLDI und KUCERA erhoben den gleichen Befund bei Ratten, die mit Weilbacher S-Wasser getränkt worden waren. Auch Schwefel selbst (GORDONOFF) und Cystin (DOLFF) erhöhen den Glykogengehalt der Leber. Zur Erklärung der insulinähnlichen Wirkung des Schwefels auf Blutzucker und Leberglykogen nehmen BÜRGI und GORDONOFF an, daß der einverleibte Schwefel zum Aufbau des Insulinmoleküls verwendet werde, und begründen dies mit ihrer Beobachtung, daß die blutzuckersenkende Wirkung des Schwefels ähnlich der des Insulins mit dem Serum des Tieres,

Tabelle 242. Verhalten des Blutzuckers beim Kaninchen vor und nach Eingabe von Schinznacher Schwefelwasser bei konstanter Kost. Vom 4. bis 12. und vom 16. bis 18. Tag täglich Tränkung mit Schinznacher Wasser (Menge nicht angegeben). (Nach GORDONOFF.)

Versuchstag	Blutzucker mg-%	Versuchstag	Blutzucker mg-%
1	145	10	113
2	141	11	111
3	144	12	110
4	137		
5	114	16	124
8	114	17	105
9	112	18	109

Tabelle 243. Verhalten des Leberglykogens bei Kaninchen vom gleichen Wurf und bei gleicher Ernährung, von denen je eins 4 Wochen mit Schinznacher Schwefelwasser, das andere ebensolange mit Leitungswasser getränkt worden war. (Nach GORDONOFF.)

Wurf	Leberglykogen beim Schwefeltier	Leberglykogen beim Kontrolltier
I	4,5% = 3,33 g	Spur
II	2,83% = 1,98 g	0,05% = 0,035 g

das sich auf der Höhe der Hypoglykämie befindet, auf andere Tiere übertragen werden kann. Die Theorie von BÜRGI und GORDONOFF ist aber schon deswegen unwahrscheinlich, weil die Säugetierzelle nicht oder nur in sehr geringem Umfang imstande ist, anorganischen Schwefel in organische Disulfidbindung überzuführen (s. oben S. 508). Neuerdings haben TANAKA und NICCOLINI gezeigt, daß Schwefel nach Vagusdurchschneidung oder Atropingaben keinen Einfluß auf Blutzucker und Leberglykogen hat. Die Hypoglykämie nach S-Gaben ist also auf einen Vagusreiz zurückzuführen, der anregend auf die Pankreasinkretion wirkt, nicht aber auf eine Neubildung von Insulin aus dem Schwefel selbst. So erklärt sich auch die große Schwankungsbreite der blutzuckersenkenden S-Wirkung. — Beim *Diabetiker* wird nicht nur der erhöhte Blutzucker durch Schwefelbäder oder -trinkkuren — z. B. in Schinznach (BÜRGI, HEINEMANN), Vinadio (BORELLI), Valdieri (MARCHISIO), Challes (RATHERY-LESCOEUR-DE TRAVERSE), Olanesti (DANIEL-POPESCU), Mazesta (RABINOWITSCH) — normalisiert, sondern auch die Glykosurie (MARCHISIO, HEINEMANN, DANIEL-POPESCU, DOGLIOTTI) und die Acetonkörperausscheidung (Tabelle 245) vermindert und die KH-Toleranz verbessert. Auch perorale und parenterale Gaben von Schwefel verringern die Acetonurie (FÖLDES) und senken den Blutketonkörperspiegel (CAVALLI). Die später zu erwähnende alkalisierende Wirkung der Schwefelwässer verstärkt den insulinähnlichen Effekt des Schwefels. Die Heilerfolge der Schwefelquellen bei Diabetes haben aber noch eine andere Ursache. Es ist bekannt, daß der diabetische Organismus dauernd große Schwefelverluste erleidet, daß der S- und Glutathiongehalt des Blutes bei Diabetes vermindert (KITAMURA, CAMPANACCI, RICCI) und der bei Diabetes ausgeschiedene Schwefel nur sehr unvollständig oxydiert ist, d. h. zu einem abnorm hohen Prozentsatz aus Neutralschwefel besteht (BÜTTNER; Tabelle 244).

Tabelle 244. Gesamt- und Neutralschwefelausscheidung bei Gesunden und Diabetikern. Tagesmittelwerte von je 34 Personen. Berechnet nach den Daten von BÜTTNER.

	Gesamt-S in g	Neutral-S	
		in g	in % des Gesamt-S
Gesunde	2,62	0,39	14,9
Diabetiker	2,88	1,04	36,1

Tabelle 245. Verhalten von Alkalireserve, Blut- und Harnzucker und Acetonkörperausscheidung bei Diabetikern bei konstanter Kost vor, während und nach Trinkkur mit Schwefelwasser von Challes (täglich 250 ccm, enthaltend 127 mg Sulfid-S; 21 bis 24 Tage lang). (Nach RATHERY-LESCOEUR-DE TRAVERSE.)

Fall	Untersuchungstag	Alkalireserve	Blutzucker mg-%	Harn Aceton g	Harn β-Oxybuttersäure g	Harn Zucker g
1	Vor Kurbeginn	33,4	693!	1,55	1,50	
	Am 14. Tag der Kur	32,8	620	1,6	2,60	
	„ 23. „ „ „	41,6	560		0,60	
	„ 10. „ nach Kur	36,0	595	1,3	0,14	
2	Vor Kurbeginn	56,7	355	0,2	2,23	20,3[1]
	Am 12. Tag der Kur	54,0	420	0,4	1,65	22,6[2]
	„ 24. „ „ „	64,2	348	0,1	0,30	21,4[3]
	„ 11. „ nach Kur	58,9	272	0,1	0,45	13,5[4]

[1] Mittelwert von 5 Tagen. [2] Mittelwert des 1. bis 12. Kurtages. [3] Mittelwert des 13. bis 24. Kurtages. [4] Mittelwert von 8 Tagen.

Bei Diabetes besteht also ein relatives Unvermögen, Schwefel zu fixieren und den umgesetzten Schwefel, in ausreichendem Maße zu oxydieren. Die Zufuhr von Schwefelwässern beseitigt beide Mängel, wie oben ausgeführt, sie verstärkt die S-Retention und die cellulären Oxydationsvorgänge und erhöht überdies den Glutathiongehalt des Blutes. — Mit der insulinähnlichen und grundumsatzsenkenden Wirkung des Schwefels hängt auch die Tatsache zusammen, daß Schwefelbäder und -trinkkuren ebenso wie perorale Gaben von Schwefel oder Thiosulfat eine schnelle Körpergewichtszunahme bei Gesunden und Kranken hervorrufen (LENDEL, ROI, GAJATTO).

Nach HEINEMANN empfehlen sich Schwefelkuren (am besten kombinierte Trink- und Badekuren) mit Schwefelwässern vor allem bei leberkranken Diabetikern und solchen mit Hautaffektionen.

δ) *Wirkungen auf den Mineralstoffwechsel.* Schon 1887 fand DRONKE, daß eine Schwefeltrinkkur in Schinznach außer einer Vermehrung der N- und S-Ausfuhr auch eine Veränderung im Mineralgehalt des Harns zur Folge hat. Es kommt zu einer Vermehrung der Ca- und K-Ausscheidung und einer Einschränkung der Natriumausfuhr (Tabelle 246). Es scheint sich hier um einen für die Schwefelwässer spezifischen Effekt zu handeln, denn BROWN und

Tabelle 246. Verhalten der Mineralstoffausfuhr im Harn während einer Bade- und Trinkkur mit Schinznacher Schwefelwasser. Gesunde Vp. bei konstanter Ernährung. Täglich Bäder, vom 12. Kurtag an dazu 100 ccm Schwefelwasser per os. (Nach DRONKE.)

	Tägliche Ausscheidung von						Bemerkungen
	Gesamt-N	Gesamt-S	S:N	K	Na	Ca	
Vor der Kur	12,30	0,86	0,070			0,121	
4. Tag der Kur	14,08	1,37	0,097	8,31	3,01	0,230	
5. „ „ „	13,50	1,25	0,093	10,24	0,42	0,250	Badereaktion!
6. „ „ „	13,62	1,28	0,094	4,72	5,79	0,300	
15. „ „ „	15,46	1,49	0,097	6,10	4,40	0,290	
16. „ „ „	15,76	1,53	0,097	8,90	2,30	0,300	
17. „ „ „	17,15	1,59	0,092	11,40	1,50	0,280	

WOODMANSEY konnten bei Trinkkuren mit Schwefelwasser von Harrogate genau die gleichen Beobachtungen machen: in Urin und Faeces Zunahme der K- und Ca-, Einschränkung der Na-Ausfuhr, im Schweiß ebenfalls Steigerung des K-, Ca- und Mg-Gehaltes. Daneben beobachteten sie, ebenso wie SENDRAIL und Mitarbeiter nach Inhalationen des S-Wassers von Luchon, auch eine Vermehrung der Chlor- und Phosphatausfuhr, die bei Anwendung anderer Schwefelquellen (Aachen: ROTHSCHUH. Challes: RATHERY-WOLFF-MANGIER. Schinznach: DRONKE) jedoch vermißt wurde, also wohl uncharakteristisch ist. Über die Beeinflussung des Säurebasenhaushaltes durch Schwefelwässer liegen mehrere Beobachtungen vor, die auf komplizierte Verhältnisse hindeuten. Im akuten Versuch bewirken Injektion von H_2S bzw. Na_2S eine Abnahme der Alkalireserve, die wohl im wesentlichen durch Oxydation des H_2S zu H_2SO_4 bedingt ist (HAGGARD-HENDERSON-CHARLTON, DENIS-REED). Auch nach Trinken der Schwefelquellen von Valdieri fanden DOGLIOTTI, PSACHAROPULO und AREZZI eine derartige Abnahme der Alkalireserve. Bei protrahierter Zufuhr kleiner S-Mengen kommt es dagegen zu verwickelten Gegenregulationen, die im Endeffekt zu einer Zunahme der Alkalireserve und damit zu einer alkalotischen Stoffwechselrichtung führen, die für das Zustandekommen der antidiabetischen Wirkung der Schwefelwässer von großer Bedeutung ist, und die ebenso nach einer Serie von Schwefelinjektionen (CHIANCONE) wie nach Trinkkuren mit

Schwefelwässern (Kmietowicz, Rathery-Lescoeur-de Traverse; Tabelle 245) beobachtet werden kann. Auch die Harnreaktion wird nach Schwefelbädern (Ax-les-Thermes) bis um 1,2 p_H-Einheiten in alkalischer Richtung verschoben (Boyer).

ε) *Wirkungen auf Magen, Darm und Leber.* Die Schwefelwässer beeinflussen die Magensaftproduktion in variabler, offenbar von ihren Nichtschwefelbestandteilen abhängiger Weise. Während Robin und Arthus fanden, daß französische Schwefelwässer die Magenacidität herabsetzen, hat nach Riaboff Tränkung mit dem Schwefelwasser von Mazesta eine Steigerung der HCl- und Magensaftproduktion zur Folge. Eindeutiger sind die am Darmkanal beobachteten Effekte, die damit zu erklären sind, daß Sulfid-S eine erregende Wirkung auf die glatte Muskulatur ausübt (Bain, Valenti, Macrez u. a.). Trinkkuren mit Schwefelwässern (Baden: Pollitzer, Maliwa. Harrogate: Bain. Mazesta: Danischewsky-Riaboff) steigern die Peristaltik, beseitigen habituelle Obstipationen und wirken leicht abführend, wie dies seit langer Zeit vom Schwefel und H_2S bekannt ist (v. Bokay, van Leersum, van Willigen, Zörkendörfer). Darmspülungen mit Schwefelwasser (Pistyan) entfernen rheumaerzeugende Toxine und begünstigen die Heilung rheumatischer Erkrankungen (L. Schmidt). Die Gallensekretion wird nach Raab durch Trinken von kalten Schwefelwässern verringert, von warmen (z. B. Baden oder Cauterets, Armengaud) vermehrt; doch wird auch von manchen kalten Schwefelwässern eine galletreibende Wirkung berichtet, z. B. von Weilbach (Stern, Stifft) und Harrogate (Bain-Edgecombe). Der Trockensubstanz-, Gallensäure-, Bilirubin- und Lipasegehalt der Galle wird durch Schwefeltrinkkuren stets erhöht (Bain-Edgecombe), auch wenn die Gallenproduktion an sich abnimmt (Tropp). Bei Leberstauungen, Cholelithiasis, Hepatitis, Alkoholismus, Tropenleber wirken Schwefelwässer entlastend, durchspülend, durchblutungsfördernd und toxinausschwemmend auf die Leber (Armengaud, Violle); dazu kommt noch, daß der mit den Schwefelwässern zugeführte Schwefel durch Übergang in Esterschwefelsäuren die toxinbindende und -entgiftende Funktion der Leber steigert (Loeper-Garcin-Lesure). Zufuhr von Schwefelwässern beeinflußt endlich das Schicksal des Gallenfarbstoffes im Darm. Statt der Reduktion zu Urobilin tritt eine Oxydation zu Biliverdin und damit eine Grünfärbung des Stuhles nach Trinken von Schwefelwässern ein (Stifft, Dronke); allerdings ist an der Verfärbung des Stuhles wohl auch eine vermehrte Bildung von Schwermetallsulfiden beteiligt.

ζ) *Wirkung auf den Kreislauf.* Die äußerlich auffallendste Wirkung eines Schwefelbades besteht in der starken Hautrötung, die nur an den gebadeten Körperteilen auftritt und scharf an der Wasseroberfläche abschneidet. Diese lokale periphere Gefäßerweiterung wird durch niedrige Temperaturen verstärkt (Evers) und betrifft sowohl Capillaren wie Arteriolen (Valedinsky, Ushinski). In sehr konzentrierten S-Bädern (Mazesta) kann die periphere Vasodilatation, deren Ausmaß von der Tonuslage des vegetativen Systems abhängt (Kwint), den Charakter einer Cyanose annehmen. Sie erstreckt sich nicht nur auf die Haut, sondern auch auf Coronargefäße (Valedinsky) und Piagefäße (Forbes-Krumbhaar). Offenbar ist sie bedingt durch die Produktion körpereigener kreislaufaktiver Wirkstoffe in der Haut unter dem Einfluß des Sulfid-S (Oettinger-Rabinowitsch); nach Freund handelt es sich dabei um Adenylsäure. Die Versuche von Maliwa (3) am isolierten Kaninchenohr, die die lokale Natur der Gefäßerweiterung im S-Bad dartun, sprechen nicht gegen die ursächliche Rolle eines körpereigenen Wirkstoffes, wie Maliwa annimmt. Die Gefäßerweiterung im Schwefelbad hat Umstellungen im Gesamtkreislauf zur Folge. Sie führt zu Beschleunigung des Blutumlaufes, Vermehrung der zirkulierenden Blutmenge, Vergrößerung der systolischen Herzarbeit und des venösen

Rückflusses (VALEDINSKY). Neben der infolge vermehrter Durchblutung verbesserten Funktion des Herzmuskels ist die therapeutisch wichtigste Folge der Blutverlagerung an die Peripherie eine beträchtliche Blutdrucksenkung, die von allen Untersuchern, teils als vorübergehende Folge einzelner Schwefelbäder, teils als nachhaltiger Effekt einer ganzen Schwefelbadekur, z. B. in Eilsen (L. WEISS), Mazesta (VALEDINSKY), Olanești (MICHAILESCU-VASILIU), aber auch nach peroralen und parenteralen Schwefelwassergaben (Aachener Kaiserquelle: ROTHSCHUH, Hungariaquelle: SÜMEGI-PELLATHY. Challes, Allevard: VILLARET-BESANÇON-BOUCOMONT) beobachtet wird. Neben der rein peripher bedingten Änderung der Blutverteilung scheint auch noch ein zentraler Reiz, der am Vaguskern angreift, für die Blutdrucksenkung verantwortlich zu sein, denn diese ist meist von einer Bradykardie begleitet und bleibt nach Atropinisierung oder Vagotonie aus (VILLARET-BESANÇON-BOUCOMONT). Damit hängt wohl auch zusammen, daß perorale und parenterale Schwefelwasserangaben die Adrenalinempfindlichkeit des Organismus herabsetzen (SÜMEGI-PELLATHY, VILLARET-BESANÇON-CAMUS, CAMPANACCI). Für die günstige Wirkung der Schwefelwässer auf Herz und Kreislauf ist die in diesen Wässern stets vorhandene Kohlensäure mit verantwortlich (L. WEISS). Direkte pharmakologische Untersuchungen über die Wirkung des Sulfid-S auf den Herzmuskel (POHL, BÜRGI, UMEHARA, HASHIMOTO) hatten widersprechende Resultate und ergaben meist eine ungünstige Beeinflussung des Myokards; eine direkte Einwirkung des S auf den Herzmuskel kommt also für die Erklärung der Heilwirkungen der Schwefelwässer auf Herz und Kreislauf kaum in Frage.

Diese Heilwirkungen haben zur Herausarbeitung einer großen Zahl von Indikationen geführt. Die Durchblutungsverbesserung bedingt Heilerfolge der Schwefelbäder bei Myokarderkrankungen, Herzfehlern, Angina pectoris, Mesaortitis luetica, die Blutdrucksenkung solche bei essentieller Hypertension, die periphere Vasodilatation solche bei Raynaud, Acrocyanose, Endarteriitis obliterans, Claudicatio intermittens (EVERS); auch die günstige Wirkung der Schwefelbäder bei rheumatischen Erkrankungen ist zum Teil durch Verbesserung der Gelenk- und Hautdurchblutung bedingt. Die analoge Verstärkung der Durchblutung der Tuben-, Uterus- und Vaginalschleimhaut mit der dadurch bedingten Steigerung bzw. Normalisierung der Sekretion ist zusammen mit der gleichzeitigen Tonisierung der Uterusmuskulatur die Basis der Heilerfolge, die die Anwendung von Schwefelbädern oder Schwefelwasserspülungen bei gynäkologischen Erkrankungen (juveniler Dysmenorrhöe, Endometritiden, Cervix- und Tubenkatarrhen, sekundären Sterilitäten usw.) aufzuweisen hat.

Im Zusammenhang mit der Kreislaufverbesserung durch Schwefelwässer ist von Interesse, daß manche Schwefelquellen (z. B. die von Baden) eine mächtige *diuretische* Wirkung besitzen (MOLITOR). Es scheint sich aber hierbei nicht um einen Effekt des zweiwertigen S zu handeln, da auch gealtertes und oxydiertes Schwefelwasser noch die Diurese steigert.

η) Wirkung auf die Atmung und auf Erkrankungen der Atemwege. Der Feststellung von HEYMANS, BOUCKAERT, RÉGNIER und DAUTREBANDE, wonach H_2S bei intravenöser Injektion die Atmung beschleunigt und vertieft, entspricht die Beobachtung, daß Schwefelwässer unabhängig von der Art ihrer Applikation eine Hyperpnoe herbeiführen (KMIETOWICZ, ARMENGAUD) und zwar infolge einer Steigerung der Reflexerregbarkeit des Atemzentrums; dies ist von DU PASQUIER in dem französischen Schwefelbad St. Honoré durch vergleichende Messungen der Vitalkapazität und der Reflexkapazität (Maximums des Atemvolumens bei der durch Atmung in einen geschlossenen Raum [Spirometer von GOIFFON] sich entwickelnden Dyspnoe) nachgewiesen worden. Die Reflexkapazität beträgt normalerweise 50 bis 80% der Vitalkapazität, ist aber z. B. bei Bronchialasthma auf 25 bis 40% der Vitalkapazität vermindert. Wie aus Tabelle 247 hervorgeht, bewirkt eine kombinierte Schwefeltrink- und -badekur eine Normalisierung des Verhältnisses von Reflex- zu Vitalkapazität, d. h. der Reflexerregbarkeit des Atemzentrums. — Die peripher gefäßerweiternde Wirkung des Sulfidschwefels kommt auch an der Schleimhaut der oberen Luftwege zur Geltung, und zwar nach Schwefelbädern ebenso wie nach Trinken oder Inhalation der Schwefelwässer. Diese Schleimhauthyperämie wirkt heilungsbeschleunigend, schleimlösend und antiseptisch (AMSLER). Nach FLURIN kann es bei Katarrhen der Luftwege mit starker Expektoration zu einer Schwefelverarmung des Organismus kommen, da die Sekrete der Trachea und Bronchien sehr viel

Tabelle 247. Vitalkapazität (VK) und Reflexkapazität (RK) bei Asthmatikern vor und nach kombinierter Schwefel-Trink- und -Badekur in St. Honoré. (Nach DU PASQUIER.)

Patient Nr.	VK in Litern		RK in Litern		RK in % der VK	
	vor Kur	nach Kur	vor Kur	nach Kur	vor Kur	nach Kur
			Männer:			
1	2,9	2,8	0,8	1,15	27	42
2	2,3	2,3	1,0	1,6	43	69
3	3,8	3,9	1,8	2,3	47	59
4	3,0	3,0	1,0	1,5	33	50
5	3,25	3,7	1,2	2,0	36	54
			Frauen:			
6	2,1	2,0	0,6	0,9	27	40
7	2,3	2,4	0,8	1,9	34	50
8	2,55	2,9	1,0	1,5	35	51

Schwefel in Form von Mukoitinschwefelsäure enthalten. Die Inhalation oder das Trinken von Schwefelwässern wäre dann als eine Art Substitutionstherapie aufzufassen. Auch die keratolytische Wirkung des Sulfid-S auf die Epithelien (s. S. 530) spielt hierbei eine Rolle („action résolutive, antiscléreuse"). Der desensibilisierende Charakter gewisser Inhaltsstoffe der Schwefelwässer (Thiosulfat!) erklärt ihre günstige Wirkung bei Asthma bronchiale. Jedenfalls gehören Erkrankungen der Luftwege sowie der Nebenhöhlen, der Tuba Eustachii und des Ohres zu den erfolgreichsten Indikationsgebieten der Schwefelwässer, vor allem in Form der Inhalation, aber auch der Trinkkur. Auch bei Emphysem, Bronchiektasen und Lungenabscessen — hier nur, wenn keine Anaerobierinfektion vorliegt — bewähren sich Schwefelwasserinhalationen (NAVEAU). Kontraindiziert sind Schwefelwässer nur bei Lungentuberkulose und Staungslunge.

ϑ) *Wirkung auf den Gelenkapparat. Die Schwefelwässer in der Rheumatherapie.* Das Hauptindikationsgebiet der Schwefelbäder und Schwefelwassertrinkkuren bildet das Gros der chronisch-rheumatischen Erkrankungen. Der Heilerfolg kommt hier durch das Zusammenwirken verschiedener Faktoren zustande, einmal durch die besonders starke unspezifisch-umstimmende Wirkung der Schwefelbäder, zweitens durch ihren durchblutungsverbessernden Effekt (EVERS) und endlich durch Normalisierung des beim chronischen Gelenkrheumatismus fast immer gestörten Schwefelstoffwechsels. Dieser letzte ist der einzige der drei genannten Mechanismen, der für die Schwefelwässer spezifisch ist. Der Gelenkknorpel gehört nächst den Hautanhangsgebilden (Haaren, Nägeln) zu den schwefelreichsten Körpergeweben. Wie Tabelle 248 zeigt, bestehen auch innerhalb des Gelenkapparates deutliche Unterschiede im S-Gehalt zwischen Knorpel und den übrigen Gelenkteilen. Gelenkergüsse (Kniegelenkspunktate) weisen einen um das Zehnfache höheren Schwefelgehalt auf als das Blut (Fall von HEUBNER und MEYER-BISCH: 42,1 mg-% SO_4; Fall

Tabelle 248. Schwefelgehalt der einzelnen Gelenkteile (Kniegelenk), verglichen mit dem der Knochendiaphyse. Werte in % der fettfreien Trockensubstanz. (Nach POLICARD-REVOL und ENSELME-REVOL-TRINTIGNAC.)

Gewebe	Grenzwerte des S-Gehaltes in %	Mittelwert des S-Gehaltes in %	Gewebe	Grenzwerte des S-Gehaltes in %	Mittelwert des S-Gehaltes in %
Gelenkknorpel . .	1,26—2,06	1,64	Knochenepiphyse	0,21 —0,30	0,25
Meniscus	0,42—0,60	0,49	Knochendiaphyse	0,078—0,162	0,12 (Femur, Humerus)
Periost	0,31—0,47	0,38			
Gelenkkapsel . .	0,29—0,30	0,30			
Patellarsehne . .	0,34—0,59	0,41			

von RAAB: 32 mg-% SO_4; Blut: 2 bis 4 mg-% SO_4). MEYER-BISCH und HEUBNER fanden, daß Schwefelinjektionen eine Abnahme des S-Gehalts und der Quellbarkeit des Gelenkknorpels herbeiführen (Tabelle 249). Es handelt sich hierbei um die Folge des starken unspezifischen Reizes einer großen S-Dosis, also um eine Erscheinung, die keine sicheren Schlüsse auf die Wirkungen zuläßt, die die milden, protrahierten, spezifisch-unspezifischen Reize des Schwefelbades auf den Knorpel ausüben. Vielmehr ist anzunehmen, daß im letztgenannten Falle eine Schwefelanreicherung im Knorpel erfolgt, da der thermale Schwefel vom Darm oder von der Haut aus schnell in die Gelenke eindringt (MESSINI) und unzweideutige Beobachtungen dartun, daß in den meisten Fällen von chronischem

Tabelle 249. Schwefelgehalt und Quellbarkeit des Knie- und Fußgelenkknorpels beim Hund vor und 2 Tage nach Injektion von 10 ccm 1%igem Schwefel in Olivenöl. (Nach MEYER-BISCH und HEUBNER.)

	S-Gehalt in % der Trockensubstanz		Quellbarkeit in %	
	vor Injektion	nach Injektion	vor Injektion	nach Injektion
Hund I	1,22	1,03	415	361
Hund II	2,19	1,91	365	302

Gelenkrheumatismus ein *S-Defizit* besteht. Bei deformierenden Gelenkerkrankungen ist der S-Gehalt des Gelenkknorpels bis auf die Hälfte der Norm herabgesetzt (LOEPER-LESURE-TONNET), ebenso der Gehalt der Synovia an dem sehr schwefelreichen Mucin (FORKNER-ROPES). In diesem Zusammenhang verdient auch die bei Infektarthritiden vorhandene Herabsetzung des Albumin-Globulin-Quotienten im Blutserum Beachtung, da das Serumalbumin 1,9%, das Serumglobulin aber nur 0,6% Schwefel enthält. Dagegen ist der anorganische Serum-S bei chronischem Gelenkrheuma als Zeichen einer Schwefelausschwemmung aus Organen und Gelenken stark erhöht (4,1 bis 12,3 mg-% gegenüber 1 bis 2 mg-% in der Norm; LOEPER-LESURE-TONNET; LOEPER-MAHOUDEAU-TONNET). POLI fand, daß diese Erhöhung des Blutschwefels bei Arthropathien sich vor allem auf den Neutralschwefel bezieht, daß also auch eine Störung der S-Oxydation mitspricht. Schon vor 35 Jahren hat GOLDTHWAITE nachgewiesen, daß in den meisten Fällen von chronischem Gelenkrheumatismus Schwefel in vermehrter Menge im Harn ausgeschieden wird und der Organismus an Schwefel verarmt. Diese Beobachtung ist von MAILLARD, ROBIN, CAWADIAS, RACE, MODEL, SULLIVAN, BATTISTINI sowie WHEELDON-OSLER bestätigt und erweitert worden.

Nach einer größeren Statistik von BATTISTINI-QUAGLIA-ROBECCHI findet sich die Vermehrung der S-Ausscheidung bei allen Formen des chronischen Gelenkrheumatismus (einschließlich des M. Bechterew) in einem der Schwere des Krankheitsbildes parallel gehenden Ausmaß. Während sie normalerweise 0,7 bis 1,0 g beträgt, werden bei chronischem Gelenkrheuma Werte bis zu 3 g gefunden. Wie eng die Beziehung der Gelenke zur S-Ausscheidung sind, geht aus den Untersuchungen von CUTHBERTSON hervor, wonach schon kleinere chirurgische Eingriffe am Gelenk (Meniscusoperationen) die Schwefelausfuhr stark erhöhen (Tabelle 250). Wichtiger als das Verhalten der absoluten S-Ausscheidung, die ja auch von der Eiweißzufuhr abhängt, ist nach CAWADIAS (2, 3) das Verhalten des Quotienten S:N (des „Thiopexie-Index") bei fixierter Eiweißzufuhr von 1 g pro kg Körpergewicht. Unter dieser Bedingung liegt der S:N-Wert beim Gesunden stets unterhalb 0,1, bei Patienten mit chronischem Gelenkrheuma dagegen meist zwischen 0,2 und 0,4. Auch innerhalb der einzelnen S-Fraktionen des Harns vollziehen sich bei Rheuma Veränderungen. Ebenso wie im Blut ist auch im Urin der Neutral-S-Anteil häufig, wenn auch nicht immer, erhöht (CAWADIAS, MODEL). Dagegen ist regelmäßig die Esterschwefelsäurefraktion beträchtlich vermehrt; CAWADIAS (3) fand bei Rheumatikern Tagesausscheidungen von 0,24 bis 0,87 g Ester-SO_3 gegenüber einem durchschnittlichen Normalwert von 0,18 g; ähnlich hohe Werte gibt LENDEL an. Dieser Ester-S-Anstieg deutet auf die verstärkte Darmfäulnis hin, wie sie bei Rheuma häufig vorkommt. In diesem Zusammenhang interessiert der Befund von FORBES und NEALE sowie von COMROE, die bei fast allen von ihnen untersuchten Rheumakranken im Harn freies Indol fanden, ein Zeichen dafür, daß dem rheumakranken Organismus nicht genügend Schwefel zur Überführung des Indols in das ungiftige Indican (= Indoxylschwefelsäure) zur Verfügung steht. Nach Zufuhr von Schwefel oder S-reicher Kost verschwindet das Indol aus dem Rheumatikerharn (FORBES und Mitarbeiter, COMROE). Nicht immer manifestiert sich das S-Defizit bei chronischen Gelenkkrankheiten in einer vermehrten S-Ausscheidung; häufig ist es nur an einem gewissen Schwefelhunger zu erkennen, der sich darin äußert, daß per os zugeführter Schwefel nicht wie in der Norm wenigstens teilweise ausgeschieden, sondern retiniert wird (Tabelle 251).

Tabelle 250. Schwefelausscheidung im Harn vor und nach Gelenkoperationen beim Menschen (Meniscusverletzungen). (Nach CUTHBERTSON.)

Fall		Tagesausscheidung in g			
		Gesamt-S	Anorg. S	Ester-SO_4—S	Neutral-S
1	Tag vor Operation	1,73	1,25	0,155	0,32
	3. Tag nach Operation	3,66	3,04	0,26	0,36
2	Tag vor Operation	1,66	0,91	0,175	0,57
	3. Tag nach Operation	2,51	1,85	0,16	0,50
3	Tag vor Operation	2,06	1,54	0,15	0,37
	4. Tag nach Operation	2,97	2,55	0,09	0,33

Tabelle 251. Schwefelausscheidung im Harn an den Tagen vor und nach peroraler Gabe von 2 g S als $Na_2S_2O_3$ beim Gesunden und Rheumakranken. (Nach LOEPER-LESURE-TONNET.)

	Tag vor S-Gabe		Tag nach S-Gabe	
	Gesamt-S g	Sulfat-S g	Gesamt-S g	Sulfat-S g
Gesunde (Mittel mehrerer Vp.)	1,09	1,03	2,68	2,64
Chronische Rheumakranke (Mittel v. 2 F.)	1,08	1,00	1,24	1,02

Ein Beweis für die S-Verarmung des rheumakranken Organismus ist endlich darin zu erblicken, daß der Cystingehalt der Fingernägel bei chronischen Arthritiden und Arthrosen in 70 bis 75% der Fälle herabgesetzt ist und durch Schwefelzufuhr wieder normalisiert wird (Tabelle 252) [ARGY, NELIGAN, SULLIVAN-HESS, WHEELDON, WOLDENBERG, RAWLS-GRUSKIN-RESSA, SULLIVAN (2)]. Es handelt sich hierbei um eine isolierte Störung des S-Stoffwechsels der Fingernägel, denn HESS konnte zeigen, daß nur der Gehalt an Cystin, nicht aber der an Arginin, Lysin und Histidin verändert ist (Tabelle 253). Diesem Cystindefizit entspricht der Befund zahlreicher Autoren, daß bei chronischem Gelenk- und Muskelrheuma der Glutathiongehalt des Blutes vermindert ist (LOEPER-

Tabelle 252. Cystingehalt der Fingernägel bei Normalpersonen und bei Patienten mit chronischem Gelenkrheumatismus vor und nach Schwefelbehandlung. (Nach ARGY, SULLIVAN-HESS, WOLDENBERG, WHEELDON sowie RAWLS-GRUSKIN-RESSA.)

Autoren	Werte in % der Trockensubstanz					
	Normalpersonen		Rheumatiker, unbehandelt		Rheumatiker nach S-Behandlung	
	Grenzwerte	Mittel	Grenzwerte	Mittel	Grenzwerte	Mittel
ARGY	10,4—13,0	12,0	7,4 —12,2	9,7		
SULLIVAN-HESS	10,4—13,0	11,8	6,5 —13,0	9,0		
WOLDENBERG			6,5 — 9,8	8,2	11,6—13,0	12,3
WHEELDON						
Infektarthritiden			7,9 —10,6	9,65		11,28
Arthrosen			8,2 —10,6	9,27		11,62
RAWLS-GRUSKIN-RESSA			7,27—11,9	10,07	9,73—15,61	12,61

Tabelle 253. Gehalt der Fingernägel an verschiedenen Aminosäuren bei Gesunden und bei Patienten mit chronischer Arthritis. Mittelwerte in mg-%. (Nach HESS.)

	Gehalt der Fingernägel an			
	Cystin	Arginin	Histidin	Lysin
Normal	11,98	6,60	0,46	2,61
Arthritis	9,78	6,62	0,46	2,63

LESURE-TONNET, MODEL, WHEELDON-BOOHER, POSSPELOW und CHADSCHI-MURAT, MORENO-FASSI) und durch Schwefelzufuhr normalisiert wird (MODEL). MORENO und FASSI geben folgende Durchschnittswerte:

Normal . . . . . (40 Personen): 41,0 mg-% Gesamt-, 33,8 mg-% red. Glutathion
Fibrositis . . . . (26 Personen): 31,7 mg-% Gesamt-, 27,7 mg-% red. Glutathion
Arthrosen . . . . (26 Personen): 31,2 mg-% Gesamt-, 26,6 mg-% red. Glutathion
Infektarthritiden . (23 Personen): 32,8 mg-% Gesamt-, 28,5 mg-% red. Glutathion.

Nach SULLIVAN (1) ist der Glutathionmangel die Ursache für die beim chronischen Gelenkrheuma so häufigen Störungen der Entgiftungs- und Oxydationsvorgänge. — Schwefelbäder und -trinkkuren beseitigen diese Mangelerscheinungen, sie bewirken eine Verbesserung der Schwefelbilanz (LENDEL, Tabelle 232), verstärken die S-Retention, vor allem in Schleimhäuten und Gelenken (RATHERY-WOLFF-MANGIER), erhöhen den Gehalt des Blutes an Glutathion (NICOLESCO und Mitarbeiter, s. S. 510, MODEL) und der Gewebe an SH-Gruppen, was weiterhin zu einer vermehrten Stabilisierung der Askorbinsäure in reduzierter, titrierbarer Form (d. h. einer scheinbaren Zunahme des C-Vitamins) im Blut führt (RICHTER, Tabelle 254) und verringern die Esterschwefelsäureausscheidung im Harn (Tabelle 255). Nach LOEPER, MAHOUDEAU und TONNET verstärkt die Schwefelzufuhr bei Gelenkrheumatismus auch die Kalkapposition in den Gelenken, verdrängt den Kalk aus den Geweben und normalisiert den bei Rheumatikern oft gestörten Kohlehydrathaushalt. Die

Tabelle 254. Titrierbare Askorbinsäure im Blut vor und nach Schwefelbadekur in Nenndorf bei Patienten mit chronischen Arthritiden. Werte in mg-%. (Nach RICHTER.)

Fall	1	2	3	4	5	6	7	8	9	10	11	12	13
Vor Kur	0,10	0,12	0,15	0,15	0,28	0,34	0,35	0,47	0,55	0,60	0,62	0,70	0,94
Nach Kur	0,42	0,64	0,48	0,48	0,49	0,51	0,83	0,90	0,99	0,83	0,78	0,73	1,09

Schwefelbäderbehandlung mit und ohne Trinkkur ist daher eine der sichersten Formen der Rheumatherapie. Nicht nur bei allen Formen des chronischen Gelenkrheumatismus, sondern auch bei Frakturfolgen, Stumpfbeschwerden, Knochenfisteln, alten Schußverletzungen (AMSLER [3]) — auf diesem Gebiet hat sich das französische Schwefelbad Barèges mit seinen „eaux des arquebusades" schon in den Kriegen Franz' I. und Ludwigs XIV. eine spezielle Berühmtheit erworben —, ferner bei Knochen- und Gelenktuberkulose (WEISZ), Neuralgien, Ischias (EVERS), trophischen Störungen (mal perforant) sind Schwefelbäder erfolgreich, wobei die Normalisierung des S-Haushaltes ebenso zur Heilung beiträgt wie die durchblutungsverbessernde Wirkung auf Haut und Gelenke. Zur Unterstützung der reinen Badekur werden bei Rheumakranken vielfach mit großem Nutzen Schwefelschlammbäder und -packungen angewandt.

Tabelle 255. Tägliche Esterschwefelsäureausscheidung im Urin bei Rheumatikern und Hautkranken vor und während einer Schwefelbadekur in Nenndorf. (Nach LENDEL.)

Patient Nr.	Diagnose	Esterschwefelsäuren-S in g am							
		Tag vor Kurbeginn	7. Kurtag	10./11. Kurtag	14./15. Kurtag	20. Kurtag	24. Kurtag	30. Kurtag	33./34. Kurtag
1	Sek.-chr. Gelenkrh. .	0,289		0,020			0,062		
2	Arthr. def.	0,109		0,062					
3	Chron. Gelenkrh. . .	0,307			0,095	0,026			
4	Bechterew	0,113		0,025				0,019	
5	P.-chr. Gelenkrh. . .	0,103		0,123	0,054			0,070	
6	P.-chr. Gelenkrh. . .	0,148			0,093			0,066	
7	P.-chr. Gelenkrh. . .	0,066					0,088		0,089
8	Ekzem	0,216	0,185	0,057			0,052		
9	Ekzem	0,216	0,116	0,055			0,068		0,034
10	Psoriasis	0,306			0,033	0,058			0,056

ι) *Wirkungen auf die Haut.* Die Heilkraft des Schwefels bei Hautkrankheiten ist seit DIOSKORIDES bekannt und vor allem durch P. G. UNNA wissenschaftlich begründet worden. Sie wird seit alter Zeit balneotherapeutisch ausgenutzt und beruht auf einer Reihe von Effekten des Schwefels, vor allem auf seiner Substitutionswirkung bei abnormen S-Verlusten der Haut, ferner auf seiner keratolytischen, durchblutungsverbessernden, desensibilisierenden und antiparasitären Wirkung. Trotzdem die Haut als Ganzes nicht sehr reich an Schwefel ist (S-Gehalt der Epidermis 1,1%), von dem überdies noch nicht einmal die Hälfte als Disulfid-S vorliegt (56% des Epidermisschwefels sind in Form von Methionin gebunden, WILKERSON-TULANE), gibt sie doch besonders leicht Disulfidschwefel nach außen ab. Dieser für die Hornschicht der Haut charakteristische „locker gebundene Schwefel" kann der Haut leicht durch Alkalien

(NEUMEISTER), ja sogar schon durch feuchte Luft (ARNOLD) in Form von H_2S bzw. Sulfiden (nachweisbar durch die Schwefelbleireaktion) entzogen werden. Die Gefahr einer Schwefelverarmung ist also bei der Haut recht beträchtlich. Sie wird noch dadurch vergrößert, daß mit den abgeschilferten Oberhautteilen viel Schwefel verlorengeht. Bei dem Vorgang der Parakeratose reichern sich elektiv die S-haltigen Aminosäuren in der Oberhaut an; bei Abschilferung derartig S-reicher Hornschichtlamellen treten erhebliche Schwefelverluste ein (Tabelle 256a). Dieser Vorgang ist besonders deutlich bei der *Psoriasis* ausgeprägt. Die Schwefelverarmung der Haut beim Psoriatiker kommt darin zum Ausdruck, daß seine Fingernägel viel weniger Schwefel enthalten als die eines Gesunden (Tabelle 256b). Im Blut findet sich beim Psoriasiskranken eine Abnahme des Glutathions (MORELA-GATE-DORCE) und eine Zunahme des anorganischen Sulfates (DANILEWSKAJA), Veränderungen, die bei klinischer Besserung wieder verschwinden und darauf hindeuten, daß bei dieser Hautkrankheit eine tiefergreifende Störung des S-Haushaltes vorliegt. Die altbewährte Heilwirkung der Schwefelwässer bei Schuppenflechte findet so eine plausible Erklärung, um so mehr, als die innere wie die äußere Anwendung zweiwertigen Schwefels eine S-Anreicherung in der Haut zur Folge hat. Beim Kaninchen bewirken perorale

Tabelle 256.

a) S-Gehalt von verhornter Oberhaut bei Gesunden und Psoriasiskranken. Je 5 Einzelanalysen. (Nach GRÜNEBERG.)

	Normale verhornte Oberhaut (Hyperkeratose)		Psoriasisschuppen (Parakeratose)	
% S in der fettfreien Trockensubstanz	0,469 0,512 0,558	0,571 0,572	0,739 0,821 0,857	0,860 0,918

b) S-Gehalt der Fingernägel bei Gesunden und Psoriasiskranken. Einzelanalysen. (Nach GRÜNEBERG.)

	Normale Nägel		Psoriasisnägel (mit Tüpfelung und Spätveränderungen)		
% S in der fettfreien Trockensubstanz	2,697 2,741 2,807 2,876	2,964 2,966[1] 2,997 3,084	1,000 1,015 1,738 1,821	1,919 2,375 2,672 2,743	2,808 2,867

S-Gaben eine Vermehrung des Gesamt- und Neutral-S in der Haut (KUBO). Im Schwefelbad (Nenndorf) kommt es im Verlauf einer Badekur zu einer Vermehrung der SH-Gruppen in der Haut, die sich in einer starken Erhöhung des Hautreduktionswertes (Verkürzung der Entfärbungszeit von intracutan injiziertem Dichlorphenol-indophenol) zu erkennen gibt (RICHTER). — Die chemische Wirkung der Schwefelbäder auf die Haut wird dadurch unterstützt, daß die obersten Hornschichten der Haut im Schwefelbad aufgelockert, erweicht und zum Teil aufgelöst werden. Dieser von PULEWKA genauer untersuchte „keratolytische" Effekt der Schwefelbäder ist auf deren Gehalt an Sulfiden und Polysulfiden, speziell wahrscheinlich auf das in ihnen enthaltene S''-Ion, zurückzuführen. Er wird durch alkalische Reaktion verstärkt, ist aber durch Alkali allein nicht auslösbar. Seinem Wesen nach ist er wahrscheinlich verursacht durch eine reduktive Aufspaltung der —SS-Bindung im Keratinmolekül, die eine Löslichkeitserhöhung des Keratins zur Folge haben muß (so wie Cystein löslicher ist als Cystin); doch kommt nach HEUBNER auch die Möglichkeit einer polysulfidähnlichen Einlagerung von Schwefel in die —SS-Brücke des

[1] Normaler Nagel eines Psoriasispatienten.

Keratins in Frage, was ebenfalls eine Veränderung der physikalischen Struktur und der Löslichkeitsverhältnisse bedingen würde.

An der Heilwirkung der Schwefelbäder bei Hautkrankheiten hat weiter die schon früher besprochene periphere Durchblutungssteigerung, die naturgemäß in der Haut besonders intensiv ist, großen Anteil. Bei parasitären Hautleiden tritt noch die parasitizide Eigenschaft des Schwefels, bei allergischen Hautaffektionen, Ekzemen, Neurodermitiden und starkem Juckreiz die desensibilisierende und antiallergische S-Wirkung als wesentliches Heilmoment hinzu. Bei torpiden chronischen Infekten (Pyodermien, Furunkulose, Acne) und Mykosen ist der umstimmende Reiz des S-Bades der eigentliche Heilfaktor. Wenig geklärt ist der therapeutische Effekt der Schwefelwässer bei Dermatitis herpetiformis (DORE).

ϰ) Schwefel und Schilddrüse. Die oben (S. 517) erwähnte Grundumsatzsenkung nach Schwefelwassergaben beruht großenteils auf einer Dämpfung der Schilddrüsentätigkeit. Schwefelgaben verhindern den Anstieg des O_2-Verbrauches nach Schilddrüsenfütterung (SHINOBE). Der Antagonismus zwischen dem zweiwertigen Schwefel und der Schilddrüse geht auch daraus hervor, daß bei experimentellem Hyperthyreoidismus der Blutschwefelspiegel sinkt (PARHON-CAHANE) und die S-Ausscheidung stark zunimmt (TASAKA). Dieser Antagonismus erklärt auch zum Teil die antidiabetische Wirkung des Schwefels, insbesondere die Glykogenanreicherung in der Leber nach Schwefelwassergaben.

λ) Antiluische Wirkung der Schwefelquellen. Aktivierung der Quecksilber- und Wismuttherapie. Seit 1500 (P. PINTOR) werden die Schwefelwässer rein empirisch mit bestem Erfolg zur Behandlung luischer, vor allem spätluischer Erkrankungen benutzt, ohne daß die Grundlagen dieser Therapie bisher hinreichend aufgeklärt worden wären. Unabhängig von ihrer Anwendungsweise wirken die Schwefelquellen heilend vor allem bei bronchopulmonaler Lues, bei Arthrolues (s. S. 514), Lues der Gefäße und luischem Diabetes (FLURIN). Gerade bei diesem Indikationsgebiet scheint die Umstimmung, die Aktivierung der darniederliegenden körpereigenen Abwehrkräfte durch den Thermalschwefel eine ausschlaggebende Rolle zu spielen, doch treten zweifellos noch spezifische Einflüsse hinzu, und zwar offenbar ebenso entgiftende wie Substitutionseffekte. H. SCHULZ wies schon auf den Schwefelhunger und die Schwefelarmut der Gewebe bei Lues hin; nach seinen Angaben enthalten z. B. die Gefäßwände bei tertiärer Lues halb soviel Schwefel wie beim Gesunden (Aorta 0,45%, V. cava 0,28% S; dagegen normal Aorta 0,69%, V. cava 0,64% S). Die wesentlichste Ursache der großen Bedeutung der Schwefelbäder für die Syphilistherapie liegt aber darin, daß die Schwefelwässer die Wirkung der Quecksilber- und Wismutpräparate erheblich verstärken [FLURIN, WERZILOW (1), ERNON-ORLOW]. Das ist um so auffallender, als ja H_2S mit Hg und Bi unlösliche Sulfide bildet und daher diese Metalle eigentlich unwirksam machen müßte (BRUCK). Ein solcher Vorgang spielt zwar bei gleichzeitiger Anwendung von Schwefel und Hg bzw. Bi tatsächlich eine gewisse Rolle, denn es ist lange bekannt, daß Einverleibung großer Quecksilber- oder Wismutmengen bei gleichzeitigem Gebrauch von Schwefelbädern nicht zu Vergiftungserscheinungen führt, daß also das zugeführte Hg oder Bi teilweise, offenbar unter Bildung von Sulfid inaktiviert wird. Seit dem 18. Jahrhundert (WEIGHAN-Barèges) weiß man, daß selbst energische Schmierkuren in Kombination mit Schwefelbädern kaum je Salivation oder Nierenreizungen zur Folge haben [ROTHSCHUH (1), WINCKLER, LENOCH]. Aber dies hat nichts mit der Tatsache zu tun, daß antiluische Kuren in Schwefelbädern ganz besonders erfolgreich sind. Es handelt sich hier um einen Aktivierungsgang, dessen Wesen noch nicht ganz geklärt, der aber zweifellos komplexer Natur ist. Zunächst steht fest, daß die Schwefelquellen schon für sich allein antiluisch wirksam sind und daß sich die Heileffekte von Hg bzw. Bi und Schwefel addieren. Dazu kommt, daß die Schwefelwässer in noch unklarer Weise das Eindringen der Schwermetalle in die Zelle und ihre Ausscheidung in Faeces und Urin erleichtern. Nach der Auffassung französischer Balneologen (HEITZ, PIERRET, BLANC u. a.) verbessert der Schwefel die Löslichkeit des Hg und Bi in Form komplexer Albuminate, doch ist das nicht bewiesen. Andererseits konnte WERZILOW (2) zeigen, daß Schwefelwasserinhalationen und -trinkkuren die Durchlässigkeit der Liquorschranke für As, Hg und Bi erhöhen. Im Körper (z. B. nach vorangegangener Schmierkur) deponiertes Hg wird durch Schwefeltrinkkuren mobilisiert und dann in den Darm hinein ausgeschieden. RANGIER und RABUSSIER zeigten, daß eine tägliche Tränkung mit dem S-reichen Wasser von Challes (10 Tage lang 200 ccm) bei Hunden, die 4 bis 6 Wochen vorher Quecksilber erhalten hatten und kein Hg mehr im Stuhl ausschieden, ein erneutes Auftreten von reichlich Hg in den Faeces bewirkt. Eine Verbesserung der Resorption und Elimination des Hg unter dem Einfluß des Thermalschwefels geht auch aus den Untersuchungen von SCHUSTER am Menschen hervor. Während bei einer einfachen Schmierkur die tägliche Hg-Ausscheidung im Urin nie mehr als 2 bis 3 mg betrug und auch bei Vorausschickung eines warmen Süßwasserbades nicht über 5 mg erhöht werden konnte, wurden bei Kombination der Schmierkur mit einer Aachener Thermalbadekur Werte bis zu 8,6 mg Hg im Tagesharn und Gesamtausscheidungen, die mehr als das Dreifache der bei den Kontrollfällen ohne Badekur ermittelten Mengen betrugen, gefunden. Der eigentliche Aktivierungseffekt der S-Wässer scheint aber nicht von dem in ihnen enthaltenen Schwefel selbst, sondern vom Glutathion auszugehen, dessen Konzentration im Blut — wie oben (S. 508) gesagt — durch Anwendung von Schwefelwässern stark erhöht wird. Daß Glutathion mit Arsen weitgehend ungiftige und doch biologisch wirksame Verbindungen eingeht, haben schon vor längerer Zeit ROSENTHAL und VOEGTLIN gezeigt. Später gelang LEVADITI, ANDERSON und MARSIN der Nachweis, daß Glutathion die bactericide Wirkung von Quecksilber- und Wismutpräparaten erheblich verstärkt. Dieser Vorgang, dessen Wesen noch aufzuklären ist, scheint für das Zustandekommen des Synergismus von Schwefelwässern und Antilueticis von besonderer Bedeutung zu sein.

d) Anwendungsformen der Schwefelwässer. Die Schwefelquellen werden als Bäder (auch Halb- und Sitzbäder), in Form von Trinkkuren und Inhalationen angewandt. Diese Applikationsformen können in variabler Weise miteinander kombiniert werden. Neben dem zerstäubten Wasser selbst werden vielerorts auch die Quellgase inhaliert. Je nach dem Indikationsgebiet (s. die vorangehenden Abschnitte) kommen auch spezielle Anwendungsformen wie Duschen (vor allem als Unterwasserduschen, so in Aachen), Irrigationen, Vaginal- und Darmspülungen, Sprays und Umschläge in Betracht. Eine besonders intensive Form der unspezifischen Reiztherapie stellen die Schwefelschlammbäder (z. B. in Eilsen) dar (L. WEISS). Schwefelgasbäder erweisen sich als erfolgreich bei stark juckenden Hautaffektionen (Prurigo, Urticaria, Strophulus) und bei Kreislaufstörungen.

Literatur.

AMSLER: (1) Korresp.bl. Schweiz. Ärzte **1900**, Nr 9. — (2) Arch. of med. Hydrol. **2**, 119 (1924). — (3) Schweiz. med. Wschr. **1926 I**. — ARGY: J. amer. med. Assoc. **104**, 631 (1935). — ARLOING, PIERY, JOSSERAND, MILHAUD et CERRET: Presse therm. et clim. **78**, 607 (1937). — ARMENGAUD: Presse therm. et clim. **55**, 103 (1914). — 14. Congr. internat. Hydrol. Toulouse, C. r. **1933**, 440. — ARNOLDI, KUCERA: Z. exper. Med. **79**, 311 (1931).

BAIN and EDGECOMBE: Brit. med. J. **1898 I**, 1646; **1905 II**, 269. — BALTACEANU et VASILIU: Presse therm. et clim. **77**, 688 (1936). — BASCH: Naunyn-Schmiedebergs Arch. **111**, 126 (1926). — Brit. J. phys. Med. **12** (1937). — BATTISTINI, QUAGLIA et ROBECCHI: Clin. med. ital., N. s. **67**, 179 (1936). — BAUER: Schweiz. med. Wschr. **1922**, 1076. — BEISSEL: Balneologische Studien in bezug auf die Aachener Thermalquellen, 2. Aufl.

Aachen 1888. — BERNABEO: Riv. Pat. sper. **11**, 188 (1933). — BOKAY, v.: Naunyn-Schmiedebergs Arch. **23**, 209 (1887). — BORDIER et DE ROIG: Ann. d'Hydrol. (Paris) **1904**, 345. — BORELLI: Zit. nach MARCHISIO. Rend. Accad. med. Torino **2**, 4 (1924). — BORSOOK, KEIGHLEY, YOST and MCMILLAN: Science (N.Y.) **1937 II**, 525. — BOYER: 14. Congr. internat. Hydrol. Toulouse, C. r. **1933**, 307. — BRAGA: Ateneo Parm. II **6**, 194 (1934). — BROWN: Brit. med. J. **1910 I**, 421. — Proc. roy. Soc. Med. **4** (1911). — BROWN and WOODMANSEY: Lancet **1929 I**, 1244. — Proc. roy. Soc. Med. **22**, 487 (1929). — BÜRGI: Dtsch. med. Wschr. **1922 I**, 122. — Schweiz. med. Wschr. **1929 I**, 637; **1934 I**, 116. — BÜRGI u. GORDONOFF: Klin. Wschr. **1926 I**, 426. — BÜTTNER: Z. exper. Med. **72**, 337 (1930).

CAMPANACCI: Klin. Wschr. **1930 I**, 1212. — Wien. klin. Wschr. **1931 I**, 79. — CAMPANACCI u. BALDUCCI: Klin. Wschr. **1926 II**, 2166. — CAUJOLLE et GOMMA: Presse therm. et clim. **77**, 699 (1936). — CAUJOLLE et VALDIGUIÉ: Presse therm. et clim. **77**, 657 (1936). — CAVALLI: Riforma med. **35**, 281 (1931). — CAWADIAS: (1) Bull. Acad. Méd. Paris **78**, 329 (1917). — (2) Brit. med. J. **1925 II**, 602. — (3) Lancet **1927 I**, 1283. — (4) Acta rheumatol. **6**, 26 (1934). — CHERBULIEZ u. HERZENSTEIN: Helvet. chim. Acta **17**, 1582, 1587 (1934). — CHIANCONE: Boll. Soc. Biol. sper. **8**, 1511 (1931). — Fisiol. e Med. **4**, 714 (1933). — COMROE: Medicine **18**, 203 (1939). — CORONE: Arch. of med. Hydrol. **12**, 273 (1934). — CUTHBERTSON: Biochemic. J. **23**, 1328 (1929); **24**, 1244 (1930); **25**, 236, 1237 (1931).

DANIEL et POPESCU: Presse méd. **1931**, 772. — C. r. Soc. Biol. Paris **106**, 107 (1931). — DANILEWSKAJA: Russk. Vestn. Dermat. **7**, 690 (1929). — DANISCHEWSKY u. RIABOFF: State Centr. Inst. Baln. Moscow Rep. **1**, 48 (1928). — DENIS and REED: J. of biol. Chem. **73**, 51 (1927). — DOGLIOTTI: Riv. Idrochim. Talassol. Ter. fis. **14**, 527 (1935). — DOGLIOTTI, PSACHAROPULO e AREZZI: Riv. Idrochim. Talassol. Ter. fis. **14**, 522 (1935). — DORE: Brit. J. phys. Med. **9**, 23 (1934). — DOURIS et BECK: Ann. Inst. Pasteur **46**, 73 (1931). — DRONKE: Berl. klin. Wschr. **1887 I**, 924. — DUHOT, CUVELIER: C. r. Soc. Biol. Paris **116**, 191 (1934). — DUHOT, RACHEZ: Presse therm. et clim. **76**, 619 (1935).

ERNON u. ORLOW: Dermat. Wschr. **1930 I**, 537. — EVERS: (1) Med. Welt **1937 I**, 694. — (2) Z. Rheumaforsch. **1**, 448 (1938). — (3) Münch. med. Wschr. **1939 I**, 775.

FICHERA e GRASSO: Boll. Soc. Biol. sper. **6**, 481 (1931). — FLURIN: Paris méd. **1926**, 372. — Progrès méd. **54**, 1706 (1926). — FÖLDES: Z. exper. Med. **55**, 615 (1927). — FORBES and KRUMBHAAR: Arch. of Neur. **29**, 756 (1933). — FORBES and NEALE: J. Labor. a. clin. Med. **20**, 1017 (1935). — FORBES, NEALE, HITE, ARMISTEAD and RUCKER: J. Labor. a. clin. Med. **21**, 1036 (1936). — FORKNER: J. Labor. a. clin. Med. **15**, 1187 (1930). — FRANKLIN: Science (N.Y.) **1939 I**, 298. — FREUND: Münch. med. Wschr. **1933 I**, 1172.

GAJATTO: Arch. ital. Sci. farmacol. **8**, 103 (1939). — GASPERINI: Biochemica e Ter. sper. **14**, 388 (1927). — GEMMILL and HELLERMANN: Amer. J. Physiol. **120**, 522 (1937). — GORDONOFF: In GORDONOFF, MEYER-BISCH, UNNA: Schwefeltherapie. Leipzig: Georg Thieme 1928. — GRÜNEBERG: Arch. f. Dermat. **168**, 183 (1933).

HAGGARD, HENDERSON and CHARLTON: Amer. J. Physiol. **61**, 289 (1922). — HEFFTER: Arch. f. exper. Path. **51**, 175 (1904). — Beitr. chem. Physiol. u. Path. **5**, 213 (1904). — HEINEMANN: Schweiz. med. Wschr. **1931 I**, 498. — HERBRAND: Schweiz. med. Wschr. **1933 I**, 569. — HESS: J. of biol. Chem. **109**, XLIII (1935). — HEUBNER: (1) Handbuch der experimentellen Pharmakologie, herausgeg. von HEFFTER, Bd. 3, S. 429. 1927. — (2) Z. Bäderkde **3**, 887 (1929). — HEUBNER u. MEYER-BISCH: Biochem. Z. **122**, 120 (1921). — HOTTINGER: Schweiz. med. Wschr. **1922 II**; **1923 I**, 429.

KIONKA: Z. Bäderkde **3**, 912 (1929). — KLEIN: Arch. of Pediatr. **55**, 197 (1938). — KLING: The synovial membrane and fluid. Los Angeles 1938. — KMIETOWICZ: C. r. Soc. Biol. Paris **106**, 126 (1931). — KOCH and SUGATA: Proc. Soc. exper. Biol. a. Med. **23**, 764 (1926). — KOJIMA: Z. exper. Med. **91**, 257 (1933). — KONSCHEGG: Arch. f. exper. Path. **62**, 502 (1910). — KOSMATH, HARTMAIR: Sitzgsber. Akad. Wiss. Wien, Math.-naturwiss. Kl. **146** (1937). — KRJUKOFF: Z. Bäderkde **2**, 1020 (1928). — KUBO: Fol. endocrin. jap. **7**, 176, 178 (1931). — KWINT: Acta med. scand. (Stockh.) **82**, 492 (1934).

VAN LEERSUM: J. Pharmacie 8, 285 (1916). — LENDEL: Veröff. Z.-stelle Baln., N. F. **1932**, H. 29. — LENOCH: Z. Bäderkde **4**, 983 (1930). — LEVADITI, ANDERSON, MARSIN: Prensa méd. argent. **1928**. — LEWIS, LEWIS: J. of biol. Chem. **74**, 515 (1927). — LOEPER et BORY: Le soufre en biologie et en thérapeutique. Paris: Gaston Doin 1931. — LOEPER, GARCIN et LESURE: C. r. Soc. Biol. Paris **95**, 1467 (1928). — LOEPER, LESURE et TONNET: C. r. Soc. Biol. Paris **116**, 31 (1934). — LOEPER, MAHOUDEAU et TONNET: Presse therm. et clim. **75**, 506 (1934).

MAILLARD: C. r. Acad. Sci. Paris **1911**, 583. — J. Physiol. et Path. gén. **13**, 809 (1911). — MALIWA: (1) Med. Klin. **1926 I/II**, 851, 1764. — (2) Wien. med. Wschr. **1928 I**, 161. — (3) Wien. klin. Wschr. **1933 I**, 688. — (4) Arch. of med. Hydrol. 8, 262 (1930). — (5) Balneologe **6**, 103 (1939). — MALIWA u. HOLY: Wien. klin. Wschr. **1939 I**, 288. — MARCHISIO: Riv. Idrol. etc. **36**, 78 (1925). — MARKWALDER: Schweiz. med. Wschr. **1922 II**, 1077. — MAST u. PACE: Protoplasma (Berl.) **23**, 297 (1935). — MATHON: Thèse de Lyon **1935**. — MENEGHETTI: Boll. Soc. Biol. sper. **4**, 67 (1929). — MESSINI: Boll. Soc. Biol. sper. **4**, 97 (1929). —

MEYER-BISCH: In GORDONOFF, MEYER-BISCH-UNNA: Schwefeltherapie; dort Lit. — MEYER-BISCH u. BASCH: Biochem. Z. **118**, 39 (1921); **150**, 23 (1924). — MEYER-BISCH u. HEUBNER: Biochem. Z. **122**, 128 (1921). — MEYER-BISCH u. TECHNER: Biochem. Z. **231**, 110 (1931). — MICHAILESCU et ALEXIU: Presse therm. et clim. **77**, 699 (1936). — MODEL: State Centr. Inst. Baln. Moscow Rep. **1934**. — MOLITOR: Wien. klin. Wschr. **1927 II**, 1103. — MONCORPS: Naunyn-Schmiedebergs Arch. **141**, 67, 87 (1929); **152**, 57 (1930). — MORELA, GATE, DORCE: Zit. nach VIAR y FLORES; Clin. y Lab. **38**, 159 (1936). — MORENO, FASSI: Bol. del Centro antirreum. **1**, 93 (1937). — MÜLLER, H. u. M.: Helvet. chim. Acta **5**, 628 (1922).

NEGELEIN: Biochem. Z. **165**, 203 (1925). — NELIGAN: Lancet **1934 II**, 209 (Editorial). — NEUBERG u. SANDBERG: Biochem. Z. **109**, 290 (1920). — NEVINNY: Berl. klin. Wschr. **1908 II**, 1883. — NICCOLINI: (1) Rass. Ter. e Path. clin. **2**, 313 (1930. — (2) Boll. Soc. Biol. sper. **8**, 39 (1933). — (3) Arch. internat. Pharmacodynamie **45**, 54 (1933). — NICOLESCO u. CHIOSA: Rev. Hidrol. med. si Clim. **16**, 28 (1937). — NICOLESCO et HERESCO: Presse therm. et clim. **77**, 699 (1936).

OETTINGER u. RABINOWITSCH: Dtsch. Arch. klin. Med. **170**, 188 (1933).

PARHON et CAHANE: C. r. Soc. Biol. Paris **103**, 191 (1930). — DU PASQUIER: Presse therm. et clim. **75**, 584 (1934). — PENNETTI: Z. exper. Med. **57**, 721 (1927). — PIÉRY, MILHAUD, SEMON: 14. Congr. internat. Hydrol. Toulouse, C. r. **1933**, 404. — PINCUSSEN, GORNITZKAJA: Z. klin. Med. **108**, 369 (1928). — POLI: Clin. med. ital., N. s. **69**, 747 (1938). — POLICARD et REVOL: C. r. Soc. Biol. Paris **127**, 626 (1938). — PULEWKA: Hoppe-Seylers Z. **146**, 130 (1925). — Naunyn-Schmiedebergs Arch. **140**, 181 (1929).

RAAB: (1) Wien. med. Wschr. **1925 I**. — (2) Wien. med. Wschr. **1932 I**, 581. — RAAB u. ROSENBAUM: Wien. med. Wschr. **1928 I**, 515. — RABINOWITSCH: Arch. of med. Hydrol. **12**, 289 (1934).—RANGIER et RABUSSIER: Presse therm. et clim. **76**, 584 (1935). — RAPKINE: Biochemic. J. **32**, 1729 (1938). — RATHERY, LESCOEUR et DE TRAVERSE: 15. Congr. internat. Hydrol. Belgrade, C. r. **1936**, 163. — RATHERY, WOLFF et RANGIER: Presse therm. et clim. **76**, 461 (1935). — RAWLS, GRUSKIN and RESSA: Amer. J. med. Sci. **190**, 400 (1935). — REGENSBURGER: Z. Biol. **12**, 479 (1876). — RIABOFF: State Central Inst. Baln. Moscow, Rep. **1**, 24 (1928). — RICCI: Policlinica, sez. med. **37**, 561 (1930). — RICHTER: Balneologe **6**, 405 (1939). — RIESSER u. SIMONSON: Verh. dtsch. pharmak. Ges. Rostock **1925**, 46. — RIMINGTON and BEKKER: Nature (Lond.) **129**, 687 (1932). — ROBIN: Bull. Acad. méd. Paris **83**, 178 (1920). — ROI: Giorn. Clin. med. **11**, 166 (1930). — ROQUES et VALDIGUIÉ: Presse therm. et clim. **77**, 689 (1936). — RÖTHLISBERGER: Ann. schweiz. Ges. Baln. **1**, 16 (1905). — ROTHSCHUH: (1) 6. Kongr. Baln. Österr. 1910. — (2) Verh. baln. Ges. **34**, 246 (1913); **37**, 203 (1921).

SALAROLI: Ann. chim. anal. appl. **25**, 81 (1935). — SAPPEY: Presse méd. **1931**, 795. — SCHMID: Arch. internat. Pharmacodynamie **55**, 318 (1937). — SCHULZ, H.: Studien über die Pharmakodynamik des Schwefels. Greifswald: Abel 1896. — SCHUSTER: Med. Klin. **1909 I**. — Arch. f. Dermat. **94**, 1 (1909). — SENDRAIL, MOLINÉRY et AVERSENQ: Presse therm. et clim. **76**, 519 (1935). — SHINOBE: Fol. endocrin, jap. **7**, 42 (1931). — SIEGFRIED: Zit. nach GORDONOFF. — SIMONSON u. RICHTER: Naunyn-Schmiedebergs Arch. **116**, 272 (1926). — SLUITER: Biochemic. J. **24**, 549 (1930). — STERN: Bad Weilbach und seine Mineralquellen. Wiesbaden 1896. — STEYN: 18. Rep. Director Vet. serv. S. Africa **1932**, 597. — STIFFT: In GROSSMANNS Heilquellen des Taunus, S. 76. Wiesbaden 1887. — STIGLER: Münch. med. Wschr. **1929 II**, 1795. — SULLIVAN: (1) Med. Ann. Distr. Columbia **3**, 233 (1934). — (2) Amer. J. Surg. **43**, 620 (1939). — SULLIVAN and HESS: J. Bone Surg. **16**, 185 (1934). — SÜMEGI u. PELLATHY: Orv. Hetil. (ung.) **1929 II**.

TANAKA: Nagasaki-Ikwadaigaku-Zasshi (jap.) **11**, 1632 (1932). — TASAKA: Fol. endocrin. jap. **7**, 1 (1931). — TESTONI: Ann. chim. anal. appl. **25**, 92 (1935). — TROPP: State Central Inst. Baln. Moscow, Rep. **1**, 36 (1928). — TSUJIMOTO: Mitt. med. Akad. Kioto **9**, 707 (1933).

USHINSKI: Z. exper. Biol. i. Med. (russ.) **8**, 314 (1927).

VALEDINSKY: Z. physik. Ther. **45**, 33 (1933). — Presse therm. et clim. **77**, 5 (1936). — VERDENAL: Essai d'une application de la Bacteriol. à la Médecine. Pau 1896. — VILLARET, BESANÇON et BOUCOMONT: Paris méd. **1931 I**, 361. — VILLARET, BESANÇON et CAMUS: C. r. Acad. Sci. Paris **192**, 1046 (1931). — VOLTZ: Biochem. Z. **102**, 151 (1920).

WERDER: Arch. f. exper. Path. **83**, 238 (1908). — WEISS: (1) Hippokrates **1936**, 917. — (2) Z. ärztl. Fortbildg **32**, 587 (1935). — Balneologe **3**, 59 (1935). — WEISZ: Pest. med.-chir. Presse **31**, H. 14/15 (1895). — WERZILOW: (1) Ann. Dermat. **2**, 775 (1926). — (2) Vratchebnoje Djelo (russ.) **1932**, 423. — WHEELDON: J. Bone Surg. **17**, 693 (1935). — Virginia med. Monthly **63**, 634 (1937). — WHEELDON and BOSHER: Amer. J. Surg. **43**, 598 (1939). — VAN DER WILLIGEN: Pflügers Arch. **186**, 173 (1921). — WOLDENBERG: J. Bone Surg. **19**, 1003 (1937). — Med. Rec. **146**, 152 (1937). — WOLFF et MANJEAN: Presse therm. et clim. **74**, 136 (1933). — WOODMANSEY, LISSIMORE: Arch. of med. Hydrol. **2**, 120, 192 (1924); **6**, 29 (1928). — WÜTHRICH u. GORDONOFF: Zit. nach GORDONOFF.

YOSHIDA u. UYENO: Okayama-Ikw.-Zasshi (jap.) **43**, 2433 (1931).

M. Kohlensäurebäder.

Von

W. ZÖRKENDÖRFER-Breslau.

Mit 13 Abbildungen.

a) Periphere Wirkung und Resorption.

Die Kohlensäurebäder unterscheiden sich von allen bisher besprochenen Bädern augenfällig durch ihren reichen Gasgehalt. Wie schon im chemischen Teil auseinandergesetzt, sind diese Wässer mit Kohlensäure bzw. Kohlendioxyd stark übersättigt, ihr Kohlensäuregehalt beträgt ein Vielfaches der in Berührung mit Luft beständigen Menge (s. S. 238 und 292). Dieser Überschuß scheidet sich allmählich in Form von Gasblasen ab, was diese Bäder schon äußerlich leicht erkennbar macht. Gewichtsmäßig, wie er in der Analyse erscheint, kommt die Höhe des Gasgehaltes gar nicht so recht zum Ausdruck. Wir müssen aber dabei bedenken, daß Gase sehr viel leichter sind als Wasser. Liegt der Kohlensäuregehalt pro Liter Wasser etwa zwischen 1 und 4 g, so entspricht dies nach dem spezifischen Gewicht der Kohlensäure einem Gasgehalt von $^1/_2$ bis 2 Litern.

Das langsame Entweichen geschieht nun teils an der Oberfläche durch Diffusion, zum anderen Teil scheidet sich das Kohlendioxyd an den Wänden und sonstigen Berührungsflächen, hauptsächlich um vorhandene kleinste Luftkeime (v. DALMADY) in Form von Bläschen aus. So sind die Wände und vor allem der Körper des Badenden bald dicht mit lauter kleinen Gasbläschen besetzt, welche langsam wachsen, sich nach Erreichen einer gewissen Größe von ihrer Unterlage ablösen und in die Höhe steigen, um von neuem wieder von zunächst ganz kleinen Bläschen abgelöst zu werden. Die fortwährende Wiederholung dieses Spieles an der ganzen Hautoberfläche, soweit sie sich unter Wasser befindet, macht sich subjektiv in einem ständigen Prickeln bemerkbar und muß als ein leiser Hautreiz gewertet werden.

Auf welche Weise kommen nun aber die klinischen Wirkungen des Kohlensäurebades zustande? Sind diese auf einen solchen physikalischen Reiz der Gasbläschen unabhängig von deren chemischer Natur zurückzuführen oder handelt es sich um spezifische chemische Kohlensäurewirkungen? Den ersten Standpunkt vertraten SENATOR und FRANKENHÄUSER und stellten eine Theorie des Kohlensäurebades auf physikalischer Grundlage auf. Wasser und Kohlensäuregas haben verschiedenes Wärmeleitvermögen und verschiedene Wärmekapazität und infolgedessen auch einen verschiedenen Indifferenzpunkt. Eine Badetemperatur von 28° beispielsweise (Kohlensäurebäder werden in der Regel etwas niedriger temperiert, als gewöhnliche Wasserbäder) liegt für Wasser unterhalb, für Kohlensäuregas dagegen oberhalb des Indifferenzpunktes. Folglich sollte an den mit Gasblasen bedeckten Hautstellen eine Erwärmung, an den mit Wasser in Berührung stehenden eine Abkühlung eintreten und durch diese thermische Kontrastwirkung suchten SENATOR und FRANKENHÄUSER die Wirkungen des Kohlensäurebades zu erklären. Wenn dem so wäre, müßte die chemische Natur des Gases ziemlich gleichgültig sein. Gewiß bestehen geringe Unterschiede in der Wärmeleitfähigkeit usw. der verschiedenen Gase, gegen die Unterschiede zwischen Gas und Wasser sind diese aber verschwindend klein (GOLDSCHEIDER). So hat man denn auch fussend auf dieser Theorie versucht, die Kohlensäurebäder nicht nur durch künstliche Kohlensäurebäder, sondern auch durch verschiedene andere gasführende Bäder zu ersetzen, vor allem durch Luftperlbäder (SENATOR) und Sauerstoffbäder (SARRASON).

Dieser Theorie steht die einer spezifischen chemischen Kohlensäurewirkung GOLDSCHEIDERs gegenüber. Zur Entscheidung dieser Frage können wir einmal den Vergleich mit Luft- und Sauerstoffbädern, zum anderen mit trockener Kohlensäure heranziehen. Nun führt das Kohlensäurebad zu einem deutlichen Wärmegefühl (GOLDSCHEIDER) auch schon bei verhältnismäßig kühlen Bädern. So löst bei einer Badetemperatur von 27,5° das Kohlensäurebad bereits eine starke Wärmeempfindung aus, während im Luftperlbad davon keine Spur zu merken ist (GOLDSCHEIDER). Andererseits tritt dieses Wärmegefühl auch ohne erkennbaren Bläschenansatz, ja auch bei Anwendung trockener gasförmiger Kohlensäure auf, wo von einer Kontrastwirkung keine Rede sein kann, weil das Wasser fehlt. So muß diese Wärmeempfindung als eine spezifische direkte Wirkung der Kohlensäure auf die Wärmenerven im Sinne einer Hyperästhesie aufgefaßt werden. Es braucht nicht zu einer wirklichen Wärmewirkung, d. h. einer Erwärmung der Haut kommen, sondern das Wärmegefühl kann sich sogar bei objektiver Abkühlung einstellen. Es ist auch nicht etwa die Folge der Hyperämie, sondern geht dieser voraus (GOLDSCHEIDER). Ähnlich verhält es sich mit der Hyperämie. Diesbezüglich hat MUNK am Kaninchenohr mit Kohlensäuregas eine viel stärkere Wirkung erzielt, als mit Sauerstoffgas. Und am Menschen hat HIRSCH capillarmikroskopisch beim Kohlensäurebad eine mächtige Beschleunigung der Strömung beobachtet, während er vom Sauerstoffbad schreibt: „Bei einigen Fällen scheint die Wirkung etwas stärker zu sein, als beim gewöhnlichen Süßwasserbad." Mit all diesen Versuchen erscheint die chemische Wirkung der Kohlensäure auf die Haut als erwiesen. Die physikalische Wirkung der Gasbläschen tritt demgegenüber, wenn sie überhaupt eine Rolle spielt, völlig in den Hintergrund.

Von grundlegender Bedeutung für die Beurteilung einer spezifischen chemischen Wirkung der Kohlensäure ist die Frage nach deren *Resorption durch die Haut*. Denn wird die Kohlensäure resorbiert und dringt sie bis an die Nervenendigungen, die Blutcapillaren usw. vor, hat sie ganz andere Wirkungsmöglichkeiten, als wenn sie nur vom Badewasser aus auf die Hautoberfläche einwirken kann. Nun ist das Resorptionsvermögen der Haut nicht nur für feste Stoffe, sondern auch für Gase ein unterschiedliches (SCHWENKENBECHER) und auch hier spielen dieselben Faktoren, vor allem die Lipoidlöslichkeit (FILEHNE, SCHWENKENBECHER), wie die Wasserlöslichkeit (SCHWENKENBECHER) eine wichtige Rolle.

Für den speziellen Fall der Kohlensäure, für welche diese beiden Voraussetzungen zutreffen, hat als erster WINTERNITZ die Frage nach ihrer Resorbierbarkeit aufgeworfen und durch Gaswechseluntersuchungen zu klären versucht. Dabei fand er einen Anstieg der Kohlensäureausscheidung im Kohlensäurebad, während der Sauerstoffverbrauch unverändert blieb und damit war die Frage nach der Kohlensäureresorption zunächst bejaht. Die Tatsache der erhöhten Kohlensäureexpiration wurde wiederholt bestätigt, so von LILJESTRAND und MAGNUS, LAQUEUR und GOTTHEIL und schließlich unter besten methodischen Kautelen von GROEDEL und WACHTER. Doch ist deren Deutung als Ausdruck einer Kohlensäureresorption nicht ohne Widerspruch geblieben. LILJESTRAND und MAGNUS bezogen sie vielmehr auf eine Steigerung der Lungenventilation, welche gewissermaßen zu einer Kohlensäureauswaschung des Organismus führt. Auch LAQUEUR und GOTTHEIL schlossen sich mehr dieser Meinung an und hielten die Resorption, wenn auch nicht für ausgeschlossen, so doch nicht für erwiesen, zumal in ihren Versuchen auch das Wasserbad eine analoge, wenn auch schwächere Wirkung erkennen ließ. GROEDEL wieder lehnte zunächst eine Kohlensäureresorption durch die Haut aus theoretischen Erwägungen heraus ab, weil eine solche deren physiologischer Atmungsfunktion zuwiderliefe und bezog die Vermehrung in der Atemluft auf Kohlensäurestauung (Behinderung der Hautatmung). Später aber hat er gemeinsam mit WACHTER, gestützt auf eigene umfangreiche Versuche, die Resorption zugegeben und selbst bestätigt. Ein Kohlensäureanstieg im Venenblut wurde von FREUND wie von WASSERMANN beobachtet.

Einen anderen Weg schlug HEDIGER ein, indem er kleine auf die Haut gekittete Glasglocken mit kohlensäurehaltigem Wasser füllte und hierin eine Abnahme des Kohlensäuregehaltes feststellen konnte, was von KRAMER und SARRE bestätigt wurde. Für das Entweichen von Gasen ist bei dieser Versuchsanordnung nur ein einziger Weg offen, der durch die Haut, daher kann die fehlende Kohlensäure nur auf diesem Wege verlorengegangen sein. So wird durch diese Versuche der letzte Zweifel an der Resorption der Kohlensäure beseitigt. Nur in ihrem Ausmaße gehen die Ergebnisse dieser beiden Arbeiten auseinander. Während HEDIGER die Resorptionsgröße zu rund 200 ccm CO_2 berechnet, kommt KRAMER nur auf etwa 30 ccm pro Minute. Nun ist die Resorptionsgröße allerdings von zahlreichen Faktoren abhängig: Einmal vom Kohlensäuregehalt. Unterhalb einer bestimmten Konzentration, die der CO_2-Spannung der Haut entspricht, tritt sogar eine Umkehr, d. h. eine Kohlensäureausscheidung aus dem Körper in das Badewasser (HEDIGER) bzw. die umgebende Luft ein. Weiter spielt der Salzgehalt eine Rolle (KRAMER), vor allem aber die Hautdurchblutung (HEDIGER, KRAMER). So wirkt Hyperämisierung (Bestrahlung, Senfpackung) fördernd, während Anämisierung (Adrenalin) hemmt (s. Abb. 223 u. 224).

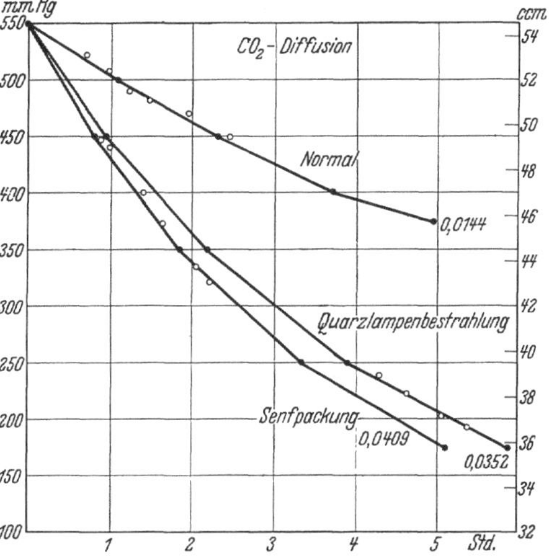

Abb. 223. Resorptionsbeschleunigung durch Hyperämisierung. (Rascheres Absinken des CO_2-Gehaltes des Badewassers.)

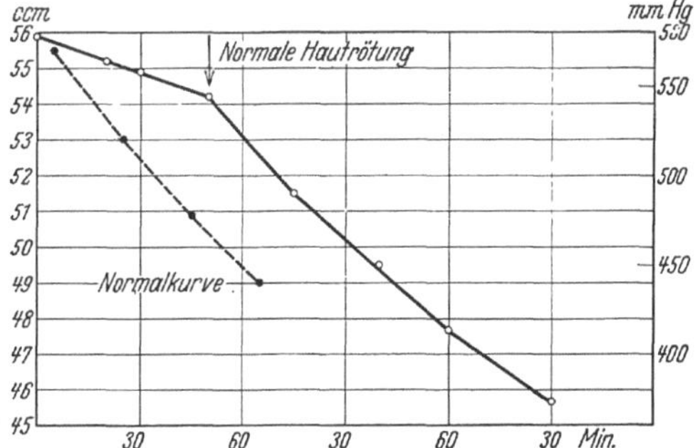

Abb. 224. Resorptionsverzögerung durch Adrenalinanämie.

Abb. 223 und 224. Abhängigkeit der percutanen CO_2-Resorption von der Hautdurchblutung. (Nach KRAMER.)

In welcher Form wird die Kohlensäure nun aber resorbiert, als Gas oder in Wasser gelöst? v. DALMADY stellte die Theorie auf, daß nur gasförmiges Kohlendioxyd aus den der Haut ansitzenden Bläschen resorbiert werden könnte, und zwar auf Grund des hohen Innendruckes dieser Bläschen. Dem stehen jedoch experimentelle Ergebnisse von verschiedener Seite entgegen. So fand HEDIGER, daß auch aus Wasser mit verhältnismäßig niedrigem Kohlensäuregehalt, in welchem es nicht zur Bläschenbildung kommt, eine Resorption statthat und JECKEL fand in Modellversuchen mit tierischen und künstlichen Membranen, daß die Kohlensäurediffusion durch die Bläschenbildung keineswegs gefördert, sondern im Gegenteil sogar gehemmt wird, was durch die Verkleinerung der

Berührungsfläche zwanglos erklärbar erscheint. Auf Grund dieser Ergebnisse müssen wir heute annehmen, daß es vor allem, wenn nicht ausschließlich die gelöste Kohlensäure ist, welche in die Haut übertritt und demgegenüber die Resorption aus den Gasbläschen, wenn eine solche überhaupt zustande kommt, völlig in den Hintergrund tritt. Im gleichen Sinne sprechen die Befunde über die Resorption aus dem Gasbad. Diese bleibt hinter der aus dem Kohlensäurebad weit zurück und wird durch Erhöhung der Feuchtigkeit des Gases oder der Haut (Schweißbildung) — also günstige Lösungsbedingungen — wesentlich gefördert (GROEDEL, COBET und v. HAEBLER).

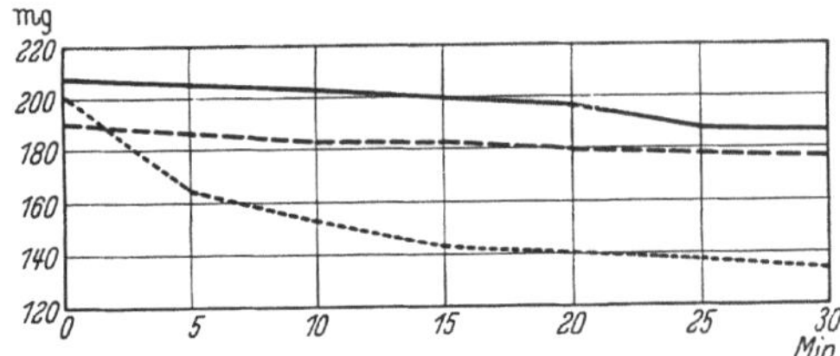

Abb. 225. Abnahme des CO_2-Gehaltes des Badewassers in der Wanne (mg pro 100 ccm). —— Natürliches CO_2-Bad, Altheide; ---- natürliches CO_2-Thermalbad, Ems; ······· künstliches CO_2-Bad. (Nach v. D. HEIDE.)

Durch das Entweichen von Gasblasen erleidet das Bad allmählich einen Kohlensäureverlust (v. d. HEIDE), der sich aber in solchen Grenzen hält, daß er sich nicht unangenehm bemerkbar macht. Künstliche Kohlensäurebäder verhalten sich zum Teil anders und zeigen manchmal eine rapide Abnahme (v. D. HEIDE, PEYER). Die Schwankungen des Kohlensäuregehaltes in nicht besetzten Bädern zeigt Abb. 225.

Diese aus dem Bade entwichene Kohlensäure interessiert uns aber nicht nur als Verlust des Badewassers, wichtiger noch ist deren Anreicherung in der Luft. Infolge ihrer Schwere im Verhältnis zur Luft bleibt sie zu einem Großteil unmittelbar über der Wasseroberfläche liegen und reichert sich besonders die Luftschicht, aus welcher der Badende seine Atemluft bezieht, verhältnismäßig leicht mit Kohlensäure an. Deshalb ist die Zusammensetzung dieser Luftschicht für uns von größter Bedeutung. Eingehende Kenntnisse hierüber — wenigstens im unbesetzten Bad — verdanken wir ebenfalls v. DER HEIDE. Einige Zahlen, die in einer Höhe von 7 cm über dem Wasserspiegel gewonnen sind, geben wir in Tabelle 257 wieder:

Tabelle 257. Kohlensäuregehalt der über dem Bade lagernden Luftschicht. (Nach v. DER HEIDE.)

Min.	Volumprozent CO_2					
	Nauheim, Sprudel XII 34,6°	Nauheim, Sprudelstrombad 30,8°	Ems 32°	Altheide ohne Abfächeln 32°	Altheide mit Abfächeln 32°	künstliches CO_2-Bad 32°
0	0,57	1,59	0,42	40,0	0,48	5,82
5	0,78	1,42	0,55	30,0	0,54	7,22
10	0,61	1,22	0,90	21,1	0,61	9,15
15	0,95	1,48	0,98	19,5	0,89	10,22
20	1,31	1,54	1,34	11,1	1,22	15,25
25	1,25	1,80	1,74	5,3	1,70	17,23
30	1,19	1,75	2,13	4,0	2,03	19,28

Wie der Versuch in Altheide (Spalte 5) zeigt, kann es bei Bereitung des Bades zu einer heftigen plötzlichen Kohlensäureentwicklung kommen — bewirkt durch die Erwärmung oder Druckentlastung — was zu einer starken Kohlensäureanreicherung der über der Wasseroberfläche lagernden Luft führt. Wir sehen weiter, daß diese Kohlensäure bei Vermeidung von Luftströmungen nur sehr langsam verschwindet. In diesem Zustande ist diese Luftschichte als Atemluft völlig unbrauchbar. Wir können sie aber durch Abschlagen oder

Abfächeln mit einem Handtuch leicht entfernen und sehen in der nächsten Spalte, daß wir dann zu ganz anderen Werten kommen. Jetzt geht die weitere Kohlensäureentwicklung sehr viel langsamer vor sich, so daß auch nur annähernd ähnliche Werte während der ganzen Badezeit überhaupt nicht mehr zustande kommen. Der Erfolg dieses Abfächelns ist also nicht etwa nur ein vorübergehender, sondern ein dauernder. Bei den Kohlensäurethermen (Nauheim und Ems) blieb diese anfängliche stürmische Kohlensäureentwicklung überhaupt aus, ein Zeichen dafür, daß wir sie in erster Linie auf die Erwärmung des Wassers zurückführen können. Wir kommen hier von vornherein zu ganz ähnlichen Werten, wie bei Altheide nach Abfächeln. Auch das Sprudelstrombad stellt sich trotz der ständigen Frischwasserzufuhr auf einen konstanten Wert ein, der etwa dem der anderen Bäder am Ende der Badezeit entspricht.

Ganz anders beim künstlichen Kohlensäurebad. Hier machte sich der rasche Kohlensäureverlust des Badewassers (s. oben) in der untersuchten Luftschicht in etwa 10mal höherem Ausmaße geltend. Ein einmaliges Abfächeln wäre hier zwecklos, weil die starke Kohlensäureentwicklung ständig weitergeht.

Diese Zahlen, die an der unbenutzten Wanne gewonnen sind, haben natürlich keine absolute Gültigkeit. Durch jede Luftbewegung, vor allem aber schon durch die Anwesenheit des Patienten selbst, seine Atemtätigkeit und seine willkürlichen Bewegungen erleiden sie eine Abnahme. Immerhin aber ergeben uns diese Versuche wichtige Anhaltspunkte. Müssen doch die Unterschiede schließlich auch so im gleichen Verhältnis zutage treten, wenn auch das absolute Ausmaß durch die stärkere Vermischung verringert wird.

Jedenfalls müssen wir nach diesen Ergebnissen auch mit einer gewissen *Kohlensäureinhalation* während des Bades rechnen. Diese dürfen wir aber nicht einfach als eine weitere Steigerung der Wirkung der durch die Haut resorbierten Kohlensäure ansehen, geschweige denn etwa die inhalierte und resorbierte Kohlensäure einfach addieren. Vielmehr müssen wir die auf diesen beiden Wegen aufgenommene Kohlensäure grundsätzlich auseinanderhalten. Ihre Wirkung auf den Körper dürfte eine völlig verschiedene sein. Die Allgemeinwirkung von der Blutbahn aus ist gewiß identisch, auf welchem Wege immer die Resorption auch erfolgt ist. Bevor es aber soweit kommt, hat die Kohlensäure am Resorptionsort selbst reichlich Gelegenheit zu Lokalwirkungen oder auch von hier aus ausgelösten Allgemeinwirkungen. So müssen wir denn den Angriffspunkt der aus dem Badewasser resorbierten Kohlensäure in die Haut verlegen. Entsprechend dem Kohlensäuregefälle müssen wir annehmen, daß es hier lokal zu einer Kohlensäureanreicherung kommt, wie wir sie durch Kohlensäureinhalation überhaupt nicht oder doch nur bei Einatmung großer toxischer Dosen erzielen könnten. Und die therapeutisch wichtigsten Wirkungen des Kohlensäurebades, die Kreislaufwirkungen werden bestimmt zum Großteil peripher ausgelöst. Dagegen gelangt die inhalierte Kohlensäure sehr rasch in die Blutbahn. Folglich wird bei ihr die resorptive Allgemeinwirkung im Vordergrund stehen, die bei der langsam durch die Haut resorbierten sicherlich ganz in den Hintergrund tritt, wenn sie überhaupt zustande kommt. Denn der langsamen Aufnahme steht die prompte Ausscheidung durch Exhalation gegenüber, so daß von einer auch nur irgendwie nennenswerten Anreicherung der Kohlensäure in Blut und nicht lokal beeinflußten Geweben gar keine Rede sein kann. Eine Überdosierung erscheint auf diesem Wege also ausgeschlossen. Anders bei der Inhalation. Hier kann es sehr rasch zu Allgemeinwirkungen kommen und eine zu starke Kohlensäureinhalation ist unter allen Umständen unerwünscht. So muß es unser Bestreben sein, eine solche einzudämmen. Nur bis zu einem gewissen Grade mag die Anregung des Atemzentrums erwünscht erscheinen.

b) Wirkungen auf den Kreislauf.

Von Benecke in die Kreislauftherapie eingeführt stehen die Kohlensäurebäder heute in erster Linie als Herzheilbäder in Verwendung. Deshalb müssen wir denn auch die Kreislaufwirkungen als die therapeutisch wichtigsten dieser Bäder ansehen. Bilden sie doch die Grundlage, auf welcher sich ihre therapeutische Anwendung aufbaut.

Eine augenfällige Wirkung auf das Blutgefäßsystem haben wir bereits in der starken Hautrötung kennengelernt, welche das Kohlensäurebad auslöst. Wir haben gesehen, daß es sich hierbei um eine spezifische Kohlensäurewirkung handelt, welche auch bei indifferenter Badetemperatur, also unter Ausschaltung von Wärmewirkungen zustande kommt. Diese Hautrötung zeigt einen ausgesprochenen lokalen Charakter und tritt nur an den Stellen auf, welche unmittelbar mit dem kohlensäurehaltigen Wasser in Berührung stehen. Mit der Wasseroberfläche schneidet sie haarscharf ab (Goldscheider). Dieses Verhalten

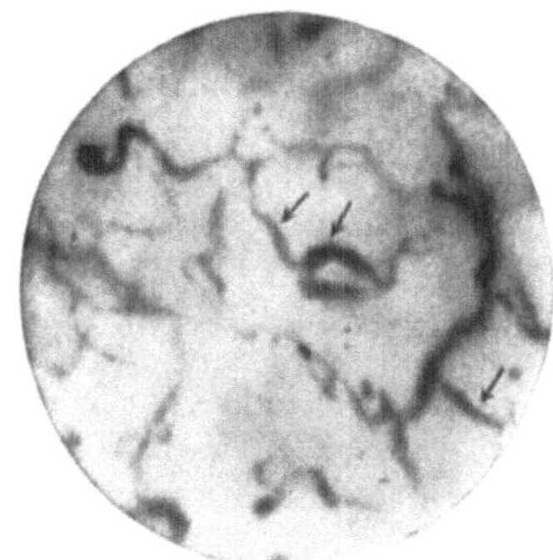

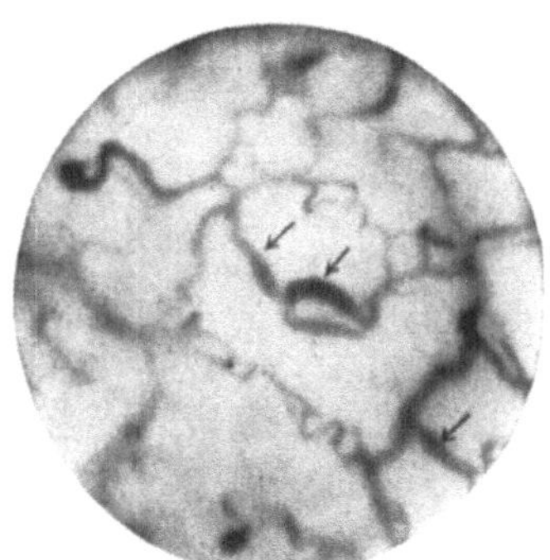

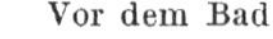

Vor dem Bad. Nach dem Bad.

Abb. 226. Erweiterung der Hautcapillaren im Kohlensäurebad. (Nach Benatt und Hönighaus.)

zeigt uns schon, daß diese Reaktion zweifellos peripher bedingt sein muß und nicht etwa auf reflektorischem Wege zustande kommt. Im übrigen hat diese Hautrötung starke Ähnlichkeit mit der Gefäßerweiterung auf Wärmereize hin, auch im capillarmikroskopischen Bild (Benatt und Hönighaus). So liegt die Vermutung nahe, ihr Zustandekommen auf analoge Weise, wie die Wärmehyperämie zu erklären, von welcher wir gesehen haben, daß sie durch vermehrte Bildung vasodilatatorischer Stoffe in der Haut ausgelöst wird (Abschn. IV 1 a). Die Ansicht, daß auch das Kohlensäurebad die Bildung solcher Inkrete anregt, wurde gestützt durch einen Versuch Bornsteins, bei welchem die Hyperämie in einem gestauten Arm intensiver und anhaltender auftrat, als bei normaler Zirkulation, was durch den fehlenden Abtransport der gebildeten Inkrete (Anreicherung) erklärt werden kann. Und in Fortführung dieser Versuche hat Scheiner eine sichere Zunahme des Gehaltes des Serums an histaminartig wirkenden Stoffen im Kohlensäurebad mit der Quaddelprobe bewiesen und Gribner am Kaninchenohr bestätigt.

Über das nähere Verhalten der Hautgefäße unter Einwirkung der Kohlensäure gibt uns vor allem die capillarmikroskopische Beobachtung Aufschluß. Dabei fiel vor allem stets eine beschleunigte vollkörnige Strömung auf (O. Müller, Hirsch). Es schießen zahlreiche neue, d. h. vorher blutleere und daher unsichtbare Capillaren auf. So beobachtete L. Fischer z. B. in einem Falle vor dem Bade 12 bis 15 enge Capillaren im Gesichtsfeld, im Kohlensäurebad dagegen 30 bis 40 zum Teil erweiterte. Zu ähnlichen Werten kam auch Jeckel. Die Erweiterung der einzelnen Capillare scheint bei direkter Beobachtung schwierig feststellbar zu sein, läßt sich aber photographisch mit Sicherheit nachweisen, wie BENATT und HÖNIGHAUS zeigen konnte (Abb. 226). Nur bei aneurysmaartig erweiterten Gefäßen kam es im Gegenteil zu einer Verengerung bei gleichzeitiger Behebung der Stase und starker Strömungsbeschleunigung. Oft kommt auch der vorher nicht sichtbare subpapilläre Venenplexus zum Vorschein (HIRSCH, FISCHER).

Aus all diesen Beobachtungen ersehen wir, daß an den lokalen Reaktionen der Haut auf das Kohlensäurebad das Blutgefäßsystem maßgeblich beteiligt ist. Hier kommt es zu einer mächtigen Erweiterung der Strombahn mit starker Beschleunigung der Blutströmung. Dieser Teil des Gefäßapparates wird also zweifellos durch Kohlensäurebäder stark beeinflußt, und zwar nach einer ganz bestimmten, wohlbekannten Richtung hin.

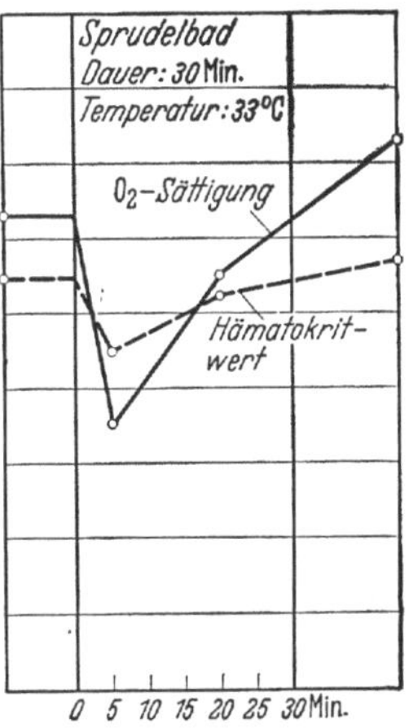

Abb. 227. Blutverdünnung im CO_2-Bad durch Plasmaeinstrom. (Nach VORWERK.)

Wenn wir nun den Gesamtkreislauf ins Auge fassen, muß man zunächst eigentlich annehmen, daß sich derartige Veränderungen auch hier in irgendeiner Weise bemerkbar machen. So einfach, wie bei den unmittelbaren peripheren Wirkungen liegen hier die Verhältnisse allerdings nicht. Vielmehr müssen wir neben den direkten Rückwirkungen dieser lokalen Veränderungen noch eine Reihe weiterer Faktoren in Rechnung stellen. Einmal wissen wir, daß lokale Veränderungen in der Weite der Strombahn durch eine entgegengesetzte Reaktion in anderen Gefäßbezirken kompensiert werden können und bei starken Änderungen in größeren Gefäßbezirken eine solche Kompensation zur Aufrechterhaltung einer normalen Zirkulation direkt notwendig ist. Für die peripheren Gefäßgebiete ist es insbesondere das Splanchnicussystem, welches diese Regelung übernimmt und daher in seiner Weite mit den Hautgefäßen im allgemeinen in einem Antagonismus steht (DASTRE, MORAT). Diese kompensatorische Verengerung muß aber durchaus nicht stets in genau dem gleichen Ausmaß einsetzen, wie die primäre Gefäßreaktion. Gewisse Veränderungen in der Weite der Gesamtstrombahn können also trotzdem eintreten, und zwar sowohl in der Richtung der ursprünglichen Reaktion, wie auch in entgegengesetzter. Die kompensatorische Gegenreaktion kann also in ihrem Ausmaß hinter dem der primären Reaktion zurückbleiben oder es kann zur Überkompensation kommen.

Andererseits muß aber eine lokale Erweiterung nicht immer so streng lokalisiert bleiben. Gerade dadurch, daß sie durch Bildung gefäßerweiternder Stoffe hervorgerufen wird, besteht die Möglichkeit einer gewissen Fernwirkung durch Abtransport dieser Stoffe, wenn auch gegenüber dem Ursprungsort in abgeschwächtem Ausmaße. Über das Verhalten der tieferen peripheren Gefäße gehen die Meinungen auseinander. O. MÜLLER fand plethysmographisch eine Verengerung und L. FISCHER eine Tonussteigerung, während HIRSCHFELD, wie STRASBURGER und seine Mitarbeiter (MEYER) eine Erweiterung beobachteten. Auch GUILLEAUME nimmt eine Erweiterung des ganzen arteriellen Systems an. Im gleichen Sinne sprechen auch Versuche von VORWERK, die in einer anderen Richtung liegen. Er fand im Kohlensäurebad zum Unterschied vom Wasserbad eine Abnahme des Hämatokritwertes und der Sauerstoffsättigungskurve des Blutes, was für Einstrom von Gewebsplasma oder erythrocytenärmerem Depotblut in die Blutbahn spricht (Abb. 227). Diesen Einstrom müssen wir als Anzeichen einer Erweiterung der Strombahn ansehen, welchem ebenfalls wieder eine kompensatorische Bedeutung zukommt. Denn durch ihn wird auch in der erweiterten Strombahn Füllung und Druck auf der notwendigen Höhe erhalten. Dagegen sind EHRENWALL und WACHTER beim Versuch, die zirkulierende Blutmenge direkt zu bestimmen, nicht zu eindeutigen Ergebnissen gekommen.

Neben den peripheren Kohlensäurewirkungen nebst deren Rückwirkung auf den Gesamtkreislauf müssen wir aber auch an die Möglichkeit einer direkten zentralen Wirkung denken. Die geringen Mengen der vom Bade aus resorbierten Kohlensäure fallen hierfür weniger ins Gewicht, als vor allem die allenfalls eingeatmete CO_2. Weiter dürfen wir nicht vergessen, daß im Kohlensäurebad außer

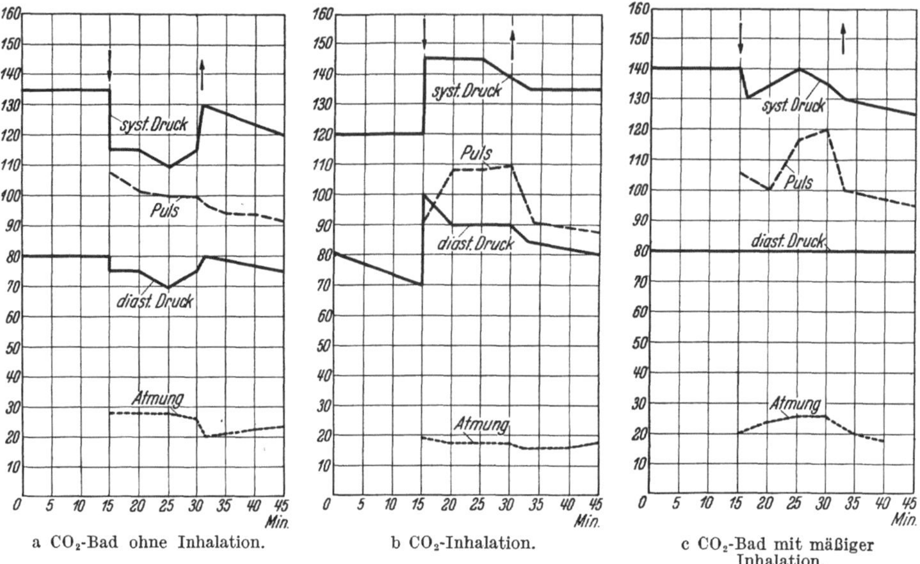

a CO_2-Bad ohne Inhalation. b CO_2-Inhalation. c CO_2-Bad mit mäßiger Inhalation.

Abb. 228a—c. Einfluß von CO_2-Bad und CO_2-Inhalation auf Blutdruck, Puls und Atmung. (Nach PARADE.)

der Kohlensäure auch noch andere Faktoren wirksam sind, die wir bei Besprechung der allgemeinen Bäderwirkungen bereits kennengelernt haben. Vor allem spielen hier thermische Reize eine außerordentlich wichtige Rolle, aber auch der hydrostatische Druck und die Salze. Für die Salzwirkungen wieder kann auch der Kohlensäuregehalt selbst bedeutungsvoll werden. Einmal hängt die Ionendurchlässigkeit der Haut vom p_H der Badeflüssigkeit ab und so kann sich die sauere Reaktion der Kohlensäurebäder (p_H um 6) bemerkbar machen. Scheinbar unabhängig davon vermag aber die Kohlensäure das Resorptionsvermögen der Haut für die verschiedensten Stoffe zu steigern (FRESENIUS und DICK, EIMER). Vielleicht kann man diese Wirkung als Folge der besseren Hautdurchblutung ansehen.

So ist denn der Gesamteffekt des Kohlensäurebades erst die Resultierende aus einer ganzen Reihe von Einzelwirkungen. Wenn wir dies bedenken, werden wir verstehen, daß eine Wirkung so komplexer Natur nicht immer so klar und eindeutig zutage treten muß, wie etwa die direkte Wirkung irgendeines bestimmten Stoffes auf ein bestimmtes Organ, etwa das Herz, weiter, daß man unter verschiedenen Versuchsbedingungen unter Umständen zu verschiedenen Resultaten gelangen kann, wie z. B. O. MÜLLER und STRASBURGER und deren Schulen, je nachdem der eine oder andere Faktor gerade überwiegt.

Vor allem O. MÜLLER hat dies erkannt, daß es nicht eine einheitliche, ein für allemal feststehende Wirkung des Kohlensäurebades gibt, sondern die Wirkung weitgehend von physikalischen Faktoren, besonders von der Wärme mitbestimmt wird. So hängt beispielsweise die Veränderung des Blutdruckes analog wie bei Süßwasserbädern in erster Linie von der Temperatur des Bades ab. Warme und kalte Kohlensäurebäder verhalten sich hier also geradezu entgegengesetzt. Demgegenüber hält O. MÜLLER den spezifischen Einfluß der Kohlensäure auf den Blutdruck für geringfügig. Sie soll in einer leichten Tendenz zur Blutdrucksteigerung zum Ausdruck kommen, GROEDEL u. a. sehen wieder in einer Blutdrucksteigerung eine typische Wirkung des Kohlensäurebades. Hingegen fand STRASBURGER auch bei indifferenter Temperatur, manchmal sogar

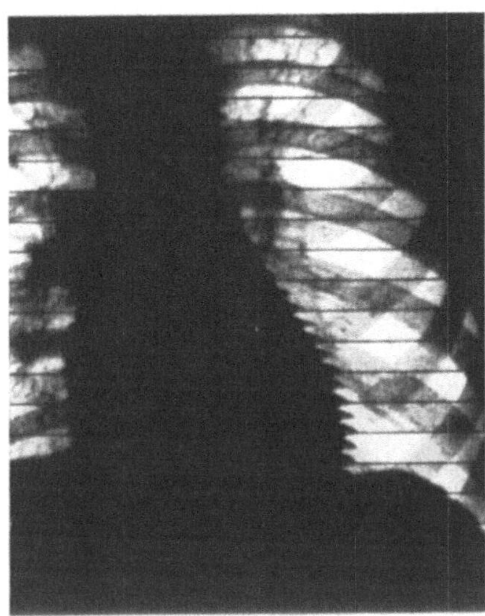

a Vor dem Bad.

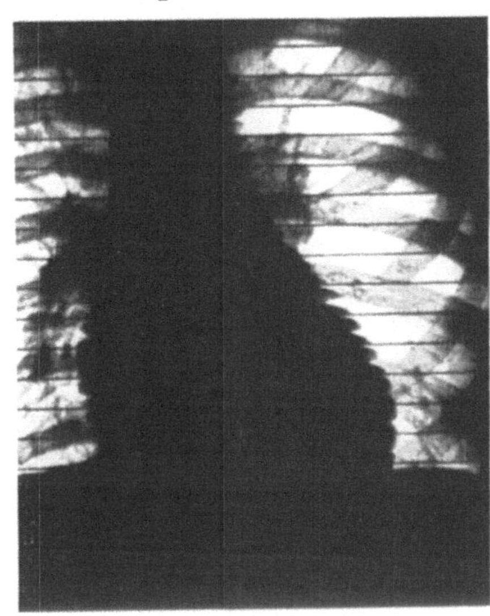

b Im CO_2-Bad.

Abb. 229a und b. Herzkymogramm im CO_2-Bad. (Nach KNÖLLE.)

bei kühlen Kohlensäurebädern eine Blutdrucksenkung oder doch einen geringeren Anstieg, als bei gleich temperierten Wasserbädern und schreibt der Kohlensäure eine blutdrucksenkende Wirkung zu, ebenso FELLNER, BISCHOFF und PAETSCH u. a. Bei Kreislaufkranken fanden LANGE und STÖRMER wie LANGEBARTELS eine Herabsetzung des pathologisch erhöhten Blutdruckes. Nun hat PARADE darauf aufmerksam gemacht, daß wir bei der Wirkung der Kohlensäure auf den Blutdruck zwei Angriffspunkte unterscheiden müssen: Die zentrale erregende und blutdrucksteigernde Wirkung bei Kohlensäureinhalation und die periphere Wirkung von der Haut aus, welche zur Blutdrucksenkung führt und immer dann zustande kommt, wenn wir die Inhalation ausschalten (Abb. 228). Auch KURA hat diese gegensätzliche Wirkung von Bad und Inhalation bestätigt.

Je nach dem Grade der Inhalation wird in der Praxis die eine oder die andere Wirkung das Übergewicht erhalten. Bei natürlichen Kohlensäurebädern ist die Inhalation bei sachgemäßer Badetechnik so gering, daß hier die periphere Wirkung das Bild beherrscht. Als für Kohlensäurebäder charakteristisch müssen wir demnach die peripher bedingte Blutdrucksenkung ansehen. Anders bei unzweckmäßiger Badbereitung und vor allem bei manchen künstlichen Kohlensäurebädern. Hier kommt es oft zu einer stürmischen Kohlensäureentwicklung, welche zu reichlicher Inhalation Gelegenheit gibt (PEYER, GOLLWITZER-MEIER). Diese führt zu einer Unstetigkeit von Atmung und Gaswechsel, welche die Beruhigung, die im natürlichen Kohlensäurebad eintritt, nicht aufkommen läßt und sich wohl auch auf den Kreislauf auswirken dürfte (GOLLWITZER-MEIER).

Der Blutdruck war bereits eine Größe, welche nicht nur von Weite und Wandspannung der Gefäße, sondern auch von der Herztätigkeit mitbestimmt wird. So kommen wir zur Frage der Einwirkung des Kohlensäurebades auf das *Herz* selbst.

Zur Beurteilung von Größe und Lage des Herzens stützen wir uns heute ausschließlich auf die Röntgenaufnahme und das Röntgenkymogramm, welches für Aufnahmen im Bad von BOEHM und EKERT ausgebaut wurde. Ältere Angaben ohne Röntgenkontrolle können wir übergehen. Direkt wirkt auf den Thoraxraum zunächst der hydrostatische Druck des Badewassers ein und so sehen wir denn auch im Kohlensäurebad die gleichen Veränderungen wie im Süßwasserbad: Es kommt zu einer deutlichen Verbreiterung des Herzschattens und Bewegungsarmut am linken wie am rechten Ventrikelrand (EKERT, KNÖLLE, Abb. 229). Die Verbreiterung ist wohl in der Hauptsache als eine Lageveränderung, nicht eine Größenveränderung des Herzens zu deuten und auf mechanische Faktoren, wie Lageverschiebung des Zwerchfells und Veränderung des Atemtyps zurückzuführen (GROEDEL, EKERT). Als Folge der Pulsverlangsamung (s. unten) und damit der verlängerten Füllungszeit des Herzens muß zwar eine größere diastolische Füllung und damit auch eine Volumzunahme angenommen werden (GROEDEL, GOLLWITZER-MEIER), jedoch in sehr bescheidenem und wohl kaum meßbarem Ausmaße. Erkennbare Unterschiede gegenüber dem Wasserbad konnte KNÖLLE nicht feststellen und im Kohlensäuregasbad — also bei Ausschaltung der mechanischen Einflüsse des Badewassers — trat überhaupt keine sichtbare Wirkung ein (KNÖLLE).

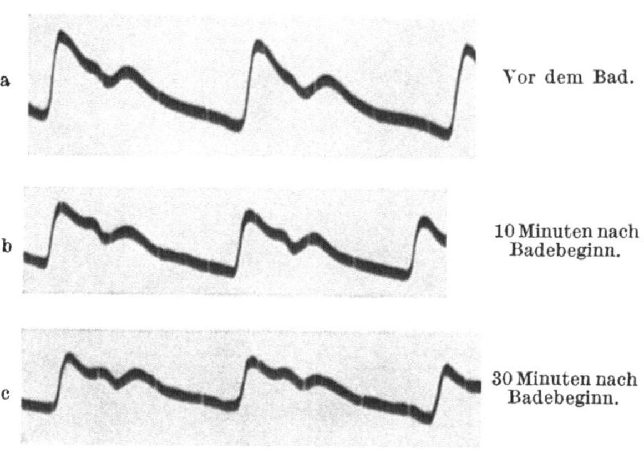

Abb. 230a—c. Pulskurve der Arteria radialis im Kohlensäuresolbad von 33°, Nauheimer Sprudel XII. (Nach L. FISCHER.)

Die Frequenz des Herzschlages wird wieder in erster Linie von der Badetemperatur bestimmt (O. MÜLLER). Daneben aber macht sich eine spezifische Kohlensäurewirkung im Sinne einer Pulsverlangsamung bemerkbar (PARADE und WEBER, L. FISCHER, Abb. 230), welche auch eine Nachwirkung erkennen läßt (O. MÜLLER). PARADE und WEBER führen auch diese spezifische Wirkung der Kohlensäure im Grunde auf eine Temperaturwirkung zurück, welche durch das Sinken der Bluttemperatur infolge der erhöhten Wärmeabgabe (s. S. 548) und deren Einwirkung auf den sehr temperaturempfindlichen Sinusknoten zustande kommt. Bemerkenswert ist, daß die Herztätigkeit nicht in ihrem ganzen Ablauf gleichmäßig verlangsamt wird, sondern in indifferenten und kühlen Kohlensäurebädern die Systole und innerhalb dieser wieder die Austreibungszeit des Herzens in höherem Maße verlängert wird, als der Pulsverlangsamung entspricht (BARTUSSEK).

Die Umstellung der Herztätigkeit ist nicht nur für das Herz selbst, sondern auch rückwirkend wieder für den Kreislauf von Bedeutung. Das größte Interesse lenkt hier die *Auswurfsmenge* des Herzens auf sich. Auch diese unterliegt wieder Temperatureinflüssen und wir müssen uns hier auf das thermoindifferente Bad beschränken, bei welchem die spezifische Kohlensäurewirkung am reinsten zum Ausdruck kommt. Hier findet sich eine Erhöhung des Schlagvolumens wie des Minutenvolumens (BORNSTEIN, BUDELMANN, RÖNNEL, KROETZ und WACHTER, GOLLWITZER-MEIER, LILJESTRAND und MAGNUS), welche die im indifferenten Wasserbad leicht übersteigt:

Tabelle 258. Einfluß des Kohlensäurebades auf das Minutenvolumen und Schlagvolumen. (Nach KROETZ und WACHTER.)

Nr.	Minutenvolumen			Schlagvolumen		
	vor dem Bad	im Bad	Änderung %	vor dem Bad	im Bad	Änderung %
1	3,52	4,53	+29	51,6	62,8	+21
2	3,23	4,23	+31	47,5	62,2	+31
3	3,31	3,49	+ 5	48,4	58,0	+20
4	3,17	5,15	+62	52,8	85,8	+62
5	4,27	4,59	+ 7	59,3	67,3	+13
6	3,48	4,32	+24	58	83	+43
7	3,02	4,35	+44	50,3	77,6	+54

Als Mittelwerte für diese Steigerung geben KROETZ und WACHTER 31 bis 34% gegenüber 20 bis 24% beim indifferenten Wasserbad an, LILJESTRAND und MAGNUS 52% und GOLLWITZER-MEIER findet Werte bis zu 28%. Kohlensäureinhalation erwies sich nach BORNSTEIN, BUDELMANN und RÖNNEL in dieser Beziehung als unwirksam und so führt BORNSTEIN die Beeinflussung der Herzmechanik durch das Kohlensäurebad ausschließlich auf die peripheren Kohlensäurewirkungen zurück. An Herzkranken stellte BUDELMANN fest, daß sich deren Minutenvolumen im Kohlensäurebad ebenso verhält, wie bei Gesunden, solange sie kompensiert sind. Bei Dekompensierten dagegen wurde die Steigerung der Auswurfsmenge vermißt (Tabelle 259).

Für das kranke, geschwächte oder gar schon an der Grenze seiner Leistungsfähigkeit angelangte Herz ist von besonderer Bedeutung die Frage, *welche Ansprüche das Kohlensäurebad an das Herz* stellt. Und so stand denn auch diese Frage schon seit langer Zeit im Mittelpunkt des Interesses. Der erste war wohl

Tabelle 259. Verhalten des Minutenvolumens bei Herzkranken im Kohlensäurebad. (Nach BUDELMANN.)

Pat.	Herzfehler		Minutenvolumen	
			vor dem Bad	im Bad
Mo.	Normal		3,4	4,6
Ja.	Hypertonie	kompens.	3,28	5,06
l'Arr.	Aorteninsuffizienz	kompens.	3,02	4,64
Gü.	Mitralstenose	dekomp.	4,76	4,00
Hi.	Hypertonie, Aortitis	dekomp.	4,35	4,27

SCHOTT, der die allgemeine Aufmerksamkeit hierauf lenkte, indem er das Kohlensäurebad als eine „Turnstunde für das Herz" betrachtete, mithin sein Wesen in einer ausgesprochenen Übungstherapie erblickte. Auch O. MÜLLER nahm entsprechend seinen Anschauungen über eine Verengerung der Gefäße und Blutdrucksteigerung eine Mehrbelastung des Herzens an, die sich im Sinne einer Übungstherapie auswirken kann. STRASBURGER hingegen glaubte diese Frage nicht mehr auf einen so einheitlichen Nenner bringen zu können, sah vielmehr eine Beeinflussung durch die Kohlensäure nach zwei Richtungen hin: Zentral am Herzen eine Leistungssteigerung, dabei aber peripher eine Herabsetzung der Widerstände, also eine Erleichterung der Herzarbeit. Und in einem ähnlichen Sinne vergleichen GROEDEL wie LIVSCHITZ das Kohlensäurebad mit der Wirkung der Digitalis. Andere wieder sehen gerade wieder die Verminderung der Widerstände als das Ausschlaggebende an und fassen demnach das Kohlensäurebad als eine Schonungstherapie des Herzens auf (LAQUEUR).

Wesentlich gefördert wurde neuerdings die Klärung dieser Frage durch GOLLWITZER-MEIER unter Heranziehung der neueren Ergebnisse und kreislaufphysiologischer Erkenntnisse. Nach ihr müssen wir hier dreierlei unterscheiden: Den Nutzeffekt für den Kreislauf, die absolute physikalische Herzarbeit und den zu deren Bewältigung erforderlichen physiologischen Arbeitsaufwand. Der Nutzeffekt wird dargestellt durch das Minutenvolumen und ist, wie wir gesehen haben, im Kohlensäurebad zweifellos erhöht. Doch bewegt sich diese Steigerung in bescheidenem Ausmaße (etwa 30%), nicht mehr, wie bei ebenem Gehen oder langsamem Steigen. Von einer besonderen Herzübung kann dabei eigentlich nicht die Rede sein.

Die geleistete physikalische Herzarbeit ergibt sich aus der ausgeworfenen Blutmenge und dem Widerstand. Bei gleichbleibendem Widerstand müßte sie also proportional dem Minutenvolumen steigen. Nun sinkt aber gleichzeitig der Widerstand — dargestellt durch den Blutdruck — im allgemeinen ab. Dadurch muß die Zunahme der absoluten Herzleistung durch die Steigerung der Auswurfsmenge zum Teil wieder aufgehoben werden. Der Anstieg der absoluten (physikalischen) Herzarbeit muß also hinter der Steigerung des Minutenvolumens noch zurückbleiben. Unter Umständen wird sie überhaupt nicht ansteigen, und zwar dann, wenn die prozentuale Blutdrucksenkung ebenso groß ist, wie die Steigerung des Minutenvolumens.

Der physiologische Arbeitsaufwand ist aber außer von der geleisteten physikalischen Arbeit auch von den Bedingungen abhängig, unter welchen diese Arbeit geleistet wurde, also von der Art der Herztätigkeit. So stellt die Überwindung eines höheren Druckes eine größere Anforderung an das Herz, als eine entsprechende Steigerung der Auswurfsmenge (GOLLWITZER-MEIER und KRÜGER). Da im Kohlensäurebad nun aber eine Verschiebung der Arbeitsweise des Herzens im Sinne einer Druckentlastung zugunsten einer erhöhten Volumsleistung zustande kommt, wird hierdurch der Anspruch an das Herz bei gleichbleibender physikalischer Arbeit herabgesetzt, bei erhöhter Arbeitsleistung die Steigerung des Anspruchs herabgemildert. Weiter arbeitet das Herz mit um so größerem Sauerstoffverbrauch, also auch mit um so größerem Kraftaufwand, je schneller es schlägt (STARLING). Somit muß auch die Pulsverlangsamung im Kohlensäurebad zur Verminderung des Arbeitsaufwandes für eine bestimmte Leistung führen. Und schließlich wirkt sich im gleichen Sinne auch noch die Erhöhung der Kohlensäurespannung im Blut (GOLLWITZER-MEIER, HÄUSSLER und KRÜGER) aus:

Tabelle 260. Einfluß der Kohlensäurespannung auf den Wirkungsgrad der Herzarbeit. (Nach GOLLWITZER-MEIER, HÄUSSLER und KRÜGER.)

	O_2-Verbrauch		Arbeit		Wirkungsgrad in %
	ccm/Min.	%	kgm/Min.	%	
Vorher	6,3	—	1,06	—	7,7
2 Minuten nach Beginn der CO_2-Beatmung	6,0	— 5	1,07		8,1
3 ,, ,, ,, ,, ,,	5,5	—13	1,04	— 2	8,6
4 ,, ,, ,, ,, ,,	4,9	—22	0,96	— 9	9,0
1 Minute nach Absetzen der CO_2-Beatmung	4,6	—27	0,95	—10	9,4

Alle diese Faktoren wirken sich demnach im gleichen Sinne dahin aus, daß die erhöhte Herzleistung mit einer Erhöhung des Wirkungsgrades verknüpft ist, also nicht zu einer entsprechenden Zunahme der eigentlichen physiologischen Herzarbeit führt. Vielmehr arbeitet das Herz unter ökonomischeren Bedingungen und dadurch wird es ihm ermöglicht, ohne oder doch mit nur unbedeutender Mehrarbeit eine bessere Leistung aufzubringen. Auf Grund dieser Überlegungen kommt GOLLWITZER-MEIER zu dem Schluß, daß es sich beim Kohlensäurebad weder um eine Schonungs- noch um eine Übungstherapie des Herzens handelt. Vielmehr erblickt sie sein Wesen darin, daß es zu einem deutlichen Kreislaufantrieb kommt, welcher aber dank der ökonomischeren Arbeitsweise ohne eine entsprechende Erhöhung des Kraftaufwandes, also ohne entsprechende Mehrbelastung des Herzens zustande kommt. Und hierdurch unterscheidet sich der Kreislaufantrieb durch das Kohlensäurebad wesentlich von dem durch andere Maßnahmen ausgelösten, vor allem von der Wärmehyperämie, welche mit einer erheblichen Herzbelastung verbunden ist. Für den peripheren Kreislauf sind neben diesem allgemeinen Antrieb noch die großen Blutverschiebungen einmal zwischen Haut und inneren Organen, zweitens zwischen Blutdepots und dem eigentlichen Gefäßsystem von großer Bedeutung.

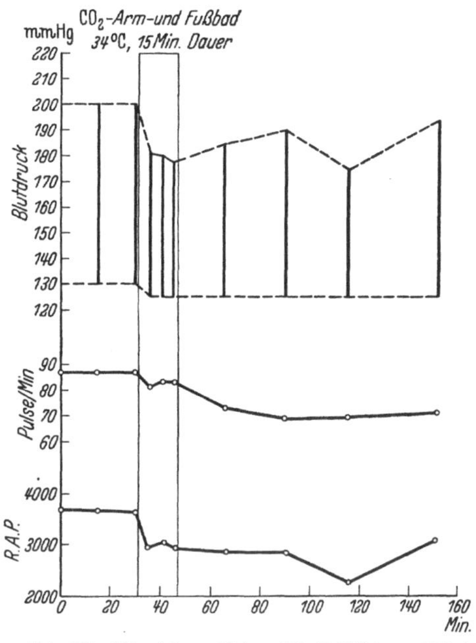

Abb. 231. Einwirkung kleiner CO_2-Teilbäder auf Blutdruck, Puls und Herzminutenvolumen (R.A.P.). (Nach SCHLECHT und KOHBROCK.)

An der Wirkung des Kohlensäurebades sind außer den spezifischen Wirkungen der Kohlensäure auch die mechanischen Faktoren des Wasserbades beteiligt, welche an sich eine gewisse Kreislaufbelastung darstellen. Nun lag der Gedanke nahe, durch Anwendung von *Kohlensäureteilbädern* diese auszuschalten, dennoch aber die spezifischen Kohlensäurewirkungen zu erhalten, wenn auch in abgeschwächtem Maße und so zu einer noch schonenderen Badeform zu gelangen, welche auch schwereren Fällen zugänglich gemacht werden kann, die Vollbäder nicht vertragen. Diesbezügliche Versuche ergaben, daß sich die spezifischen Kohlensäurewirkungen, wie Blutdrucksenkung und Pulsverlangsamung selbst noch mit kleinen Teilbädern, wie Hand- und Fußbädern erzielen lassen (SCHLECHT und KOHBROK, HERRMANN). Dabei läßt das Blutdruckamplituden-Frequenzprodukt im Gegensatz zu Kohlensäurevollbädern auf eine Herabsetzung des Minutenvolumens schließen (HERRMANN). Hier könnte man also schon eher von einer Schonungstherapie sprechen, doch dürfte das Ausmaß zu klein sein, um sich wirklich im Sinne einer Schonung auszuwirken. Nähere Erfahrungen mit solchen Kohlensäureteilbädern stehen noch aus.

c) Allgemeinwirkungen.

Wirkungen auf andere Organsysteme und unspezifische Allgemeinwirkungen treten beim Kohlensäurebad gegenüber den ausgeprägten Kreislaufwirkungen mehr in den Hintergrund. Nicht daß keine Allgemeinwirkungen vorhanden wären. Diese bewegen sich aber im großen und ganzen in der gleichen Richtung, wie bei anderen Badekuren auch und sind weniger für Kohlensäurebäder spezifisch. Deshalb hat man sich auch experimentell wenig mit ihnen beschäftigt. Außerdem aber tritt hier auch die Bedeutung der Kohlensäure gegenüber den festen Mineralstoffen nicht so in den Vordergrund, wie bei den Kreislaufwirkungen und wird oft durch diese überdeckt oder in den Hintergrund gedrängt, so bei den Kohlensäuresolbädern oder den Kohlensäurethermen. Wir werden also auch bei den Kohlensäurebädern mit zahlreichen Wirkungen rechnen müssen, die wir als allgemeine Badewirkungen kennengelernt haben, oder die doch bei Mineralbädern sehr verbreitet sind. Darauf soll hier nicht näher eingegangen, sondern diesbezüglich auf den allgemeinen Teil verwiesen werden. Vielmehr wollen wir uns hier auf die für Kohlensäurebäder spezifischen Wirkungen beschränken.

Ein Umstand muß aber vorerst noch erwähnt werden, die Beeinflussung der Wirkungen anderer Mineralstoffe durch die Kohlensäure. Außer den schon wiederholt erwähnten Kombinationsmöglichkeiten von Wirkungen verschiedener Stoffe, die natürlich auch für die Kohlensäure ihre Geltung hat, gibt es hier zwei ganz bestimmte Einwirkungen. Einmal hat die Kohlensäure Säurecharakter und verleiht dem Badewasser eine schwach sauere Reaktion (p_H um 6). Nun wissen wir aber, daß die Ionendurchlässigkeit der Haut von der Reaktion der Badeflüssigkeit abhängig ist, insbesondere von ihrem Verhältnis zum isoelektrischen Punkt der Haut, welcher im sauren Gebiet liegt (KELLER). Je nach Lage der Reaktion der Badeflüssigkeit diesseits oder jenseits dieses Punktes wird die Haut selektiv für Kationen oder für Anionen permeabel. In sauren Bädern kann die Permeabilität also unter Umständen ganz anders sein, als in neutralen Wässern (KÜHNAU, s. Abschn. IV 1 A).

Zweitens vermag die Kohlensäure das Resorptionsvermögen der Haut für die verschiedensten Stoffen zu erhöhen, wie wir dies im Magen kennengelernt haben. Für die Haut hat dies EIMER mit Salicylsäure und anderen prinzipiell resorbierbaren Stoffen zeigen können. Bei Anwendung natürlicher Heilwässer haben FRESENIUS und DICK für das Radon eine Erhöhung der Resorption aus dem Bad bei Anwendung der kohlensäurehaltigen Radiumwässer von Brambach nachgewiesen. Es scheint sich hier um eine Erhöhung des Resorptionsvermögens der Haut überhaupt zu handeln, die vielleicht mit der Hyperämisierung in Zusammenhang steht und wahrscheinlich allen überhaupt resorbierbaren Stoffen ebenso zugute kommt, wie eine Hyperämisierung der Haut durch physikalische Reize die Resorption der Kohlensäure steigert (Abb. 223, S. 537).

Mehrfach schon sind wir den Beziehungen der Kohlensäure zum Wärmehaushalt und zur Wärmeempfindung begegnet. Wir haben gesehen, daß sie ein ausgesprochenes Wärmegefühl auslöst, selbst bei objektiver Abkühlung der betreffenden Hautpartien. Andererseits muß die Hyperämie aber wieder zu einer wirklichen Erwärmung der Körperoberfläche führen. Die Haut ist also wärmer, als im gleichtemperierten Wasserbad, wenigstens bei indifferenter und kühler Badetemperatur und muß infolge des größeren Wärmegefälles mehr Wärme an das Badewasser abgeben (JACOB). Die Körpertemperatur sinkt daher im indifferenten Kohlensäurebad stärker, als im Wasserbad (v. BASCH und DIETL, LILJESTRAND und MAGNUS, PARADE und WEBER, GOLLWITZER-MEIER), und zwar ohne eine Kälteempfindung auszulösen. Im Gegenteil erzeugt ja die Kohlensäure sogar ein Wärmegefühl. Erst wenn die Körpertemperatur um einen gewissen Betrag gefallen ist, setzt die Wärmeregulation mit einer Gasstoffwechselsteigerung ein (GOLLWITZER-MEIER), welche ein weiteres Absinken verhindert und zu einem Wiederanstieg unter Umständen bis über den Ausgangswert hinaus führt (Abb. 232).

Anders verhält sich bemerkenswerterweise das kühle Kohlensäurebad. Gerade beim Kohlensäurebad kann man ja bei völligem Wohlbefinden bis zu Temperaturen herabgehen, die beim Wasserbad zu ausgesprochenem Frösteln führen würden. Nun sollte man meinen, daß solche Bäder die Körpertemperatur stärker herabdrücken würden als indifferente. Dem ist jedoch nicht so. Sondern hier kommt es trotz Fehlens der Kälteempfindung nach GOLLWITZER-MEIER zu einem kräftigen Einsatz der Wärmeregulation, welche durch eine Gaswechselsteigerung den Temperaturabfall hintanhält oder sogar primär zu einer leichten Temperatursteigerung führt (Abb. 232):

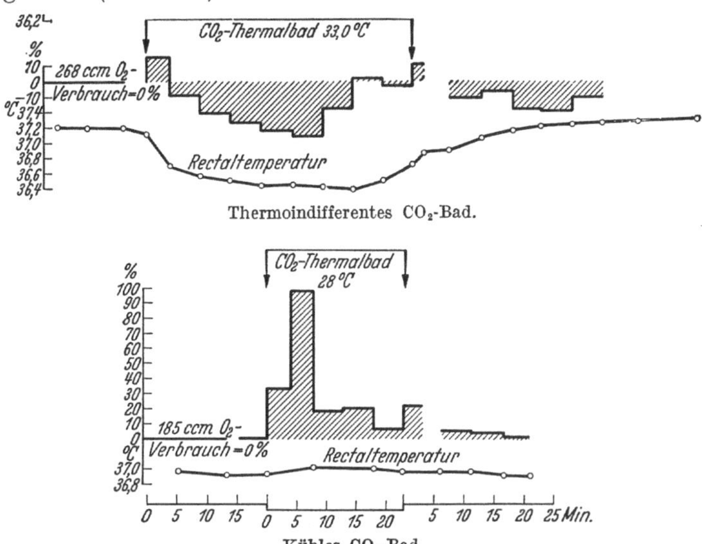

Abb. 232. Verhalten von Körpertemperatur und Gaswechsel im indifferenten und im kühlen Kohlensäurebad. (Nach GOLLWITZER-MEIER.)

Das Verhalten der Atmung im Kohlensäurebad wurde ebenfalls vor allem von GOLLWITZER-MEIER studiert. Daß eine Kohlensäureanreicherung das Atemzentrum erregt, ist allgemein bekannt. Es fragt sich nur, ob es unter den Bedingungen des Kohlensäurebades ohne erhebliche Inhalation bereits zu einer

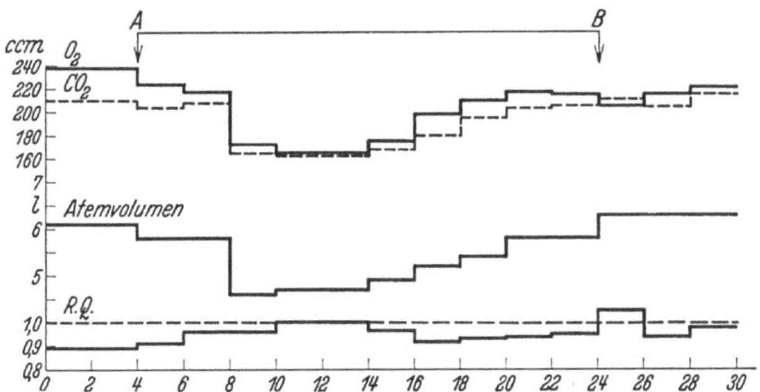

Abb. 233. Verhalten des Atemvolumens und des Gaswechsels im indifferenten Kohlensäurebad. (Nach KRAMER.)

nach dieser Richtung hin wirksamen Anreicherung kommt. Zu Beginn des Bandes fanden GOLLWITZER-MEIER und KRAMER ebenso wie beim Süßwasserbad eine Senkung des Atemvolumens. Ein Anreiz des Atemzentrums ließ sich hier also nicht feststellen, oder es behält doch die entgegengesetzte allgemeine Badewirkung die Oberhand. Allmählich aber steigt im Kohlensäurebad zum Unterschied vom Wasserbad das Atemvolumen wieder an, mit der Zeit scheint also die zentrale Wirkung der Kohlensäure zum Durchbruch zu kommen (Abb. 233).

Eine besondere Beziehung zur Kohlensäure hat vielleicht noch die Niere. Deren Gefäße sollen ja in einer engen Beziehung zu den Hautgefäßen stehen und die Durchblutung der Nieren ist für deren sekretorische Tätigkeit von ausschlaggebender Bedeutung. Andererseits ist hier aber auch eine postresorptive Wirkung nicht ausgeschlossen. Haben wir doch bei den Trinkkuren eine ausgesprochen diuretische Wirkung der Kohlensäure festgestellt. Bei Kohlensäurebädern haben BOJÜGLYSKI und BUCHHOLZ eine Steigerung der Diurese beobachtet.

d) Anwendungsweise der Kohlensäurebäder.

Bei der Verordnungsweise und praktischen Anwendung der Kohlensäurebäder sind eine Reihe von Gesichtspunkten zu beachten, welche sich aus den Besonderheiten des Kohlensäurebades ergeben.

Der Angriffspunkt der Kohlensäure liegt für die therapeutisch wertvollen Wirkungen hauptsächlich in der Haut. Die Kohlensäureinhalation spielt dagegen nur eine untergeordnete Rolle oder sie macht sich, wenn sie stärker in Erscheinung tritt, nur störend bemerkbar. Eine solche müssen wir also hintanzuhalten bestrebt sein. Die Gefahr einer starken Kohlensäureentwicklung ist bei natürlichen Kohlensäurebädern gering und besteht nur unter gewissen Umständen während der Bereitung des Bades, und zwar dann, wenn wir ein stark mit Kohlensäure übersättigtes Wasser in der Wanne erwärmen oder unter Druck vorwärmen, so daß beim Einlauf in die Wanne eine plötzliche Druckentlastung statthat. Eine so entstandene Kohlensäureanhäufung über der Wanne läßt sich aber durch Abschlagen oder abfächeln leicht entfernen. Im übrigen soll die Konstruktion der Wanne dem schon Rechnung tragen. Sie muß so gebaut sein, daß der Patient mehr sitzt als liegt und der Wannenrand soll nicht zu hoch über den Wasserspiegel hinausragen, so daß der Patient seine Atemluft in der Hauptsache aus der Zimmerluft oberhalb des Wannenrandes bezieht. Denn die Kohlensäure, welche wesentlich schwerer ist als Luft, fließt über den Wannenrand nach unten und die darüber befindliche Zimmerluft ist viel reiner, als die unmittelbar über dem Wasserspiegel in der Wanne stehende.

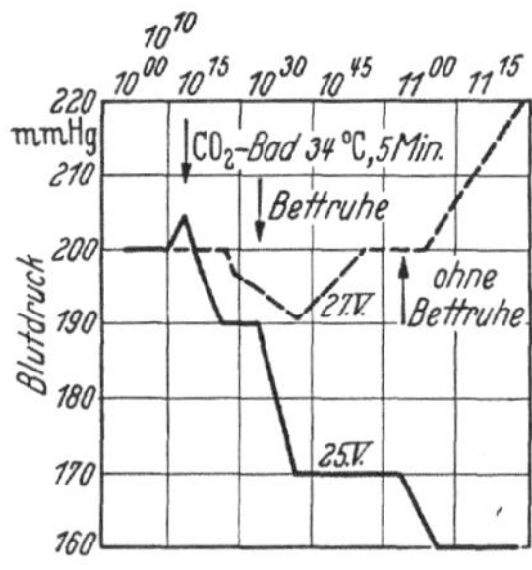

Abb. 234. Verhalten des Blutdruckes nach dem Kohlensäurebad. —— mit Nachruhe und ---- ohne Nachruhe. (Nach FAHRENKAMP.)

Als zweckmäßigste Badetemperatur gilt im allgemeinen die um den Indifferenzpunkt herum, etwa 34 bis 32°. Oft werden Kohlensäurebäder aber auch noch kühler gegeben, etwa bis 28° (BURWINKEL). Dann beginnt man meist mit indifferenten Bädern und geht von da aus stufenweise tiefer, solange das Bad angenehm empfunden wird. Mit sinkender Temperatur nimmt die Löslichkeit der Kohlensäure zu und infolgedessen im allgemeinen auch der Kohlensäuregehalt des Bades, wenigstens bei von Natur aus kalten, zum Bade künstlich erwärmten Wässern. Aus demselben Grund muß bei der Bereitung des Bades jede Überhitzung, auch eine lokale sorgfältig vermieden werden. Denn sie führt zu Kohlensäureverlusten, welche durch nachträgliche Abkühlung nicht mehr gutzumachen sind.

Die Dauer des Kohlensäurebades ist besonders bei Herzkranken nicht zu lange zu bemessen. Meist kommt man mit 10 bis 15 Minuten aus. In vielen Bädern ist eine Abstufung des Kohlensäuregehaltes üblich, entweder durch Verwendung verschiedener Quellen, oder auch durch Verdünnung mit Süßwasser. Bei Herzkranken, denen man ein Vollbad nicht zumuten darf, kann man Teilbäder oft noch anwenden, so Halbbäder, oder als schonendstes Verfahren kleine Teilbäder, etwa Arm- oder Fußbäder (SCHLECHT).

Nach den Kohlensäurebädern ist eine entsprechende Nachruhe geboten. Hierzu wird der Patient bequem gelagert und gut zugedeckt. Am zweckmäßigsten erscheint hierzu das 3-Kabinensystem, bei dem zu jeder Badezelle 2 anschließende Ruhezellen gehören (s. Abschn. II).

Gerade bei Herzkranken ist die Ruhe nach dem Bade für dessen Auswirkung von größter Bedeutung. Dabei klingt die Wirkung des Bades allmählich aus und erst nachdem der Kreislauf wieder eine Ruhelage angenommen hat, darf wieder mit der körperlichen Betätigung des Alltags begonnen werden.

Besonders klar geht die Bedeutung der Nachruhe aus Versuchen von FAHRENKAMP hervor. Diese haben ergeben, daß die Beruhigung des Kreislaufs und die Blutdrucksenkung nur bei ausreichender Nachruhe gewährleistet werden, während das Kohlensäurebad ohne Nachruhe zu Blutdrucksteigerung führte (Abb. 234). So kann die Nichtbeachtung der Ruhe den ganzen Erfolg des Bades in Frage stellen.

e) Kohlensäuregasbäder.

Den Kohlensäurebädern schließen sich die Kohlensäure-Gasbäder an. Diese werden entweder aus trockenen Gasquellen (Mofetten) gespeist oder mit Quellgasen, welche vom Wasser abgesondert aufgefangen und dem Bade zugeführt werden. Da die Kohlensäure viel schwerer ist als Luft, ist es möglich, mit ihr eine Wanne oder ein Becken ähnlich wie mit Wasser so zu füllen, daß sie gegen die Luft oberhalb dieses Behälters ziemlich scharf abgesetzt ist und bei ständiger Gasnachfuhr über den Wannenrand oder durch einen besonderen Ablauf fließt, ohne höher anzusteigen oder sich in stärkerem Ausmaße mit der Zellenluft zu vermengen. Der Stand des Kohlensäurespiegels läßt sich leicht demonstrieren mit einer brennenden Kerze, welche bei Eintauchen in die Kohlensäureatmosphäre erlischt oder mit Seifenblasen, welche auf dieser Kohlensäureschicht schwimmen. So können Gasbäder selbst als Piszinenbäder gegeben werden, wie z. B. in Franzensbad. Natürlich besteht in solchen offenen Behältern stets die Gefahr, daß die Patienten die Kohlensäure durch Bewegungen aufwirbeln. Dadurch gelangt einerseits Luft in die Kohlensäureatmosphäre des Gasbades und verdünnt diese, andererseits kann es zu einer reichlichen Kohlensäureeinatmung kommen, wie wir sie bei den Kohlensäurebädern gesehen haben, welche sich durch Beunruhigung der Atmung und des Kreislaufes störend bemerkbar machen kann. Deshalb müssen wir offene Kohlensäuregasbäder als unzweckmäßig betrachten. Um dieser Kohlensäureinhalation vorzubeugen, muß man für einen guten Abschluß nach oben Sorge tragen. Dies geschieht dadurch, daß man zu solchen Gasbädern Kästen nach dem Vorbild der Dampfkästen oder bedeckte Wannen verwendet, welche oben nur einen Ausschnitt für den Hals oder für den Oberkörper tragen und diesen noch mit Gummituch abdichtet. Zum Unterschied von den Wasserbädern können solche Gasbäder auch in voller Kleidung oder nur teilweise entkleidet, etwa in der Unterwäsche genommen werden. Eine Erwärmung ist auch bei kaltem Gas nicht unbedingt notwendig, oft aber wünschenswert (s. unten). Sie kann auf die verschiedenste Weise vorgenommen werden, besondere Vorsichtsmaßnahmen, wie bei Kohlensäurewasserbädern sind nicht notwendig. Grundsätzlich aber müssen wir im Hinblick auf die Wirkungsweise zwei Formen unterscheiden: die trockene Erwärmung durch Heizrohre, auf elektrischem Wege oder sonstwie und die feuchte Erwärmung durch Einleitung von Wasserdampf.

Der Patient sitzt also ähnlich, wie im Wasserbad bis zur Brust oder zum Hals in einer Gasatmosphäre, während der Kopf in die freie Zellenluft hinausragt. Diese Atmosphäre, welche den größten Teil des Körpers umspült, besteht in der Hauptsache aus Kohlendioxyd und enthält demgegenüber nur geringe Beimengungen anderer Gase. In natürlicher Temperatur angewandt, ist das Gas meist mit Wasserdampf gesättigt. Wird es aber ohne Dampfzufuhr erwärmt, so wird es relativ trocken, da die Wasserdampfsättigung mit steigender Temperatur stark zunimmt. Ein mit Wasserdampf gesättigtes erwärmtes Gas erhält man daher nur durch Dampfzusatz.

Wenn wir nun die Wirkungen des Kohlensäurebades zum Großteil als unmittelbare Kohlensäurewirkungen erkannt haben, werden wir die des Kohlensäuregasbades zunächst in der gleichen Richtung suchen. Und in der Tat finden wir sie im großen und ganzen hier wieder. So lösen derartige Bäder, wie auch eine lokale Anwendung reiner Kohlensäure aus der Bombe eine ausgesprochene Wärmeempfindung aus (GOLDSCHEIDER, KISCH, GROEDEL), welche sich am stärksten am Perineum und an den Genitalien bemerkbar macht. Bei Anwendung von Gasgemischen konnte sie PRAUSNITZ schon von einem Kohlensäuregehalt von 20% an nachweisen. Weiter kommt es zu einer mehr oder weniger ausgeprägten Hyperämie der Haut und auf Grund dessen zu einer erhöhten Wärmeabgabe. Diese macht sich nicht nur in einer Senkung der Körpertemperatur (GOLDSCHEIDER, COBET und v. HAEBLER) bemerkbar (Abb. 235), sondern kommt beim Gasbad auch in einer meßbaren Temperaturerhöhung der Gasatmosphäre (COBET, GROEDEL) zum Ausdruck.

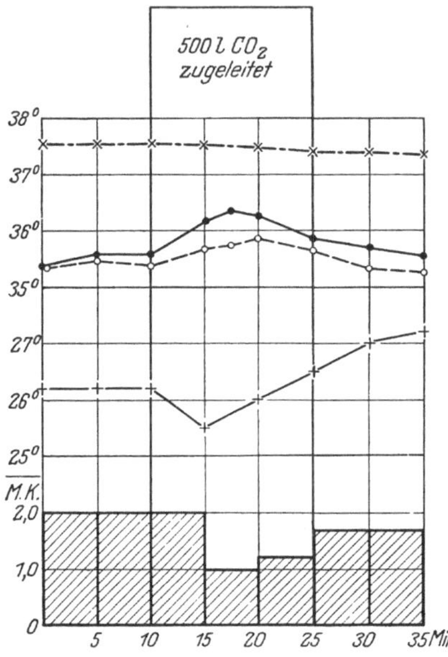

Abb. 235. Sinken der Rectaltemperatur bei Anstieg der Hauttemperatur im CO_2-Gasbad.
×— - —× Rectaltemperatur.
•——• Hauttemperatur am Oberschenkel.
○— — —○ Hauttemperatur an der Brust.
+——+ Wanneninnentemperatur.
▨ Physikalische Abkühlungsgröße in Millicalorien pro qcm in der Sekunde.
(Nach COBET und v. HAEBLER.)

Der Richtung nach stimmen diese peripher ausgelösten Wirkungen mit denen des Kohlensäurewasserbades vollkommen überein. Ihr Ausmaß aber schwankt innerhalb weiter Grenzen und wurde von verschiedenen Autoren unter verschiedenen Versuchsbedingungen mit stark voneinander abweichenden Werten angegeben. So konnte z. B. KISCH nur eine geringe Hautrötung feststellen, während diese bei GROEDEL u. a. deutlicher hervorzutreten scheint. Vergleichende Untersuchungen unter verschiedenen Bedingungen haben nun gezeigt, daß diese Unterschiede vor allem durch die Badetemperatur (GROEDEL und WACHTER, COBET und v. HAEBLER) und daneben wahrscheinlich auch die Feuchtigkeit des Gases bzw. die Durchfeuchtung der Haut (GROEDEL und WACHTER, SIMON) bewirkt werden. Gaswechseluntersuchungen zeigten bei warmen Gasbädern einen ähnlichen Anstieg der Kohlensäureabgabe, wie bei Kohlensäurewasserbädern, wobei die alveoläre Kohlensäurespannung anstieg, während kalte Gasbäder kaum einen Einfluß erkennen ließen (GROEDEL und WACHTER, COBET und v. HAEBLER). Es scheint demnach die Kohlensäure beim warmen Gasbad viel bessere Resorptionsbedingungen zu finden, als beim kalten (Tabelle 261). Dies erklärt GRÖDEL wie COBET dadurch, daß die Resorption nur in gelöstem Zustande (s. S. 537) erfolgen kann und die Durchfeuchtung der Haut erst die geeigneten Lösungs- und Resorptionsbedingungen schafft.

Tabelle 261. Einfluß des warmen und des kalten Gasbades auf die Kohlensäureausscheidung. (Nach COBET und v. HAEBLER.)

Nr.	Warmes Gasbad			Nr.	Kaltes Gasbad		
	vor dem Bad	im Bad	nach dem Bad		vor dem Bad	im Bad	nach dem Bad
46	145	176	156	42	144	147	151
47	164	226	189	43	200	202	216
50	145	173	152	44	180	194	209

Damit wird die Bedeutung der Wärme und der Gasfeuchtigkeit für alle peripher ausgelösten Kohlensäurewirkungen klar. Die Wärmeempfindung fand schon GOLDSCHEIDER in feuchtem Kohlensäuregas besser ausgeprägt, als in trockenem und wenn WESSEL solche Unterschiede zwischen natürlichen und künstlichen Gasbädern gleicher Temperatur findet, dürfte dies auch wenigstens zum Teil auf die Feuchtigkeit der natürlichen Quellgase zurückzuführen sein. Auch die Hyperämisierung der Haut tritt im kühlen Gasbade nur in bescheidenem Umfange auf, läßt sich immerhin aber mit Sicherheit erkennen und auch capillarmikroskopisch erfassen (COBET und v. HAEBLER). Im warmen Gasbad dagegen kommt es zu einer deutlichen Gefäßreaktion, wie wir sie vom Kohlensäurebad her kennen. Bei höheren Temperaturen kann sich hierzu noch die Wärmehyperämie gesellen. Therapeutisch kommt uns diese Hyperämisierung bei der Behandlung von schlechtheilenden Wunden, wie Ulcus cruris, diabetischer und arteriosklerotischer Gangrän, Endarteritis obliterans u. dgl. zugute (PARADE, COBET).

Zu diesen lokalen Reaktionen, die uns schon vom Kohlensäurebad her bekannt sind, kommt hier noch eine neue, welche dort nicht in Erscheinung trat oder sich doch der Beobachtung entzogen hat: Eine Anregung der Schweißsekretion. So berichtet WESSEL, daß die Haut im Gasbad feucht wird und nach COBET und v. HAEBLER setzt hier die Schweißabsonderung bereits bei tieferer Gastemperatur wie bei tieferer Hauttemperatur ein, als im Luftbad (Tabelle 262).

Tabelle 262. Gewichtsverlust durch Schweißabsonderung im Gasbad und Luftbad. (Nach COBET und v. HAEBLER.)

Dauer des Bades Min.	Gewichtsverlust	
	im warmen Gasbad g	im warmen Luftbad g
10	145	100
10	150	—
15	350	150
	325	
15	225	130

Das Verhalten der zentralen Kreislauforgane im Gasbad ist noch wenig geklärt. Eine Abnahme der Pulsfrequenz, wie wir sie vom Kohlensäurebad her kennen, wurde von KISCH beobachtet und ist als Folge der Temperatursenkung auch zu erwarten. Häufig finden wir aber auch Angaben über eine Pulsbeschleunigung (GROEDEL, FELLNER), die wir entweder auf eine Wärmewirkung oder auf Kohlensäureinhalation (PARADE, s. S. 542) zurückführen können, welche ja im Gasbad ganz besonders leicht zustande kommt, wenn wir nicht besondere Vorkehrungen zu deren Verhütung treffen.

Auch über die Beeinflussung des Blutdruckes gehen die Meinungen auseinander. Während GROEDEL keine eindeutige Veränderung feststellen kann, berichtet KRETSCHMER über eine Blutdrucksenkung, wie wir sie beim Kohlensäurebad als typische periphere Kohlensäurewirkung ansehen und empfiehlt auf Grund dessen das Gasbad bei Hypertonikern und Herzkranken auch da, wo Kohlensäurevollbäder wegen ihrer hydrostatischen Druckwirkung nicht mehr angezeigt erscheinen. Gegen die Verallgemeinerung einer solchen Empfehlung wendet sich GRUNDIG, welcher gerade auch den hydrostatischen Druck in Hand des erfahrenen Arztes für wertvoll hält. FELLNER wieder sieht eine Blutdrucksteigerung als konstante Folge des Kohlensäuregasbades an, welche hier wohl auf eine Kohlensäureinhalation zu beziehen ist (GROEDEL, PARADE). Dabei müssen wir aber bedenken, daß es gerade im Gasbad sehr leicht zu einer solchen Inhalation kommen kann, wenn wir nicht für eine gute Abdichtung nach oben sorgen. In dieser Beziehung hat sich die Badetechnik in neuerer Zeit entschieden gebessert. Andererseits spielt aber hier sicherlich auch die Temperatur eine Rolle. Und wenn man neuerdings dazu neigt, auf Grund der oben dargestellten Befunde von GROEDEL, COBET usw. das Gasbad zu erwärmen, wird man leicht die Grenze erreichen, wo zu der spezifischen Kohlensäurewirkung die des Warmluftbades oder Schwitzbades hinzutritt und die Kohlensäurewirkung vielleicht schon übertönt. Dann muß es zu einer Kreislaufbelastung kommen. So ist denn die Wirkung des Gasbades auf den Gesamtkreislauf heute noch nicht vollkommen zu übersehen. Jedenfalls aber hängt die Art der Wirkung auch hier von mannigfachen Faktoren ab, insbesondere auch von den technischen Einrichtungen (Abdichtung gegen Kohlensäureinhalation) und der speziellen Verordnungsweise (Temperatur).

Literatur.

BARTUSSEK: Balneologe **5**, 8 (1938). — BASCH, v. u. DIETL: Österr. med. J. **1870**. — BENATT: (1) Z. Bäderkde **5**, 18 (1930). — (2) Z. klin. Med. **126**, 485 (1934). — BENATT u. HÖNIGHAUS: Z. klin. Med. **126**, 485 (1934). — BENEKE: (1) Über Nauheims Solthermen und deren Wirkung. Marburg 1859. — (2) Arch. Heilk. **4**, 127 (1866). — (3) Berl. klin. Wschr. **1870**, **1871**, **1877**. — BISCHOFF u. PAETSCH: Med. Welt **1936 I**. — BOEHM u. EKERT: Dtsch. Arch. klin. Med. **182**, 598 (1938). — BOJÜGLYSKI u. BUCHHOLZ: Z. exper. Med. **90** (1933). — BORNSTEIN: Z. Kreislaufforsch. **23**, 129 (1931). — BORNSTEIN, BUDELMANN u. RÖNNEL: Z. klin. Med. **108**, 596 (1931). — BUDELMANN: Verh. Ges. Kreislaufforsch. **6** (1933).

COBET: Med. Klin. **1935 I**, 1160. — COBET u. v. HAEBLER: Z. klin. Med. **112**, 134 (1929). — CUCOR: Z. Bäderkde **2**, 145 (1927).

DALMADY, v.: Z. physik. Ther. **24**, 137 (1920).

EHRENWALL u. WACHTER: Klin. Wschr. **1936 II**, 959. — EIMER: Z. physik. Ther. **45**, 160 (1933). — EIMER u. HEINZ: Schmiedebergs Arch. **170**, 45 (133). — EKERT: Balneologe **5**, 66 (1938). — ERNST: Med. Welt **1937**.

FAHRENKAMP: Verh. baln. Ges. **40**, 88 (1925). — FELLNER: (1) Wien. med. Presse **1883**, Nr 13. — (2) Verh. baln. Ges. **26**, 299 (1905); **30**, 361 (1909). — FILEHNE: Berl. klin. Wschr. **1898 I**, 3. — FILEHNE u. BIBERFELD: Beitr. chem. Physiol. u. Path. **5**, 449. — FISCHER, L.: Z. physik. Ther. **45**, (1933). — FRESENIUS u. DICK: Balneologe **2**, 529 (1935).— FREUND: Arch. f. Baln. **1**, 41 (1925).

GOLDSCHEIDER: (1) Pflügers Arch. **1887**. — (2) Verh. physik. Ges. Berlin, 7. Febr. **1887**. — (3) Med. Klin. **1911 I**. — (4) Verh. baln. Ges. **32**, 74 (1911). — GOLDSCHEIDER u. EHRMANN: Pflügers Arch. **206**, 303 (1924). — GOLLWITZER-MEIER: (1) Balneologe **1**, 19 (1934). — (2) Balneologe **2**, 289 (1935). — (3) Balneologe **5**, 434 (1937). — (4) Klin. Wschr. **1937 II**, 1418. — (5) Balneologe **6**, 239 (1939). — GOLLWITZER-MEIER u. BINGEL: Schmiedebergs Arch. **1**, 73, 173 (1933). — GOLLWITZER-MEIER, HÄUSSLER u. KRÜGER: Pflügers Arch. **239**, 120 (1937). — GROEDEL I: Berl. klin. Wschr. **1880**. — GROEDEL II u. III: Dtsch. med. Wschr. **1906 II**. — GROEDEL, F. M. (III): (1) Berl. klin. Wschr. **1907 I**. — (2) Z. Baln. **2**, 777 (1910). — (3) Z. physik. Ther. **26**, 405 (1922). — (4) Die physikalische Therapie der Herz-, Gefäß- und Zirkulationsstörungen. Berlin 1925. — (5) Z. Bäderkde **5**, 242 (1930). — GROEDEL, F. M. u. WACHTER: (1) Z. Bäderkde **2**, 837 (1928); **3**, 718 (1929). (2) Z. Kurortwiss. **1**, 525 (1932). — GRUNDIG: Dtsch. med. Wschr. **1938 I**, 303. — GUILLEAUME u. WYBAUW: Arch. of med. Hydrol. **13**, 75 (1935).

HEDIGER: (1) Klin. Wschr. **1928 II**. — (2) Schweiz. med. Wschr. **1929 I**, 349, 371. — (3) Klin. Wschr. **1929 II**. — HEIDE v. D.: Veröff. Z.stelle Baln. **1**, H. 1. — HIRSCH: Z. physik. Ther. **33**, 92 (1927). — HIRSCHFELD: Veröff. Z.stelle Baln. **1**, H. 6 (1912).

JACOB: Verh. Hufel. Ges. Baln. Sekt. **6** (1884). — JECKEL: Z. physik. Ther. **45**, 158, 197 (1933). — JECKEL u. WACHTER: Z. Kurortwiss. **2**, 607 (1933).

KISCH: Wien. Med.-Halle **1863**. — KNÖLLE: Balneologe **5** (1938). — KRAMER: (1) Balneologe **2**, 4 (1935). — (2) Klin. Wschr. **1936 I**. — KRETSCHMER: Dtsch. med. Wschr. **1936 II**, 1511. — KRETSCHMER u. WESSEL: Z. physik. Ther. **36** (1929). — KROETZ u. WACHTER: Klin. Wschr. **1933 II**, 1517. — KÜHNAU: Balneologe **3**, 69 (1936). — KURA: Diss. Breslau 1934.

Lange u. Störmer: Z. Kreislaufforsch. **19**, 745 (1927). — Laqueur: Lehrbuch der physikalischen Therapie. Berlin 1926. — Laqueur u. Gottheil: Z. physik. Ther. **33**, 207 (1927). — Liljestrand u. Magnus: Pflügers Arch. **193**, 527 (1923).
Meyer: (1) Veröff. Z.stelle Balneol. **2**, Nr 10. — (2) Z. Baln. **8**, 101 (1915). — Müller, F.: Z. Baln. **3**, 127 (1910); **5**, 368 (1912). — Müller, O.: (1) Münch. med. Wschr. **1902 I**. — (2) Dtsch. Arch. klin. Med. 74 (1902); **82** (1905). — (3) Med. Klin. **1914 II**. — (4) Die feinsten Blutgefäße des Menschen, 2. Aufl. Stuttgart 1937. — Müller, O. u. Finckh: Z. exper. Path. u. Ther. **11**, 264 (1912). — Müller, O. u. Veiel: Slg. klin. Vortr. **1911**, Nr. 630—32. Munk: (1) Z. exper. Path. u. Ther. **8**, 337 (1910). — (2) Dtsch. med. Wschr. **1911 II**, 1577. (3) Z. Baln. **6**, 123 (1913).
Parade: (1) Kurortwiss. **3**, (1933). — (2) Fortschr. Ther. **1933**, 230. — Parade u. Weber: Z. Bäderkde **2**, 227 (1927). — Peyer: Balneologe **4** (1937); **6** (1939). — Peyr u. Breinlich: Pharmaz. Z.halle Dtschl. **78**, 357 (1937).
Rönnel: Acta med. scand (Stockh.) **74**, 334 (1931).
Sarason: Ther. Gegenw. **1910**, 286. — Scheiner: (1) Z. physik. Ther. **42**, 25 (1932). — (2) Klin. Wschr. **1933 I**, 460. — Schlecht: (1) Ther. Gegenw. **75**, 245 (1934). — (2) Med. Klin. **1937 II**, 1261. — Schlecht u. Kohbrock: Med. Klin. **1938 I**. — Schott, A.: Berl. klin. Wschr. **1880**. — Schott, Th.: Berl. klin. Wschr. **1883**. — Schwenkenbecher: (1) Z. physik. Ther. **45**, 112 (1933). — (2) Balneologe **1**, 468 (1934). — Senator u. Frankenhäuser: Ther. Gegenw. **1904**. — Senator u. Schnütgen: Dtsch. med. Wschr. **1909**. — Simon: Z. Kururtwiss. **1**, 336 (1931). — Sribner u. Brandenburgsky: Z. klin. Med. **126**, 600 (1934). — Strasburger: (1) Dtsch. Arch. klin. Med. **82**, 459 (1905). — (2) Med. Klin. **1914 I**.
Vorwerk: Balneologe **6**, 130 (1939).
Wassermann: Z. Bäderkde **1**, 467 (1927). — Wessel: (1) Die radioaktive kohlensaure Gasquelle zu Bad Meinberg. Detmold 1925. — (2) Z. Bäderkde **3**, 539 (1929). — Winternitz: (1) Dtsch. Arch. klin. Med. **72** (1902). — (2) Arch. exper. Path. u. Ther. **28** (1891).

N. Radioaktive Quellen.

Von

J. Kühnau-Wiesbaden.

Mit 8 Abbildungen.

a) Charakterisierung der radioaktiven Wässer und ihrer wirksamen Bestandteile.

Unter allen Heilwässern nehmen die radioaktiven Quellen eine Sonderstellung ein. Sie ist einmal darin begründet, daß die Wirkungen dieser Quellen nicht chemisch-stofflicher Natur, sondern durch Strahlungen bedingt sind. Dazu kommt, daß im Gegensatz zu den anderen Mineralwassertypen, deren wirksame Bestandteile sich entweder als Baustoffe oder als Katalysatoren stets auch innerhalb des Organismus finden und deren Wirkungen daher nur als eine Intensivierung körpervertrauter und zelladäquater Reaktionen aufzufassen sind, die radioaktiven Quellen Wirkstoffe enthalten, deren strahlende Energie etwas Exogenes, Körperfremdes darstellt, und daß sie daher mit einem Heilmittel vergleichbar sind, welches die Zelle zu Reaktionen veranlassen kann, zu denen sie sonst nicht fähig ist. Zwar enthält der menschliche Körper anscheinend normalerweise Spuren radioaktiver Substanzen, die aus der Umwelt stammen, doch sind diese Spuren so geringfügig, daß physiologische Wirkungen von ihnen nicht zu erwarten sind (s. dazu S. 564). Andererseits werden dem Körper mit den radioaktiven Quellen niemals so große Mengen strahlender Materie zugeführt, daß Giftwirkungen, wie sie sonst in der Radiumtherapie so gefürchtet sind, in Erscheinung treten könnten. Die Bade-, Trink- und Inhalationskuren mit radioaktiven Quellen stellen daher eine sehr wertvolle, weil ungefährliche und überdies durch die anderen Bestandteile und Eigenschaften dieser Wässer vorteilhaft ergänzte Form der Therapie mit radioaktiven Substanzen dar.

Man unterscheidet 3 Reihen radioaktiver Elemente in der Erdrinde, nämlich die Uran-Radiumreihe, die mit dieser in genetischem Zusammenhang stehende Aktiniumreihe und die Thoriumreihe. In den Mineralquellen finden sich Vertreter aller 3 Reihen. Jede von ihnen leitet sich durch stufenweisen Zerfall von einer langlebigen Ausgangssubstanz ab, und jedes der im Laufe dieses Zerfalls entstehenden Elemente geht spontan unter Abgabe von α-, β- oder γ-Strahlen in das in der Reihe nächstfolgende über, bis schließlich ein nicht mehr radioaktives Endglied (Blei) erreicht ist. Der Zerfall der Radioelemente erfolgt exponentiell, d. h. so, daß der Bestand jedes Elementes unabhängig von seiner absoluten Menge innerhalb einer für das Element charakteristischen Zeitspanne auf die Hälfte des zu Beginn dieses Zeitraumes vorhanden gewesenen Betrages abnimmt. Diese Zeitspanne nennt man *Halbwertszeit;* sie ist eine jedes Radioelement kennzeichnende Größe und variiert zwischen Millionstel von Sekunden bis zu Milliarden von Jahren. Werden bei dem Zerfall β- oder γ-Strahlen abgegeben, so entstehen Elemente, die das gleiche Atomgewicht haben wie die Muttersubstanz und sich von ihr nur durch die Kernladung (Ordnungszahl) unterscheiden; erfolgt der Zerfall aber unter Abgabe von α-Teilchen, die aus positiv geladenen Heliumatomen bestehen, so entsteht ein Element, dessen Atomgewicht um 4 Einheiten niedriger ist als das des Ausgangsstoffes, da das Atomgewicht des Heliums 4 ist. Namen, Atomgewichte, Halbwertszeiten und Reihenfolge der Radioelemente geht aus Tabelle 263 hervor. — Die meisten radioaktiven Elemente sind feste Stoffe und haben den Charakter von Schwermetallen, nur die sog. Emanationen (Radon, Thoron, Aktinon) sind Gase und zwar sog. Edelgase, so genannt, weil sie keine chemischen Verbindungen eingehen. Die beim Zerfall dieser Gase entstehenden, an irgendwelchen Grenzflächen — meist in unwägbarer Menge — sich absetzenden festen Elemente, die trotz ihrer Unbeständigkeit therapeutisch sehr wichtig sind, werden auch als „aktiver Niederschlag" bezeichnet. Er ist meist nur durch seine intensive Strahlung nachweisbar. Die ihn bildenden Elemente — sie tragen in allen 3 Reihen die Buchstabenbezeichnung A bis C — sind durchweg von sehr kurzer Lebensdauer. Nur in der Radiumreihe kommt es nach dem Zerfall des kurzlebigen Niederschlages (Radium A, B, C, C′, C″) noch zur Bildung eines langlebigen aktiven Niederschlages (Radium D, E, F), bevor das inaktive Endglied erreicht wird. Auf die biologische Bedeutung dieses Verhaltens wird später noch eingegangen werden. Bleibt ein beliebiges radioaktives Element in dauerndem Kontakt mit seinen Umwandlungsprodukten, so stellt sich, wenn es genügend langlebig ist oder durch dauernden Nachschub regeneriert wird, nach individuell verschiedener Zeit ein stationärer Zustand ein, in dem von jedem der Umwandlungsprodukte pro Zeiteinheit ebensoviel aus der zugehörigen Muttersubstanz nachgebildet wird, wie durch Zerfall verschwindet *(„radioaktives Gleichgewicht")*. So beträgt die mit 1 g Radium im Gleichgewicht stehende Radonmenge $6{,}5 \cdot 10^{-6}$ g, entsprechend 0,63 cmm; trotz ihrer Kleinheit gibt diese Menge, die auch als Maßeinheit für das Radon dient und als 1 *Curie* (1 C) bezeichnet wird, in der Zeiteinheit ebensoviel α-Strahlen ab wie 1 g Radium. Das ist eine enorme Menge ($3{,}72 \cdot 10^{10}$ α-Teile pro Sekunde), so daß man genötigt war, in der Balneologie, die mit viel geringeren Radonmengen zu tun hat, eine entsprechend kleinere Einheit einzuführen; man wählte den milliardsten Teil eines Curie und nannte dieses Maß *Nanocurie* (nC; $1\,\text{nC} = 1 \cdot 10^{-9}$ C). Die in Deutschland übliche MACHE-Einheit (ME) ist eine Konzentrationseinheit; 1 ME entspricht 0,364 nC/Liter.

Unter den in Mineralquellen vorkommenden Radioelementen stehen die der Uran-Radiumreihe an erster Stelle. Die naheliegende Annahme, daß sich die radioaktiven Elemente in den Mineralwässern stets im Gleichgewicht miteinander befinden müßten, daß also alle zu einer Reihe gehörenden Elemente stets

Tabelle 263. Die 3 radioaktiven Zerfallsreihen mit Angabe der Atomgewichte, der Strahlung und der Halbwertszeit der einzelnen Elemente.

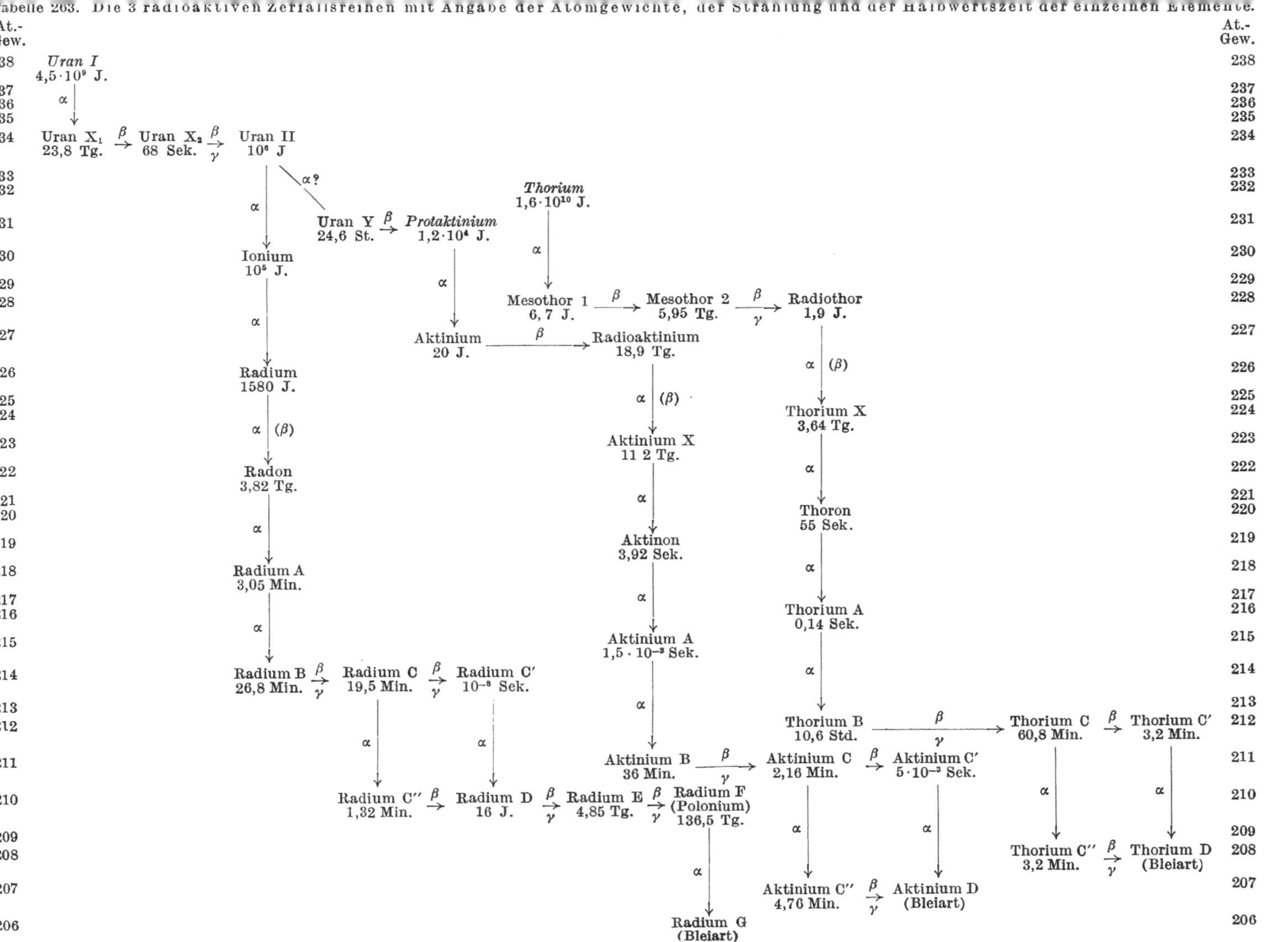

im gleichen Mengenverhältnis vorliegen müßten, trifft nicht zu, da im Falle der Uranreihe je nach den geologischen Verhältnissen die Quellwässer bei der Passage des radioaktiven Gesteins entweder mehr von den festen langlebigen Gliedern der Uranreihe aufnehmen oder sich mehr mit dem in der Bodenluft oder den Gesteinsspalten angereicherten Radon beladen. Zwischen beiden Extremen kommen Übergänge aller Art vor. So kennen wir Mineralwässer, die entweder vorwiegend Uran oder Radium oder Radon oder endlich Gemische dieser Elemente in einem dem Gleichgewicht oft nicht entsprechenden Verhältnis enthalten. *Uran* findet sich vor allem in portugiesischen Mineralquellen, so in denen von Milagrossa (10^{-3} mg/l; DE CARVALHO), São Vicente (10^{-5} mg/l; LEPIERRE), Corredoura, Cambres u. a. Therapeutische Wirkungen sind von diesen Urankonzentrationen in Anbetracht der nur schwachen α-Strahlung des Urans allerdings kaum zu erwarten. Viel wichtiger ist das Vorkommen von *Radium* in Mineralwässern, obwohl nur wenige Quellen bekannt sind, welche dies Element in einer für Heilwirkungen in Betracht kommenden Menge enthalten. Wie aus Tabelle 264 hervorgeht, liegt der Ra-Gehalt dieser Quellen zwischen $1 \cdot 10^{-9}$ und $2 \cdot 10^{-7}$ g/l, erreicht also in den Höchstfällen Größenordnungen, bei denen nicht nur mit Heil-, sondern unter Umständen sogar schon mit toxischen Wirkungen zu rechnen ist. Die biologische Wirkung des Radiums beruht auf seiner α- und schwachen β-Strahlung, daneben auf den α-, β- und γ-Strahlen seiner Zerfallsprodukte. Zahlreicher als die eigentlichen Radiumquellen sind die Wässer, die *Radon* (Radiumemanation) enthalten und häufig zu Unrecht ebenfalls als „Radiumquellen" bezeichnet werden. Die stärksten Radonquellen finden sich in Deutschland (s. die Zusammenstellung in Tabelle 92 auf S. 292). Als 2 Jahre nach der Entdeckung des Radons sein Vorkommen in Mineralquellen festgestellt wurde, glaubte man viele bisher ungeklärte Heilwirkungen dieser Quellen (den „Brunnengeist") mit dem Radon in Verbindung bringen zu können. Dafür sprach auch die Flüchtigkeit und Unbeständigkeit dieses Gases. Später fand man aber, daß trotz seiner weiten Verbreitung in natürlichen Wässern das Radon hier meist nur in geringer Menge vorkommt (abgesehen von den wenigen typischen Radonquellen) und daß nur einige wohldefinierte Krankheitsbilder mit Sicherheit durch das Quellradon günstig beeinflußt werden.

Zwischen den Radium- und Radonwässern bestehen ihrem Wesen und ihrer Wirkung nach erhebliche Unterschiede. Sie zeigen sich schon in ihrer Herkunft; während die Radiumquellen teils radiumreichen Eruptivgesteinen entstammen (Granit und Porphyr enthalten bis $4 \cdot 10^{-10}$% Ra), teils aus Salz- und Erdöllagerstätten hervortreten, in denen sich Radium anreichert (HAHN-BORN), sind die Radonwässer meist sehr schwach mineralisierte Quellen, die das Radon aus Gesteinsspalten und lufterfüllten Hohlräumen des Bodens aufnehmen, ohne mit seiner Muttersubstanz Radium und anderen Mineralien in Berührung zu kommen. Die Verschiedenheit zwischen Radium- und Radonwässern geht auch daraus hervor, daß zwischen dem Radium- und Radongehalt der einzelnen Quellen keine Proportionalität besteht, also kein Gleichgewicht (s. S. 556) herrscht. Wie Tabelle 264 zeigt, variiert die Relation Ra:Rn, in äquivalenten Mengen ausgedrückt von 1:1 (Heidelberg) bis 1:100000 (Oberschlema). Dabei spielt die Temperatur eine gewisse Rolle; MACHE fand in Gastein, daß die dortigen heißen Quellen relativ mehr Radium, die kühlen relativ mehr Radon enthalten. Den Arzt interessieren besonders die Unterschiede im physikalischen Verhalten beider Quelltypen. Während die Radiumwässer auf Grund der Langlebigkeit des Radiums (1580 Jahre) ihre Aktivität praktisch unbegrenzt behalten und trotz der pro Zeiteinheit relativ geringfügigen Strahlung des Radiums eine sehr nachhaltige und protrahierte Wirkung auf die Zellen ausüben, da das einverleibte Radium zum Teil im Organismus für immer fixiert wird (S. 565), ist die

Aktivität der Radonwässer wegen der kurzen Lebensdauer des Radons (Halbwertszeit 3,82 Tage) eine sehr vergängliche Größe. Der Radongehalt jeder Quelle vermindert sich spontan gemäß Tabelle 266 in relativ kurzer Zeit und unter Abgabe einer intensiven α-Strahlung, die aber im Gegensatz zu der des Radiums schnell bis auf einen kleinen Rest (s. S. 574) abklingt. Beim Zerfall des Radons im geschlossenen Gefäß kommt es zwar zur Bildung eines „aktiven Niederschlages", der auch nach dem Verschwinden des Radons noch alle 3 Strahlenarten aussendet, doch wird dessen Bildung im Organismus weitgehend dadurch verhindert, daß das aufgenommene Radon innerhalb weniger Stunden den Körper wieder verläßt (S. 566ff.), also nicht wie das Radium im Körper fixiert wird. Dazu kommt, daß der aktive Niederschlag seinerseits wiederum schnell unter Bildung des langlebigen Radium D zerfällt, welches nur eine ganz schwache, kaum nachweisbare β-Strahlung aussendet. Wegen der langen Lebensdauer des Radium D entstehen die weiteren Zerfallsprodukte (Radium E und Polonium) aus ihm nur so langsam und in so geringer Menge, daß ihre Strahlung gegenüber der des Radons, dem sie entstammen, kaum in Betracht kommt. Zu dem Aktivitätsabfall der Radonwässer infolge des Spontanzerfalls des Radons kommen noch Aktivitätsverluste, die dadurch bedingt sind, daß das Radon in Berührung mit Luft aus dem Wasser entweicht, da Luft bei Zimmertemperatur etwa fünfmal mehr Radon aufnimmt, als das gleiche Volumen Wasser und dieses Verteilungsverhältnis mit steigender Temperatur noch zugunsten der Luft verschoben wird (Tabelle 265). Der Salzgehalt der Mineralquellen vermindert im allgemeinen die Löslichkeit des Radon noch weiter, so daß die Quellgase radioaktiver Wasser meist radonreicher sind als dem Verteilungssatz entspricht, doch sind auch Quellen, z. B. die von Royat (Geslin) bekannt, die das entgegengesetzte Verhalten zeigen.

Die radium- und radonhaltigen Wässer enthalten alle in einem den Zerfallsgesetzen entsprechenden Ausmaß auch die Zerfallsprodukte des Radons, also den „aktiven Niederschlag" und seine langlebigen Folgeprodukte. Sie finden sich in den Radonwässern in um so höherer Konzentration, je mehr Zeit seit der Entnahme des Wassers aus der Quelle verstrichen ist. Tabelle 273 zeigt, in welchem Umfange aus einer gegebenen Radonmenge innerhalb von 5 Stunden diese Folgeprodukte entstehen und wieder verschwinden. Da das Radon nur α-Strahlen abgibt, sind es diese Zerfallsprodukte, denen die Radonwässer ihre β- und γ-Strahlung verdanken. Die zunächst entstehenden Elemente des aktiven Niederschlages zerfallen sehr schnell und emittieren daher eine zwar nur kurzdauernde, aber sehr intensive Strahlung. Das hat zur Folge, daß frisch hergestelltes oder der Quelle entnommenes Radonwasser beim Stehen zunächst einen Strahlungszuwachs erfährt und nach etwa 3 bis 4 Stunden doppelt so stark strahlt wie zu Anfang, obwohl in dieser Zeit nur 3% des Radon zerfallen, d. h. in Radium A, B und C umgewandelt worden sind. Der Strahlungswert sinkt dann infolge des Zerfalls dieser Elemente rasch wieder ab und erreicht endlich einen weiterhin annähernd konstanten Mindestwert, der von dem Gleichgewicht der langlebigen und daher nur schwach strahlenden Zerfallsprodukte Radium D, E und F bestimmt wird. Diese sind auch die Ursache der Erscheinung, daß nach Einverleibung von Radonwässern trotz der innerhalb 3 bis 5 Stunden beendeten Ausscheidung des Radons eine gewisse „Restaktivität" im Körper verbleibt, die wegen der Langlebigkeit des Radium D erst nach Jahrzehnten allmählich abnimmt (Tabelle 273) und bei oft wiederholter Zufuhr großer Radonmengen Werte erreichen kann, deren biologische Bedeutung nicht mehr vernachlässigt werden darf. Es ist also im Gegensatz zu oft geäußerten Ansichten auch bei Anwendung von reinen Radonquellen die Möglichkeit von Spätwirkungen nicht völlig ausgeschlossen, wenn sie auch sehr gering ist gegenüber denjenigen, mit denen nach Einverleibung von Radium schon bei mäßig hoher Dosierung zu rechnen ist (vgl. Tabelle 274). Der „aktive Niederschlag“, der die Restaktivität bedingt, bildet sich sowohl innerhalb der Zellen, wo er entsprechend der Schwermetallcharakter der Radiumabkömmlinge (Radium A und F sind dem Tellur verwandt, Radium B und D sind Blei-, Radium C und E Wismutarten) zum großen Teil fixiert wird, als auch in Radium- und Radonbädern auf der Haut; schon vor langer Zeit hat ASCHOFF in Kreuznach dies nachgewiesen und darauf aufmerksam gemacht, daß die aktiven Niederschläge nicht nur auf der Haut selbst, sondern wegen ihrer harten γ-Strahlung auch im Innern des Körpers biologische Effekte auslösen können. — Unter den langlebigen Folgeprodukten des Radiums verdient das *Polonium* (Radium F) deswegen besondere Erwähnung, weil es toxische Wirkungen entfaltet, die sich nicht ohne weiteres aus seiner α-Strahlung erklären lassen. Während Ratten eine dem Betrag von $1{,}7 \cdot 10^7$ Erg entsprechende α-Strahlenmenge ohne Schaden vertragen, wenn sie als Radon zugeführt wird, wirkt schon $^1/_3$ dieses Energiebetrages in Form von Polonium tödlich (BEHOUNEK-NOVAK).

Tabelle 264. Die wichtigsten radiumhaltigen Quellen Europas. Zum Vergleich mit dem Radiumgehalt ist, soweit bekannt, der Radongehalt in äquivalenten Mengen (1 nC entspricht $1 \cdot 10^{-9}$ g Ra) angegeben. (Nach ASCHOFF, MACHE-KRAUS, HAHN-BORN, LEPAPE, LOISEL, LEPIERRE, DE RADA u. a.)

Quelle	Ra in 10^{-9} g/l	Rn in nC/l
Urgeirica (Portugal)	215	—
Saalfeld	10,9	—
Volkenroda (Thüringen)	5,5	—
Gebra-Lohra (Thüringen)	2,2	—
Heidelberg, Radiumsole	1,79	1,4
Kreuznach, Karlshaller Q.	0,94	9,1
Beaucens, Source de l'Etabliss.	0,68	—
La Toja (Spanien)	0,55	—
Münster a. St., Hugoquelle	0,30	20,8
Gastein, Rudolfsquelle	0,15	60
Beaucens, S. La Grange	0,15	—
Bath, King's Well	0,14	1,7
Münster a. St., Hauptbrunnen	0,12	8—9
Bagnoles de l'Orne, Grande S.	0,11	—
Karlsbad, Sprudel	0,10	0
Oberschlema, Hindenburgquelle	0,06	4900
Brambach, Wettinquelle	0,046	725
Val Sinestra, Schlamm	2800 in der Trockensubstanz	—
Pistyan, Schlamm (Crato-Quelle)	40,1	—
Kreuznach, Sinter	1,73	—

Neben den Gliedern der Uran-Radiumreihe spielen auch die Elemente der Thoriumfamilie als Urheber der Radioaktivität vieler Mineralquellen eine bedeutende, aber bisher nur ganz unzureichend aufgeklärte Rolle. *Thorium* selbst wurde z. B. in den Quellen von Gastein, Néris, Luxeuil gefunden; die Gasteiner Rudolfsquelle enthält 0,29 mg/l Thorium. Trotz dieser relativ hohen Konzentration spielt es als Strahlenspender kaum eine Rolle, da es noch langlebiger als das Uran und daher nur ein äußerst schwacher (α-) Strahler ist. Wichtiger ist die weite Verbreitung seiner viel aktiveren Zerfallsprodukte. So wurde *Radiothor* in den Quellen bzw. Quellsedimenten von Baden-Baden (ELSTER-GEITEL), Gastein (MACHE), Nauheim, Kreuznach, Franzensbad, Salins-Moutiers, Echaillon (BLANC, CLUZET-CHEVALLIER), *Thorium X* und *Thoron* in denen von Kreuznach (ASCHOFF; der dortige Sinter enthält $1{,}88 \cdot 10^{-12}$ g/kg Th X), Homburg (SCHMIDT-KURZ), Echaillon (CHEVALLIER), Bagnoles de l'Orne (LOISEL) nachgewiesen, aber wahrscheinlich sind die 3 genannten Elemente in jeder dieser Quellen nebeneinander vorhanden, da das Thor X und erst recht das Thoron so kurzlebig sind, daß ihre dauernde Anwesenheit in den Mineralquellen nur durch eine ständige Neubildung von seiten ihrer Muttersubstanz Radiothor, die also auch im Wasser enthalten sein muß, erklärbar ist, und da andererseits Radiothor, obwohl es beständiger ist, noch immer schnell genug zerfällt, um innerhalb weniger Stunden meßbare Mengen Thor X zu bilden. Das gasförmige Thoron ist so instabil, daß es nach Einverleibung nicht wie das Radon wieder ausgeatmet wird, sondern restlos im Körper zerfällt und als „aktiver Niederschlag" retiniert wird (Kojo). Auch dieser Niederschlag verschwindet schneller als der entsprechende der Radiumreihe, und der Zerfall des Thorium X und Thorons liefert daher, bezogen auf gleiche Zeit und gleiche Atommenge, ein wesentlich größeres Quantum an strahlender Energie als der des Radiums und Radons. Die Strahlung des aktiven Thorniederschlages ist außerdem noch dadurch gekennzeichnet, daß sie die schnellsten und weitestreichenden α-Strahlen (ausgehend vom Thor C′) und die härtesten γ-Strahlen (ausgehend vom Thor C″) enthält, die bekannt sind. Diese biologisch so wichtigen Eigenschaften machen es wahrscheinlich, daß das Vorkommen von Elementen der Thoriumreihe in Mineralwässern, Quellgasen und Bodenluft (S. 584) eine weit größere balneotherapeutische Bedeutung besitzt als bisher angenommen wurde.

Auch die Glieder der Aktiniumzerfallsreihe finden sich in Mineralwässern; so ist im Sinter der Kreuznacher Quellen des *Aktinium X*, die Muttersubstanz des Aktinon, in einer Menge von $4{,}8 \cdot 10^{-12}$ g/kg nachgewiesen worden. Das äußerst kurzlebige *Aktinon* selbst kommt auch in den Wiesseer Mineralquellen vor (Hintz-Kurz). Über die Verbreitung der Elemente der Aktiniumreihe in Heilquellen und ihre biologische Bedeutung weiß man aber noch weniger als im Falle der Thoriumreihe.

b) Biophysik der α-, β- und γ-Strahlen.

Die Elemente der Radium-, Thorium- und Aktiniumreihe senden bei ihrem Zerfall 3 Arten von Strahlen aus, die ihrem Wesen und ihrer Wirkungsweise nach grundverschieden sind. Die *α-Strahlen* bestehen aus doppelt positiv geladenen Heliumatomen — Helium ist wie Radon ein Edelgas, das auch in Mineralwässern weit verbreitet ist (S. 496) —, deren jedes eine Masse von $6{,}5 \cdot 10^{-24}$ g besitzt und eine Ladung von $9{,}55 \cdot 10^{-10}$ elektrostat. Einheiten trägt. Sie sind sehr leicht absorbierbar und haben nur eine geringe Reichweite. Die *β-Strahlen* bestehen aus (einfach) negativ geladenen Elektronen, d. h. elektromagnetischen Elementarteilchen, deren jedes eine Masse von $9{,}015 \cdot 10^{-28}$ g besitzt und eine Ladung von $4{,}77 \cdot 10^{-10}$ elektrostat. Einheiten trägt. Sie sind viel schwerer absorbierbar und haben eine 10 bis 50mal größere Reichweite und Geschwindigkeit als die α-Teilchen. Die α- und β-Strahlen haben also corpusculären Charakter. Demgegenüber sind die *γ-Strahlen* immaterieller Natur; es sind äußerst kurze, den Röntgenstrahlen verwandte, im Gegensatz zu den α- und β-Strahlen im Magnetfeld nicht ablenkbare elektromagnetische Wellen von sehr hohem Durchdringungsvermögen.

Diese 3 Strahlenarten besitzen trotz ihrer Wesensverschiedenheit gemeinsame Kennzeichen und rufen in einem quantitativ vergleichbaren Ausmaß eine Reihe von Effekten hervor, die zur Bestimmung ihrer absoluten und relativen Intensität und ihrer Wirkungen auf biologische Objekte in gemeinsamen Maßeinheiten geeignet sind. So können sie durch ihre kinetische Energie (in Erg pro Zeiteinheit), die sich bei den α- und β-Strahlen aus der Geschwindigkeit, bei den γ-Strahlen aus der Wellenlänge berechnen läßt, auf einen Nenner gebracht werden, vor allem aber durch ihr Vermögen, von den Atomen der Materie, auf die sie auftreffen, elektrische Ladungen abzuspalten und so die Atome und Moleküle, die die Materie aufbauen, in einen „ionisierten" Zustand zu versetzen. Diese Ionisierung erfolgt ebenso in Gasen, welche unter dem Einfluß des ionisierenden Strahls die Fähigkeit erlangen, den elektrischen Strom zu leiten, wie — allerdings in geringerem Umfang — in flüssigen und festen Medien, also auch in der lebenden Zelle. Hier äußert sich der Ionisierungseffekt in vielseitigen Zustands- und Funktionsänderungen, die bei kleinen Dosen strahlender Energie als Reiz-, bei großen als Schädigungs- oder Zerstörungswirkungen imponieren und dementsprechend in der Medizin in verschiedener Weise ausgewertet werden. In der Balneotherapie, soweit sie sich natürlicher Wässer bedient, sind allerdings solche strahlenbedingten Schädigungen der Zelle, ob gewollt oder ungewollt, nicht oder nur unter den exstremsten Bedingungen möglich; bei der geringen Konzentration strahlender Materie in den radioaktiven Wässern können als Grundlage ihrer Wirkung

Tabelle 265. Verteilungskoeffizient des Radon zwischen Wasser und Luft (Zahl, die angibt, in welchem Mengenverhältnis sich Radon zwischen gleichen Volumina Luft und Wasser verteilt, wenn der Radongehalt der Luft=1 gesetzt wird.)

Temperatur in °C	Verteilungskoeffizient
0	0,51
10	0,35
20	0,26
30	0,20
40	0,16
50	0,14
100	0,11

Tabelle 266. Zerfall des Radons.

Zeit in Tagen	Aktivität in %	Zeit in Tagen	Aktivität in %
0,0	100	8,0	23,69
0,5	91,39	9,0	19,79
1,0	83,53	10,0	16,53
1,5	76,34	12,0	11,53
2,0	69,77	14,0	8,05
2,5	63,76	16,0	5,61
3,0	58,27	18,0	3,92
3,5	53,26	20,0	2,73
4,0	48,68	25,0	1,11
4,5	44,49	30,0	0,45
5,0	40,66	40,0	0,075
6,0	33,96	60,0	0,002
7,0	28,37		

nur anregende, stimulierende Effekte spezifischer und unspezifischer Art angesehen werden. Die Anwendung solcher Wässer zu Heilzwecken ist damit die reinste Form der „Radiumschwachtherapie".

Zur Beurteilung der von radioaktiven Strahlen ausgehenden Reizeffekte ist es erforderlich, das Verhalten der 3 Strahlenarten, vor allem das Ausmaß ihrer ionisierenden Wirkung im Gewebe kennenzulernen. Der Unterschied zwischen der Radiumschwachtherapie, speziell der Anwendung radioaktiver Heilwässer, und der in der Strahlentherapie üblichen Form der Radiumapplikation von außen her besteht darin, daß bei der letztgenannten nur die durchdringenden γ-Strahlen verwertet werden, während bei der Radiumschwachtherapie in Form von Bädern, Trinkkuren oder Inhalationen außerdem auch noch die weicheren, bei äußerer Anwendung in den obersten Hautschichten steckenbleibenden oder gar in der Hülse des Präparats zurückgehaltenen α- und β-Strahlen zur Geltung kommen. Wie aus Tabelle 267, Zeile 1 hervorgeht, ist die Reichweite der α-Teilchen 17000mal, die der β-Partikel 350mal geringer als die der γ-Strahlen; somit können die α-Strahlen nur in unmittelbarer Nähe der im Körper abgelagerten oder transportierten radioaktiven Substanzen, die β-Teilchen zum mindesten nicht zu weit von ihnen entfernt wirksam sein. Nun zeigt aber dieselbe Tabelle (Zeile 2), daß die durch Radium oder Radon im Gleichgewicht hervorgerufene Ionisation der Gewebe, die man nach dem oben Gesagten als Maßstab der biologischen Wirkung der Radioelemente betrachten kann, zu 89% durch die α-Strahlen dieser Elemente verursacht sind. Dazu kommt, daß die Wirkung der α-Strahlen, die schon absolut genommen $^9/_{10}$ der Radium- und Radonwirkung ausmacht, sich wegen der geringen Reichweite der α-Teilchen auf ein ganz kleines Gebiet in nächster Nähe der Strahlenquelle konzentriert und hier außerordentlich intensiv ist, während die ionisierende Wirkung der β-und γ-Strahlen, die ohnehin nur $^1/_{10}$ der Gesamtaktivität darstellt, sich noch dazu auf ein sehr großes Gewebsareal verteilt, so daß die in der Nähe der Strahlenquelle beobachtbaren biologischen Effekte praktisch vollständig durch die α-Strahlen verursacht sind (Tabelle 267, Zeile 3b, 5b, 6). Das nun das bei Trink-, Bade- oder Inhalationskuren einverleibte oder aus zugeführtem Radium durch

Tabelle 267. Vergleichende Analyse der Eigenschaften und Leistungen der α-, β- und γ-Strahlen.

	α-Strahlen	β-Strahlen	γ-Strahlen	Anmerkung
1. Reichweite in der Zelle in mm	0,06 (1)	2,9	1000	
2. Relative Ionisation in % der von Radium (2) hervorgebrachten Gesamtionisation	89	5	6	
3. Mittl. Zahl der Ionenpaare, die ein Strahl in Luft hervorbringt [bei Anwendung von Ra oder Rn (2)]				Im lebenden Gewebe sind die entsprechenden Werte rd. 1000mal kleiner (Zeilen 3–5)
a) insgesamt	160000	11000	29600	
b) in 1 Liter der die Strahlenquelle unmittelbar umgebenden Luft	160000	250	6	
4. Mittl. Zahl der von 1 g Ra (2) in der Sekunde produz. Strahlen	$14{,}8 \cdot 10^{10}$	$14 \cdot 10^{10}$ (3)	$7{,}3 \cdot 10^{10}$	
5. Mittl. Zahl der pro Sekunde von den Strahlen von 1 g Ra (2) produz. Ionenpaare				
a) insgesamt	$2{,}37 \cdot 10^{16}$	$1{,}54 \cdot 10^{15}$	$2{,}15 \cdot 10^{15}$	
b) in 1 Liter der die Strahlenquelle unmittelbar umgebenden Luft	$2{,}37 \cdot 10^{16}$	$3{,}5 \cdot 10^{13}$	$4{,}37 \cdot 10^{11}$	
6. Mittl. Dosisleistung der von 1 g Ra (2) pro Sekunde produz. Strahlen in r (Röntgen) . . .	$3{,}74 \cdot 10^{7}$	1030 (4) 1720 (5)	12 (4) 9 (6)	
7. Mittl. Dosisleistung der Strahlen des körpereigenen Ra in r/Sek.	$1 \cdot 10^{-7}$	$5 \cdot 10^{-11}$	0	
8. Mittl. Energie der Strahlen des körpereigenen Ra (2) in Erg pro Tag	$1{,}8 \cdot 10^{3}$	90	0	

(1) In pathologischem Gewebe etwas größer [HERČIK (1)].
(2) In radioaktivem Gleichgewicht.
(3) Wahrscheinlichster Wert (DANYSZ). RUTHERFORD fand $5 \cdot 10^{10}$, MOSELEY $7 \cdot 10^{10}$.
(4) Berechnet (nach Zeile 3 bis 5).
(5) Gefunden von SMEREKER-JURIS.
(6) Gefunden von MAYNEORD-ROBERTS.

Die Daten in Zeile 1, 2 und 7 (Spalte 1) nach RAJEWSKY (3), die übrigen berechnet nach MEYER-SCHWEIDLER, S. 178, 283, 420, 627f.

Zerfall gebildete Radon den Gesetzen der Diffusion entsprechend den gesamten Organismus durchdringt und jede Zelle erreicht, muß praktisch die Gesamtwirkung der Quellradioaktivität auf ihren α-Strahlenanteil bezogen werden. Mit der Verschiedenheit der örtlichen Verteilung der Ionisationseffekte der α-Teilchen einerseits, der β- und γ-Strahlen andererseits hängt zusammen, daß die

Dauer der mit der Ionisierung zusammenhängenden Wirkung in beiden Fällen verschieden ist. Während die wenigen und weit über das Gewebe zerstreuten „Treffer“ der β- und γ-Strahlen keine nachhaltige Wirkung entfalten, somit bei diesen Strahlenarten wegen der Erholungsfähigkeit des Gewebes ein Schwellenwert bzw. eine eben wirksame Mindestdosis existiert, führt die gewissermaßen auf einen Brennpunkt konzentrierte α-Strahlung zu einer bleibenden Veränderung des betroffenen Gewebes, vergleichbar einer Ätzwirkung (RAJEWSKY); dies bedingt, daß es keinen Mindestgrenzwert der α-Strahlendosis gibt, sondern daß die Wirkungen einzeln applizierter α-Strahlenmengen sich summieren und daß selbst kleinste Mengen α-strahlender Materie, sofern sie genügend oft gegeben werden, schließlich doch einen biologischen Effekt hervorrufen. Dies ist balneologisch von größter Bedeutung; es geht daraus hervor, daß auch schwache Radonwässer therapeutisch wertvoll sein können, und daß andererseits der Arzt bei der Verordnung einer Trink- oder Inhalationskur mit hochkonzentrierten Radonwässern Vorsicht walten lassen muß.

Wegen dieses „Kumulationseffektes“ der balneotherapeutisch ausschlaggebenden α-Strahlen ist die Beantwortung der für den Radiumbalneologen so wichtigen Frage nach der wirksamen und der toxischen Mindestdosis der radioaktiven Quellbestandteile sehr schwierig. Trotzdem ist es neuerdings auf Grund der Untersuchungen von RAJEWSKY und KREBS möglich geworden, über die Größe dieser Dosen angenäherte Angaben zu machen. Der durchschnittliche normale Gehalt des menschlichen Körpers an radioaktiver Substanz beträgt nach den Analysen dieser Autoren, ausgedrückt in Gewichteinheiten Radium, etwa $1{,}5 \cdot 10^{-8}$ g Ra; oder bei Annahme gleichmäßiger Verteilung der Aktivität im Körper, $0{,}5 \cdot 10^{-12}$ g Ra pro g Gewebe. Dies entspricht, da das Emanierungsvermögen des gewebseigenen Radiums nur etwa 50% beträgt, einem Radonwert von 7,5 nC im Körper. Aus Versuchen an Tieren (READ-MOTTRAM) und an überlebendem Gewebe (RAJEWSKY-INOUYE) ergab sich als wahrscheinlichster Wert für die wirksame Mindestdosis (sog. „Toleranzdosis“) radioaktiver Substanzen unter der Voraussetzung dauernder Einwirkung etwa $1 \cdot 10^{-11}$ g Ra oder 0,005 bis 0,01 nC Rn pro g Gewebe, entsprechend einer Dosisleistung von $1 \cdot 10^{-7}$ r/Sek. Dieser Wert liegt deutlich oberhalb des normalen Radiumgehaltes des Körpers, der deshalb mit großer Wahrscheinlichkeit als physiologisch indifferent angesehen werden kann. Analog hat sich aus Befunden bei Radiumvergiftungsfällen und Tierversuchen als toxische Mindestdosis (sog. „Verträglichkeitsdosis“) ein Wert von etwa $5 \cdot 10^{-10}$ (1 bis $10 \cdot 10^{-10}$) g Ra oder 0,25 bis 0,5 nC pro g Gewebe, entsprechend etwa $5 \cdot 10^{-6}$ r/Sek., errechnen lassen [RAJEWSKY (2)]; dieser Wert liegt also 100 bis 1000mal höher als der normale Ra-Gehalt des Körpers, jedoch nur etwa 50mal höher als die wirksame Mindestdosis, was praktisch von großer Bedeutung ist. Unter Berücksichtigung der Ausscheidungsverhältnisse müssen als eben noch zulässige Höchstdosen für Radium bei peroraler Gabe 100 γ, bei Injektion 20 γ bezeichnet werden; die entsprechenden Werte für Radon liegen bei einer Einnahme von 100000 nC pro Tag oder einer parenteralen Zufuhr (in Form von Radonbädern oder -inhalationen) von 20000 nC pro Tag über längere Zeit hin. Die letale Dosis von Polonium liegt in der Nähe von $0{,}4 \cdot 10^{-14}$ g pro g Gewebe (INOUYE-KREBS). Wenn auch die genannten Ziffern aus den oben dargelegten Gründen nur Annäherungswerte darstellen, so ergibt sich doch aus ihnen, daß sowohl die wirksame wie die toxische Mindestdosis viel niedriger sind als man noch vor kurzem annahm, und daß man daher auch in der Radiumbalneologie dem Dosierungsproblem im Sinne der Begünstigung kleinerer Dosen besondere Aufmerksamkeit zuwenden sollte.

c) Resorption, Transport und Ausscheidung der radioaktiven Quellbestandteile.

α) Radium.

Daß Radiumsalze aus dem Darm resorbiert werden, ist längst bekannt. Auch für radiumhaltige Mineralwässer (Heidelberger Sole) ist nachgewiesen, daß bei Trinkkuren mit ihnen Radium in den Körper übergeht (FEES). Balneotherapeutisch wichtig ist, daß in radiumhaltigen Bädern nicht nur an die Haut adsorbiert wird und von dort aus noch lange nach dem Bade weiterwirkt (ASCHOFF), sondern auch aus dem Bad percutan resorbiert wird (FEES). Das Verhalten des Radiums im Körper und seine Ausscheidung werden wesentlich von seinem chemischen Charakter, d. h. von seiner nahen Verwandtschaft mit den Erdalkalien, vor allem dem Baryum, bestimmt. So erklärt sich, daß ein Teil des einverleibten Radiums im Knochensystem gespeichert und dort jahrzehntelang zäh festgehalten wird. Diese Affinität des Ra zum Knochen bewirkt, daß Radiumtrinkkuren schon bei mäßiger Überdosierung zu Störungen der Kalkapposition und zu Knochenveränderungen führen können (AUB und Mitarbeiter, ENGEL; s. S. 582). Aus Tabelle 268 geht die Verteilung des resorbierten und nicht wieder ausgeschiedenen Radiums, des sog. „Restradiums", im Körper hervor. (Bei Ra-Vergiftung durch Einatmung von radiumhaltigem Staub ändert sich die Verteilung zugunsten von Lunge und Leber.) Mit dem Lebensalter steigt die Neigung des Körpers, Radium zu retinieren, und damit sein Radiumgehalt (KREBS). Die Menge des endgültig im Körper gespeicherten Radiums beträgt nur etwa 1% der zugeführten Ra-Menge bei peroraler, 2 bis 5% bei parenteraler Zufuhr [RAJEWSKY (1)], doch ist dieser Anteil biologisch von ausschlaggebender Bedeutung, da es als lebenslängliche Strahlenquelle wirkt. Die Ausscheidung der nichtfixierten Hauptmenge des Radiums erfolgt erst relativ schnell (nach 10 Tagen ist etwa $^1/_3$ eliminiert, FEES), dann immer langsamer und ist etwa nach $^1/_2$ bis 1 Jahr beendet. Sie erfolgt vor allem durch den Darm, in den das Radium mit der Galle gelangt (AUB und Mitarbeiter), aber auch durch die Niere; das geht daraus hervor, daß während der Ausscheidungsphase außer den Knochen auch Darmwand und Niere reichlich Radium enthalten (DAELS-FAJERMAN-VAN DE PUTTE). Auch Pflanzen speichern Radium; so übertrifft die Radiumkonzentration von Süßwasseralgen (Zygnema) die des Milieus oft um mehr als das 1000fache (WIESNER).

Das im Körper gespeicherte Radium zerfällt mit praktisch konstanter Geschwindigkeit unter Bildung einer kleinen, infolge des sich schnell einstellenden Gleichgewichtes stets gleichbleibenden Radonmenge und eines ständig zunehmenden Quantums langlebiger α-, β- und γ-Strahler. Im Laufe von 50 Jahren zerfallen 2,17% des ursprünglich vorhanden gewesenen Radiums; davon sind am Ende dieses Zeitraums 0,91% als langlebige Strahler (Ra D und Polonium) vorhanden, während der Rest von 1,26% bereits alle Zerfallsstadien durchlaufen hat und als Ra G (Blei) vorliegt. Bemerkenswerterweise werden die langlebigen Folgeprodukte des Ra, wie dies bereits 1924 LACASSAGNE und LATTES am Beispiel des Poloniums nachgewiesen haben, nach ganz anderen Gesetzmäßigkeiten in den Organen abgelagert als das Radium selbst, was offenbar mit der chemischen Natur dieser Elemente zusammenhängt. Wie aus Tabelle 268 (letzte Spalte) hervorgeht, finden sie sich zu mehr als 50% in den parenchymatösen und drüsigen Organen, während vom Restradium höchstens 2% in den Organen und mindestens 98% im Knochensystem abgelagert wird. Dies hat zur Folge, daß die langlebigen Zerfallsprodukte andere biologische Wirkungen entfalten müssen als das Radium selbst, da die praktisch allein wirksamen α-Strahlen mit ihrer geringen Reichweite nur am Ort der Ablagerung selbst wirksam sind; so erklärt sich z. B. auch die obenerwähnte besonders hohe Toxizität des Poloniums. Allerdings ist über die speziellen Wirkungen der langlebigen Radiumzerfallsprodukte bisher nur wenig bekannt.

Über die Resorptions- und Ausscheidungsverhältnisse von *Radiothor* und *Thor X* liegen exakte Untersuchungen nicht vor, doch ist lange bekannt, daß diese Elemente und ihre Zerfallsprodukte sich in noch höherem Maße an die Zelle verankern als das Radium. Nach PLESCH und KARCZAG werden 80% von einverleibtem Thor X im Körper retiniert. Es kommt hinzu, daß die rasche Aufeinanderfolge der relativ kurzlebigen α-Strahler der Thoriumreihe eine Kumulationswirkung radiothor- und thor-X-haltiger Präparate zur Folge hat, die die äquivalenter Ra-Mengen um ein Vielfaches übertrifft. Die früher häufig beobachteten Thor-X-Vergiftungen legen davon Zeugnis ab. Die Dosierungsfrage erfordert also bei Mineralwässern, die Elemente der Thoriumreihe enthalten, eine noch größere Aufmerksamkeit als beim Radium. Leider fehlen die zur Klärung dieser Frage erforderlichen quantitativen Unterlagen bisher fast völlig. Das ist um so bedauerlicher, als die Elemente der Thoriumreihe in Mineralquellen weit verbreitet sind (nach SOMMER findet sich Thoron fast ebenso häufig wie Radon).

β) Radon.

Trinkkuren. Die leichte Resorbierbarkeit des Radons wurde sogleich nach der Entdeckung dieses Edelgases festgestellt. Schon 1904 (TRACY) wurden Radontrinkkuren für Heilzwecke empfohlen. Die Beantwortung der Frage, wieviel von dem resorbierten Radon auch wirklich im Körper verbleibt und ausgenutzt wird, war aber viel schwerer zu beantworten, da ein variabler Teil des aufgenommenen Radons den Gesetzen der Diffusion entsprechend unter Umgehung des großen Kreislaufs in die Lungen gelangt und sofort wieder ausgeatmet wird. Die Größe dieses Anteils wurde lange überschätzt (HIS, GUDZENT, PLESCH), was zur Folge hatte, daß in den ersten Zeiten der Radonära die Radontrinkkur für nahezu wertlos gehalten wurde. In Wirklichkeit ist die Diffusionsgeschwindigkeit des Radons gering (Diffusionskonstante in Wasser 0,82 ccm/Tag gegenüber 1,61 für O_2 und 1,38 für CO_2; LANDOLT-BÖRNSTEIN), und es war das Verdienst von EICHHOLZ (Kreuznach), durch Feststellung von Radon im Arterienblut nach Trinken von Radonlösungen den Nachweis einer echten Radonresorption geführt zu haben. Das resorbierte Radon findet sich unter anderen auch in der Art. femoralis und pancreatica (LAZARUS). Durch Vergleich des Radongehaltes von Aorten- und Pulmonalisblut konnte STRASBURGER (2) feststellen, daß das Blut beim Fließen durch die Lunge unabhängig von seiner Radonkonzentration nur etwa 63% seines Radongehaltes an die Atemluft abgibt, während der Rest in den großen Kreislauf übergeht bzw. dort verbleibt. Zu fast gleichen Resultaten kam VATERNAHM (1) auf anderem Wege; er fand den ausgeatmeten Anteil zu 69%. Die Ausscheidung durch die Lunge erfolgt also nur allmählich; dies beruht zum großen Teil darauf, daß das Radon in der Tiefe der Lunge (Residualluft) einen Gegendruck erzeugt, der zu einer ständigen „Retrospiration" des Radons führt. Die Resorption des Radons bei peroraler Zufuhr ist ihrer Größe und Dauer nach weitgehend von der Art der Radonzufuhr und dem Füllungszustand des Magens abhängig. Da die Wirkung einer bestimmten, auf beliebigem Wege einverleibten Radonmenge um so intensiver ist, je länger das Radon im Körper verbleibt, mußte es das Ziel der Radontherapie sein, Anwendungsarten zu finden, durch die die Radonausscheidung möglichst lange hinausgezögert wird. Dies gelingt einmal durch Verabfolgung der Radonlösung auf vollen Magen und weiter dadurch, daß die zu trinkende Gesamtmenge auf zahlreiche kleine Einzeldosen (Schlucke) verteilt wird. Die gleiche Radonmenge, die, auf nüchternen Magen getrunken, innerhalb 30 Minuten ausgeatmet wird, verläßt bei Aufnahme auf vollen Magen den Körper erst nach 2 bis $2^1/_2$ Stunden (STRASBURGER). Der Speisebrei des gefüllten Magens wirkt hierbei verdünnend und damit resorptionsverzögernd. Dazu kommt noch, daß das Radon im Speisebrei unter bestimmten Bedingungen, nämlich wenn er Fette, Lipoide oder deren Spaltprodukte enthält, besser löslich ist als in Wasser und daher auch schwerer von ihm wieder abgegeben wird. Tabelle 269 zeigt, daß die Löslichkeit des Radon in Ölen, Fetten und

Tabelle 268. Verteilung der fixen Radioaktivität im Organismus. Relative Werte, bezogen auf die Aktivität der Wirbelsäule bzw. der Knochen = 100 und auf gleiche Gewebsmengen. [Nach RAJEWSKY (3), KREBS, INOUYE-KREBS-RAJEWSKY.]

Organ	Normal (Mensch)	Nach Radiumeinverleibung (Mensch, Ra-Vergiftung)	Nach Radoneinverleibung (langlebige Zerfallsprodukte)	
			Ratte	Kaninchen
Wirbelsäule + Rückenmark	100	100[1]	100[2]	100[3]
Rippen	95	97		
Oberschenkel + Kiefer	61	61		
Schädel	20			
Lunge	2,2	26	19	
Leber	0,6	8,5	29	70
Milz	1,1	2,2	13	140
Niere			7,3	41
Blase			23	
Herz	0,2	0,2	12,8	36
Blut			18,5	

[1] Entspricht $930 \cdot 10^{-12}$ g Ra-Äquiv. pro g Gewebe. [2] Entspricht $62{,}5 \cdot 10^{-12}$ g Ra-Äquiv. pro g Gewebe. [3] Entspricht $14{,}3 \cdot 10^{-12}$ g Ra-Äquiv. pro g Gewebe.

Tabelle 269. Löslichkeit des Radon in verschiedenen Medien, bezogen auf Luft = 1.

a) Bei Zimmertemperatur. [Nach STRASBURGER, VATERNAHM (2), SCHRODT, MACHE-SUESS.]		b) Bei 37°. (Nach HOLTHUSEN.)	
Wasser	0,28		
Blut	0,42	Wasser	0,163
Rindertalg	4,1	Physiologische NaCl-Lösung	0,148
Schweinefett	7,3	Plasma (Mensch)	0,175
Lanolin	7,3	Erythrocyten in physiol. NaCl-Lösung	0,298
Lebertran	9,3	Blut	0,312
K-Oleat (Seife)	12,6		
Ölsäure	21		
Olivenöl	28		

ihren bei der Verdauung entstehenden Abbauprodukten um ein Vielfaches löslicher ist als in Wasser. Diese Stoffe halten also das in ihnen gelöste Radon zäh fest und geben es nur sehr langsam wieder ab. Es handelt sich aber bei der Ölwirkung nicht nur um eine Resorptionsverzögerung, sondern auch um eine Vergrößerung des resorbierten Radonanteils auf Kosten des durch Diffusion in die Lungen gelangenden und unausgenutzten Radons; aus intraduodenal gegebener Öllösung werden 44% gegenüber 31% aus wäßriger Lösung resorbiert [VATERNAHM (1)]. Der Einfluß der Magenfüllung und der Fette auf die Radonresorption, gemessen an der ausgeatmeten Radonmenge, wird durch Abb. 236 veranschaulicht. — Aber auch unter gleichen Applikationsbedingungen variiert die Aufenthaltsdauer des Radons im Körper bei Trinkkuren je nach der konstitutionellen Beschaffenheit. MARKL (1) unterscheidet 2 Typen, einen mit schneller Resorption und innerhalb einer Stunde beendeter Ausscheidung und einen zweiten mit flacher Resorptionskurve und protrahierter Ausscheidung.

Aus der Tatsache, daß etwa $^1/_3$ des mit Mineralwässern aufgenommenen Radons ins arterielle Blut gelangt, darf nicht geschlossen werden, daß dieser Radonanteil auch wirklich im Organismus zur Wirkung gelangt. Während man früher die Rn-Konzentration der Ausatmungsluft als Maßstab der im Blut kreisenden Rn-Menge betrachtete und aus den so erhaltenen Daten auf eine recht

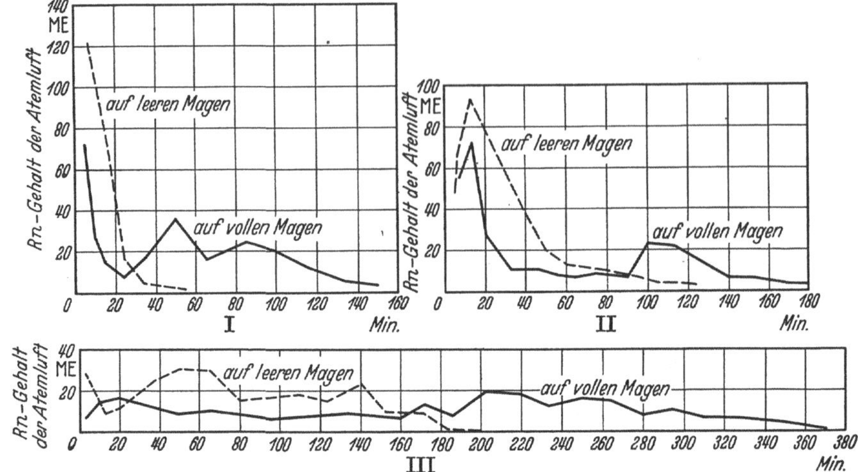

Abb. 236. Verschiedenheit der Radonausnutzung je nach Vehikel und Art der Darreichung, gemessen an der Rn-Ausatmung. Kurve I: 1100 nC in 28 ccm Wasser; Kurve II: 1100 nC in 28 ccm Fettemulsion; Kurve III: 1100 nC in 28 ccm Olivenöl. [Nach STRASBURGER (3).]

vollständige Ausnützung des resorbierten Radons schloß (LAZARUS, KEMEN, STRASBURGER), geht aus neueren Untersuchungen von MARKL (1), der den Radongehalt des Blutes bei Trinkkuren kurvenmäßig errechnete und aus dem Flächen-

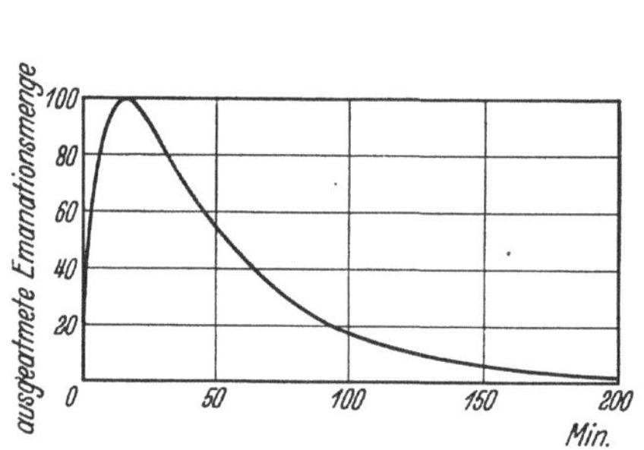

Abb. 237. Radonausscheidung mit der Atemluft. (Nach FERNAU-SMEREKER.)

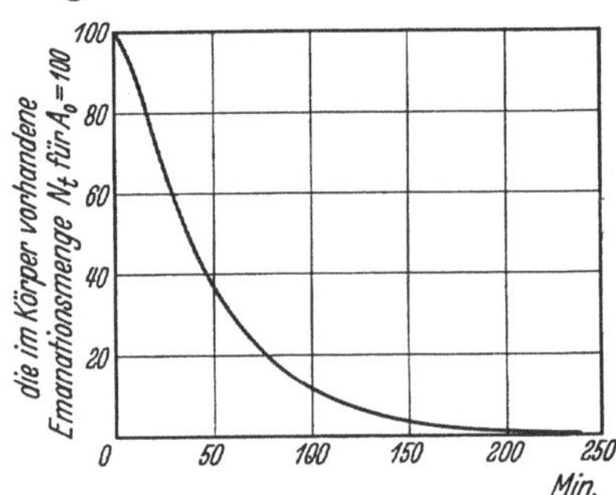

Abb. 238. Relativer Radongehalt des Körpers in Abhängigkeit von der Zeit in % des Ausgangswertes. (Nach FERNAU-SMEREKER.)

inhalt der Kurven die Ausnutzung verfolgte, hervor, daß nur etwa 2,3% des zugeführten Radons bei Trinkkuren ausgenützt werden (Tabelle 270), die Ausnutzungsquote also viel ungünstiger ist als man früher annahm. Allerdings ist sicher, daß sie durch verzettelte Dosierung gesteigert werden kann, was von MARKL nicht berücksichtigt wurde. Die Ausscheidung des per os aufgenommenen Radons mit der Atemluft erreicht nach 10 bis 20 Minuten ein steiles Maximum und fällt dann in einer immer flacher werdenden Kurve ab (Abb. 237), bis nach etwa 3 bis 4 Stunden praktisch der Nullpunkt erreicht ist (ST. MEYER, FERNAU-SMEREKER). Das gilt auch für Mineralwässer; so haben BLANQUET, MOUGEOT und AUBERTOT denselben Ausscheidungsverlauf nach Trinken der radonreichen

Quelle von Chateldon festgestellt. Das im Blut [KEMEN-NEUMANN, SPARTZ, STRASBURGER (1)] und im Gesamtorganismus (FERNAU-SMEREKER) nach peroraler Aufnahme verbleibende Radon zeigt ein analoges Verhalten; es nimmt entsprechend einer exponentiell verlaufenden Kurve mit einer Halbwertszeit von 40 Minuten ab (Abb. 238). Wird vor Abklingen der Ausscheidung mit der Atemluft eine neue Radondosis per os gegeben, so superponieren sich die Ausscheidungskurven; daher gelingt es, mit unterteilten kleinen Radondosen per os einen gewissen Radonspiegel im Blut aufrechtzuerhalten und eine intensivere Wirkung und bessere Ausnutzung des Radons zu erzielen. — Gegenüber den anderen Anwendungsformen der Radonwässer gewährt die Trinkkur die Möglichkeit, elektiv Magen-Darmkanal, Leber, Pfortadersystem und benachbarte Organe schlagartig, wenn auch nur kurzdauernd (Abb. 238) mit Radon zu überschwemmen und dort eine intensive α-Strahlenwirkung zu erzielen. Sie behält damit ihren speziellen Heilwert trotz der mit ihr verbundenen schlechten Ausnützung des zugeführten Radons.

Inhalation. Die gasförmige Natur des Radon ließ von vornherein die Inhalation als besonders geeignete Anwendungsform der Radonwässer erscheinen, und es erhob sich lediglich die aus technischen und ökonomischen Gründen wichtige Frage, ob die Trink- oder die Inhalationskur die bessere Radonausnützung ermögliche. Dabei war zunächst zu berücksichtigen, daß das inhalierte Radon den Diffusionsgesetzen entsprechend sofort mit dem Gesamtkreislauf und allen Geweben in Berührung kommt, während das per os aufgenommene Radon nur zu $^1/_3$ in den großen Kreislauf gelangt (s. S. 566). Die anfangs von GUDZENT vertretene Auffassung, daß entgegen den für indifferente Gase gültigen Gesetzen das inhalierte Radon im Blute „angereichert" werde, konnte von STRASBURGER (2) widerlegt werden. Er fand bei Kaninchen, die er 90 Minuten radonhaltige Luft atmen ließ, eine genaue Proportionalität zwischen dem Radongehalt des Aortenblutes und der Atemluft; der des Blutes betrug im Durchschnitt stets 29% vom Radongehalt der Atemluft. Da nach HOLTHUSEN (Tabelle 269) sich im Blut bei Berührung mit radonhaltiger Luft etwa 31% des Luftradons lösen, muß man aus dem Befund von STRASBURGER den Schluß ziehen, daß sich der Übergang des Rn aus der Atemluft ins Blut sich nach rein physikalischen Gesetzen vollzieht und einem Gleichgewicht zustrebt, das durch den genannten Prozentsatz ausgedrückt wird. Dieses wird sehr schnell erreicht; schon nach kurzer Inhalationsdauer weisen Ein- und Ausatmungsluft den gleichen Radongehalt auf (WAGNER). STRASBURGER (1) fand weiter, daß die gleiche Radonmenge, in Form einer verzettelten Trinkkur zugeführt, eine mehr als 5fach größere Radonausscheidung durch die Lungen bewirkt, als wenn sie innerhalb des gleichen Zeitraums inhaliert wird; da Luft- und Blutradon in einem bestimmten Verhältnis zueinander stehen, schloß STRASBURGER aus seinen Beobachtungen, daß nach Trinken 5mal mehr Radon in den Körper und etwa 30% davon, also fast 2mal mehr Radon in den großen Kreislauf gelangt als nach Inhalation. Das würde eine erhebliche Überlegenheit der Trinkkur über die Inhalation bedeuten. Die Schlußfolgerung von STRASBURGER ist jedoch nicht ganz zutreffend, da Resorptionsmodus und Verteilung des Radon im Körper beim Trinken und Inhalieren verschieden sind (s. S. 566) und daher aus dem Radongehalt der Atemluft nicht allgemeingültige Schlüsse auf den Radongehalt des Körpers gezogen werden dürfen. Auch der Zeitfaktor wirkt sich bei Trinkkur und Inhalation in ganz verschiedener Weise aus; dort bewirkt Unterteilung der Gesamtdosis eine Verbesserung der Ausnützung, hier ist das nicht der Fall, da ja die Inhalation ihrem Wesen nach an sich schon eine Therapie mit „verzettelten Dosen" ist und eine Verlängerung der Inhalationsdauer bei gleichbleibender Gesamtdosis keine weitere Verbesserung bedeutet. Die Ausnutzungsfrage konnte nur durch kurvenmäßige Verfolgung des Blutradonspiegels entschieden werden. Solche Versuche stellte MARKL (1) an; sie ergaben, daß die Radonausnützung bei Inhalation mit etwa 29% eine zehnfach bessere ist als bei der Trink- und Badekur (Tabelle 270). Die Inhalation ist demnach als die sparsamste und rationellste Form der Radonanwendung anzusehen. Dem entspricht auch, daß schwach radonhaltige Wässer, deren Aktivität für Trink- und Badekuren zu gering ist, sich meist noch für Inhalationszwecke eignen, wobei diese Wässer entweder direkt zerstäubt oder mittels spezieller Apparaturen [z. B. der von WOLLMANN (1) angegebenen] zur Herstellung hochaktiver Luft für Maskeneinatmung verwendet werden können. Der guten Ausnutzung inhalierten Radons tragen auch die Salzuflener Beschlüsse (S. 291) Rechnung, die den Mindestradongehalt von zur Inhalation geeigneten Radonwässern auf 2,9 nC/l festsetzen, während für Badekuren ein zehnfach, für Trinkkuren sogar ein 100fach höherer Rn-Gehalt des Wassers als Mindestwert, der die Bezeichnung „radioaktive Quelle“ rechtfertigt, vorgeschrieben ist. Die besonders gute Ausnutzungsquote des inhalierten Radons hat auch zur Konstruktion von Apparaturen Anlaß gegeben, die die an sich recht schlechte Verwertung des in Badewässern enthaltenen Radons (s. unten) dadurch verbessern, daß das Badewasser mit einem Luftstrom durchperlt und das radonhaltige Durchlüftungsgas von dem im Bad sitzenden Patienten mittels Maske inhaliert wird (BEST-Apparatur). Eine solche Kombination von Radonbad und -inhalation verbessert die Ausnutzung des im Bad enthaltenen Rn um das 35fache [HAPPEL-HELLER (2)].

Tabelle 270. Blutradonwerte und Ausnutzung des zugeführten Radons bei verschiedenen Applikationsformen. [Nach MARKL (1).]

Radongehalt des Wassers bzw. der Luft	Radongehalt des Blutes max. nC/l	mittel nC/l	Zahl der α-Teile pro g Gewebe	Energiewert Erg/g/Sek.	Ausnutzungsquote %
		a) Trinkkur (100 ccm).			
7300 nC		15,7	10368 in 2 Std.	$1{,}73 \cdot 10^{-5}$	2,3
7300 nC		24,7	7560 in 1 „	$2{,}52 \cdot 10^{-5}$	
		b) Badekur (30 Min.).			
1700 nC/l	28	11,2	15912 in 4 Std.	$1{,}3 \cdot 10^{-5}$	
1570 nC/l	38	15,4	21874 in 4 „	$1{,}8 \cdot 10^{-5}$	
1300 nC/l	27	17,2	11145 in 2 „	$1{,}86 \cdot 10^{-5}$	3,28
		c) Inhalation (1 Std.).			
758 nC/l	202	79	81094 in $3^1/_2$ Std.	$7{,}8 \cdot 10^{-5}$	
259 nC/l	154	50	51321 in 3 „	$5{,}6 \cdot 10^{-5}$	
286 nC/l	77	26	26708 in 3 „	$3{,}0 \cdot 10^{-5}$	
307 nC/l	101	46	47239 in 3 „	$5{,}3 \cdot 10^{-5}$	28,7

Grundsätzlich ist die Einzelinhalation der Rauminhalation beim Radon vorzuziehen, da bei dieser ja nur ein kleiner Teil des vorhandenen Radons wirklich verwertet wird. Nur an Orten, wo hochaktive Bodenluft, Quellgase oder große Mengen aktiven Wassers zur Verfügung stehen, wird die Anlage größerer Inhalatorien möglich und rentabel sein. Diese haben andererseits den Vorteil, daß sie, wenn sich die Patienten unbekleidet in ihnen aufhalten, gleichzeitig als radioaktive Luftbäder wirken, in denen Radon durch die Haut resorbiert wird und die überdies durch Produktion eines „aktiven Niederschlages“ auf der Haut eine gewisse Nachwirkung hervorrufen. — Die Inhalation ist nicht an die Anwesenheit von Quellen gebunden, vielmehr gewährt die weite Verbreitung radioaktiver Bodenluft, die bis zu 1000mal mehr Rn als die Freiluft am selben Ort enthalten kann, die Möglichkeit, luftgespeiste Inhalatorien bzw. Inhalationsapparate auch an Orten in Betrieb zu nehmen, wo kein oder nicht genug aktives Wasser zur Verfügung steht.

Badekur. Von größtem balneologischem Interesse ist die Frage, ob und in welchem Umfang Radon aus Bädern durch die Haut resorbierbar ist. Nachdem schon 1911 ENGELMANN, KEMEN-NEUMANN und STRASBURGER dies wahrscheinlich gemacht hatten, gelang 1932/33 verschiedenen Forschern unabhängig voneinander der exakte Nachweis, daß Radon aus Süßwasserbädern (MARKL, SANTHOLZER, LANG) und aus Mineralquellen wie Oberschlema (JANITZKY und Mitarbeiter) und Royat (MOUGEOT-AUBERTOT) in beträchtlichem Umfang resorbiert wird und daß diese Resorption für die Heilwirkungen der Radonbäder verantwortlich ist. Die quantitativen Verhältnisse wurden von JANITZKY sowie von HAPPEL und HELLER (1) geklärt. Bei Beginn des Bades steigt, gemessen am Rn-Gehalt der Exspirationsluft, die Menge des durch die Haut aufgenommenen Radons steil bis zu einem Maximum („Sättigungswert“) an, das nach etwa 40 Minuten erreicht ist und später nicht mehr überschritten wird. Beim Verlassen des Bades sinkt die Aktivität der Atemluft, also auch der Rn-Gehalt des Körpers, sehr rasch auf 0 ab. Die Größe der Radonresorption durch die Haut im Bad ist weitgehend abhängig von der Temperatur des Wassers (von 31 bis 38° steigt bei gleichem Radongehalt des Bades die Radonkonzentration der Atemluft auf das 5fache; Abb. 239) und vom Alter des Badenden (der Radongehalt der Atemluft ist im Radonbad um so größer, je jünger der Badende ist; Abb. 240). Aus CO_2-haltigen Wässern wird mehr Radon durch die Haut resorbiert als aus CO_2-freien (FRESENIUS-DICK; Abb. 241). Auch aus Luftbädern tritt Radon in den Körper über (LANG), jedoch etwa 5mal weniger als aus Wasserbädern (JANITZKY). Sowohl die experimentellen Befunde von MARKL wie die Berechnungen von JANITZKY führen zu dem Schluß, daß die durch die Haut resorbierten Radonmengen die wirksame Minimaldosis radioaktiver Substanz wesentlich überschreiten, also hinreichend groß sind, um die Heileffekte der Radonbäder zu erklären. (Allerdings errechnet JANITZKY einen viel höheren Wert an resorbierter strahlender Materie, was sich teils aus der verschiedenen Stärke der benutzten Bäder, teils aus den Unsicherheiten der Berechnung erklärt.) Die Durchlässigkeit der Haut für Radon in einem Bad von 14500 nC/l

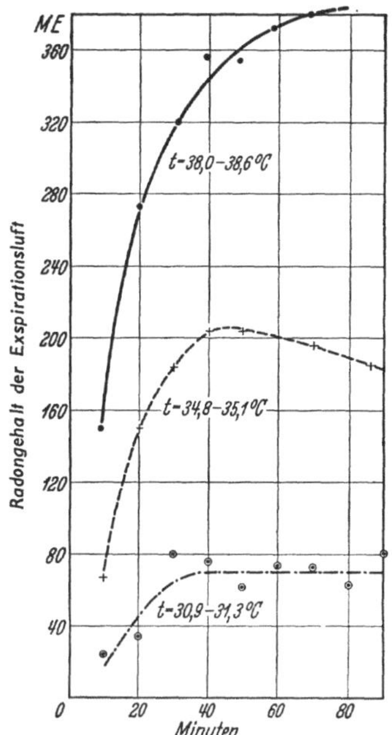

Abb. 239. Abhängigkeit der percutanen Radonresorption von der Temperatur des Badewassers. (Nach JANITZKY.)

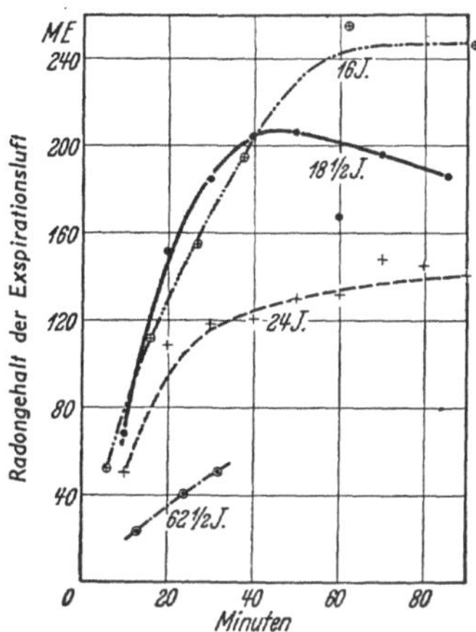

Abb. 240. Abhängigkeit der percutanen Radonresorption vom Alter des Badenden. (Nach JANITZKY.)

(40000 ME) beträgt nach JANITZKY etwa 0,000364 nC oder 6600 Radonatome pro qcm und Sekunde. Zwischen der Aktivität des Badewassers und der Radonkonzentration im Blut des Badenden besteht eine gewisse Proportionalität; MARKL (2) findet, daß der „Sättigungswert" im Blut 0,54—3,12, im Mittel 1,7% von der Radonkonzentration des Badewassers beträgt. Die Ausnutzung des im Badewasser enthaltenen Radons ist nur eine geringe; der im Körper zurückgehaltene Anteil dieses Radons beläuft sich nach MARKL (1) auf etwa 3,3% (Tabelle 270), nach HAPPEL-HELLER auf 3,3 ± 2,4%; ein verhältnismäßig kleiner Anteil der Badaktivität [im gewöhnlichen Bad von 30 bis 40 Minuten Dauer etwa 9 bis 11%, HAPPEL-HELLER (1)] entweicht durch Diffusion in die überstehende Luft, der Rest von etwa 84% geht verloren. Die Kenntnis der durch Diffusion entweichenden Radonmenge ist für die Beantwortung der Frage wichtig, welchen Anteil die Aufnahme durch die Lungen an der Gesamtradonresorption im Bade hat. Aus Abb. 242 ergibt sich, daß die durch Diffusion bedingte Aktivität der Luft über dem Bad um so höher ansteigt, je höher das Radongehalt des Bades ist; maximal wurden Werte bis 2 nC/l, im Mittel 0,115% der Badkonzentration gefunden [HAPPEL-HELLER (1)]. Demgegenüber betrug der Radongehalt der Exstirpationsluft („Sättigungswert") bis zu 11 nC/l, im Mittel 0,54% der Radonkonzentration im Bad; aus diesem erheblichen Mehrgehalt der Ausatmungsluft an Radon gegenüber der Raumluft geht hervor, daß die Inhalation für die Radonaufnahme im Bad keine nennenswerte Rolle spielt.

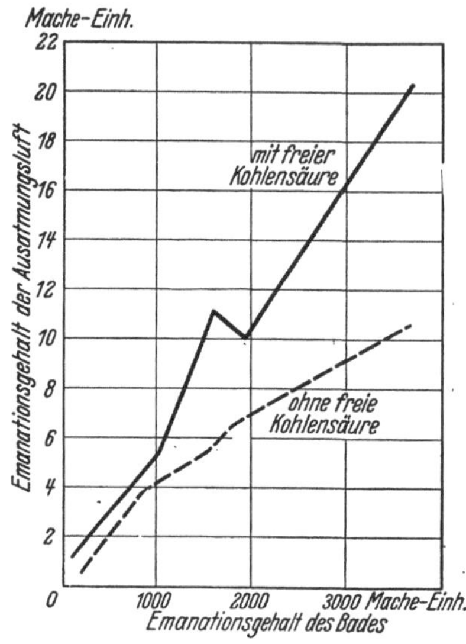

Abb. 241. Radonresorption aus radonhaltigen Bädern mit und ohne Kohlensäure, gemessen an dem Radongehalt der Ausatmungsluft. (Nach FRESENIUS-DICK.)

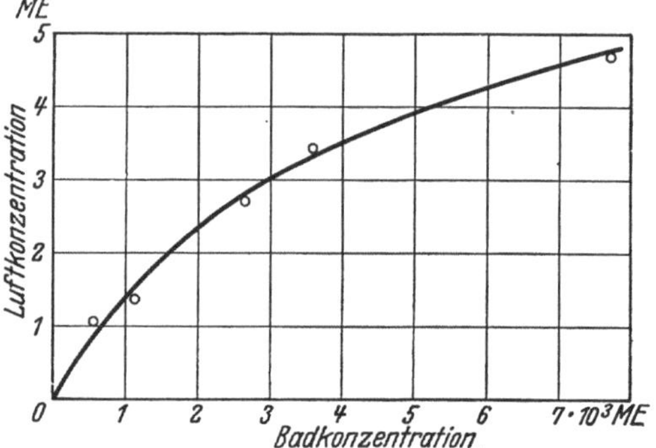

Abb. 242. Radongehalt der Luft über Radonbädern verschiedener Konzentration nach 45 Minuten Versuchsdauer. [Nach HAPPEL-HELLER (1).]

Verhalten im Organismus. Es wäre unrichtig, aus den vorangehenden Angaben zu folgern, daß das einverleibte Radon sich gleichmäßig im ganzen Körper verteile und daß sich aus dem Radonspiegel im Blut Schlüsse auf die Rn-Konzentration im Organismus ziehen lassen. Vielmehr ist zu berücksichtigen, daß das Radon sich wegen seiner Affinität zu Fetten und Lipoiden (S. 567) in fett- und lipoidreichen Organen zum mindesten für eine gewisse Zeit anhäuft (Gegensatz zum Radium, s. oben). Schon 1904 fanden BOUCHARD, CURIE und BALTHAZARD, daß das Radon vor allem in den sehr lipoidreichen Nebennieren gespeichert wird. Später regab sich, daß injiziertes Radon zunächst vorwiegend in die Leber und Lunge gelangt und dort vorübergehend festgehalten wird, während 3 Stunden später das nicht ausgeschiedene Radon sich elektiv in den Nebennieren angereichert hat (Tabelle 271). Lipoidgehalt und Speicherungsvermögen der Organe für Radon scheinen weitgehend parallel zu gehen; die Nebennieren sind bei weitem das phosphatid- und cholesterinreichste Organ des Körpers; auch die Milz, deren Speicherungsvermögen für Rn an 2. Stelle steht, ist sehr lipoidreich. In ähnlicher Weise ist auch die im Vergleich zu Wasser hohe Löslichkeit des Radon im Blut ausschließlich durch die Anwesenheit der cholesterinreichen Erythrocyten bedingt, in denen sich das Radon 7 bis 8mal leichter löst als im Serum (KIONKA, Tabelle 272) und von deren Zahl die vom Blut maximal aufgenommene Radonmenge linear abhängig ist (HOLTHUSEN). Nach HAPPEL ist bei Radonbädern auch das subcutane Fettgewebe als Radonspeicher in Betracht zu ziehen. Auch eine beträchtliche Affinität des Radons zur lipoiden Nervensubstanz scheint nach STRASBURGER zu bestehen und für den schmerzlindernden und heilsamen Effekt der Radontherapie bei Neuralgien verantwortlich zu sein. Die Kenntnis der Radonverteilung im Körper ist wegen der örtlichen Begrenztheit der α-Strahlenwirkungen von großer Bedeutung für die Beurteilung der vom Radon ausgehenden Heileffekte.

Tabelle 271. Relative Radonkonzentration in verschiedenen Organen (Kaninchen) nach Radoninjektion, bezogen auf die Rn-Konzentration in den Nebennieren = 100. (Nach BOUCHARD-BALTHAZARD.)

Organ	1 Stunde nach Injektion	4 Stunden nach Injektion
Nebenniere .	100	100
Leber . . .	200	1,7
Lunge . . .	200	8,8
Milz	—	21,3
Niere. . . .	25	1,0
Haut. . . .	—	6,7

Tabelle 272. Radonverteilung auf Zellen und Serum in defibriniertem frischem Hammelblut, das $1^1/_2$ Stunden mit radonhaltiger Luft (etwa 11 nC/l) durchperlt worden war. (Nach KIONKA.)

	Rn-Gehalt des Serums	Rn-Gehalt der Zellen
Versuch 1	0,524 nC/l	3,781 nC/l
Versuch 2	0,483 nC/l	3,691 nC/l

In diesem Zusammenhang ist auch von Interesse, inwieweit während der relativ kurzen Aufenthaltsdauer des Rn im Körper bei balneotherapeutischen Anwendungen die Möglichkeit zur Bildung und Anhäufung fester Radonzerfallsprodukte besteht. Wie die Tabelle 273 zeigt, zerfallen unter der Voraussetzung, daß das zugeführte Radon innerhalb 5 Stunden den Körper wieder vollständig verläßt, in dieser Zeit rd. 3,7% des zugeführten Radons unter Bildung des kurzlebigen Niederschlages (Ra A bis C), der seinerseits in den nächsten 6 bis 7 Stunden restlos in die langlebigen Zerfallsprodukte (Ra D bis F) übergeht. Diese stellen eine zwar schwache, aber doch mindestens teilweise (Tabelle 268) in den Geweben fixierte und ständig wirksame Strahlenquelle dar; noch nach 20 Jahren sind bei Annahme vollständiger Retention 1,6%, nach 50 Jahren 0,4% der ursprünglich zugeführten Radonmenge in Form langlebiger Strahler nachweisbar. Allerdings haben FERNAU und SMEREKER errechnet, daß — eine Retention von 10% vorausgesetzt — bei täglicher Verabfolgung von 3640 nC Radon innerhalb eines Jahres sich nur 1,6% der körpereigenen Aktivität an langlebigen Folgeprodukten im Körper ansammeln. Andererseits haben aber INOUYE und KREBS im Tierversuch nach Radoneinverleibung diese Zerfallsprodukte in Mengen angetroffen, die die normale Aktivität etwa um das 20fache übertreffen. Man muß daraus schließen, daß im allgemeinen die balneologische Radonanwendung unschädlich ist, daß aber bei sehr hoch dosierten Trink- und Inhalationskuren sich doch im wirksamen Bereich liegende langlebige Folgeprodukte in den Geweben ablagern können, deren Wirkung wegen des Kumulationseffektes der α-Strahlen vielleicht erst nach Jahrzehnten erkennbar ist. Es ist durchaus möglich, daß die Erfolge von Radonkuren bei chronischen (z. B. Gelenk-) Erkrankungen mit durch die nachhaltige Wirkung dieser Folgeprodukte bedingt ist. Dabei darf aber nicht vergessen werden, daß der Haupteffekt der Radonanwendung, gemessen an der Ionisierungsleistung, ein akuter ist und innerhalb von 5 bis 7 Stunden bis auf Spuren verschwindet, während die Wirkung des Radium (im Gleichgewicht) viel stärker ist als die äquivalenter Radonmengen und das ganze Leben lang praktisch unvermindert anhält (Tabelle 274).

Tabelle 273. Bildung und Zerfall des kurzlebigen „aktiven Niederschlages" und der langlebigen Folgeprodukte aus 1000000 Radonatomen. Zwecks Herstellung einer Analogie zu den physiologischen Verhältnissen ist angenommen, daß nach 300 Minuten die gesamte, bis dahin nicht zerfallene Radonmenge beseitigt werde. Berechnet nach den Tabellen von MEYER-SCHWEIDLER, S. 433f. und 455f.

Zeit	Zahl der Atome von							
	Radon	Ra A	Ra B	Ra C	Ra D	Ra E	Ra F (Polonium)	Ra G (Blei)
0 Minuten	1000000	0	0	0	0	0	0	0
10 „	998735	497	691	64	13	0	0	0
20 „	997477	548	1600	302	73	0	0	0
30 „	996212	553	2340	649	246	0	0	0
40 „	994975	554	2915	1033	523	0	0	0
60 „	992480	554	3705	1762	1499	0	0	0
80 „	989978	554	4174	2360	2954	0	0	0
100 „	987498	554	4455	2757	4736	0	0	0
120 „	985008	554	4622	3040	6776	0	0	0
180 „	977610	554	4816	3420	13600	0	0	0
240 „	970253	554	4860	3511	20822	0	0	0
300 „	962820	554	4866	3523	28237	0	0	0
Zu diesem Zeitpunkt Entfernung des vorhandenen Radons.								
360 „		0	1168	1770	34242	0	0	0
420 „		0	249	501	36429	0	0	0
480 „		0	50	120	37109	0	0	0
700 „		0	0	0	37279	0	0	0
1 Jahr		0	0	0	36833	30	413	0
5 Jahre		0	0	0	30725	26	715	5813
10 „		0	0	0	24183	20	562	12514
20 „		0	0	0	15685	13	365	21216
30 „		0	0	0	10174	9	237	26859
40 „		0	0	0	6599	5	153	30522
50 „		0	0	0	4281	3	100	32895

Ausscheidung. Die Hauptmenge des einverleibten Radons wird, wie ausgeführt, durch die Lungen eliminiert; doch verläßt Radon auch auf anderen Wegen den Körper. Die Kenntnis dieser Wege ist wichtig, da das Rn überall, wo es hingelangt, also auch an den Orten der Ausscheidung, biologische Wirkungen durch α-Strahlung entfaltet. Besonders wichtig ist die Feststellung von JANITZKY, daß mittels Trinkkur (und wohl auch mittels Inhalation) zugeführtes Radon durch die Haut ausgeschieden wird und daß diese Ausscheidung in dem Maße zunimmt, wie die durch die Lungen zurückgeht, und länger anhält als diese (Abb. 243). Die percutane Radonausfuhr ist (ebenso wie die percutane Radonresorption) abhängig vom Lebensalter; bei jungen Menschen ist sie in 45 Minuten beendet, bei älteren dauert sie bis weit über 2 Stunden. Im Harn erscheinen meist nur geringe, aber doch — nach Trinken wie nach Inhalation — nachweisbare Mengen von Radon [KIONKA (2)]; nach peroraler Aufnahme, vor allem bei vollem Magen, bleibt das Rn im Harn länger nachweisbar als nach Einatmung. Radon wird ferner mit der Galle ausgeschieden (NAGELSCHMIDT-KOHLRAUSCH) und gelangt so in die Faeces (LASKA, BERG-WELKER); es findet sich endlich nach Trinkkuren auch im Speichel (bis zu 26 nC/l; LAZARUS) und geht durch die Placenta ins Nabelschnurblut und ins Meconium über (LAZARUS). Bei stillenden Müttern wird Radon bereits 30 Minuten nach peroraler Aufnahme in der Milch angetroffen.

γ) Thoron.

Dieses Edelgas, das in Mineralquellen weit verbreitet ist (SOMMER), zerfällt so schnell, daß es nach Inhalation nicht wieder in der Ausatmungsluft erscheint, sondern als „aktiver Niederschlag" retiniert wird (KOJO). Dabei spricht auch mit, daß Thoron in Wasser 5mal löslicher ist als Radon (KLAUS). Dagegen ist Thoron in der Exspirationsluft nachweisbar, wenn Thor X per os gegeben wurde; in diesem Falle findet es sich — 4 bis 6 Stunden nach der Thor-X-Gabe — auch neben Thor X im Harn. Aus getrunkenen Thor-X-Lösungen wird Thoron schnell und in großen Mengen (bis 1680 nC/l, in Radonäquivalenten ausgedrückt) ins Blut resorbiert (EMSMANN); es lassen sich also mit Thoron (als Thor X gegeben) viel höhere Blut- und Gewebsaktivitätne erzielen als mit Radon. Das hohe Speicherungsvermögen des Körpers für Thor X (S. 566) scheint bei der Anwendung natürlicher Heilwässer mit ihrem offenbar nie sehr hohen Thor-X-Gehalt kein Gefahrenmoment darzustellen. Wie das Radon hat auch das Thor X bzw. sein Abkömmling Thoron eine hohe Affinität zur Nebenniere (SALLE- v. DOMARUS).

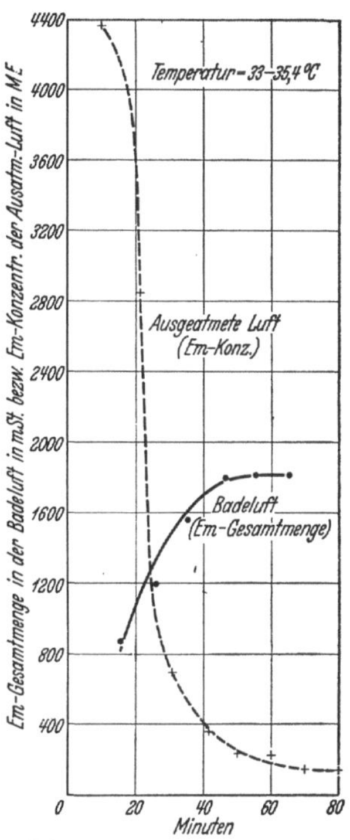

Abb. 243. Ausscheidung von Radon durch die Atemluft und durch die Haut (Badeluft) bei 19jähriger Versuchsperson nach Trinken von 100 ccm Wasser mit 546000 nC. (Nach JANITZKY.)

d) Allgemein-biologische Wirkungen der radioaktiven Substanzen.

Die unübersehbare Zahl von Arbeiten, die sich seit Entdeckung der Radioaktivität mit den Wirkungen der Radioelemente auf die lebende Materie befaßt hat, macht es unmöglich, im Rahmen dieses Buches eine Zusammenfassung dieser Wirkungen zu geben. Es kommt hinzu, daß trotz der Fülle der vorliegenden Einzelbeobachtungen die Grundlagen dieser Wirkungen keineswegs klar erkannt sind. Im folgenden sollen daher nur diejenigen Erkenntnisse besprochen werden, die geeignet sind, die Heilwirkungen der radioaktiven Heilquellen aufzuklären. Dabei ist davon auszugehen, daß es sich hier um Strahlenwirkungen handelt, daß also die chemische Verschiedenheit der Radioelemente biologisch bedeutungslos ist, wenn keine Unterschiede in der Strahlung bestehen. Gewisse Unterschiede in der Wirkung der einzelnen Elemente können allerdings durch die je nach der Halbwertszeit variierende Intensität der Strahlung, durch Verschiedenheiten in der Reichweite der α-Teilchen und in der Zusammensetzung der β-Strahlung (Radium sendet z. B. 3, Radium C 68 verschiedene Arten β-Strahlen aus) oder auch dadurch bedingt sein, daß die einzelnen Elemente sich hinsichtlich der Zeit ihres Aufenthaltes und der Orte ihrer Speicherung im Körper unterscheiden, aber praktisch wird man die Wirkungsweise der balneologisch wichtigen Radioelemente als gleichartig auffassen dürfen. Sie sind alle α-Strahler und senden erst nach Bildung „aktiver Niederschläge" im Körper auch β- und γ-Strahlen aus. Diese spielen, wie schon ausgeführt, biologisch nur eine ganz untergeordnete Rolle und auch nur insofern, als sie durchdringender sind als die α-Teilchen;

doch ist noch nicht sicher erwiesen, ob bei den in der Balneotherapie üblichen Dosierungen („Radiumschwachtherapie") β- und γ-Strahlen überhaupt eine Wirkung ausüben. Man kann daher, ohne einen nennenswerten Fehler zu begehen, die Heileffekte der radioaktiven Quellen auf eine α-Strahlenwirkung zurückführen.

Tabelle 274. Vergleich der biologischen Wirksamkeiten äquivalenter Mengen von Radium und Radon, ausgedrückt durch die Zahlen der von den α-Strahlen dieser beiden Elemente und ihrer Zerfallsprodukte hervorgebrachten Ionenpaare. Zwecks Analogisierung zu den physiologischen Verhältnissen ist angenommen, daß das Radon nach 5 Stunden, soweit nicht zerfallen, vollständig (d. h. zu 96,3%) und das Radium nach 6 Monaten zu 99% entfernt wird. [Berechnet nach den Daten von MEYER-SCHWEIDLER, S. 437f., 455f. (Zerfallskurven), 629 (Ionenzahlen).]

Zeit	Zahl der von Radon bzw. Radium produzierten Ionenpaare	
	1 nC Radon	$1{,}10^{-9}$ g Radium
In 5 Stunden	*3,72* $\cdot$ *10*^{11}	0
Nach 6 Monaten dazu	0	*3821,9* $\cdot$ *10*^{11}
Bis zum Ende des 1. Jahres dazu	0	$109{,}3 \cdot 10^{11}$
„ „ „ „ 5. „ „	$0{,}16 \cdot 10^{11}$	$428{,}8 \cdot 10^{11}$
„ „ „ „ 10. „ „	$0{,}184 \cdot 10^{11}$	$559{,}5 \cdot 10^{11}$
„ „ „ „ 20. „ „	$0{,}244 \cdot 10^{11}$	$1064{,}8 \cdot 10^{11}$
„ „ „ „ 30. „ „	$0{,}155 \cdot 10^{11}$	$1051{,}2 \cdot 10^{11}$
„ „ „ „ 40. „ „	$0{,}101 \cdot 10^{11}$	$1001{,}0 \cdot 10^{11}$
„ „ „ „ 50. „ „	$0{,}065 \cdot 10^{11}$	$984{,}8 \cdot 10^{11}$

Es ist seit langer Zeit bekannt, daß die α-Strahlenwirkung am *Zellkern* angreift, und zwar ist das Chromatin der für α-Strahlen empfindlichste Teil der Zelle, der schon auf kleine Strahlendosen mit Genmutationen und Störungen der Mitosen reagiert (O. und P. HERTWIG). HERČIK fand, daß der strahlenempfindliche Bezirk des Zellkerns nur etwa $3 \cdot 10^7$ Atome umfaßt und daß 3 α-Strahlentreffer in diesem Bezirk genügen, um die Zelle zum Absterben zu bringen. Die Radiosensibilität des Zellkerns ist der Grund dafür, daß kernsubstanzreiche Zellen und Zellverbände (Leukocyten, Knochenmark) besonders frühzeitig und intensiv auf Anwendung radioaktiver Stoffe und Mineralquellen reagieren, wenn auch die Vorgänge, die sich hierbei abspielen, bisher noch wenig bekannt sind. v. NOORDEN und FALTA beobachteten schon 1911 nach Radoninhalationen, offenbar als Folge eines Knochenmarksreizes, der sich in vermehrter Bildung, Ausschüttung und Zerstörung weißer Blutzellen äußert, hochgradige Leukocytosen mit anschließender Leukopenie. INOUYE sah die gleichen Veränderungen nach Radonbädern und fand, daß die Leukocytenanstiege (bis um 86% des Ausgangswertes) in einer zahlenmäßigen Beziehung zum Radongehalt des Blutes und des Badewassers standen. Die Leukopenie, die erst etwa 20 Stunden nach dem Bad aufzutreten pflegt, ist nach INOUYE als komplizierte Knochenmarksspätreaktion aufzufassen, an deren Hervorbringung vor allem die myelotropen Zerfallsprodukte des Radons beteiligt sind. Auch hier läßt sich also wie in den Versuchen von HERTWIG eine Schädigung der zellkernreichen Gewebe durch die α-Strahlen nach anfänglicher Reizung feststellen. Die durch Radon bewirkte Spätleukopenie ist auch die Ursache dafür, daß unter Radonanwendung die Entzündungsbereitschaft der Haut (Neigung zu Leukocytose, Hyperämie und Exsudation) abnimmt (BRUMAN-GUBERMAN). Möglicherweise hängt die Wirkung der α-Strahlen auf den purinreichen Zellkern zusammen mit der später zu besprechenden Beeinflussung des Purinstoffwechsels. Die α-Strahlen führen nicht nur zu einer Abnahme der Neutrophilen, sondern auch der *Eosinophilen*, wie WICHMANN (2) bei Badekuren in Oberschlema fand. Das ist deswegen wichtig, weil diese Reaktion der Eosinophilen wahrscheinlich mit dem antianaphylaktischen und desensibilisierenden Effekt der Radonwässer in Zusammenhang zu bringen ist. Diese verhindern den Eintritt des anaphylaktischen Shocks um so vollständiger, je höher ihr Radongehalt ist (ATHANASSOULAS) und wirken desensibilisierend bei allergischen Erkrankungen (BONER, SANGIORGIO). Die Heilerfolge der Radonwässer bei Asthma und Migräne sind bekannt.

Die schädigende Wirkung der α-Strahlen auf den Zellkern äußert sich auch darin, daß α-strahlende Medien, z. B. radonhaltige Mineralquellen und radonreiche Luft, Wachstum und Zellvermehrung bei Pflanzen und Tieren hemmen, so z. B. das Wachstum von Gewebekulturen (Fibroblasten, GORDONOFF-LUDWIG) und die Keimvermehrung von Bakterien (Proteus, Staphylo-, Streptokokken, Coli) (Tabelle 275). Diese vor allem am Gasteiner Wasser studierte Hemmungswirkung (BUKATSCH) beruht ausschließlich auf seinem Radongehalt und geht

Tabelle 275. Entwicklung von Streptokokken, Proteus- und Colibacillen im Wasser verschiedener Gasteiner Thermen. Untersuchung 18 Stunden nach Einsaat, 37°. (Nach BUKATSCH.)

Therme	Rn-Gehalt nC/l	Relative Keimdichte in % des Wertes in Leitungswasser		
		Streptokokken	Proteus	Coli
Franzensquelle	0—0,2	111		112
Gasteiner Trinkwasser	0,7	100	100	100
Mischthermalwasser	22	96	83	88
Doktorquelle	44,5	89	67	87
Elisabeth-Hauptquelle	66,6	88	68	83
Sophienquelle	92,4	81	65	74
Fledermausquelle	121,0	75	58	61

diesem parallel; die mineralischen Bestandteile sind wirkungslos. KOSMATH, HARTMAIR und GERKE fanden, daß Gasteiner Wasser oder gleich starke Radonlösungen die Keimung von Pflanzensamen entweder unbeeinflußt lassen oder hemmen. Die Verhältnisse werden allerdings dadurch kompliziert, daß die bei längerer Dauer der Rn-Einwirkung infolge der Bildung von Zerfallsprodukten hinzutretenden β- und γ-Strahlen *in kleinen Dosen* den entgegengesetzten Effekt wie die α-Teilchen haben, also Wachstum und Zellvermehrung fördern (STOKLASA). So erklärt sich, daß langfristige Behandlung von Pflanzensamen oder -keimen mit radonhaltiger Luft oder verdünnten Radonlösungen (Mineralwässern) keimungs- und wachstumsfördernd wirken kann (Versuche mit radonreicher Bodenluft: BODMER, KALLÓS-DEFFNER, mit Gasteiner Wasser: JANKE und Mitarbeiter, SCHILLER, mit Radonlösungen: C. MAYER). Dieser Effekt ist, wie KALLÓS-DEFFNER und MAYER gezeigt haben, nur durch die β- und γ-Strahlen bedingt und greift nicht am Zellkern an, sondern kommt durch vermehrte Auxin- (Wuchshormon-) Produktion zustande (MAYER). Er ist überdies nur im Dunkeln nachweisbar und wird durch Belichtung unterdrückt (MAYER). Schließlich ist er auch nur bei niedrigen Rn-Dosen vorhanden und schlägt in eine Hemmung um, wenn die angewandte Rn-Konzentration 100 nC/l übersteigt (STOKLASA, CLUZET, ANGERER, KLEIN u. a.). Es ergibt sich daraus, daß die Wachstumseffekte des Radium und Radon je nach der angewandten Technik, Versuchsdauer, Dosis und Belichtung genau entgegengesetzte sein können. In diesem Zusammenhang ist der Befund SCHNEYERS (1) von Interesse, wonach Gasteiner Wasser die Entwicklung von Froscheiern hemmt, aber das Wachstum von Kaulquappen fördert; das erste Phänomen deutet auf einen Einfluß der α-, das zweite auf einen der β- und γ-Strahlen hin. Hier zeigen sich Berührungspunkte mit der klinisch so wichtigen Wirkung der Radioelemente auf das endokrine System (s. S. 579).

Ein weiterer wichtiger, vielleicht der bedeutsamste Einwirkungsmodus der α-Strahlen auf die Zelle ist rein physikalisch-chemischer Natur. Nach den Untersuchungen von EPSTEIN an Gold- und Phosphatidsolen bewirkt Radon eine Verminderung der Ladung elektronegativer Kolloide, die zu einer Vergröberung des Dispersitätsgrades und schließlich zu einer Ausflockung der Kolloide (beim Goldsol zu einem Farbumschlag) führt und einmal durch den Ionisierungseffekt der α-Teilchen, der eine Entladung und eine Stabilitätsverminderung der Kolloidteilchen zur Folge hat, und in geringerem Umfange auch durch Abgabe positiver Ladungen durch die α-Partikel bedingt ist. Analoge Beobachtungen machten HARDY sowie CLUZET und PONTHUS an radonbehandelten Serumeiweiß- und Gelatinelösungen; die letztgenannten Autoren finden neben der flockungsfördernden, denaturierenden Wirkung des Radon auch einen hydrolysierenden Effekt (vermehrte Freisetzung von Carboxylgruppen, Bildung von Eiweißabbauprodukten). Ebenso wirkt Thoron. Es scheint, daß derartige Vorgänge von allgemeiner Bedeutung für das Zustandekommen der Wirkungen radioaktiver Wässer sind. Die Ionisierungsleistung und damit die ladungsvermindernde Wirkung der α-Teilchen ist so beträchtlich (1 α-Teil produziert in Luft 155000 Ionenpaare) und konzentriert sich auf einen so kleinen Raum, daß Änderungen der Ladungsverhältnisse, der Stabilität und des Dispersitätsgrades der Körperkolloide, vor allem der Eiweißkörper des Zellplasmas und der die Zellwände aufbauenden und ihre Durchlässigkeit kontrollierenden Lipoide, durchaus im Bereich der Möglichkeit liegen (PENKAVA). Dem entspricht die Erfahrung, daß Trinkkuren mit radonhaltigen Wässern den Kolloidzustand des Blutes, seinen Eiweißgehalt und seine Viscosität verändern (LIACI). Die Zustandsänderung der Zellmembranen unter dem Einfluß der α-Strahlen gibt sich darin zu erkennen, daß schwache Radonlösungen (von 0,44 nC/l an) und radonhaltige Mineralwässer die Hämolyse menschlicher Erythrocyten hemmen und ihre osmotische Resistenz erhöhen (LEPESCHKIN). Sehr große Dosen von Radon haben allerdings einen gegensätzlichen Effekt, wohl infolge einer direkten Zerstörung der Zellwand (KNAFFL-LENZ, MASCHERPA). Die Wirkung der β- und γ-Strahlen auf die Zellpermeabilität ist, ebenso wie bei den Wachstumsvorgängen, der α-Strahlenwirkung entgegengesetzt (SIMON, EPIFANIO-COLA); zum Teil beruht das darauf, daß α-Teile eine positive, β-Teile eine negative Ladung tragen. Vielleicht hängt auch die reversible Atmungshemmung kernhaltiger Erythrocyten durch Radon (FLEISCHMANN-LASZLO) mit einer Permeabilitätsverminderung durch die α-Strahlen zusammen.

Die Beeinflussung des kolloiden Milieus der Zellen und die Produktion von Eiweißspaltprodukten durch die α-Strahlen ist offenbar die Grundlage der sehr intensiven unspezifischen („umstimmenden") Reizwirkung, die die Radonwässer ebenso bei Anwendung in Bäderform wie bei Trinkkuren oder Inhalationen hervorrufen. Die starken allgemeinen und lokalen Reaktionssymptome sind ein Beweis dieses unspezifischen Effektes. Eine charakteristische, bei keinem anderen Mineralquelltyp wiederkehrende Wirkung der Radonwässer besteht darin, daß außer der eigentlichen Bäderreaktion etwa 6 bis 8 Wochen nach der Kur noch eine zweite, meist ebenfalls sehr intensive Spätreaktion eintritt (HEINER), die den Dauererfolg der Kur nicht beeinträchtigt und wahrscheinlich mit den während der Kur im Körper gebildeten Zerfallsprodukten des Radon in Zusammenhang zu bringen ist.

Eine weitere Gruppe von Allgemeineffekten der Radioelemente besteht in Beeinflussungen der Atmungs-, Oxydations- und Assimilationsprozesse. Nach

STOKLASA besteht auch auf diesem Gebiet ein Antagonismus zwischen den α- und den anderen Strahlen; jene sollen die Atmung fördern, und die Assimilation hemmen, die β- und γ-Strahlen das entgegengesetzte tun. Andere Autoren konnten das nicht bestätigen. Jedenfalls bewirkt Gasteiner Wasser oder gleich starke Radonlösungen eine Steigerung der Oxydationen auf Kosten der Gärungsvorgänge (JANKE und Mitarbeiter), aber auch eine vermehrte Stärkeanhäufung, also Assimilation (SCHILLER). Hierbei ist von Interesse, daß nach STOKLASA die β- und γ-Strahlen der Ra-Folgeprodukte aus CO_2 und H_2O in Anwesenheit von Eisen reduzierende Zucker zu synthetisieren vermögen. Im Laufe einer genauen Analyse der Stoffwechselwirkungen des Radon fand INOUYE, daß die α-Strahlen des Rn sowohl die Atmung wie die anaerobe Glykolyse von Gewebskulturen (Herzfibroblasten) und Sarkomgewebe hemmen und daß die Hemmung der Sarkomglykolyse bei 37° schneller eintritt und etwa 2,5mal intensiver ist als bei 5°. Die Strahlenempfindlichkeit der Zelle steigt also mit der Temperatur. Es handelt sich bei diesen Effekten um physikalisch-chemische, nicht um fermentative Vorgänge, da eine Beeinflussung irgendwelcher Fermentwirkungen durch Ra und Rn trotz zahlreicher Versuche bisher nicht nachgewiesen werden konnte (GUDZENT). Es ist schwer zu erkennen, in welcher Weise diese verschiedenartigen Einflüsse der 3 Strahlenarten auf Atmung und Gärung zur Erklärung der Steigerung des Gesamtstoffwechsels herangezogen werden können, die bei Mensch und Hund nach Radoneinwirkung beobachtet wird. SILBERGLEIT, KIKKOJI und BERNSTEIN fanden übereinstimmend Anstiege des Grundumsatzes um 10 bis 20% nach Trinken von Radonlösungen; der respiratorische Quotient veränderte sich hierbei nicht eindeutig.

e) Spezielle Wirkungen.

Die Wirkungen des Radon auf *Kreislauf* und *Blutdruck* sind ihrem Wesen nach noch ungeklärt. Die Gegensätzlichkeit der beobachteten Effekte beruht großenteils darauf, daß die einzelnen Strahlenarten das Gefäßsystem in verschiedener Weise beeinflussen. Auch die Dosis spielt hierbei eine große Rolle. So fanden POLAK beim Frosch und OGILVIE am isolierten Menschen- und Kaninchenohr, daß Radon die peripheren Gefäße stark verengert. Nach OGILVIE ist die Vasokonstriktion nicht durch das Radon selbst, sondern durch die β-Strahlen seiner Zerfallsprodukte bedingt. Auch die von MUCK als typische Radonwirkung aufgefaßte, nach Radontrinkkuren oder nach einem Kuraufenthalt in Kreuznach auftretende „weiße Strichzeichnung" an der Nasenschleimhaut im Adrenalinsondenversuch setzt eine Vasokonstriktion voraus. Dagegen fand BYCHOWSKAJA bei sehr niedrigen Radondosen eine Gefäßerweiterung am Kaninchenohr. Man muß wohl diese periphere Vasodilatation, die auch die Coronargefäße betrifft, als eine α-Strahlenwirkung deuten. Sie ist eine der Ursachen für die bei Radonbade- und -trinkkuren auftretende Blutdrucksenkung, die vor allem den systolischen Druck betrifft (LOEWY, PLESCH, FALTA) und nach OGILVIE vor allem durch eine Erweiterung der Bauchgefäße, nach SALLE und v. DOMARUS auch durch eine Stillegung der Adrenalinproduktion in der Nebenniere bedingt ist. Mit ihr erklärt sich die Heilwirkung der Radonwässer in jeder Anwendungsform bei Hypertonien, Angina pectoris [SCHNEYER (2)], Claudicatio intermittens und leichten Myokardschäden [WICHMANN (1)].

Auch die vielseitigen Einwirkungen der Radioelemente auf den *endokrinen Apparat* sind bisher nicht eindeutig erklärbar. Zum Teil kommen sie durch den Lipoidreichtum mancher endokriner Drüsen (Nebennieren, Keimdrüsen) zustande, der dazu führt, daß das leicht lipoidlösliche Radon in diesen Organen besonders lange fixiert bleibt (s. S. 572f.); es kommt aber noch hinzu, daß die Radioelemente auf hochdifferenzierte Zellen mit überdurchschnittlich großer

Vitalität und Stoffwechselaktivität, wie sie in den meisten endokrinen Drüsen vorliegen, intensiver einwirken als auf weniger aktive (entsprechend dem BERGONIÉ-TRIBONDEAUschen Gesetz). Das gilt vor allem für die Schilddrüse, die auf Radiumstrahlen mit einer Ruhigstellung reagiert (DUAIN-FONTS-FIGUERAS), und zwar in einem solchen Umfang, daß in Gegenden, wo die Bevölkerung unter dem Einfluß hoher Bodenradioaktivität steht, eine Häufung von Schilddrüsenmangelerscheinungen (Kropf) zu beobachten ist (LANG u. a.). Radonhaltige Thermalbäder normalisieren auch das bei Basedow gestörte (erhöhte) Mengenverhältnis von reduziertem zu oxydiertem Gluthation im Blut (WITKOWSKAJA). Ebenso eindrucksvoll wie ungeklärt ist die aktivierende Wirkung des Radon auf Keimdrüsen und Hypophysenvorderlappen (FELLNER-NEUMANN, HALBAN). Es ist uraltes Erfahrungsgut der Ärzte in den Radonbädern, daß Kuren mit radioaktiven Wässern bei Alterskrankheiten aller Art einen günstigen, „verjüngenden" Einfluß ausüben. PIGHINI fand, daß Trinken von radonhaltigem Wasser bei Ratten vorzeitige Geschlechtsreife, Ovulation und Spermienbildung zur Folge hat. Histologisch finden sich bei solchen Radonratten Zellhypertrophien im Hypophysenvorderlappen, ferner Hyperämie und Epithelhyperplasien in Schilddrüse und Nebennierenrinde. Ähnliche Erfahrungen machte SCHNEYER mit Gasteiner Wasser. Bei Radium- und Radonzufuhr bilden sich vor allem in der Haut hormonartige Stoffe, die bei infantilen weiblichen Mäusen im ALLEN-DOISY-Test das Uteruswachstum anregen, also Follikulinwirkung haben (SILBERSTEIN-FELLNER-ENGEL). So sind zweifellos auch manche Heilerfolge radioaktiver Wässer bei gynäkologischen Erkrankungen oder endokrinen Arthropathien durch eine vermehrte Bildung von Keimdrüsenhormon zu erklären (BURCKHARD).

Die praktisch wichtigste und experimentell am genauesten durchforschte biologische Wirkung der radioaktiven Wässer ist die auf den *Purinstoffwechsel.* Seit alter Zeit genießen die Kurorte, an denen Radonquellen zutage treten, einen hohen Ruf als *Gichtbäder*. Als erste haben WILKE und KRIEG festgestellt, daß künstliche und natürliche Radonwässer (z. B. die Büttquelle in Baden-Baden), beim Gesunden in Bäder- oder Trinkkurform verabfolgt, die Harnsäureausscheidung verstärken; ähnliche Erfahrungen machten GUDZENT und LÖWENTHAL mit Radoninhalationen bei 5 von 7 Gichtkranken, ebenso v. NOORDEN und FALTA sowie KEMEN und MESERNITZKY. FALTA fand außer bei Gicht vor allem bei multipler Sklerose eine beträchtliche Steigerung der Harnsäureausfuhr im Gefolge von Radontrinkkuren. LACHOWSKI sah bei gesunden Pferden nach rectaler Radoneinblasung eine Vermehrung der Harnsäureausscheidung bis um das 7fache. Daß es sich hier um einen Vorgang von allgemeinbiologischer Bedeutung handelt, geht aus den Versuchen von BABOR und KORNALIK hervor, wonach Einwirkung von Radon auf junge Schnecken (Agriolimax laevis) eine verstärkte Nierentätigkeit zur Folge hat, die sich in einer Erhöhung der Harnsäureausscheidung bis auf das 5fache und unterm Mikroskop in einer lückenlosen Inkrustation der Nephridien mit Ammoniumurat-Krystallen äußert, Ebenso wie Radon wirkt Radium. Trinkkuren mit Heidelberger Radiumsole vermehrt die Harnsäureausscheidung bis um 29% (WOLF). — Nur KIKKOJI und MANDEL sahen bei Gesunden und Kranken keine eindeutige Beeinflussung der Harnsäureausfuhr, obwohl das klinische Befinden der Gichtpatienten von MANDEL durch die Radonkur wesentlich gebessert wurde. Diese Diskrepanzen erklären sich, wie man heute weiß, aus individuellen Verschiedenheiten der Empfindlichkeit gegenüber Radon, aus der Verschiedenheit der angewandten Dosen und aus dem Einfluß von Stoffwechsellage und Vordiät (EICHHOLTZ) auf die Purinausscheidung. Wenn auch das von HIS und GUDZENT behauptete „Verschwinden" der Harnsäure aus dem Blut bei Radonanwendung bei Nachprüfungen (MANDEL, BRUGSCH u. a.) nicht bestätigt werden konnte, so steht doch außer Zweifel, daß unter dem Einfluß α-strahlender Radioelemente (Ra, Rn, Th X [GUDZENT-MAASE-ZONDEK]) Harnsäure beim Gesunden und Gichtiker in einem je nach der Lage des Einzelfalls variablen Umfang ausgeschwemmt

Tabelle 276. Einfluß des Radiums auf Diurese, N- und Harnsäureausfuhr. Hund (dalmatinerähnliche Rasse), etwa 15 kg, ausschließlich mit Zuckerwasser ernährt. 3 Versuche mit variierten Radiumgaben im Abstand mehrere Monate. Der Harn wird durch Blasenfistel gewonnen. In Versuch 1 erhält der Hund $1,4 \cdot 10^{-6}$ g Ra, in Versuch 2 $1,4 \cdot 10^{-7}$ g Ra, in Versuch 3 $1,4 \cdot 10^{-8}$ g Ra. (Nach EICHHOLTZ und SCHMITT-KEMPER.)

Versuch Nr.	Diurese in ccm			Gesamt-N g/Tag			Harnsäure mg/Tag		
	1	2	3	1	2	3	1	2	3
4. Tag vor Ra-Gabe . .	470			2,80			87,9		
3. „ „ „ . .	470			2,10			92,1		
2. „ „ „ . .	450	440	460	3,11	1,55	1,99	67,5		36,8
1. „ „ „ . .	460	430	410	3,34	1,76	1,79	94,8	40,4	40,5
Versuchstag	460	400	470	3,29	2,48	1,87	69,5	27,6	41,4
1. Tag nach Ra-Gabe .	460	570	500	3,07	2,76	1,61	75,0	99,2	44,0
2. „ „ „ .	610	480	600	2,80	1,67	1,64	183,0	52,8	54,6
3. „ „ „ .	690	400[1]	360	2,06	1,58[1]	1,65	64,1	40,0[1]	57,6
4. „ „ „ .	520	460	480	1,40	1,79	1,82	71,2	46,0	12,0
5. „ „ „ .	480		440	1,49		1,52	58,6		47,9

[1] Harn zum Teil verschüttet, Werte nur angenähert richtig.

wird; dies zeigt Tabelle 276 für das Radium selbst und Tabelle 277 für das Radon. Wie Tabelle 276 zeigt, ist die durch das Radium bedingte Vermehrung der Harnsäureausfuhr nicht wie beim Atophan von einer Harnsäureretention gefolgt. Die Ursache dieses Effektes ist bisher ungeklärt. Die Behauptung von GUDZENT, daß eine Isomerisierung der Harnsäure (Umwandlung der Lactamform in die löslichere Lactimform) erfolge und daß nicht das Radium oder Radon, sondern deren Zerfallsprodukt Radium D diese Umwandlung bewirke, ist widerlegt worden (KREBS-LAZARUS, KNAFFL-LENZ und WIECHOWSKI). BECHHOLD und ZIEGLER gaben an, daß schon in vitro Radon das Ausfallen des Natriumurats aus wäßriger Lösung verhindere; auch diese kann biologisch kaum maßgebend sein, da der genannte Effekt nur mit sehr hohen Radondosen erzielt wurde. Die Verhältnisse werden dadurch kompliziert, daß nach Ansicht französischer Autoren (TEISSIER und REBATTUT) das Radon nicht nur eine Ausschwemmung, sondern auch eine vermehrte Zerstörung der Harnsäure bewirkt. TEISSIER beobachtete bei radonbehandelten Gichtikern am Ende der 1. Behandlungswoche zugleich mit den Reaktionserscheinungen einen vorübergehenden starken Anstieg der Oxalsäureausscheidung und glaubt auch in vitro einen Zerfall von

Tabelle 277. Gesamt-N- und Harnsäureausscheidung bei einem Gichtkranken vor und während Radoninhalationskur (Rn-Gehalt der inhalierten Luft 0,7 bis 1,5 nC/l). (Nach GUDZENT-LÖWENTHAL.)

Tag	Vorperiode		Inhalationsperiode	
	Gesamt-N g/Tag	Harnsäure g/Tag	Gesamt-N g/Tag	Harnsäure g/Tag
1	10,89	0,347	13,77	0,578
2	6,37	0,249	9,64	0,554
3	8,40	0,312	12,87	0,480
4	9,61	0,083	12,83	0,522
5	9,71	0,355	12,82	0,539
6	10,19	0,443	13,99	0,524
7	9,79	0,252	12,46	0,534
8	8,45	0,011!	13,86	0,596
9	15,39	0,424	12,98	0,523
Mittel	9,87	0,273	12,81	0,539

Natriumurat zu Oxalsäure unter Radoneinwirkung nachgewiesen zu haben. (Schon 1912 hatte MESERNITZKY angegeben, daß Harnsäure durch Radon zu $NH_3 + CO_2$ abgebaut werde, doch konnten diese Versuche von LAZARUS, BICKEL, SARVONNAT u. a. nicht reproduziert werden.) Es scheint, daß der Prozeß der Harnsäureausscheidung und der (beim Menschen ja nur geringfügigen) Urikolyse an eine bestimmte kolloidale Struktur der Körperflüssigkeiten und der Zellgrenzflächen gebunden ist, die durch elektrische Ladungen aufrechterhalten wird. Bei der Gicht ist diese physikalisch-chemische Beschaffenheit des Zellmilieus gestört; anscheinend vermögen die von den α-Strahlen produzierten Ionen sie wieder zu normalisieren.

Die Problematik dieser Vorgänge beeinträchtigt in keiner Weise die hervorragende Bedeutung der radioaktiven Substanzen, vor allem der radonhaltigen Mineralquellen für die Behandlung der Gicht. Selbst in ganz veralteten Fällen oder solchen, die auf keine andere Therapie ansprechen, hat die Radonanwendung Erfolge aufzuweisen. Lediglich die Tatsache, daß die radioaktiven Wässer bei der Gicht oft recht schwere, wenn auch vorübergehende Reaktionserscheinungen hervorrufen, mahnt zu einer gewissen Vorsicht bei der Aufstellung des Kurplans. Die geradezu „spezifische“ Heilwirkung der radioaktiven Wässer bei der gichtischen Stoffwechselstörung beschränkt sich nicht auf die echte Gicht, sondern erstreckt sich auch auf all jene Grenzfälle, die man als „uratische Diathese“ oder in Frankreich als „arthritisme“ zu bezeichnen gewohnt ist. So sieht man oft überraschend gute Resultate der Anwendung radioaktiver Wässer bei *Steinbildung in den Harnwegen*, bei *Neuralgien* unklarer Genese, bei *Fettsucht* und *Obstipation*, vor allem aber bei sämtlichen Formen des *chronischen Gelenkrheumatismus*. Der Heileffekt ist hierbei vielfach ein additiver; so wirkt sich bei der Steinkrankheit außer der harnsäureausschwemmenden auch noch die diuretische Wirkungskomponente (s. unten), bei der Fettsucht und der klimakterischen Arthritis die Beeinflussung des endokrinen Systems, bei den Neuralgien die Affinität des Radon zur lipoiden Nervensubstanz und beim chronischen Gelenkrheumatismus die unspezifische Reizwirkung der Radonwässer zusätzlich günstig aus. — Die Beeinflussung des Purinstoffwechsels durch die Radioelemente kommt auch darin zum Ausdruck, daß beim Hund die *Allantoinausfuhr* durch kleinste Radiumgaben gesteigert wird; allerdings wird dieser Effekt bei Anwendung stark mineralisierter Radiumwässer (Heidelberger Sole) durch die gleichzeitig vorhandenen Salze vollkommen unterdrückt (EICHHOLTZ und SCHMITT-KEMPER).

Die *Gesamt-N-Ausscheidung* wird durch radioaktive Substanzen nicht im gleichen Sinne wie die Purinausfuhr beeinflußt; Radium hat keine nennenswerte Wirkung auf den Gesamt-N-Gehalt des Urins (Tabelle 276). Dagegen werden nach Radontrinkkuren oder -inhalationen gelegentlich, aber nicht immer (GUDZENT, KIKKOJI), Steigerungen der N-Ausfuhr beobachtet (Tabelle 277). Die hier zugrunde liegenden Vorgänge sind noch nicht geklärt.

Auch der *Mineralstoffwechsel* erfährt bei Zufuhr radioaktiver Substanzen und Mineralwässer Umstellungen. Die *Phosphorsäureausscheidung* wird durch Radium in reiner Lösung gesteigert (EICHHOLTZ). Sehr ausgesprochen ist die Wirkung auf den *Kalkhaushalt*. Radium verstärkt die Ca-Ausscheidung im Harn infolge einer Ausschwemmung aus den Knochen (FLINN). Es handelt sich hier um eine lokale α-Strahlenwirkung, letzten Endes dadurch bedingt, daß das Radium wegen seiner nahen chemischen Verwandtschaft mit den Erdalkalimetallen bevorzugt im Knochen abgelagert wird. Die Kalkverarmung des Knochens kann bei Radium-Überdosierung so stark sein, daß die Knochen wie „mottenzerfressen“ aussehen (FLINN) und daß Knochenverbiegungen und Gelenkankylosen auftreten können (ENGEL). Wie komplizierte Verhältnisse hier vorliegen, geht daraus hervor, daß Radium- und Radonwässer in kleinen Dosen die Wirkung des D-Vitamins verstärken und auch selbst antirachitisch wirksam sein sollen (MAISIN-POURBAIX-MUND, FLEISCHHACKER-KUČERA). Man darf annehmen, daß die Beeinflussung des Kalkhaushaltes auch bei der antirheumatischen Wirkung der radioaktiven Wässer eine Rolle spielt.

Praktisch wichtig ist der *diuretische* Effekt der radonhaltigen Quellen. Er ist den Bergarbeitern von Joachimsthal seit Jahrhunderten bekannt (DAUTWITZ) und auch als regelmäßige Folge einer Gasteiner Trink- oder Inhalationskur den dortigen Ärzten geläufig (GERKE). Daß die Diurese durch das Radon selbst hervorgerufen wird, haben v. NEUSSER, GUDZENT, LAZARUS, v. NOORDEN schon vor fast 30 Jahren gezeigt. Auch das Radium hat eine starke diuretische Wirkung (Tabelle 276).

f) Radioaktive Wässer und Haut.

Einen wesentlichen Anteil des Indikationsgebietes der radioaktiven Wässer machen die Hautkrankheiten aus. Gute Erfolge vor allem der Radonbäder werden bei Ekzemen, Psoriasis, Lichen ruber planus, Pruritus, Sklerodermie gesehen (BRÜNAUER, PALUMBO u. a.), ferner bei ausgedehnten Hautdefekten und Wunden mit schlechter Heilungstendenz, so bei Ulcus cruris, Röntgenverbrennungen, Hautcarcinomen und -tuberkulose, endlich bei Furunkeln, Panaritien und Phlegmonen (Erfahrungen von KLUG mit Heidelberger Radiumsole). Diese Erfolge erklären sich zunächst daraus, daß bei äußerer Anwendung radioaktiver Wässer oder Schlamme alle 3 Strahlenarten der Radioelemente in der Haut zur Geltung kommen, einmal wegen der Möglichkeit, die Strahlenquellen unmittelbar an das Erfolgsorgan Haut heranzubringen, dann aber auch wegen des hohen, die Radonspeicherung begünstigenden Lipoidgehaltes der Haut (s. Tabelle 271). Vielleicht ist hierbei auch noch von Bedeutung, daß die γ-Strahlen die chemische Struktur und biologische Funktion des Cystins, einer in der Haut besonders reichlich vorkommenden Aminosäure, tiefgreifend verändern (BICKEL-SCHAAKE). Bei der Behandlung von Ekzemen mit radioaktiven Wässern und Peloiden spielt deren desensibilisierende und umstimmende Wirkung die Hauptrolle, bei der Behandlung von Hautdefekten und Wunden die wachstumsanregende Wirkung der β- und γ-Strahlen (s. S. 577).

g) Anwendungsformen der radioaktiven Wässer.

Entsprechend der Fähigkeit des Radium, Radon und Thoron, sowohl vom Darm wie von der Lunge und der Haut aus in den Körper einzudringen, sind die Applikationsmöglichkeiten der radioaktiven Wässer sehr vielseitig. Die *Bäder* werden gemäß den therapeutischen Bedürfnissen auch bei Verwendung einer und derselben Quelle meist in abgestuften Konzentrationen (nativ oder verdünnt mit Leitungswasser als „Schwachbäder") verabfolgt, wobei man während der Kur den Aktivitätsgehalt der Bäder steigern kann. Bei Arthritiden und Hautaffektionen werden außerdem *Teilbäder* aller Art verwandt; die radiumhaltigen Solquellen (Kreuznach, Münster a. St., Heidelberg) eignen sich auch, verdünnt oder unverdünnt, zu *Umschlägen* und *Packungen*, so bei Hautleiden und in der kleinen Chirurgie. Als besonders stark wirkende und erfolgreiche, aber wegen der von ihnen erzeugten Reaktionen vorsichtig zu dosierende Bäderformen haben die radioaktiven *Schlammbäder* — als Voll- und Teilbäder anwendbar (NADIG) — zu gelten (z. B. in Pistyan, Val Sinestra, Andeer). Wasserarme Schlamme werden zu *Schlammpackungen* verwendet. In zweiter Linie sind hier die *Radonsalben* zu erwähnen, die wegen der hohen Fettlöslichkeit die Anwendung großer Radonmengen auf kleinem Bezirk gestatten (s. hierzu Tabelle 269) und als zusätzliche Heilfaktoren in manchen Radonbädern (Gastein) viel benutzt werden (GERKE). Allein oder mit der Badekur in individuell variabler Weise kombiniert wird die *Trinkkur* gebraucht; im erstgenannten Falle bedarf sie sorgfältigster Dosierung, da nur sehr konzentrierte Wässer zur ausschließlichen Trinkkur geeignet sind (z. B. Brambach, Oberschlema, Joachimsthal). Die *Inhalation* hat von jeher im Vordergrund der Radontherapie gestanden. Sie kann mit zerstäubtem radioaktivem Wasser oder radonhaltiger Luft durchgeführt werden, und zwar entweder in großen Räumen (Emanatorien) oder als Apparatinhalation. Die Emanatorien haben den Nachteil, daß das in ihnen verteilte Radon nur zum kleinsten Teil ausgenützt wird; sie sind also nur dort rentabel, wo viel Radon zur Verfügung steht. In den Kurorten, die hochaktive Quellen besitzen (Brambach, Oberschlema, Landeck, Teplitz, Joachimsthal), werden die Inhalationsräume mit zerstäubtem Quellwasser gespeist; es werden so Aktivitäten bis zu 7,5 nC/l erzielt. Andernorts dienen radioaktive Quellgase (Münster a. St.), gelegentlich gemeinsam mit Quellwasserdampf („Dunstbäder“ von Gastein), oder auch radioaktive Bodenluft (Kreuznach) zur Füllung der Emanatorien; auf diesem Wege werden, wenn nicht kleinere Kabinen für die Inhalation vorgesehen sind, meist nur niedrige Luftaktivitäten (bis 2 nC/l) erreicht. Die räumliche Ausnützung des zur Verfügung stehenden Radons kann aber durch Einzelinhalation (Maskeneinatmung) wesentlich verbessert werden; diese hat daher auch in den Radiumbadeorten in letzter Zeit mehr und mehr Eingang gefunden. Es gelingt so, Luftradonkonzentrationen bis 40 nC/l zur Einatmung zu bringen. Die Apparate können mit zerstäubtem Wasser, aber auch mit Quellgasen (Münster a. St.) oder Bodenluft (Kreuznach) gespeist werden; da das Vorhandensein hochaktiver Bodenluft nicht an das von Radonquellen gebunden ist, sind neuerdings auch an Orten, wo keine radioaktiven Quellen zutage treten, Einrichtungen zur Maskeneinatmung solcher aktiver Bodenluft geschaffen worden (z. B. in Nauheim, wo die Bodenluft bis zu 70 nC/l Radon enthält) (ISRAEL-KÖHLER, AMEELY und OPITZ). Bei direkter Inhalation der Bodenluft wird auch das fast stets in ihr neben dem Radon vorkommende Thoron, das wegen seines schnellen Zerfalls und seiner intensiven Strahlung von besonderer therapeutischer Bedeutung ist, mit eingeatmet, während es in den Emanatorien infolge seiner Kurzlebigkeit nicht zur Geltung kommt. — Zur besseren Ausnutzung des im Badewasser enthaltenen Radons verwendet man ferner vielfach Apparate, die eine Kombination von Radonbad und -inhalation ermöglichen (s. S. 570).

Auch für die Radiumbadeorte ist, wie GERKE mit Recht betont, zu beachten, daß die dort erzielten Heilerfolge *komplexer* Natur sind. Sie lassen sich nicht allein aus den Wirkungen der Quellradioaktivität erklären, sondern sind durch Klima, Lichtwirkungen und Höhenlage mitbedingt, kommen also in ihrer vollen Ausprägung erst durch eine Summation an sich unterschwelliger oder zum mindesten schwacher Reize zustande. Die Kuren in Radiumbadeorten können daher auch nicht durch einfaches Trinken oder Inhalieren künstlich aktivierter Radonlösungen in der Großstadt ersetzt werden.

Literatur.

ASCHOFF: Z. Kurortwiss. **1**, 405, 635 (1931); **2**, 328 (1932). — ATHANASSOULAS: Presse therm. et clim. **75**, 201 (1934). — AUB, EVANS, GALLAGHER and TIBBETTS: Ann. int. Med. **11**, 1443 (1938).

BABOR, KORNALIK: Bratislav, lék. Listy **16**, 417 (1936). — BECHHOLD u. ZIEGLER: Biochem. Z. **24**, 146 (1909). — Berl. klin. Wschr. **1910 I**, 712. — BEHOUNEK and NOVAK: Nature (Lond.) **1937 II**, 106. — BERG and WELKER: J. of biol. Chem. **1**, 371 (1906). — BERNSTEIN: Strahlenther. **1**, 402 (1912). — BICKEL u. SCHAAKE: Dtsch. med. Wschr. **1937 I**, 468. — BLANQUET, MOUGEOT et AUBERTOT: (1) Bull. Acad. Méd. Paris **114**, 166 (1933). — (2) Presse therm. et clim. **77**, 597 (1936). — BODMER: Schweiz. med. Wschr. **1936 I**, 409. — BONER:

J. belge Radiol. **1929**. — Arch. Électr. méd, **39** (1931). — BOUCHARD et BALTHAZARD: C. r. Acad. Sci. Paris **143**, 198 (1906). — BOUCHARD, CURIE et BALTHAZARD: C. r. Acad. Sci. Paris **138**, 1384 (1904). — BRÜNAUER: Strahlenther. **58**, 83 (1937). — BRUMAN u. GUBERMAN: Z. exper. Med. **97**, 367 (1935). — BUKATSCH: Balneologe **6**, 15 (1939). — BYCHOWSKAJA: Zit. nach ISRAEL-KÖHLER, AMEELY, OPITZ.

CHEVALLIER: Thèse de Lyon **1923**. — CLUZET et CHEVALLIER: Paris méd. **1923**, 105. — CLUZET et PONTHUS: Arch. Physique biol. **14**, 5 (1937).

DAELS, FAJERMAN u. VAN DE PUTTE: Strahlenther. **60**, 545 (1938). — DUAIN, FONTS et FIGUERAS: Arch. Électr. méd. **42**, 214 (1934).

EICHHOLTZ u. SCHMITT-KEMPER: Sitzgsber. Heidelberg. Akad. Wiss., Math.-naturwiss. Kl. **1935**, Nr 7. — EMSMANN: Berl. klin. Wschr. **1912 II**, 2108. — ENGEL: Brit. J. Radiol. **11**, 779 (1938). — EPIFANIO e COLA: Riv. Radiol. e Fisica med. **7**, 499 (1933). — EPSTEIN: Kolloid-Z. **81**, 80 (1937).

FALTA: Die Behandlung innerer Krankheiten mit radioaktiven Substanzen. Berlin: Julius Springer 1918. — FEES: Balneologe **2**, 51 (1935). — FERNAU u. SMEREKER: Strahlenther. **46**, 365 (1933). — FLEISCHHACKER u. KUČERA: Sborn. česk. Akad. Zemědělsk. **12**, 320 (1937). — FLEISCHMANN u. LASZLO: Klin. Wschr. **1937 II**, 1248. — FLINN: Radiology **23**, 331 (1934). — FRESENIUS u. DICK: Balneologe **2**, 529 (1935).

GERKE: (1) Gasteiner Badebüchlein. Wien 1936. — (2) Arch. of med. Hydrol. **15**, 199 (1937). — (3) Arch. of med. Hydrol. **16**, 7 (1938). — GUDZENT u. LÖWENTHAL: Z. klin. Med. **71**, 304 (1911). — GUDZENT, MAASE, ZONDEK: Z. klin. Med. **86**, 35 (1918).

HAHN u. BORN: Naturwiss. **1935**, 739. — HAPPEL u. HELLER: (1) Balneologe **2**, 499 (1935). — (2) Balneologe **3**, 126 (1936). — HARDY: Chem. News **88**, 73 (1903). — Proc. Cambridge philos. Soc. III, **12**, 301 (1903). — HEINER: (1) Münch. med. Wschr. **1939 I**, 400. — (2) Wien. klin. Wschr. **1939 I**, 283. — HERČIK: (1) Radiologica **2**, 200 (1938). — (2) Strahlenther **64**, 655 (1939). — HOLTHUSEN: Veröff. baln. Ges. **34**, 156 (1913).

ISRAEL-KÖHLER, AMEELY u. OPITZ: Klin. Wschr. **1936 I**, 381.

JANITZKY: Balneologe **2**, 117 (1935). — JANITZKY, KREBS u. RAJEWSKY: Strahlenther. **61**, 254 (1938). — JANITZKY, STEINKE, RASCHIG u. WICHMANN: Klin. Wschr. **1933 II**. 1692. — JANKE, BACHER, GARZULY-JANKE u. v. SZILVINYI: Zbl. Bakter. II, **98**, 97 (1938).

KALLÓS-DEFFNER: Balneologe **1**, 316 (1934). — KEMEN u. MESERNITZKY: Ther. Gegenw. **1910**, Nr 11. — KEMEN u. NEUMANN: Z. Baln. **3**, **4** (1910/11). — KIKKOJI: Radium in Biologie und Heilkunde, Bd. 1. 1911. — KIONKA: (1) Dtsch. med. Wschr. **1912 II**, 1122. — (2) Strahlenther. **2**, 489 (1913). — KLUG: Dtsch. Z. Chir. **232**, **127** (1932). — KOJO: Berl. klin. Wschr. **1912 I**, 779. — KOSMATH u. GERKE: Sitzgsber. Akad. Wiss. Wien., Math.-naturwiss. Kl. **144**, 339 (1935). — KOSMATH, HARTMAIR u. GERKE: Sitzgsber. Akad. Wiss. Wien. math.-naturwiss. Kl. **145**, 101 (1936). — KREBS: Fundam. radiol. **5**, 89 (1939). — KRIEG: Med. Klin. **1910 II**, 1135.

LACASSAGNE et LATTES: C. r. Acad. Sci. Paris **178**, 488, 771 (1924). — J. Radiol. et Électrol. **9**, 1 (1925). — LACHOWSKI: Zit. nach BONER. — LANG: Strahlenther. **52**, 187 (1935). — LASKA: Biochem. Z. **24**, 357 (1910). — LAZARUS: Handbuch der Radiumbiologie. Berlin: Julius Springer 1913. — LEPESCHKIN: Balneologe **6**, 164 (1939). — LIACI: Biochimica e Ter. sper. **25**, 213 (1938).

MACHE u. SUESS: Veröff. baln. Ges. **34**, 1 (1913). — MAISIN, POURBAIX et MUND: Acad. roy. méd. Belg. **1930**. — MARKL: (1) Strahlenther. **42**, 249 (1931). — (2) Strahlenther. **49**, 92 (1934). — MAYER, C.: Balneologe **5**, 260 (1938). — MAYNEORD and ROBERTS: Brit. J. Radiol. **7**, 158 (1934). — MEYER, ST.: Sitzgsber. Akad. Wiss. Wien., Math.-naturwiss. Kl. **138**, 557 (1929). — MEYER-SCHWEIDLER: Radioaktivität, 2. Aufl. Leipzig: Teubner 1927. — MOUGEOT et AUBERTOT: Bull. acad. méd. Paris **110**, 27 (1933). — MUCK: Klin. Wschr. **1934 I**, 145.

NADIG: Z. Bäderkde **4**, 540 (1930). — NAGELSCHMIDT u. KOHLRAUSCH: Biochem. Z. **15**, 123 (1909). — Z. physik. Ther. **12**, 474, 549, 601 (1909). — NOORDEN, v. u. FALTA: Med. Klin. **1911 II**, 1487.

OGILVIE: Bull. State Baln. Inst. Caucas. Min. Springs **1934**, Nr 1/2.

PĚNKAVA: Arch. of med. Hydrol. **15**, 224 (1937). — PIGHINI: Endocrinologia **12**, 225 (1937). — PLESCH u. KARCZAG: Kongr. inn. Med. **29**, 228 (1912). — POLAK: Acta radiol. (Stockh.) **9**, 169 (1928).

RAJEWSKY: (1) Strahlenther. **56**, 703 (1936). — (2) Strahlenther. **64**, 158 (1939). — (3) In OTTO-FELIX-LINKE: Organismen und Umwelt, S. 93. Dresden: Theodor Steinkopff 1939. — ROSENTHAL and GRACE: Amer. J. med. Sci. **191**, 607 (1937).

SALLE u. v. DOMARUS: Strahlenther. **3**, 89 (1913); **4**, 674 (1914). — SANGIORGIO: Zit. nach FREUND: Z. Bäderkde **4**, 938 (1930). — SANTHOLZER: Strahlenther. **48**, 519 (1933). — SCHILLER: Biol. generalis (Wien) **11**, 71 (1935). — SCHMIDT u. CURTIUS: Z. Bäderkde **2**, 312 (1928). — SCHNEYER: (1) Arch. f. Baln. **1**, 243 (1925). — (2) Arch. of med. Hydrol. **12**,

247 (1934). — (3) Arch. of med. Hydrol. **14**, 191 (1936). — SCHRODT: Röntgenprax. **10**, 743 (1938). — SILBERGLEIT: Berl. klin. Wschr. **1908 I**, 13; **1909 I**, 1305. — SILBERSTEIN, FELLNER, ENGEL: Z. Krebsforsch. **35**, 420 (1932). — SIMON: Arch. de Biol. **50**, 95 (1939). — SMEREKER u. JURIS: Strahlenther. **52**, 327 (1935). — SPARTZ: Z. Röntgenkde **13**, 381 (1911). — STOKLASA: Biologie des Radiums und Uraniums. Berlin: Paul Parey 1932 (dort Lit.). — STRASBURGER: (1) Münch. med. Wschr. **1911 I**, 786. — (2) Berl. klin. Wschr. **1912 I**, 387. — (3) Klin. Wschr. **1931 I**, 29.

VATERNAHM: (1) Z. physik. Ther. **28**, 48 (1924). — (2) Z. physik. Ther. **30**, 117 (1925).

WAGNER: Mitt. Radiuminst. **1934**, 347. — WICHMANN: (1) Z. Bäderkde **3**, 302 (1929). — (2) Med. Welt **1930 II**, 1592. — WIESNER: Sitzgsber. Akad. Wiss. Wien. Math.-naturwiss. Kl. **147**, 521 (1938). — WILKE: Z. physik. Ther. **13**, 430 (1910). — WITKOWSKAJA: Klin. med. (russ.) **16**, 991 (1938). — WOLF: Ärztl. Mitt. Baden **87**, 255, 273 (1933). — WOLLMANN: (1) Balneologe **5**, 60 (1938). — (2) Balneologe **6**, 389 (1939).

O. Solbäder und Seebäder.

Von

W. ZÖRKENDÖRFER-Breslau.

Mit 7 Abbildungen.

a) Solbäder.

Von den eigentlichen Mineralbädern, die sich durch einen höheren Salzgehalt auszeichnen, sind entschieden die Solbäder am weitesten verbreitet und können geradezu als Prototyp der Mineralbäder in diesem Sinne angesehen werden. So hat denn auch das über Mineralbäder im allgemeinen ausgeführte ganz besonders hier seine Gültigkeit. In analoger Weise werden auch noch etliche Kochsalzquellen, besonders Kochsalzthermen unterhalb der Solenkonzentration angewandt, und schließlich stehen den Solen chemisch wie auch in ihren Wirkungen und in ihrer Anwendungsweise die Seebäder nahe.

Die Wirkung all dieser Bäder baut sich auf der allgemeinen Badewirkung mit ihren mechanischen und thermischen Einflüssen auf den Körper auf, zumal die Solen eigentlich nur banale Salze enthalten und Stoffe von besonders hoher biologischer Wirksamkeit fehlen. Oder wenn solche vorkommen, zeichnen sie das eine oder andere Wasser aus und weisen dessen Bedeutung nach dieser oder jener Richtung, nicht aber die Solen als in sich geschlossene Gruppe. So sehen denn auch manche Autoren (JACOB) die Wirkungen des Solbades ausschließlich in der Wärmewirkung und lehnen spezifische Wirkungen ab. Die genauere Analyse ergibt jedoch, daß sich hier manche Abwandlung der allgemeinen Badewirkung feststellen läßt, auf die wir im einzelnen noch zu sprechen kommen werden.

Ein höherer Salzgehalt hat eine Steigerung des spezifischen Gewichts zur Folge und diese Schwere des Wassers muß schließlich in den mechanischen Wirkungen zum Ausdruck kommen. Sehr erheblich ist diese Steigerung allerdings nicht. Bei den üblichsten Konzentrationen der Solbäder von etwa 2 bis 5% (20 bis 50 g pro kg) hat diese wohl keinerlei praktische Bedeutung. Die Drucksteigerung würde hier einer Erhöhung des Wasserspiegels um 1 bis 2 cm gleichkommen (Tabelle 278). Bei sehr hochkonzentrierten Solen, deren spezifisches Gewicht bis auf etwa 1,2, also um 20% ansteigen kann, ist eine mechanische Auswirkung nicht von der Hand zu weisen. Doch werden solch hohe Konzentrationen nur selten verabfolgt. Solen über 8 bis 10% werden zu Badezwecken meist verdünnt, und vielfach hält man eine solche Verdünnung für notwendig (FLEISCHMANN). Dagegen haben ROBIN wie KELLER selbst konzentrierte (etwa 26%ige) Solen unverdünnt mit gutem Erfolg ohne Störungen zu Badekuren herangezogen. Nur an den Schleimhäuten, die mit der Sole in Berührung kamen, gab sich der osmotische Reiz durch Jucken zu erkennen.

Damit kommen wir schon zu den chemischen Wirkungen der Mineralsalze. Wenn wir überhaupt erwarten dürfen, daß solche Anwendung „indifferenter Salze" vom Bade aus zustande kommen, so in erster Linie bei den Solbädern. Haben wir es doch hier im allgemeinen mit den höchsten Konzentrationen zu tun, auch wenn wir von den eben genannten Extremen absehen. Und die Indifferenz ist nur ein relativer Begriff. Haben wir doch schon an zahlreichen Beispielen typische biologische und auch therapeutisch verwertbare Wirkungen solcher sog. indifferenter Salze kennengelernt.

Tabelle 278. Spezifisches Gewicht von Kochsalzlösungen. (Nach Chemiker-Taschenbuch.)

%	Spez. Gewicht	%	Spez. Gewicht
2	1,0144	15	1,1127
5	1,0366	20	1,1525
10	1,0742	26	1,2025

Die näheren Umstände, wie solche Salze vom Bade aus auf die Haut oder durch Vermittlung dieser auf den Körper einzuwirken vermögen, sind noch sehr wenig geklärt. Einmal können osmotische Wirkungen eine Rolle spielen, zumal bei diesen hypertonischen Badewässern, vor allem aber spezielle Ionenwirkungen. Deren Zustandekommen scheint sehr verwickelten Bedingungen zu unterliegen, die wir bei weitem noch nicht voll durchschauen.

Wenn heute das Resorptionsvermögen der menschlichen Haut prinzipiell als feststehend angesehen werden darf (Abschn. IV/1, A), ist dieses doch in seinem Ausmaße so gering, daß wir nicht ohne weiteres eine *Resorption* größerer Salz mengen annehmen dürfen. Ergebnisse, wie etwa eine vermehrte Kochsalzausscheidung durch den Harn (Alfter, Neubauer, Hoffmann) können nicht als Beweis einer Kochsalzresorption gelten, sondern sind auf irgendwelche Verschiebungen im Wasser- und Salzhaushalt zu beziehen, zumal eine Erhöhung der Tagesausscheidung von anderen vermißt wird (Beneke). Für das Zustandekommen von Ionenwirkungen ist es aber auch durchaus nicht erforderlich, daß gleich große Salzmengen aus dem Bad durch die Haut hindurch in den Körper übergehen. Der Angriffspunkt des Bades ist vielmehr in der Haut selbst gelegen (Kühnau). Wenn es nur hier zu einer Ionenverschiebung kommen soll, reichen viel kleinere Mengen aus. Und diese brauchen gar nicht einmal zur vollständigen Resorption gelangen, d. h. bis zu den Blutcapillaren vorzudringen, von wo aus sie dann rasch im ganzen Körper verteilt werden, es genügt vielmehr, wenn sie nur in die Haut einzudringen vermögen. Vielleicht kann sogar schon eine bloße Anlagerung an die Haut von Bedeutung sein. Hierunter muß dann allerdings nicht eine lose Berührung, sondern schon eine einigermaßen festere Bindung verstanden werden. Und eine solche scheint tatsächlich zustandezukommen. So konnten Clemens wie L. Lehmann das Kochsalz von der Haut durch sorgfältiges Waschen nicht vollständig entfernen, sondern an ein nachfolgendes Bad wurde immer noch solches abgegeben und E. Lehmann fand selbst Wochen nach einer Badekur noch Mineralwasserbestandteile in Spuren wieder. Ob es sich dabei um physikalische, vor allem elektrische Kräfte (Keller) handelt, welche die Mineralstoffe festzuhalten vermögen, oder ob diese in die Hautoberfläche oder in Hautporen eingedrungen waren, um im späteren Wasserbad wieder ausgelaugt zu werden, ist zunächst gleichgültig. Jedenfalls scheinen Mineralstoffe an der Hautoberfläche mit einiger Festigkeit haften bleiben zu können.

Wenn dem so ist, dann kann sich die Wirkung dieser Salze auch über die Dauer des Bades hinaus, vielleicht sogar über die ganze Kurdauer hinaus erstrecken und dann kann es auch bei Stoffen mit geringer Resorptionsfähigkeit mit der Zeit doch zu einem Tieferdringen und schließlich zur völligen Resorption kommen.

Nun kann aber die Frage der Mineralstoffadsorption und -resorption nicht so allgemeingültig gelöst werden. Vielmehr wissen wir heute, daß an der Hautoberfläche elektrostatische Kräfte (KELLER) wirksam sind, welche die Ionenwanderung maßgebend zu beeinflussen imstande sind. So trägt die Haut normalerweise eine negative Ladung und ist infolgedessen nur für Kationen durchlässig (Abschn. IV/1, A). Doch besteht im Bad die Möglichkeit, die Haut je nach Zusammensetzung der Badeflüssigkeit unter Umständen umzuladen. Dann wird sie anionendurchlässig und kationendicht. Eine solche Umladung erfolgt durch Säuren und durch mehrwertige Ionen von bestimmten Konzentrationen aufwärts, während bei einwertigen im allgemeinen, d. h. bei Ausschluß sehr hoher Konzentrationen die normale Durchlässigkeit erhalten bleibt. So besteht also auch in dieser Beziehung ein Antagonismus zwischen den Alkalien und den Erden. Wenn das Calcium in höherer Konzentration für sich allein auftritt, dann muß es zu einer solchen Umladung kommen, und auf diese Weise versperrt es sich selbst den Weg zur Resorption (KÜHNAU). Für den Wiesbadener Kochbrunnen hingegen berechnet KÜHNAU, daß hier trotz einer solchen Calciumkonzentration dank dem Überwiegen der Alkalien die Umladung der Haut unterbleibt und die Kationendurchlässigkeit erhalten bleibt. So kann in diesen Wässern dem Kochsalz unter solchen Umständen eine große Bedeutung für die Resorption auch anderer Ionen, wie hier des Kalkes, zukommen.

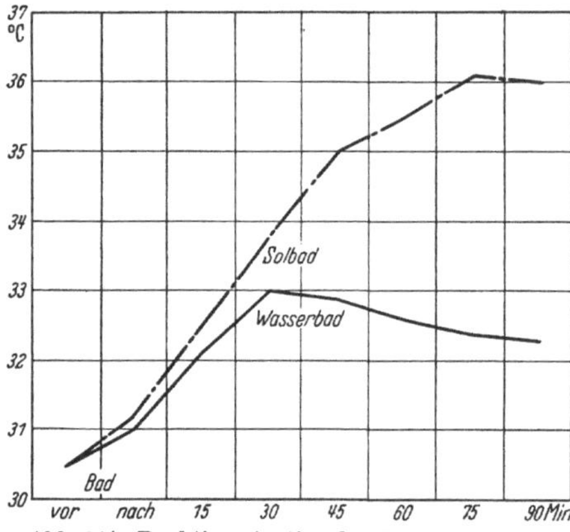

Abb. 244. Reaktiver Anstieg der Hauttemperatur nach dem Solbad im Vergleich zum Wasserbad. (Nach KRAUEL.)

So dürfen wir denn auch die Solbäder nicht einseitig lediglich nach ihrem Kochsalzgehalt beurteilen (KRONE, ENGELMANN), sondern müssen auch mit der Möglichkeit rechnen, daß außer dem Kochsalz auch noch andere Salze an der Gesamtwirkung mitbeteiligt sind, vielleicht sogar, soweit es chemische Wirkungen betrifft, an erster Stelle. Besonders dem Calcium wird vielfach eine besondere Rolle beigemessen (ENGELMANN, KÜHNAU u. a.). Andererseits hat aber auch das Kochsalz sicherlich seine Bedeutung. So sollen z. B. salzhaltige Bäder anderer Zusammensetzung schlechter vertragen werden (HIRSCHFELD, WIMMER).

Ob die Mineralstoffe nun äußerlich an der Haut adsorbiert bleiben oder in diese und allenfalls noch weiter in den Körper eindringen, immer wird die Haut das Organ bleiben, wo die stärksten Ionenverschiebungen auftreten und wo wir am ehesten mit einer unmittelbaren Einwirkung der Salze rechnen können. Über die näheren Einzelheiten, wie solche Wirkungen zustande kommen, können wir aber Sicheres noch nicht aussagen.

FRANKENHÄUSER vertrat die Ansicht, daß die äußerlich an die Haut angelagerten Salze die Wasserabgabe der Haut herabsetzen. Hygroskopische Salze, wie Chlorcalcium und Chlormagnesium können sogar Wasser aus der Luft anziehen. Dadurch soll nicht nur die Hautfeuchtigkeit und der Hautturgor erhöht, sondern auch Wärme eingespart und eine gewisse Hyperämie ausgelöst werden (FRANKENHÄUSER).

Die *Hautdurchblutung* wie die lokale Wärmeregulation gehören ja nun zu jenen Funktionen, die durch Bäder in mannigfacher Weise beeinfluß werden, sowohl durch thermische, wie auch durch chemische Reize. Wir brauchen nur an die Wirkungen des heißen Bades oder des Kohlensäurebades zu denken. Aber auch bei See- und Solbadekuren stellt die Anregung der Hauttätigkeit gerade in dieser Richtung mit eines der therapeutischen Ziele dar. Nachdem sich bei ersteren herausgestellt hatte, daß an der Anregung des Vasomotorenspiels der Haut neben klimatischen Faktoren auch eine Wirkung des

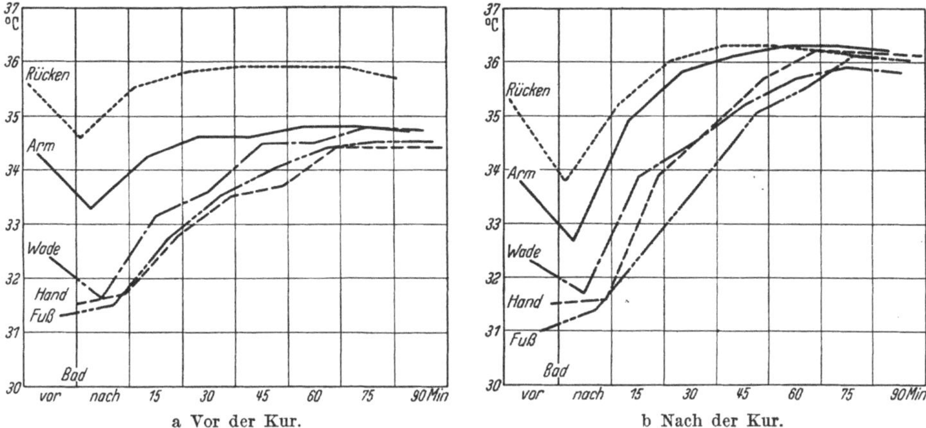

a Vor der Kur. b Nach der Kur.

Abb. 245 a und b. Anregung der Reaktion der Hautgefäße durch die Solbadekur. (Nach KRAUEL.)

Seebades mitbeteiligt ist (S. 594), hat KRAUEL die Hauttemperatur auch nach Solbädern untersucht. Dabei zeigte sich nach dem Bad eine reaktive Steigerung, welche die durch ein Wasserbad gleicher Temperatur ausgelöste wesentlich übertraf (Abb. 244). Während des Bades selbst hat LENDEL einen stärkeren Hauttemperaturanstieg, als im Wasserbad beobachtet. Die reaktive Temperatursteigerung KRAUELS war am Ende der Kur auf den gleichen Reiz hin viel stärker ausgeprägt, als zu Beginn (Abb. 245). Dies müssen wir wohl als eine Anregung des Vasomotorenspiels durch die Badekur buchen, eine Wirkung, welche gewiß bei katarrhalischen Erkrankungen aber auch bei geschwächtem Organismus überhaupt von therapeutischer Bedeutung im Sinne einer Abhärtungskur sein muß. Capillarmikroskopisch fand LENDEL bei Kochsalz wie bei Staßfurter Salzen Abweichungen gegenüber dem reinen Wasserbad.

Die Körpertemperatur zeigte in Versuchen von LEY im Solbad einen geringeren Anstieg, als im Süßwasserbad (Abb. 246). Vielleicht hiermit in Zusammenhang steht eine stärkere Senkung der Pulsfrequenz (BOEHR, LEY, Abb. 247). Führen wir doch auch die Pulsverlangsamung im Kohlensäurebad auf die Senkung der Körpertemperatur zurück (s. S. 544). Auch im Erregungsablauf des Herzens kommt es zu Veränderungen, welche sich elektrokardiographisch in Verschiebungen der Zackengrößen zu erkennen geben (NICOLAI, SCHÜTZE). Sicherlich sind also gewisse Einflüsse des Solbades auf den Kreislauf zu verzeichnen, wenn auch eine genauere Analyse noch aussteht. Aus praktischer Beobachtung heraus wurde eine Wirkung bei Kreislaufkranken von verschiedener Seite auch immer wieder hervorgehoben und das Solbad auch zur Kreislauftherapie empfohlen (BOEHR, KRONE, KABLÉ, SCHÜTZE u. a.). Doch hat sich praktisch kein einziges reines — d. h. kohlensäurearmes — Solbad als Herzbad durchgesetzt. Die eigentliche Bedeutung der Solbäder liegt eben in anderer Richtung.

Sie fußt in erster Linie auf den unspezifischen Allgemeinwirkungen im Sinne einer *Umstimmung*, die wir als allgemeine Badewirkungen kennengelernt und in verschiedenen Variationen bei dieser und jener Bädergruppe wiedergefunden haben. Eine solche Umstimmung kommt entschieden auch Solbädern in ausgesprochenem Maße zu (VOGT). Sie voll zu erfassen und zu zergliedern ist uns noch nicht möglich. Vorerst geben uns nur einzelne meßbare Komponenten einen ersten Einblick in diese verwickelten Vorgänge.

Als eine solche Teilfunktion, die einer Umstimmung durch Badeprozeduren bzw. systematische Badekuren zugänglich ist, haben wir den Tonus des vegetativen Nervensystems kennengelernt. Sind hierfür einmal thermische Reize von Bedeutung (Abschn. IV/1, A), kennen wir andererseits auch dessen Abhängigkeit von den Mineralstoffen, insbesondere vom Kationengleichgewicht (s. S. 270). Und dadurch

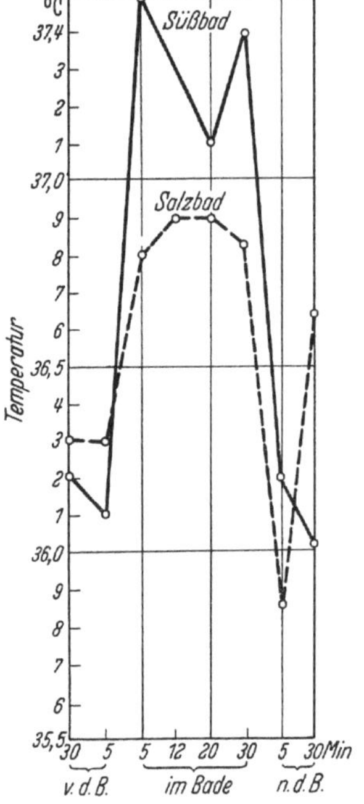

Abb. 246. Beeinflussung der Körpertemperatur durch das Solbad. (Nach LEY.)

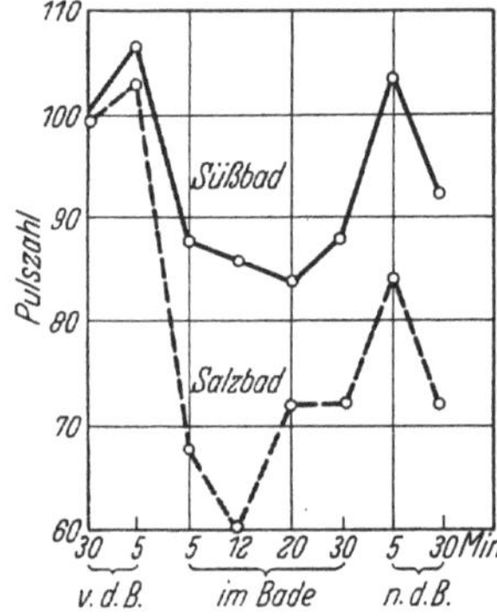

Abb. 247. Einfluß des Solbades auf die Pulsfrequenz. (Nach LEY.)

ergibt sich für Mineralbäder und im besonderen vor allem auch für das Solbad ein neuer Angriffspunkt. Diesbezügliche Untersuchungen unter anderem auch mit kochsalzhaltigen Bädern verdanken wir STAHL und SCHMEGG. Schon ein verhältnismäßig geringer Salzzusatz (300 g Seesalz pro Bad, also nur etwa $^1/_{10}$ der Salzmenge eines Solbades) gab sich in einer Vergrößerung der Adrenalinquaddel kund (Tabelle 279), wie sie auch auf andere Vagusreize hin (Pilocarpin u. dgl.) zustandekommt. Den Salzen kommt also hier ein vagotonischer Effekt zu, der sich noch zur gleichsinnigen Wirkung des warmen Bades hinzugesellt. Dies ist um so wichtiger, als sich diese Wirkung des warmen Bades nicht einfach durch Temperaturerhöhung beliebig steigern läßt, sondern im Gegenteil bei heißen Bädern wieder eine Umkehr der Wirkung statthat, worauf vor allem KÜHNAU hingewiesen hat.

Tabelle 279. Wirkung von Salzbädern auf die Größe der Adrenalinquaddel. (Nach STAHL und SCHMEGG.)

	Wasserbad	Salzbad	Wasserbad	Salzbad	Wasserbad	Salzbad	Wasserbad	Salzbad
Vor dem Bad	9×10	12×12	12×13	13×14	10×12	12×13	11×13	10×12
1 Std. nach Bad	20×21	20×23	14×15	15×17	14×16	15×20	14×14	18×19
3 Std. nach Bad	14×17	17×19	13×13	14×16	13×15	15×17	13×15	16×19
5 Std. nach Bad	15×15	17×21	10×13	14×17	12×14	16×18	12×13	15×15

Vielfach wird dem Solbad eine Stoffwechselanregung zugeschrieben. Den Gasstoffwechsel im Solbad haben schon Röhrig und Zuntz an Kaninchen untersucht und gegenüber dem Süßwasserbad eine Steigerung gefunden. Vielleicht ist aber die damalige Methodik noch nicht zuverlässig genug. Spätere Versuche am Menschen haben nicht zu so eindeutigen Resultaten geführt. Winternitz, Keller und in neuerer Zeit Bartelmann (bei Seebädern) haben zwar ebenfalls eine Steigerung des Gaswechsels gefunden, jedoch nur in sehr bescheidenem Umfange. Meist betrugen die Ausschläge nur wenige Prozente. Dagegen sah Rietschel sowohl im Solbad wie nach dem Bade immer nur eine Grundumsatzsenkung. Die Herabsetzung im Bade führt er auf die verminderte Wärmeabgabe zurück, in der Nachwirkung aber erblickt er eine typische Wirkung des Solbades. Debler und Mei-Kwen wieder sahen bald eine leichte Steigerung, bald eine geringe Senkung des Grundumsatzes, ohne gesetzmäßige Zusammenhänge. So müssen wir heute die in früheren Zeiten allgemein angenommene Umsatzsteigerung durch das Solbad als sehr zweifelhaft ansehen. Eigentlich können wir gar nichts Sicheres über eine Veränderung des Gaswechsels aussagen. Und wenn eine solche Wirkung wirklich zu Recht bestehen sollte, ist sie sicherlich sehr klein und hängt von verschiedenen anderen Faktoren noch ab. Zu einer erheblichen Stoffwechselsteigerung kommt es erst im heißen Bade (Bartelmann), doch hat dies nichts für Solbäder Spezifisches mehr. Eher noch scheint sich das Solbad auf den Stickstoffumsatz auszuwirken. Untersuchungen über die Stickstoffausscheidung lassen öfters eine Erhöhung erkennen (Dommer, O. Heubner, Langstein und Rietschel, Schkarin und Kufajeff), und zwar weniger auf das Einzelbad, als auf eine Badeserie, wie wir sie balneotherapeutisch anwenden (Heubner, Schkarin und Kufajeff).

Wenn, wie es hiernach den Anschein hat, eine Einwirkung auf Stoffwechselvorgänge möglich ist, werden wir bei dem peripheren Angriffspunkt des Solbades vor allem an eine Beeinflussung des Stoffwechsels der Haut selbst denken müssen. Hier lokal sind durchaus auch Veränderungen möglich, welche im Gesamtstoffwechsel gar nicht mehr zum Ausdruck kommen und dennoch wenigstens für die Peripherie von Bedeutung sind. Und schließlich müssen sich eigentlich Veränderungen in der Durchblutung, in der Hauttemperatur usw., wie wir sie kennengelernt haben, auf den lokalen Stoffwechsel in irgendeiner Weise auswirken. Nähere Einblicke hierin haben wir allerdings noch nicht.

Und noch nach einer anderen Richtung müssen sich diese lokalen Veränderungen auswirken. Die Hyperämisierung der Haut und der Peripherie überhaupt unter der Einwirkung des warmen Bades und der chemischen Reize wie die vasomotorischen Nachwirkungen der Bäder müssen zu einer besseren Resorption von entzündlichen Exsudaten u. dgl. führen. Unter anderen Bädern schreibt man gerade auch dem Solbad eine solche resorptionsfördernde Wirkung zu.

Die Umstimmung unter dem Einfluß von Badekuren kommt auch in einer veränderten Reaktionsweise des Organismus gegen Infekte zum Ausdruck. Eine Wirkung nach dieser Richtung müssen wir entschieden gerade auch den Solbädern zuerkennen, wie vor allem aus der praktischen ärztlichen Erfahrung hervorgeht. Und hier liegt auch das Hauptanwendungsgebiet der Solbäder: Erkrankungen des Kindesalters, bei denen die Solbadekur von allen eigentlichen Badekuren obenan steht (O. Heubner, Brüning, Krone), chronische Gelenkleiden, die ebenfalls eine Hauptdomäne der Solbäder darstellen (Ott, Krone, Keller), wie rheumatische Leiden. Überall hier liegt meist eine Infektion vor und unser Behandlungsziel besteht darin, die natürlichen Abwehrkräfte anzufachen, um so die Infektion besser überwinden zu helfen. Und selbst bei den nichtinfektiösen konstitutionellen Schwächezuständen spielt diese Wirkungsweise eine Rolle. Ist auch die Störung nicht eigentlich entzündlicher Natur, geht sie doch mit einer Beeinträchtigung der Widerstandskraft einher und führt zu einer gewissen Anfälligkeit gegen all die kleinen Infektionsquellen des Alltags. So ist denn auch hierbei eine Steigerung der Widerstandskraft gegen diese Infekte ein wertvoller Erfolg.

Wir haben gesehen, daß eine solche Umstimmung durch Badekuren vielfach einen charakteristischen Verlauf nimmt, indem es zunächst zu einer „Badereaktion“ (s. S. 353) kommt. VOGT teilt als Ergebnis einer Rundfrage bei bekannten Praktikern in den deutschen Solbädern mit, daß hier durchwegs eine typische Badereaktion zur Beobachtung kommt. Und LUDTMANN sah als deren Ausdruck bei Verfolgung des weißen Blutbildes an Rheumatikern während der Thermalsolbadekur in Salzuflen in etwa der Hälfte der Fälle zunächst eine deutliche Kampfphase auftreten. KEMEN wieder hat bei Skrofulose und kindlicher Tuberkulose beobachtet, daß die Senkungsgeschwindigkeit während der Solbadekur häufig zunimmt. Auch darin müssen wir ein Anzeichen einer Aktivierung der Abwehrkräfte erblicken.

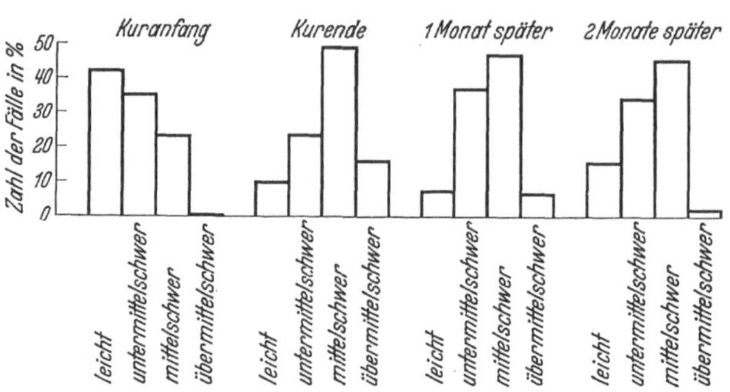

Abb. 248. Statistische Verteilung der Gewichtsgruppen von Kindern vor und nach der Solbadekur. (Nach NIEMEYER.)

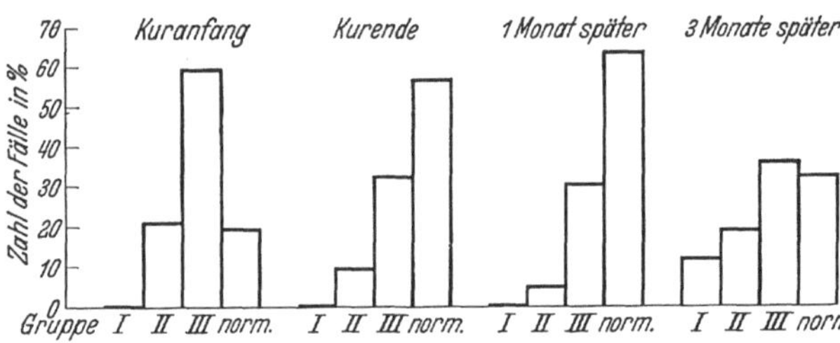

Abb. 249. Anstieg des durchschnittlichen Hämoglobingehaltes bei Kindern durch die Solbadekur. (Nach NIEMEYER.)

Auch BACHEM spricht von reizkörperartigen Reaktionen. Nach ihm soll es während der Solbadekur zu einer Steigerung der Empfindlichkeit gegen Strahlen- und Elektrotherapie kommen. Hier hätten wir wieder ein Beispiel für die gegenseitige Unterstützung zweier verschiedener, in ihrem Ziel aber gleichgerichteter Behandlungsmethoden vor uns, wie es BÜRGI in seiner Kombinationslehre vertritt (s. S. 367). Aber nicht nur für die Erfolge einer gleichzeitigen physikalischen Therapie wäre dies von Bedeutung, sondern auch bei der Klimabehandlung müßte eine Sensibilisierung gegen Strahlung zum Ausdruck kommen. Und die Klimakur wird nicht nur wie die physikalische Therapie in diesem oder jenem Falle mit herangezogen, sondern so gut wie jede Badekur ist gleichzeitig eine klimatische Kur, ob bewußt oder unbewußt. Insbesondere aber wird bei Kindern ausgiebigst von einer solchen Kombination Gebrauch gemacht. Ist doch bei der weit überwiegenden Mehrzahl der Kinder, die in Solbäder geschickt werden, direkt die Indikation zu einer klimatischen Behandlung gegeben. Und dadurch gewinnt diese Beobachtung allgemeines Interesse.

Über die Erfolge solcher kombinierter Behandlung mit Freiluftliegekuren und Solbädern berichtet z. B. NIEMEYER. Bei den meist unterentwickelten und atonischen Kindern kam es in sechswöchigen Kuren zu Gewichtszunahme (Abb. 248), Hämoglobinanstieg (Abb. 249), wie zu Steigerung der psychischen Leistungsfähigkeit.

b) Seebäder.

Seiner Zusammensetzung nach steht das Meerwasser den Solen sehr nahe und so spiegelt sich denn auch in seinen Wirkungen diese Verwandtschaft wieder. Diese Analogien sind auch schon seit langem erkannt. Ging doch die eigentliche Entwicklung der Solbäder von dem Gedanken aus, im Binnenland einen Ersatz für das Seebad, welches auf eine ungleich viel ältere Geschichte zurückblicken kann, zu schaffen (TRAMPL). Wenn wir lediglich die Einwirkung des Bademediums auf den Körper auf Grund seiner chemischen Beschaffenheit vor Augen haben, können wir von Unterschieden eigentlich gar nicht reden. Gewiß hat letzten Endes jedes Wasser seine Besonderheiten. Solche Unterschiede aber sind in diesem Falle nicht größer, als die von einem Solbad zu einem anderen. Gegenüber der weiten Variationsbreite der Solen zeigt das Meerwasser eine relativ gleichmäßige Zusammensetzung, von ausgefallenen Spezialfällen abgesehen (s. S. 297). Wir könnten es also fast als einen Sonderfall der Solwässer betrachten.

Trotzdem aber müssen wir zwischen Seebad und Solbad sehr wohl unterscheiden und ein Blick auf die Indikationen dieser beiden Bädergruppen zeigt uns sofort, daß diese sich wohl stark überschneiden, aber doch nicht vollkommen decken. So vermissen wir bei den Seebädern z. B. von den Heilanzeigen der Solbäder Rheuma und gynäkologische Erkrankungen. Der Grund für solche Unterschiede ist nun nicht in irgendwelchen Feinheiten der Zusammensetzung der Wässer zu suchen, sondern in anderen Faktoren. Soweit es das Bad selbst betrifft, mit dem wir uns an dieser Stelle ausschließlich zu befassen haben, liegt er in der verschiedenen Anwendungsform begründet. Während Solbäder eigentlich nur warm hauptsächlich als Wannenbäder verordnet werden, steht beim Seebad das kühle Freibad obenan. Doch werden auch hier warme Seewasserwannenbäder gegeben, insbesondere auch zu Kurzwecken.

Diese beiden Anwendungsformen müssen wir auseinanderhalten. Das warme Seewasser-Wannenbad entspricht in seinen Wirkungen völlig dem Solbad und wir verweisen diesbezüglich auf das dort Ausgeführte. Vereinzelt finden sich auch dort an Seewasser-Wannenbädern gewonnene Befunde mit verwertet.

Die Besonderheiten des Seebades aber liegen in seiner zweiten Anwendungsform als Freibad. Gerade hier sind allerdings mit dem Bade untrennbar andere therapeutische Faktoren verbunden. Das Freibad ist stets gleichzeitig ein Luftbad und so wird uns gerade hier die untrennbare Einheit von Balneotherapie und Klimatotherapie klar. Aus diesem Komplex soll hier nur das Bad als solches herausgegriffen werden. Die Klimawirkungen werden später noch ausführlich geschildert (Abschn. V). Aber auch das Bad selbst unterliegt in weitestem Ausmaße klimatischen Einflüssen. Wird doch schon die Wassertemperatur — einer der wichtigsten Faktoren des Bades — klimatisch bestimmt. Dann aber ist auch noch die Wasserbewegung (Wellenschlag) von Bedeutung. Und außer diesen klimatischen Faktoren spielt noch die Bewegung des Patienten selbst im Freibad eine wichtige Rolle.

Das Seebad stellt wenigstens in unseren Breiten stets ein kühles Bad dar. So müssen wir denn hier neben chemischen Einwirkungen vor allem auch mit Temperaturwirkungen rechnen. Nun führt jedes kalte Bad zur Kontraktion der in der Haut liegenden Muskel und Gefäße. Die Hautdurchblutung wird gedrosselt, auch capillarmikroskopisch läßt sich eine Verlangsamung der Strömung nachweisen (BRUNS und KÖNIG). Einmal der Wärmeentzug durch das kalte Wasser, zum anderen aber auch die Einschränkung der Wärmenachfuhr aus dem Körperinneren durch das Blut führen zu einer starken Abkühlung der Haut. Mit Beendigung des Bades aber setzt eine Reaktion auf den beendeten Kältereiz ein (MATHES, MARTIN), welche nunmehr zu einer Hyperämie und Erwärmung der Haut oft über die Ausgangstemperatur vor dem Bade hinaus führt. Die Körpertemperatur bleibt während des Bades unverändert oder steigt sogar ein wenig an (KROETZ). Mit dem Bluteinstrom in die kalte Haut aber erleidet sie nach dem Bade eine mehr oder weniger deutliche Senkung, um dann wieder in einer sekundären Nachwirkung über den Ausgangswert hinaus anzusteigen (WINTERNITZ). Im Seebad ist das Verhalten ebenso (WINTERNITZ und TSCHURTSCHENTHALER, KRAUEL). Allerdings ist die Reaktionsweise individuellen Unterschieden unterworfen. Sie ist an die Funktionstüchtigkeit des Vasomotorenspiels gebunden und bei schwächlichen Kindern scheint auch dieses oft darniederzuliegen. So finden KRAUEL wie STRAUBE bei schwächlichen Kindern oft abnorm schwache Hautreaktionen und infolgedessen eine starke Senkung der Körpertemperatur. Die dauernde Wiederholung dieses thermischen Reizes während einer Badekur kann bei anfangs schlechter Reaktion zu einer allmählichen Anpassung und Normalisierung (Abb. 250) führen (KRAUEL). Auch klimatische Einwirkungen machen sich in gleicher Richtung geltend (s. Abschn. V).

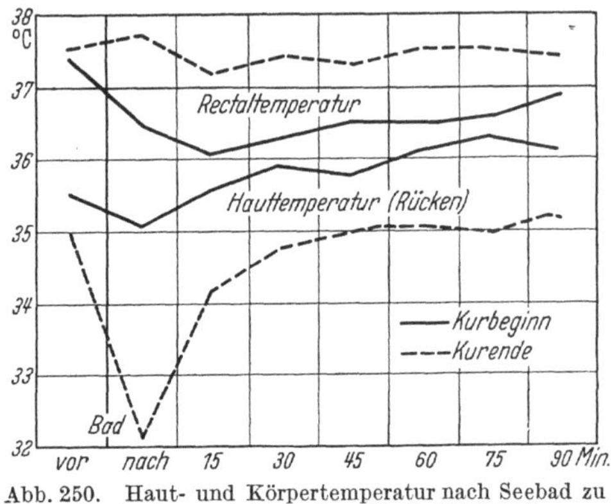

Abb. 250. Haut- und Körpertemperatur nach Seebad zu Kurbeginn und Kurende. (Nach KRAUEL.)

Aber auch an den sonstigen Wirkungen des Bades sind thermische Einflüsse stark mitbeteiligt, oft werden diese sogar intensiver sein, als die chemischen Wirkungen und für den Endeffekt den Ausschlag geben. So besteht denn zwischen der Wirkung des kühlen und des warmen Seebades in mancher Beziehung ein Gegensatz. Während das warme See- und Solbad zu einer ausgesprochenen Ermüdung führen, wirken kühle Seebäder erfrischend. Dies gilt sogar schon für kühle Wannenbäder (ZU JEDDELOH), deren Temperatur doch noch wesentlich höher liegt, als beim Freibad.

Auch die Beeinflussung des vegetativen Nervensystems liegt in entgegengesetzter Richtung. Während das warme und indifferente Sol- und Seebad zu einer Steigerung des Vagotonus führt, wirkt das kalte Bad sympatikotonisch. So wird die Quaddelreaktion der Haut ähnlich, wie unter Adrenalineinwirkung gehemmt (STAHL und BAHN), der Calciumspiegel sinkt (SCHESTERIKOWA und FRENKEL, HERRMANN und ZENTNER), der Blutzucker steigt an (LÜTHJE und LIEFMANN, MESSERLE) usw.

Der erhöhte Wärmeanspruch durch Kälteprozeduren (RUBNER), so auch durch kalte Seebäder (LOEWY, MÜLLER, CROHNHEIM und BORNSTEIN, GUTZKE) führt zu einer Steigerung des Gaswechsels. Dieser kann für kurze Zeit bis auf das Doppelte ansteigen.

Die Einwirkungen der Seebäder auf den Kreislauf sind nicht einheitlich. Die Pulsfrequenz wird durch kühle Bäder ganz allgemein herabgesetzt. Im entgegengesetzten Sinne können sich aber lebhafte Bewegungen, insbesondere das Schwimmen, wie auch mechanische Reize durch den Wellenschlag auswirken. So resultiert je nach den besonderen Bedingungen des Bades einmal eine Pulsverlangsamung (VIRCHOW), ein andermal eine Beschleunigung (ZIMMERMANN, WINTERNITZ). Im allgemeinen wird sich der Patient im Seebad reichlich bewegen und dann wird dies den Ausschlag geben. In noch stärkerem Maße gilt dies für das Verhalten des Blutdruckes und Minutenvolumens. Hier wird erst recht die Einwirkung des Bades in engerem Sinne durch den weit stärkeren Einfluß der Bewegung übertönt werden. Praktisch werden wir also fast stets mit einer Blutdrucksteigerung, einem oft erheblichen Kreislaufantrieb mit entsprechender Steigerung der Ansprüche an das Herz rechnen müssen. Eventuelle spezifische Einflüsse des Bades selbst werden also völlig in den Hintergrund gedrängt.

Wenn wir alle diese Ergebnisse überblicken, kommen wir zu dem Schluß, daß das Bad in der offenen See in erster Linie als ein kühles Bad wirkt. Modifiziert und zum Teil übertönt wird diese Wirkung noch durch den mechanischen Reiz des Wellenschlages und vor allem auch durch die körperliche Betätigung des Badenden selbst. Eine spezifische Wirkung des Meerwassers läßt sich nicht erweisen (HAEBERLIN) oder tritt doch gegenüber diesen anderen Faktoren völlig zurück.

Über die Wirkungen des Seeklimas s. Abschn. V, über Meerwassertrinkkuren S. 408.

Literatur.

BACHEM: Z. Bäderkde **1**, 39 (1926). — BENEKE: (1) Arch. Heilk. **4** (1866). — (2) Berl. klin. Wschr. **1871 II**. — BOEHR: Z. physik. Ther. **7**, 268 (1904). — BRÜNING: (1) Med. Welt **1936 II**. — (2) Balneologe **6**, 65 (1939). — BÜRGI: Schweiz. med. Wschr. **1938 II**, 1333.

CLEMENS: Schmidts Jb. **113** (1862).

DEBLER u. MEI-KWEN: Balneologe **4**, 461 (1937). — DOMMER: Z. klin. Med. **11** (1886). ENGELMANN: (1) Verh. Hufel. Ges. Baln. Sekt. **27**, 160 (1902). — (2) Z. Bäderkde **4**, 1132 (1930).

FLEISCHMANN: In DIETRICH-KAMINERS Handbuch der Balneologie, Bd. 2. — FRANKENHÄUSER: Baln. Ztg **1903**, Nr 27/28.

GUTZKE: Balneologe **3**, 431 (1936).

HAEBERLIN: Lehrbuch der Meeresheilkunde. Berlin 1935. — HEUBNER, O.: Berl. klin. Wschr. **1905 I**. — HILLER: Z. klin. Med. **17** Suppl. (1890). — HIRSCHFELD: Berl. klin. Wschr. **1875**.

JACOB: Verh. Hufel. Ges. Baln. Sekt. **6** (1884). — ZU JEDDELOH: Verh. baln. Ges. **35**, 208 (1914).

KABLÉ: Z. Baln. **6**, 104 (1913). — KELLER, A.: (1) Hoppe-Seylers Z. **13** (1888). — (2) Korrespbl. Schweiz. Ärzte **1889**, **1891**. — (3) Verh. Hufel. Ges. Baln. Sekt. **15** (1893). — (4) Z. Bäderkde **2**, 210 (1927). — KEMEN: Z. physik. Ther. **35**, 251 (1928). — KRAUEL: (1) Z. Kurortwiss. **1**, 150 (1931). — (2) Veröff. Z.stelle Baln., N. F. **32** (1932). — KRONE: (1) Verh. baln. Ges. **34**, 39 (1913); **41**, 125 (1926). — (2) Fortschr. Ther. **5**, 350 (1929). — (3) Münch. med. Wschr. **1930 I**, 530. — KÜHNAU: Balneologe **3**, 69 (1936).

LANGSTEIN u. RIETSCHEL: Zbl. Physiol. **1908**. — LEHMANN, E.: Diss. Bonn 1876. — LENDEL: Z. physik. Ther. **45**, 85 (1933). — LEY: (1) Z. physik. Ther. **35**, 47 (1928). — (2) Z. Bäderkde **2**, 991 (1928). — LUDTMANN: Med. Welt **1936 II**, 1731.

NICOLAI: (1) Med. Klin. **1912 I**. — (2) Verh. baln. Ges. **33**, 128 (1912). — NIEMEYER: (1) Mschr. Kinderheilk. **53**, 174 (1932). — (2) Balneologe **2**, 166 (1935).

OTTO: Verh. Kongr. inn. Med. **1897**.

RIETSCHEL: Z. physik. Ther. **41**, 183 (1931). — ROBIN: Acad. de Med. **1891**. — ROEHRIG u. ZUNTZ: Pflügers Arch. **4**, 75 (1871).

SCHKARIN u. KUFAJEFF: Z. Kinderheilk. **7**, 413. — SCHÜTZE: Verh. baln. Ges. **35**, 31 (1914). — STAHL (u. BAHN): Z. physik. Ther. **25** (1921). — STAHL u. SCHMEGG: Z. physik. Ther. **27** (1923). — STRAUBE: Z. Kurortwiss. **1**, 529 (1932).

VOGT: (1) Z. Bäderkde **2**, 390 (1927); **3**, 453 (1929). — (2) Z. physik. Ther. **37**, 213 (1929). — (3) Dtsch. med. Wschr. **1930 I**, 692.

WINTERNITZ: Dtsch. Arch. klin. Med. **72** (1902).

P. Moor- und Schlammbäder (Peloidbäder)[1].

Von

W. ZÖRKENDÖRFER-Breslau.

Mit 13 Abbildungen.

a) Mechanische Einflüsse und Lokalwirkungen auf die Haut.

Das Auffälligste am Moorbad ist der große *Widerstand*, der sich schon beim Einsteigen in das Bad dadurch bemerkbar macht, daß man nur langsam in die Masse einsinkt und den Boden erreicht. Von CARTELLIERI, GALX u. a. wurde dies als Auftrieb gedeutet, beruht aber in Wirklichkeit hauptsächlich auf dem Reibungswiderstand. Hat man den Boden der Wanne erreicht, dann ist dieser Auftrieb verschwunden (STARK). Der Widerstand macht sich in umgekehrter Richtung ebenso bemerkbar, indem er z. B. das Emporsteigen einer Korkscheibe verhindert (STARK). Subjektiv wird allerdings leicht das Gefühl des Auftriebs entstehen, auch während der Dauer des Bades, da sich der Vorgang jedesmal wiederholt, wenn der Patient durch Eigenbewegungen den Boden verloren hat. Der wahre Auftrieb — gegeben durch das Gewicht der verdrängten Bademasse — ist proportional dem spezifischen Gewicht des Bademediums, also meist nur verhältnismäßig wenig höher, als im Wasser (spezifische Gewichte s. S. 303). Bei besonders schweren Peloiden, z. B. manchen Moorerden spielt auch der Auftrieb hierbei eine Rolle. Analog verhält es sich mit dem hydrostatischen Druck. Auch dieser übersteigt den des Wasserbades nur entsprechend dem spezifischen Gewicht. Meist entspricht diese Steigerung etwa der, die man durch Erhöhung der Wasserschicht um 5 bis 10 cm erreicht (STARK). Mit einer besonderen Druckwirkung über die des Wasserbades hinaus ist also im Moorbad nicht zu rechnen.

Der nicht unerhebliche Widerstand, der im dicken Moorbad jeder Bewegung entgegensteht, führt naturgemäß zu einer Einschränkung der Bewegungen, wenn der Patient nicht absichtlich Bewegungen ausführt. Auf dieser Ruhigstellung beruht wohl auch die Grundumsatzsenkung, die BARTELMANN im Moorbad beobachtet hat:

Tabelle 280. Umsatzsenkung im Moorbad. (Nach BARTELMANN.)

Versuchsperson	Umsatz vor dem Bad	Umsatz im Bad	Senkung %	Versuchsperson	Umsatz vor dem Bad	Umsatz im Bad	Senkung %
1	1880	1631	13,2	6	1700	1599	0,5
2	2220	1930	11,7	7	2280	2225	2,4
3	2079	1855	10,1	8	2070	1781	14,0
4	2370	2052	13,4	9	2324	2060	11,4
5	1892	1732	8,5	10	1965	1885	4,9

In manchen Fällen mag die Ruhigstellung mit einen therapeutischen Faktor darstellen. Veranlassen wir dagegen den Patienten zu Bewegungen, können wir gewissermaßen eine linde Widerstandsgymnastik betreiben, zumal unter Umständen die Schmerzhaftigkeit durch das warme Bad gemildert wird.

Dieser Widerstand muß sich natürlich auch auf die Atembewegungen auswirken. HELMKAMPFF, KISCH, FLECHSIG u. a. berichten denn auch über eine

[1] Über die den Wirkungen zugrunde liegenden physikalischen Eigenschaften der Peloidbäder s. a. S. 300ff.

anfängliche Atembeklemmung mit kahnförmiger Einziehung des Abdomens — also einer extremen Exspirationsstellung. Veränderungen nach dieser Richtung hin kennen wir ja heute bereits als allgemeine Badewirkung (SARRE, s. Abschn. IV/1, A), doch zu einer so starken Reaktion, wie sie in einer kahnförmigen Einziehung des Abdomens zum Ausdruck kommt, führt das einfache Wasserbad nicht. So fand denn auch LINDEMANN im Moorbad eine stärkere Abnahme der Lungenkapazität und W. ZÖRKENDÖRFER einen höheren Anstieg des intrathorakalen Drucks bei der Ratte (Abb. 251). Die mechanische Wirkung auf die Atmung

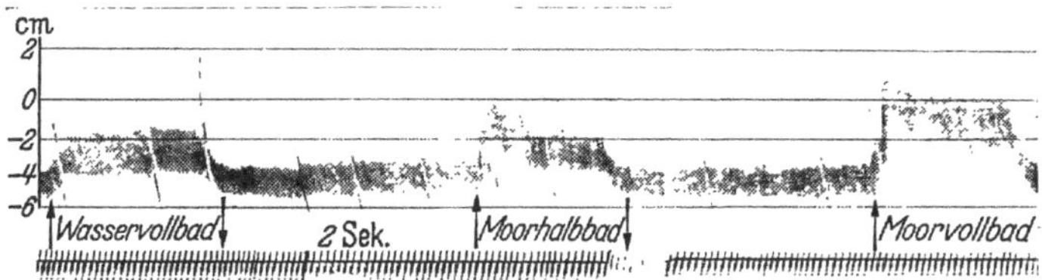

Abb. 251. Einfluß des Moorbades (Muskau) auf den intrathorakalen Druck (Ratte). (Nach ZÖRKENDÖRFER.)

liegt demnach wohl in der gleichen Richtung, wie beim Wasserbad, nimmt aber beim Moorbad durch das Hinzutreten des Reibungswiderstandes einen viel höheren Umfang an.

Anders liegen die mechanischen Verhältnisse bei den *Packungen*. Hier kommt nicht der hydrostatische Druck zur Auswirkung oder nur in ganz untergeordnetem Grade, sondern in erster Linie der Druck der Packungsmasse — also das Gewicht der Packung — auf die Unterlage. Den Hauptunterschied dieses Druckes vom hydrostatischen Druck müssen wir darin erblicken, daß er nicht allseitig, sondern einseitig auf das betreffende Glied einwirkt. Folglich kann auch nicht, wie im Bad ein entsprechender innerer Gegendruck entstehen, sondern es kommt zu einer lokalisierten Kompression, wobei die beweglichen Flüssigkeiten zum Teil nach den nichtbelasteten Partien hin abgedrängt werden. So beobachtete z. B. KELLNER bei dickeren Packungen eine ausgesprochene Kompression der oberflächlichen Gefäße. Dieser Druck ist natürlich proportional einmal der Dicke der Packung und zweitens dem spezifischen Gewicht der Packungsmasse. Dieses spielt hier eine viel größere Rolle, als im Bad. Einmal sind zu Packungen konsistentere, also auch spezifisch schwerere Breie erforderlich, vor allem aber werden hier auch die wasserarmen, schweren Mineralpeloide, die sich zu Bädern nicht mehr eignen, in großem Umfang angewandt, so daß wir mit spezifischen Gewichten bis etwa 2,0 rechnen müssen (S. 303). Dabei ist noch zu beachten, daß diese schweren Schlamme eine geringere Wärmehaltung haben, sich also rascher erschöpfen und daher zur Verlängerung der Wirkung eine größere Schichtdicke erfordern (s. S. 602), als die leichteren Torfe oder organischen Schlamme. Was andererseits gerade die Schlamme — ob organischer, oder anorganischer Natur — zu Packungen besonders geeignet macht, ist ihre Feinkörnigkeit, welche die Masse viel besser an die Haut anschmiegen läßt, als etwa einen faserreichen Badetorf (Moorpackung). So dringt denn auch der Schlamm in die feinsten Hautfalten ein, wie z. B. RUHMANN mikroskopisch gezeigt hat (Abb. 256).

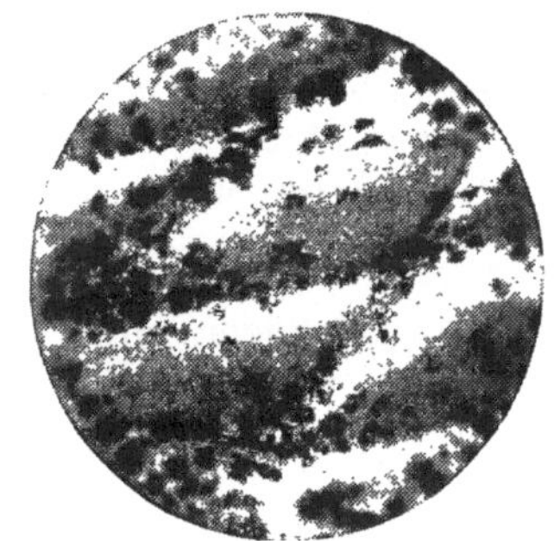

Abb. 252. Mikrobild der Haut nach Schlammpackung. Das Bild zeigt auch einen Quellungszustand der Oberhaut. (Nach RUHMANN.)

Glax mißt auch der Form der Schlammteilchen eine Bedeutung bei, indem er annimmt, daß sich spitze und scharfe Partikelchen, wenn auch kleinster Größenordnung, wie z. B. manche Diatomeenpanzer, als Hautreiz auswirken. Inwieweit dies bei einfacher Berührung mit dem Schlamm, wie in der Packung zutrifft, ist schwer zu beurteilen. Ein wesentlich intensiverer Hautreiz kann durch Einreiben des Schlammes, wie es z. B. in Schweden vielfach üblich ist, ausgelöst werden. Gerade auf die Haut können sich aber auch chemische Einflüsse der Bademasse geltend machen. Insbesondere ist hier der Gehalt verschiedener Peloide an Adstringentien zu erwähnen. Hierher sind in erster Linie wasserlösliche Metallsalze bzw. deren Ionen zu rechnen, vor allem Aluminium-, Ferri- und Ferroionen. Kobert und Triller benutzen als Maß für diese Wirkung die Koagulation roter Blutkörperchen und konnten so die hohe Empfindlichkeit von lebenden Zellen gegen Aluminium- und Ferriverbindungen nachweisen, während Ferroionen unwirksam waren. Dagegen halten Starkenstein und W. Zörkendörfer die Adstrinktion für eine mildere Form der Einwirkung auf Eiweißkörper, als die Koagulation und schreiben diese auch den nicht koagulierenden Ferroionen, wenn auch in geringerem Ausmaße, zu. Die Unterscheidung zwischen Ferro- und Ferriionen ist deshalb von Bedeutung, weil diese nicht immer gleichzeitig vorhanden sind, wenigstens nicht in größerer Menge. Im fertigen Moorbad liegt das lösliche Eisen infolge der Reduktionskraft des heißen Torfbreies hauptsächlich in Ferroform vor (W. Zörkendörfer). Demgegenüber können mineralische Peloide reichlich Ferrieisen enthalten (z. B. Erze, wie Teufelsbad). Als weitere adstringierende Stoffe treten im Torf gelegentlich Gerbsäuren auf (Kobert und Triller). Und schließlich muß auch der saueren Reaktion eine solche Wirkung zugeschrieben werden, ob sie nun durch Schwefelsäure bedingt ist, oder durch die normalen Moorbestandteile. In diesem Sinne schreibt daher Kobert auch den Huminsäuren eine chemische — adstringierende — Wirkung zu.

b) Wärmewirkungen.

Spielen bei Bädern überhaupt Wärmewirkungen eine große Rolle, so ganz besonders bei Moor- und Schlammbädern. Werden doch diese heutzutage meist heiß, im Sinne einer Wärmetherapie angewandt. Eine solche äußere Wärmeanwendung kann sich auf den Körper in zweierlei Weisen auswirken: Entweder kann durch die direkte Wärmezufuhr von außen unmittelbar eine Überwärmung ob nun allgemeiner oder nur lokaler Natur erzielt werden oder eine solche kann sekundär durch Wärmestauung zustande kommen. Zur Erzielung einer Überwärmung ist es also nicht unbedingt notwendig, daß die Badetemperatur über der Körpertemperatur liegt.

Daß solche *Überwärmungen* durch heiße Bäder möglich sind, haben wir bei Besprechung der allgemeinen Badewirkungen bereits gesehen. Es kann uns daher nicht wundernehmen, auch bei Moorbädern solche wiederzufinden. So hat bereits E. H. Kisch einen Anstieg der Körpertemperatur im Moorbad beobachtet. Ja selbst bei kleinen Teilbädern läßt sich ein solcher nachweisen (Kellner). Andererseits kann in kühlen Moorbädern die Körpertemperatur sinken (Fellner).

Ganz besonders aber findet Moor und Schlamm zu lokaler Wärmetherapie Verwendung. Hier kommt uns die dickbreiige Konsistenz des Bademediums insoferne zugute, als sie eine Anwendung auch in Form von Packungen gestattet und dadurch mannigfache neue Möglichkeiten erschließt. Eine lokale Erwärmung bis in einige Tiefe konnten Schade und Haagen im Tierversuch nachweisen. Sie fanden in einem retrouterinen Entzündungsherd beim Hund noch eine deutliche Temperatursteigerung bis über die Rectaltemperatur hinaus

(Abb. 262, S. 605). Auch HINTZELMANN und BAKARDJEW haben lokale Temperaturerhöhungen auf Schlammpackungen gefunden (Abb. 253). Bei tiefer gelegenen Herden muß dabei nicht die Temperaturerhöhung das primäre sein. Vielmehr kann diese auch erst eine Folge der Hyperämie darstellen, welche auf anderem Wege, etwa über Ausbreitung einer in der Haut hervorgerufenen Hyperämie über ein größeres funktionell zusammengehöriges Gefäßgebiet, oder reflektorisch,

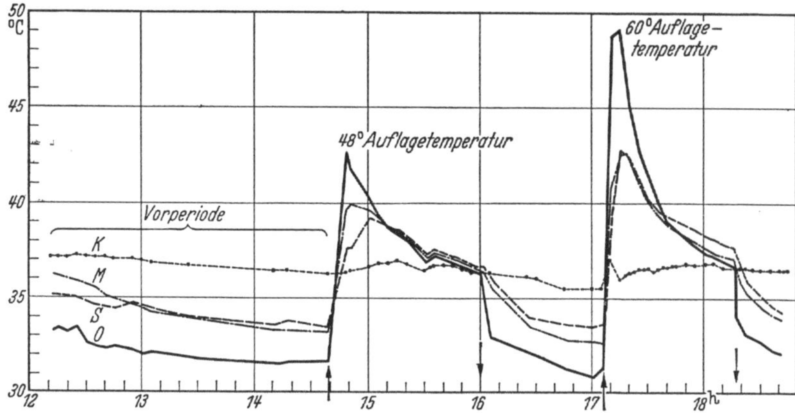

Abb. 253. Erwärmung verschiedener Körperschichten unter Peloidpackungen (Salicylfeugat). *O* Oberflächen-t, *S* Subcutan-t, *M* Muskel-t, *K* Körper-t. ↑ Packung aufgelegt, ↓ Packung entfernt. (Nach HINTZELMANN und BAKARDJEW.)

etwa über die HEADschen Zonen (VOGT) zustandekommt. Auch auf dem Blutwege wird Wärme von der Haut ins Körperinnere transportiert. Die Erwärmung des Venenblutes hat u. a. KELLNER gezeigt (Abb. 254).

Stellen aber die Peloidbäder in dieser Hinsicht etwas Besonderes dar und zeichnen sie sich in ihrer Wärmewirkung vor anderen Bädern aus?

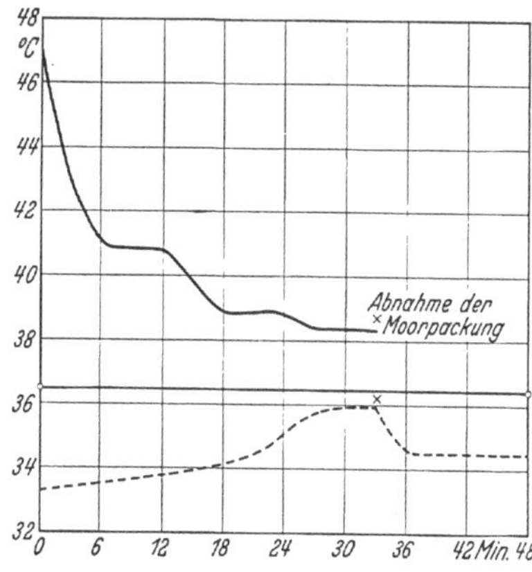

Abb. 254. Erhöhung der Venenbluttemperatur bei Moorpackung. ——— Temperatur der Packung. - - - - Venenbluttemperatur. (Nach KELLNER.

Seitdem man das eigenartige *Wärmeverhalten* der Peloide erkannt hat, welches im chemischen Teil (S. 303) bereits ausführlich besprochen wurde, legt man auf dieses großen Wert und schreibt ihm einen Hauptanteil an den Wirkungen dieser Bäder zu (JACOB, HELMKAMPFF, STARK, KIONKA, LENDEL, BENADE u. a.). Sind diese physikalischen Eigenschaften heute völlig klar, bereitet die Auslegung von deren biologischer bzw. therapeutischer Bedeutung noch große Schwierigkeiten.

Wir haben gesehen, daß die Peloide die Wärme länger als Wasser festhalten und dementsprechend langsamer auskühlen. Wie lange das Bademedium die Wärme hält, ist für unsere Zwecke jedoch völlig nebensächlich. Wie LAMPERT treffend ausführt, ist es sinnlos, eine Wärmemaßnahme deshalb als besonders wirksam anzupreisen, weil sie die Wärme viele Stunden hält, wenn die Anwendung nur 20 Minuten dauert. Ebensowenig dürfen wir die Temperatur des Bades schon als wirksames Agens auffassen, wie es leider oft geschieht. Als solches kann vielmehr nur jene Wärme in Betracht kommen, welche aus dem Bade auf den Körper übergeht bzw. bei Wärmestauung jene, deren Abgabe nach außen dem Körper erspart bleibt. Deshalb ist es notwendig, zunächst den Wärmeübergang zwischen Bad und Körper zu studieren.

Genau wie der Wärmeaustausch mit der Umgebung muß auch der zwischen Bademedium und Körper außer vom Temperaturgefälle auch von der Wärmehaltung des Bademediums abhängen. Und zwar muß die Wärmemenge, welche aus dem Bade auf den Körper übergeht, ebenso wie die nach außen abgegebene der Wärmehaltung *umgekehrt* proportional sein. Denn je mehr Wärme das Bademedium in sich zurückbehält, desto weniger kann es nach außen oder zum

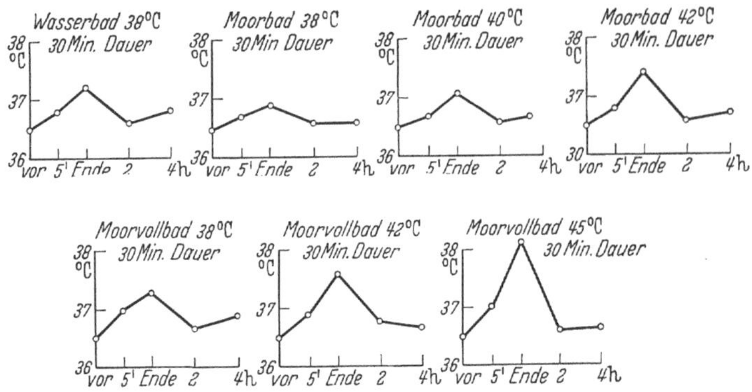

Abb. 255. Steigerung der Körpertemperatur im Moorbad. (Nach GUTHMANN.)

Körper hin abgeben. Mithin bildet das Moorbad gegenüber dem Wasserbad unter sonst gleichen Umständen, vor allem bei gleicher Badetemperatur den milderen Wärmereiz. So bleibt denn auch sein Einfluß auf die Körpertemperatur weit hinter dem des gleichtemperierten Wasserbades zurück (KELLNER, ECKARDT, GUTHMANN, s. Abb. 255).

Andererseits ist der Wärmeübergang dem Wärmegefälle proportional. Durch Steigerung der Badetemperatur kann man daher auch mit dem schlechteren Wärmeleiter — z. B. Moor — eine sehr kräftige Einwirkung auf die Körpertemperatur erzielen (Abb. 255).

Nun spielen hierbei aber noch gewisse Feinheiten des Wärmeüberganges eine Rolle. So gelten die hier dargelegten Beziehungen nicht nur für den Körper als Ganzes, sondern auch für einzelne Gebiete, so für die *Körperoberfläche*. Wie die Körpertemperatur folgt also auch die Hauttemperatur denselben Gesetzen (ZÖRKENDÖRFER und SCHNELLE). Auch sie wird im Moorbad weniger alteriert, als im gleichwarmen Wasserbad. Die Haut ist es aber, welche mit dem Wärmespender in unmittelbare Berührung kommt und als erstes Organ mit einer Temperaturerhöhung reagiert. Sie vermittelt uns die Wärmeempfindung und sie ist bei Anwendung höherer Temperaturen zu allererst einer Schädigung (Verbrennung) ausgesetzt. Sowohl die subjektive Wärmeempfindung, wie der Grad einer eventuellen Wärmeschädigung werden in erster Linie von der erreichten Hauttemperatur abhängen.

Damit kommen wir zu den Begriffen der *Wärmeempfindlichkeit* und *Wärmeverträglichkeit*. Entsprechend den dargelegten Beziehungen zwischen Wärmehaltung und Hauttemperatur ist die Verträglichkeit für hohe Temperaturen beim Moorbad größer, als beim Wasserbad (KIONKA), noch größer beim Paraffin (TISSOT). Ebenso liegt auch der Indifferenzpunkt höher (CARTELLIERI, HELMKAMPFF, KIONKA) bzw. bei kühlen Bädern tiefer (JACOB). Besser spricht man also von einer Verbreiterung der Indifferenzzone. Sehr anschaulich geht die Abhängigkeit der Empfindlichkeit von der Wärmehaltung des Mediums aus Versuchen von LAMPERT an der Rückenhaut des Meerschweinchens hervor, in welchen z. B. Paraffin bei Temperaturen, bei denen Wasser schon starke Verbrennungen verursacht, noch gar keine Reaktion auslöste (Tabelle 281):

Tabelle 281. Temperaturempfindlichkeit der Meerschweinchenhaut bei Anwendung von Stoffen mit verschiedener Wärmeleitung. (Nach LAMPERT.)

	45—55°	55—65°	65—80°	90—100°
bei Paraffin	keine Reaktion	keine Reaktion	keine Reaktion	Rötung
Bernstein	keine Reaktion	Rötung	Rötung	
Glas	Rötung	Blasen	Verschorfung	
Wasser	wie Glas			

Die hohe Verträglichkeit bei Anwendung schlechter Wärmeleiter werden wir in erster Linie darauf zurückführen müssen, daß die Haut durch die langsamere Wärmeabgabe nicht so stark erhitzt wird, wie bei guten Wärmeleitern und Zeit findet, die zugeführte Wärme in die Tiefe weiterzugeben. Sie wird weiter begünstigt durch die Ausbildung einer ihr anliegenden Isolierschicht des Bademediums. Die Haut steht außer in den ersten Augenblicken also gar nicht mit der hochtemperierten Bademasse in unmittelbarer Berührung (KIONKA, SCHADE, LAMPERT, ZÖRKENDÖRFER). Bei flüssigem Paraffin kann man dies an der Bildung einer Erstarrungskruste um das badende Glied direkt beobachten (LAMPERT).

Irrig ist die Ansicht, daß diese Isolierschicht als kühl empfunden wird und den Körper zu Bewegungen im Bade zwingt (KISCH). Es wird lediglich das Temperaturgefälle abgemildert, doch kann diese Schicht niemals auf Temperaturen unter Hauttemperatur absinken.

Diese gute Verträglichkeit für höhere Temperaturen führt dazu, daß wir Moorbäder wärmer als Wasser anwenden können und meist auch so anwenden. Ein Vergleich der Wärmewirkungen dieser beiden Badeformen wird dadurch sehr erschwert. Denn jetzt können wir nicht mehr Bäder gleicher Temperaturen miteinander in Beziehungen setzen, weil die praktisch angewandten Temperaturen eben verschieden sind. Ob wir einen stärkeren oder milderen Wärmereiz setzen, wird aber in erster Linie eben von der angewandten Temperatur abhängen.

Den Streit, welche der beiden Anwendungsformen die intensivere ist, halte ich deshalb nicht für so wesentlich. Jedenfalls können wir mit beiden milde wie starke Wärmereize setzen. Die Dosierung liegt in unserer Hand.

Die Art der Wärmeübertragung aus dem Moorbad einerseits, dem Wasserbad andererseits legt den Gedanken nahe, ob nicht vielmehr auch Unterschiede qualitativer Art bestehen. Vor allem müssen wir hier an Unterschiede im Wärmegefälle in den oberflächlichen Körperschichten (Wärmegradient) denken. Hierfür spielen zahlreiche Faktoren eine Rolle, die wir heute noch nicht alle überblicken und in quantitative Beziehung miteinander bringen können. So vor allem das Wärmegefälle nach außen, wie nach innen, die von der Wärmehaltung abhängige Geschwindigkeit der Wärmezufuhr von außen und ebenso die Wärmeableitung nach innen einmal durch die Wärmeleitung der Gewebe, zum anderen durch den Blutstrom, der selbst auch wieder der Beeinflussung durch Wärmewirkungen unterliegt. Genaue Einblicke in das Zusammenwirken all dieser Faktoren sind uns heute noch nicht möglich. Doch ist die Annahme nicht von der Hand zu weisen, daß in den Feinheiten der Wärmeverteilung gewisse Unterschiede bestehen können, selbst wenn wir die Bäder so dosieren, daß die zugeführte Wärmemenge die gleiche ist.

Bei Anwendung von Packungen müssen wir auch die Schichtdicke mit berücksichtigen (BENADE). Denn hauptsächlich von der Masse des Badebreies wird der Wärmeinhalt oder Wärmevorrat der Packung bestimmt. Bei Wannenbädern ist dieser für unsere Zwecke praktisch unbegrenzt. Anders bei kleinen Packungen. Je dünner die Packung, um so rascher muß sie sich erschöpfen. BENADE hat nun versucht, die Wärmeabgabe einer Packung mit bekannten thermophysikalischen Größen bei verschiedener Schichtdicke zu berechnen und kam zu den in Abb. 256 dargestellten Kurven. Daraus geht hervor, daß die Wärmeabgabe um so gleichmäßiger und anhaltender erfolgt, je dicker die Packung. Erhöhung der Dicke der Packung wirkt sich also in ähnlicher Weise aus, wie eine höhere Wärmehaltung. Bei Peloiden mit hoher Wärmehaltung hat man daher eine größere Variationsbreite, zumal der Dicke der Packung durch deren Schwere nach oben bald eine Grenze gesteckt ist (BENADE).

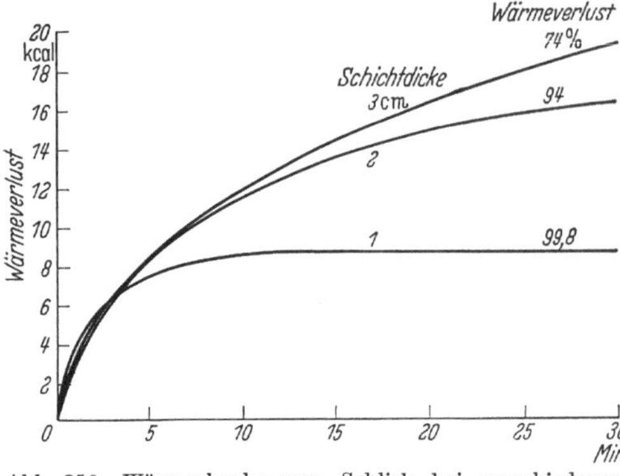

Abb. 256. Wärmeabgabe von Schlick bei verschiedener Schichtdicke. Temperaturgefäle 10° C. (Nach BENADE.)

c) Wirkungen auf den Kreislauf.

Auf den Kreislauf vermögen verschiedene Faktoren des Moorbades einzuwirken — mechanische, thermische, wie chemische — zum Teil auch in entgegengesetzter Richtung. Ein völlig einheitliches Bild können wir deshalb nicht erwarten, sondern müssen von vornherein je nach Temperatur usw. mit großen Differenzen rechnen. Dies mag uns manche Widersprüche erklären, muß uns andererseits aber auch da, wo wir in den bisherigen Ergebnissen keine Widersprüche vorfinden, zur Vorsicht vor übereilten Verallgemeinerungen mahnen.

Auf die Bedeutung der wichtigsten Einzelfaktoren haben wir zum Teil in diesem Kapitel, vor allem aber bei Besprechung der allgemeinen Badewirkungen bereits hingewiesen, so daß wir uns hier kurz fassen können.

Lokal haben wir zunächst mit einer *Hyperämisierung* der Haut infolge der Wärmewirkung zu rechnen. So fand REDAELLI eine Beschleunigung der Zirkulation mit Abnahme des Kapillardruckes, also eine Vasodilatation. Besondere Verhältnisse liegen vielleicht bei den adstringierenden Peloiden vor (Eisenvitriolmoore usw.). Hier soll die Haut im Bade blaß sein (LOIMANN, GLAX, LÖWY). Trotzdem könnte aber in tieferen Schichten eine Hyperämie zustande kommen, wie JACOB annimmt und auch FLEISCHMANN für möglich hält, während FELLNER dagegen Stellung nimmt.

Auf die Kreislaufdynamik wirken verschiedene Faktoren zum Teil in entgegengesetzter Richtung ein: Einmal Fernwirkungen, ob nun durch kreislaufaktive Stoffe oder auf nervösem Wege, dann aber Druckwirkungen auf die verschiedenen Teilgebiete des Kreislaufs. Hier ist das Verhältnis zwischen Peripherie und Zentrum wichtig. Der periphere Kapillardruck setzt sich zusammen aus dem hydrostatischen Druck von außen und der vasomotorisch gesteuerten Gefäßwandspannung. Auf die zentralen Kreislauforgane wirkt mechanisch der erhöhte Druck in den großen Körperhöhlen, in Brust- und Bauchraum (s. S. 597) ein. So resultiert hier ein kompliziertes Gegenspiel: Die zentrale

Drucksteigerung steht dem Rückstrom des Blutes zum Herzen hemmend entgegen, während die periphere Auswirkung des hydrostatischen Drucks — wenn wir von der Wärmewirkung absehen — ihn erleichtert. Nun ist dieser periphere Druck örtlich verschieden, in den hochgelagerten Körperteilen außerhalb des Bades ist er überhaupt nicht vorhanden, während er nach der Tiefe hin zunimmt. Relativ müßte also gerade der Rückstrom aus den tieferen Partien gefördert werden. Komplizierend kommen hier noch die Bewegungen im Bade hinzu, welche kurzdauernde lokale unübersehbare Druckverschiebungen nach der positiven, wie nach der negativen Seite hin bewirken können.

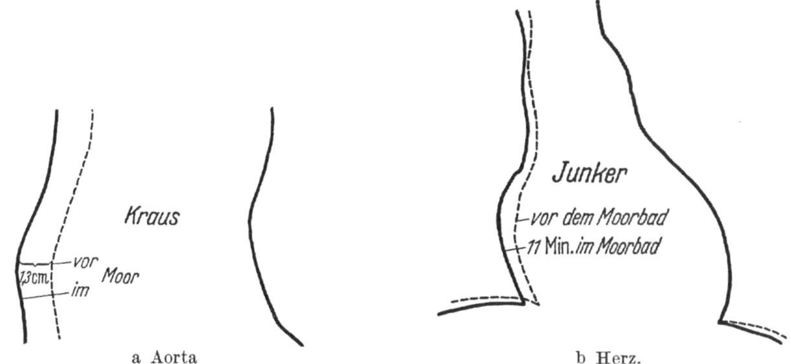

Abb. 257 a und b. Veränderung des Herz- und Gefäßschattens im Moorbad. (Nach DE CILLIA.)

Am Herzkymogramm wirken sich diese Veränderungen dahin aus, daß grundsätzlich, ebenso wie im Wasserbad eine Verbreiterung des Herzschattens zustande kommt (Abb. 257 u. Tabelle 282), jedoch in viel geringerem Umfange, anscheinend um so geringer, je dicker der Moorbrei (DE CILLIA):

Tabelle 282. Herz- und Cavaschattenverbreiterung im dicken und dünnen Moorbad. (Nach DE CILLIA.)

Organ	Moorart	Gesamtzahl	davon negativ	Vergrößerungen	%	Gesamtmillimeter (Addition der Verbreiterungen)
Cavagebiet .	Dünnes Moor	10	3	7	70	—
	Dickes Moor	9	5	4	49	—
Cor	Dünnes Moor	10	2	8	80	68
	Dickes Moor	9	3	6	66	40

Vielleicht hängt dies mit der veränderten Atemform zusammen.

Die Pulsfrequenz wird im warmen Moorbad gesteigert (KISCH, MAGGIORA und LEVI, STIFLER), im kühlen vermindert (FELLNER). Über die Veränderungen des Blutdruckes gehen die Angaben etwas auseinander. Im allgemeinen scheint er zu sinken (STIFLER, LOEBEL, GUTHMANN), doch werden auch Steigerungen beschrieben (LEIDNER, KORNBLUM). Wenn GUTHMANN auf kühle Moorbäder eine stärkere Senkung fand, als auf warme, scheinen hier Wärme und mechanische Faktoren entgegengesetzt zu wirken, was uns ohne weiteres erklären würde, daß auch einmal die Wärmewirkung die Oberhand bekommen kann.

Überhaupt wird bei heißen Moorbädern oft die Wärme den Hauptausschlag geben.

d) Wirkungen auf entzündliche Erkrankungen.

Moorbäder wie große Packungen zählen zu den Badeformen, denen eine ausgesprochene *Allgemeinwirkung* zukommt. Subjektiv merkt dies der Patient schon daran, daß gerade diese Bäder sehr anstrengen und ein starkes Ruhebedürfnis nach sich ziehen. Am deutlichsten aber kommt es bei schmerzhaften Erkrankungen zum Ausdruck: Einmal akut durch die Schmerzlinderung im warmen Bad — unter Umständen kann die Schmerzhaftigkeit aber auch zunehmen (PESERICO) — dann aber auch im Allgemeinbefinden im Verlauf der Kur. Diese führt in zahlreichen Fällen zu einer ausgesprochenen subjektiv unverkennbaren Besserung, der aber oft eine *Badereaktion* (S. 353) mit Aufflackern der Beschwerden vorangeht. Auch objektiv machen sich diese Veränderungen im Allgemeinbefinden in verschiedenen Reaktionen, die uns als

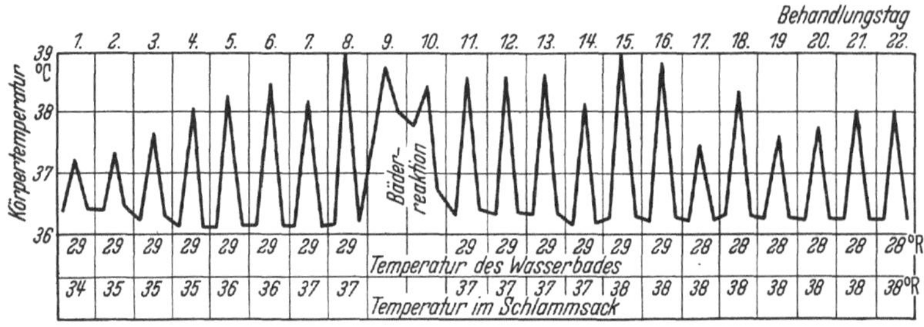

Abb. 258. Badereaktion bei einer Schlammkur. (Nach BLACHER.)

Test für die Aktivität des Prozesses dienen, bemerkbar. Eine Temperaturkurve, in der die Badereaktion deutlich zum Ausdruck kommt, gibt z. B. BLACHER wieder (Abb. 258). Der Endeffekt kommt hier nicht recht zum Ausdruck, die Kurve scheint etwas vorzeitig abgebrochen zu sein.

Besonders kraß tut sich die Aktivierung des chronischen Prozesses in folgendem Fall (ZÖRKENDÖRFER) kund: Ein älterer Herr mit unbestimmten chronischen Beschwerden, der in der Jugend in den Tropen gearbeitet hatte, nun aber seit Jahrzehnten in Deutschland lebte, bekam nach einigen Moorbädern plötzlich hohes Fieber mit Schüttelfrost; nach 2 Tagen wiederholt sich das Bild und die Blutuntersuchung ergab einen akuten Malariaanfall. Eine jahrzehntelang ruhende chronische Infektion ist also hier durch den Badereiz zum akuten Anfall aufgeflackert.

Die Badereaktion scheint aber nicht in allen Fällen einzutreten. An Hand von Blutsenkungskurven fand NEUMAIER nur in einer Minderzahl eine deutliche Badereaktion, während die Mehrzahl eine allmähliche kontinuierliche Besserung erkennen ließ. Er unterscheidet streng zwischen diesen beiden Verlaufstypen (Abb. 259), denen sich als dritter Typ unregelmäßige Reaktionen anschließen, die zu keiner klinischen Besserung führen.

Im Verhalten des weißen Blutbildes beobachtete JÜRGENS zu Beginn des Bades eine Lymphocytose, die im weiteren Verlauf rasch einer Polynukleose mit Linksverschiebung Platz machte. GUTHMANN fand bei normalen und niedrigen Werten im Bad eine Leukocytensteigerung, welche vor allem die Neutrophilen betraf, die aber mit Beendigung des Bades nicht abbrach, sondern viele Stunden später erst ihren Höhepunkt erreichte. Bei dieser Nachwirkung ließ die Differenzierung keine einheitliche Richtung mehr erkennen, hier können die Neutrophilen auch wieder zurücktreten. Bei hohen Anfangswerten kam es dagegen im Bad zu einer anfänglichen Leukocytensenkung, im Anschluß an das Bad setzte aber auch hier wieder die reaktive Leukocytose ein (Abb. 260, 261).

Für die Auslösung dieser Wirkungen scheint der Reiz auf die Haut ausschlaggebend zu sein. Dafür spricht, daß der Höhepunkt der Wirkung mit der

a Typ 1. Ohne Badereaktion b Typ 2. Mit Badereaktion.

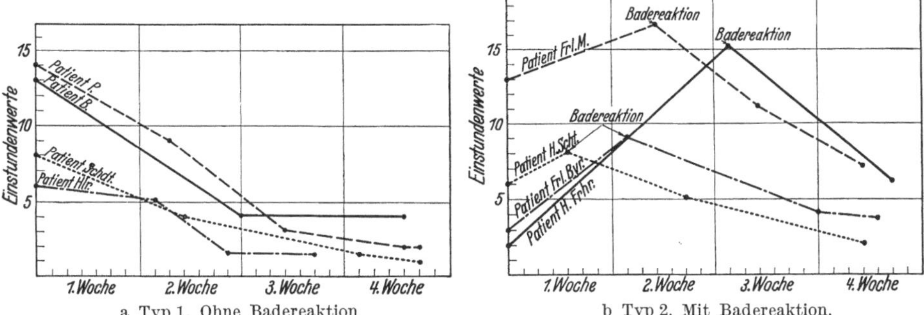

Abb. 259 a und b. Veränderung der Blutkörperchensenkungsgeschwindigkeit im Verlauf der Aiblinger Moorbadekur mit und ohne Badereaktion. (Nach NEUMAIER.)

der Hautreaktion — Schweißbildung bei JÜRGENS, Erythembildung (auch bei anderen Wärmeprozeduren) bei GUTHMANN — zusammenfiel. So zeigte sich z. B. nach Ultraviolettbestrahlung, welche die Haut zunächst kaum alteriert,

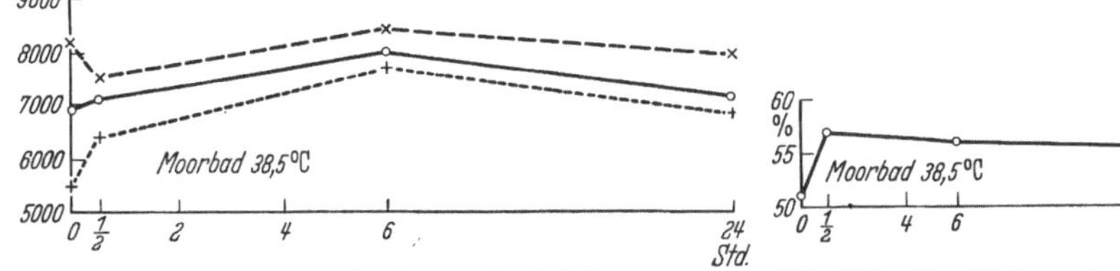

Abb. 260. Leukocytose nach dem Moorbad. (Nach GUTHMANN.)

Abb. 261. Verschiebung im Differential-Leukocytenbild (% Neutrophile) während und nach dem Moorbad. (Nach GUTHMANN.)

während sich die Reaktion erst nach Stunden einstellt, auch eine stark verspätete Leukocytenreaktion. JASSINOWSKI beschreibt eine erhöhte Leukocytenauswanderung durch Schleimhäute.

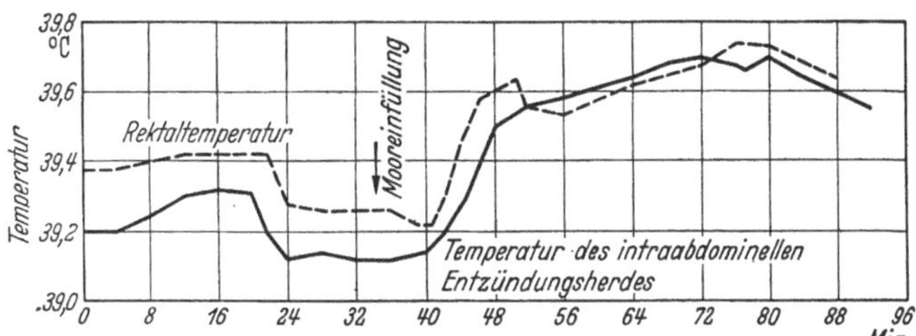

Abb. 262. Wärmeänderung eines intraabdominellen Entzündungsherdes am Tier im Moorbad. (Nach SCHADE und HAAGEN.)

Auch der Gehalt des Blutes an chemischen Abwehrstoffen läßt Veränderungen durch Moorbäder erkennen. So wurde eine Steigerung von Bakteriotropinen, Agglutininen (BERLIN) der Katalase (GUTHMANN) usw. beobachtet.

Neben diesen Allgemeinreaktionen kennen wir aber auch gerade bei der Moor- und Schlammbehandlung solche, die wir wohl mehr auf *lokale Einwirkungen* zurückführen können. Bei lokalisierten Krankheitsherden können wir zunächst durch die Wärme eine Hyperämisierung herbeiführen. Und damit ist schon viel gewonnen. Ob, auf welchem Wege und in welchem Grade dies im Einzelfall eintritt, hängt natürlich von der Lage des Herdes, von der Dosierung und von der individuellen Reaktion ab. Grundsätzlich aber sind auch nicht

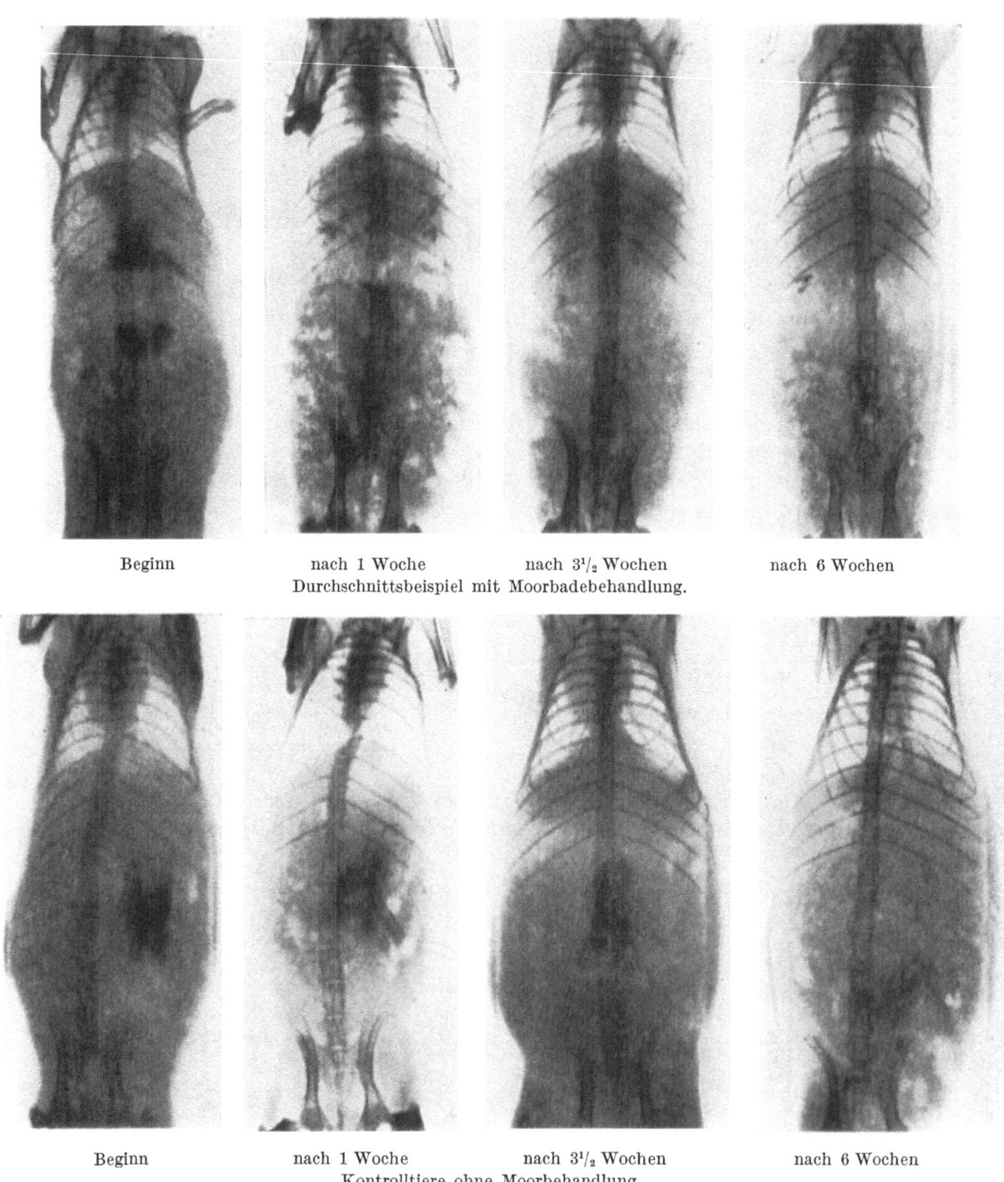

Beginn nach 1 Woche nach $3^1/_2$ Wochen nach 6 Wochen
Durchschnittsbeispiel mit Moorbadebehandlung.

Beginn nach 1 Woche nach $3^1/_2$ Wochen nach 6 Wochen
Kontrolltiere ohne Moorbehandlung.

Abb. 263. Beschleunigung der Resorption eines Jodipininfiltrates durch die Moorbadekur. (Nach SCHADE und HAAGEN.)

ganz oberflächlich gelegene Herde einer solchen Wirkung zugänglich, wie SCHADE und HAGEN durch Temperaturmessungen in einem retrovaginalen Herd beim Hund zeigen konnten. Es ergab sich dabei eine deutliche Temperaturerhöhung um mehrere Zehntelgrade (Abb. 262). Inwieweit die Hyperämie für die Ausheilung lokaler Entzündungsherde günstigere Bedingungen schafft, braucht an dieser Stelle wohl nicht näher ausgeführt zu werden. Einen Faktor hieraus, die Resorptionsbeschleunigung suchten SCHADE und HAAGEN an einem künstlichen Infiltrat experimentell nachzuprüfen und setzten zu diesem Zweck Jodipindepots, die sie röntgenologisch verfolgten. Bei der Moorbadekur verschwanden diese auch allmählich, während bei den unbehandelten Tieren das Infiltrat liegen blieb (Abb. 263).

Solche Lokalwirkungen auf bestimmte Krankheitsherde ob nun entzündlicher oder nicht entzündlicher Natur — können sich aber auch auf die spezifischen Funktionen der betreffenden Organe in irgendeiner Weise auswirken. So beschreibt LEWIN bei Magenulcus eine Herabsetzung der Azidität in $^2/_3$ der Fälle. Die Gallenabsonderung wird nach Versuchen von AISKINOWITSCH und BRATKOWSKI an Gallenfistelhunden durch warme Schlammpackungen angeregt (Tabelle 283). Auch am Menschen beobachtete STERN eine beschleunigte Gallenentleerung, HUCK vermehrte Harnsäureausscheidung usw.

Tabelle 283. Anregung der Gallenabsonderung durch Schlammprozeduren (Nach AISKINOWITSCH u. BRATKOWSKI.)

Zahl der Fälle	Gallenmenge g	Zusammensetzung der Galle			
		fester Rest	organische Stoffe	anorganische Stoffe	
7	35,4	1,4939	1,3806	0,1133	Vorversuch
7	47,4	1,7443	1,6163	0,1280	Schlammprozeduren
	+33,9%	+17,6%	+17%	+13%	

Nach SDRAWOMYSLOFF sollen Schlammpackungen auf die Mamma durch Ausschüttung von Mammin — dem Antagonisten des Follikulins — Menorrhagien zum Stillstand bringen. In der Praxis kombiniert er diese Packungen mit badehosenförmigen.

Gerade auf dem Wege über die innersekretorischen Drüsen steht den Moorbädern wie auch anderen Bädern und Wärmeprozeduren ein wichtiger Weg zur Umstimmung der Reaktionslage des Gesamtorganismus offen. Es sei nur auf die Bedeutung der Moorbäder in der Behandlung der Frauenleiden hingewiesen. Wärmeeinwirkungen, Anregung der Durchblutung usw. können sich hier in mannigfacher Form günstig auswirken. Ob dabei dem Gehalt mancher Moore an oestrogenen Stoffen „Ovarialhormonen“ (ASCHHEIM, WEHEFRITZ) eine Bedeutung zukommt, mag noch offen bleiben.

Literatur.

AISKINOWITSCH u. BRATKOWSKI: Z. physik. Ther. **45**, 37 (1933). — ASCHHEIM u. HOHLWEG: Dtsch. med. Wschr. **1933 I.**

BARTELMANN: Z. physik. Ther. **43**, 291 (1932). — BENADE: (1) Moore, Schlamme, Erden. Dresden 1938. — (2) In RAJEWSKI u. LAMPERT: Erforschung und Praxis der Wärmebehandlung in der Medizin. Dresden 1937. — BERLIN: Z. physik. Ther. **34**, 194 (1928). — BLACHER: Z. physik. Ther. **29**, 171 (1925).

CARTELLIERI: Monographie der Mineralmoorbäder von Franzensbad bei Eger. Prag 1852. — DE CILLIA: Balneologe **5**, 265 (1938).

ECKARDT: Z. physik. Ther. **45**, 37 (1933).

FELLNER: Verh. Hufel. Ges. baln. Sekt. **5** (1883). — FLECHSIG: Handbuch der Balneotherapie. Berlin 1888. — FLEISCHMANN: In DIETRICH u. KAMINER: Handbuch der Balneologie, Bd. 2.

GLAX: Lehrbuch der Balneotherapie. Stuttgart 1897. — GUTHMANN: In RAJEWSKI u. LAMPERT: Erforschung und Praxis der Wärmebehandlung in der Medizin. Dresden 1937. — GUTHMANN u. HESS: Z. exper. Med. **91**, 66 (1933).

HELMKAMPFF: Moor und Moorbäder. Leipzig 1903. — HINTZELMANN u. BAKARDJEW: Balneologe **5**, 307 (1938). — HUCK: Z. physik. Ther. **32**, 67 (1926).

JACOB: (1) Schles. Bädertag **4** (1876). — (2) Berl. klin. Wschr. **1877 I**, 16. — (3) Verh. Hufel. Ges. baln. Sekt. **6** (1884). — JASSINOWSKI: Z. physik. Ther. **32** (1926). — JÜRGENS: Z. Bäderkde **5**, 268 (1930). — JÜRGENS u. MIELKE: Z. Rheumaforsch. **1**, 41 (1938).

KELLNER: Balneologe **3**, 413 (1936). — KIONKA: (1) Z. Baln. **1** (1908). — (2) Ther. Gegenw. **66**, 110 (1915). — (3) Veröff. Z.stelle Baln. N. F. **4** (1926). — KISCH, E. H.: Jb. Baln. **1** (1871). — KISCH, F.: (1) In STRASSER, KISCH u. SOMMER: Handbuch der klinischen Hydro-, Balneo- und Klimatotherapie. Berlin 1920. — (2) Schmiedebergs Arch. **6** (1909). — KOBERT u. TRILLER: Z. Baln. **9**, 15 (1926). — KORNBLUM: Vrač. Delo. (russ.) **11**, 728 (1928).

LAMPERT: (1) Dtsch. med. Wschr. **1930 II**. — (2) Med. Welt **1937 I**, 571. — (3) In RAJEWSKI u. LAMPERT: Erforschung und Praxis der Wärmebehandlung in der Medizin. Dresden 1937. — LEIDNER: Z. Baln. **11**, 119 (1919). — LENDEL: Z. physik. Ther. **45**, 85 (1933). — LINDEMANN: Virchows Jb. **1894**. — LOEBEL: Verh. Hufel. Ges. baln. Sekt. **24** (1903). — LÖWY: Med. Klin. **1927 I**. — LOIMANN: Arch. Balneother. **2**, 20 (1898).

MAGGIORA u. LEVI: Mitt. internat. med. Kongr. Rom **1894**.

NEUMAIER: Balneologe **1**, 305 (1934).

PESERICO: Arch. of med. Hydrol. **9**, 477 (1931). — PISANI: Arch. of med. Hydrol. **9**, 473 (1931).

RAJEWSKI u. LAMPERT: Erforschung und Praxis der Wärmebehandlung in der Medizin. Dresden 1937. — REDAELLI: Fisiol e Med. **4**, 429 (1933). — REICHERT: Balneologe **4**, 481 (1937). — RUHMANN: Rheuma und Hautreiz. Mittenwald 1937.

SARRE: Balneologe **2**, 101 (1935). — SCHADE u. HAAGEN: Veröff. Z.stelle Baln. N. F. **12** (1929). — SDRAWOMYSLOFF: Zbl. Gynäk. **1933**, 712. — STARK: Wien. med. Presse **1906**, Nr 45—49. — STARKENSTEIN: Fortschr. Ther. **1930**, Nr 4. — STERN: Dtsch. med. Wschr. **1931 II**, 1237. — STIFLER: Verh. Hufel. Ges. baln. Sekt. **16** (1895).

VOGT: Ther. Gegenw. **75**, 241 (1934).

WEHEFRITZ u. GIERHAKE: Arch. Gynäk. **154**, 384 (1933).

ZÖRKENDÖRFER: (1) Balneologe **2** (1935). — (2) Die typischen Eigenschaften der Peloide. Berlin 1938. — (3) Ther. Gegenw. **1938**.